XBJPJC

高等中医药院校西部精品教材（第二轮规划教材）

中西医临床外科学

（第2版）

（供中西医临床医学及相关专业使用）

主　　编　吴　军

副 主 编　肖友平　黄仲海　赵晓平　杨文信　赵党生　黄　敏

编　　者　（以姓氏笔画为序）

万　鹏（成都中医药大学）　王丽芬（云南中医药大学）

邓永琼（西南医科大学）　左小红（成都中医药大学）

孙建飞（陕西中医药大学）　朱晓燕（成都中医药大学）

杨文信（西南医科大学）　杨春艳（西南医科大学）

杨登科（云南中医药大学）　杨莉莉（上海中医药大学）

杨胜波（贵州中医药大学）　杨宗林（陕西中医药大学）

李春霄（成都中医药大学）　李星婵（右江民族医学院）

吴　军（成都中医药大学）　肖友平（贵州中医药大学）

张　剑（西南医科大学）　张小元（甘肃中医药大学）

陈天波（云南中医药大学）　范　凯（贵州中医药大学）

范小璇（陕西中医药大学）　林　伟（成都中医药大学）

尚忠明（西南医科大学）　周世勇（贵州中医药大学）

赵党生（甘肃中医药大学）　赵晓平（陕西中医药大学）

胡嗣钦（广西中医药大学）　俞　渊（广西中医药大学）

郭　静（成都中医药大学）　黄　敏（云南中医药大学）

黄仲海（广西中医药大学）　廖　轲（广西中医药大学）

编写秘书　万　鹏（兼）

中国健康传媒集团

中国医药科技出版社

内容提要

本教材为“高等中医药院校西部精品教材（第二轮规划教材）”之一，系根据本套教材的编写指导思想和原则要求，结合专业培养目标和本课程的教学目标、内容与任务要求编写而成。本书共分为23章，主要包括中医外科的病因病机、辨证论治和西医外科的基础理论、基本技能，主要内容涉及外科常见病、皮肤病及性传播疾病的病因、病理、临床表现、诊断、治疗等；既反映了中西医结合的现状，又保持了中医、西医外科学各自学科体系的完整性。本教材为书网融合教材，即纸质教材有机融合电子教材、教学配套资源（PPT、微课、视频等）、题库系统、数字化教学服务（在线教学、在线作业、在线考试）。本教材主要供中西医临床医学及相关专业学生使用，也可作为基层医务工作者与专科医师的主要参考书。

图书在版编目（CIP）数据

中西医临床外科学/吴军主编. —北京：中国医药科技出版社，2019.7

高等中医药院校西部精品教材（第二轮规划教材）

ISBN 978-7-5214-0992-5

Ⅰ. ①中…　Ⅱ. ①吴…　Ⅲ. ①中西医结合-外科学-中医学院-教材　Ⅳ. ①R6

中国版本图书馆CIP数据核字（2019）第112195号

美术编辑　陈君杞

版式设计　友全图文

出版　**中国健康传媒集团**｜中国医药科技出版社

地址　北京市海淀区文慧园北路甲22号

邮编　100082

电话　发行：010-62227427　邮购：010-62236938

网址　www.cmstp.com

规格　889×1194mm 1/16

印张　39

字数　843千字

初版　2012年7月第1版

版次　2019年7月第2版

印次　2024年1月第2次印刷

印刷　大厂回族自治县彩虹印刷有限公司

经销　全国各地新华书店

书号　ISBN 978-7-5214-0992-5

定价　89.00元

数字化教材编委会

主　　编　吴　军
副 主 编　肖友平　黄仲海　赵晓平　杨文信　赵党生　黄　敏
编　　者　（以姓氏笔画为序）

丁润刚（成都中医大学）
万　鹏（成都中医药大学）
王　兵（广西中医药大学）
王丽芬（云南中医药大学）
邓永琼（西南医科大学）
冯　麟（成都中医药大学）
左小红（成都中医药大学）
刘欣蔚（成都中医药大学）
孙建飞（陕西中医药大学）
朱晓燕（成都中医药大学）
杨文信（西南医科大学）
杨春艳（西南医科大学）
杨登科（云南中医药大学）
杨莉莉（上海中医药大学）
杨胜波（贵州中医药大学）
杨宗林（陕西中医药大学）
李春霄（成都中医药大学）
李星婵（右江民族医学院）
吴　军（成都中医药大学）
肖友平（贵州中医药大学）
张　剑（西南医科大学）
张开翔（贵州中医药大学）
张小元（甘肃中医药大学）
陈天波（云南中医药大学）
范　凯（贵州中医药大学）
范小璇（陕西中医药大学）
林　伟（成都中医药大学）
尚忠明（西南医科大学）
周世勇（贵州中医药大学）
周　雨（成都中医药大学）
赵党生（甘肃中医药大学）
赵晓平（陕西中医药大学）
洪昊苏（成都中医院大学）
胡嗣钦（广西中医药大学）
俞　渊（广西中医药大学）
祖　健（甘肃中医药大学）
高　波（贵州中医药大学）
郭　静（成都中医药大学）
黄　敏（云南中医药大学）
黄仲海（广西中医药大学）
曾鸿孟（广西中医药大学）
廖　轲（广西中医药大学）
熊丽花（成都中医药大学）

编写秘书　万　鹏（兼）

出版说明

“高等中医药院校西部精品教材”自2012年由中国医药科技出版社陆续出版以来得到了各院校的广泛好评。为了更新知识、优化教材品种，使教材更好地服务于院校教学，同时为了更好地贯彻落实《国家中长期教育改革发展规划纲要（2010—2020年）》和《中医药发展战略规划纲要（2016—2030年）》等文件精神，培养传承中医药文明，具备行业优势的复合型、创新型高等中医药院校中西医临床医学专业人才，在教育部、国家药品监督管理局的领导下，在上一版教材的基础上，中国医药科技出版社组织修订编写了“高等中医药院校西部精品教材（第二轮规划教材）”。

本轮教材建设，旨在适应学科发展的新要求，进一步提升教材质量，更好地满足教学需求。本轮教材吸取了目前高等中医药教育发展成果，体现了中西医临床医学的新进展、新方法、新标准；旨在构建具有西部特色、符合医药高等教育人才培养要求的教材建设模式，形成“政府指导、院校联办、出版社协办”的教材编写机制，最终打造我国高等中医药院校中西医临床专业核心教材、精品教材。

本轮教材包含18门，其中14门教材为新修订教材（第2版），主要特点如下。

一、顺应当前教育改革形式，突出西部特色

教育改革，关键是更新教育理念，核心是改革人才培养体制，目的是提高人才培养水平。教材建设是高校教育的基础建设，发挥着提高人才培养质量的基础性作用。教材建设应以服务人才培养为目标，以提高教材质量为核心，以创新教材建设的体制机制为突破口，以实施教材精品战略、加强教材分类指导、完善教材评价选用制度为着力点。为适应不同类型高等学校教学需要，需编写、出版不同风格和特色的教材。西部地区作为国家“西部大开发”战略要地，对创新型、复合型、知识技能型人才的需求更加旺盛和迫切。本轮教材是具有西部行业特色的规划教材，有利于培养高素质应用型、复合型、创新型人才，是西部高等医药院校教育教学改革的体现，是贯彻落实《国家中长期教育改革发展规划纲要（2010—2020年）》的体现。

二、树立精品意识，强化实践技能培养，体现中医药院校学科发展特色

本轮教材建设对课程体系进行科学设计，整体优化；对上版教材中不合理的内容框架进行适当调整；内容（含法律法规、临床标准及相关学科知识、方法与技术等）上吐故纳新，实现了基础学科与专业学科紧密衔接，主干课程与相关课程合理配置的目标。编写内容注重突出西部中医药院校特色，适当融入中医药文化及知识，满足复合型人才培养的需要。

参与教材编写的专家以科学严谨的治学精神和认真负责的工作态度，以建设有特色的、教师易用、

学生易学、教学互动、真正引领教学实践和改革的精品教材为目标，严把编写各个环节，确保教材建设质量。

三、坚持“三基、五性、三特定”的原则，与执业标准有机结合

本轮教材修订编写将培养高等中医药院校应用型、复合型中西医临床医学专业人才必需的基本知识、基本理论、基本技能作为教材建设的主体框架，将体现教材的思想性、科学性、先进性、启发性、适用性作为教材建设的灵魂，并在教材内容上设立“要点导航”模块对其加以明确，使“三基、五性、三特定”有机融合，相互渗透，贯穿教材编写始终，并且与《国家执业医师资格考试考试大纲》紧密衔接，避免理论与实践脱节、教学与实际工作脱节。

四、书网融合，使教与学更便捷、更轻松

本轮教材为书网融合教材，即纸质教材与数字教材、配套教学资源、题库系统、数字化教学服务有机融合。通过“一书一码”的强关联，为读者提供全免费增值服务。按教材封底的提示激活教材后，读者可通过电脑、手机阅读电子教材和配套课程资源（PPT 等），并可在线进行同步练习，实时反馈答案和解析。同时，读者也可以直接扫描书中二维码，阅读与教材内容关联的课程资源（“扫码学一学”，轻松学习 PPT 课件；“扫码练一练”，随时做题检测学习效果），从而丰富学习体验，使学习更便捷。教师可通过电脑在线创建课程，与学生互动，开展布置和批改作业、在线组织考试、讨论与答疑等教学活动，学生通过电脑、手机均可实现在线作业、在线考试，提升学习效率，使教与学更轻松。

本轮教材的编写修订，得到了全国知名专家的精心指导和各有关院校领导与编者的大力支持，在此一并表示衷心感谢！希望以教材建设为核心，为高等医药院校搭建长期的教学交流平台，对医药人才培养和教育教学改革产生积极的推动作用。同时精品教材的建设工作漫长而艰巨，希望各院校师生在教学过程中，及时提出宝贵的意见和建议，以便不断修订完善，更好地为中医药教育事业的发展服务！

中国医药科技出版社
2019 年 3 月

高等中医药院校西部精品教材（第二轮规划教材）

建设指导委员会

贺丰杰（陕西中医药大学附属医院）
袁维真（贵州中医药大学）
曹永芬（贵州中医药大学）
常　克（成都中医药大学）
董正华（陕西中医药大学）
谢春光（成都中医药大学）
谭龙旺（陕西中医药大学）
樊效鸿（成都中医药大学）
戴恩来（甘肃中医药大学）

前言

preface

中西医临床外科学是高等中医药院校中西医临床专业和中医学专业（外科方向）学生的主干课程之一，本课程囊括了中医外科学和西医外科学的主要内容。

中西医结合事业是在我国特殊国情条件下产生并发展的，是两个医学体系彼此渗透、互补互促的自然结果，也是我国医疗卫生事业的一大优势。早在1928年，毛泽东同志在《井冈山的斗争》中就提出了“用中西两法治疗”的思想；1956年他更明确提出“要把中医中药的知识和西医西药的知识结合起来，创造我国统一的新型医药学理论体系。”1982年通过实施的《中华人民共和国宪法》总纲规定了“发展现代医药和我国传统医药”的条款，从国家根本大法上保证了中西医并重的方针，促进了中西医结合事业的进一步发展。中西医结合医院、研究院（所）和相关科室等不断发展和建立，不少医学院校设立了“中西医结合系”和“中西医临床专业”，国家建立了中西医结合执业医师资格考试和准入制度。

在中西医结合事业方兴未艾、深入发展的形势下，为了顺应教育改革对临床医学教材建设的要求，适应国家“西部大开发”战略对创新型、复合型、知识技能型人才的需求，更好地为中国西部基层医疗培养应用型中西医临床外科人才，我们组织了西部近十所中医药院校本学科专业的专家对第一版《中西医临床外科学》教材内容进行了勘误、修订和更新、完善。

本教材在编写上坚持“面向临床、素质为主、应用为先、全面发展”的人才培养目标，遵循“精理论、重实践、强技能、求创新”的指导思想，注重教学内容的思想性、科学性、先进性、启发性和适用性，力求展示中、西医外科学的基本理论、基本知识、基本技能和前沿技术、最新成果。同时，针对中西医结合执业医师资格考试的有效对接，努力使知识点、创新点、执业点相结合。根据西部中医药院校本学科专业课程的实际教学情况，书中主要介绍了中医外科的病因病机、辨证论治和西医外科的基础理论、基本技能；外科常见病、皮肤病及性传播疾病的病因病理、临床表现、诊断与治疗等。在教学内容编排上，既反映了中西医结合的临床现状，又保持了中、西医外科学各自学科体系的完整性与独立性。为便于教学，书中病因病机、治疗方案、鉴别诊断等内容，大部分采用表格形式进行梳理并描述，书末附有外科常用方剂索引。在编写过程中，尽量运用当前国内外通行的诊断标准、治疗方案，适度介绍相关前沿医学研究的最新成果。

由于中医学源于远古人类的生产、生活实践，以古代朴素辩证法和唯物论为基础；西医学建立在近代自然科学发展的基础上。二者对疾病的认识、分析和治疗方式不同，故二者的科学融合，难度极大，也无现成模式。这在实践性很强的外科领域更是如此，因此给教材的编写提出了极大的挑战。有鉴于此，在各章节的编写中，本书根据临床工作的实际情况，中医、西医内容各有侧重，药物疗法、手术和非手术治疗详略不同。目前已能结合论述者，全方位介绍；暂不能者，中西医分述；各疾病的治疗原则、中医治疗与西医治疗，择其临床相宜者述之。不强求形式的统一，突出教材的实践性。

本教材为书网融合教材，即纸质教材有机融合电子教材、教学配套资源（PPT、微课、视频等）、题库系统、数字化教学服务（在线教学、在线作业、在线考试）。适用于中西医结合临床医学专业教学使用，也可作为从事临床工作的医务人员自主学习的参考教材。

本书采取分工编写、集体审定的编撰方式。参与编写的人员都是中国西部各大中医药院校中西医结合外科学领域的学术带头人及专家、学者，他们为本书的成功出版付出了艰辛的劳动，部分青年精英为数字化教材的编创做出了贡献。

目前，中西医临床外科学的发展日新月异，相关基础研究成果、临床治疗方式和实践技术手段层出不穷。尽管我们力求编写一本既能反映中西医临床外科学新时代前沿发展要求，又能充分体现以提升中西医结合临床医师岗位胜任力为核心思想的《中西医临床外科学》教材；但由于其学科领域所涉及知识内容广博而浩繁，编写时间仓促及编者自身水平的限制，本书难免存在疏漏和不当之处，祈望各位同道、读者不吝赐教，以利再版修改，使本书日臻完善。

编　者

2019 年 3 月

目录

contents

第一章 绪 论

扫码“学一学”

要点导航

1. 掌握 “中西医临床外科学”的概念和范畴。

2. 熟悉 中医、西医外科学各自的特点和优势。

3. 了解 东西方外科学的发展简史；了解中国传统外科学对中华民族的医疗保健事业和世界医学发展的伟大贡献。

《中西医临床外科学》是源于东西方医学交流的具有中国特色的新兴学科，主要研究运用中医、西医两种外科学各自的优势，通过手术、非手术、药物治疗等方式达到防治疾病的目的。这是一门深具发展前景的临床学科，长远目标是希冀实现中医与西医、传统与现代优势互补，融会贯通，创新医学理论，服务于全人类的医疗保健事业。多年来，在国家的大力扶持下，本学科广大中西医务人员不断探索，勇于实践，在科研、临床、人才培养和机构建设领域皆取得了举世瞩目的成绩。中西医结合治疗急腹症、针刺麻醉的研究和临床应用、动静结合治疗骨伤的理论和方法、总攻疗法治疗尿石症、切开挂线治疗高位肛瘘、中西医结合治疗烧伤和断肢再植等成果享誉世界。

一、外科学的概念和范畴

外科学是人类在漫长的与伤病作斗争的过程中逐渐形成和发展起来的一门临床学科。

早在我国周代，外科就已独立成科。当时的宫廷医生分为食医、疾医、疡医和兽医。这里的“疡医”，即指外科医生。宋代伍起予的《外科新书》（公元1207年），是已知的我国最早以“外科”命名的专著。明代汪机的《外科理例》（公元1531年）曰：“外科者，以其痈疽疮疡皆见于外，故以外科名之。”说明外科以研究、治疗体表疾病为主，且擅长手法技艺和外用药物，故称外科。

外科的英文单词是“surgery”，来自拉丁文“chirugia”，源于希腊文“cheir（手）”和“ergon（工作）”。说明“用手治愈疾病”的技艺被看作是外科的特点，反映早期外科主要使用外治药物和手术、手法等进行治疗。

随着科学技术和医学的发展进步，现代外科学在基础理论、临床治疗、手术方法等方面都已产生了飞跃，其范畴早已超出体表，包括了身体任何部位的损伤、感染、肿瘤、畸形和其他疾患（结石、梗阻、血液循环障碍、内分泌失调、器官功能衰竭等）。手术是外科工作中的重要内容，但单纯的手上操作技艺早已不是外科工作的全部。现代外科学与生理学、生物化学、病理学、免疫学等其他基础学科密不可分，生物医学工程技术、医用新材料的应用、新药的发明等都深刻地影响着外科学的发展。就是手术本身，也因为许多仪器设备、新技术、新材料等的应用而发生了很大的变化，如显微外科技术、各种腔镜和吻合器、器官移植、人造血管、机器人手术系统等，使得对病灶的修补、切除、重建和移植变得更加安全、迅捷、有效。现代外科治疗重视整体，不片面追求手术，从单纯的病灶治疗转向重视功能的恢复，“微创外科”“加速康复外科”理念被广泛接受，强调根据具体病情优化临床诊疗路径、综合并统筹围手术期的全过程，以力求达到最佳复原效果。2017 年国务院发布《新一代人工智能发展规划》，明确将人工智能（AI）作为未来国家重要的发展战略，其中包括“智慧医疗”。目前，人工智能已深刻影响到外科的基础研究、临床治疗、康复、预防等各个方面。

外科学的范畴在医学的发展中逐渐形成和不断更新，是一个动态的范围，且不断扩大，专业分化日趋精细，新的专业也不断形成。如伴随实验外科研究的深入而发展的器官移植。古代的中医外科几乎囊括了所有外部的疾病，随着学科的成熟，骨伤科、五官科、眼科等早已独立成科，疮疡、脉管病、癌瘤、皮肤科、肛肠科、男科、乳病科、美容科等正日益发展分化。

中西医结合事业是在我国特殊国情条件下产生发展的，是两个医学体系彼此渗透、互相促进、补充的自然结果，也是我国医疗卫生事业的一大优势。随着中西医结合事业的深入发展，囊括了中医外科学和西医外科学主要内容的中西医临床外科学，其范围和专业也将逐渐发展和更新，为人类的医疗保健事业作出应有的贡献。

二、我国外科学发展简史及成就

中国外科学最大的特色就是既有历史悠久的中医外科学，又有引入 100 多年的西医外科学，并因此产生了中西医临床外科学。

（一）中医外科学

考古学研究揭示，在我们这片土地上，最早的原始人类云南“元谋人”大约生活在距今 170 余万年前；能够制作生产工具、武器、保存火种的“北京人”大约生活在四五十万年前；18 000 年前的“山顶洞人”已懂得人工取火、钻孔、打磨工具和骨针制衣。我国是世界上原始人类活动的主要地区之一。伴随人类的出现，就有了疾病，有了医疗需求，也就有了原始的医学。从原始人拔去体内异物、压迫出血、包扎伤口等最早的外科治疗方法，发展到用砭石、石针剖开脓肿、用特殊的植物止血、治伤等，外科便由此起源。从原始社会到公元前 476 年的春秋时期，中医外科不断发展，积累了丰富的实践经验和知识。1995 年我国山东大汶口文化遗址出土距今 5000 年的人类男性颅骨，有明显刮削痕迹和骨组织修复迹象；经考证，该男性做过成功的开颅手术，术后至少存活 2 年以上，这是我国目前所发现最早的开颅手术成功案例。大约在公元前 1324 年左右，甲骨文上出现了“疾自（鼻）、疾耳、疾齿、疾舌、疾足、疾止（指趾）、疥、疕”等记载。记述远古事物的《山海经·东山经》说：“高氏之山……其下多箴石。”晋人郭璞注解：“砭针，治痈肿者。”砭针是当时切开排脓的工具，也是最早的外科手术器械。书中还记载了痈、疽、痹、瘿、痔、疥等外科疾病。周代，外科已经形成为独立的专科。《周礼·天官冢宰》记载：“疡医下士八人”，“疡医掌肿疡、溃疡、金疡、折疡之祝药（敷药）刮（刮去脓血）杀（腐蚀或剪切去恶肉）之齐（剂）”。书中还记载：“凡疗疡以五毒攻之，以五气养之，以五药疗之，以五味节之。”汉代郑玄注五毒曰：“今医人有五毒之药，合黄堥，置石胆、丹砂、雄黄、矾石、慈石其中，烧三日夜，其烟上着，以鸡羽扫取以治疡。”这是“升丹”的炼制法和功效记载，也是我国早期制用化学药的记载。

1973 年，湖南长沙马王堆三号汉墓出土的公元前 168 年前的简帛医书《五十二病方》，是我国目前发现的最早的一部医学文献。书中记载了很多外科疾病，如体表化脓性感染、创伤、冻疮、虫咬伤、痔瘘、肿瘤、皮肤疾病等。“疽病”中所言：“骨疽倍白蔹，肉疽（倍）黄芪，肾疽倍芍药”，显示了早期辨病、辨证施治的思想。在“牝痔”中描述了手术治疗方法，“杀狗，取其脬（膀胱），以穿籥（竹管）入膗（直肠）中，吹之，引出，徐以刀劙取其巢，冶黄芩而屡傅之。”还有结扎、药敷治疗“牝痔”，以润滑的“铤”作为探针检查治疗瘘管等的记载。显示外科已达到了一个较高的水平。

战国至汉代是中医学理论体系形成的重要时期，中医学从分散的实践经验积累上升为系统的理论。在汉代，中医外科形成一定的规模和影响。这时已经有了医学理论著作《内经》，其中专论外科病的《灵枢·痈疽》篇，记载外科病虽仅 17 种，但对痈疽的病因病理已有相当的认识。书中有针砭、按摩、猪膏外用等多种疗法，还记载了一些解剖、生理、病理的知识，并最早提出用截趾手术治疗脱疽。号称外科鼻祖的华佗（公元 141 ~ 203 年），发明了“麻沸散”，使病人全身麻醉后，施行剖腹术，开创了全身麻醉手术的先例，在世界麻醉学和外科手术史上占有重要的地位。张仲景的《金匮要略》（约公元 3 世纪）对外科的发展有很大的影响，其治疗肠痈、寒疝、浸淫、狐惑病等的方药，至今仍在临床使用。西汉前后的《金创瘈疭方》是我国历史上第一部外科学专著，惜已失传。

两晋南北朝至隋唐五代时期，重视临床医学，外科学有了进一步的发展。晋朝葛洪在《肘后备急方》（约在公元 315 年）中记述了很多外科病的诊治经验。其用海藻治疗瘿疾，是世界上最早用含碘食物治疗甲状腺疾病的记载。葛洪通过炼丹积累了丰富的冶炼经验和化学知识，扩大了化学药物在外科的应用，对后世制药化学的发展产生了深远影响。晋朝末年，我国现存最早的外科学专著《刘涓子鬼遗方》（公元 499 年）问世。该书由南齐龚庆宣编撰，全书五卷，主要记述了金疮、疥癣、疮疥等外科疾病，以及痈疽的鉴别诊断。有内治、外治处方 140 个。治疗外伤用止血、止痛、收敛、解毒等方法，并将针烙排脓法、活血化瘀法用于创伤外科。用水银膏治疗皮肤病，较其他国家早了 600 多年。所载辨证施治的法则，为以后外科“消、托、补”三大法的确立奠定了基础。隋代巢元方等人撰写的《诸病源候论》（公元 610 年）总结了公元 7 世纪以前的病因、病机和症候学成就，是我国第一部病原症候学专著。记述了瘿瘤、丹毒、疔疮、痈疽、痔瘘、兽蛇咬伤等外科疾病和 40 多种皮肤病。其对病因的认识有了相当的科学水平，如指出疥疮由疥虫所引起；漆疮与“先天禀赋不耐”的过敏体质有关。在“金疮肠断候”中记载了“腹𦝫（网膜）”脱出，应先用丝线结扎血管，然后切除；肠断后，“肠两头见者，可速续之，先以针缕如法连续断肠，便取鸡血涂其际。”显示当时腹部手术已积累了一定的经验。唐代孙思邈的《千金方》（公元 651 年）被称为我国第一部医学百科全书，记载了很多外科临床治疗方法。以葱管导尿治疗尿潴留患者，较法国拿利敦发明橡胶导尿管（公元 1860 年）早了 1200 多年。书中的脏器疗法，如用动物肝脏治疗夜盲症、牛羊乳治疗维生素 B_1 缺乏症和羊靥、鹿靥治疗甲状腺肿大等，都被现代科学证实有效。王焘的《外台备要》（公元 752 年）载方 6000 余首，很多外科处方至今仍具临床、文献参考价值。

两宋金元时期是中医理论深入探索、承前启后的重要阶段。外科学有很大的发展，注重整体与局部、扶正与祛邪的关系。创伤手术、麻醉、止血和手术器械等得到了进一步的发展，出现了以“外科”命名的专著。宋代官修医书《太平圣惠方》（公元 992 年）、《圣济总录》（约公元 1117 年）提出了判断外科疾病预后的“五善七恶”说，同时总结了内消、托里等治法。用烧灼法消毒手术器械、蟾酥酒止血止痛、砒剂治痔等都用于当时的外科临床。窦材的《扁鹊心书》（公元 1146 年）记载用曼陀罗花、火麻花制成的麻醉药“睡圣散”，这是全身麻醉中药处方的最早记载。东轩居士的《卫济宝书》（公元 1170 年）专论痈疽等化脓性感染的诊治，首创“癌”疾之名，绘制了较形象的“癌原图”。书中记载了灸板、消息子、炼刀、竹刀、小钩等手术器械的用法，如用火罐吸乳，防治乳腺化脓。李迅的《集验背疽方》（公元 1196 年）专论背疽的病原和诊治。魏岘的《魏氏家藏方》（公元 1227 年）治疗痔核时，先涂调剂以免灼痛，使枯痔法更加完善。陈自明的《外科精要》（公元 1263 年）认为对痈疽应辨证施治，区分寒、热、虚实对症治疗，强调化脓性疾病的整体疗法。齐德之的《外科精义》（公元 1335 年）总结了元以前外科的经验，指出外科包括皮肤病在内不能孤立地只看表象，应当综合病人的全身情况施治。认为外科病是阴阳不和、气血凝滞导致，“治其外而不治其内，治其末而不治其本”是错误的，应内外治疗相结合。危亦林《世医得效方》（公元 1345 年）是一本创伤外科专著，使用夹板、铁钳、凿、剪刀、桑白线等施行各种创伤手术。强调手术中用捆扎、缝合止血和外敷药物止血；并提出用盐汤、盐水灌服抢救虚脱患者。

明清时期中医学理论体系日臻完善。外科学已较为成熟，名医名著颇多，学术不断创新，出现了不同的流派。薛已的《外科发挥》（公元 1528 年）第一次详述了新生儿破伤风的诊治。汪机的《外科理例》（公元 1531 年）提出“治外必本诸内”的思想，主张外科疾病治疗“以消为贵。”其治疗破伤风的玉真散延用至今。王肯堂的《疡医证治准绳》（公元 1604 年）记载了气管吻合术、耳廓外伤整形术、口唇（兔唇）缝合术等。当时手术缝合也逐步由桑白皮线发展到丝线和银丝线。明清时期的麻醉术、止血法和消毒法促进了外科手术的发展。王肯堂的唇裂修补术、陈实功的鼻息肉摘除术等，都在粗略局部麻醉下施行。烧烙止血、压迫止血、结扎止血被广泛应用。王肯堂主张“洗疮药”煮沸消毒以预防并发感染。孙志宏的《简明医彀》（公元 1629 年），最早描述了先天性肛门闭锁的症状、预后和手术方法。清代，消毒观念已建立，主张外科器械使用前须煮沸，这有利于消毒和灭菌。赵濂的《医门补要》（公元 1897 年）对外科手术多有创新，记载了阴茎包皮切除术、肠痈的刀针法等。陈司成的《霉疮秘录》（公元 1632 年）是我国第一部梅毒专著，在世界上最早使用砷剂治疗梅毒。薛已的《疠疡机要》（公元 1529 年）、沈之问的《解围元薮》（公元 1550 年）、肖晓亭的《疯门全书》（公元 1796 年）合称中医麻风三大专著，指出了该病的传染性和诊断、防治方法。吴师机的《理瀹骈文》（公元 1864 年）是外治法专书，以外用药为主治疗各种疾病。

明清时期围绕脓肿已成，是否早期切开引流，展开了激烈的争论，并形成了学术流派。“正宗派”以陈实功的《外科正宗》（公元 1617 年）为代表，该书总结了自唐到明的外科治法，主张“脓成决以刀针”，善用刀针手术和外治法，记载手术方法 14 种，对中医外科学的发展影响很大。陈氏还认为脾胃功能对外科病人的复原十分重要。“全生派”以王维德的《外科全生集》（公元 1740 年）为代表，创立了以阴阳为主的辨证论治法则，把复杂的外科病分为阴阳两大类，主张“以消为贵，以托为畏”，用药物内服消散外疾，创制的阳和汤、醒消丸、小金丹、犀黄丸等至今仍用于临床。“心得派”以高锦庭的《疡科心得集》（公元1805年）为代表，认为外疡实从内出，应循内科之理而治，将温病学说的理念引入外科，确立上、中、下三部辨证。

明清时期，西学东渐对中医外科学的发展产生了重大影响。尤其是鸦片战争以后，西医的理论、药物、技术、教育等对传统的中医药界产生了巨大的冲击，从而出现了中西医汇通思潮和学派。陈定泰的《医谈传真》（公元1844年）根据西医解剖图谱修补了中医解剖的不足。唐宗海的《中西汇通医经精义》（公元1892年）主张“保存中说，西说为证”，力图以西洋医学的解剖生理佐证中医理论。朱沛文的《华洋脏象约纂》（公元1892年）汇集中国传统和西方生理解剖知识参照论述。近代顾鸣盛的《中西合纂外科大全》（公元1918年）将西医长处融于传统中医临床中，对外科的发展产生了一定影响。由于历史条件所限，中西医汇通派终未能取得很大成功，但为以后中西医结合的发展进行了有益的探索。

（二）西医外科学

西方医学产生自古希腊与罗马医学。公元前6～7世纪，希腊人吸收了古代各文明的医学知识建立起自己的医学体系，以后古罗马人继承、发展了古希腊医学。他们注重实验和临床观察，长于理论概括的特点为西方医学的发展打下了良好的基础。被尊为“西方医学之父”的外科学早期奠基人、古希腊伟大医学家希波克拉底（Hippocrates，公元前460～377年）将创口明确地分为化脓性和非化脓性两种，要求手术前清洁，手术中用煮沸过的雨水消毒。古罗马的塞尔萨斯（Celsus，公元1世纪）用本国的拉丁文写医学文献，在此后的1500余年中，拉丁文成为欧洲医学界的公用语言。他还首先用丝线结扎血管，并指出了炎症的四大症状：红、肿、热、痛。古罗马的盖仑（Galen）是古代西方医学的集大成者，他是最早用实验方法研究动物生理功能的实验生理学家，如用实验证明了动脉和静脉的异同，创用扭绞法止血。他在解剖学、实验生理学、医疗实践研究方面的成就，将西方医学奠定在科学实证的基础之上，推动着经验医学朝着科学方向发展。中世纪阿拉伯医学之王阿维森纳（Avicenna，公元980～1037年）的《医典》吸收了中医学在内的世界各国医学的成就，记述了膀胱截石术、气管切开术、肿瘤治疗原则、骨折石膏固定以及创伤、外伤的治疗等。

中世纪的欧洲由于教会和经院哲学的封建统治，文化科学受到严重摧残，禁止解剖、不准做流血的手术使外科学的发展停滞不前。虽然在希腊和罗马时代，外科曾发展为一个专业，但后来的外科医生社会地位低下。当时的外科医生大多是兼职，有的是教士，有的是理发员。15世纪开始的文艺复兴冲破了中世纪的黑暗保守，奠定了对外科发展极其重要的人体解剖学基础。1543年，意大利外科医生维萨里发表了划时代的著作《人体的构造》，成为人体解剖学的奠基人。英国的外科医生和理发员在1540年成立了统一的行会，1745年，外科医生成立了自己的独立行会。1800年，成立了伦敦皇家外科医师学会。1843年改名为英格兰皇家外科医师学会。

从19世纪40年代开始，先后解决了手术止痛、创口感染、止血输血等问题后，外科学出现了快速发展。1846年美国的莫顿（Morton）在麻省总医院首先使用乙醚全身麻醉；1884年维也纳的科勒（Koller）用可卡因做了局部麻醉，由于毒性高，不久改为普鲁卡因。

1867年，外科消毒法的创始人英国的李斯特（Lister）用石炭酸消毒器械，用于复杂的骨折手术中，取得了成功。1886年德国人别格曼（Bergmann）采用蒸汽灭菌法，创建了无菌技术。1889年，德国的福布英格尔（Frbringer）倡导手臂消毒法，1890年，美国人霍尔斯特德（Halsted）倡议戴灭菌橡皮手套，使外科无菌技术趋于完善。1872年，英国人韦尔斯（Wells）介绍了止血钳。1873年，德国人埃斯马赫（Esmarch）首先使用了止血带。1901年，美籍奥地利人兰德茨坦纳（Landsteiner）发现了人的不同血型，使输血变得比较安全。1915年，德国的路易逊（Lewisohn）用枸橼酸钠防止凝血，以后建立了血库，使得输血简便易行。1929年，英国的弗莱明（Fleming）发明了青霉素，以后各种抗生素不断地产生，有效地控制了各种感染。同时，低温麻醉、输血补液、静脉营养、围手术期处理等的发展，都为手术的广泛开展创造了良好条件。

随着外科学的发展，外科医学从“割治”阶段转入“复原与更换”阶段。1958年，第一个心脏起搏器植入人体。20世纪60年代，瑞士雷维尔丹（Reverdin）成功进行皮肤移植手术。1963年，第一例肾脏移植手术完成。1967年，南非巴纳德（Barnard）成功完成心脏移植手术。20世纪70年代后，免疫学的发展使器官移植成为可行且普遍的医疗手段。

进入21世纪，随着基础医学研究的进步、高科技成果的应用、跨学科整合医疗实践的发展，外科学出现了革命性的转变。外科学不断结合其他领域的最新研究成果，在微创外科、人工智能（AI+医疗）、远程手术、人造器官等方面取得了震古烁今的巨大成就。

（三）中西医结合在外科的发展

西方医学传入我国的历史可以追溯到汉唐时代，但对中医学的影响不大。1840年鸦片战争后，西方外科学的知识和技术不断输入并影响我国，大量教会医院在国内建立并开展医学教育，西医外科人员开始产生。中国人对西医的早期认同，主要就是通过牛痘接种术和外科、眼科手术。现代外科学虽然进入中国已历百余年，但在半封建、半殖民地的旧中国，发展非常缓慢。

建国以后，我国医疗卫生事业出现了崭新的局面，外科学也进入了高速发展阶段。全国各省、市、自治区都有了医学院或医科大学，外科队伍不断壮大，腹部外科、显微外科、骨科、烧伤外科、心血管外科、矫形外科、泌尿外科、神经外科、小儿外科、老年外科、麻醉外科等专科先后建立。近年来，由于基础学科、基本理论、新技术、新材料和实验外科研究等的深入，组织和移植外科得到了较大发展。

中西医结合是我国医疗卫生事业发展的一大特点。从1956年开始，各地普遍开办西医学习中医班，以后很多医学院校设立了中西医结合专业，中西医结合研究在外科领域取得了显著成绩。20世纪60年代天津市急腹症研究所和遵义医学院率先对急腹症进行了中医药治疗的研究，根据“六腑以通为用”“通里攻下”和细菌感染的西医观念，提出了“菌毒并治”的理念，扩大了非手术范围，减少了术后并发症。针刺麻醉的研究始于1958年。上海市第一人民医院最先用针刺麻醉成功地实施了扁桃体摘除术，以后国内先后用于疝修补术、阑尾切除术、肺切除术等。20世纪50年代，上海瑞金医院开展了中西医结合治疗烧伤的研究，当中医“祛腐生肌”“煨脓长肉”理论、方法与西医病理、治疗结合后，抢救了很多大面积烧伤的患者，使我国烧伤的治疗效果居于世界前列。20世纪70年代，采用中西医结合总攻疗法治疗尿石症，提高了排石率、缩短了疗程、减少了尿石症病人的手术比率。

随着现代诊疗仪器的运用、实验研究的开展，大量新型中药制剂研发成功，在中西医结合治疗直肠肛管疾病、周围血管疾病、恶性肿瘤、危重症疾病、放疗与化疗增效减毒研究等方面都取得了可喜的成就。

三、怎样学好《中西医临床外科学》

中医外科学产生自东方的中华文化，西医外科学产生自西方的欧洲文化，虽然认识和思想的方法有异，但作为临床医学，他们研究的对象都是人体疾病的治疗和康复。因此，囊括了两个医学体系主要内容的中西医临床外科学的出现是我国外科学发展的必然结果。当前，这门新兴学科还很年轻，尚不完善，亟待发展。

1. 坚持正确的学习方向　外科医生肩负病人的重托，要树立一切为病员的思想，加强责任感和使命感，具良好的医德医风和救死扶伤的人道主义精神，精益求精学好专业技术，成为德才兼备的好医生。

2. 树立科学的创新精神　全面学习掌握中医外科学、西医外科学的基本理论、基础知识和临床技能，学会用中西医两种方法诊治外科常见病。在此基础上，注意观察分析中西医各自的优势和不足，结合现代科学研究，勇于探索、创新医学理论和方法，为中医药学的发扬光大做贡献。

3. 重视理论与实践相结合　外科是实践性很强的临床学科。教学中学习的基本理论、基本知识和基本技能，必须在临床实践中运用、检验、理解才能融会贯通为自己的知识。因此，需要深入临床，勤于操作，善于思考，不断总结，这样才能不断提高业务能力。

4. 强化外科基本技能训练　外科的基本技能较多，如洗手、戴无菌手套、穿手术衣等无菌操作技术；手术中的切开、止血、结扎、清创、缝合；各种穿刺法、引流管的选用；内镜的选用；心肺脑复苏术的正确运用；换药、包扎、调换敷料等。因这些操作的任何环节都可直接影响急救、手术的成败，故应重视日常训练，把握好临床操作机会。

扫码“练一练”

（吴　军）

扫码“学一学”

第二章　病因病机

要点导航

1. **掌握**　主要发病机制。
2. **熟悉**　常见致病因素在外科的特点。
3. **了解**　中医外科疾病的命名规律和分类释义。

第一节　概　述

中医外科学是中医学的重要组成部分，传统研究仅限于局部有形可察之体表伤病的诊治规律。随着医学基础研究的深入和学科间的渗透融合，现代中医外科学不仅在生理、病理、诊断、治疗、预防和调护等方面取得了进展，其范围也有更新变化，包括了疮疡、乳房疾病、瘿、瘤、岩、皮肤及性传播疾病、肛门直肠疾病、泌尿及男性前阴疾病、周围血管疾病和金刃损伤、水火烫伤、虫兽咬伤等。

历代医家在诊治外科疾病的临床实践中各有所长，对外科疾病的认知也有所不同，加上地理环境的差别，气候方言的各异，外科疾病的命名因而较为繁杂。有的同病异名，如“风热疮”又称“风癣”、“风痒”等；有的同病多名，如“丹毒”根据部位不同又称“内发丹毒”、“抱头火丹”、“流火”、“赤游丹毒”等；有的异病同名，如“外痈”包括了肌肤浅表脓肿和急性化脓性淋巴结炎两种不同疾病。虽然名称繁多，但其命名方法却有一定的规律。总的来说，外科疾病依据病位、穴位、脏腑、病因、形态、颜色、特征、范围、病程、传染性等命名。见表2－1，外科疾病的命名原则。

中医外科学源远流长，历史悠久，历代名家辈出，文献资料浩如烟海，更由于各个时代不同文化的互动交流和外科学者的兼收并蓄，产生了很多具有特定涵义的专用术语。为了便于本专业课程的学习，兹将常用的基本术语分类释义。见表2－2，基本术语的分类释义。

表2－1　外科疾病的命名原则

命名方法	病名举例
病位	颈痈、乳痈、肛痈、臀痈
穴位	人中疔、环跳疽、委中毒
脏腑	肠痈、肺痈、肾岩
病因	冻疮、水火烫伤、破伤风、漆疮
形态	岩、蛇头疔、蝼蛄疖、缠腰火丹、酒渣鼻
颜色	白疕、白驳风、黧黑斑、丹毒
特征	湿疮、黄水疮、红丝疔
范围	疖（小）、痈（大）、发（更大）
病程	千日疮
传染性	疫疔

表 2－2　基本术语的分类释义

类别	术语	释义
疮疡	疡	一切外科疾病的总称
	疮疡	广义：体表浅显外科疾病的总称 狭义：体表的化脓性疾病
	肿疡	外科疾病未溃破的肿块
	溃疡	外科疾病溃破后的疡面
	胬肉	过度生长，突出于溃疡面外的腐肉
	根盘	肿疡根底部周围的硬韧区，边缘清楚；阳证疮疡根盘收束，阴证疮疡根盘散漫
	护场	疮疡周围的灼红高肿区域。“护”即保护，“场”即场合，指邪正斗争的场所。有护场，说明正气足，能够约束邪气，疮疡易愈；无护场，说明正气虚，不能约束邪气，预后较差
	应指	疮疡内脓形成后，用手按压局部时的液体波动感。囊肿内的液体也可有此波动感
	袋脓	脓疡溃口小而内腔大，状若口袋，脓出不畅，积聚脓腔底部。易致变证
	痈	痈者，壅也，邪热壅聚，气血凝滞而发生的化脓性疾病。生于体表者为外痈，相当于西医的皮肤浅表脓肿、化脓性淋巴结炎等；生于脏腑者为内痈，相当于西医的急性阑尾炎、肺脓肿等。痈亦常指代阳证疮疡
	疽	疽者，阻也，邪毒深阻，气血耗伤滞塞而发生的化脓性疾病。初起有脓头者，名有头疽，生于肌肤，相当于西医的痈；初起无脓头者，名无头疽，生于筋骨，相当于西医的骨髓炎、化脓性关节炎。疽亦常指代阴证疮疡
	疔	生于体表，病势急剧，容易漫散，可损筋伤骨，甚至引起走黄危险的急性化脓性疾病。相当于西医严重的疖、痈、气性坏疽（烂疔）、皮肤炭疽（疫疔）及急性淋巴管炎（红丝疔）
	走黄	疔疮火毒炽盛，走散入血，内攻脏腑而引起的全身性化脓性感染。颜面部疔疮合并走黄较为多见
疮疡	内陷	凡生疮疡，正不胜邪，毒不外泄，反陷入里，客于营血，内传脏腑而引起的全身性化脓性感染。有头疽并发内陷较为多见，故又称“疽毒内陷”，并依其发生在有头疽的初、中、后三个阶段，又分为“火陷”、“干陷”和“虚陷”
	流注	发于肌肉深部的急性化脓性疾病。“流者，行也；注者，住也。”邪毒流窜，停住某处，即发生转移性、多发性脓肿。好发于肌肉丰厚处的深部，起病急骤，局部漫肿疼痛，皮色如常，易走窜，常此处未愈，它处又起。相当于西医的脓血症、多发性肌肉深部脓肿及髂窝部脓肿
	流痰	发于骨与关节的慢性化脓性疾病。起病缓慢，化脓亦迟，溃后流脓稀薄如痰，或夹有败絮状（干酪样）物质，难以收口，易伤筋骨而致残疾。相当于西医的骨与关节结核
	瘰疬	好发于颈部的慢性化脓性疾病。其结核小者为瘰，大者为疬，常累累如串珠状，故称瘰疬。相当于西医的颈部淋巴结结核
	丹毒	皮肤突然发红成片，焮热肿胀，色如丹涂脂染的急性感染性疾病。本病发无定处，发于头面者，称抱头火丹；发于躯干者，称内发丹毒；发于下肢者，称流火
	臁疮	小腿的慢性肌肤溃疡，常发于小腿下部、踝骨上方的内、外臁处，溃疡边缘突起形如缸口，色泽紫黯，经久难敛。即使艰难收口，每因破损而复发。西医称慢性下肢溃疡
乳房疾病	乳痨	发于乳房的慢性化脓性疾病。起病缓慢，初起乳内结块如梅李，边界不清，皮肉相连，日久破溃，脓液稀薄夹有败絮状物，疮口难敛，后期常有虚痨之症。相当于西医的乳房结核
	乳癖	乳腺组织非炎症性、非肿瘤性的良性增生性疾病。单侧或双侧乳房疼痛并有大小不等的肿块，边界不清，质地不硬，活动度佳。乳痛程度、肿块体积和硬度通常与月经周期及情志变化有关。相当于西医的乳腺增生病
	乳疬	儿童或中老年男性乳晕部的疼痛性结块。相当于西医的乳房异常发育症
	乳核	乳中结块，形如丸卵，边界清楚，表面光滑，推之活动。乳房部常见的良性肿瘤，相当于西医的乳腺纤维腺瘤

续表

类别	术语	释义
皮肤疾病	疮	皮肤浅表发生丘疹、疱疹，破后糜烂的疾患
	疳	黏膜的浅表溃烂，呈凹形有腐肉而脓液不多
	斑	《丹溪心法》云："斑乃有色点而无头粒者是也。"局限性皮肤色素改变称为斑，既不高起也不凹陷
	疹	《丹溪心法》云："疹为浮小而有头粒者是也。"皮肤表面局限性隆起的丘形小粒
	痘	皮肤上发生的豆样小水疱的疾患
	痦	皮肤上发生的粟粒样小水疱的疾患
	癣	凡皮肤增厚伴有鳞屑或有渗液、边界清楚的皮肤病。包括了多种急、慢性皮肤病，如牛皮癣（银屑病）、湿癣（湿疹）、圆癣（体癣）等
	疥	疥有两个含义：一指有传染性，丘疹为主的皮肤病，如疥疮；二指全身剧痒的皮肤病，如干疥（瘙痒症）
	疣	皮肤浅表的良性赘生物
肛门疾病	痔	痔有峙突之意，凡肛门、耳、鼻等孔窍处有小肉突起者，都可称痔。《医学纲目》云："如大泽之中有小山突出为痔。在人九窍中，凡有小肉突出皆曰痔，不独生于肛门边。"如鼻痔（鼻息肉）、耳痔（耳息肉）。因肛门部较多见，故归属肛门疾病类
	漏	溃疡疮孔流脓水经久淋漓不止，状若滴漏，故名为漏。其有二种：一指瘘管，即体表与脏腔之间的病理性管道，具有内口和外口；二指窦道，即深部组织通向体表的病理性盲管，一般只有一个外口
	肛裂	肛管皮肤全层纵行裂开，引起排便性周期性肛门剧烈疼痛的慢性溃疡
	脱肛	肛管、直肠黏膜或直肠全层甚至部分乙状结肠向下移位而脱出肛门外的疾病。相当于西医的肛管直肠脱垂
	结核	结聚成核之意，泛指一切皮肉之间的圆形肿块。其病理性质不同或不明，属临床症状
肿瘤疾病	瘿	瘿如缨络之状而得名，是颈前绕结喉而肿大的一类疾病。相当于西医的甲状腺疾病。分为五瘿：气瘿（单纯性甲状腺肿）、肉瘿（甲状腺腺瘤或囊肿）、石瘿（甲状腺癌）和筋瘿、血瘿。后两者属甲状腺疾病的合并症
	瘤	指瘀血、浊气、痰浊等停留于机体组织间而形成的结块。中医学有六瘤之分：气瘤（神经纤维瘤）、肉瘤（脂肪瘤、纤维瘤）、筋瘤（静脉曲张、腱鞘囊肿）、血瘤（海绵状血管瘤）、骨瘤（骨肉瘤、骨瘤）、脂瘤（脂腺囊肿）
	岩	病变处肿块坚硬如石，高低不平，形似岩突，破溃后臭秽腐黑，状如岩穴的恶性肿物。在古代中医文献中，"岩"、"嵒"、"巖"、"癌"四字相通
	失荣	起于颈部及耳之前后，质地硬韧，生长较快，推之可动的恶性肿物。因患者面容晦黯憔悴，状如树木失去荣华，枝枯皮焦故称失荣。相当于颈部淋巴结的转移性和原发性恶性肿瘤

中医外科疾病种类繁多，虽然病名和部分术语现代较难理解，但其中包含的古代医家对疾病病因、病理、诊断、治疗、预防和调护的很多认识，需要后人去仔细体会。表 2－1 与表 2－2 介绍了常用的一些病名和基本术语，便于初学之用。

第二节　致病因素

外科疾病既包括易于观察的体表疾患，也包括了许多内部的疾患。每一种外科疾病的致病因素都不尽相同，加之体质、环境、年龄等因素的差异，其发病机制和临床表现也各不相同。中医学历来强调“审因论治”，根据不同的病因病机决定不同的治疗方法。《三因极一病证方论》曰："凡治病，先须识因；不知其因，病源无目。"因此，掌握病因病机对于诊治外科疾病具有重要的指导意义。

一、外感六淫

《外科启玄》云："天地有六淫之气，乃风寒暑湿燥火，人感受之则营气不从，变生痈肿疔疖。"六淫能直接或间接地侵害人体，引发各种外科疾病。在人体抗病能力低下，或邪毒毒力超过了人体正常的抗病能力时，六淫便成为外科疾病发生和发展的条件。一般来说，六淫致病多具有季节性，春季多风，夏季多湿热，秋季多燥，冬季多寒。

1. 风　风为阳邪，善行数变，燥烈上行，致病多为阳证，常侵犯人体上部，发病迅速，患处漫肿宣浮，皮色不变或微红，疼痛轻微，瘙痒脱屑，发无定处，可伴见恶风、头痛等全身症状。临床常见疾病如发颐、痄腮、面游风等。

2. 寒　寒为阴邪，凝滞收引，寒胜则痛，致病多为阴证，常侵袭人体筋骨关节，患处肿而不硬，皮色苍白或紫暗，疼痛酸楚，固定不移，得暖则减，化脓迟缓，可伴见恶寒、四肢不温、小便清长等全身症状。临床常见疾病如冻疮、脱疽、流痰等病。

3. 暑　暑为阳邪，其性炎热，多夹湿邪，致病多为阳证，常于夏秋之际侵袭人体，患处肿胀灼热，皮色焮红，糜烂流滋，或痒或痛，遇冷则缓，可伴见口渴尿赤、胸闷气短、神疲乏力等全身症状。暑邪具有热微则痒，热甚则痛，热胜肉腐等特征。临床常见疾病如痱子、暑疖、暑湿流注、黄水疮等。

4. 湿　湿为阴邪，其性趋下，重浊黏滞，致病多缠绵难愈，或反复发作，常侵袭人体下部，患处肿胀，水疱，糜烂，渗液，瘙痒，可伴见腹胀便溏、身重肢倦等全身症状。临床常见疾病如股肿、臁疮、湿疮、子痈等。

5. 燥　燥为阳邪，其性干涩，易伤阴液，所致外科疾病多与温燥相关，常侵犯手足、皮肤、黏膜等部位，患处干燥，枯槁，皲裂，脱屑，瘙痒，可伴见口干唇燥、鼻咽干燥、毛发干枯、大便干结等全身症状。临床常见疾病如手足皲裂、肛裂等。

6. 火　火为阳邪，与热同属，其性炎上，易伤血络，致病多为阳证，发病迅速，患处肿势急剧，皮色焮红，薄而光亮，灼热痛剧，易脓易溃，或皮下瘀斑，可伴见口渴、尿赤、便秘等全身症状。临床常见疾病如疖、疔、痈、发、有头疽、丹毒、热疮、蛇串疮等。

多数外部致病因素中医都归于六淫，其单独或相兼侵袭人体，均可引起外科疾病的发生和发展。但在众多外科疾病特别是疮疡中，却以火热之邪致病最为常见，加之风、寒、暑、湿、燥等过极皆可化火，即"五气化火"、"气有余便是火"，故《医宗金鉴·痈疽总论歌》曰："痈疽原是火毒生，经络阻隔气血凝。"

二、感受特殊之毒

特殊之毒包括虫毒、蛇毒、疯犬毒、漆毒、药毒、食物毒和疫毒等。其中，虫毒、蛇毒、疯犬毒等指因虫兽螫刺、咬伤染毒所致，如虫咬伤、毒蛇咬伤、狂犬病等；漆毒乃由于禀赋不耐，接触油漆所致，如漆疮；药毒是因用药不当而起，如药物疹；食物毒由饮食不慎所致；疫毒是指染触疫疠之气而生，如接触疫死家畜所致的疫疔。此外，竹木金刃创伤后的疮疡，由破伤染毒；凡未能找到明确病因的，多感受无名肿毒。

特殊之毒致病常发病急骤，患处皮肤焮红，灼热剧痛，或麻木不仁，可伴见发热、口渴、尿赤、便秘等全身症状。其中，疫毒致病还具有强烈的传染性。

三、外来伤害

外来伤害常由跌扑、击打、沸水、火焰、冻伤、金刃竹木创伤等外在因素所致。其既可直接伤害人体，或破皮肉，或伤血脉，或损骨骼，或坏脏腑；亦可因浅表外伤而二次染毒，引起继发损害，如破伤风、手足疔疮。临床常见疾病如水火烫伤、冻伤、手足疔疮、红丝疔、烂疔、破伤风等。

外来伤害致病多突然发生，病因明确，易于追溯，患处外伤明显，红肿，水疱，糜烂，渗出，剧痛，或麻木不仁，或腐肉败肌，可伴见恶寒发热、头痛、周身不适等全身症状。

四、情志内伤

情志是喜、怒、忧、思、悲、恐、惊等七种人的内在精神活动，又称七情。突然剧烈的或长期的不良精神刺激，一旦超过人体自我生理调节范围，就可引起机体脏腑组织功能失调，导致外科疾病的发生和发展。《疡科心得集·疡证总论》指出："发于脏者为内因，不问寒热虚实，皆由气郁而成"。临床常见的与情志内伤有关的外科疾病包括瘰疬、瘿、瘤、岩、乳房疾病等。例如，瘿病发于颈部，为肝肾经脉循喉所过之处，其发病多与情志不畅、肝气郁结有关，其病情可随情绪波动而变化。《诸病源候论》云："瘿者，由忧恚气结所生"，《三因极一病证方论》说："随喜怒消长者曰气瘿"。乳房疾病的发生多与肝郁有关，乳房为肝经所过之处，其疏泄之职可调节乳汁之产生和分泌。情志忧郁，肝气不舒，失于疏泄，乳络不畅，乳汁淤积，可致乳痈；肝郁脾虚，气滞血瘀，痰浊内生，互结于乳，可致乳癖、乳岩。《外证医案汇编》云："乳症，皆云肝脾郁结，则为癖核"，《丹溪心法》曰："忧怒郁闷，朝夕积累，脾气消阻，肝气横逆则病乳岩。"失荣发于颈部及耳之前后，为肝胆经循行之所，同样与七情内伤密切相关。《医宗金鉴·失荣证》载"起如痰核不动坚，皮色如常日渐大，忧思怒郁火凝然"。

情志内伤致病多发于颈部两侧、乳房、胸胁等肝胆经循行部位，患处肿胀，或柔软如馒，或坚硬如石，或胀闷不舒，或疼痛剧烈，皮色如常，可伴见急躁易怒、情绪抑郁、失眠多梦、咽喉梗塞等全身症状。

五、饮食不节

饮食不节包括饮食偏嗜、饥饱失常和饮食不洁三个方面，其均可引发外科疾病。偏嗜辛辣炙煿、醇酒厚味，损伤脾胃，湿热蕴积，壅遏肌肤，或复感邪毒，则可发生疔、痈、有头疽等阳证疮疡，如《素问·生气通天论》云："膏粱之变，足生大丁"；亦可引发粉刺、酒渣鼻等皮肤疾病。长期饮食过量，可致脾虚失运，气血不畅，筋脉郁滞，排便异常，可引发内痔，如《素问·生气通天论》曰："因而饱食，筋脉横解，肠澼为痔。"此外，饮食不节还可产生食物毒，诱发瘾疹、蝼蛄疖、疖病等。

饮食不节致病范围较广，涉及病证较多，常可伴见纳差、脘腹不适、大便秘结或稀溏、舌苔黄腻甚则腹痛吐泻等全身症状。

六、劳逸损伤

劳逸损伤包括劳力、劳神、房劳等劳逸失度之致病因素。外科疾病的发生和发展与劳逸所致的气血津液亏虚或运行不畅，脏腑功能受损，阴阳失调密切相关。例如，久立久行或过度负重，劳力伤气，郁停筋脉，可致筋脉曲张的筋瘤；若久而化热，或复染毒邪，湿热下注，疮口难愈，则致臁疮；思虑劳神过度，暗耗心血，损伤脾气，中气下陷，固摄失司，可致脱肛；房事不节，纵欲过度，或多次妊娠，致肾精亏损，骨髓空虚，复感风寒湿邪，可生流痰；肾阴不足，虚火上炎，灼津为痰，痰火凝结，可生瘰疬。

劳逸损伤致病多为慢性虚损疾患，病变可浅在肌肤，或深入骨髓，患处肿势平坦，根盘散漫，皮色不红或暗红，皮温不热或微热，隐隐酸痛，化脓迟缓，或见阴虚火旺之午后潮热、两颧发赤等症，可伴见腰膝酸软，神疲乏力，遗精早泄，冲任不调，月经异常等全身症状。

现代中医外科学在病因学上还包括了其他的一些致病因素，例如先天因素、医源性因素等。先天性致病因素多指出生前受之于父母的体质或在胎儿发育过程中感受的病邪。如过敏性疾病多与先天禀赋不耐的体质有关；梅毒就可由胎传引起。医疗机构、医务人员的过失可造成病情加重或发生新的疾患。不同的医源性错误可造成不同的病症，如语言不妥近于情志内伤；误诊误治类于药毒之邪；操作不当则近乎于新的外来伤害；院内交叉感染对住院病人可造成严重的伤害。临证时应仔细询问患者病史、家族史等情况，以便准确判断是否有先天因素存在。在诊治疾病时应严格操作规程，加强医源性疾病的防范。

外科的致病因素与其发病部位有一定的关系。凡发于人体上部（头面、颈项、上肢）者，多因风温风热，因为风性上行；凡发于人体中部（躯干）者，多因气郁火郁，因为气火发于中；凡发于下部（臀及下肢）者，多湿热寒湿，因为湿性下趋。

以上各种致病因素既可以单独致病，也可以几种因素联合致病，有时内伤与外感亦合而成疾。临证时应该综合分析各种外科疾病的致病因素，做到准确无误地辨证求因，进而审因论治。

第三节　发病机制

中医外科疾病的发病机制古往今来论述颇多，最著名的有两条——《内经》记载：“营气不从，逆于肉理，乃生痈肿。”《医宗金鉴》指出：“痈疽原是火毒生，经络阻隔气血凝。”归纳起来，中医外科疾病总的发病机制是：在邪正相争的病理背景下，出现了气血凝滞、经络阻塞、脏腑失和的病机变化，进而发生外科疾病。

一、邪正相争

邪正相争是一切疾病发生、发展过程中自始至终存在着的基本矛盾，邪正斗争双方势力的消长变化，决定了疾病证候的性质，影响着疾病的转归和预后。正气不虚，邪气受制者，患处肿势高突，根盘紧束，焮红灼痛，脓液稠厚，易溃易敛，可伴见恶寒、发热、口渴、尿赤、便秘等全身症状，属阳证、实证，病程多顺，预后良好。正气不足，邪势堪忧者，患处肿势平塌，根盘散漫，皮色不变，疼痛不著，难消难溃，或溃后脓水稀薄，久不收口，可伴见神疲倦怠、面色萎黄、纳呆腹胀等全身症状，属阴证、虚证，疾病难愈，或易逆变，预后较差。

二、气血凝滞

局部气血凝滞是外科疾病的病机关键。致病因素作用于机体，常影响气机升降出入，致气血运行失常，凝滞于局部，发生肿疡或其他外科疾病。此时，如给予正确的治疗，祛除病因，使气血循行恢复正常，病变就会消散吸收而痊愈。若气血凝滞进一步发展，则郁久化热，热盛肉腐，酝酿液化而成脓。脓肿形成后，若正气尚足，能够透脓，脓肿自溃，或切开引流，脓液畅泄，毒从外解，气血运行恢复畅通，腐肉渐消，新肉渐生，则疮口向愈。

全身气血盛衰与外科疾病的发生、发展和预后有着密切的关系。《外科秘录》指出："天地之六气，无岁不有，人身之七情，何时不发，乃有病，有不病者何也？盖气血旺而外邪不能感，气血衰而内正不能拒……"气血充足，运行畅通，有利于疮疡的起发、破溃、收口，进而缩短病程。反之，气虚则难以起发破溃，血虚则难以生肌收敛，病程缠绵，变证多端。

三、经络阻塞

局部经络阻塞与虚弱都是外科疾病的重要病机。经络具有运行全身气血、联络脏腑器官、沟通上下内外、调节功能平衡等生理功能。局部经络受邪阻塞，气血运行不畅，挟邪毒凝滞蕴积，则变生诸多外科疾患。如《证治准绳·疡医》指出臁疮乃"因湿热下注，瘀血凝滞于经络，以致肌肉紫黑，痒痛不时。"某处经络功能减弱，不能运送气血，也可在那里出现气血凝滞，发生外科疾病。古人所谓"最虚之处，便是容邪之地"即是此义。经络也是传导毒邪的病理通道，无论是表邪入里，还是里邪出表，都需由经络通道传导完成。同时，局部经络损伤也为毒邪入侵人体提供了有利条件，尤可致感染性外科疾病发生。如红丝疔可因皮肉外伤，局部经络受损，染触毒邪，凝聚肌肤而成。此外，因经络系统内连脏腑外络支节，故经络气血的多少和疾病部位所属经络，都与外科疾病的发生和发展密切相关。例如，乳痈多见于初产妇，因乳房属足阳明胃经，为多气多血之经，故而易肿易脓易溃；瘰疬好发于颈部两侧，属足少阳胆经，为多气少血之经，故而易起难敛。

四、脏腑失和

脏腑功能失调是外科疾病发生、发展的又一重要病机。外科疾病虽多生于体表，但常反映了脏腑的病理改变。脏腑失和，影响气机运行，所属经络阻塞，气血凝滞，则可引起外科疾病的发生。《外科启玄》载："凡疮疡，皆由五脏不和、六腑壅滞，则令经脉不通而生焉。"例如，《素问·至真要大论》云："诸痛痒疮，皆属于心"。它如肝气郁结可见乳癖，脾气下陷可见脱肛，肺经风热可见粉刺，肾亏髓空可见流痰，皆属"有诸内必形诸外"的病变。另外，体表的毒邪也可内传于里引起脏腑病变，如疔疮走黄、疽毒内陷等。脏腑失和可导致自身的病变，如肠道运化失常，气血凝滞，发生肠痈。脏腑功能正常与否，还关系到气血的盛衰，影响到疾病的转归。古代医家总结的"五善""七恶"，就包括了通过脏腑是否受损来判断外科疾病的预后。

综上所述，外科疾病的发生、发展、转归与毒邪、气血、经络、脏腑等密切相关。外科疾病总的发病机制虽细分为邪正相争、气血凝滞、经络阻塞、脏腑失和等方面，但总未超越人体各种疾病的最基本病机——阴阳失调。《疡医大全》言："凡诊视痈疽，施治，必需先审阴阳，乃为医道之纲领，阴阳无谬，治焉有差。医道虽繁，而可以一言蔽之者，曰阴阳而已。"毒邪性质、气血盛衰、经络脏腑均可按阴阳属性而进行归类。因此，外科疾病虽种类繁多、病症复杂，但究其根本，总不外乎阴阳之别。总之，阴平阳秘为健康之基，阴阳失调乃疾病之机。

扫码"练一练"

（万　鹏）

扫码“学一学”

第三章　辨证论治

要点导航

1. 掌握　阴阳辨证、肿痛痒脓麻木辨证、溃疡辨证、善恶顺逆辨证；消、托、补三大内治法在外科疾病不同阶段的具体应用；各种外治药物疗法的应用。

2. 熟悉　四诊在局部辨证中的运用；各种外治法的适应证。

3. 了解　中医外科病与证的关系、经络部位辨证。

第一节　概　述

辨病（disease diagnosing）与辨证（syndrome identifying）都是认识疾病的过程。中医外科自古以来强调辨病与辨证相结合。高锦庭在《疡科心得集·疡科调治心法略义》中就强调：“凡治痈肿，先辨虚实阴阳（辨证）。经曰：诸痛为实，诸痒为虚，诸痈为阳，诸疽为阴。又当辨其是疖、是痈、是疽、是发、是疔等证（辨病），然后施治，庶不至于差谬。”现代中医尤其要运用辨病与辨证相结合的诊治思路，才能更好地发挥中医学辨证论治的诊治特色，提高中医的临床诊治水平。

辨病就是认识具体的疾病，对某一病的病因、病变规律和转归预后有一个全面的认识，为确定总体治疗原则提供依据。通过视、触、叩、听采集有关疾病的临床资料，进行相应的理化检查，然后分析综合所有相关的疾病资料，依据病人的典型症状，最后作出有关疾病的诊断。疾病的诊断确定后，就要根据“病”来采用相应的方法进行治疗，如适合用药治疗的则用药物，适合手术治疗的则采用手术疗法，适合支持治疗的则采取支持疗法等。

辨证论治是中医学的基本特点之一，反映了中医学在诊治疾病方面区别于其他医学的特色。辨证的过程也是认识疾病的过程，是运用望、闻、问、切来收集与疾病有关的临床资料，再依据八纲辨证、藏象学说、病邪学说、经络学说、卫气营血学说等中医理论进行综合分析和归纳，进而对不同病人在不同阶段的病因病位、病变机制、功能状态及演变趋势等作出综合性的评定，从而确立一个“证候”，然后根据“证候”确定具体的治疗法则和处方用药。这就是通常所说的“以辨病为先，以辨证为主”的现代中医学的临床诊治原则。外科疾病多有局部症状和体征，辨证不仅要辨全身症状，还应重视局部症状的辨识。

第二节　四诊在外科中的应用

望、闻、问、切四诊，是中医诊断疾病的重要手段。在外科辨病、辨证时亦必须四诊合参，进行综合分析，才能对疾病作出正确的诊断和辨证，从而进行正确的治疗。正如清·汪宏在《望诊遵经》一书中所指出："医之为道，至精至微，明辨而行之，则可以济众，冒昧而施之，适足以杀人……望闻问切者，诊法也；针灸药石者，治法也。将欲治之，必先诊之，非诊无以知其治也。"

一、望诊

望诊是通过医生的眼睛，观察病人的局部和全身情况，主要望局部病变、精神、形态、舌苔等几个方面。

（一）局部病变

外科疾病是以体表或局部体征为主要表现的一类疾病，局部形态各异，具有直观的特点，掌握不同疾病的局部典型表现有助于疾病的诊断和治疗。

某些疾病有其好发部位，可帮助诊断。例如丹毒好发于小腿或颜面部；发易生于组织疏松部位，如颈部、手足背部等；热疮好发于皮肤、黏膜交界部位，如口角、唇缘等；蛇串疮好发于胁肋部；白疕好发于头皮、四肢伸侧。若好发部位接近者，因其局部形态各有特点，也易区别。如同样好发于颜面部，疖疮浮浅，疔疮则顶小而根深；同样好发于四肢伸侧，白疕病损处覆有银白色鳞屑，而牛皮癣则主要为苔癣样变。

疮疡之病，以未溃者称肿疡，已溃者称溃疡，以便区别。凡肿疡色红者多热证；色白者多为寒证，也可能为虚证；青紫者多为血瘀；色黑者为死肌。岩性溃疡，疮面多如岩穴或呈翻花，有时溃疡底部可见珍珠样结节，疮周色泽暗红，里面有紫黑色的腐烂物，渗流血水；臁疮溃疡，疮缘高起形如缸口，四周皮肤乌黑；瘰疬的疮口呈潜行性空腔，疡面肉色不鲜，脓水清稀，并夹有败絮状物质。疔疮未化脓而突然疮陷色暗，肿势散漫，是走黄之证；若虚证疮疡，疮陷色暗，是内陷之征象。阴证溃疡疮色紫暗，或疮周起白沿，皆为难愈、难敛之象。

（二）精神

主要望病人的精神状态，这对判断疾病的预后有一定帮助。《洞天奥旨》说："形容憔悴，精神昏短……死兆也。"又说："奇疼奇痛，而有神气，此生之机也。"凡病人精神好，行动灵活，目光有神，呼吸均匀，语声清亮，是正气充足之象，无论新久疾病，皆属佳兆。反之若精神萎顿，目陷睛暗，呼吸急促或不均匀，语声低微是正气已衰之象，不论急慢性疾病，均属凶险。若神识昏糊不清，烦躁不安，为邪入营分，毒传心包的表现，多见于疔疮走黄、有头疽内陷。若红蝴蝶疮见精神失常，为邪毒传脑，是病情危重之象，预后较差。

（三）形态

病人的外形、体态异常能反映出病变的所在，有助于诊断。若病人上臂不能靠近躯体者，多为腋部或相邻部位有病；驼背者，多为脊柱有病。若颈项僵硬不能转侧者，提示病变在颈项部位，如脑疽、颈痈。妇女手托乳房缓慢而行者，多为乳痈。若脸如狮面、眉毛脱落者是麻风。

（四）舌苔

包括舌质、舌苔、舌形三方面的变化。舌为心之苗，苔为胃气之反应，脏腑气血的虚实、病邪的深浅、津液的盈亏，均在舌质和舌苔上表现出来，故有察舌质知五脏虚实，察舌苔知邪气深浅之说。外科常见舌质、舌苔、舌形的变化及临床意义如表3－1所示。

表3－1 望舌纲要

常见舌象	临床意义
舌质绛红	急性病见之属热证；慢性病见之则属阴虚 红而起刺者属热极；红而干燥者属热盛并津液不足 舌绛为邪热入于营分，多见于疔疮走黄、有头疽内陷 舌光如镜，舌质红绛，伴有口糜生疮，为久病伤阴胃虚，或应用大量抗生素之后
舌质淡白	一般多为气血两虚 舌淡白而胖，多属阳虚，常见于疮疡溃后，脓液过多的患者，或为慢性消耗性疾病，如流痰 舌胖嫩而边有齿痕，多属气虚、阳虚，红蝴蝶疮后期 或应用大量激素之后，常能见到此种舌质形态
青紫舌	多为瘀血现象，常见于瘀血流注或肿块性疾病
白苔	见于外科疾病兼有表证，或属寒证，或系脾胃有湿
黄苔	邪热蕴结，疮疡在化脓阶段多见此苔
腻苔	湿重之征象。白腻苔为寒湿，黄腻苔为湿热 若黄腻苔不化，舌绛起刺，体温升高，兼见疮陷色暗，则为病情恶化或并发走黄、内陷之象
黑苔	热者，苔黑乌燥，为热极似火，火过炭黑所致 寒者，苔黑薄润，为阳虚极寒，命门火衰，黑色上泛所致

二、闻诊

闻诊包括听和嗅两方面的内容。一是以听觉来辨别病人的各种声音，如语言、呻吟、呼吸、呕吐、呃逆等；二是以嗅觉来辨别病人分泌物的气味，如脓液、痰涕、大小便等。

（一）听声音

1. 语言 病人神昏谵语或狂言，多为疮疡热毒炽盛，走黄或内陷的表现之一；呻吟呼号，为疮疡毒势鸱张或溃烂时出现剧烈疼痛的表现，常见于蛇头疔、有头疽等酿脓期或岩证晚期，或脱疽后期等。语声低微多为正气受损，疮疡病重之征象。

2. 呼吸 病人气粗喘急，多为走黄或内陷之毒邪传肺的危重症候之一；气息低促，是正气不足的虚脱之象，多见于久病之人，如岩证晚期患者。若急性病患者，气粗喘息转为气息低促，是正气已伤，病情更为危重。

3. 呕吐、呃逆 在疾病的不同阶段见到呕吐、呃逆，其发生原因各不相同。如肿疡初期见之，多为热毒炽盛引起；溃疡后期见之，多为阴伤胃虚引起。若岩证晚期见呕呃，为胃气已绝，预后极差。

（二）嗅气味

主要是嗅辨病人分泌物。溃疡脓液无特殊气味者，容易痊愈；如脓液腥臭难闻，病位深在，则较难愈。儿童头部糜烂结有黄痂，伴有鼠尿臭者是头癣。小腿部糜烂坏死，有浅棕色浑浊稀薄脓液，并有恶臭气味者，可能是烂疔。指部疔疮损骨、脂瘤化脓亦多带有臭秽。脱疽者指端变黑坏死或化脓，有尸臭样气味。

三、问诊

问诊是通过询问病人或病人家属，了解疾病发生的时间、部位、起病情况、症状和诊治经过。问诊还应包括发病的可能原因和诱因、与现病有关的过去史、家族中有无遗传性或传染性疾病，以及其他的个人史如月经、胎产、职业、疫区居留情况等。外科疾病虽然有形可见，但痛、痒等自觉症状需通过问诊得知。

（一）问寒热

形寒发热是人体正气与邪气抗争的反应，外科疾病一有发热，标志着病邪炽盛。发热通常可分为三期，即：上升期、持续期、下降期，这与疮疡病程演变的初、中、后期相一致。通常阳证疮疡，初期体温逐渐上升，常在37.5～38℃，多为热毒、火毒内发，外感风邪所致。中期发热持续不退，体温常在38～39℃，疮疡肿势渐渐增大，是酿脓的表现。后期脓毒已泄，发热逐渐下降，此属一般正常规律。若脓泄而发热依然不退，是毒邪未去、正不胜邪之象。若疮疡中、后期，出现寒战、高热，多为毒邪走散或内陷之证。通常阴证疮疡，初期一般多不发热，中期可有低热，后期则往来潮热。

（二）问汗液

若痈证初期而见汗出热退，是邪随汗去，为消散的现象；如汗出热不退，是邪盛难消，为酿脓的表现。如暑湿流注，汗出热不退，除有酿脓之变外，还应考虑有续发脓肿的可能。如流痰、瘰疬等病出现潮热、盗汗或自汗，多系阴虚火旺或气血两虚的表现。

（三）问饮食

渴喜冷饮，多为热重；渴不多饮，多为湿重。纳食有味，为脾胃运化功能正常，病多较轻；饮食不思，为脾胃已衰，多为病情较重或疮疡病势进展。瘾疹发生常与食海鱼、虾、蟹等有关。药毒发生必有服食某种药物的情况。

（四）问二便

大便秘结，小便短赤黄浊，为火毒湿热内盛的表现；如大便溏薄，小便清长，为寒湿内蕴的表现。大便长期秘结，带血色鲜，便时疼痛，多为内痔、肛裂之症。大便形状改变或变细，排便习惯改变或次数增多，有里急后重感，排便不尽，粪便附有血、脓、黏液，伴有特殊臭味，为肛管直肠癌的症状。

（五）问病因或诱因

如因感受疫畜特殊之毒，每易发生疫疔。因受针尖、竹木或鱼骨刺伤，易发生手足部疔疮。如因接触漆或漆器，而系禀赋不耐者，每易发生漆疮。如贴用膏药，而禀赋不耐者，可发生膏药风。若成人过度劳累而幼时曾发水痘者，易诱发蛇串疮。

（六）问旧病

疮疡若伴慢性疾病史者，多属虚证、阴证，其治较难。肛漏、瘰疬、流痰患者，若曾患肺痨，一般治疗比较困难。痈、有头疽、疔疮、疖病患者，若有消渴病史，一般病情较重，顽固难愈。对某些药物有过敏史者，该类药物属禁忌使用。

（七）问职业

有许多皮肤病，常与个人职业有关。如渔民、机器制造工人、染匠、玉石雕刻工等，常易发生皲裂疮。畜牧业或皮毛制革工人，常易发生疫疔。长期站立工作者，易发生下肢筋瘤。

（八）问妇女月经

乳癖常伴月经不调，且在经前出现乳房胀痛，肿块增大，经后胀痛减轻或消失，肿块缩小。因冲任不调而发生的瘾疹，常在月经前数天开始出现风团，并随月经的干净而消失，多伴痛经或月经不调。外科内服药物，一般多用破瘀活血、行气通络之品，有碍胎气和影响月经，若不加询问而草率施用，可能造成堕胎或崩漏之弊。

（九）问家族史

传染性皮肤病可由家人相互传染，如麻风、疥疮、头癣等。乳癖患者，若家族有乳腺癌发病史，应密切观察，因此类患者尤易癌变。白疕、鱼鳞病、红蝴蝶疮患者有一定的家族遗传倾向。

（十）问不洁性交

梅毒、淋病、尖锐湿疣、生殖器疱疹等可由不洁性交引起。

四、切诊

切诊包括切脉（脉诊）和触诊两部分。

（一）脉诊

外科疾病的发生与全身脏腑气血经络等有着密切的关系，它虽有局部症状可视，如不切脉则难以详细辨识整体病情的变化。正如《疡医选粹》说："痈疽固有形之病，目可得而识也。其真元之虚实，治法之补泻，不脉何以知之。"扼要的说明了脉诊对诊断及治疗外科疾病的意义。外科常见的脉象归纳分述于下。

1. 浮脉　肿疡脉浮有力，为风寒、风热在表，或为风热邪毒客于上部；脉浮无力，多为气血不足。溃疡脉浮，或复感外邪，或气血大泄，正虚邪恋，可能会续发。

2. 沉脉　肿疡是邪气深闭，病位深在，为寒凝经络，气血壅塞；溃疡是遗毒在内，气血凝滞未解，经络不通。

3. 迟脉　肿疡为寒邪内蕴，气血衰少；溃疡为脓毒已泄，邪去正衰。

4. 数脉　肿疡为热毒蕴结，其势正盛，或为酿脓之象；溃疡为热邪未尽，毒邪未化，正气已衰。

5. 滑脉　肿疡脉滑而数，为热盛，为有痰，或为酿脓；溃疡脉滑而大，为热邪未退，或痰多气虚。

6. 涩脉　肿疡为实邪窒塞经络，气血凝滞；溃疡为阴血不足之象。

7. 大脉　肿疡为邪盛正实；溃疡为邪盛病进，其毒难化。

8. 小脉　肿疡为正不胜邪；溃疡为气血两虚。

以上为外科临床常见的八种脉象，可以单见，也可兼见。如浮、数互见属表证，沉、迟互见属里证。临床上，以浮、数、滑、大为阳脉，多属热、属阳、属实；沉、迟、涩、小为阴脉，多属寒、属阴、属虚。

切脉时还需辨明有力与无力，有余与不足，方可得出正确的诊断。一般来说，外科疾病在未溃之前，多属邪盛，应该见到有余之脉，如浮、数、滑、大等脉；已溃之后，多属邪去正虚，应该见到不足之脉，如沉、迟、涩、小等脉。这是正常的现象。反之，则不正常。如未溃时见不足之脉，则为气血虚弱，毒深邪盛；已溃后见有余之脉，则为邪盛正虚，毒势难解。若疮疡见到结、代之脉，是属气血衰弱，寒痰瘀血凝滞，为不良现象；若因痛极而出现结、代之脉，则不一定是坏象。不论肿疡、溃疡而见散、促之脉，为气血衰竭，脏腑之气将绝，病情尚在进展，预后每多不良。辨脉纲要见表3－2。

表3－2 辨脉纲要

常见脉象	临床意义
有余之脉	肿疡见之，正盛邪实，属正常
（浮、数、滑、大等脉）	溃疡见之，正虚邪盛，属不正常
不足之脉	肿疡见之，正虚邪盛，属不正常
（沉、迟、涩、小等脉）	溃疡见之，正虚邪去，属正常

脉诊是四诊中重要诊断方法之一，临证需结合望、闻、问三诊同时进行，才能全面深入地分析疾病的病因，确定病证的性质，从而得到正确地诊断，指导具体的治疗。此外，如遇脉、证不符的情况，有时要舍脉从证，有时需舍证从脉。如疮疡后期腐脱新生时，脉结代或散促，属正气内竭，预后恐将凶变，不可因局部尚可而等闲视之，此时当舍证从脉。如痈疽初起，偶见脉伏，伏脉本凶，但症状不重，全身情况良好者，则非危象，此伏脉属一时邪遏正气，预后仍佳，此时当舍脉从证。

（二）触诊

触诊是利用手的感觉触摸病变局部进行诊断的一种方法。外科疾病大多在体表有形症可见，因此通过触诊常可确定疾病的性质。一般来讲，触及有明显肿块，界限分明，高肿，灼热，轻按即痛，重按剧痛拒按者，多为阳证、实证；触及无明显肿块，或肿块界限不清，平塌漫肿，不热或微热，重按不痛或微痛，或喜按者，多为阴证、虚证。如果触及肿块高低不平，坚硬如石，推之不移，表面与皮肤粘连，多属岩性肿块，常见的有乳岩、失荣、石瘿等病；如肿块表面光滑，硬而不坚或质软如绵，或按之有囊性感，根脚活动，不与皮肤粘连者，多为良性肿瘤之肿块或为囊肿，常见的有肉瘿、乳核、气瘤、脂瘤等病；如肿块柔软，按之能暂时消失，放手后即回复，或按压肿块处有明显搏动感，为血瘤。疮疡按之坚硬而无应指的为无脓；按之如鼓而应指的为有脓。按触皮肤，麻木不仁而无感觉者可能为麻风；触及指趾冰冷，且趺阳脉搏动微弱或消失者为脱疽。此外，肛门直肠指检对肛管直肠癌的诊断是很重要的。

第三节 辨阴证、阳证

阴阳是八纲辨证中的纲领，欲使外科疾病的辨证正确，首先必须辨清其阴阳属性，治疗才不至于出现失误。《疡医大全·论阴阳法》曰：“凡诊视痈疽，施治，必需先审阴阳，乃医道之纲领，阴阳无谬，治焉有差。医道虽繁，而可以一言蔽之者，曰阴阳而已。”指出了阴阳辨证在外科中的重要性。兹将辨别阴证、阳证的要点分述于下（表3－3）。

表 3－3　辨阴阳纲要

	阳证	阴证
发病缓急	急性发作	慢性发作
病程长短	病程较短	病程较长
病位深浅	发于皮肉部位	发于筋骨部位
皮肤颜色	红活焮赤	紫暗或皮色不变
皮肤温度	局部灼热	不热或微热
肿形高度	局部肿胀、形势高突	局部平坦下陷
肿胀范围	肿胀局限，根脚收束	肿胀范围不局限，根脚散漫
肿块硬度	肿块软硬适度，溃后减消	坚硬如石，或柔软如棉
疼痛感觉	疼痛比较剧烈	不痛、隐痛、酸痛或抽痛
溃疡色泽	红活鲜润	灰暗，或光白板亮
脓液稀稠	溃后脓液多稠厚	溃后脓液稀薄或纯流血水
全身症状	初起常伴有形寒发热，口渴，纳呆，大便秘结，小便短赤，溃后症状逐渐消失	初起一般无明显症状，酿脓期常有骨蒸潮热，颧红，或面色㿠白，神疲，自汗，盗汗等症状，溃脓后症状加重
预后顺逆	易消、易溃、易敛，预后多顺（良好）	难消、难溃、难敛，预后多逆（不良）

辨阴证、阳证是以类比的方法将疮疡常见的一些症状，概括地分别归纳为阴阳两类。在辨证过程中，不能拘泥于一点，而要全面进行综合分析。由于外科疾病的病因病机复杂，而且病情总是不断的发展和变化，所以一个病的表现往往是许多症状综合在一起，因而就不会纯粹地表现出阳证或阴证，常是阴中有阳，阳中有阴。并且，疾病的属阴属阳不是固定不变的，而是随着病情的变化而转化，有因误治导致阳证转为阴证的，有初起阳证日久正虚而变为阴证，亦有因治之得法而阴证变为阳证的。如乳痈患者，局部红、肿、热、痛，本为阳证，若在治疗中滥用抗生素，或过敷寒凉药物，病邪由表入里，以致于难脓、难溃，或溃而难收，此病本属阳证，但因误治后由阳证转为阴证；反之，也因治之得法，经使用补托之法，病邪由里向外，使正气渐复，由阴转阳。因此，在辨阴证、阳证的过程中，不能只看表面现象，要做深入的分析，了解病情的主要方面，疾病的症状和性质的全过程，从各方面掌握辨证方法，这样才不会被一时的假象所掩盖。只有这样，才能作出正确的辨证和诊断，以提供有效的治疗方法。

第四节　辨肿、痛、痒、脓、麻木

外科疾患最显著的特征就在于局部病变的存在，且多有不同程度的自觉症状与他觉症状，主要包括肿、痛、痒、脓、麻木等。故外科辨证多从局部病变着手，以局部症状为重点进行。但由于疾病的病因不同，程度各异，因而转归顺逆相差甚远。所以绝不能孤立地以局部症状为依据，只有从整体观念出发，局部与全身辨证相结合，全面分辨疾病的性质，抓住证候的主要致病因素，才能为施治提供可靠的依据。

一、辨肿

肿是由各种致病因素引起的经络阻塞、气血凝滞而形成的体表症状。肿势的缓急、集散程度，常为判断病情虚实、轻重的依据。由于患者体质的强弱与致病原因的不同，发生肿的症状也有所差异。

（一）以外形来辨

1. 局限性　红肿高突，根脚收束，肿硬适度，多为实证、阳证。

2. 弥漫性　肿势平坦，散漫不聚，边界不清。阳证见之，为邪盛毒势不聚；阴证见之，为气血不足。

3. 全身性　疮疡溃后见头面、手足虚浮，是由于脓出过多，病久气血大耗，脾阳不振所致。

一般来说，凡病发在皮肤浅表、肌肉之间的，肿形高突而带焮红，起病较快，并有易脓、易溃、易敛的特点；若病发在筋骨、关节之间，肿形平坦而皮色不变，起病较缓，并有难脓、难溃、难敛的特点。

（二）以成因来辨

1. 火　肿而色红，皮薄光亮，焮热疼痛，得凉则减，肿势急剧。

2. 寒　肿而木硬，皮色不泽，苍白或紫暗，皮肤清冷，常伴酸痛，得暖则舒。

3. 风　发病急骤，漫肿宣浮，或游走不定，不红微热，轻微疼痛。

4. 湿　皮肉重垂胀急，深则按之凹陷，浅则光亮水疱，破流黄水，浸淫皮肤。

5. 痰　肿如棉馒，或如结核，大小不一，形态各异，随处可生，不红不热。

6. 气　皮紧内软，按之软陷，复手即起，不红不热，常随喜怒消长。

7. 瘀血　肿而胀急，色初暗褐，后转青紫，逐渐变黄消退。

8. 成脓　肿势高突，皮肤光亮，焮红灼热，剧烈跳痛，按之应指。

（三）以部位及色泽来辨

由于发病部位的组织有疏松和致密的不同，肿的情况也有差异。如病发于手背、足背等处，常因组织较疏松，肿势易于蔓延，其肿较他处大而明显；手指部因组织较致密，故局部肿势不甚，但疼痛剧烈；大腿部由于肌肉丰厚，肿势虽甚，外观不显，需与健侧进行比较，必要时以皮尺测量相同部位腿围周径。一般浅表的疮疡以赤色为多；而患在深部的，则以皮色不变者居多，及至脓熟仅透红一点。颜面疔疮、有头疽等病在未溃脓时，由红肿色鲜转向暗红，脓点消失，由高肿转为平塌下陷，这是疔毒走散或疽毒内陷之危象。

二、辨痛

痛是由多种因素导致气血凝滞、经络阻塞不通而成。不通则痛，通则不痛。痛为疾病的警号，也是疮疡最普遍的自觉症状，疼痛的增剧与减轻常为病势进展与消退的标志。由于患者邪正盛衰与痛的原因不一，以及发病部位的深浅不同，疼痛的发作情况也有所不同。因为肿与痛常不能截然分开，故肿痛亦常合而辨识。

（一）以疼痛原因来辨

1. 火　皮色焮红、灼热疼痛，遇冷则痛减。

2. 寒　皮色不红、不热酸痛，得温则痛缓。

3. 风　痛无定处，忽此忽彼，走注甚速，遇风则剧。

4. 气　攻痛无常，时感抽掣，喜缓怒甚。

5. 湿 痛而酸胀，肢体沉重，按之出现凹陷性水肿，或见糜烂流滋。

6. 痰 疼痛轻微，或隐隐作痛，皮色不变。

7. 瘀血 初起隐痛，微胀，皮色暗褐，或见皮色青紫瘀斑。

8. 化脓 痛势急胀，痛无止时，如有鸡啄，按之中软应指。

（二）以疼痛发作情况来辨

1. 卒痛 突然发作，疼痛急剧，多见于急性疾患。

2. 阵发痛 时重时轻，发作无常，忽痛忽止。常见于胃肠、胆道、寄生虫等疾患。

3. 持续痛 痛无休止，持续不减，连续不断。多见于肿疡、脓疡。

（三）以疼痛性质来辨

1. 刺痛 痛如针刺，病变多在皮肤。

2. 灼痛 痛而有灼热感，病变多在肌肤。

3. 裂痛 痛如撕裂，病变多在皮肉。

4. 钝痛 疼痛滞钝，病变多在骨与关节。

5. 酸痛 又酸又痛，病变多在关节。

6. 抽掣痛 痛有牵动感，并伴放射痛，传导于邻近部位。

7. 啄痛 痛如鸡啄，并伴有节律性疼痛，病变多在肌肉。

8. 胀痛 痛有扩张感，胀满不适。

9. 绞痛 痛紧而挛缩，剧烈如刀割，发病急骤，病变多在脏腑。

（四）痛与肿结合辨

1. 先肿而后痛者，其病浅在肌肤。

2. 先痛而后肿者，其病深在筋骨。

3. 痛发数处，同时肿胀并起，或先后相继者，其毒走窜，如流注。

4. 肿势蔓延痛在一处者，是毒已渐聚。肿势散漫而四处疼痛者，是毒邪四散，其势鸱张。

5. 肿块坚硬如石不移，不痛或微痛，日久逐渐肿胀时觉掣痛者，常为岩证。

三、辨痒

痒是皮肤病主要的自觉症状，且多有不同程度的局部表现，如皮肤脱屑、潮红、丘疹、水疱、风团等；在疮疡的肿疡、溃疡过程中虽较少见，但也有发生。中医学认为痒和痛有密切联系，“热甚则痛”、“热微则痒”，即痒是因风、湿、热、虫之邪客于皮肤肌表，引起皮肉间气血不和，郁而生微热所致；或由于血虚风燥阻于皮肤，肤失濡养，内生虚热而发。由于发生痒的原因不一，以及病变的发展过程不同，故痒的临床表现也各异。

（一）以原因来辨

1. 风胜 走窜无定，遍体作痒，抓破血溢，随破随收，不致化腐，多为干性。

2. 湿胜 浸淫四窜，黄水淋漓，易沿表皮蚀烂，越腐越痒，多为湿性，或有传染性。

3. 热胜 皮肤焮红灼热作痒，或只发于暴露部位，或遍布全身，甚则糜烂滋水淋漓，结痂成片，常不传染。

4. 虫淫　浸淫蔓延，黄水频流，状如虫行皮中，其痒尤烈，最易传染。

5. 血虚　皮损变厚、干燥、脱屑，很少糜烂流滋水。

（二）以病变过程来辨

1. 肿疡作痒　一般较为少见，如有头疽、疔疮初起，局部肿势平坦，根脚不聚，可有作痒的感觉，这是毒势炽盛，病变有发展的趋势。特别是疫疔，只痒不痛，病情更为严重。又如乳痈经治疗后根脚收束，肿痛已减，余块未消之时，也有痒的感觉，这是毒势已衰，气血通畅，病变有消散之势。阳证疮疡消散前多有此痒感。

2. 溃疡作痒　如痈疽溃后，肿痛渐消，忽然患部感觉发热奇痒，常由于脓区不洁、脓液浸渍皮肤、护理不善所致；或因用汞剂、砒剂、膏药等引起皮肤过敏发痒。如溃疡经治疗后，脓流已畅，四周余肿未消之时；或于腐肉已脱，新肌渐生之际，而皮肉间感觉微微作痒，这是毒邪渐化，气血渐充，助养新肉，将要收口之佳象。

四、辨脓

脓是一种病理产物，因皮肉之间热盛肉腐蒸酿而成，是由气血所化生。脓是肿疡在不能消散的情况下病情发展所出现的主要症状。中医学认为疮疡出脓是正气载毒外出的现象，所以辨脓肿形成与否十分重要。及时正确辨别脓肿的有无、脓肿的部位深浅，然后才能进行相应的处理。在脓成溃破后，必须用望诊来观察脓的形质、色泽，用闻诊来嗅辨脓的气味变化，以判断患者体质的强弱盛衰，病情的善恶顺逆。这些都是认识疮疡病变发展与转归的重要环节。

（一）辨脓的有无

1. 有脓　按之灼热痛甚，指端重按疮顶一处其痛最甚，皮薄光亮，肿块已软，指起即复（即应指），脉数者，为脓已成。有脓则为开刀排脓的依据。

2. 无脓　按之微热，痛势不甚，肿块仍硬，指起不复（不应指），脉不数者，脓未成。

（二）辨脓的操作方法

1. 按触法　用两手示指指腹轻放于脓肿顶部，相隔适当的距离，然后用一手的示指端稍用力按一下，则另一手指端即有一种波动的感觉，这种感觉称之为应指。经反复多次及上、下、左、右相互交替试验，若应指明显者为有脓。在检查时注意两手指腹应放于相对的位置，并且在上、下、左、右四处互相垂直的方向检查。若脓肿范围较小，则用左手示指、拇指固定于脓肿的两端，以右手示指按压脓肿中央，如有应指感者为有脓。

2. 透光法　医生以左手持筒状物罩着患指（趾），同时用右手把手电筒放在患指（趾）下面，对准患指（趾）照射，然后通过筒状物观察患处。若见局部有深黑色的阴影即为有脓。尚未化脓时，则见清晰鲜红。不同部位的脓液积聚，其阴影可在其相应的部位显现。此法适用于指、趾部、甲下的辨脓，因其局部组织纤薄能透光。

3. 点压法　指（趾）部的脓肿在脓液很少的情况下，可用点压法检查，简单易行。用大头针尾或火柴头等小的圆钝物，在患部轻轻点压，如测得有局限性的剧痛点，显示已有脓肿形成，而剧痛的压痛点即为脓肿部位。

4. 穿刺法　疮疡患于深部，当脓已成而脓液不多且用按触法辨脓有困难时，则可采用注射器穿刺抽脓方法。这种方法不仅可以用来辨别脓的有无，确定脓肿深度，而且可以用来采集脓液标本，进行培养和做药物敏感试验。在操作时必须注意严格消毒，找准穿刺部位及进针的深度等。

5. 超声波法 操作简单，无损伤，可比较准确地确定脓肿部位，协助判断脓肿大小，从而能引导穿刺或切开排脓。

（三）辨脓的部位深浅

确认脓疡深浅可为切开引流提供进刀深度的依据。

1. 浅部脓疡 肿块较前期高突，皮色较前期更鲜，中有软陷，皮薄灼热焮红，轻按则痛而应指。

2. 深部脓疡 肿块散漫坚硬，按之隐隐软陷，皮厚，不热或微热，不红或微红，重按方痛。常需穿刺确定脓成。

（四）辨脓的形质、色泽和气味

1. 脓的形质 脓为气血所化生。如脓质稠厚者，为气血充足；淡薄者，为气血不足。如先出黄色稠厚脓液，次出黄稠滋水，为将敛佳象。如脓由稠厚转为稀薄，为体质渐衰，一时难收。如脓成日久不泄，一旦破溃，脓质虽如水直流，但其色不晦，其气不臭，未为败象。如脓稀似粉浆污水，或夹有败絮状物质，且色晦腥臭者，为气血衰竭，是属败象。

2. 脓的色泽 黄白质稠，色泽鲜明，为气血充足，最是佳象。如黄浊质稠，色泽不洁，为气火有余，尚属顺证。如黄白质稀，色泽洁净，气血虽虚，未为败象。如脓色绿黑稀薄，为蓄毒日久，有损伤筋骨的可能。如脓中夹有瘀血色紫成块者，为血络损伤。如脓色如姜汁，则每多兼患黄疸，病势较重。

3. 脓的气味 一般略带腥味者，其质必稠，多是顺证。脓液腥秽恶臭者，其质必薄，多是逆证，且常为穿膜损骨之征。其他有如蟹沫者，为内膜已透，每多难治。

（五）辨脓的注意点

1. 面部和手部疮疡辨脓时，应注意患部皮肤是否因外用药物后起有空壳。此不能误认为内有脓液，仔细按触应无波动感。

2. 结合各病的发病日期来辨脓，有一定的参考价值。如痈一般化脓为 7 天；暑湿流注 14 天；手足部疔疮 10 天左右；乳痈 10 天左右；流痰需 6 个月 ~1 年以上。但应注意，如用大量抗生素后不能消散者，化脓的时间均可延迟。

3. 肌肉肥厚处深部的脓肿，常按之似有波动感。其验脓需综合各种辨脓方法，反复检查确定后，方可切开引脓。

4. 一般来说，脓疡波动冲击感有力者多为厚脓，患者气血尚充足，溃后愈合较快；波动冲击感无力者为脓少，患者气血不足，溃后愈合较慢。

五、辨麻木

麻木是由于气血不运或毒邪炽盛，导致经脉阻塞，气血不达而成。由于麻木的致病原因不同，所致麻木的情况也有差别。如疔疮、有头疽坚肿色褐，麻木不知痛痒，伴有较重的全身症状，为毒邪炽盛，壅塞脉道，气血不运，常易导致走黄和内陷；如麻风病人患部麻木不仁，不知痛痒，为气血失和；脱疽早期患肢麻木且冷，为气血不畅，脉络阻塞，四末失养所致，常易导致筋骨坏死，顽固难愈。

第五节　辨溃疡形色

一、辨溃疡的色泽

一般阳证溃疡，色泽红活鲜润，疮面脓液稠厚黄白，腐肉易脱，新肉易生，疮口易收，知觉正常；阴证溃疡，疮面色泽晦暗，脓液清稀，或时流血水，腐肉不易脱落，或虽腐脱而新肉不生，疮口经久难敛，疮面不知痛痒。如疔疮突然出现疮顶陷黑无脓，四周皮肤暗红，肿势扩散，多为走黄之象。如有头疽疮面腐肉已尽，而脓水灰薄，新肉不生，状如镜面，光白板亮，为虚陷之证。

二、辨溃疡的形态

脓毒性溃疡，疮面边沿整齐，周围皮肤微有红肿，一般口大底小，内有少量脓性分泌物。附骨疽、流痰之溃疡，疮口呈凹陷形，常伴瘘管形成。瘰疬之溃疡，疮口多呈凹陷形或潜行空腔或瘘管，疮面肉色不鲜，脓水清稀，并夹有败絮状物，疮口愈合缓慢或反复溃破，经久难愈。岩性溃疡，疮面多呈翻花状如岩穴，有的在溃疡底部见有珍珠样结节，内有紫黑色坏死组织，渗流血水。麻风溃疡呈穿凿形，常可深及骨部。梅毒性溃疡，多呈半月形，边缘整齐，坚硬削直如凿，略微内凹，基底面高低不平，存有稀薄臭秽分泌物。

第六节　辨经络部位

辨经络部位的目的：一是探求局部病变、经穴症状与脏腑器官之间的内在联系，了解疾病传变规律；二是依据经络气血的多少与疾病性质的关系，指导用药，提高疗效。

一、人体各部所属经络

1. 头顶　正中属督脉；两旁属足太阳膀胱经。

2. 面部、乳部　属足阳明胃经。女子乳房属胃经，乳外属足少阳胆经，乳头属足厥阴肝经。男子乳房属足少阴肾经。

3. 耳部前后　属足少阳胆经和手少阳三焦经。

4. 手心、足心部　手心属手厥阴心包经；足心属足少阴肾经。

5. 背部　总属阳经（因背为阳，中行为督脉之所主，两旁为足太阳膀胱经）。

6. 臂部　外侧属手三阳经；内侧属手三阴经。

7. 腿部　外侧属足三阳经；内侧属足三阴经。

8. 腹部　总属阴经（因腹为阴，中行为任脉所主）。

9. 其他　如生于目部的为肝经所主；生于耳内的为肾经所主；生于鼻内的为肺经所主；生于舌部的为心经所主；生于口唇的为脾经所主。

二、十二经脉气血之多少

凡外疡发于多血少气之经者，血多则凝滞必甚，气少则外发较缓，故治疗时注重破血，注重补托。发于多气少血之经者，气多则滞结必甚，血少则难荣肌肤，故收敛较难，治疗时注意行气，注重滋养。发于多气多血之经者，病多易溃、易敛，实证居多，故治疗时要注意行气活血，如乳痈所患部位属足阳明胃经，治宜行气通乳；瘰疬属足少阳胆经，治宜行滞、滋养（图3－1）。

多气多血	手阳明大肠经 足阳明胃经	行气活血
多血少气	手太阳小肠经、足太阳膀胱经 手厥阴心包经、足厥阴肝经	注重破血和补托
多气少血	手少阳三焦经、足少阳胆经 手少阴心经、足少阴肾经 手太阴肺经、足太阴脾经	注意行气和滋养

图3－1　经络气血多少与治疗的关系

三、引经药

根据发病部位所属经络而选用一些引经药（表3－4），使药力直达病所，以提高疗效。

表3－4　常用引经药物

所属经络	常用引经药物
手阳明大肠经	升麻、石膏、葛根
足阳明胃经	白芷、升麻、石膏
手太阳小肠经	黄柏、藁本
足太阳膀胱经	羌活
手厥阴心包经	柴胡、牡丹皮
足厥阴肝经	柴胡、青皮、川芎、吴茱萸
手少阳三焦经	柴胡、连翘、地骨皮（上焦）、青皮（中焦）、附子（下焦）
足少阳胆经	柴胡、青皮
手少阴心经	黄连、细辛
足少阴肾经	独活、知母、细辛
手太阴肺经	桂枝、升麻、白芷、葱白
足太阴脾经	升麻、苍术、白芍

第七节　辨善恶顺逆

辨善恶顺逆，就是判断外科疾病的预后好坏。“善”就是好的现象，“恶”就是坏的现象；在外科疾病的发展过程中，按着顺序出现应有的症状者，即为“顺”；不依顺序而出现不良的症状者，则为“逆”。善恶大多指全身症状的表现，顺逆多指局部情况。判断外科疾病预后的好坏，既要观察局部症状的顺逆，又要结合全身症状的善恶，两者合参，加以分析，才能进行全面的判断。

一、辨善证、顺证

（一）五善

《医宗金鉴 · 外科心法要诀》痈疽五善歌。

1. 心善 心善精神爽，言清舌润鲜，不燥不烦渴，寤寐两安然。

2. 肝善 肝善身轻便，不怒不惊烦，指甲红润色，溲和便不难。

3. 脾善 脾善唇滋润，知味喜加餐，脓黄稠不秽，大便不稀干。

4. 肺善 肺善声音响，不喘无嗽痰，皮肤光润泽，呼吸气息安。

5. 肾善 肾善不午热，口和齿不干，小水清且白，夜卧静如山。

（二）顺证

1. 初起 由小渐大，疮顶高突，焮红疼痛，根脚收束。

2. 已成 顶高根束，皮薄光亮，易脓易腐。

3. 溃后 脓液稠厚黄白，色鲜不臭，腐肉已脱，肿消痛减。

4. 收口 疮面红活鲜润，新肉易生，疮口易敛，感觉正常。

善证与顺证，表示人体在感受病邪后气血尚充，正能胜邪，毒邪不易扩散，不致侵犯人体内脏，也无明显的全身症状，因此预后良好。

二、辨恶证、逆证

（一）七恶

《医宗金鉴·外科心法要诀》痈疽七恶歌。

1. 心恶 一恶神昏聩，心烦舌燥干，疮色多紫黑，言语自呢喃。

2. 肝恶 二恶身筋强，目睛正视难，疮头流血水，惊悸是伤肝。

3. 脾恶 三恶形消瘦，疮形陷又坚，脓清多臭秽，不食脾败难。

4. 肺恶 四恶皮肤槁，痰多韵不圆，喘生鼻扇动，肺绝必归泉。

5. 肾恶 五恶时引饮，咽喉若燎烟，肾亡容惨黑，囊缩死之原。

6. 脏腑败坏 六恶身浮肿，肠鸣呕呃繁，大肠多滑泄，脏腑败之端。

7. 气血衰竭（阳脱） 七恶疮倒陷，如剥鳝一般，时时流污水，四肢厥逆寒。

（二）逆证

1. 初起 形如黍米，疮顶平塌，根脚散漫，不痛不热。

2. 已成 疮顶软陷，肿硬紫暗，不脓不腐。

3. 溃后 皮烂肉坚无脓，时流血水，肿痛不减。

4. 收口 脓水清稀，腐肉虽脱，新肉不生，色败臭秽，疮口经久难敛，疮面不知痛痒。

恶证与逆证，表示人体感受病邪后，气血不足，正不胜邪，毒邪扩散，内侵脏腑，全身频现不良症状，因此预后不佳。

善、恶、顺、逆之证，在临床上常互相转化。见到预后良好的善证、顺证，不能疏忽大意，应时刻提防转成预后不良的恶证、逆证。见到恶证、逆证，也不可惊惶失措，应及时进行救治，如治疗及时得当，也能转为善证、顺证。

第八节　内治法

中医外科疾病的治疗方法，分内治和外治两大类。内治之法基本与内科相同，从整体观念出发，进行辨证施治。但其中透脓、托毒等法，以及结合疾病应用某些方药，则有显著的外科特点。虽然轻浅小恙或某些皮肤疾患，可以单用外治获效，但大部分外科疾病必须内、外合治。在具体应用时，应根据患者体质和不同的致病因素，辨别阴阳及经络部位等，确定疾病的性质，然后立出内治法则，运用相应的方药，才能获得满意的治疗效果。

外科疾病一般以疮疡为例，分为初起、成脓、溃后三个阶段。针对这三个不同阶段总的病因病机，立出了消、托、补三个总的治疗原则。临证时，应循此总的治疗原则，选用具体的治疗方法，如解毒、清热、和营、透脓托毒、补益养胃等诸法。

一、总则

（一）消法

是运用不同的治疗方法和方药，使初起的肿疡得以消散，不使邪毒结聚成脓，是一切肿疡初起的治法总则。此法适用于没有化脓的初期肿疡、非化脓性肿块性疾病、各种皮肤病。《疡科纲要》说："治疡之要，未成者必求其消，治之于早，虽有大证，而可以消散于无形"。但由于外科疾病的致病原因不同，病机转化有别，症状表现各异，因而在具体应用消法时是极其灵活的，必须针对病因、病情，运用不同的方法。如有表邪者则解表；里实者则通里；热毒蕴结者则清热解毒；寒邪凝滞者则温通散寒；痰凝者则祛痰散结；湿阻者则消除湿邪；气滞者则行气；血瘀者则和营化瘀等。此外，还应结合患者的体质强弱，肿疡所属经络部位等，适当加入不同药物，按此施治，则未成脓者可以内消，即使不能消散，也可移深居浅，转重为轻。若疮形已成化脓者，则不可用内消之法，以免毒散不收，气血受损；或致脓毒内蓄，侵蚀好肉，甚至腐烂筋骨，反使溃后难敛，不易速愈。

（二）托法

是用补益气血和透脓的药物，扶助正气，托毒外出，以免毒邪扩散或内陷发生变证的治疗法则。此法适用于外疡中期，即成脓期。若正虚毒盛，不能托毒外出，而现疮形平塌，根脚散漫，难溃难腐的虚证，需使用补托之法。如毒气盛而正气未衰者，可用透托之法，促其早日脓出毒泄，肿消痛减，以免脓毒旁窜深溃。如毒邪炽盛者，托里药中还应酌加清热解毒药物。

（三）补法

是用补养的药物，恢复其正气，助养其生新，使疮口早日愈合的治疗法则。此法适用于虚证，特别是溃疡后期，毒势已去，精神衰疲，元气虚弱，脓水清稀，疮口难敛者，皆可应用。凡气血亏虚者，宜补养气血；脾胃虚弱者，宜健脾益胃；肝肾不足者，宜滋养肝肾等。如毒邪未尽时，切勿骤然大补，以免留邪为患，助邪鸱张，而犯"实实"之戒。

二、具体运用

消、托、补三法是治疗外科疾病的三个总则。但由于发病原因不同，病情的变化不一，因此在临床具体运用时，治则很多，归纳起来，有解表、通里、清热、温通、祛痰、理湿、行气、和营、内托、补益、调胃共十一个具体治疗法则。

（一）解表法

是用解表发汗的药物，使邪从汗解。正如《内经》所说："汗之则疮已"之意。解表法分辛凉解表法与辛温解表法。

1. 方剂举例　辛凉解表方，如牛蒡解肌汤或银翘散；辛温解表方，如荆防败毒散、万灵丹。

2. 常用药物　辛凉解表药，如薄荷、桑叶、蝉衣、牛蒡子、连翘等；辛温解表药，如荆芥、防风、麻黄、桂枝、生姜等。

3. 适应证　辛凉解表法用于外感风热证，疮疡焮红肿痛，或咽喉疼痛，或皮肉间出现急性泛发性皮损，皮疹色红，伴有恶寒轻，发热重，汗少，口渴，小便黄，苔薄黄，脉浮数者，如颈痈、乳痈、瘾疹（风热型）、中药毒等。辛温解表法用于外感风寒证，疮疡肿痛酸楚，或皮肤间出现急性泛发性皮损，皮疹色白，或皮肤麻木，伴有恶寒重，发热轻，无汗，头痛，身痛，口不渴，苔白，脉浮紧，如瘾疹（风寒型）、麻风病初起。

4. 注意点　凡疮疡溃后，日久不敛，体质虚弱者，即使有表证存在，也不宜发汗太过，否则汗出过多，重伤其阴血，体质更虚，因而易引起痉厥、亡阳及余毒走窜之变。所以《伤寒论》说："疮家，身虽疼痛，不可发汗，汗出则痉。"其含义在此。

（二）通里法

是用泻下药物，使蓄积在脏腑内部的毒邪得以疏通排出，从而达到除积导滞，逐瘀散结，泻热定痛，邪去肿消的目的。通里法分为攻下（寒下）和润下两法。

1. 方剂举例　攻下法方，如大承气汤、凉膈散；润下法方，如五仁丸、增液汤。

2. 常用药物　攻下药，如大黄、枳实、槟榔、芒硝；润下药，如瓜蒌仁、火麻仁、郁李仁、蜂蜜等。

3. 适应证　攻下法用于表证已罢，热毒入腑、内结不散之证。如外科疾病的实热阳证，焮红高肿，疼痛剧烈，皮肤病的皮损焮红灼热，伴口干饮冷，壮热烦躁，呕呃便秘，苔黄腻或黄糙、脉沉数有力者。润下法用于阴虚肠燥大便秘结，如疮疡、肛肠病、皮肤病等阴虚火旺，胃肠津液不足，口干食少，大便秘结，脘腹痞胀，舌干红，苔黄腻或薄黄，脉细数者。

4. 注意点　运用通下法时必须严格掌握适应证，尤以年老体衰、妇女妊娠或月经期更宜慎用。使用时应中病即止，不宜过剂，否则会损耗气血，损伤脾胃，化脓阶段尤宜注意。过下之后，正气一虚，则脓腐难透，疮势不能起发，反使病情恶化，甚至招致毒邪内陷。

（三）清热法

用寒凉的药物，使内蕴之热毒得以清解，是治热毒蕴结的主要法则。即《内经》所说："热者寒之"的治法。在具体运用时，必须分清热之盛衰，火之虚实。实火宜清热解毒；热在气分者，当清气分之热；热在血分者，当清血分之热；阴虚火旺者，当养阴清热。

1. 方剂举例　清热解毒方，如五味消毒饮；清气分热方，如黄连解毒汤；清血分热方，如犀角地黄汤、清营汤；养阴清热方，如知柏地黄丸；清骨蒸潮热方，如清骨散。

2. 常用药物　清热解毒药，如蒲公英、紫花地丁、金银花、连翘、野菊花、蚤休等；

清气分热药，如黄连、黄芩、栀子、石膏等；清血分热药，如水牛角、生地黄、牡丹皮、赤芍、紫草、大青叶等；养阴清热药，如生地黄、玄参、麦门冬、龟板、知母等；清骨蒸潮热药，如地骨皮、青蒿、鳖甲、银柴胡等。

3. 适应证 清热解毒法用于红、肿、热、痛的阳证，如疮疡中的疔疮、疖、痈、有头疽等。清气分热用于红肿或皮色不变，灼热肿痛的阳证；皮肤病之皮损焮红灼热、脓疱、糜烂等，如颈痈、流注、附骨疽、接触性皮炎、脓疱疮等，伴发热，口渴，喜冷引饮，大便燥结，小便短赤，苔薄黄或黄腻，脉数或滑数。但在临床上，清热解毒与清气分热有时不能截然分开，常合并使用。清血分热用于焮红灼热的外科疾病，如烂疔、发、大面积烧伤；皮肤病之红斑、瘀点、灼热，如丹毒、红蝴蝶疮、血热型白疕，可伴有高热，口渴不喜饮，舌红，苔黄腻，脉弦数或弦滑数等。以上三法在疾病热毒炽盛时常可联合运用。若热毒内传、邪陷心包，见烦躁不安，神昏谵语，舌红绛焦黑而干，脉洪数或细数，如疔疮走黄、有头疽内陷，又当加清心开窍法，常用药物为安宫牛黄丸、紫雪丹、至宝丹。养阴清热用于阴虚火旺的慢性炎症，如红蝴蝶疮恢复期，或走黄、内陷后阴伤有热者。清骨蒸潮热用于瘰疬、流痰等虚热不退的病证。

4. 注意点 应用清热药切勿太过，必须兼顾胃气，如过用苦寒，势必损伤胃气，而致嗳酸、便溏、纳呆等症状。疮疡溃后过投寒凉药能使气血凝滞，影响伤口的愈合。

（四）温通法

用温经通络、散寒化痰等药物，以祛散阴寒凝滞之邪，是治疗寒证的主要法则。即《内经》所说："寒者热之"之意。本法在临床运用时，分有温经通阳，散寒化痰；温经散寒，祛风化湿两法。

1. 方剂举例 温经通阳方，如阳和汤；温经散寒方，如独活寄生汤。

2. 常用药物 温经通阳、散寒化痰药，如附子、肉桂、干姜、桂枝、麻黄、白芥子等；温经散寒、祛风化湿药，如细辛、桂枝、生姜、羌活、独活、桑寄生、秦艽等。

3. 适应证 温经通阳、散寒化痰法，适用于体虚寒痰阻于筋骨，患处隐隐酸痛，漫肿不显，不红不热，口不作渴，形体恶寒，小便清利，苔白，脉迟等内寒现象，如流痰、脱疽等。温经散寒、祛风化湿法，适用于体虚风寒湿邪袭于筋骨，患处酸痛麻木，漫肿，不红不热，恶寒重，发热轻，苔白腻，脉迟紧等外寒现象，如麻风病初起，寒湿痹证等。

以上两法中的阳和汤以温阳补虚为主，多用于体虚者；而独活寄生汤是以祛邪补虚并重。用于体实者，应去其补虚之品。

4. 注意点 阴虚有热者不可施用本法，因温燥之药能助火劫阴，若应用不当，能造成其他变证。

（五）祛痰法

是用咸寒化痰软坚的药物，使因痰浊凝聚的肿块、囊肿得以消散的治法。一般来说，痰不是疮疡的主要发病原因，因为外感六淫或七情内伤，以及体质虚弱等，多能使气机阻滞液聚成痰。因此，祛痰法在临床运用时，大多是针对不同病因，配合其他治法使用，才能达到化痰、消肿、软坚的目的。故分有疏风化痰、解郁化痰、养营化痰等法。

1. 方剂举例 疏风化痰方，如牛蒡解肌汤合二陈汤；解郁化痰方，如逍遥散合二陈汤；养营化痰方，如香贝养营汤。

2. 常用药物　疏风化痰药如牛蒡子、薄荷、夏枯草、陈皮、半夏、杏仁等；解郁化痰药如柴胡、川楝子、郁金、海藻、昆布、浙贝母、香附、白芥子等；养营化痰药如当归、白芍、丹参、熟地黄、茯苓、党参、浙贝母、何首乌等。

3. 适应证　疏风化痰，适用于风热挟痰之证，如颈痈结块肿痛。解郁化痰，适用于气郁挟痰之证，如乳癖、肉瘿等。养营化痰，适用于体虚挟痰之病症，如瘰疬、乳岩日久体虚者。

4. 注意点　因痰所致的外科病，每与气滞、火热相合，故很少应用温化之品，以免助火生热。

（六）理湿法

是用燥湿或淡渗的药物，祛除湿邪的一种治法。外科疾病中湿常挟邪致病，最多为挟热，其次为挟风，所以治疗时应结合所挟之邪用药。

1. 方剂举例　燥湿运脾方，如平胃散；清热利湿方，如二妙丸、萆薢渗湿汤、五神汤、龙胆泻肝汤等；除湿祛风方，如豨莶丸。

2. 常用药物　燥湿药，如苍术、藿香、佩兰、半夏、厚朴、陈皮等。淡渗利湿药有萆薢、泽泻、滑石、薏苡仁、猪苓、茯苓、车前草等。祛风除湿药，如白鲜皮、地肤子、豨莶草、威灵仙、防己、木瓜等。

3. 适应证　外科疾病兼有胸闷呕恶，腹胀腹满，神疲乏力，食欲不振，苔厚腻者，用燥湿法。清热利湿法，用于湿热之证，如急性湿疮、接触性皮炎、臁疮等肌肤焮红作痒，滋水淋漓者，则用二妙丸、萆薢渗湿汤；若患处灼热肿痛，热重于湿，如委中毒、附骨疽等，则可选用五神汤；若病变在肝经部位，且因湿热之邪引发的乳发、脐痈、囊痈、蛇串疮等病，则宜清泻肝火，去湿热之邪，可用龙胆泻肝汤；祛风除湿法适用于风湿袭于肌表之病，如白驳风，可用豨莶丸。

4. 注意点　湿为黏腻之邪，易聚易留，难去难化，且与脾不运化相关，故治疗时间较长，理湿之药过用常伤阴化燥，故阴虚、津液亏损者慎用或不用。理湿之用，在上焦宜化，中焦宜燥，下焦宜利。

（七）行气法

用行气的药物，使气机流畅，气血调和，从而达到消肿、散坚、止痛的目的。气血凝滞是外科疾病病理变化中的一个重要环节，其局部的肿与痛，即是由气血凝滞、经络阻隔而成。气为血帅，血为气母，气行则血行，所以行气法多与活血药配合使用。气郁则水津不行，停聚成痰，故行气法又多与化痰药合用。

1. 方剂举例　疏肝解郁、行气活血方，如逍遥散、清肝解郁汤；理气解郁、化痰软坚方，如海藻玉壶汤、开郁散。

2. 常用药物　疏肝解郁、行气活血药物，如柴胡、香附、青皮、陈皮、枳壳、木香、乌药、川楝子、延胡索、川芎等；理气解郁、化痰软坚药物，如海藻、昆布、浙贝母、青皮、半夏等。

3. 适应证　凡由气机郁滞所致之外科疾患，若结肿胀痛，肿势皮紧内软，随喜怒而消长，如气瘿、气瘤等，用疏肝解郁、行气活血方；若肿块坚实，不红不热，如乳癖、乳岩等，用理气解郁、化痰软坚方。

4. 注意点 凡行气药物多有香燥辛温特性，容易耗气伤阴，故气虚、阴虚或火盛患者慎用。若必须要用时，一定要顾其气阴之不足。此外，行气法在临床上常与祛痰、和营等法配合使用。

（八）和营法

是用调和营血的药物，使经络疏通，血脉调和流畅，从而使疮疡肿消痛止的治法。外科疾病形成多因各种致病因素导致“营气不从，逆于肉理”而成，因此和营法在内治法中应用广泛。

1. 方剂举例 桃红四物汤、活血化坚汤。

2. 常用药物 活血化瘀药，如桃仁、红花、当归、赤芍、丹参、川芎、泽兰等；破血逐瘀药，如水蛭、虻虫、三棱等。

3. 适应证 凡经络阻塞，瘀血凝滞，肿疡或溃后肿硬疼痛不减，结块色红较淡或不红或青紫者，皆可应用，而以急性化脓性炎症性疾病迁延至慢性炎症阶段最为适宜。皮肤病中有血瘀证者，皮损表现有结节、赘生物、肿块、紫癜、肥厚等，如瓜藤缠、血瘀性白疕等均可应用。

4. 注意点 和营法在临床上有时需与其他治法合并使用。若有寒邪者，宜与祛寒药同用；血虚者，宜与养血药同用；痰、气、瘀互结为患者，宜与理气化痰散结药同用。和营祛瘀的药品，一般性多温热，所以火毒炽盛的疾病不应单独使用，以防助火。对气血亏虚者，破血药也不宜过用，以免伤正。破血药大多损伤脾胃，用时宜加入健脾益胃之品。

（九）内托法

是用透托和补托的药物，使外科疾病的毒邪移深就浅，早日液化成脓，并使扩散的证候趋于局限化，邪盛者不致脓毒旁窜深溃，正虚者不致毒邪内陷，从而达到脓出毒泄、肿痛消退的目的。在临床具体应用时，分有透托法和补托法两类。

1. 方剂举例 透托方，如透脓散。补托方，如托里消毒饮。

2. 常用药物 透脓散《外科正宗》：黄芪、穿山甲、川芎、当归、皂角刺。托里消毒饮《外科理例》：人参、黄芪、当归、川芎、芍药、白术、茯苓、白芷、金银花、甘草。

3. 适应证 透托法用于肿疡已成，毒盛正气不虚，内脓将成或已成，尚未溃破或溃而脓出不畅，多用于实证。补托法用于肿疡毒势方盛，正气已虚，不能托毒外出，以致疮形平塌，根盘散漫，难溃难腐，或溃后脓水稀少，坚肿不消，并出现精神不振、面色无华、脉数无力等症者。

4. 注意点 透脓法不宜用之过早，肿疡初起未成脓时勿用。补托法在正实毒盛的情况下不可施用，否则不但无益，反而能滋长毒邪，使病势加剧，而犯“实实”之戒。故透脓散方中的当归、川芎，凡湿热火毒炽盛之时，皆可去而不用，若病情需用，亦应加入清热解毒之品以抑火毒之势。若正虚而兼精神萎软、脉沉细、舌淡胖等阳气亦衰者，还宜加附子、肉桂以温补托毒。此外，内托法常与和营、清热等法同用，因脓是气血所化生，且热胜则肉腐，肉腐则成脓，故常与此两法合并使用。

（十）补益法

用补虚扶正的药物，使体内气血充足，得以消除各种虚弱现象，恢复人体正气，助养新肉生长，使疮口早日愈合。即《内经》所说“虚者补之”“损者益之”之意。补益法通常分为益气、养血、滋阴、温阳等四法。

1. 方剂举例　益气方，如四君子汤；养血方，如四物汤；滋阴方，如六味地黄丸；温阳方，如桂附八味丸。

2. 常用药物　益气药，如党参、黄芪、白术、茯苓；养血药，如当归、熟地黄、白芍、鸡血藤；滋阴药，如生地黄、玄参、麦门冬、女贞子、旱莲草、玉竹；温阳药，如附子、肉桂、仙茅、淫羊藿、巴戟天、鹿角片等。

3. 适应证　疮疡中后期、皮肤病等，具有气虚、血虚、阳虚、阴虚症状者，均可用补法。若疮形平塌散漫，顶不高突，成脓迟缓，溃疡日久不敛，脓水清稀，神疲乏力者，可用调补气血法；若呼吸气短，语声低微，疲乏无力，自汗，饮食不振，舌淡苔少，脉虚无力者，宜以补气为主；若面色苍白或萎黄，唇色淡白，头晕眼花，心悸失眠，手足麻木，脉细无力者，宜补血为主；若皮肤病皮损表现干燥、脱屑、肥厚、粗糙、皲裂、苔藓样变，毛发干枯脱落，伴有头晕眼花、面色苍白等全身症状者，宜养血润燥；对一切疮疡或皮肤病等，症见口干咽燥，耳鸣目眩，手足心热，午后潮热，形体消瘦，舌红少苔，脉细数者，以滋阴法治之；对一切疮疡肿形散漫，不易酿脓腐溃，溃后肉色灰暗，新肉难生，舌淡，苔薄，脉微细者，以温阳法治之。此外，乳房病或皮肤病中兼冲任不调者，用补肾法以调冲任。

4. 注意点　疾病有气虚和血虚、阴虚和阳虚，也有气血两虚、阴阳互伤者，应用补法时，以见不足者补之为原则。如肛门病中，小儿或老人的脱肛，大多为气虚下陷，可用补中益气汤以补气升提举陷。如失血过多者，每能伤气，气虚更无以摄血，故必须气血双补治之。又如孤阴则不生，独阳则不长，阴阳互根，故宜温阳法中每佐一、二味滋阴之品，滋阴方中常用一、二味温阳药。此外，一般阳证溃后多不应用补法，如确需应用，也多佐清热养阴醒脑之法。补益法若用于毒邪炽盛，正气未衰之时，不仅无益，反有助邪之害，犹如抱薪救火。若火毒未清而见虚象时，当以清理为主，佐以补益之品，切忌大补。若元气虽虚，胃纳不振者，应先以健脾醒胃为主，尔后再补。

（十一）调胃法

是用调理胃气的药物，使纳谷旺盛，从而促进气血生化的治法。《疡科纲要》指出："外疡既溃，脓毒既泄，其势已衰，用药之法，清其余毒，化其余肿而已。其尤要者，则扶持胃气，清养胃阴，使纳谷旺而正气自充，虽有大疡，生新甚速。"凡外疡溃后脓血大泄，必须依靠水谷之营养，以助气血恢复，加速疮口愈合；若胃纳不振，则生化乏源，气血不充，溃疡难敛。调胃法在具体运用时，分理脾和胃、和胃化浊及清养胃阴等法。

1. 方剂举例　理脾和胃方，如异功散；和胃化浊方，如二陈汤；清养胃阴方，如益胃汤。

2. 常用药物　理脾和胃药，如党参、白术、茯苓、陈皮、砂仁等；和胃化浊药，如陈皮、茯苓、半夏、厚朴、竹茹、谷芽、麦芽等；清养胃阴药，如沙参、麦门冬、玉竹、生地黄、天花粉等。

3. 适应证　理脾和胃法用于脾胃虚弱，运化失职，如溃疡生新缓慢兼纳呆食少，大便溏薄，舌淡，苔薄，脉濡等症；和胃化浊法适用于湿浊中阻，胃失和降，如疔疮或有头疽溃后，疮面不鲜，兼见胸闷泛恶，食欲不振，苔薄黄腻，脉濡滑者；清养胃阴法适用于胃阴不足，如疔疮走黄，有头疽内陷后，症见口干少液而不喜饮，胃纳不香，或伴口糜，舌光红，脉细数者。

4. 注意点 理脾和胃、和胃化浊两法的运用，适应证均有胃纳不佳之症，但前者适用于脾虚而运化失常，后者适用于湿浊中阻而运化失常，区分要点在于舌质淡与不淡，苔薄与苔腻，以及有无便溏、胸闷、欲呕之症。清养胃阴法，重点在于抓住舌光质红之症。如果三法用之不当，则更增胃浊或更伤其阴。

以上各种内治法，虽每法各有其适应证，但病情的变化是错综复杂的，在具体运用时常需数法合并使用。因此，治疗时应根据全身和局部情况、病程阶段，按病情的变化和发展，抓住主要矛盾，选方用药，才能取得满意的治疗效果。

第九节　外治法

外治法是运用药物、手术或配合一定的器械等，直接作用于患者体表某部或病变部位，从而达到治疗目的的一种治疗方法。外治法是与内治法相对而言的法则，《理瀹骈文》指出："外治之理即内治之理，外治之药即内治之药，所异者法耳。医理药性无二，而法则神奇变幻。"指明了外治法与内治法是在给药途径上的不同，没有本质上的区别。外治法使药物直接作用于皮肤和黏膜，使之吸收，从而发挥治疗作用，这也是外科所独具的治疗方法。

外治法的运用同内治法一样，要进行辨证施治，根据疾病不同的发展过程，选用不同的治疗方法；对不同的证候，采用不同的处方。兹将常用的方法归纳为药物疗法、手术疗法和其他疗法三类。

一、药物疗法

药物疗法就是用药物制成不同的剂型，施用于患处，并赖药物的性能，使效力直达病所，产生作用，从而达到治疗目的。本疗法分有膏药、油膏、箍围药、掺药、草药等。

（一）膏药

膏药古称薄贴，现称硬膏。膏药是按配方用若干药物浸于植物油中煎熬去渣，存油加入黄丹再煎。药油、黄丹在高热下经过物理变化，凝结而成的制剂，俗称药肉，用竹签将药肉摊在纸或布上即成膏药。也有不用煎熬，经捣烂而成的膏药制剂，如千锤膏。膏药因其富有黏性，敷贴局部，能固定患处，使患处减少活动；保护溃疡疮面，使溃疡避免外来刺激和邪毒感染；膏药使用前加温软化，趁热敷贴患部，患部可得到较长时间的热疗，改善局部血液循环，增加抗病能力。至于具体的功用，则依据所选药物的功用不同，可使肿疡消肿定痛，溃疡提脓祛腐、生肌收口。

1. 适应证 一切外科病初起、成脓、溃后各个阶段，均可应用。

2. 用法 由于膏药方剂的组成不同，运用的药物有温、凉之差别，所以在应用时就有各种不同的适应证。太乙膏性偏清凉，功能消肿，清火，解毒，生肌，适用于阳证，为肿疡、溃疡通用之方。阳和解凝膏性偏温热，功能温经和阳，祛风散寒，调气活血，化痰通络，适用于阴证未溃者。千锤膏性偏寒凉，功能消肿，解毒，提脓，祛腐，止痛，初起贴之能消，已成贴之能溃，溃后贴之能祛腐，适用于痈、有头疽、疔、疖等一切阳证。咬头膏具有腐蚀性，功能蚀破疮头，适用于肿疡脓成，不能自破，以及患者不愿接受手术切开排脓者。此外，膏药摊制的形式有厚薄之分，在具体运用上也各有所宜。如薄型的膏药，多适用于溃疡，宜于勤换；厚型的膏药，多适用于肿疡，宜于少换，一般 2～3 天更换一次。

3. 注意点　凡疮疡使用膏药，有时可能引起皮肤发红，或起丘疹，或发生水疱，瘙痒异常，甚则湿烂等现象。这是因为皮肤过敏，形成膏药风（接触性皮炎）；或溃疡脓水过多，由于膏药不能吸收脓水，易淹疮口，浸淫皮肤，而引起湿疮。凡见此等情况，可以改用油膏或其他药物。此外，膏药不可去之过早，否则疮面不慎受伤，再次感染，复致溃疡的变局，或疮面形成红色瘢痕，不易消退，有损美观。

（二）油膏

油膏是将药物和油类煎熬或捣匀而成的制剂，现称软膏。目前，油膏的调剂有用猪脂、羊脂、松脂、麻油、黄蜡、白蜡以及凡士林等不同。在应用上，其优点有柔软、润滑、无板硬黏着不舒的感觉，尤其对病灶凹陷折缝之处，或大面积的溃疡，使用油膏更为适宜，故近代医者常用油膏来代替膏药。

1. 适应证　适用于肿疡、溃疡；皮肤病的糜烂结痂渗液不多者；肛门病等也常应用。

2. 用法　由于油膏方剂的组成不同，针对疾病的不同阶段和疾病性质之各异，其具体运用应分别进行选择。如金黄膏、玉露膏适用于阳证肿疡、肛门周围痈疽等病；冲和膏适用于半阴半阳证；回阳玉龙膏适用于阴证。生肌玉红膏功能活血祛腐，解毒止痛，润肤生肌收口，适用于一切溃疡，腐肉未脱、新肉未生之时，或日久不能收口者。红油膏功能防腐生肌，适用于一切溃疡。生肌白玉膏功能润肤生肌收敛，适用于溃疡腐肉已净，疮口不敛者，以及乳头皲裂、肛裂等病。疯油膏功能润燥杀虫止痒，适用于牛皮癣、慢性湿疮、皲裂等。青黛散油膏功能收湿止痒，清热解毒，适用于蛇串疮、急慢性湿疮等皮肤红肿痒痛、渗液不多之症。消痔膏功能消痔退肿止痛，适用于内痔、赘皮外痔、血栓痔等出血、水肿、疼痛之症。

3. 注意点　凡皮肤湿烂，疮口腐化已尽，摊贴油膏，应薄而勤换，以免脓水浸淫皮肤，不易收口。目前调制油膏大多应用凡士林，凡士林系矿物油，也可刺激皮肤引起皮炎，如见此应改用植物油或动物油。若对药物过敏者，则改用其他药。油膏用于溃疡腐肉已脱、新肉生长之时，摊贴宜薄，若过于厚涂则使肉芽生长过剩而影响疮口愈合。

（三）箍围药

箍围药古称敷贴，它是药粉和液体调制成的糊剂，具有箍集围聚、收束疮毒的作用，可使肿疡初起轻的可以消散；即使毒已结聚，也能促使疮形缩小，趋于局限，从而早日成脓和破溃；即使是在破溃后，余肿未消者，也可用它来消余肿，截其余毒。

1. 适应证　凡外疡不论初起、成脓及溃后，肿势散漫不聚，而无集中之硬块者，均可使用本法。

2. 用法　由于箍围药的药性有寒、热的不同，所以在应用时也应分别使用。金黄散、玉露散药性寒凉，功能清热消肿，散瘀化痰，适用于红、肿、热、痛的一切阳证。金黄散对肿而有结块者，尤其对急性炎症控制后形成慢性迁延性炎症时更为适宜。玉露散对鲜红、灼热、漫肿无块者效果更佳，如丹毒。冲和散有活血止痛、疏风祛寒、消肿软坚的作用，适用于半阴半阳证。回阳玉龙散功能温经散寒、活血祛瘀，适用于阴证。

3. 调制法 总体原则是将箍围药粉与各种不同的液体调剂制成糊状制剂。以醋调者，取其散瘀解毒；以酒调者，取其助行药力；以葱、姜、韭、蒜捣汁调者，取其辛香散邪；以菊花汁、丝瓜叶汁、银花露调者，取其清凉解毒；以鸡子清调者，取其缓和刺激；以油类调者，取其润泽肌肤。如上述液体取用有困难时，则可用白开水加蜂糖少许调制。

阳证多用菊花汁、银花露或冷茶汁调制；半阴半阳证多用葱、姜、韭捣汁或用蜂蜜调；阴证多用醋、酒调敷。

4. 敷贴法 用于外疡初起时，宜敷满整个病变部位；若毒已结聚，或溃后余肿未消，宜敷于患处四周，不要完全涂布；敷贴应超过肿势范围；保持药物湿润。

5. 注意点 凡外疡初起、肿块局限者，一般宜用消散药。箍围药敷后干燥之时，宜时时用液体湿润，药物干燥后达不到治疗目的。

（四）掺药

将各种不同的药物研成粉末，根据制方规律，并按不同的作用，配伍成方，用时掺布于膏药或油膏上或直接掺布于病变部位，故谓之掺药。古称散剂，现称粉剂。

掺药的种类很多，用来治疗外科疾患，范围很广，不论溃疡和肿疡，消散、提脓、收口等均可应用；其他如皮肤病、肛门病等也同样可以施用。应用时应根据具体情况选择药物和用法，或直接掺布于油膏上，或直接掺布于疮面上，或黏附在纸捻上再插入疮口内，或将药粉时时扑于病变部，以达到消肿散毒、提脓祛腐、腐蚀平胬、生肌收口、定痛止血、收涩止痒、清热解毒等目的。

此外，掺药配制时应研制极细，以研至无声为度。否则用于肿疡，药性不易渗透；用于溃疡，容易引起疼痛。植物类药品，宜另研筛过；矿物类药品，宜水飞；麝香、樟脑、冰片、朱砂、牛黄等香料贵重药品，宜另研后下，再与其他药物和匀成为散剂。至于有香料的药粉，宜以瓷瓶密闭贮藏，以免香气走散。近年来经过剂型改革，将药粉与水溶液相混合即成为洗剂，将药物浸泡于乙醇溶液中即成为酊剂。

1. 消散药 具有渗透和消散作用，掺布于膏药上，贴于患处，可以直接发挥药力，使疮疡蕴结之毒移深居浅，肿消毒散。

（1）适应证：适用于肿疡初起，而肿势局限于一处者。

（2）用法：阳毒内消散、红灵丹有活血止痛、消肿化痰之功，适用于一切阳证。阴毒内消散、桂麝散、黑退消有温经活血、破坚化痰、散风逐寒之功，适用于一切阴证。

（3）注意点：若病变部肿势不局限者，选用箍围药较宜。

2. 提脓祛腐药 具有提脓祛腐的作用，能使疮疡内蓄之脓毒早日排出，腐肉迅速脱落。一切外疡在溃破之初，宜先用提脓祛腐药。因脓水不能外出则攻蚀趋深，腐肉不去则新肉难生，不仅增加患者的痛苦，影响疮口的愈合，甚至造成病情恶化。因此，提脓祛腐是处理溃疡早期的一种基本方法。

（1）适应证：凡溃疡初期，脓栓未溶，腐肉未脱，或脓水不净，新肉未生的阶段，均宜使用。

（2）用法：提脓祛腐的主药是升丹。升丹以其配制原料种类多少的不同，而有小升丹和大升丹之分。小升丹又称“三仙丹”，处方有水银、火硝和明矾三种原料。大升丹的处方除有上述三种药品外，尚有皂矾、朱砂、雄黄、铅等。升丹又可依据其炼制所得成品的颜色而分为红升丹和黄升丹两种。两者的物理性质、化学成分、药理作用和临床用法等大同小异。现代研究证明，升丹的化学成分主要为汞化合物，如氧化汞、硝酸汞等；红升丹中还含有氧化铅。汞化合物多有毒，能杀菌消毒。汞离子能和病菌呼吸酶中的硫氢基结合，使之固定而失去原有活动力，终致病原菌不能呼吸而死亡。硝酸汞是可溶性盐类，加水分解而成酸性溶液，对人体组织有缓和的腐蚀作用，可使与药物接触的病变组织的蛋白质凝固、坏死，逐渐与健康组织分离而脱落，此即所谓的“祛腐”作用。目前临床多采用小升丹。临床使用时，若疮口大者，可掺于疮口上；疮口小者，可黏附在药线上插入；亦可掺于膏药、油膏上盖贴。由于纯升丹药性太猛，所以常用煅石膏为赋形药，加入一定比例的红升丹使用，如九一丹、八二丹、七三丹、五五丹等。在腐肉已脱、脓水已少的情况下，更宜减少升丹含量。此外，尚有不含升丹的提脓祛腐药，如黑虎丹，可用于对升丹过敏者。

（3）注意点：升丹属于有毒刺激药品，凡对升丹有过敏史者应禁用。大面积疮面应慎用，以防过多地吸收而发生汞中毒。病变在眼部、唇部附近的，也宜慎用，以免药物的腐蚀，有损容貌。此外，升丹如能陈旧使用，则可使药性缓和而减少疼痛。升丹为汞制剂，宜用黑瓶密闭保存，以免氧化变质。

3. 腐蚀药与平胬药　腐蚀药又称追蚀药，具有腐蚀组织的作用，掺布患处，能使疮疡不正常的组织得以腐蚀枯落。平胬药具有平复胬肉的作用，能使疮口增生的胬肉收缩。

（1）适应证：凡肿疡成脓未溃时；痔疮、瘰疬、赘疣、息肉等病；或溃疡破溃以后，疮口太小，引流不畅；或疮口僵硬，或胬肉突出，或腐肉不脱等妨碍收口时，均可使用。

（2）用法：由于腐蚀、平胬的药物组成不同，药性作用有强弱，因此在临床上需根据其适应证而分别使用。白降丹适用于溃疡疮口太小，腐肉难祛，用桑皮纸或丝绵纸做成裹药，插入疮口，使疮口蚀大，脓腐易出。如脓疡不能穿溃，可用白降丹少许，水调成糊，点放疮顶，代刀破头。赘疣点之可以腐蚀脱落。若用米糊作药条，插入瘰疬溃疡，则能起攻溃拔核的作用。枯痔散一般用于痔疮，将此药涂敷于痔核表面，使其焦枯脱落。三品一条枪插入患处，能腐蚀瘘管，也可以蚀祛内痔，攻溃瘰疬。平胬丹适用于疮面胬肉突出，掺药其上，能使胬肉平复。

（3）注意点：腐蚀药一般含有汞、砒成分，腐蚀力较其他药物大，在应用时必须谨慎。尤其以头面、指、趾等肉薄近骨之处，不宜使用过烈的腐蚀药物，即使需要应用，必须加赋形药物降低其药力，以不伤及周围正常组织为原则。待腐蚀目的达到，即改用其他提脓祛腐或生肌收口之药。对汞、砒过敏者，则应禁用。

4. 生肌收口药　具有解毒、收涩、收敛，促进新肉生长的作用，掺布疮面能使疮口加速愈合。生肌收口是处理溃疡的一种基本方法。

（1）适应证：凡溃疡腐肉已脱，脓水将尽时均可使用。

（2）用法：常用的生肌收口药，如生肌散、八宝丹等，不论阴证还是阳证，均可掺布于疮面上应用。

（3）注意点：脓毒未清，腐肉未尽时，不可用生肌收口药，否则包裹脓腐于内，更增溃烂，甚至迫毒内攻。若用于瘘管，勉强收口，仍可复溃，此时需配以其他疗法。若用于溃疡肉色灰白而少红活，新肉生长缓慢，则宜配合内服药补养法和食物营养，内外兼施，以助新生。用于臁疮日久难敛，宜配合绑腿缠缚，改善局部的血液循环。

5. 止血药 具有收敛凝血的作用，掺布于出血之处，外用纱布包扎、固定，可以促使创口血液凝固，达到止血的目的。

（1）适应证：适用于溃疡或创伤属小络出血者。

（2）用法：桃花散适用于溃疡止血；如圣金刀散适用于创伤性出血；云南白药对于溃疡出血、创伤性出血均可使用。其他如三七粉调成糊状，涂敷局部，也有止血作用。

（3）注意点：若大出血时，必须配合手术与内治等方法急救，以免出血不止而引起晕厥之变。

6. 酊剂 酊剂是根据制方规律，将各种不同的药物，浸泡于乙醇溶液内，然后去渣取液，即为酊剂。传统上是药酒。

（1）适应证：一般用于疮疡未溃及皮肤病等。

（2）用法：红灵酒有活血消肿止痛之功，用于冻疮、脱疽未溃之时；10% 土槿皮酊、复方土槿皮酊，有杀虫、止痒之功，适用于鹅掌风、灰指甲、脚湿气等；白屑风酊有祛风、杀虫、止痒之功，适用于面游风。

（3）注意点：一般酊剂有刺激性，所以凡疮疡破溃后，或皮肤病有糜烂者，均应禁用。同时酊剂应盛于遮光密闭容器中，充装宜满，并在凉暗处保存。

（五）草药

是一种简便的外用药物疗法，药源丰富，使用简便，价廉，疗效好，在各地民间有着很多经验。

1. 适应证 一切外科病之肿疡，具有红、肿、热、痛者；创伤浅表出血；皮肤病的止痒；毒蛇咬伤等均可应用。

2. 用法 蒲公英、紫花地丁、马齿苋、芙蓉花叶、野菊花叶、七叶一枝花、丝瓜叶等，有清热解毒消肿之功，适用于阳证肿疡；旱莲草、白茅根、丝瓜叶等，有止血之功，适用于浅表创伤止血，宜加压包扎；徐长卿、蛇床子、地肤子、泽漆、羊蹄根等有止痒作用，适用于急慢性皮肤病，无渗液者可煎汤熏洗，有渗液者捣汁或煎汤冷却后作湿敷；泽漆捣烂加食盐少许用纱布包，可涂擦白疕皮损；羊蹄根用醋浸后取汁外涂治牛皮癣；半边莲捣汁内服，药渣外敷伤口周围可治毒蛇咬伤。

3. 注意点 用鲜草药外敷时，必须洗净，再用1：5000高锰酸钾溶液浸泡后捣烂外敷；也可加食盐少许捣敷。每日调换1~2次。敷后应注意干湿度，干后可用冷开水时时湿润，不致患部干绷不舒。

二、手术疗法

是运用各种手术器械进行手法操作的一种治疗方法，它在外科治疗中占有十分重要的位置。由于疾病不同，方法各异，常用的方法有切开法、烙法、砭镰法、挂线法、结扎法等，分别应用于疮疡、皮肤病、肛门病等。手术操作时必须严格消毒，局部麻醉，并注意出血、刀晕等。

（一）切开法

切开法就是运用手术刀进行脓肿切开的一种手术方法，以使脓液排出，从而达到疮疡毒随脓泄而肿消痛止、逐渐痊愈的目的。

1. 适应证　一切疮疡，不论阳证、阴证，确已成脓者，均可使用。

2. 用法　使用切开法之前，应当辨清脓成熟的程度，脓肿的部位深浅，患部的经络位置等情况，然后决定切开与否，具体运用如下。

（1）选择有利时机：肿疡成脓之后，且脓肿中央也有透脓之点（即脓腔中央最软的一点），确为脓已成熟，此时切开最为适宜。

（2）切开位置：应选择在脓肿稍低的部位，可使脓液畅流，不致形成袋脓。

（3）切口方向：一般疮疡宜循经直开，免断血络；乳房部应以乳头为中心，放射状切口，免伤乳络；面部脓肿尽量沿皮肤的自然纹理切开；手指脓肿，应从侧方切开；关节区附近的脓肿切开，应尽量避免越过关节；若在关节区脓肿，一般宜采用横切口、弧形切口或“S”形切口，因为纵切口在瘢痕形成后会影响关节功能。肛旁低位脓肿，应以肛管为中心做放射状切开。

（4）切开深浅：据脓腔深浅决定，以得脓为度。脓疡生在皮肉浅薄的头、颈、胁肋、腹、手指等部位，须浅开。疮疡脓浅而深开，则内脓虽出，而好肉内损；脓深而浅开，则内脓不得外泄，气血反走泄。

（5）切口大小：凡脓肿范围大、肌肉丰厚、脓腔较深的，切口宜大；脓肿范围小、肉薄而脓肿较浅的，切口宜小。切口过大，损伤好肉筋络，愈合后瘢痕较大。切口过小，脓水难出，延长痊愈时间。总以脓液畅流为度。

（6）操作方法：以手握刀，拇、示两指夹住刀口的进刀尺寸，其余三指把住刀柄，在脓点部位向内直刺，深入脓腔即止。进刀时刀口宜向上，如欲刀口开大，则可将刀口向上或向下轻轻延伸，将刀直出即可。如采用西医手术刀，可应用小号尖角刀以反挑式之执刀法，进行直刺。

3. 注意点　在关节和筋络的部位宜谨慎开刀，不要损伤筋络，致使关节不利。如患者体弱，操作时注意患者体位和心情放松，以免晕厥。凡颜面疔疮，尤其鼻唇部位，应忌早期切开，以免疔毒走散，并发走黄危证。切开后，由脓自流，切忌用力挤压，以免感染扩散、毒邪内攻。

（二）烙法

烙法是运用针和烙器在火上加热后，进行手术操作的一种方法。烙法分两种：一种是火针烙法，另一种是烙铁烙法，其适应证与用法均不同。

1. 火针烙法　古称燔针焠刺。是指将针具烧红后刺烙患部的治疗方法。分细针和粗针两种，粗针用以刺脓，细针用以消散。细针应用时将针烧红后对准患部速刺速出。粗针使用时将针头在炭火或酒精灯上烧红蘸麻油，从脓腔低处向上方斜入烙之，脓即随之流出。烙后可插药线，使疮口一时不致黏合，便于引流排脓。

注意点：进针深浅宜适度。不用于红肿焮痛的阳毒小疮，否则反增肿痛，加深溃烂；筋骨关节之处，用之恐焦筋灼骨，形成残废。胸肋、腰、腹等部位，不可深刺，否则易伤及内膜。头面为诸阳之会，而且皮肉较薄，也在禁用之列。

2. 烙铁烙法　烙铁古代用银制，现改用铁或铜制，其头如半粒小蚕豆大小，上有一柄。烙烧病变处，不但可以止血，而且又能烫治病根。目前多以电灼器代替火烙。

（1）适应证：适用于创伤脉络断裂出血，以及赘疣、息肉突出等。

（2）用法：先在患处做局部浸润麻醉后，用烙器烧红烙之。脉络断裂者，可向出血点烧灼。赘疣、息肉等，可用剪刀齐根剪除后再烙。

（3）注意点：使用时对患者做好解释，以免引起精神紧张，发生晕厥之变。对血瘤及岩肿等病，禁用烙灼。

（三）砭镰法

砭镰法俗称飞针，它是用三棱针或刀锋在疮疡患处，浅刺皮肤或黏膜的方法，从而放出少量的血液，促使内蕴热毒随血外泄。

1. 适应证 适用于急性的阳证，如下肢丹毒、红丝疔等。

2. 用法 先常规消毒，然后用三棱针或刀锋直刺皮肤或黏膜，迅速移动击刺，以患部微微出血或排出黏液、黄水为度。

3. 注意点 慢性的阴证、虚证禁用，并且不可刺得太深。操作宜轻、准、浅、快，以免伤及筋络，刺后可敷药包扎或外搽药。

（四）挂线法

挂线法是采用普通丝线、药制丝线、纸裹药线、橡皮筋线等来挂断瘘管或窦道的治疗方法。使用之后，利用线的紧力，促使气血阻绝，肌肉坏死，达到切开的目的。

1. 适应证 凡疮疡溃后，脓水不净，形成瘘管或窦道者，或疮口太深，或生于血络丛处，而不宜采用切开手术者均可使用。

2. 操作法 用球头银丝引橡皮筋线贯穿瘘管管道两口，然后收紧橡皮筋线，打一个单结，再用丝线在橡皮筋线打结处予以结缚固定。橡皮筋线有弹性，一般一次结紧后即可自动收紧切开，所以目前多采用橡皮筋线挂线法。如采用普通丝线或纸裹药线挂线法，则在挂线以后，需每隔 2 ~3 天解开线结并收紧一次，否则需延长切开日期。

3. 注意点 如果瘘管管道较长，发现挂线松弛时，则必须加线收紧，否则不能达到及时切开的目的。还应仔细探查瘘管管道，避免形成假道，不能达到治疗目的。

（五）结扎法

结扎法又名缠扎法。结扎后利用线的紧力，使患部经络阻塞，气血不通，结扎线远端的病变组织因失去滋养渐坏死、脱落。较大脉络断裂的出血，可用结扎止血。

1. 适应证 适用于瘤、赘疣、痔、脱疽等病，以及脉络断裂引起出血之症。

2. 操作法 凡头大蒂小的赘疣、痔核等，可在根部以双套结扣住扎紧。凡头小蒂大的痔核，可以缝针贯串它的根部，再用“8”字式结扎法，两线交叉扎紧。如截除脱疽坏死的趾、指，可在其上端预先用丝线缠绕十余转，逐渐扎紧。如脉络断裂，可先找到断裂的络头，再用缝针引线贯穿出血底部，然后系紧打结。目前结扎法多采用医用缝合线。

3. 注意点 如内痔用缝针穿线，不可穿过患处的肌层，以免化脓。扎线应扎紧，否则不能达到完全脱落的目的。若扎线未脱，应待其自然脱落，不要硬拉，以防出血。

三、其他疗法

其他疗法有引流法、垫棉法、药筒拔法、针灸法、熏法、熨法、热烘疗法、溻渍法等。

（一）引流法

脓肿切开或自行溃破后，需用各种方法引流，以使脓液畅流、腐脱新生，防止毒邪扩散，促使溃疡早日愈合。引流法有药线引流、导管引流、扩创引流等。

1. 药线引流　药线俗称纸捻或药捻，大多采用桑皮纸，也可应用丝绵纸或拷贝纸等制作。按临床实际需要，将纸裁片，搓成大小、长短不同的药线备用。药线的类别有外粘药物及内裹药物两类，目前临床上大多应用外粘药物的药线。它是借着药物及物理作用，插入溃疡疮孔中，引流脓水外流；同时利用药线之绞形，能使坏死组织附着于药线而使之外出。此外，尚能探查脓肿的深浅，以及有否死骨的存在，探查有否死骨也是利用药线的螺纹，如触及粗糙骨质者，则为疮疡已损骨无疑。采用药线引流和探查，具有方便、痛苦小、患者能自行更换等优点。目前将捻制成的药线，经过高压蒸汽消毒后应用，使之无菌而更臻完善。

（1）适应证：凡溃疡疮口过小、脓水不易排出者，或已成瘘管、窦道者，均可使用。

（2）用法：分如下两种。

1）外粘药物法：分有两种，一种是将搓成的纸线，临用时放在油中或水中润湿，蘸药插入疮口；另一种是预先用白及汁与药和匀，黏附在纸线上，候干存贮，随时取用。目前大多采用前法。外粘药物，大多含有升丹或黑虎丹等，因其有提脓祛腐的作用，故适用于溃疡疮口过深过小、脓水不易排出者。

2）内裹药物法：是将药物预先放在纸内，裹搓成线状备用。内裹药物，大多用白降丹、枯痔散等，因它有腐蚀化管的作用，故适用于溃疡已成瘘管或窦道者。

（3）注意点：药线插入疮口中，应留出一小部分在疮口之外，并应将留出的药线末端向疮口侧方或下方折放，再以膏药或油膏盖贴固定。如脓水已尽流出淡黄色黏稠液体时，即使脓腔尚深，也不可再插药线，否则影响收口的时间。

2. 导管引流　古代导管用铜制成，长约10cm，粗细约0.3cm，中空，一端平面光滑，一端呈斜尖式，在斜尖下方之两侧各有一孔。这种导管引流较之药线引流更能使脓腐畅出，从而达到脓毒外泄的目的。

（1）适应证：凡附骨疽、流痰、流注等，脓腔较深，脓液不宜畅流者。

（2）用法：将消毒的导管轻轻插入疮口，达到底部后，再稍退出一些即可，并视其已有脓液畅流排出时，即用橡皮膏固定导管，外盖厚层纱布，放置数日（纱布可每天调换），当脓液减少后，改用药线引流。目前体表脓肿已很少采用导管引流，大多应用于腹腔手术后，且导管均改用塑料管或橡皮管（导尿管）。

（3）注意点：导管的放置应放在疮口较低的一端，易使脓液畅流。导管必须固定，以防滑脱或落入疮口内。管腔如被腐肉阻塞，可松动引流管或轻轻冲洗，以保持引流通畅。

3. 扩创引流　多应用于脓肿溃破后有袋脓现象，经引流、垫棉等法无效时才采用。

（1）适应证：如痈、有头疽，溃后有袋脓者；瘰疬溃后形成空腔者；脂瘤继发感染化脓时。

（2）用法：在消毒局麻下，对脓腔范围较小者，用手术刀将疮口上下延伸即可；如脓腔范围较大者，则用剪刀做“十”字形扩创。瘰疬之溃疡，除扩创外，需将空腔之皮修剪，剪后使疮面全部暴露。有头疽溃后的袋脓，做“十”字形扩创，勿将空腔之皮减去，以免愈合后形成较大的瘢痕。脂瘤感染的脓腔，做“十”字形切开扩创，将疮面两侧皮肤稍作修剪，便于棉花嵌塞，并用刮匙将豆渣样物质及囊壁一并刮除。

（3）注意点：扩创后，需用消毒棉花按疮口大小，蘸八二丹或七三丹嵌塞疮口以祛腐，并加压固定，防止出血。此后，可按溃疡处理。

（二）垫棉法

是用棉花或纱布折叠成块衬垫疮部的一种辅助疗法。它是借着加压的力量，使溃疡的脓液不致下坠而潴留，或使过大的溃疡空腔皮肤与新肉得以黏合痊愈。

1. 适应证 适用于溃疡脓出不畅有袋脓者；或疮口窦道形成脓水不易排尽者；或溃疡脓腐已尽，新肉已生，但皮肉一时不能黏合者。

2. 用法 有袋脓者，将纱布衬垫在疮口下方空隙处，并用宽绷带加压。窦道深而脓水不易排尽者，用棉垫压迫整个窦道空腔，并用绷带扎紧。溃疡空腔的皮肤与新肉一时不能黏合者，将棉垫按空腔的范围稍微放大，满垫在疮口之上，再用宽绷带绷紧。腋窝部、腘窝部的疮疡，最易形成袋脓或空腔，影响疮口愈合或虽愈合而易复溃，应早日加用垫棉法。不同的部位，在垫棉后用各种适宜类型的绷带予以加压固定，如颈项部用四头带，腹壁用多头带，会阴部用丁字带，腋窝部、腘窝部用三角巾包扎，小范围病灶者用宽橡皮膏加压固定。

3. 注意点 在急性炎症红、肿、热、痛尚未消退时不可应用，否则可促使炎症扩散。如用本法未能获得预期效果时，则宜采取扩创引流手术。

（三）药筒拔法

药筒拔法是采用一定的药物，与竹筒若干个同煮，乘热急合疮上，以吸取脓液毒水的方法。药筒具有宣通气血、拔毒泄热的作用，可使脓毒排出，肿消疮愈。

1. 适应证 适用于有头疽坚硬散漫不收，脓毒不得外出者；或毒蛇咬伤，肿势迅速蔓延，毒水不出者；以及反复发作的流火等。

2. 用法 用鲜菖蒲、羌活、紫苏、蕲艾、白芷、甘草各15g，连须葱60g，清水10碗，煎数十滚，待药浓熟为度，备用。次用鲜嫩竹数段，每段长约10cm，直径约4cm，一头留节，刮去青皮留白，厚约0.3cm，靠节钻一小孔，以杉木条塞紧，放药水内煮数十滚（药筒浮起用物压住），如疮口小可用拔火罐筒。将药水锅放在病床前，取筒倒去药水，乘热急对疮口合上，按紧，自然吸住，待片刻药筒已凉（5～10分钟），拔去杉木塞，其筒自落。视病情需要和病体强弱，每天拔1～2筒或3～5筒。如其坚肿不消，或肿势继续扩散，脓毒依然不能外出者，翌日可以再次吸拔，如此连用数天。复发性丹毒已形成象皮腿者，患部消毒，先用砭镰法放血，再用药筒拔吸，待拔吸处血液自然凝固后，用纱布包扎。

3. 注意点 验视筒内拔出的脓血，鲜明红黄稠厚者预后较好，纯是败浆稀水，气秽黑绿者预后较差。此外，操作时需避开大血管，以免出血不止。

（四）针灸法

针法与灸法常相提并论，有时则通称针灸，其实针与灸各有其适应证。古代外科多采用灸法，但现代针法较灸法应用广泛，很多疾病可配合针刺治疗而提高临床疗效。

灸法是用药物在患处燃烧，借着药力、火力的温散作用，起到温阳祛寒、活血散瘀、疏通经络、拔引郁毒等作用。如此，则肿疡未成者易于消散，已成者易于溃脓，既溃者易于生肌收口。

1. 适应证 针刺适用于瘰疬、乳痈、乳癖、湿疮、瘾疹、蛇串疮、脱疽、内痔术后疼痛、排尿困难等。灸法适用于疮疡初起坚肿，特别是阴寒毒邪凝滞筋骨，而正气虚弱，难以起发，不能托毒外达者；或溃疡久不愈合，脓水稀薄，新肉生长迟缓者。

2. 用法　针刺一般取病变远端穴位，手法大多应用泻法，不同疾病取穴各异，详见各论。灸的方法虽多，但主要有两种：一种称明灸，用艾绒作艾柱着肤施灸。此法因有灼痛，并容易引起皮肤发生水疱，所以比较少用。一种称隔物灸，将药捣成饼状或切药成片（如豆豉、附子等制饼，或姜、蒜等切片），上置艾柱，于疮上灸之。此外，还有用艾绒配伍其他药物，做成药条施灸，如隔纸燃灸的雷火神针灸。豆豉饼灸，隔姜、蒜灸等，适用于疮疡初起，毒邪壅滞之证，取其辛香之气，行气散邪。附子饼灸适用于气血俱虚，风邪寒湿凝滞筋骨之证，取其温经散寒，调气行血。雷火神针灸适用于风寒湿侵袭，经络痹痛之证，取其香窜经络，祛风除湿。至于灸柱的大小，壮数的多少需视疮形的大小及疮口的深浅而定。总的原则，务必使药力达到病所，以痛者灸至不痛，不痛者灸至觉痛为止。

3. 注意点　凡针刺一般不宜直刺于病变部位。疔疮等实热阳证，不宜灸之，以免以火济火。头面为诸阳之会，颈项接近咽喉，灸之恐逼毒入里。手指等皮肉较薄之处，灸之更增疼痛。此外，在针灸的同时，根据病情应与内治、外治等法共用。

（五）熏法

将药物燃烧后，取其上熏烟气，借着药力与热力的作用，使腠理疏通，气血流畅而达到治疗的目的。

1. 适应证　不论肿疡、溃疡都可应用。

2. 用法　神灯照法，功能活血消肿，解毒止痛，适用于痈疽轻证，未成脓者自消，已成脓者自溃，不腐者即腐。桑柴火烘法，功能助阳通络，消肿散坚，化腐生肌，止痛，适用于疮疡坚而不溃，溃而不腐，新肉不生，疼痛不止之症。烟熏法，功能杀虫止痒，适用于干燥而无渗液的各种顽固性皮肤病。

3. 注意点　随时听取患者对治疗部位热感程度的反映，避免引起皮肤灼伤。保持室内空气流通。

（六）熨法

是用药物加酒、醋炒热，布包熨摩患处，可使腠理疏通，气血流畅，达到治疗的目的。目前常因药物的炒煮不便而较少应用，但在临床上单纯的热敷方法还是普遍使用的。

1. 适应证　凡风寒湿痰凝滞筋骨肌肉等证，以及乳痈的初起或回乳，均可应用。

2. 用法　熨风散药末适量，赤皮葱连须240g，捣烂后与药末和匀，醋拌炒热，布包熨患处，稍冷即换，有温经祛寒、散风止痛之功，适用于附骨疽、流痰皮色不变，筋骨酸痛。又如取皮硝80g，置布袋中，覆于乳房部，再用热水袋置于布袋上待药溶化吸收，有消肿回乳之功，适用于乳痈初起或哺乳期的回乳。

3. 注意点　一般同“熏法”。阳证肿疡禁用。

（七）热烘疗法

是在病变部位涂药后，再加热烘的一种疗法。通过热力的作用，使局部气血流畅，腠理开疏，药物渗入，从而达到活血祛风以减轻或消除痒感、活血化瘀以消除皮肤肥厚等治疗目的。

1. 适应证　适用于鹅掌风、慢性湿疮、牛皮癣等皮肤干燥、瘙痒之症。

2. 用法　依据病情，选择相适应的药膏，如鹅掌风用疯油膏；慢性湿疮用青黛膏；牛皮癣用疯油膏等。先将药膏均匀薄涂于患部，然后用电吹风（或火）烘患部。每天1次，每次20分钟，烘后即可将所涂药膏擦去。

3. 注意点 一般同“熏法”。禁用于一切急性皮肤病。

（八）溻渍法

溻是将饱含药液的纱布或棉絮湿敷患处，渍是将患处浸泡在药液中。溻渍法是通过湿敷、淋洗、浸泡对患处的物理作用，以及不同药物对患部的药效作用而达到治疗目的的一种方法。

适应证：疮疡溃后脓水淋漓或腐肉不脱；皮肤病瘙痒、脱屑；内、外痔的肿胀、疼痛等。

用法：常用方法有溻法和浸渍法。

1. 溻法 用6～8层纱布浸透药液，轻拧至不滴水，湿敷患处。①冷溻：待药液凉后湿敷患处，30分钟更换1次。适用于阳证疮疡初起，溃后脓水较多者。②热溻：药液煎成后，趁热湿敷患处，稍凉即换，适用于脓液较少的阳证溃疡、半阴半阳证和阴证疮疡。③罨敷：在冷或热溻的同时，外用油纸或塑料薄膜包扎，可减缓药液挥发，延长药效。

2. 浸渍法 临床上常用的有淋洗、冲洗、浸泡等。①淋洗：多用于溃疡脓水较多，发生在躯干部者。②冲洗：适用于腔隙间感染，如窦道、瘘管。③浸泡：适用于疮疡生于手、足部及会阴部患者，亦可用于皮肤病全身性淋浴，以及药浴美容、浸足保健防病等。

常用的2%～10%黄柏液有清热解毒之功效，适用于疮疡溃后，脓水淋漓或腐肉不脱，疮口难敛者；苦参汤有祛风除湿、杀虫止痒之功，可洗涤尖锐湿疣等；五倍子汤有消肿止痛和收敛止血的作用，煎汤坐浴，用于内、外痔肿痛，脱肛等；鹅掌风浸泡方有疏通气血、杀虫止痒之功，将药加醋同煎，待温，每日浸泡1～2h，连续7天，用治鹅掌风。

注意点：用溻法时，药液应新鲜，溻敷范围应稍大于疮面。热溻、罨敷的温度宜在45℃～60℃之间。淋洗、冲洗时，用过的药液不可再用。局部浸泡一般每日1～2次，每次15～30分钟。全身药浴可每日1次，每次30～60分钟，冬季应保暖，夏令宜避风凉，以免感冒。

扫码“练一练”

（朱晓燕）

第四章　无菌术

扫码“学一学”

要点导航

1. 掌握　无菌术、消毒与灭菌的基本概念，树立无菌观念；手术区皮肤的消毒和铺巾。

2. 熟悉　常用的灭菌法和消毒法。

3. 了解　手术室管理。

第一节　概　述

无菌术（asepsis）是临床医学的基本操作规范之一。是为防止各种微生物在手术、穿刺、插管、注射及换药等医疗过程中，可能引起感染而采取的一系列预防措施。无菌术的内容包括灭菌、消毒、操作规则及管理制度。

灭菌：是指杀灭一切活的微生物。消毒：是指杀灭病原微生物和其他有害微生物，不要求杀灭所有微生物（芽孢等）。在临床中要求掌握灭菌和消毒的区别，注重其目的和效果。灭菌和消毒都必须杀灭病原微生物和其他有害微生物，达到无菌标准。

灭菌法：预先用物理方法（高温等）或化学方法（甲醛、环氧乙烷等）将应用于手术区或伤口、病灶的物品上所附带的一切活体微生物彻底消灭的方法。消毒法：预先用化学方法（消毒剂等）或物理方法（紫外线照射等）将应用于手术区或伤口、病灶的物品上所附带的病原微生物和其他有害微生物彻底消灭的方法。

无菌术中的操作规则及管理制度：是为防止已灭菌和消毒的物品、已行无菌准备的手术人员或手术区不再被污染所采取的措施，是任何人都必须严格遵守的规定。

第二节　手术器械、物品的灭菌、消毒法与清洁处理

一、手术器械、物品的灭菌、消毒法

（一）高压蒸汽灭菌法

这是一种应用最普遍、效果最可靠的灭菌方法。有下排气式和预真空式两类。目前，国内应用最多的是下排气式灭菌器。由一个具有两层壁的耐高压锅炉构成。蒸汽进入消毒室内积聚而使压力增高，室内的温度也随之升高。灭菌参数见表4-1。脉动预真空式蒸汽灭菌器的结构及使用方法有所不同，使用时先抽吸灭菌器内的空气，然后由中心供气室经管道将蒸汽直接输入消毒室，保证消毒室内的蒸汽分布均匀。

此法适用于能耐高温的金属器械、玻璃、搪瓷器皿、敷料、橡胶等物品。

表4-1　压力蒸汽灭菌法的灭菌参数

设备类型	物品类型	温度（℃）	所需最短时间（min）	压力（kPa）
下排气式	敷料	121	30	102.9
	器械	121	30	102.9
预真空式	敷料、器械	132～134	4	205.8

注意事项：①灭菌包体积不宜过大，高压蒸汽法为30cm×30cm×25cm、脉动预真空式蒸汽法为30cm×30cm×50cm，包扎松紧适度；②灭菌器内包裹不宜排放过密；③灭菌物品包装标识应注明物品名称、包装者、灭菌日期和失效日期；④易燃易爆物品如碘仿、苯类等禁用高压蒸汽灭菌法；⑤瓶装液体灭菌时只能用纱布包扎瓶口，如要用橡皮塞，应插入针头以排气；⑥已灭菌物品应与未灭菌物品分开放置；⑦物品灭菌后可保持包内无菌2周；⑧高压灭菌器应由专人负责。

（二）化学气体灭菌法

适用于不耐高温、湿热医疗器材的灭菌，如电子仪器、光学仪器、内镜及其附属专用器械、心导管、尿导管等物品。主要包括以下三种方法。

1. 环氧乙烷气体灭菌　有效气体浓度450～1200mg/L，灭菌室内温度为37℃～63℃，持续1～6小时，专用纸袋密封放入灭菌室；有效期为半年。

2. 过氧化氢等离子体低温灭菌　有效浓度为6mg/L，灭菌温度为45℃～65℃，灭菌时间为28～75分钟，灭菌前物品应充分干燥。

3. 低温甲醛气体灭菌　有效气体浓度3～11mg/L，灭菌温度为50℃～80℃，灭菌时间为30～60分钟。

（三）药液浸泡消毒法

采用化学药液浸泡达到消毒的目的。适用于皮肤消毒以及锐利器械、腔镜等不耐高温热力灭菌的器械。常用的化学消毒剂有2%戊二醛水溶液、75%乙醇、1∶1000苯扎溴铵、10%甲醛、1∶1000氯己定等，消毒浸泡时间一般为30分钟，戊二醛的灭菌时间为10小时。注意事项：①浸泡前擦净器械上的油脂；②消毒物品全部浸入溶液；③有轴节的器械，轴节应张开；④使用前，用灭菌生理盐水将药液冲洗干净。

（四）干热灭菌法

适用于耐热、不耐湿，蒸汽或气体不能穿透物品的灭菌，如玻璃、粉剂、油剂等。常用灭菌温度为160℃，最短灭菌时间为2小时；170℃为1小时，180℃为30分钟。

（五）电离辐射灭菌法

属于工业化灭菌法，主要应用于无菌医疗耗材（如一次性注射器、丝线）和某些药品。

（六）照射灭菌与消毒法

通过紫外线照射可导致核酸蛋白变性，又能使空气中氧气产生微量臭氧。该法适用于照射物表面灭菌、无菌室空气及蒸馏水的消毒。紫外线对人体有一定的伤害，照射过久易引起结膜炎、皮肤红斑及烧灼。因此，用紫外线照射进行灭菌与消毒时，需注意加强防护措施，光源不得直接照射到人体，以免引起损伤。

（七）煮沸灭菌法

适用于金属器械、玻璃制品及橡胶制品。在水中煮沸至100℃并持续15～20分钟，一般细菌即可被杀灭，但有芽孢细菌至少需煮沸1小时才能被杀灭。该方法简单易行、效果肯定，适宜在部分基层医疗单位或急救场合采用。为节省时间和保证灭菌质量，高原地区可采用压力锅行煮沸灭菌；压力锅内的蒸汽压力可达到127.5kPa，锅内最高温度约为124℃，10分钟即可达到灭菌效果。

二、手术器械、物品的清洁处理

金属器械、玻璃制品、搪瓷物品使用后需以加酶洗涤剂浸泡清洗，特别注意沟、槽、轴节处的去污，管腔器材需注意腔内的清洗，然后风干。特殊感染如金黄色葡萄球菌、铜绿假单胞菌、破伤风杆菌、梭状芽孢杆菌、肝炎病毒、艾滋病病毒感染患者使用过的器械应做特殊处理，一次性使用的物品应做焚烧处置。

第三节　手术人员、病人手术区域的准备

一、手术人员的术前准备

（一）一般准备

手术人员进入手术室后，应按要求更换手术室准备的清洁鞋和衣裤，帽子要盖住全部头发，口罩要盖住鼻子。摘除手部饰物，修剪指甲，除去甲缘积垢。手或臂部有破损感染时，不能参加手术。

（二）外科手消毒

外科手消毒应遵循先洗手，后消毒的原则；以及不同患者手术之间、手套破损及被污染时，应重新进行外科手消毒的原则。手消毒仅能除去皮肤表面细菌，不能杀灭较深细菌，因此手臂消毒后仍要戴消毒橡胶手套和穿无菌手术衣，以防细菌污染手术伤口。

1. 洗手　用蘸有适量清洁剂的消毒刷刷洗双手各部位、前臂、上臂下1/3，认真擦搓。清洁双手时应注意清洁甲下的污垢和皮肤皱褶处。用流动水清洗双手、前臂、上臂下1/3。再用无菌小毛巾擦干双手、前臂、上臂下1/3。

2. 外科手消毒方法

（1）肥皂水刷洗法：①用灭菌过的手刷、软皂液刷洗，自下而上、左右交替并分节段刷洗双手、前臂和上臂下1/3处（过肘上10cm）。②手臂上的肥皂必须用水冲洗，冲洗时手指朝上。③刷洗动作应稍用力，使皮肤微微泛红。④第三遍时更换无菌刷和无菌皂液刷洗。⑤每次3分钟，共约10分钟。⑥刷洗完毕后用无菌小毛巾擦手（分清并固定左、右手面）；将小毛巾沿对角线折成三角形，折叠处向上，挂在腕关节处；牵住两角，旋转并由下而上地擦干一侧前臂、肘关节和部分刷洗过的上臂。调换另一面或用反面对折，以同样方法擦干另一侧前臂、肘部和上臂。⑦将双手、前臂和肘部（过肘上6cm）浸泡在75%酒精

桶内5分钟，伸入或离开酒精桶时，手指和肘部不可碰到桶边。⑧双手必须保持上举，不可下垂，维持“拱手”姿势晾干手臂上的消毒液。

（2）冲洗手消毒法：用达卫生标准的生活饮用流动水冲净双手、前臂、上臂下1/3，用无菌小毛巾从手到肘依次拭干；然后再取适宜消毒剂涂抹至双手的每个部位、前臂、上臂下1/3，认真擦搓2~6分钟，待晾干后穿无菌手术衣、戴无菌手套。

（3）免冲洗手消毒法：取适量免冲洗消毒剂涂抹至双手的每个部位、前臂、上臂下1/3，认真揉搓至消毒剂干燥后穿无菌手术衣、戴无菌手套。

（三）穿手术衣、戴手套方法

1. 穿无菌手术衣 手消毒后取无菌手术衣时双手抓住衣领两端，轻轻抖开手术衣，使有腰带的面朝外（注意手术衣外面切勿碰触自己或其他物品），将手术衣向上轻掷起，双手迅速插进衣袖内，伸出袖口，双臂交叉提取腰带略向后递，其他人协助系紧腰带。

2. 戴无菌手套 打开手套包，用一只手捏住两只手套的翻折部，拉出手套，先用左手对准手套的五指戴上，然后再将左手的2~5指插入右手手套的翻折部内，让右手插入手套内，带好手套。将手套的翻折处翻转套在手术衣袖口。在手术开始前应将双手放置胸前，切勿任意下垂或抬高。

若无菌手术完毕后，手套未破，而需进行另一台手术时，脱去手套后，不需重新刷洗手，仅需用消毒剂涂抹手和前臂后，穿无菌手术衣、戴无菌手套即可。若前一次手术为污染手术，需连续另一手术时，应重新洗手消毒。

二、病人手术区的术前准备

目的是消灭拟作切口处及周围皮肤上的细菌，避免手术创面感染。传统用2.5%~3%碘酊涂擦皮肤，再用70%~75%乙醇涂擦两遍，将碘酊擦净。目前更多医院是用0.5%碘尔康溶液或1∶1000苯扎溴铵涂擦两遍。婴儿皮肤、面部皮肤、口腔黏膜、肛门外生殖器、植皮时供皮区等部位，可用刺激性小、作用持久的0.75%吡咯烷酮碘消毒，亦可用黏膜消毒剂。外伤创面的清创，首先用生理盐水和过氧化氢溶液洗净创面，再用0.5%碘尔康溶液或1∶1000苯扎溴铵涂擦消毒。

注意事项：①皮肤涂擦消毒时，应由手术区中心向周围涂擦。若为感染伤口或肛门、会阴手术，应由手术区外周向手术区涂擦。已接触污染区的药纱布，不应再涂擦清洁区。②皮肤消毒要包括手术切口周围15cm的区域。若手术切口有延长可能，则事先相应扩大皮肤消毒的范围。不同手术部位的皮肤消毒范围见图4-1至图4-8。

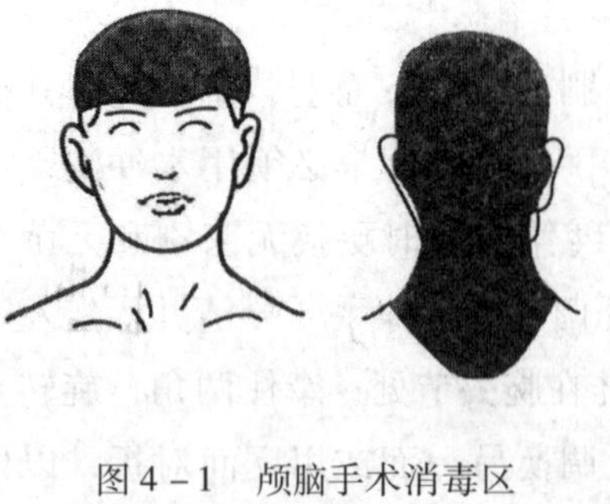

图4-1 颅脑手术消毒区

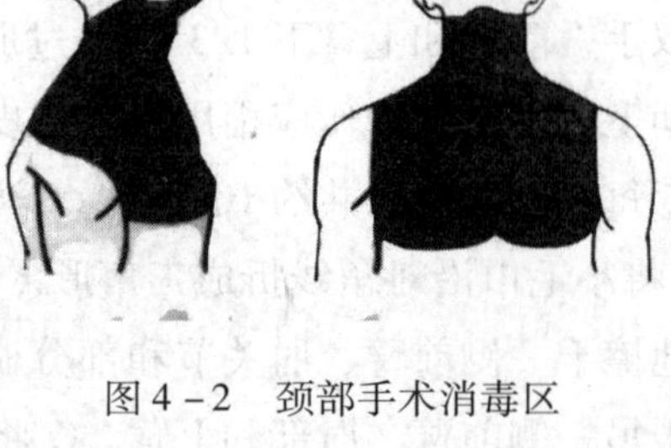

图4-2 颈部手术消毒区

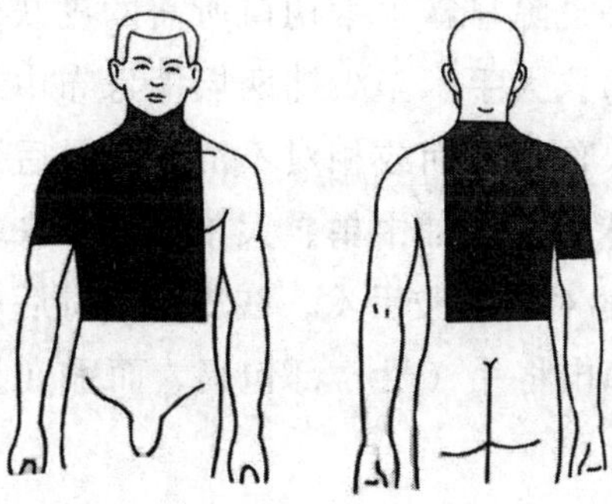

图 4－3 胸部手术消毒区

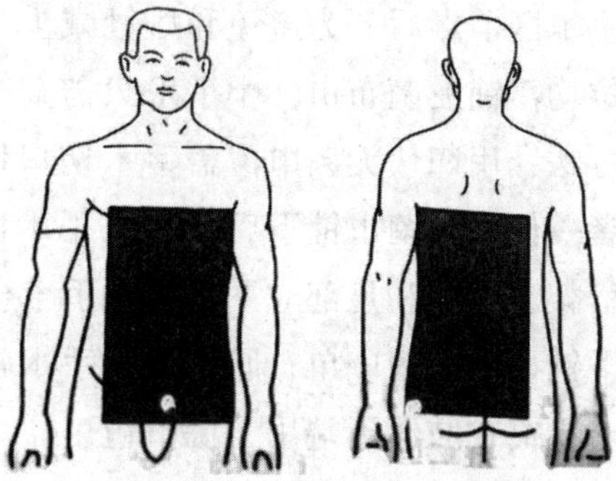

图 4－4 肾部手术消毒区

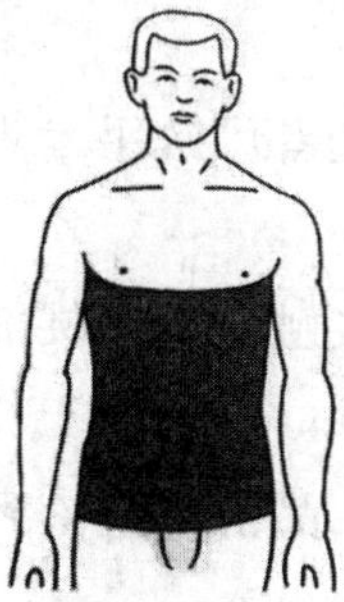

图 4－5 腹部手术消毒区

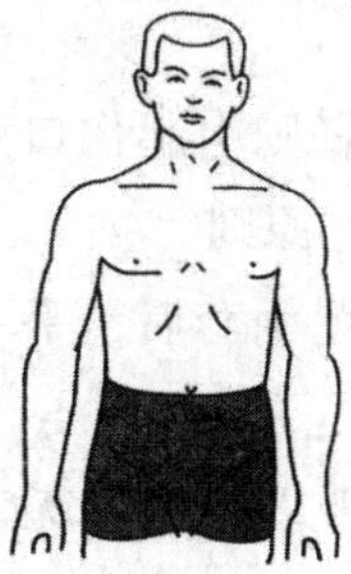

图 4－6 腹股沟、阴囊手术消毒区

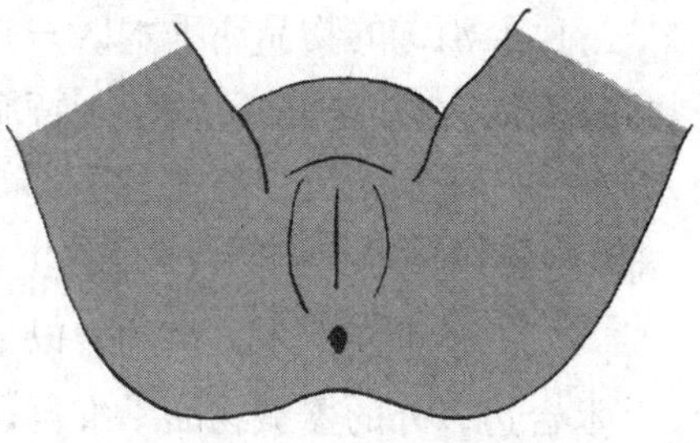

图 4－7 会阴及肛门手术消毒区

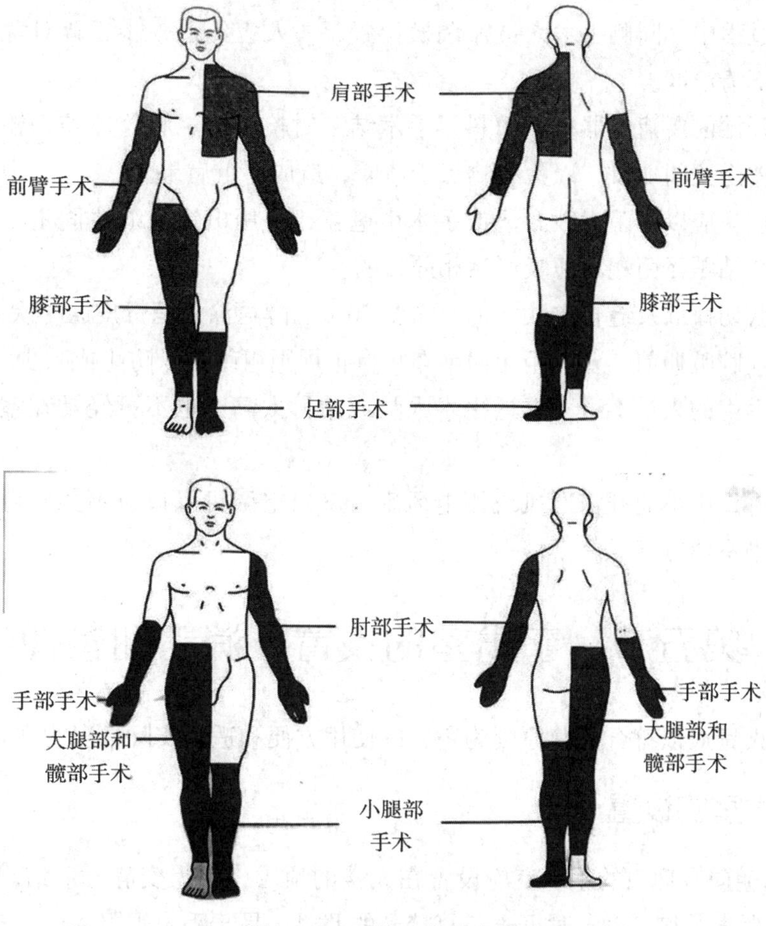

图 4－8 四肢手术消毒区

手术区消毒后，为避免和尽量减少手术中的污染，除显露手术切口所需的皮肤外，其余部位均需铺无菌布巾。小手术只需盖一层消毒洞巾，大手术至少铺两层消毒布巾。一般铺巾方法：用四块无菌巾覆盖手术切口周围。先铺操作者对面或相对不洁区，最后铺靠近操作者一侧。无菌巾铺下后只能由手术区向外移，然后依次铺中单、大单。大单头端应盖过麻醉架，两侧和足部应下垂超过手术台边缘30cm。对于四肢手术，在皮肤消毒后应先在肢体下铺两层无菌中单；肢体近端手术常用两层无菌巾将手（足）部包裹，而手（足）部手术时则需在肢体近端用无菌巾包裹。

第四节 手术进行中的无菌原则

已经消毒的物品或手术区一旦被污染，轻则引起伤口感染，重者可致手术失败，甚至危及病人生命。为防范污染，特制订无菌操作原则。

一、手术人员穿好无菌手术衣和戴好无菌手套后，手不能再接触背部、腰部以下和肩部以上部位，以及手术台边缘以下的布单。

二、不可在手术人员的肩以上、腰以下及背后传递无菌器械用品等。坠落到无菌巾或手术台边以外的器械物品不准再用。

三、手术中手套破损或接触有菌物后，应更换无菌手套；若前臂、肘部接触到有菌地方，应更换无菌手术衣；若无菌布单被湿透，应加盖干的无菌布单。

四、手术过程中，同侧手术人员需调换位置，一人应先退一步，背对背转身到另一位置，以防触及不清洁区。

五、手术开始前要清点器械、敷料，手术结束时检查胸、腹等体腔，核对完器械敷料数量无误时，才能关闭切口，以免异物留于体腔，造成严重后果。

六、切口边缘应以无菌大纱布垫或手术巾遮盖，并用巾钳或缝线固定，仅显露手术切口，术前手术区粘贴无菌塑料薄膜可达相同目的。

七、做皮肤切口以及缝合皮肤之前，需要70%乙醇再涂擦消毒皮肤一次。

八、切开空腔脏器前，要先用无菌纱布垫保护周围组织，以防止或减少污染。

九、参观手术的人员不可太靠近手术人员或站得太高，也不可经常在室内走动，以减少感染机会。

十、手术进行中不应开窗通风或用电风扇，室内空调机风口也不能吹向手术台，以免扬起尘埃，污染室内空气。

第五节 手术室的设置、消毒和管理

手术室的设置应以符合无菌原则为主，以使用方便和适合实际情况为准。

一、手术室的设置

1. 位置和朝向 理想的手术室应设置在大楼的顶层，较为安静、清洁。其方向以朝北为佳，因北面光线柔和，手术时可避免直接光的照射，易于手术视野对光。

2. 手术室的面积 手术室的面积大小、房间数量，应根据医院规模性质、手术科室床位数量及开展手术工作的需要设定。无菌手术室与污染手术室应分开，可设立急症清创门诊手术室，其面积大小宜适中、实用，多为 24 ~ 40m²。

3. 附设区　为满足进行不同种类的手术，手术室需设有菌手术区和无菌手术区（消毒灭菌室、无菌麻醉手术器械室、普通器械敷料室、药品室），附设更衣室、洗手间、麻醉复苏室、办公室。

二、手术室的消毒和管理

1. 手术室需要有良好的管理制度以保证手术室的洁净环境。每次手术完毕后或每天工作结束时，都要彻底擦拭地面，清除污垢敷料和杂物。

2. 定期进行空气消毒。通常每周大清洁一次。在一般清洁完成后，开窗通风 1 小时。目前世界发达国家和国内大规模医院多采用空气净化消毒机进行空气净化，而中小规模的医院仍以化学药物熏蒸、喷洒、紫外线照射、臭氧消毒机空气消毒为主。采用乳酸消毒法，即 100m² 空间用 80% 乳酸 12ml，倒入锅内加等量水，酒精灯加热，待蒸发完后，熄灭酒精灯，紧闭门窗 30 分钟后，再打开通风。也可按 2ml/m³ 苍术酒精浸剂（苍术 1g、酒精 2ml，浸泡 24 小时后用），按上法熏蒸，紧闭门窗 40 分钟后，再打开通风。有铜绿假单胞菌感染手术后，乳酸消毒 1 ~ 2 小时后进行清扫，再用 1∶1000 苯扎溴铵擦洗室内物品，开窗通风 1 小时。破伤风、气性坏疽手术后，用 40% 甲醛液消毒手术室。也可用紫外线消毒手术室空气，照射距离 ≤2m，功率 1 ~ 2W/m²，照射 2 小时。

3. 当一个手术室需要连续做数台手术时，应先做无菌手术，后做污染或感染手术。

4. 患急性感染性疾病如上呼吸道感染者不准进入手术室。凡进入手术室的人员，必须更换手术室的清洁鞋帽、衣裤、口罩。参观手术的人员不宜超过 2 人。

扫码“练一练”

（黄　敏）

扫码“学一学”

第五章　手术学基础

要点导航

1. **掌握**　洗手、穿无菌衣和戴无菌手套；外科手术的基本操作技术。
2. **熟悉**　外科围手术期的各项准备。
3. **了解**　外科常见的各种小手术。

第一节　概　述

一、手术的概念

手术（surgery）是以刀、剪、针等器械在人体局部组织或器官进行切除、重建、移植等操作，从而治疗局部病灶、恢复人体某些功能的手段。随着医学科学的发展，通过手术治疗疾病日趋广泛，无论是常规意义上的清创缝合、微创手术、显微外科技术，还是肝、肾、心、肺脏器的移植等复杂高难手术，都是通过学习手术学的基础理论知识和掌握基本技能操作来完成的。所以外科学的基本操作，为外科学的奠基石，是每个外科医生所应掌握的必需技能。

手术是外科治疗中的重要部分，但不是外科治疗的全部。手术治疗的效果，不仅在于手术方法、操作技术是否适当，而且与是否施行及适应证、良好的麻醉及术前准备、术后处理息息相关。一个成功的手术，在其全过程中必需配合以药物、营养和其他治疗方法。因此，必须正确认识手术与外科其他治疗的关系，手术的成功关键在于全方面安排和高效的分工合作。

外科手术学是学习外科基本知识、基本技能和基础理论的临床基础课程，是医学生从学习医学基础课过渡到临床课乃至成为临床医师的重要桥梁课程。学好外科手术学，特别是熟练掌握无菌技术和手术基本操作，是判定学生在手术学学习中是否达到合格的重要标准，也是完成好各临床学科相关内容实习的保证。

手术并非是完美的治疗手段，还是一种严重损伤，在给病人带来痛苦的同时，还会引起一系列生理、心理上的不良反应，甚至有生命危险。为了彻底治愈疾病，手术是必要的，也是目前的医学水平下不可避免的。但是，勿将外科认作手术，认为“手术就能解决一切”的想法是不正确且有害的。如果在疾病诊断尚未十分明确或手术是否适应尚未确定之前，而冒然进行手术，就有可能既未治好疾病，又由于手术给病人造成不可弥补的损害。即使一个成功的手术，也可能由于术前准备或术后处理的不恰当而归于失败。外科医生对待手术必须要有严谨的态度，严格掌握手术适应证。

外科手术具有很强的实践性，各种手术均有一定的创伤性和危险性，初学时不可能就在病人身上练习，因此手术学实习操作的对象是动物，但亦须像对待病人一样具有高度责任心，遵循严格的无菌技术、认真正确地执行每一个操作步骤、注意培养科学的工作态度和严谨的工作作风，这样才能造就出既有高尚医德，又有为病人服务本领且素质良好的临床医师。另外，实习和动物实验的时间与机会是有限的，不可能在实验课中完全学会和熟练掌握外科基本技术。因此，强调在课下充分利用课余时间反复练习，才能在实验操作和实际工作中运用自如，减少失误。

二、手术的分类

（一）根据手术急缓程度的不同

大致分为四类。

1. 择期手术　可在充分的术前准备后，选择适当的时间进行手术。如胃、十二指肠溃疡的胃大部切除术、疝修补术等。施行手术的迟早不致影响治疗效果。

2. 限期手术　手术时间选择有一定时限，应在尽可能短的时间内做好术前准备。例如各种恶性肿瘤（早期）的根治术，手术时间虽然也可以选择，但不宜延迟过长，准备时间要有一定的限度，应该在这段时间内尽可能做好术前准备，然后施行手术。

3. 急症手术　病情危急，需在最短的时间内进行必要准备后迅速实施的手术。如肝、脾破裂，胃、肠穿孔，绞窄性肠梗阻等，由于病情发展快，严重威胁病人生命，应在最短的时间内做好术前准备，迅速采取手术治疗。

4. 紧急手术　又称急救手术，必须争分夺秒即刻手术，以挽救病人的生命。为了争取时间，甚至有时不强调严格消毒，就在病室或急诊室内进行抢救。例如大动、静脉破裂大出血止血；破伤风或甲状腺手术后并发严重呼吸困难时，行气管切开术；心脏骤停时，开胸行心脏按压术等。

（二）根据手术本身的性质和远期效果

可分为两类。

1. 根治性手术（radical operation）　具有彻底治疗的性质，能完全消除疾病或制止其发展。例如良性肿瘤的切除、急性阑尾炎的阑尾切除术等。

2. 姑息性手术（palliative operation）　做手术的目的不是为了彻底治疗，而是为了减轻症状、缓解痛苦或延长病人的生命，而原有病变继续存在。例如胃癌晚期伴幽门梗阻时，可做胃空肠吻合术，以解决病人术后进食问题等。

（三）根据手术的分期

大致分为三类：①一期手术；②二期手术；③多期手术。

由于病变的性质、手术的严重性以及病人对手术耐受力的不同，手术可分期进行。整个手术治疗可以一次完成，也可分为两次或多次来完成，故有一期、二期以及多期手术之划分。例如左半侧结肠癌并发急性肠梗阻，应在梗阻部位的近侧行横结肠造口术（第一期手术）；在肠道充分准备的条件下，再行根治切除术（第二期手术）。

（四）根据手术的无菌和有菌以及术中有无污染

分为以下三类。

1. 无菌手术（aseptic operation） 施行手术部位，其组织和病变部位没有感染，手术全过程是在无菌情况下进行的，如甲状腺次全切除术、疝修补术、肿大淋巴结活检术、良性肿瘤切除术等。其切口标记为“Ⅰ类切口”。

2. 污染手术（contaminative operation） 在手术过程中的某一阶段，手术区有被细菌污染的可能，如空腔脏器或腔隙被切开（胃肠道手术、胆道手术、口腔手术），不可避免地带来手术野的污染。其切口标记为“Ⅱ类切口”。

3. 感染手术（infected operation） 手术部位已有感染或化脓。例如各种脓肿的切开引流术、胃肠道穿孔并发弥漫性腹膜炎的手术等。其切口标记为“Ⅲ类切口”。

第二节 外科常用手术器械和使用方法

一、手术刀

是手术者用来切开和剥离组织的工具，由刀柄及刀片组成，刀片的末端刻有号码，常用型号有 20 ~ 24 号大刀片，适用于大创口切割；9 ~ 17 号属于小刀片，适用于眼科及耳鼻喉科。又根据刀刃的形状分为圆刀、弯刀、球头刀及三角刀。刀柄根据长短及大小分型，其末端刻有号码，一把刀柄可以安装几种不同型号的刀片。刀柄亦用于钝性分离组织（图 5 – 1）。

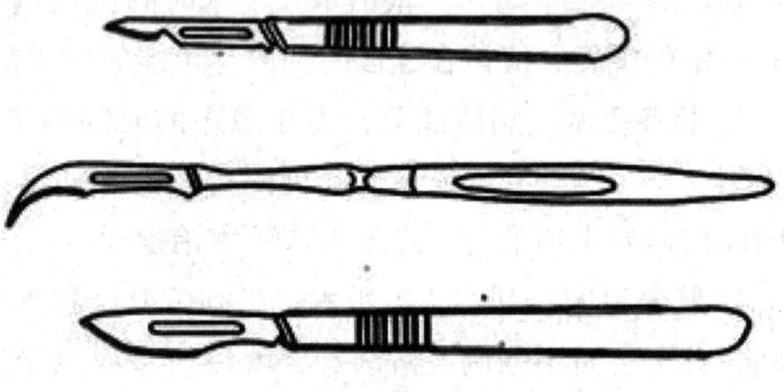

图 5 – 1 手术刀的种类

使用手术刀时，常根据切口的长短和施力的程度，采用不同的持刀方法。常用的持刀方法如图 5 – 2 所示。

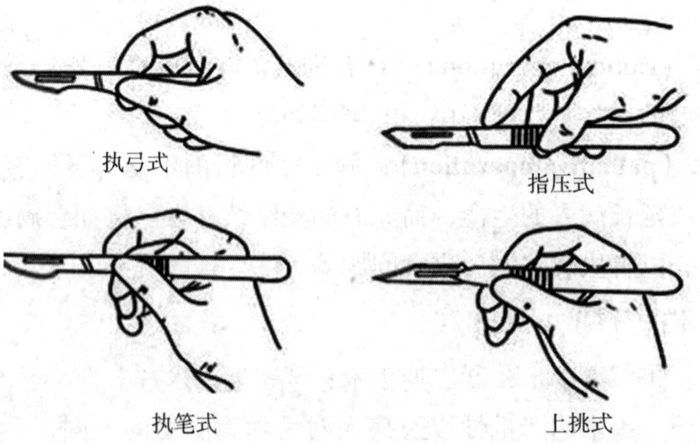

图 5 – 2 各种持刀方法

二、手术剪

分组织剪和线剪两类。组织剪用于解剖、剪断或分离、剪开组织。按照不同的用途及需要，手术剪又有长、短、弯、直之分。线剪用于剪线、敷料和橡皮管等。执持方法：拇指和环指分别插入剪刀柄的两环，中指放在环指所处剪刀柄上，示指压在轴节处起稳定和向导作用，有利于操作（图5－3）。

三、手术镊

分为有齿和无齿两大类，又有长短、大小之分。用于夹持和提起组织，便于切开、剥离和缝合等。有齿镊（又称组织镊）用于夹持较稳固的组织，如皮肤、皮下组织筋膜和肌腱等；无齿镊（亦称平镊）用于夹持较脆弱的组织，如黏膜、血管和神经。执镊手法如图5－3所示。

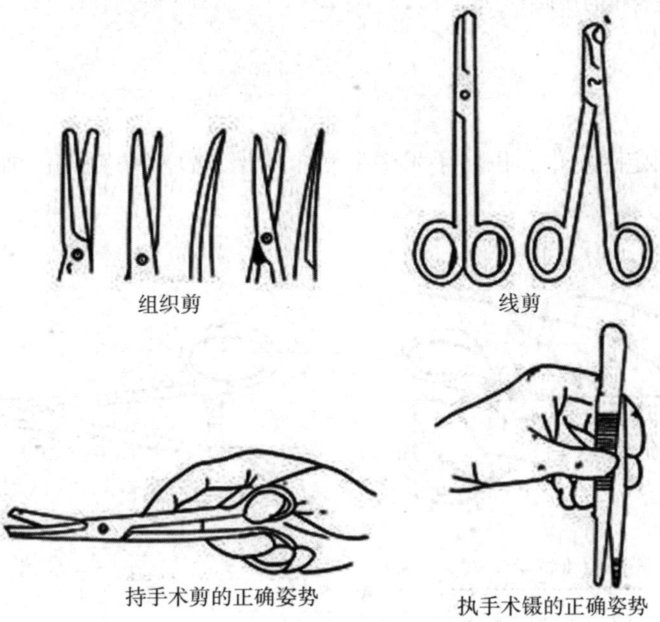

图5－3　手术剪、手术镊及其执持手法

四、血管钳（止血钳）

分弯、直、直角、弧形（如肾蒂钳）等。血管钳主要用于钳夹血管或止血点，也用于分离组织、牵引缝线和协助拔针。较短的直血管钳多用于浅层组织止血和牵引缝线，较长的弯血管钳主要用于深部止血和分离组织。血管钳的执持方法同“手术剪”（图5－4）。

五、牵开器（拉钩）

用于拉开手术区的组织，暴露深部组织和器官，便于术者手术。牵开器有各种不同的形状，有长短和宽窄之分，用途不一，以适应不同手术部位的需要（图5－5）。

六、持针器（持针钳）

用于夹持手术缝合针，执持方法同“血管钳”。但为了操作方便，拇指可不插进指环中，如图5－6所示。

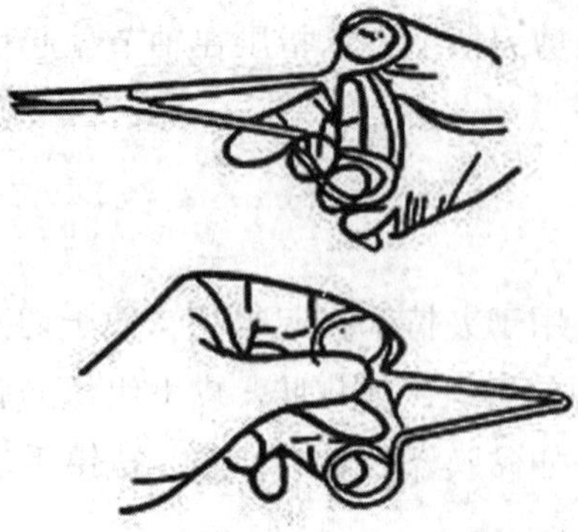

图 5－4　血管钳的执持手法

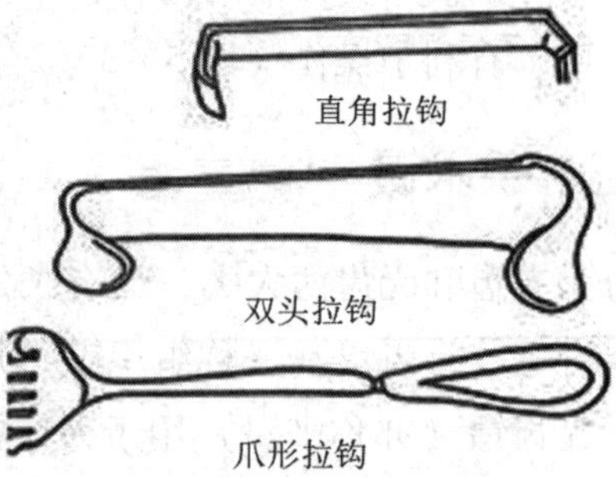

图 5－5　各种牵开器（拉钩）

七、巾钳

主要用于钳夹固定手术巾，以防手术中手术巾滑脱。执持方法与“血管钳”相同，如图 5－7 所示。

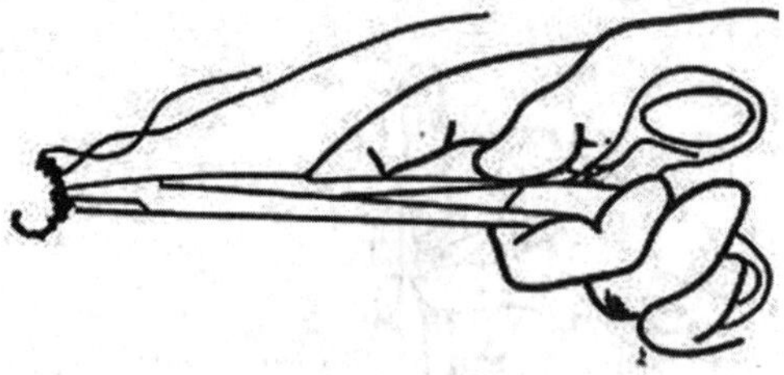

图 5－6　持针器的执持手法

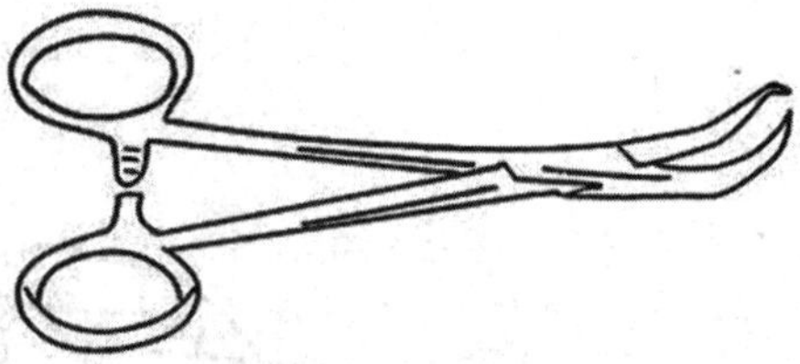

图 5－7　巾钳

八、缝针

用于缝合组织和贯穿结扎。它由三个基本部分组成，即针尖、针体、针眼。临床上常见有直针、弯针、半弯针和粗针、细针之分，按针尖断面的不同有圆针、三角针及铲头三种，以弯圆针为多用。三角针有锐利的刃缘，用于缝合皮肤、韧带或软骨等。

九、缝线

缝线用于结扎血管和缝合组织，分可吸收线和不可吸收线两类。可吸收缝线多为羊肠线（现已有用新材料做的），用于不应残留异物的部位，如泌尿系统的内层黏膜、胆道、子宫肌层、血管等。不吸收的缝线多为丝线，还有金属线和人造纤维线等。缝线有粗细数种，根据手术的不同需要选择使用。在临床上常见的缝线有 1～10 号，皮肤缝合用 1～4 号线，腱膜缝合和张力较大的伤口组织用 7 号线；血管缝合及显微外科手术则用线更细，一般有“0－10－0”，零数越多，缝线越细。

第三节　手术基本操作

一、切开

切开各层组织以达到病变的部位，原则上应选择在病变部位的直接表面，或靠近病变的部位，如面部取沿皮纹切口，乳房部取轮辐状切口，上尿路部取腰腹斜切口，关节处做“S”状切口，关节曲面取横切口。切口应尽量与皮纹平行，与重要的神经和血管的走向一致；避开负重部位和跨越关节；不宜施于手指的掌面。切口以满足手术暴露和操作需要为度，不宜过长或过短。组织切口必须逐层进行，以免损伤深部的重要组织、器官。

二、剥离

剥离是暴露和切除病变组织的重要操作步骤。可分为锐性剥离和钝性剥离两种。钝性剥离是用手指、血管钳或手术刀柄等钝器进行组织分离的方法，适用于比较疏松的组织间隙或良性肿瘤包膜外的分离。锐性剥离是用手术刀或剪做直接剪割组织，必须在直视下进行，适用于分离紧密粘连的组织，或做各种组织的精细解剖。

三、止血

止血是手术中经常使用的基本操作。有结扎止血、缝扎止血、压迫止血、填塞止血、电凝止血、药物止血等方法，是保证手术顺利进行和术野清晰的重要技能操作。

四、打结

打结是手术中最基本的操作之一，是保障有效止血、缝合的关键。常用的手术结有方结、外科结和三重结三种，如图 5－8 所示。方结最常用，三重结多用于结扎重要的血管和组织。错误结（如假结与滑结）容易滑脱，必须避免。

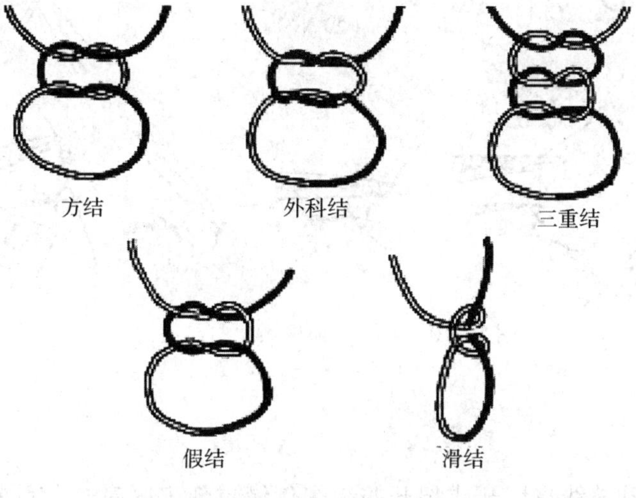

图 5－8　各种手术用结

打结方法：①单手打结法（右手法），如图5－9所示；②器械打结法：用持针器或血管钳打结，适用于深部狭小手术区中打结，如图5－10所示。

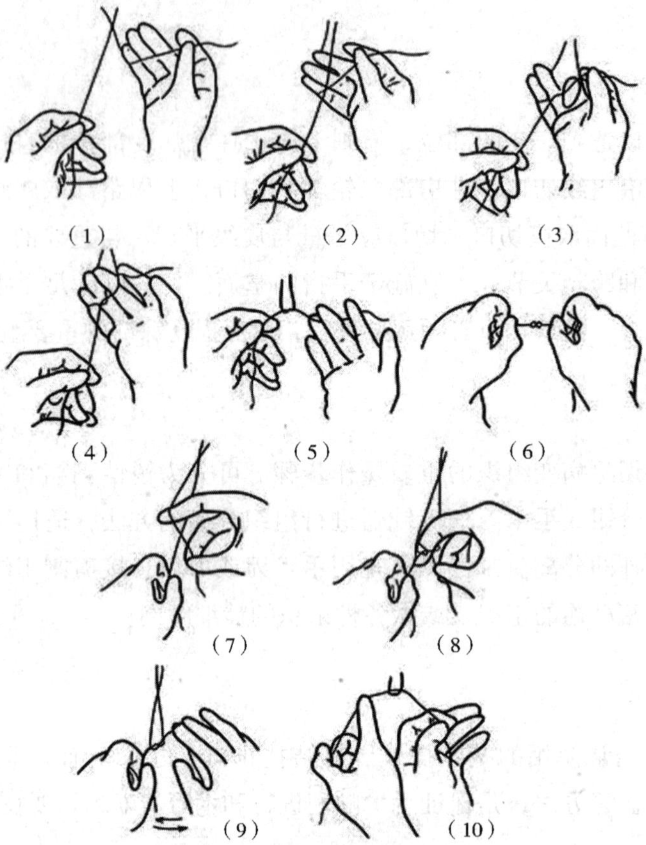

图5－9 单手打结法（右手法）

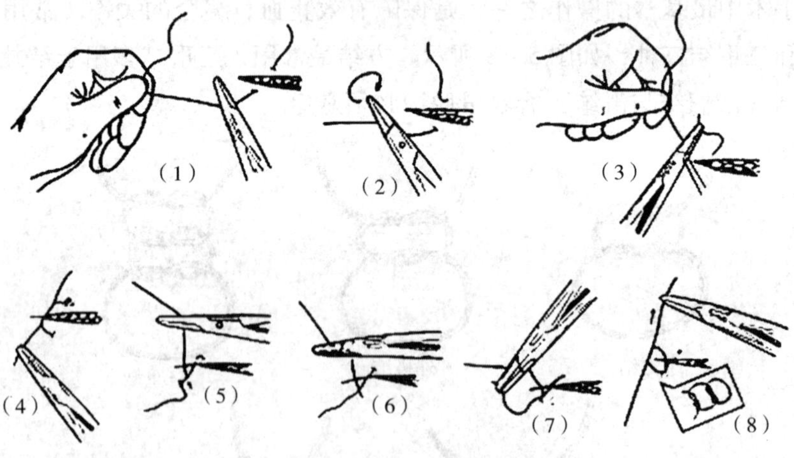

图5－10 器械（血管钳）打结法

五、缝合

缝合是指用缝针和缝线将切开或裂开的组织创缘重新牢固对合。目前尚无统一的分类方法，按组织的对合关系分为单纯缝合、内翻缝合和外翻缝合三类。各类缝合又分间断缝合和连续缝合两种。

1. 单纯缝合法　①单纯间断缝合法；②单纯连续缝合法；③连续锁边缝合法；④减张缝合法；⑤“8”字缝合法。如图 5－11 所示。

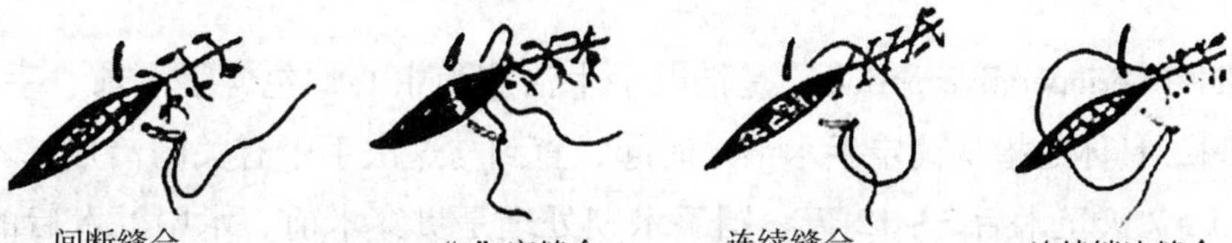

图 5－11　单纯缝合法

2. 内翻缝合法　此法可使创缘内翻，外面保持平滑。适用于胃肠道吻合。主要包括间断内翻缝合法和连续内翻缝合法，如图 5－12 所示。

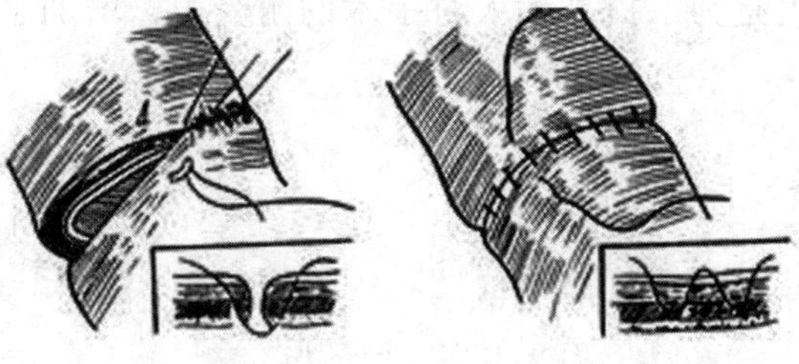

图 5－12　内翻缝合法

3. 外翻缝合法　此法可使创缘外翻，内表面平整光滑。适用于血管的缝合或吻合。主要包括间断外翻缝合法和连续外翻缝合法，如图 5－13 所示。

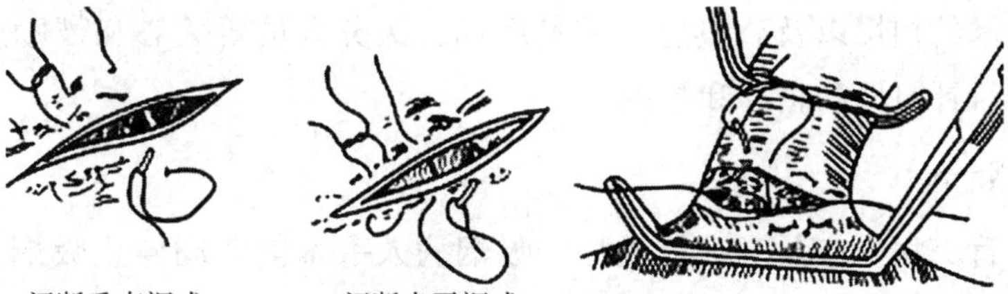

图 5－13　外翻缝合法

六、剪线

打完结剪线时，应在直视下将剪刀尖端稍张开，沿拉紧的缝线滑到结扎处，剪刀头稍向上倾斜，然后剪线（一靠、二滑、三斜、四剪），剪刀倾斜角度取决于留下线头的长短，剪刀与缝线的倾斜角度越大，遗留的线头越长。

七、拆线

按常规消毒后，左手持镊将缝线结提起，（以线剪能紧贴线结下的皮肤为宜）右手持剪贴近皮肤处剪断缝线，然后将缝线抽出，如图 5－14 所示。

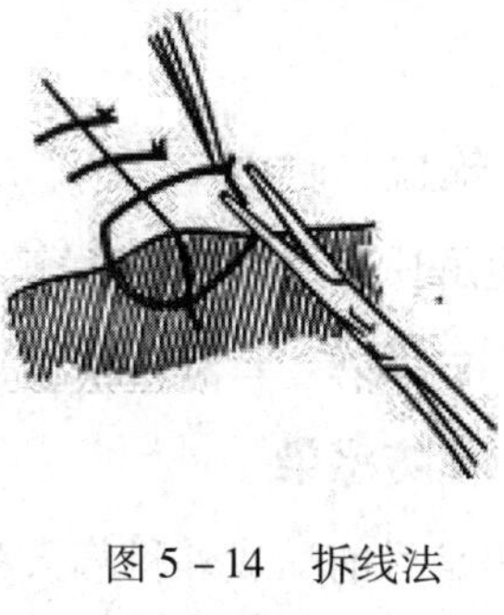
图 5－14　拆线法

第四节　围手术期处理

围手术期（perioperative period）是指以手术治疗为中心，包含手术前、手术中及手术后的一段时间，具体是指从确定手术治疗时起，直到与这次手术有关的治疗基本结束为止，时间在术前 5 ~ 7 天至术后 7 ~ 12 天。围手术期处理是贯穿术前、术中、术后的整体处理，使病人获得最佳的手术治疗效果。由于手术对机体损伤很大，易致内在环境稳定失调，从而发生各种并发症，甚至死亡。因此，加强对围手术期的处理，术前准备充分，术后处理得当，可促使病人早日康复。

手术病人手术前必须要进行手术前准备，根据手术性质差异、病人体质有别，采取不同的手术前准备。目的就是为了提高病人对手术的耐受力，增加手术安全性，使病人能够顺利渡过手术难关。

一、手术前准备

（一）心理准备

既包括病人的心理准备，也包括术者的心理准备。手术可解除病人的痛苦，但同时也易使病人产生焦虑、害怕等情绪。手术前病人担忧手术的效果、手术中的麻醉效果、手术是否顺利以及术后的生活及工作能力情况。医务人员必须在手术前对病人做好必要的沟通工作，需要向病人交代清楚：疾病的诊断、手术的必要性、手术方法、可能取得的效果等，让病人对治疗自身疾患充满信心，能够积极配合治疗，加强病人对医务人员的信任感，同时减轻病人对手术的担忧以及恐惧感。手术后期，医务人员要关心和鼓励患者正确面对术后的现状，并进行针对性的指导和帮助。

（二）一般准备

患有慢性气管炎病人应及时进行治疗，吸烟病人手术前 2 周停止吸烟。手术前做好必要的皮肤准备，根据手术范围、部位进行备皮。手术较大的病人，训练病人学会正确的咳嗽和咯痰方法，以及在床上大小便。俯卧位手术病人，术前提前练习俯卧位睡觉及休息，以适应手术。胃肠道手术病人，手术前 1 ~ 2 日开始进流质饮食。其他手术，手术前 12 小时禁食、4 小时禁饮，以防手术中出现呕吐、误吸，引起窒息或吸入性肺炎。对一般性手术，手术前一日做灌肠。病人如镶有活动义齿，应将义齿取下，防止手术和麻醉过程中脱落或咽下。对因感染性疾病而行手术者，术前与术中可予以适当的抗生素。女性患者有月经来潮的应当推迟手术日期。手术前晚上应酌情予以镇静剂，保证患者睡眠质量，以免影响手术。

（三）输血、输液

水、电解质紊乱和酸碱平衡失调者，术前应给予纠正。施行大手术前，需做好血型鉴定和交叉配合试验，备好一定数量的全血。

（四）预防感染

感染仍是目前酿成外科病人死亡的一个主要原因。因此，术前应采用各种措施预防感染。包括处理已存在的感染灶，避免与其他感染者接触，预防性应用抗生素。预防性应用抗生素一般适用情况如下。

1. 涉及感染病灶或切口接近感染区域手术。
2. 肠道手术。
3. 预计手术时间长、创面大的手术。
4. 开放性创伤，创面已污染，清创时间长或清创不彻底者。
5. 涉及大血管的手术。
6. 植入人工制品的手术。
7. 器官移植术。

（五）手术方案的准备

只有准备充分、合理的手术方案才能保障手术的顺利实施。因此实行患者病情评估与术前讨论制度，遵循诊疗规范制定手术方案。在术前讨论中重点讨论术式的选择是否合理，对手术中可能遇到的意外情况、存在的困难要有预案，并有相关的讨论记录和人员的签字。遵循《手术知情同意书》的“告知”原则告知患者或家属，与之沟通、求得理解，并签署《手术知情同意书》，只有这样才能保证手术顺利进行。

（六）技术力量和药品器械的准备

为了保证手术成功，手术人员应于术前对有关技术问题做好充分准备。手术前一天，应细读拟施手术的局部解剖及手术学的相关问题。手术人员要配合默契，熟练掌握手术技巧。对于特殊病人以及需使用特殊器械的病人，手术前应根据病人的不同情况，准备好必要的药品。对需做显微外科手术的病人，手术前应准备好所需的显微外科器材。

（七）麻醉选择和准备

手术不论大小都需要麻醉，麻醉的成功与否直接影响手术的效果甚至病人的生命安全。选择好的麻醉方法，做好必要的麻醉准备，对于手术至关重要。麻醉药品、急救药品、特殊病人所需要的药品，一般在手术前一天准备好，麻醉当天进行麻醉药品的配制，并需仔细校对药品名、浓度和剂量。

（八）特殊病人的准备

1. 高血压　病人血压在160/100mmHg以下，手术危险性较小，可不做特殊准备。血压超过以上数值，手术和麻醉的应激可诱发脑血管意外和充血性心力衰竭等危险。术前应用降压药物，控制血压，但不要求降到正常后才做手术。

2. 心脏病　心脏病病人手术危险性比无心脏病者大，其对手术的耐受力也差。手术前准备：①做好病人的解释工作，消除顾虑，必要时给予镇静药。②长期应用利尿药和低盐饮食者常有低钠、低钾血症，应给予纠正。③使用硝酸盐类、β受体阻断剂和钙通道阻滞剂，以改善冠状动脉血流和心肌功能；有心动过缓者，术前注射阿托品。手术时机：①近期（3～6个月内）无心肌梗死、无心绞痛发作；②心电图检查没有明显心肌缺血和严重心律紊乱，心功能代偿良好者，经适当准备后，可施行手术。

3. 呼吸系统疾病　患有慢性呼吸道疾病者，可造成不同程度的呼吸功能不全，常引起术后肺不张、肺部感染及呼吸衰竭。术前应做动脉血气分析和肺功能检查。对有呼吸系统疾病的病人术前准备：①戒烟2周，抗感染治疗；②应用麻黄碱、氨茶碱等药物扩张支气管，以及超声雾化吸入、体位引流排痰；③有哮喘发作史病人，可服地塞米松，以减轻支气管黏膜水肿；④麻醉前用药量要少，防止引起呼吸抑制和咯痰困难。

4. 糖尿病 糖尿病并不影响病人的手术治疗，但糖尿病病人对手术的耐受力差，术后并发症的发生率和死亡率明显高于非糖尿病患者。施行大型手术者要求血糖稳定在9mmol/L左右，尿糖（-）。手术前需要：①术前宜用胰岛素控制血糖；②改善营养状况，纠正水、电解质代谢紊乱；③易感染的手术，术前应使用抗生素。

5. 肝脏疾病 术前要改善肝功能，进行护肝治疗，饮食要多样化，补充维生素，特别是维生素K。可少量多次输新鲜血浆、人血白蛋白或水解蛋白，提高血清蛋白。有腹水者适当限制钠的摄入，可应用利尿药，消除腹水。

6. 肾上腺皮质功能不全 有肾上腺皮质功能不全者，术前2日开始用氢化可的松，每日100mg，手术当天用量300mg，手术后每日100～200mg，直至手术引起的应激反应消除后停用。

7. 肾脏疾病 有肾功能不全者，往往会增加手术并发症和死亡率。肾功能损害在轻、中度范围，经适当内科治疗，都能较好地耐受手术；重度损害者，需进行透析治疗后，才能耐受手术。

二、手术后处理

手术后处理，目的是减轻或消除病人手术后心理和生理上的担忧和不适，防治各种并发症，巩固手术疗效，使病人得到康复。

（一）体位与早期活动

手术后的体位应按不同的要求，采取不同的体位，如果手术后体位不当可能引起潜在的危险。合适的体位，对病人手术后的康复是有益的。全身麻醉未清醒病人，应平卧，头转向一侧，防止误吸；蛛网膜下腔麻醉后，应去枕平卧6～12小时，防止头痛；硬膜外麻醉后，可不必去枕，平卧4～6小时。颅脑手术后，如无休克或昏迷，可取15°～30°头高足低斜坡卧位；颈、胸手术后，多采用半坐位，便于呼吸；腹部手术后，可取半卧位：脊柱手术后，可取仰卧或俯卧位。脓肿切开引流术体位，根据切口位置而定。如有引流物，取病侧卧位。休克病人，可取下肢抬高20°、头部和躯干同时抬高5°左右的中凹卧位。手术后病人，原则上应鼓励病人早期活动，早期活动可改善血液循环，促进新陈代谢，防止下肢深静脉血栓形成，减少肺部并发症。

（二）饮食和输液

非腹部手术，局麻下施行小型手术后即可进食，大手术需2～4天后方可进食；椎管内麻醉后3～6小时，可根据病人需要进食。全身麻醉者，待麻醉清醒，恶心、呕吐反应消失后进食。腹部手术，特别是消化道手术后，一般禁食1～2天；术后第3～4天，待肠鸣音恢复、肛门排气者可开始进食。禁食期间，应静脉输液，补充水、电解质和其他营养物质。

（三）拆线和切口愈合记录

头、面颈部在术后4～5天拆线，胸、腹和一般切口术后7天左右拆线，四肢切口术后7～9天拆线，邻近关节切口术后10～12天拆线，减张缝合14日，有时可采用间断拆线。

切口的愈合也分为三级：①甲级愈合，用“甲”字代表，指愈合优良，无不良反应；②乙级愈合，用“乙”字代表，指愈合有炎症反应，如红肿、硬结、血肿、积液等，但未化脓；③丙级愈合，用“丙”字代表，指切口化脓，需要切开引流等处理。根据手术切口的类别和愈合的等级做好记录。如胃大部切除术后切口血肿，记录为“Ⅱ/乙（血肿）”，即“Ⅱ类切口、乙级愈合”。余类推。

（四）引流物处理

乳胶片引流一般在手术后 1～2 天拔除；橡皮引流管根据引流物的有无和病情的需要决定拔除的时间；胃肠减压管一般在功能恢复、肛门排气后拔除。

（五）各种不适的处理

1. 疼痛　小手术后，可口服止痛片。大手术后 1～2 日内，须用止痛效果更好的药物，如盐酸哌替啶、盐酸吗啡等肌内注射。

2. 发热　术后体温增高在 0.5℃～1.0℃范围内变化属正常，系手术后的吸收热；如超过 1.0℃应重视，应查清发热原因，对症处理。

3. 恶心、呕吐　应对症处理，如应用甲氧氯普胺或丙嗪类药物肌内注射。

4. 尿潴留　术后 6～8 小时未排尿者或有尿潴留者，应及时处理，必要时给予导尿。

三、术后并发症处理

（一）术后出血

手术时要严格止血，关闭切口前手术野若有出血点出血，应立即手术探测，彻底止血。

（二）切口感染

手术后 3～4 天，切口疼痛加重，体温有上升趋势，检查切口有红、肿、热和压痛，提示切口感染。应使用抗生素，控制感染，同时处理切口，必要时行二期缝合。

（三）切口裂开

切口裂开多发生在腹部手术后，发生率为 0.5%～3%。主要原因：①年老体弱，营养不良，组织愈合能力差。②切口缝合技术欠佳。③腹腔内压力突然增高。预防：①术前纠正贫血和营养不良。②正规手术操作。③对有裂开倾向的病人做减张缝合。④避免使腹压突然升高的动作。处理：一旦切口完全裂开，要在无菌条件下进行切口的缝合。

（四）肺不张

手术后常有呼吸功能的改变，一般病人手术后数天，呼吸功能可恢复正常。但对于老年人、长期吸烟和患有呼吸道感染者，尤其是施行胸、腹部大手术后，由于术后呼吸活动受到一定限制，肺及支气管内分泌物不易咯出，堵塞支气管，可造成肺不张。治疗：①手术后鼓励病人深呼吸，协助病人咯痰。②帮助病人翻身叩背，变换体位，如痰液黏稠，可做超声雾化吸入。③防止手术后呕吐物的吸入。

扫码“练一练”

（五）尿路感染

应用抗生素，维持充分的尿量，保持排尿通畅。如有尿潴留应及时处理，必要时放置导尿管引流。

（周世勇　肖友平）

扫码“学一学”

第六章 麻 醉

要点导航

1. **掌握** 局部浸润麻醉的方法和不良反应的处理。
2. **熟悉** 麻醉前的准备和用药；麻醉方法的选择和并发症的处理。
3. **了解** 临床麻醉的分类。

第一节 概 述

一、麻醉发展简史

麻醉（anesthesia）是人类在与外伤、手术及躯体疾病引起的疼痛进行博弈抗争过程中逐渐发展起来的一门学科。它随着外科、骨伤科、妇产科、五官科等学科向纵深发展，成为临床各学科发展的重要前提和支柱。

麻醉的出现在我国已有2000多年的历史，如《后汉书·华佗传》中记载：“疾发结于内，针药所不能及者，令先以酒服麻沸散……则断截湔洗，除去疾秽”。唐、宋时期我国麻醉得到了发展，如唐代王焘的《外台秘要》、孙思邈的《备急千金要方》、宋代窦材的《扁鹊心书》等书中都有麻醉中草药的记载。公元1337年，危亦林著《世医得效方》记载有“草乌散，治损伤骨节不归窠者，用此麻之，然后用于整顿。”此方中运用了半夏、乌药、曼陀罗等具有毒性的药物作为麻醉药，对于后世麻醉的发展有很大的影响。清代赵学敏《串雅内编》记载有“开刀麻药方”，方中均记载有川乌、草乌等中草药。由以上记载可以看出，我国古代医家早已认识了中草药在临床当中的麻醉应用，并进一步积累和发展，组成了可用于辅助手术等诊疗手段的复方制剂，为世界麻醉学的发展作出了重要贡献。

在古代的印度、希腊等国都采用过大麻、曼陀罗等进行麻醉与镇痛。日本的外科学家华冈青州在公元1805年用曼陀罗、生草乌、香白芷、全当归、川芎、炒南星作为内服麻醉剂，对乳腺癌、痔瘘等病人施行了手术，被誉为世界麻醉史上的佳话。1846年10月16日，美国康涅狄格州福德市牙医 William T. G. Morton 在麻省总医院采用乙醚进行吸入麻醉获得成功，其意义不仅在临床实践中找到了一种安全有效的麻醉药物和方法，而且推动了对麻醉方法、麻醉药理学和麻醉生理学的研究，并由此而开始了现代麻醉的新纪元。1934年硫喷妥钠首次应用于临床，成为静脉麻醉的首选药物并沿用至今。1942年 Giffith 和 Johnson 将箭毒作为肌肉松弛剂用于临床麻醉，对全身麻醉起到了很大的推进作用。

1884年 Koller 首次用可卡因进行局部麻醉；次年 Halstead 用该药行神经阻滞麻醉，Corning 提出硬脊膜外麻醉；1898年 Bier 实施了蛛网膜下腔麻醉。随着科技的进步和麻醉操作技术的不断改善，毒性较低的麻醉药物陆续出现，局麻的应用范围也得到不断扩大。目前，各种神经阻滞麻醉，包括椎管内麻醉已成为应用很广的麻醉方法之一。

近代以来，中西医结合学科的发展也推动了麻醉学的发展，1966 年召开的全国针刺麻醉工作会议将针刺麻醉镇痛的课题列为国家重大科研项目，为深入开展针刺麻醉奠定坚实基础，为麻醉学的发展开创了一条新征程。

二、麻醉方法的分类

根据麻醉作用部位和所用药物的不同，将临床麻醉分为以下几类。

（一）全身麻醉

是指应用麻醉药物使人体中枢神经系统抑制，呈现神志消失，痛觉缺失和/或伴反射抑制、肌肉松弛等表现，为手术提供必备条件。全身麻醉主要包括以下两种。

1. 吸入性麻醉　即使麻醉药经口鼻进入，通过气道进入肺泡内，再进入血液循环，最终使得中枢神经系统受到抑制而产生肌肉松弛等一系列麻醉状态。其缺点是造成环境污染及需要特殊设备、抑制缺氧性肺血管收缩、恶心、呕吐等。

2. 非吸入性麻醉　静脉注射、肌内注射、口服、直肠灌肠等方法使麻醉药物进入体内，从而使得中枢神经系统受到抑制而产生麻醉效果。目前临床当中多使用静脉注射麻醉。其缺点是麻醉作用弱、镇痛及肌肉松弛差、代谢消除依赖肝肾功能等。

（二）局部麻醉

是指应用局部麻醉药物在机体的某一部位使其暂时阻断感觉神经传导功能，从而达到麻醉镇痛的效果。局部麻醉主要包括以下几种。

1. 表面麻醉　即将渗透性强的麻醉药物与局部黏膜接触而产生的无痛状态。

2. 局部浸润麻醉　即沿手术切口分层注射局麻药阻滞组织中的神经末梢。

3. 区域阻滞　即在手术区的周围和基底部注射局麻药物，阻滞进入手术区的神经末梢，称为区域阻滞。

4. 神经阻滞　即将局麻药注射于支配某一区域的神经干周围，使此部分产生局限性麻醉。包括臂神经丛阻滞、颈神经丛阻滞、肋间神经阻滞、指（趾）神经阻滞。

（三）椎管内麻醉

通过穿刺技术将麻醉药物注入椎管内，使部分节段的脊神经被阻滞，从而产生躯干和肢体某些部位的麻醉。根据穿刺注射药物的间隙不同，分为蛛网膜下腔阻滞（腰麻）和硬脊膜外腔阻滞麻醉。

（四）针刺镇痛与辅助麻醉

是在中医针灸针刺腧穴止痛、定惊的基础上发展起来的一种特殊麻醉方法，具有一定的适应证与优越性。按照针刺部位的不同可分为耳针、头针、体针、鼻针、足针、面针等等，目前的临床应用中常用体针、耳针结合镇静药物进行联合麻醉。

（五）复合麻醉

通过使用多种麻醉药物或者麻醉方法，使其相互配合、取长补短，从而达到单一麻醉方法无法实现的麻醉效果，如腰麻联合硬脊膜外腔阻滞麻醉等，即称为复合麻醉，临床亦称平衡麻醉。

第二节　麻醉前准备和用药

为保障麻醉期间的安全以及效果，增强病人对手术和麻醉的耐受能力，避免或减少围手术期的并发症，应认真做好麻醉前病情评估和准备工作，这是手术治疗的重要环节之一，也是麻醉医师和临床医师工作的重要内容。

一、麻醉前病情评估

麻醉前应仔细阅读病历，明确病情。美国麻醉医师协会（ASA）将病情分为5级（表6－1），对病情的判断有重要参考价值。Ⅰ～Ⅱ级病人对麻醉和手术的耐受性良好，风险性较小。Ⅲ级病人的器官功能虽在代偿范围内，耐受能力减弱，风险性较大，如术前准备充分，尚能耐受麻醉。Ⅳ级病人因器官功能代偿不全，风险性很大，即使术前准备充分，围手术期的死亡率仍很高。Ⅴ级者为濒死病人，麻醉和手术都异常危险。

表6－1　麻醉前ASA病情分级标准

分级	标准
Ⅰ	全身情况良好，无重要脏器疾病，估计耐受麻醉，手术良好
Ⅱ	重要脏器虽有轻微病变，但代偿良好，全身情况尚好，估计耐受能力仍好
Ⅲ	生命体征、重要脏器功能有改变，但处于代偿范围，需重视术前准备工作
Ⅳ	生命体征、重要脏器功能明显改变，处于代偿不全状态，麻醉手术有相当危险
Ⅴ	生命体征、重要脏器功能处于衰竭程度，不论手术与否都有严重生命危险

注：这种分类也适用于急症手术，对于急症病例需标注“急”或“E”，表示风险较择期手术增加。

二、麻醉前准备

（一）纠正或改善病理生理状态

1. 凡有心力衰竭、心房颤动或心脏明显扩大者，应以强心苷类药物治疗；术前以强心苷类维持治疗者，手术当天应停药。长期服用β受体阻断剂治疗心绞痛、心律失常和高血压者，最好术前停药24～48小时。

2. 合并高血压者经治疗使收缩压低于160mmHg、舒张压低于90mmHg较为安全。

3. 合并呼吸系统疾病者，术前应检查肺功能、动脉血气分析和胸部X线片，停止吸烟至少2周，并进行呼吸功能训练，应用有效抗生素3～5天以控制急、慢性肺部感染。

4. 合并糖尿病者，择期手术应控制空腹血糖不高于8.3mmol/L，尿糖低于（＋＋），尿酮体阴性。

（二）胃肠道的准备

成人择期手术前应禁食12小时、禁饮4小时，以保证胃排空。小儿术前应禁食（奶）4～8小时，禁水2～3小时。防止呕吐和误吸的发生。

（三）心理准备

在访视病人时，应以关心和鼓励的方法消除其思想顾虑和焦虑心情。对于过度紧张而难以自控者，应以药物配合治疗。有心理障碍者，应请心理学或精神科专家协助处理。

（四）麻醉设备、用具及药品的准备

麻醉前必须对麻醉监测设备、麻醉用具及药品进行检查。术中所用药品，必须经过核对后方可使用。

三、麻醉前用药

（一）麻醉前用药的目的

1. 消除病人紧张及恐惧的情绪，同时也可增强全身麻醉药的效果。
2. 提高病人的痛阈。
3. 抑制呼吸道腺体的分泌功能，减少唾液分泌，以防发生误吸。
4. 消除因手术或麻醉引起的不良反应，以维持血流动力学的稳定。

（二）常用药物

1. 镇静催眠药 前常规用药，具有催眠、中枢性肌肉松弛等作用。常用的有苯二氮䓬类如地西泮、咪达唑仑等；丁酰苯类如氟哌利多、氟哌啶醇等；巴比妥类如苯巴比妥钠等。

2. 麻醉性镇痛药 能提高痛阈，与全身麻醉药起协同作用，减少麻醉药用量。如吗啡、哌替啶、芬太尼等。

3. 稳定血流动力学药 血流动力学稳定能够给手术成功提供重要保证，常用药物有可乐定、右美托咪啶等。

4. 抗胆碱类药 具有抑制呼吸道腺体分泌，减弱迷走神经不良反应和维持呼吸、循环正常功能等作用。常用药物有阿托品和东莨菪碱。

第三节 针刺镇痛与辅助麻醉

针刺镇痛（acupuncture analgesia）即用针刺的方法防止和治疗疼痛。针刺镇痛与辅助麻醉是以针刺人体某些穴位，并辅助以一定剂量的镇痛、镇静药物，从而达到提高痛阈和调节人体生理变化，预防手术中的疼痛及减轻生理功能紊乱的一种麻醉方法，由于其作用类似于现代医学的麻醉，故也称针刺麻醉。

一 、针刺镇痛与辅助麻醉的作用特点

1. 对组织、器官影响小，使用安全，适用范围广。
2. 在针麻过程中患者保持清醒状态，便于术中医患的配合。
3. 生理干扰少，利于术后恢复。
4. 简便、经济，便于推广。

针刺麻醉也存在一定的问题，如镇痛不全、肌肉松弛不充分且不能完全抑制肌肉牵拉反射，对一些深部手术其麻醉效果不甚理想，而且个体差异也大。

二、针刺麻醉部位的选择

针刺麻醉有体针、耳针、鼻针、面针、手针、足针麻醉等多种方式，要根据手术及疾

病本身的特点选择。目前临床上常用的是体针和耳针麻醉。

（一）体针选穴原则

1. 根据脏腑经络理论选穴

（1）辨证选穴：通过辨别疼痛反应点与脏腑经络的联系后选取相关穴位。例如膀胱手术可选择与其相表里的足少阴肾经穴位。依据中医理论中的五行对应关系选穴，如肝开窍于目，在行眼部手术时可以选用肝经穴位。

（2）循经选穴：根据“经脉所过，主治所及”的原理，在手术区域经过的经脉及其所属脏器的经络上选穴。如头颈部手术可选取手阳明大肠经的合谷穴等。

（3）邻近部位选穴：根据“以痛为腧”的理论，在手术邻近部位选穴以配合辨证及循经选穴。

2. 根据神经解剖生理选穴 很多穴位在局部存在神经末梢和神经感受器，可以通过这一特点进行选择。

（1）刺激神经干：针刺和支配手术区域神经主干相联系的穴位，以阻断神经传导，达到镇痛目的。

（2）邻近神经节段选穴：选择与手术位置同一区域或邻近脊髓节段支配的穴位，如甲状腺手术选取扶突穴等。

（3）远神经节段选穴：根据“得气”为原则进行相应部位选穴，如合谷、内关得气感强，用这两穴组成的处方可适用于全身不同部位的手术。

（二）耳针选穴原则

1. 基本穴 即公用穴位，任何手术都可以选用的穴位，具有镇痛剂抑制交感神经的作用，如交感、皮质下、内分泌穴位等。

2. 对应穴 即手术切口部位和手术脏器相对应的穴位，如甲状腺手术可选取咽喉、颈对应的穴位。

3. 配穴 根据脏腑学说及手术部位进行配穴，如“肺主皮毛”，据此则可以选择肺经的穴位作为皮肤切开时的配穴等。

（三）选穴注意事项

1. 一般选取单侧穴位，选穴宜少，以 2 ~6 个为宜。
2. 可同时采用多种针麻方式进行，如耳针、手针联合。
3. 避免容易出现意外及大量出血的穴位，如缺盆，容易造成气胸。
4. 穴位选择及操作以不妨碍手术为宜。

三、针刺麻醉的刺激方法

1. 手针式 即采用手法行针的方式使得连续得气达到麻醉持续的目的，可根据手术需要，灵活变换刺激节律和幅度，采用或补或泻的手法。

2. 电针式 为针刺麻醉最常用的刺激方法。通过给予一定的脉冲电流达到目的，可根据手术不同阶段的需要调节电流强度和刺激频率，电流强度要逐渐加强，避免突然出现的过强刺激引起患者不适或意外发生。

3. 穴位注射式 在所选穴位上注入一定量的药液如哌替啶、东莨菪碱等也能产生刺激，达到麻醉效果。

4. 针药复合麻醉 为临床上最常用的针刺麻醉方法。多数情况下患者在手术中处于清醒但基本无痛状态，具有特殊优越性。

四、针刺麻醉的管理

针刺镇痛与麻醉虽然安全，但也存在不足之处，因此需要全面的麻醉处理，一般的针刺麻醉和静脉麻醉一样有一个诱导期，而且这个诱导时间要相对较长，一般需 20 分钟左右，使得患者有足够时间适应，这是保证针刺麻醉成功的关键之一。当然针刺麻醉的顺利实施也离不开麻醉者与术者的密切配合，手术者需要稳、准、轻、快、巧的操作手法，这些都是提高针刺麻醉效果的关键。

第四节 局部麻醉

局部麻醉（local anesthesia）是指用局部麻醉药暂时阻断某些周围神经的冲动传导，使这些神经所支配的区域产生麻醉作用的一种方法，简称局麻。局麻是一种简便易行、安全有效、并发症较少的麻醉方法，可保持病人意识清醒。适用于较表浅、局限的手术。因此，施行局麻时应熟悉局部解剖和局麻药的药理作用，掌握规范的操作技术。

一、常用局麻药

临床上应根据具体需求进行局麻药物的选择，见表 6－2。

表 6－2 常用局麻药的剂量、浓度和应用

	普鲁卡因	丁卡因	利多卡因	布比卡因	罗哌卡因
作用效能	弱	强	中等	强	强
毒性	低	强	中等	强	中等
常用浓度（%）					
腰麻	2～5	0.1～0.5	2～5	0.5～0.75	0.5～0.75
硬膜外阻滞	1～2	0.25～0.33	1～2	0.5～0.75	0.75
局部浸润	0.5～1	0.1（少用）	0.25～0.5	0.2～0.25	0.2～0.25
神经干阻滞	1～2	0.1～0.3	1～2	0.25～0.5	0.25～0.5
持续时间（h）	0.75～1	2～3	1～2	5～6	4～6
一次最大量*（mg）	1000	40（表面麻醉） 80（神经阻滞）	100（表面麻醉） 400（神经阻滞）	150	150

注：* 此系成人剂量，使用时还应根据具体病人、具体部位决定。

二、局麻方法及其临床应用

（一）表面麻醉

表面麻醉是指将穿透力强的局麻药施用于黏膜表面，使其透过黏膜而阻滞位于黏膜下的神经末梢，从而达到麻醉的一种方法。

1. **适应证** 常用于眼、鼻、咽喉、气管、尿道等处的表面手术或内镜检查。

2. **操作方法** 眼用滴入法，鼻用涂敷法，咽喉气管用喷雾法，尿道用灌入法。

3. **常用药物** 1% ~2.2%丁卡因或2% ~4%利多卡因，滴眼需用0.5% ~1%丁卡因。

（二）局部浸润麻醉

局部浸润麻醉是指将局麻药注射于手术区的组织内，阻滞神经末梢而达到麻醉作用的局麻方法。

1. **适应证** 体表手术、内镜手术和介入性检查的麻醉。

2. **操作方法** 先在手术切口线一端进针，针的斜面向下刺入皮内，注药后形成橘皮样隆起，称皮丘。将针拔出，在第一个皮丘的边缘再进针，如法操作形成第二个皮丘，如此在切口线上形成皮丘带。再经皮丘向皮下组织注射局麻药，即可切开皮肤和皮下组织（图6-1）。

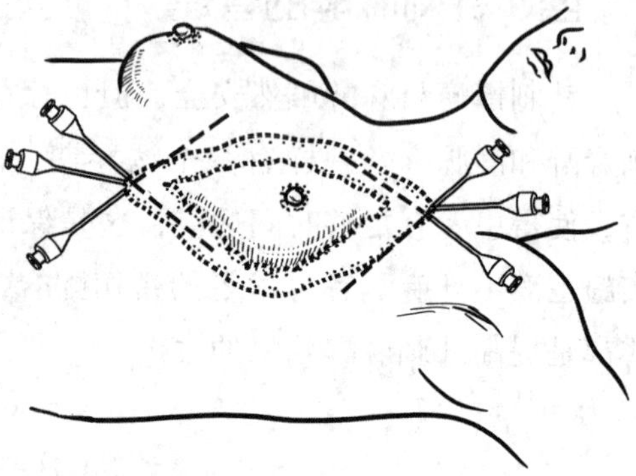

图6-1 局部浸润麻醉示意图

3. **常用药物** 0.5%普鲁卡因或0.25% ~0.5%利多卡因。

4. **注意事项**

（1）逐层浸润，缓慢穿刺，避免弯针及断针。

（2）操作前应进行药液稀释以避免过量。

（3）每次注药前要回抽，以免注入血管内。

（4）化脓及感染部位不宜做局部浸润麻醉，以防炎症扩散。

（三）区域阻滞麻醉

区域阻滞麻醉即通过在术区四周和底部注射局麻药，包围手术区，从而阻滞进入手术区的神经纤维冲动传导。

1. **适应证** 常用于体表肿块切除术，如乳房良性肿瘤的切除、头皮手术等。

2. **操作方法** 与“局部浸润麻醉”相似（图6-2）。

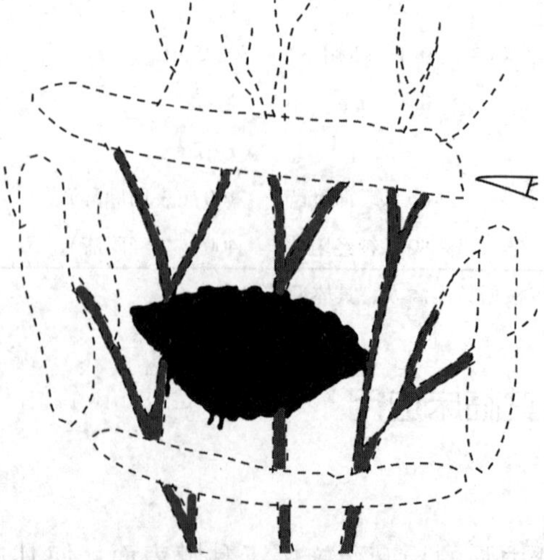

图6-2 区域阻滞麻醉示意图

3. 常用药物 同“局部浸润麻醉”。

（四）神经阻滞

在神经干、丛、节的周围注射局麻药，阻滞其冲动传导，使该神经所支配的区域产生麻醉作用，称神经阻滞。常用的神经阻滞方法有以下几种。

1. 臂丛阻滞 臂丛主要由$C_{5\sim8}$和T_1脊神经的前支组成并支配上肢的感觉和运动。臂丛阻滞可在肌间沟、锁骨上和腋窝三处进行，分别称为肌间沟径路、锁骨上径路和腋径路（图6－3）。

（1）适应证：臂丛阻滞适用于上肢手术，肌间沟径路可用于肩部手术，腋径路更适用于前臂和手部手术。

（2）操作方法

1）肌间沟径路：病人仰卧，头偏向对侧，手臂贴身旁使肩下垂。让病人略抬头以显露胸锁乳突肌的锁骨端，用手指在其后缘向外滑动，可摸到一条小肌肉即前斜角肌，前斜角肌外缘可触及一条大小相同的肌肉即中斜角肌，前、中斜角肌之间的凹陷即肌间沟。用手指沿沟下摸，可触及锁骨下动脉。自环状软骨作一水平线与肌间沟的交点即为穿刺点，此处相当于第6颈椎横突水平。以针头与皮肤垂直进针，刺破椎前筋膜时可有突破感，然后向内并向足端方向进入少许。当针触及臂丛神经时，病人常诉异感，此时回抽无血或脑脊液，即可注射局麻药。

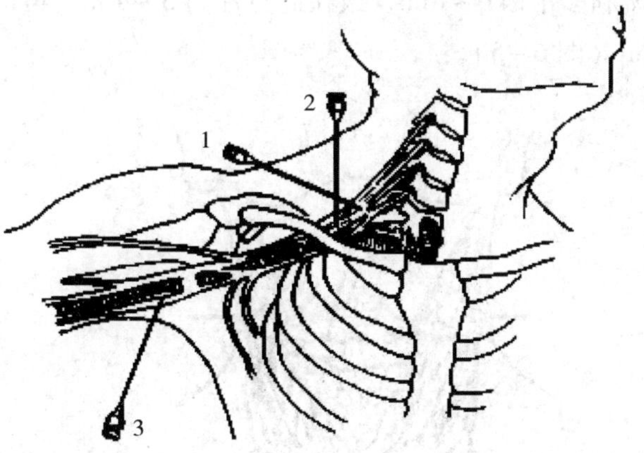

图6－3 臂丛阻滞方法

1. 肌间沟径路 2. 锁骨上径路 3. 腋径路

2）锁骨上径路：病人体位同“肌间沟径路”，患侧肩下垫一小薄枕，以充分显露颈部。麻醉者站在病人头侧，确定锁骨中点后，可在锁骨上窝深处摸到锁骨下动脉的搏动，臂丛神经即在其外侧。在锁骨中点上1cm处进针，并向后、内、下方向推进，当病人诉有放射到手指、腕或前臂的异感时即停止前进，回抽如无血或空气，即可注入药液。如未遇到异感，针尖进入1～2 cm深度时将触及第1肋骨，可沿第1肋骨的纵轴向前后探索，引出异感后注药，或沿肋骨做扇形封闭，即可阻滞臂丛神经。

3）腋径路：病人仰卧，剃去腋毛，患肢外展90°，前臂再向上屈曲90°，呈行军礼姿势。麻醉者站在患侧，在胸大肌下缘与臂内侧缘相接处摸到腋动脉搏动，并向腋窝顶部摸到搏动的最高点。操作时右手持针头，左手示指和中指固定皮肤和动脉，在动脉的挠侧缘或尺侧缘与皮肤垂直方向刺入。刺破鞘膜时有较明显的突破感，即停止前进。松开手指，针头随动脉搏动而跳动，表示针尖在腋鞘内。回抽无血后注入局麻药。注射时压迫注射点远端，有利于药液向腋鞘近心端扩散，以利于阻滞肌皮神经。

（3）并发症：肌间沟径路和锁骨上径路可发生膈神经麻痹、喉返神经麻痹和霍纳综合征（Horner syndrome）。霍纳综合征是因星状神经节被阻滞，出现同侧瞳孔缩小、眼睑下垂、鼻黏膜充血和面部潮红等症状群。如穿刺不当，锁骨上径路可发生气胸，肌间沟径路可引起高位硬膜外阻滞，或药液意外注入蛛网膜下腔而引起全脊髓麻醉。

2. 颈丛阻滞 颈丛由 $C_{1\sim4}$ 脊神经前支组成，分深丛和浅丛，支配颈部肌组织和皮肤。C_4 和 T_2 支配的皮肤区域相邻。C_1 主要是运动神经，故阻滞时不需考虑此脊神经。

（1）适应证：可选用于颈部手术，如甲状腺手术、气管切开术和颈动脉内膜剥脱术等。

（2）操作方法

1）深丛阻滞：病人仰卧，头转向对侧确定 C_2、C_3、C_4 横突后，分别对准横突进针，如遇到骨质感，提示已触及横突，深度为 2～3cm，各点注射局麻药 3～4ml（图 6－4）。

2）浅丛阻滞：体位同“深丛阻滞”。在胸锁乳突肌后缘中点垂直进针至皮下，注射 1% 利多卡因 6～8ml，或在此点注射 3～4ml，再沿胸锁乳突肌后缘向头侧和尾侧各注射 2～3ml（图 6－5）。

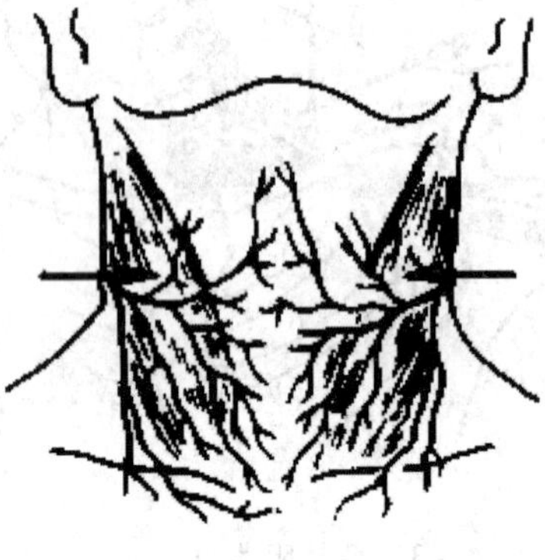

图 6－4　深丛阻滞进针点

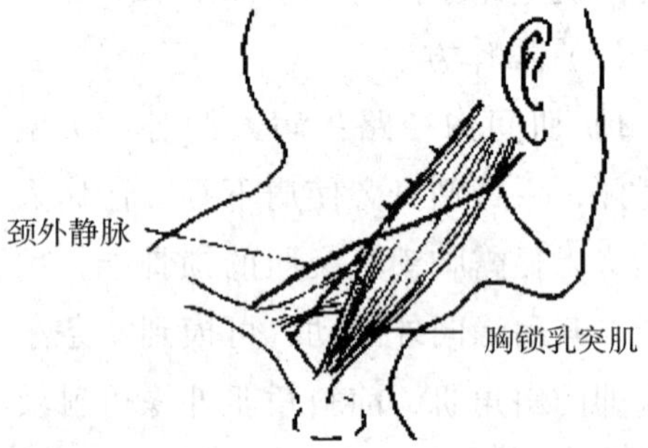

图 6－5　浅丛阻滞进针点

（3）并发症：①局麻药毒性反应；②药液意外注入蛛网膜下腔或硬膜外间隙；③喉返神经麻痹；④霍纳综合征。

此外还有肋间神经阻滞以及指（趾）神经阻滞，临床上须根据具体情况进行应用操作。

三、局麻药不良反应及其防治

局麻药的不良反应主要包括中毒反应、过敏反应和特异质反应三类。

（一）中毒反应

1. 概述 局麻药吸收入血液后，当血药浓度超过一定阈值时，就会发生局麻药的全身毒性反应，严重者可致死。

2. 防治 一次用药量不应超过限量，注药前应回吸无血液，根据具体情况和用药部位酌减剂量，药液内加入适量肾上腺素，以及给予麻醉前用药如地西泮或巴比妥类药物等。一旦发生毒性反应，应立即停止用药，吸入氧气。轻度毒性反应者可静脉注射地西泮 0.1mg/kg，有预防和控制抽搐的作用。对于惊厥反复发作者以防窒息，必要时给予气管内插管。如出现低血压，可用麻黄碱或间羟胺等维持血压，心率缓慢则静注阿托品。一旦呼吸、心跳停止，应立即进行心肺复苏。

（二）过敏反应

1. 概述 亦即变态反应。临床上酯类局麻药过敏者较多，酰胺类局麻药极罕见。有时常易将局麻药毒性反应或添加肾上腺素的不良反应误认为过敏反应。

2. 防治 如发生过敏反应应首先中止用药，保持呼吸道通畅，吸氧，维持循环稳定，适当补充血容量，同时应用糖皮质激素和抗组胺药。若发生休克，要抗休克治疗。

（三）特异质反应

用小量局麻药即出现毒性反应症状者，称为特异质反应，也称为高敏反应（hypersusceptibility）。该反应发生原因不明确，后果严重，一旦发生应按“中毒反应”处理。

第五节　椎管内麻醉

椎管内麻醉（combined spinal－epidural block，CSE）是指通过向椎管内注入局麻药以达到阻滞脊神经的传导功能，使相应区域的感觉和运动功能消失的一种麻醉方法，根据局麻药注入的腔隙不同，分为蛛网膜下腔阻滞（腰麻）、硬脊膜外间隙阻滞及腰麻－硬脊膜外间隙联合阻滞，统称椎管内麻醉。

一、蛛网膜下腔阻滞麻醉

将局麻药注入到蛛网膜下腔，阻断部分脊神经的传导功能而引起相应支配区域的麻醉作用，称为蛛网膜下腔阻滞（spinal block），又称脊椎麻醉或腰麻。

（一）适应证

1. 下腹部及盆腔手术。
2. 下肢手术。
3. 肛门及会阴部手术。

（二）禁忌证

1. 中枢神经系统疾患，如脑脊膜炎、脊髓灰质炎、颅内压增高等。
2. 低血容量性休克，在血容量未补足的情况下应禁用。
3. 全身严重感染或穿刺部位有皮肤感染者。
4. 脊柱畸形、腰部外伤、腰椎结核患者。
5. 妊娠、腹部巨大肿瘤、严重腹水等，因腹内压增高及腹腔内血管扩张，容易出现循环骤变，且阻滞平面难以有效控制，应禁用。
6. 老年人、消瘦、体弱、心脏病、高血压等病人应严格控制用药量和麻醉平面。不能合作者，如小儿或精神病病人，一般不用腰麻。

（三）常用药物

蛛网膜下腔阻滞常用普鲁卡因、丁卡因、丁吡卡因或利多卡因等局麻药。临床上可根据手术种类和手术时间长短酌情选择（表6－3）。

表6－3　不同腰麻平面常用药物剂量及其作用时间（剂量单位：mg，时间：min）

药名	高平面	中平面	低平面	鞍区	常用浓度（%）	诱导时间	持续时间*
普鲁卡因	125～180	100～150	75～125	50～100	5	1～3	45～90
丁卡因	10～12	8～10	6～8	4～6	0.33	5～10	120～180
布比卡因	12～15	10～12	8～10	8	0.75	5～10	120～240
丁吡卡因	10～15	8～10	5～7	5	0.5～0.75	5～10	150分钟，甚至更长

*下肢、肛门会阴部手术维持时间较其他部位长；若在局麻药中加入肾上腺素，则作用时间更长。

（四）操作方法

1. 体位

（1）侧卧位：腰麻穿刺术穿刺时病人一般取侧卧位，这也是最常用的体位，屈膝抱膝，头颈向胸部屈曲，腰背部尽量向后弓曲，使棘突间隙张开便于穿刺，保持肩背在同一平面，背与手术台垂直，背平面齐于手术台边缘（图6-6）。

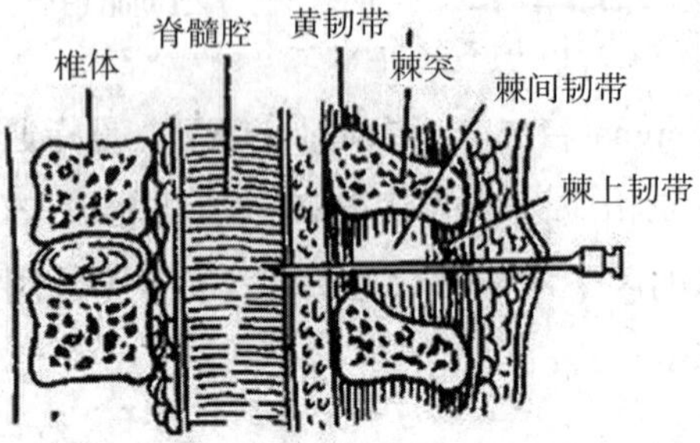

图6-6 腰麻穿刺定位示意图

（2）坐位：鞍区麻醉时常选取坐位，由助手扶持病人坐于手术台上，两足登凳，双手扶膝，头下垂，使腰背部后弓突出，保持体位不动。

2. 皮肤消毒范围 消毒范围原则应宽，上至肩胛下角，下至尾骨，两侧至腋后线，然后以穿刺点为中心铺无菌洞巾。

3. 穿刺方法 成人穿刺点一般选$L_{3\sim4}$间隙，也可酌情上移或下移一个间隙。在两侧髂嵴最高点做一连线，此线与脊柱相交处即为L_4棘突或$L_{3\sim4}$棘突间隙。以此定位亦可选取$L_{2\sim3}$、$L_{4\sim5}$间隙作为穿刺点。

（1）直入法：以0.5%~1%普鲁卡因在间隙正中做皮丘，并在皮下组织和棘间韧带逐层浸润。腰椎穿刺针刺过皮丘后，进针方向应与病人背部垂直，并仔细体会进针时的阻力变化。当针穿过黄韧带时，常有明显落空感，再进针刺破硬脊膜和蛛网膜，出现第二次落空感。拔出针芯见有脑脊液自针内滴出，即表示穿刺成功。有些病人脑脊液压力较低，穿刺后无脑脊液流出或流出不畅，可由助手压迫病人的颈静脉，升高脑脊液压力使其流畅。穿刺成功后将装有局麻药的注射器与穿刺针衔接，注药后将穿刺针连同注射器一起拔出（图6-7）。

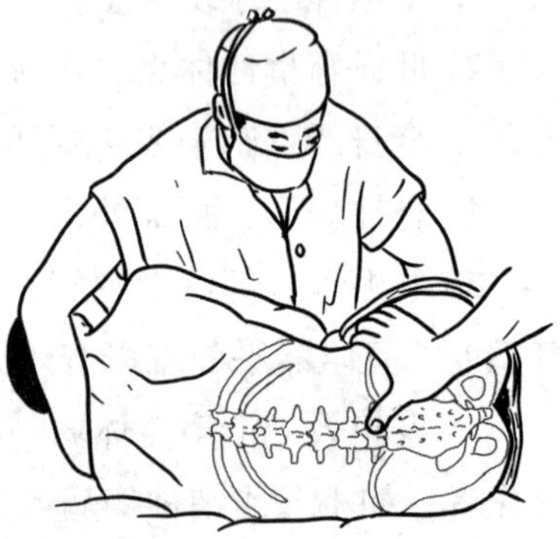

图6-7 直入法穿刺示意图

（2）侧入法：在棘突中线旁开1~1.5 cm处进针，针尖向中线倾斜，约与皮肤呈75°，避开棘上韧带而刺入蛛网膜下腔。适用于棘上韧带钙化的老年病人、肥胖病人或直入法穿刺有困难者。

（五）麻醉管理

1. 麻醉平面的调节 麻药注入蛛网膜下腔以后，应设法在短时间内调节和控制麻醉平面。调节平面应在注药后5~10分钟内完成。

2. 病人体位调节 病人注药仰卧位后，应根据手术区对麻醉平面的要求，改变病人体位进行调节，同时严密观察病人的呼吸和血压变化（图6－8与图6－9）。

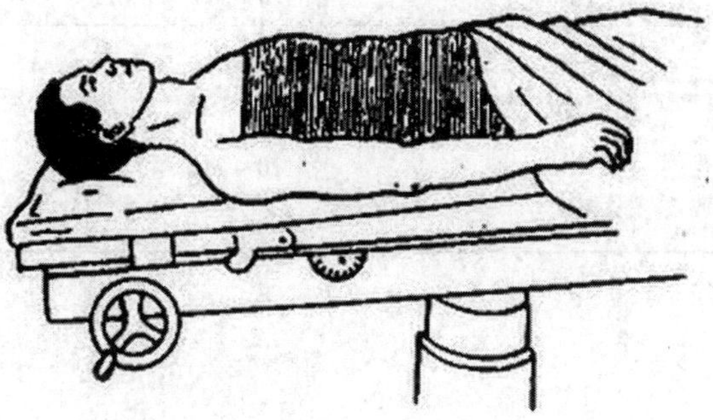

图6－8　腰麻平面调节（头低足高位）

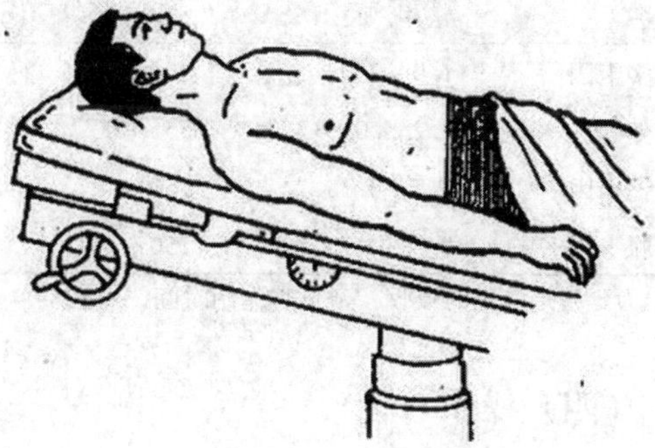

图6－9　腰麻平面调节（头高足低位）

3. 注药速度调节　注药速度越快，麻醉范围越广；速度越慢，则麻醉范围越局限。一般的注药速度为每5秒注射1ml。

（六）术后并发症

1. 术后头痛　为常见并发症，常出现于麻醉后6～12小时，以年轻女性病人较多见。其特点是抬头或坐起时头痛加重，平卧后减轻或消失。约半数病人的症状在4天内消失，一般不超过1周。

2. 尿潴留　较常见，主要因支配膀胱的副交感神经纤维很细，对局麻药很敏感，阻滞后恢复较晚而发生尿潴留。

3. 脑脊膜炎　可因直接或间接原因引起，如皮肤感染、脓毒症者等，严重者可危及生命，故重在预防。

4. 腰麻后神经并发症　①脑神经麻痹：一般在腰麻后1周发病，常先有剧烈头痛、畏光、眩晕，继而出现斜视和复视；②粘连性蛛网膜炎：病程发展较慢，常先出现感觉障碍，逐渐发展成感觉丧失和瘫痪，发生原因不明；③马尾丛综合征：局限于会阴区和下肢远端的感觉和运动障碍，严重者大、小便失禁。如因穿刺损伤，一般可自愈。

二、硬脊膜外间隙阻滞麻醉

硬脊膜外间隙阻滞（epidural block）是指将局麻药注射到硬脊膜外间隙，阻滞部分脊神经的传导功能，使其所支配区域的感觉或（和）运动功能暂时消失的麻醉方法，简称硬膜外阻滞或硬膜外麻醉。

（一）适应证

最常用于横膈以下的各种腹部、腰部和下肢手术，且不受手术时间的限制；还用于颈部、上肢和胸壁手术。但麻醉操作和管理技术都较复杂，采用时要慎重。

（二）禁忌证

与“腰麻”相似。

（三）常用药物

硬膜外阻滞所需局麻药要求：麻醉效果可靠，诱导期短，弥散性能强，毒性小。临床常用药物详见表6－4。

表 6-4　成人硬膜外阻滞常用药物剂量及其作用时间

药名	常用浓度（%）	一次最大量（mg）	起效时间（min）	作用时间（min）
利多卡因	1.0~2.0	400	5~8	60~90
丁卡因	0.25~0.33	75~100	10~20	180~240
布比卡因	0.5~0.75	150	4~10	120~210
罗哌卡因	0.5~0.75	150	16~18	120~210

注：为延缓局麻药的吸收，延长其作用时间，可在局麻药中加入1：20万肾上腺素。

（四）操作方法

1. 体位　常取侧卧位，具体要求与“腰麻”相同。

2. 穿刺点　根据手术部位选择。可在颈、胸、腰各段间隙进行。由于硬膜外间隙内无脑脊液，药液注入后依赖本身的容积向两端扩散，故一般选择手术区域中央的相应棘突间隙穿刺（表6-5）。

表 6-5　各手术部位穿刺点

手术部位	上肢	乳腺	上腹部	中腹部	下腹部	下肢	会阴
棘突间隙	$C_6 \sim T_1$	$T_{3\sim4}$	$T_{8\sim10}$	$T_{9\sim11}$	$T_{12} \sim L_2$	$L_{2\sim4}$	$L_{4\sim5}$或骶裂孔

注：手术范围广者可选择高、低两个穿刺点置管。

3. 穿刺方法

（1）直入法：确定穿刺点后消毒铺巾，在上、下棘突间的正中线做皮内和棘间韧带局部浸润麻醉。用针刺透皮肤及棘上韧带，沿针眼将穿刺针插入，在棘间韧带中缓缓推进穿刺针，直至遇到黄韧带阻力，拔出针芯，接含水柱的细玻璃接管，连续稍用力推进，当阻力突然消失、玻璃管内水柱移动时，可初步判断针尖已进入硬膜外间隙。注水或注气无阻力、回抽无脑脊液和血液、置管无阻挡时，试验性注入局麻药3~5ml，5~10分钟内无脊髓麻醉征象后可确定导管在硬膜外间隙，可分次注入全量局麻药。

（2）侧入法：在棘突正中旁开1.0~1.5cm处做局部浸润麻醉，将硬膜外穿刺针与皮肤呈75°角对准棘突间隙刺入，经棘突间孔刺破黄韧带进入硬膜外腔。

（五）并发症及其处理措施

1. 术中并发症　包括全脊椎麻醉，局麻药毒性反应，恶心、呕吐等，一旦发生立即给予对症处理。

2. 术后并发症　硬膜外阻滞的术后并发症一般较腰麻为少。少数病人出现腰背痛或暂时尿潴留，一般多不严重。但它也可发生严重神经并发症，甚至截瘫，其致病原因有损伤、血肿、感染和脊髓血管病变等。对于这些并发症，应以预防为主。

三、骶管阻滞

经骶裂孔将局麻药注入骶管腔内，阻滞骶脊神经，称骶管阻滞（caudal block），是硬膜外阻滞的一种。

1. 适应证　适用于直肠、肛门和会阴部手术。

2. 操作方法　取侧卧位或俯卧位。侧卧位时腰背向后弓曲，两膝向腹部靠拢，放松臀部肌肉。穿刺前先触及尾骨尖端，再沿中线向头端方向3～4cm处可摸到一个“V”形或“U”形凹陷，其两旁各有一蚕豆大小的骨质隆起（即为骶角），两骶角之间的凹陷即骶裂孔。在骶裂孔中心做皮丘，针垂直刺过皮肤和覆盖骶裂孔的骶尾韧带。当穿透韧带后将针干向尾侧倾斜，与皮肤呈30°～45°方向进针，即可进入骶管腔。穿刺成功后接上注射器，回抽无血液和脑脊液即可注入局麻药。

如病人骶管畸形、穿刺点有感染、穿刺困难或回抽有血液者，可改用鞍区麻醉或硬膜外阻滞。

四、椎管内复合麻醉

将蛛网膜下隙与硬膜外隙联合阻滞麻醉结合在一起称为椎管内复合麻醉，又称腰麻－硬膜外联合麻醉（combined spinal－epidural anesthesia，CSEA）。其特点是既有腰麻起效快、镇痛完善与肌松弛的优点，又有硬膜外阻滞时可满足长时间手术的需要及便于术后镇痛等长处。操作方法如下。

1. 两点法 病人体位与腰麻相同，先选T_{12}～L_1或$L_{1\sim2}$，做硬膜外隙穿刺并置入导管，然后再于$L_{3\sim4}$或$L_{4\sim5}$间隙行蛛网膜下隙穿刺。

2. 一点法 经$L_{2\sim3}$或$L_{3\sim4}$棘突间隙用特制的联合穿刺针做硬膜外隙穿刺，穿刺成功后再用配套的25G腰穿针经硬膜外穿刺针内行蛛网膜下隙穿刺，见脑脊液流出即可注入局麻药（腰麻）；然后退出腰穿针，再经硬膜外针向头端置入硬膜外导管，并固定导管备用。目前临床上多采用一点法。

第六节 全身麻醉

全身麻醉是指应用全身性麻醉药物，有控制地使病人暂时丧失意识和全部感觉的方法。根据全麻药进入人体的途径不同，可以分为吸入麻醉和非吸入麻醉两大类。非吸入麻醉包括静脉注射麻醉、肌内注射麻醉和直肠灌注麻醉等，临床上主要施用静脉注射麻醉。特点：可控，可逆，无后遗症。

一、全身麻醉深度的检测

目前常根据病人的呼吸、循环、眼征、皮肤特征等粗略地将麻醉程度分为浅麻醉期、手术麻醉期和深麻醉期三期（表6－6）。

表6－6 根据临床体征判断全身麻醉深度的分期标准

麻醉深度	呼吸	循环	眼征	其他
浅麻醉期	不规律	血压升高	睫毛反射（－）	吞咽反射（＋）
	呛咳	脉率增快（手术	眼睑反射（＋）	出汗（＋）
	正压通气阻力过高	刺激强时尤甚）	偏视、流泪	分泌物增加
	喉痉挛		眼球运动（＋）	手术刺激体动（＋）

续表

麻醉深度	呼吸	循环	眼征	其他
手术麻醉期	呼吸规律 正压通气阻力减少 黏膜分泌物减少	血压稍降 脉搏正常	眼睑反射（-） 眼球固定中央	手术刺激体动（-） 分泌物减少 肠鸣音（-）
深麻醉期	膈肋呼吸 呼吸次数增加 点头呼吸	血压下降 脉搏减慢	对光反射（-） 瞳孔散大	

二、吸入麻醉

吸入麻醉是指吸入挥发性麻醉药、蒸汽或气体全麻药，经肺泡进入血液循环，作用于中枢神经系统而达到全麻作用的方法。吸入麻醉具有作用全面、可控性强、麻醉深度易控制、较为安全的优点。但其缺点是容易造成环境污染、肝毒性大、抑制缺氧性肺血管收缩和恶性高热等。

（一）吸入麻醉方法

1. 开放点滴法 即将挥发性全麻药滴在扣于病人口鼻部的纱布覆盖的金属丝麻醉面罩上，借呼出气蒸发麻醉药，靠吸气吸入麻醉药蒸气以达到全身麻醉的目的。

2. 半封闭法 利用呼出活瓣装置，让病人吸入氧气及麻醉药混合气体以维持全麻状态，呼出的气体大部分通过活瓣排入大气，极小部分则被复吸。

3. “T”型管吹入法 常用于小儿麻醉，应用一个“T”型接管，竖管接麻醉药、氧混合气体，横管的一端接气管内插管，另一端开放于大气。本法呼吸阻力极小，死腔亦小，但需高流量氧、麻醉药混合气体，因此药物耗量大。

4. 密闭法 是最常用的吸入麻醉方法。病人只呼吸由麻醉机提供的氧和麻醉气体，呼出的气则由钠石灰部分吸除，剩余的氧和麻醉气体可全部复吸，由此维持全麻状态。本法麻醉深度极易主动控制，体热和水分丧失少，麻醉药耗量极少，可按需施行辅助呼吸或控制呼吸，麻醉气体对环境污染小。

（二）常用吸入麻醉药

常用的吸入麻醉药物有氧化亚氮、恩氟烷、异氟烷、七氟烷以及地氟烷等，临床应用时应根据相应的药物特点进行选择。

三、静脉麻醉

静脉麻醉（intravenous anesthetics）是指全麻药经静脉注射进入体内，通过血液循环作用于中枢神经系统而产生全身麻醉作用的方法。其优点为用药简单方便、诱导快、对呼吸道无刺激、无环境污染。但其麻醉深度不易控制，剂量个体差异大，麻醉征象不易辨别以及容易导致呼吸、循环功能抑制。目前多用几种药物联合使用，这种方法称为静脉复合麻醉，为当前广为应用的全麻方法之一。

（一）静脉麻醉药品及其应用

1. 硫喷妥钠　为超短效巴比妥类静脉全麻药，容易透过血－脑屏障，增强脑内抑制性递质的抑制作用，从而影响突触的传导，抑制网状结构的上行激活系统。硫喷妥钠主要在肝代谢降解，肝功能障碍者麻醉后清醒时间可能延长。

（1）临床应用

1）全麻诱导：常用剂量为成人2.5～4.5mg/kg，儿童4～6mg/kg，辅以麻醉性镇痛药和肌松药即可完成气管内插管。但不宜单独用于气管内插管，容易引起严重的喉痉挛。

2）短小手术的麻醉：脓肿切开引流、血管造影等，静脉注射2.5%溶液3～5mg/kg。

3）控制惊厥：2.5%溶液1～2mg/kg。

4）小儿基础麻醉：深部肌内注射1.5%～2%溶液15～20mg/kg。

（2）禁忌证：对于严重肝肾功能不全、周围循环衰竭、呼吸功能不全、临产分娩或剖宫产手术、巴比妥类药物过敏者禁用。

2. 氯胺酮　主要选择性抑制大脑联络径路和丘脑－新皮质系统，兴奋边缘系统，而对脑干网状结构的影响较轻，其镇痛作用显著。氯胺酮有兴奋交感神经作用，使心率增快、血压及肺动脉压升高。而对低血容量性休克及交感神经呈高度兴奋者，氯胺酮可呈现心肌抑制作用。对呼吸的影响较轻，但用量过大或注射速度过快时可引起显著的呼吸抑制，甚至呼吸暂停，应特别警惕。氯胺酮可使唾液和支气管分泌物增加，对支气管平滑肌有松弛作用。主要在肝内代谢，代谢产物去甲氯胺酮仍具有一定生物活性，最终代谢产物由肾排出。

（1）临床应用：可用于各类短小手术、体表手术、全麻诱导、小儿基础麻醉以及诊断性检查。

（2）禁忌证：对于严重高血压、颅内压升高、眼压升高、心功能代偿不全、癫痫及精神分裂症等患者禁用。

3. 异丙酚（丙泊酚）　具有镇静、催眠作用，有轻微镇痛作用。起效快，停药后苏醒快而完全。经肝脏代谢，代谢产物无生物活性。反复注射或静脉持续滴注时体内有蓄积，但对肝、肾功能无明显影响。

（1）临床应用：用于全麻诱导维持、门诊小手术和内镜检查等。

（2）禁忌证：严重心脏病、休克、严重低血容量等循环功能不良者以及严重呼吸功能不全者。

4. 依托咪酯（乙咪酯）　为短效催眠药，无镇痛作用，起效快，可降低脑血流量、颅内压及脑代谢率。对心率、血压及心排血量的影响均很小。主要在肝内水解，代谢产物不具有活性。对肝、肾功能无明显影响。

（1）临床应用：主要用于全麻诱导，适用于年老体弱和危重病人的麻醉，对心功能受损的病人更适宜，也可用于简短手术及全身复合麻醉的辅助用药。

（2）禁忌证：对于免疫功能抑制、进行器官移植、呼吸功能不全及肾上腺皮质功能不全者禁用。

5. 咪达唑仑　具有较强的镇静、催眠、抗焦虑、抗惊厥及降低肌张力作用。起效较快，半衰期较短。对呼吸的抑制作用与剂量及注射速度有关。临床上作为麻醉前用药、麻醉辅助用药，也常用于全麻诱导等。

四、中药麻醉

（一）特点

1. 临床适用范围较广。

2. 中药麻醉效果确实、较为安全。

3. 中药麻醉的机制、有效成分、作用靶点等还有待于进一步研究揭示。

（二）适应证与禁忌证

1. 适应证 较广泛，可用于临床各科、各年龄组的手术。

2. 禁忌证 高血压、心动过速、心功能不全以及肝肾功能严重损害、青光眼或高热、甲状腺功能亢进症病人。

（三）中药麻醉的配方与剂型

中药麻醉有单药成分（如洋金花总碱）和复方（如洋金花、生草乌、曼陀罗等）制剂。

目前最常用的为针剂，如洋金花总碱注射液（中麻Ⅰ号）、东莨菪碱注射液（中麻Ⅱ号）。其次有汤剂，其制作方便，一般麻醉能够维持1小时，流浸膏剂一般作用时间在30分钟左右；还有冲剂等。

（四）麻醉方法

目前临床中的中药麻醉系以中药洋金花为主，辅以冬眠合剂的一种中西医结合复合麻醉。

1. 与冬眠合剂复合麻醉 用冬眠合剂1号（哌替啶100mg、氯丙嗪50mg、异丙嗪50mg）或冬眠4号（哌替啶100mg、异丙嗪50mg）半量静脉滴注诱导，滴完后静脉滴注中麻Ⅰ号0.08～0.1mg/kg或中麻Ⅱ号0.04～0.06mg/kg，2～3分钟后进入全麻状态，20分钟后再注入冬眠合剂1/4量，一般无需气管插管即可进行手术，术中麻醉变浅者可酌情加冬眠合剂或芬太尼，需肌肉松弛者可复合使用肌肉松弛药物，并施行呼吸控制。

2. 与神经安定镇痛合剂复合麻醉 先静脉给予东莨菪碱0.02～0.03mg/kg，然后给予氟哌啶醇与芬太尼混合液。气管插管前加肌松药，然后进行手术，麻醉变浅时可分次追加芬太尼。

（五）麻醉管理

1. 麻醉深度的控制 可根据手术需求追加冬眠合剂或者中药麻醉药物，必要时给予间断氧化亚氮吸入或静脉给予硫喷妥钠、异丙酚等。

2. 术中监测和管理

（1）呼吸管理：一旦出现呼吸抑制，立即给予辅助呼吸或改变麻醉方式。

（2）循环管理：中药麻醉时心率有不同程度的增快，应予以控制。

（3）体温管理：中药麻醉剂洋金花能够抑制汗腺分泌，影响皮肤散热，容易导致小儿产生高热。在物理降温的基础上可给予解热镇痛剂。

中药麻醉在临床中积累了大量的实践经验，并在一定时期发挥了应有的作用。以洋金花为主的中药麻醉剂还有它独具的特色和优点，在今后的麻醉领域中将发挥更大作用。

第七节 气管内插管术

气管内插管（endotracheal intubation）是指将特制的气管导管，经口腔或鼻腔插入到病人的气管内。在心肺复苏和其他危重病人抢救时都需要行气管内插管术。根据插管所经途径不同，常有经口腔或鼻腔两种插管方法。

一、适应证

1. 凡是在全身麻醉时，难以保证病人呼吸道通畅者，如颅内手术、开胸手术、需俯卧位手术等。

2. 全麻药对呼吸有明显抑制或应用肌松药者。

3. 呼吸衰竭需要进行机械通气者。

4. 心肺复苏以及新生儿严重窒息时，都必须行气管内插管。

二、气管内插管方法

（一）经口腔明视插管

1. 插管前准备

（1）麻醉机是否运转正常，检查气囊是否漏气，供氧设备是否正常。

（2）检查用于吸附气体的钠石灰是否失效。

（3）选择合适的气管导管、合适的麻醉面罩；准备好喉镜、牙垫及衔接管。

（4）检查吸引器、吸引导管、吸痰瓶及负压吸引力是否合适。

2. 操作方法 将病人头部尽量后仰，左手持喉镜柄将喉镜片放入口腔后缓慢推进，先见到悬雍垂，将镜片垂直提起前进可见会厌，挑起会厌显露声门。如采用弯镜片插管则将镜片置于会厌与舌根交界处（会厌谷），用力向前上方提起即显露声门（图 6－10）。如用直镜片插管，应直接挑起会厌显露声门（图 6－11）。右手持气管导管由右口角插入口腔，准确轻巧地将导管尖端插入声门。导管插入气管内的深度：成人为 4～5cm，小儿为 2～3cm，一般导管尖端至中切牙的距离为 18～22cm。插管完成后，要确认导管已进入气管内，向气囊内注气 5～10ml，然后再固定。确认方法有：①压胸部时，导管口有气流；②人工呼吸时，可见双侧胸廓对称起伏，并可听到清晰的肺泡呼吸音；③如用透明导管时，吸气时管壁清亮，呼气时可见明显的“白雾”样变化；④病人如有自主呼吸，接麻醉机后可见呼吸囊随呼吸而张缩；⑤监测呼气末二氧化碳分压，若波形为直线或数字为零时说明气管导管误入食管。

3. 注意事项

（1）插管的关键在于显露声门，因此应尽量使口腔肌肉松弛。

（2）静脉快速诱导时，插管动作要迅速，一般要求在 2 分钟内完成。

（3）暴露声门时喉镜着力点放在喉镜片的顶端，不可以上颌中切牙为支点。

（4）插管动作要轻柔，最好旋转气管导管推进，如遇阻力，分析原因并进行处理。

（5）无法显露声门者，可请他人协助压迫喉结部位以助于看清声门。

（6）完成插管后，为防止气管插管进入食管内，应予以认真检查。

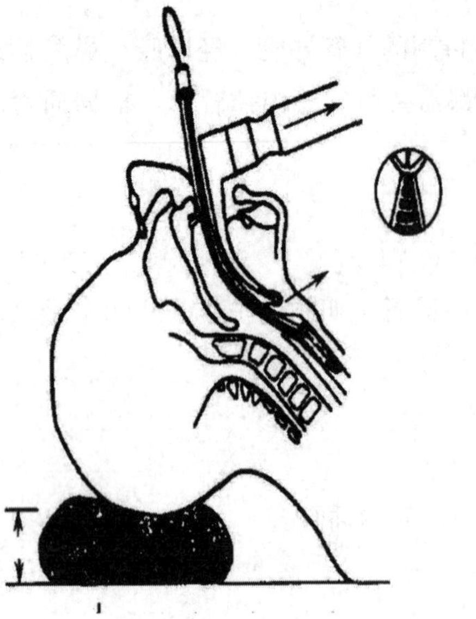

图 6－10　用弯喉镜显露声门

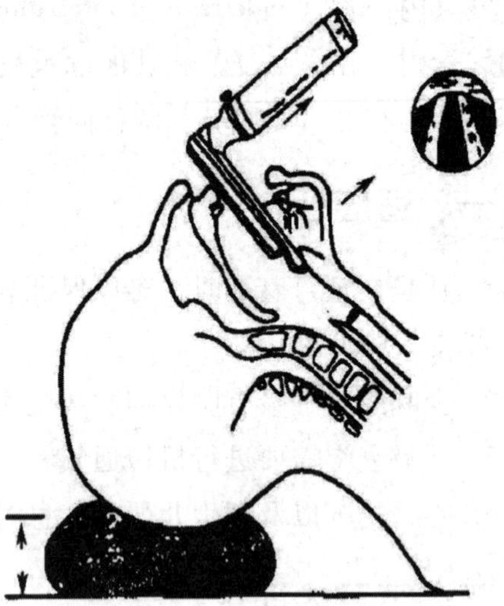

图 6－11　用直喉镜显露声门

（二）经鼻腔盲探插管

1. 概述　即将气管导管经鼻腔在非明视条件下，插入气管内。本法主要适用于有张口确实困难，喉镜难以置入口腔并需要呼吸道管理的病人。

2. 操作方法　先做鼻腔黏膜表面麻醉，并滴入 3% 麻黄碱使鼻腔黏膜的血管收缩以减少出血。在插管过程中边前进边侧耳听呼出气流的强弱，同时调整病人头部位置，以寻找呼出气流最强的位置。在声门开放时将导管迅速推进，如进入声门则感到推进阻力减小，管内呼出气流亦极其明显，有时病人有咳嗽反射，接上麻醉机可见呼吸囊随患者呼吸而张缩，表明导管插入气管内（图 6－12）。

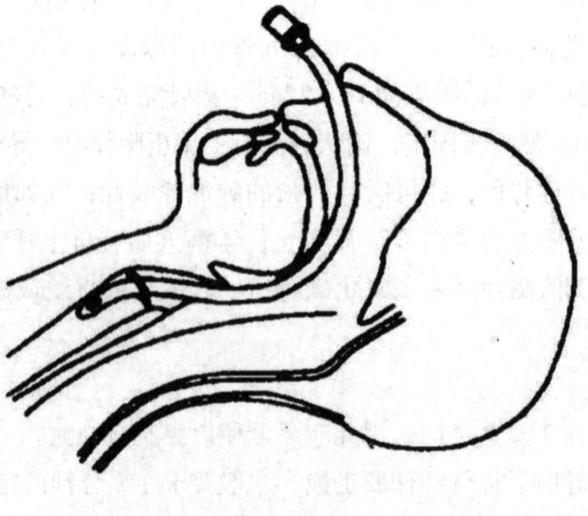

图 6－12　导管经鼻腔插入气管内

三、拔管指征

1. 病人完全清醒，呼之有明确反应，能够对答。

2. 自主呼吸恢复，潮气量良好，肌张力基本恢复。

3. 吞咽反射、咳嗽反射恢复良好。

4. 呼吸道梗阻或呼吸抑制解除，肺功能及循环功能恢复良好。

四、气管内插管的并发症

气管内插管术因准备和处理不当常造成以下常见并发症。

1. 插管引起牙齿脱落、口咽部和鼻腔的软组织损伤或颞下颌关节脱位。

2. 喉镜应用不当造成喉头水肿或损伤会厌和声带，引起声音嘶哑和呼吸困难。

3. 气管插管误入食管内未及时发现，导致胃肠道积气，严重时可引起胃肠道穿孔。

4. 气囊充气过度导致气管壁受压时间长而致气管壁坏死塌陷等。

5. 浅麻醉下行气管内插管可引起剧烈呛咳、憋气、喉头及支气管痉挛，心率增快及血压剧烈波动而导致心肌缺血。迷走神经反射可导致心动过缓，甚至心搏骤停。

6. 气管导管内径过小，可使呼吸阻力增加；导管内径过大或质地过硬都容易损伤呼吸道黏膜，甚至引起急性喉头水肿或慢性肉芽肿。导管过软则容易变形，或因压迫、扭折而引起呼吸道梗阻。

7. 导管插入太深者可误入一侧支气管内，易引起通气/血流比例失调或术后肺不张；导管插入太浅时，可因病人体位变动而脱出，从而导致意外发生。因此，插管后及改变体位时应常规听诊双肺的呼吸音，及时确定导管位置。

扫码“练一练”

（赵晓平　杨宗林）

扫码“学一学”

第七章 体液与营养代谢

要点导航

1. **掌握** 外科补液的特点及其原则。
2. **熟悉** 各型水、电解质代谢紊乱和酸碱平衡失调的临床表现、诊断和治疗原则。
3. **了解** 水、电解质的含量、分布和代谢；外科营养支持。

第一节 概 述

机体正常代谢和各组织、器官功能的正常运行依赖于正常的体液容量、渗透压和电解质含量。若这一动态平衡因疾病、手术和创伤等因素而被破坏，将导致水和电解质紊乱。因而处理这些问题成为外科病人治疗中一个重要的内容。

一、体液组成和分布

体液（body water）是由水、电解质和有机物质组成。

人体内的体液因性别、年龄和体脂含量而异。成年男子体液总量约占体重的60%；成年女性因脂肪组织较男性多，故体液总量约占体重的50%；婴幼儿可高达80%，以后随其年龄的增长，脂肪的含量也逐渐增多，14岁以后体液总量已与成人相似。

体液分为细胞内液和细胞外液两部分。细胞内液绝大部分位于骨骼肌内，故男性细胞内液约占体重的40%，女性约占体重的35%（女性肌肉不如男性发达）；细胞外液约占体重的20%，其中血浆约占体重的5%，组织间液约占体重的15%。男女血浆及组织间液总量存在微小差异。

细胞外液又分为“功能性细胞外液”和“无功能性细胞外液”，前者（约占细胞外液的98%）能与血管内的液体或细胞内液进行交换并取得动态平衡，对维持机体水和电解质平衡起着重要的作用；而后者存在于颅腔、胸腔、腹腔、眼球、关节腔及消化道中的“第三间隙”，仅有缓慢地交换和取得平衡的能力，对维持体液平衡的作用甚小。

细胞外液中主要的阳离子为Na^+，主要的阴离子为Cl^-、HCO_3^-和蛋白质。细胞内液中主要的阳离子为K^+、Mg^{2+}，主要的阴离子为HPO_4^{2-}和蛋白质。细胞内、外液的渗透压相等，正常血浆渗透压为280～310mmol/L。

二、体液平衡及调节

（一）水平衡

其规律是“多进多排，少进少排，不进也排”。正常人每日出入水量见表7－1。

表 7－1　正常成人每日出入水量（ml）

摄入量		排出量	
饮水	1000～1500	尿	1000～1500
食物含水	700	粪	150
代谢产水	300	皮肤（无汗蒸发）	500
		呼吸蒸发	350
共计	2000～2500	共计	2000～2500

（二）电解质平衡

电解质在细胞内、外液中的分布与差异，见表 7－2。

表 7－2　细胞内、外液中主要电解质的含量［mmol/L（mEq/L）*］

	细胞外液	细胞内液
阳离子		
Na^+	142（142）	15（15）
K^+	5（5）	150（150）
Ca^{2+}	2.5（5）	1（2）
Mg^{2+}	1（2）	13.5（27）
总量	150.5mmol/L（155mEq/L）	179.5mmol/L（194mEq/L）
阴离子		
Cl^-	103（103）	1（1）
HCO_3^-	27（27）	10（10）
HPO_4^{2-}	1（2）	50（100）
SO_4^{2-}	0.5（1）	10（20）
有机酸	66（—）	—
蛋白质	16（16）	63（63）
总量	153.5mmol/L（155mEq/L）	134mmol/L（194mEq/L）

注：* 为体现阴、阳离子等电，表内以 mEq/L 为单位；若以 mmol/L 为单位，则阴、阳离子颗粒数不相等。

（三）体液平衡的调节

主要是通过神经－内分泌系统和肾进行。体液的正常渗透压通过下丘脑－垂体后叶－抗利尿激素系统来恢复和维持，血容量的恢复和维持则是通过肾素－醛固酮系统调节。此两系统共同作用于肾，调节水与电解质的吸收及排泄，以达到维持体液平衡之目的。

机体缺水时，细胞外液的渗透压增高，刺激下丘脑－神经垂体（垂体后叶）－血管升压（抗利尿激素）系统，引起：①口渴感，而增加主动饮水；②增加血管升压素（ADH）的分泌，ADH 作用于远曲肾小管和集合管上皮细胞，加强对水的重吸收，减少尿的生成。

此外，肾素和醛固酮也参与体液平衡的调节。当血容量减少和血压下降时，刺激肾脏分泌肾素进而刺激肾上腺分泌醛固酮，醛固酮可促进远曲小管对 Na^+ 的再吸收和 K^+、H^+ 的排泄。随着 Na^+ 再吸收的增加，水的再吸收也增多。

三、酸碱平衡的维持

人体在代谢的过程中，不断地产生酸性物质，也产生碱性物质，这将使体液中的 H^+ 浓度经常变动。为了使血液中的 H^+ 浓度在很小的范围波动，人体通过体液的缓冲系统、肺的呼吸运动和肾的排泄功能完成对酸碱平衡的调节作用。

（一）缓冲系统

血浆中主要的缓冲对为碳酸氢盐系统：$NaHCO_3/H_2CO_3$，磷酸盐系统：Na_2HPO_4/NaH_2PO_4。其中以 $NaHCO_3/H_2CO_3$ 最为重要，其比值决定血浆 pH。当正常静脉血中 HCO_3^- 含量平均值为 24mmol/L，H_2CO_3 为 1.2mmol/L，两者比值维持在 $HCO_3^-/H_2CO_3=24/1.2=20/1$ 时，血浆的 pH 维持在 7.4。

（二）器官调节

主要为肺和肾。

1. 肺 通过调节二氧化碳的排出，使 $PaCO_2$ 下降，也即调节了血中的 H_2CO_3 浓度。

2. 肾 通过 Na^+-H^+ 交换、HCO_3^- 重吸收、分泌 NH_3 与 H^+ 结合为铵离子（NH_4^+）并排出、尿液酸化以排 H^+，从而排出体内固定酸并保留碱性物质，使血浆 pH 保持相对恒定。

第二节　体液代谢的失调

体内水、电解质因疾病、创伤等因素的影响而发生改变，一旦这些变化超过机体的代偿调节能力，便会产生体液平衡失调。

体液失调有三种表现形式：容量失调、浓度失调、成分失调。

容量失调：是指等渗性体液的减少或增加，只引起细胞外液量的变化，而细胞内液容量无明显改变。

浓度失调：是指细胞外液中水的减少或增加，导致渗透微粒的浓度发生改变，也即渗透压发生改变。由于钠离子构成细胞外液渗透微粒的90%，此时发生的浓度失调也就表现为低钠血症或高钠血症。

成分失调：细胞外液中的其他离子浓度改变虽有各自的病理生理影响，但因渗透微粒的数量小，不会造成细胞外液渗透压的明显影响。如低钾血症或高钾血症等。

一、水和钠的代谢紊乱

正常人的血清钠浓度为 135～145mmol/L。钠平衡规律是“多进多排，少进少排，不进不排”。由于水和钠的关系非常密切，故细胞外液缺水时必然和失钠同时存在。不同原因所致的水和钠的代谢失衡，有以失水为主或以缺钠为主，或二者以等比例丧失，临床将其分为等渗性缺水、高渗性缺水、低渗性缺水和水中毒。

（一）等渗性缺水

水和钠成比例丧失，血清钠、细胞外液的渗透压维持在正常范围；因细胞外液量迅速减少，故又称急性缺水或混合型缺水，这种缺水是外科临床最常见的。

1. 病因

（1）消化液急性丧失。如大量呕吐、腹泻、肠瘘等。

（2）体液丧失在“第三间隙”。如肠梗阻、急性弥漫性腹膜炎、腹膜后感染等导致大量体液积聚于腹腔。

2. 临床表现　根据缺水、缺钠的程度，分为三度。

（1）轻度：有厌食、恶心、软弱无力、少尿等，但不口渴。体液丧失量占体重的2%～4%。

（2）中度：当体液大量迅速丧失达体重的5%（相当于细胞外液的25%）时，可出现血容量不足，表现为脉搏细快，肢端湿冷，“三陷一低”（即：眼窝下陷、浅表静脉瘪陷、皮肤干陷（弹性差）、血压下降或不稳。）

（3）重度：体液继续丢失达体重的6%时，即可出现休克。常伴有代谢性酸中毒。若患者主要丢失胃液，大量地丢失 H^+ 和 Cl^- 则可伴发低氯低钾性碱中毒。

3. 实验室检查

（1）血常规：红细胞计数、血红蛋白量及血细胞比容增高，提示血液浓缩。

（2）尿常规：尿比重升高。

（3）血电解质：血清 Na^+、Cl^- 在正常范围。

（4）测定二氧化碳结合力、动脉血气分析可判断有无酸或碱中毒。

4. 治疗

（1）积极治疗原发病，以减少水和钠的继续丧失。

（2）补液、补钠

1）按临床表现估计：例如体重60kg，有脉搏细速、血压下降等症状，表示细胞外液丧失量占体重的5%，则补液量为3000ml等渗盐水或平衡液。

2）按血细胞比容计算：补等渗盐水量（L）＝血细胞比容上升值／血细胞比容正常值×体重（kg）×0.25（细胞外液占体重的20%）。

3）补液、补钠方法：一般临床上先补给计算量的1/2～2/3，再加上每日NaCl需要量4.5g及生理需水量2000ml。

（3）注意事项

1）平衡液为等渗液，其电解质浓度与细胞外液接近，用来治疗等渗性缺水比较理想。目前常用的有两种：①乳酸钠平衡液：1.86%乳酸钠1份、林格液2份（肝功能不全时不用此配方）。②碳酸氢钠平衡液：1.25%碳酸氢钠1份、生理盐水2份（临床亦有用林格液者）。生理盐水中含 Cl^- 量为154mmol/L，明显高于血 Cl^- 含量103mmol/L，正常情况下可通过肾脏保 HCO_3^- 排 Cl^- 来调节。但在重度脱水和休克时，肾血流量减少，以致排氯减少，大量输入盐水有导致高氯性酸中毒的危脸，因此输入量大时宜选用平衡液。

2）尿量达40ml/h应予补钾。

3）对已有周围循环衰竭者，除快速补充等渗盐水或平衡液外，还需补充胶体溶液。

（二）低渗性缺水

水、钠同时丢失，但失钠多于缺水，故血清钠低于正常范围，细胞外液呈低渗状态。又称慢性缺水或继发性缺水。

1. 病因

（1）胃肠道消化液长期丧失。如反复呕吐、腹泻、胆胰瘘、长期胃肠减压引流或慢性肠梗阻，钠随消化液大量丧失，补液不足或仅补充水分。

（2）大创面慢性渗液。如大面积烧伤等。

（3）排钠过多，如大量应用排钠性利尿剂（如噻嗪类、依他尼酸等）时，未注意补给适量钠盐。

（4）钠补充不足，如等渗性缺水治疗时补充水分过多。

2. 临床表现 根据缺钠程度，临床上可把低渗性缺水分为以下三度。

（1）轻度缺钠：血清钠浓度 130～135mmol/L。机体缺钠达 0.5g/kg。患者感乏力、头晕、手足麻木，无口渴感，尿钠减少，尿比重低。

（2）中度缺钠：血清钠浓度 120～130mmol/L。机体缺钠 0.5～0.75g/kg。病人除上述症状外，尚有厌食、恶心、呕吐，脉搏细速，血压不稳定或下降，脉压变小，浅静脉萎陷，站立性晕倒，尿少，尿中几乎不含钠和氯。

（3）重度缺钠：血清钠浓度 <120mmol/L。机体缺钠 0.75～1.25g/kg。除有上述中度缺钠症状外，还有肌痉挛性抽搐性疼痛、腱反射减弱或消失，病人神志不清甚至昏迷。常伴有严重休克、少尿或无尿，血尿素氮升高。

3. 实验室检查

（1）尿比重 <1.010，尿钠、尿氯含量明显减少。

（2）血清钠浓度 <135mmol/L。

（3）红细胞计数、血红蛋白量、血细胞比容及血尿素氮均有升高。

4. 治疗

（1）积极治疗原发病，静脉输注高渗盐水或含盐溶液。

（2）补液量估算方法

1）按临床缺钠程度计算：例如体重 60kg 病人有中度缺钠，估计每千克体重丧失氯化钠 0.5g，则宜补氯化钠 30g。

2）按血钠浓度计算：补钠（NaCl）量 = [142 － 血钠测定值（mmol/L）] ÷ 17 × 体重（kg）× 0.6（女性为 0.5），按钠盐 1g = 17mmol Na^+ 计算氯化钠的量。

（3）补液、补钠的方法

1）总体原则：一般临床上先补给计算量的一半，再加上每日氯化钠需要量 4.5g，其余一半的钠可在次日补给。

2）轻度和中度缺钠者：可选用等渗盐水或 5% 葡萄糖氯化钠注射液。例如缺钠 30g，先补一半 15g，再加生理需要量 4.5g，当日共需补给氯化钠 19.5g，则可用 5% 葡萄糖氯化钠注射液 2000ml 补充。

3）重度缺钠者：已出现休克时，应快速补充晶体溶液和胶体溶液，补充血容量，改善血循环，升高血压（晶体液用量为胶体液的 2～3 倍）。接着静脉给予高渗（5%）氯化钠溶液 200～300ml，尽快纠正血钠过低，以提高血浆渗透压；然后根据计算所得的补钠量再给予调整，结合病情决定是否需要继续补充高渗盐水或改用等渗盐水。

（4）注意事项：①补液时应加上每日生理需要量 2000ml；②缺钠伴有酸中毒时，宜在补充血容量和钠盐的基础上予以纠正；③缺钠常常伴有缺钾，在尿量达 40ml/h 后，应予补充钾盐。

（三）高渗性缺水

水、钠同时丢失，但失水多于失钠，故血清钠高于正常范围，细胞外液呈高渗状态，又称原发性缺水。临床以口渴为特征。

1. 病因

（1）水摄入不足：主要见于口腔、咽、食管疾患伴吞咽困难、昏迷及其他危重病人给水不足者。

（2）水分丢失过多：高热或高温环境大量出汗或烧伤暴露疗法均可从汗液丢失大量水分。

（3）不恰当地输入过多高渗溶液：如鼻饲要素饮食、静脉输注高蛋白营养液。

2. 临床表现　根据失水程度，将高渗性缺水分为以下三度。

（1）轻度缺水：失水量占体重的2%～4%。除口渴外无其他症状。

（2）中度缺水：失水量占体重的4%～6%。极度口渴、乏力，烦躁，眼窝明显凹陷，唇舌干燥，皮肤弹性差，心率加速，尿少，尿比重增加。

（3）重度缺水：失水量占体重的6%以上。除有上述症状外，可出现躁狂、谵妄、昏迷等脑功能障碍的表现。

3. 实验室检查

（1）尿比重升高。

（2）血清钠浓度>150mmol/L。

（3）红细胞计数、血红蛋白量、血细胞比容轻度升高。

4. 治疗

（1）尽早解除病因，防止体液继续丢失。

（2）补液量：根据失水程度，有以下两种补液方法。

1）按体重百分比的丧失量来估计：成人每丧失体重的1%则补液400～500ml。

2）根据血钠浓度计算：补液量（ml）=［血钠测定值（mmol/L）－142］×体重（kg）×4（女性为3，儿童为5）。

（3）注意事项：①轻度失水者，口服补液；若病人不能口服或中、重度缺水者，宜静脉补液。②初期补充5%葡萄糖溶液或0.45%氯化钠溶液，待血钠、尿比重降低后，可补充5%葡萄糖氯化钠注射液，补液速度原则上先快后慢，第1日补给计算量的1/2或1/3，其余量第2日补完，同时应加上每日生理需要及额外丢失量。③高渗性缺水者也缺钠，只因缺水更多才致缺钠浓度升高。所以，纠正缺水时宜适当补钠，防止纠正了缺水反而出现低钠血症。④若同时有缺钾需纠正时，应在尿量超过40ml/h后方可补钾。⑤经过补液治疗酸中毒仍未纠正时，可补给碳酸氢钠溶液。

（四）水中毒

总入水量超过排出量，水潴留在体内导致血浆渗透压下降和循环血量增多，又称水潴留性低钠血症或稀释性低钠血症。

1. 病因

（1）各种原因导致抗利尿激素（ADH）分泌过多。

（2）肾功能衰竭，不能有效排除多余的水分。

（3）大量摄入纯水或静脉补充水分过多。

2. 临床表现　依起病的急、缓程度分为两类。

(1) 急性水中毒：发病急，因脑细胞肿胀和脑组织水肿可造成颅内压升高，引起神经、精神症状，如头痛、躁动、谵妄、精神紊乱、定向力失常甚至昏迷；严重者可发生脑疝，并出现相应的症状和体征，甚至呼吸、心跳停止。

(2) 慢性水中毒：在原发病的基础上逐渐呈现体重增加、软弱无力、恶心、呕吐、嗜睡等。

3. 实验室检查

(1) 红细胞计数、血红蛋白量、血细胞比容和血浆蛋白均降低。

(2) 血浆渗透压降低，以及红细胞平均容积增加和红细胞平均血红蛋白浓度降低。提示细胞内、外液量均增加。

4. 治疗

(1) 预防重于治疗。对有导致水过多病理因素者，应严格控制入水量，并积极治疗原发病。

(2) 立即停止水的摄入。

(3) 应用速效利尿剂：宜选用袢利尿剂如呋塞米，有肾功能不全者可加大剂量。渗透性利尿剂 20% 甘露醇溶液或 25% 山梨醇溶液 250ml 静脉快速滴注（20 分钟内滴完）。

(4) 纠正细胞内、外液的低渗状态：常用 5% 氯化钠溶液，一般剂量为 5～10ml/kg，先给予 100ml，于 1 小时内缓慢静脉滴注。以后根据病情再决定继续用量。

(5) 透析治疗：适用于病情急骤而严重的患者。

(6) 以中药导泻（峻下逐水）以降低血容量。

二、钾的异常

机体 98% 的钾存在于细胞内，是细胞内液中的主要阳离子。虽然细胞外液中的钾含量仅占总钾量的 2%，正常血清钾的浓度为 3.5～5.5mmol/L。钾有许多重要的生理功能：钾能增加神经－肌肉的兴奋性；参与维持正常心肌的舒缩；参与细胞的正常代谢如糖原、肌蛋白的合成等；维持细胞内的渗透压和酸碱平衡。钾的来源全靠食物摄入。钾的平衡规律是“多进多排，少进少排，不进也排”。钾的异常有低钾血症和高钾血症，前者在外科常见。

（一）低钾血症

血清钾浓度 <3.5mmol/L 为低钾血症（hypokalemia）。

1. 病因

(1) 钾摄入不足：见于长期禁食而补钾不足或未补钾者。

(2) 钾排出过多：呕吐、腹泻、长期胃肠引流或消化道外瘘失钾；使用排钾性利尿剂、失钾性肾病（急性肾衰竭多尿期、肾小管性酸中毒等）；醛固酮增多症等。

(3) 钾向细胞内转移：如应用大剂量胰岛素及葡萄糖静脉滴注、碱中毒等。

2. 临床表现 轻度低钾可无任何症状，当血清钾浓度 <3mmol/L 时即可出现症状。

(1) 神经－肌肉症状：表情淡漠，倦怠嗜睡或烦躁不安；四肢肌肉软弱无力，腱反射迟钝或消失，眼睑下垂，后延及躯干和呼吸肌；当血清钾浓度 <2.5mmol/L 时，可出现软瘫、呼吸无力、吞咽困难。

（2）消化系统症状：食欲不振，纳差，口苦，恶心，呕吐，腹胀，重则肠麻痹。

（3）循环系统症状：因低钾引起心肌兴奋性，自律性增高，传导性降低。表现为心动过速、心律失常、传导阻滞，严重时出现心室颤动，心脏停跳于收缩期。

（4）泌尿系统症状：慢性失钾可影响肾小管功能，对抗利尿激素不敏感，导致肾脏浓缩功能障碍，出现多饮、多尿、夜尿增多，严重时出现蛋白尿和颗粒管型。膀胱收缩无力而引发排尿困难。

（5）代谢性碱中毒：低钾时细胞内 K^+ 移至细胞外，细胞外 H^+ 移入细胞内，细胞内液 H^+ 浓度增加，而细胞外 H^+ 浓度降低，出现细胞内酸中毒和细胞外碱中毒并存。此外，因远曲肾小管上皮 Na^+-K^+ 交换减少，而 Na^+-H^+ 交换增加，排 H^+ 增多。这两方面的作用即可使患者发生低钾性碱中毒，此时尿却呈酸性（反常性酸性尿）。

3. 实验室及其他检查

（1）血清钾浓度 <3.5mmol/L。

（2）心电图改变：早期 T 波低平、双相、倒置，继之 ST 段降低、Q－T 间期延长和 U 波出现（图 7－1）。

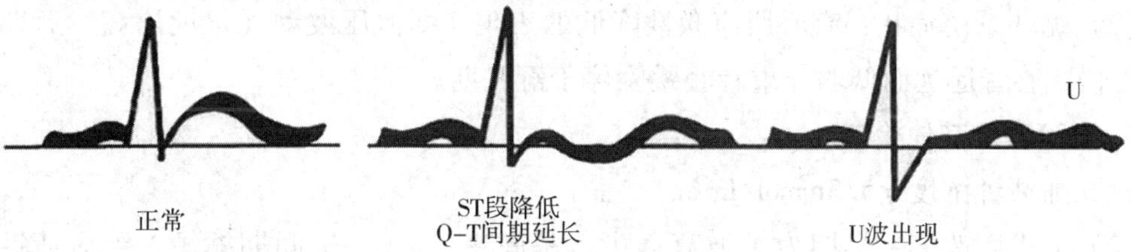

图 7－1　低钾血症的心电图变化

4. 治疗

（1）治疗原发病，以终止和减轻继续失钾。

（2）重在预防，对长期禁食、慢性消耗和体液丧失较多者注意补钾，每日预防性补钾 40～80mmol/L（氯化钾 3～6g）。

（3）补钾原则与方法

1）尿多补钾：休克、脱水、缺氧、酸中毒、肾功能衰竭等未纠正前，尿量 <40ml/h，或 24h 尿量少于 500ml，暂不补钾。

2）尽量口服补钾：轻度低钾且能口服者，口服氯化钾每次 1～2g，每日 3 次；或服用氯化钾肠溶片以减少胃部不适，亦可进食含钾食物，如香蕉、榨菜、菠菜、紫菜、海带等。口服者 90% 可被吸收，且最为安全，因为人体对钾吸收的特点是“需要多少，吸收多少”。不能口服或严重缺钾者则需静脉补给。

3）低浓度、慢速度补钾：静脉输给的液体中氯化钾浓度不能高于 3‰（即 <40mmol/L），应以每分钟少于 80 滴（即 <20mmol/h）的速度补给。严禁以 10% 氯化钾溶液直接静脉推注、静脉滴注，以免引起一过性高钾血症危及生命。

4）分阶段补钾：正常情况下，注射后的钾约 15 小时后才能与细胞中钾平衡，全身缺钾状况需较长时间才能纠正，一般需要 4～6 天或更长时间。因此，所需钾量不强求一次性补足，宜分阶段按计划补给，一般性缺钾每日补充氯化钾 3～6g 即可。特殊情况的严重缺钾虽每日补钾量可高达 8～12g 或更多，但也必须在心电图、尿钾测定的监护下，严格控制单位时间内的浓度、速度补给。不可操之过急，以防并发高钾血症的危险或导致钾从尿中大量排出，从而无法达到补钾的目的。

（二）高钾血症

血清钾浓度 >5.5mmol/L 称高钾血症（hyperkalemia）。

1. 病因

（1）钾摄入过多：见于补钾过量、输大量库存血、应用大量含钾药物等。

（2）肾脏排钾减少：①急、慢性肾衰竭为临床最常见且最重要的原因；②长期应用保钾利尿剂及血管紧张素转换酶抑制剂；③导致盐皮质激素减少而使钾潴留于血清内的疾病，如肾上腺皮质功能减退症、双侧肾上腺切除等。

（3）细胞内钾移出：见于重症溶血、挤压综合征、大面积烧伤、酸中毒等。

2. 临床表现

（1）神经-肌肉传导阻滞：血钾轻度增高时，仅有四肢乏力、手足感觉异常（麻木）、肌肉酸痛。当血清钾浓度 >7.0mmol/L 时，可出现软瘫，先累及躯干，后波及四肢，最后累及呼吸肌，出现呼吸困难。

（2）循环系统症状：有心肌应激性降低的表现，即血压波动（早期增高、后期下降），心率缓慢，心音遥远而低弱，重者心跳骤停于舒张期。

3. 实验室及其他检查

（1）血清钾浓度 >5.5mmol/L。

（2）心电图改变：早期为 T 波高而尖，基底变窄；Q-T 间期缩短。当血清钾浓度 >8.0mmol/L 时，P 波消失，QRS 波群增宽，Q-T 间期延长（图 7-2）。

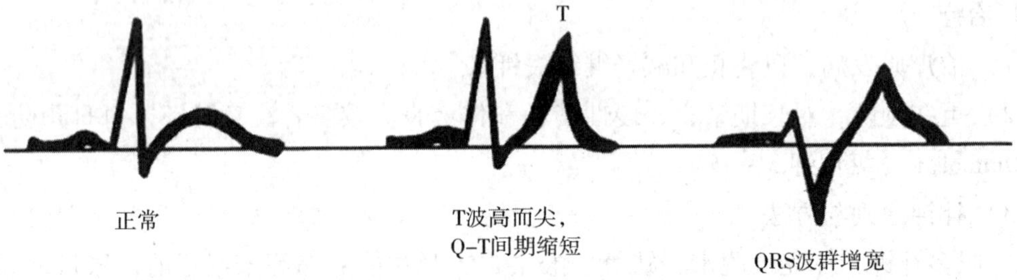

图 7-2　高钾血症的心电图变化

4. 治疗　高钾血症病情危急，可致心搏骤停，应做紧急处理。

（1）切断钾摄入的来源。

（2）对抗心律失常，应用钙剂拮抗钾对心肌的抑制作用。立即静脉推注葡萄糖酸钙 1~2g，半小时后可重复使用一次，随后以 10% 葡萄糖溶液 500ml 加葡萄糖酸钙 2~4g 静脉滴注维持。

（3）降低血钾浓度：①使 K^+ 暂时转入细胞内。静脉注射 5% 碳酸氢钠溶液 60~100ml，再继续静脉滴注 100~200ml，以提高血钠浓度并扩容，促使 Na^+-K^+ 交换而使 K^+ 转入细胞内，使血清 K^+ 浓度得以稀释或从尿中排出。②使用高渗葡萄糖溶液加胰岛素静脉滴注，当葡萄糖转化为糖原时将 K^+ 带入细胞内，暂时降低血 K^+ 浓度，用 25%~50% 葡萄糖溶液 100~200ml 或 10% 葡萄糖溶液 500ml，按每 4~5g 葡萄糖加 1U 胰岛素比例静脉滴注，3~4

小时后可重复用药。

（4）促使排钾：①阳离子交换树脂 15～20g，饭前口服，3～4 次/日；加入温水或 25% 山梨醇溶液 100ml 中，保留灌肠 0.5～1 小时，每日 3～6 次。②给予高钠饮食及排钾利尿剂。③病情严重且血钾进行性增高，尤其是对于肾功能不全者，予以腹膜透析或血液透析。

三、钙的异常

体内 99% 的钙以磷酸钙和碳酸钙的形式贮存于骨骼中，细胞外液中的钙仅是总钙量的 0.1%。血清钙浓度为 2.25～2.75mmol/L，相当恒定。其中约 50% 为蛋白结合钙，5% 为与有机酸结合钙，这两部分合称非离子钙。其余的 45% 为离子化钙，起着维持神经、肌肉稳定性的作用；钙的离子化与非离子化的比率受 pH 的影响，pH 降低可使离子化钙增加，pH 上升可使离子化钙减少。

（一）低钙血症

血清钙浓度 <2.25mmol/L 为低钙血症（hypocalcemia）。

1. 病因

（1）可见于维生素 D 缺乏、甲状旁腺功能减退症、慢性肾衰竭、肠瘘、慢性腹泻和小肠吸收不良综合征。

（2）在外科临床工作中，低钙血症是甲状腺手术时损伤或切除甲状旁腺的一个严重并发症。

（3）患急性出血坏死型胰腺炎时，血清钙下降是一项预后不良的指标。

（4）亦见于广泛软组织感染（坏死性筋膜炎）。

2. 临床表现　主要是由神经－肌肉系统兴奋性增强所致的症状和体征。

（1）易激动，指（趾）端及口唇周围麻木或针刺感，手、足或面部肌肉痉挛，腱反射亢进。

（2）当血清钙浓度低于 2mmol/L 时，出现手足搐搦、肌肉抽搐和腹部绞痛。

（3）Trousseau 征（束臂试验：以血压计袖带束于上臂，充气超过收缩压 2min，发生前臂、手肌痉挛，示有隐性手足搐搦）阳性和 Chvostek 征（耳前叩击试验：叩击耳前出现下唇肌肉抽动，或上唇、鼻唇肌肉抽动，或面神经支配的肌肉都抽动）阳性。

3. 实验室及其他检查

（1）血清钙浓度 <2.25mmol/L。

（2）心电图 Q－T 间期延长。

4. 治疗

（1）治疗原发病。

（2）以 10% 葡萄糖酸钙 20ml 或 5% 氯化钙 10ml 缓慢静脉注射，以缓解症状。

（3）纠正碱中毒，以提高血内离子化钙浓度。

（4）对长期治疗的患者亦可口服维生素 D 及钙剂。

（二）高钙血症

血清钙浓度 >2.75mmol/L，为高钙血症（hypercalcemia）。

1. 病因

(1) 甲状旁腺功能亢进症。

(2) 骨转移性癌、多发性骨髓瘤等破坏骨质，释放骨钙，促进血钙升高。

2. 临床表现

(1) 早期：疲倦、乏力、纳差、恶心、呕吐和腹胀、体重下降。

(2) 重者：可出现严重头痛、背部和四肢疼痛等，甲状旁腺功能亢进症的病程后期可致全身骨质脱钙，发生多发性骨折；血清钙浓度达4～5mmol/L可危及生命。

(3) 长期：可引起血管钙化、肾实质钙化、肾结石，同时影响肾小管浓缩功能，出现多尿、夜尿、口渴。

3. 治疗

(1) 积极治疗原发病。甲状旁腺功能亢进症患者可行手术治疗。

(2) 促进尿钙排出，宜静脉给予大量生理盐水，同时予以呋塞米20～40mg静脉推注。

(3) 对于维生素D中毒、肾上腺皮质功能减退症、结节病、多发性骨髓瘤并发高钙血症者，可用大剂量肾上腺皮质激素治疗，减少钙自骨向外移；或予乙二胺四乙酸（EDTA）和硫酸钠暂时降低血钙。

四、镁的异常

正常成人体内镁的总量约为1000mmol，约合镁24.3g。机体60%的镁存在于骨骼中，其余几乎都存在于细胞内，仅有1%存在于细胞外液中。镁在维持肌肉收缩和神经活动、激活多种酶、扩张血管等方面具有重要作用。血清镁浓度的正常值为0.75～1.25mmol/L。每天均需要0.15mmol/kg。镁大部分从粪便排出，其余的经肾排出，肾有很好的保镁作用。

（一）低镁血症

血清镁浓度<0.75mmol/L为低镁血症（hypomagnesemia），常伴有低钙血症和低钾血症。

1. 病因

(1) 摄入不足：长期禁食、厌食及长期静脉营养未注意镁的补充；慢性腹泻、大部分小肠切除术后“短肠综合征”，导致吸收不良。

(2) 镁丢失过多：①肠瘘、胆瘘、长期胃肠引流丢失镁；②某些肾脏疾患如慢性肾盂肾炎、慢性肾小球肾炎影响肾小管对镁的重吸收，使肾脏失镁；③长期应用呋塞米、噻嗪类、强心苷类及胰岛素等药物引起镁从肾脏排出过多；④甲状旁腺功能亢进症、甲状腺功能亢进症、醛固酮增多症及糖尿病酮症酸中毒等均可引起镁排出增多。

2. 临床表现 低镁血症引起神经-肌肉及中枢神经系统功能亢进，其症状、体征与低钙血症相似。常见表现：精神紧张，记忆力下降，肌肉震颤、手足抽搐和反射亢进，严重时出现谵妄、精神错乱、定向力失常、惊厥或癫痫样发作甚至昏迷，多有心律失常。

镁缺乏病人常伴有缺钾和缺钙，故很难确定哪些症状由缺镁引起，故在某些低钾、低钙病人中，经补钾、补钙后症状仍无改善，应怀疑本症，必要时做镁负荷试验。

3. 实验室及其他检查

(1) 血清镁浓度<0.75mmol/L。

（2）镁负荷试验：正常人静脉输注氯化镁或硫酸镁 0.25mmol/kg 后，其 90% 很快从尿中排出；而镁缺乏病人注入相同量后，其 40% ~ 80% 可保留在体内，甚至每日仅从尿中排出 1mmol。

（3）心电图提示 Q－T 间期延长。

4. 治疗

（1）症状轻者可口服镁剂。

（2）严重者，用 25% 硫酸镁 5 ~ 10ml 加入 5% ~ 10% 葡萄糖溶液 500ml 中缓慢静脉滴注；避免输镁过多、过快引起急性镁中毒而致心搏骤停。如果发生镁中毒应立即以钙剂拮抗。有肾功能受损时补镁要谨慎。

（二）高镁血症

血清镁浓度 >1.25mmol/L 为高镁血症（hypermagnesemia）。

1. 病因

（1）急性或慢性肾衰竭伴少尿或无尿时补镁不当；注射硫酸镁过快或剂量过大。

（2）大面积烧伤、外科应激状态、严重脱水、严重酸中毒等。

2. 临床表现　主要表现为中枢和周围神经传导阻滞，肌软弱无力、腱反射减弱、神经兴奋性降低，严重者可出现呼吸麻痹和心搏骤停等。

3. 实验室及其他检查

（1）血清镁浓度 >1.25mmol/L。

（2）心电图改变与高钾血症相似，可显示 P－R 间期延长、QRS 波群增宽、T 波增高。

4. 治疗

（1）停止补镁，同时纠正缺水和酸中毒。

（2）用 10% 葡萄糖酸钙溶液 10 ~ 20ml 缓慢静脉推注以拮抗镁对心脏和肌肉的抑制作用。

（3）血镁升高明显，伴有严重肾功能不全者宜及早行透析治疗。

五、磷的异常

磷是核酸、磷脂等的基本成分；是高能磷酸键的成分之一，在能量代谢中有重要作用；参与蛋白质的磷酸化过程；以磷脂形式参与细胞膜的组成；又是某些凝血因子的成分；以磷酸盐参与酸碱平衡等。正常成人体内含磷总量为 700 ~ 800g，其中 85% 存在于骨骼中。其余以有机磷酸酯形式存在于软组织中。细胞外液中含磷仅 2g，血清无机磷浓度的正常值为 0.8 ~ 1.6mmol/L。

（一）低磷血症

血清无机磷浓度 <0.8mmol/L 时称为低磷血症（hypophosphatemia）。

1. 病因

（1）丢失过多：见于维生素 D 缺乏、慢性腹泻、甲状旁腺功能亢进症等。

（2）摄入不足：长期胃肠外营养支持忽略了磷的补给。

（3）转移入细胞内：大剂量输注葡萄糖和胰岛素可引起。

（4）其他：严重烧伤、感染、酒精中毒等。

2. 临床表现 低磷血症临床发病并不少见，但因其临床表现缺乏特异性而常被忽视。低磷血症呈现神经－肌肉症状，如头晕、厌食、肌无力等；重者可有抽搐、神经错乱、昏迷，甚至呼吸肌无力而危及生命。

3. 实验室检查 血清磷＜0.8mmol/L，同时伴有血清钙升高。

4. 治疗

（1）积极治疗原发病。如甲状旁腺功能亢进症患者应行手术治疗。

（2）有严重低磷者，可酌情补充磷剂。

（二）高磷血症

血清无机磷浓度＞1.6mmol/L时称为高磷血症（hyperphosphatemia）。临床上很少见。

1. 病因 可见于急性肾衰竭、甲状旁腺功能减退症时从尿中排磷障碍；酸中毒及淋巴瘤化疗时可使磷从细胞内溢出，导致血磷升高。

2. 临床表现 高磷血症由于继发低钙血症，可出现一系列低钙血症的症状与体征。

3. 实验室检查 血清磷＞1.6mmol/L，同时伴有血清钙降低。

4. 治疗 除对原发病进行防治外，主要针对低钙血症进行治疗。急性肾衰竭伴明显高磷血症者可做透析治疗。

第三节 酸碱平衡及失调

体液正常的酸碱平衡是维持机体组织、细胞正常生命活动的重要保证。机体在代谢过程中，不断地产生酸和碱，血中的酸碱度（pH）经常发生变动，机体通过体液的缓冲系统、肺和肾的调节，使机体的pH值始终维持在7.35～7.45的正常范围内。一旦体内酸性或碱性物质产生或摄入过多，超过了机体的调节能力，或肺、肾调节酸碱平衡功能发生障碍，即会引起机体的酸碱平衡失调。临床上常根据酸碱平衡失调的原因来划分不同类型：由HCO_3^-原发性减少或增加所引起的酸碱平衡失调称为代谢性酸中毒或碱中毒；由于呼吸功能异常导致H_2CO_3含量的原发性增加或减少而引起的酸碱平衡失调，则称为呼吸性酸中毒或碱中毒。上述四种类型又称为单纯性或原发性酸碱平衡失调。如同时存在两种或两种以上的酸碱平衡失调者，称为混合型酸碱平衡失调。

一、代谢性酸中毒

代谢性酸中毒（metabolic acidosis）是由于机体酸性物质的积聚或产生过多，抑或HCO_3^-的丢失过多所致。是临床最常见的酸碱平衡失调类型。

（一）病因与病理生理

1. 病因

（1）酸性物质产生过多。①摄入过多：应用酸性药物、过食酸性食物等；②产生过多：各种创伤，导致机体分解代谢增加产生酸性物质；③排出障碍：肾功能不全，H^+不能排出体外。

（2）碱性物质丢失过多。①丢失过多：腹泻、肠瘘、胆瘘等；②回收障碍：肾功能不全，HCO_3^-吸收减少。

2. 病理生理　代谢性酸中毒时，导致体内 HCO_3^- 减少，血浆中细胞外液缓冲系统立即启动，HCO_3^- 与 H^+ 结合成 H_2CO_3，后者解离释放出 CO_2，使 $PaCO_2$ 增高。机体很快出现呼吸代偿，增高的 $PaCO_2$ 刺激呼吸中枢，引起呼吸加深、加快，CO_2 呼出增多，使 $PaCO_2$ 降低，HCO_3^-/H_2CO_3 的比值重新接近 20∶1，而保持 pH 在正常范围。此阶段称为代偿性代谢性酸中毒。同时肾脏亦发挥代偿作用，肾小管上皮细胞碳酸酐酶及谷氨酰酶活性增强，增加 H^+ 和 NH_3 的分泌，H^+-Na^+ 交换和 H^+ 和 NH_3 结合形成 NH_4^+，使 H^+ 排出增加，$NaHCO_3$ 重吸收增加。当上述代偿机制不堪重负时形成失代偿性代谢性酸中毒。

（二）临床表现

轻者因机体代偿，可无症状。重者早期有疲乏、头晕、嗜睡，最突出的表现为：呼吸深而快，呼吸频率有时可达 40～50 次/分。呼出气带有酮味。病人出现面颊潮红、口唇樱桃红色、心率加快、心律失常、对称性肌张力减退、腱反射减弱或消失等。病人常伴有缺水的症状和体征。病情严重者出现恶心、呕吐、昏迷、血压下降、肾功能不全和休克。

（三）实验室检查

1. 动脉血气分析　pH、HCO_3^- 明显下降。

2. 二氧化碳结合力　CO_2CP 低于正常值（22～31mmol/L）。

3. 肾功能　血尿素氮、肌酐升高。

（四）治疗

治疗原则：祛除病因，纠正缺水，恢复肾功能，输入碱剂。

1. 轻度　HCO_3^- 浓度 16～18mmol/L，通过病因治疗、纠正缺水后，无需碱剂，即可恢复正常。

2. 重度　HCO_3^- 浓度 <10mmol/L，应立即予以碱剂治疗。常用的碱剂有碳酸氢钠、乳酸钠等。临床上根据酸中毒的严重程度，补给 5% 碳酸氢钠 100～250ml 不等，用后 2～4 小时复查动脉血气及电解质浓度，再决定是否继续用药。

注意：纠正酸中毒的速度不宜过快，不可使血浆 HCO_3^- 浓度超过 14～16mmol/L，以免诱发低钙、低钾症状（手足抽搐、神志改变、惊厥发作等）；同时用量不宜过大，以免导致血浆渗透压过高及心脏负荷加重。

纠正代谢性酸中毒后，K^+ 重回到细胞内，K^+ 从尿中排出及细胞外液 K^+ 被稀释，血清钾明显降低，应注意及时补钾；离子化的钙减少，可能出现低血钙症状，也应注意补钙。

二、代谢性碱中毒

代谢性碱中毒（metabolic alkalosis）是由于酸丢失过多或碱摄入过多，使血浆 HCO_3^- 相对或绝对增高所致。

（一）病因与病理生理

1. 病因

（1）胃液丢失过多：常见于严重呕吐、幽门梗阻、长期胃肠减压等，酸性胃液的大量丧失即是 H^+、Cl^- 丢失，同时也丧失了 Na^+ 和细胞外液。胃液的丧失使肠液中的 HCO_3^- 不能被中和而被吸收入血，导致血中 HCO_3^- 增高；胃液中 Cl^- 的丢失使肾近曲小管的 Cl^- 吸收减少，代偿性地对 HCO_3^- 重吸收增加；Na^+ 的丢失也使肾脏 K^+-Na^+ 及 H^+-Na^+ 的交换增加，导致 H^+ 和 K^+ 丧失过多，造成低钾血症和碱中毒。

（2）摄入过多：消化性溃疡长期服用碱性药，胃酸被中和而减少，进入肠道后不能充分中和肠液中的 HCO_3^-，以致 HCO_3^- 被重吸收入血；纠正代谢性酸中毒时用碱性药物过量；或大量输注库存血，抗凝剂入血后可转化为 HCO_3^-，引起碱中毒。

（3）低钾血症：血钾浓度低时，细胞内的 K^+ 代偿性地转移至细胞外，每 3 个 K^+ 从细胞内释出，即有 2 个 Na^+ 和 1 个 H^+ 进入细胞内，故而细胞外液 H^+ 浓度降低，引起细胞内酸中毒和细胞外碱中毒。同时肾小管上皮因 K^+ 缺乏导致泌 H^+ 增多，H^+ 与 Na^+ 的交换增加，HCO_3^- 重吸收增加，更加重了细胞外液碱中毒，此时可出现反常性酸性尿。

（4）利尿剂的作用：呋塞米（速尿）和依他尼酸（利尿酸）可抑制近曲小管对 Na^+ 和 Cl^- 的重吸收，而不影响 Na^+-H^+ 交换，使排 Cl^- 多于排 Na^+，同时 K^+ 排出增多，引起低氯性碱中毒。

2. 病理生理 代谢性碱中毒时，由于 H^+ 浓度的降低使呼吸中枢受抑制，呼吸变慢、变浅，肺泡通气减少，CO_2 潴留使 $PaCO_2$ 升高，从而起到一定的代偿作用。同时肾小管上皮细胞中碳酸酐酶和谷氨酰转移酶活性降低，H^+ 和 NH_3 分泌减少，$NaHCO_3$ 重吸收减少，HCO_3^- 从尿液排出增加，尿液呈碱性，亦起一定的代偿作用。从而使 HCO_3^-/H_2CO_3 的比值接近 20∶1 而 pH 维持在正常范围，此即为代偿性代谢性碱中毒。如经过代偿调节后 HCO_3^-/H_2CO_3 的比值仍然 >20∶1，则血浆 pH 值升高，称为失代偿性代谢性碱中毒。碱中毒时氧合血红蛋白解离曲线左移，氧合血红蛋白不易释出，即使患者的血氧含量及饱和度均正常，却仍可发生组织缺氧。低钾血症时 K^+ 从细胞内释出，进行 K^+-H^+ 和 H^+-Na^+ 交换，造成细胞内酸中毒和细胞外碱中毒；同时，在血容量不足的情况下，机体为了保钠，经远曲小管排出 H^+、K^+ 则增加，HCO_3^- 的回吸收也增加，更加重了碱中毒和低钾血症，此时出现反常性酸性尿。

（二）临床表现

轻者无明显症状，有时可有呼吸变浅、变慢或有神经、精神异常，如精神错乱或嗜睡等。严重者可因脑和其他器官的代谢障碍而发生昏迷。

（三）实验室检查

1. 动脉血气分析：pH 及 HCO_3^- 明显增高；$PaCO_2$ 正常。

2. CO_2CP 增高。

3. 血 Na^+ 增高，K^+、Cl^- 减少；尿 Cl^- 减少，呈碱性，但低钾性碱中毒时可出现反常性酸性尿。

（四）治疗

1. 积极治疗原发病，输注等渗盐水或葡萄糖盐水。盐水中 Na^+ 和 Cl^- 含量相等，但 Cl^- 含量较血清 Cl^- 含量多 1/3，故可恢复细胞外液量及纠正低氯性碱中毒。

2. 代谢性碱中毒几乎都有低钾血症，需同时补充氯化钾才能加速碱中毒的纠正。但应注意在尿量每小时达 40ml 以上方能补钾。

3. 重症（pH >7.65，血浆 HCO_3^- 浓度 45～50mmol/L）者除上述措施外，能口服氯化

铵者可予1～2g，分3～4次口服。不能口服者可采用0.1mol/L稀盐酸用于治疗重症、顽固性碱中毒非常有效且安全；具体方法：将1mol/L盐酸100ml溶解于生理盐水（也可用5%葡萄糖溶液）1000ml，稀释成0.1mol/L的浓度，从中心静脉导管缓慢滴入（25～50ml/h），切忌从外周静脉输入，否则一旦渗漏会引起组织坏死。

4. 碱中毒合并低钙血症而出现手足抽搐者可给予钙剂。

5. 纠正碱中毒不宜过速，一般也不要求完全纠正。

三、呼吸性酸中毒

呼吸性酸中毒（respiratory acidosis）是由于肺通气、换气功能减弱而不能充分排出体内生成的CO_2，或CO_2吸入过多，使$PaCO_2$增加而形成高碳酸血症。

（一）病因与病理生理

1. 病因

（1）急性或暂时性高碳酸血症：全身麻醉过深、镇静剂过量、心搏骤停、气胸、急性肺水肿、呼吸机使用不当等，引起通气量不足，致使CO_2在体内潴留。

（2）持久性高碳酸血症：见于慢性阻塞性肺疾病，如肺组织广泛纤维化、重度肺气肿等可引起持久性高碳酸血症。

2. 病理生理　机体对呼吸性酸中毒的代偿作用通过血液的缓冲系统进行，血液中的H_2CO_3与Na_2HPO_4结合，形成$NaHCO_3$和NaH_2PO_4，后者从尿中排出，使H_2CO_3减少、HCO_3^-增多，但这种代偿作用较弱；此外，还可通过肾脏代偿，肾小管上皮细胞中的碳酸酐酶和谷氨酰转移酶活性增高，H^+和NH_3生成增加，H^+-Na^+交换和H^+与NH_3形成NH_4^+使H^+排出增加，$NaHCO_3$的重吸收增加，但这种代偿过程很慢；另外，细胞外液H_2CO_3增多会使K^+从细胞内移出，Na^+和H^+转入细胞内，使酸中毒得到减轻。

（二）临床表现

1. 胸闷气促、呼吸困难，严重者有血压下降、谵妄、昏迷等。系为缺氧所致。

2. 持续性头痛，系CO_2潴留引起脑部血管扩张、颅内压升高所致；严重缺氧可致脑水肿、脑疝，甚至呼吸骤停。

3. 突发性心室颤动，与严重酸中毒导致的高钾血症有关。

（三）实验室检查

1. 急性呼吸性酸中毒　pH明显降低，可低于7.0；$PaCO_2$增高，大于6.0kPa；血HCO_3^-正常。

2. 慢性呼吸性酸中毒　pH下降不明显；$PaCO_2$增高，常大于6.0kPa；血HCO_3^-有所增加。

（四）治疗

1. 急性呼吸性酸中毒　尽快祛除病因，保持呼吸道通畅，改善通气功能，必要时行气管插管或气管切开，或使用呼吸机辅助通气。适当低流量给氧，呼吸中枢抑制者给予呼吸兴奋剂。呼吸机使用不当者应重新调整。

2. 慢性呼吸性酸中毒　关键在于积极治疗原发病，包括控制呼吸系统感染、扩张小支气管、促进咯痰等措施，改善肺泡的通气功能。

四、呼吸性碱中毒

呼吸性碱中毒（respiratory alkalosis）是由于肺通气过度，排出过多的 CO_2，使 $PaCO_2$ 下降而导致低碳酸血症。

（一）病因与病理生理

1. 病因 凡引起过度通气的因素均可导致呼吸性碱中毒。如癔病、发热、创伤、感染、低氧血症、呼吸机辅助通气过度等。

2. 病理生理 呼吸性碱中毒是血浆 H_2CO_3 浓度原发性减少，$PaCO_2$ 降低，血 pH 值升高。病初虽可抑制呼吸中枢，使呼吸减慢变浅，CO_2 排出减少，血中 H_2CO_3 代偿性增高，但这种代偿很难持久。由于肾脏逐渐发挥代偿作用，肾小管上皮细胞生成 H^+ 和 NH_3 减少，H^+-Na^+ 交换，H^+ 和 NH_3 形成 NH_4^+ 及 HCO_3^- 的重吸收都减少。通过机体调节，如能维持 HCO_3^-/H_2CO_3 的比值为20∶1，则血浆 pH 在正常范围内，称为代偿性呼吸性碱中毒；若经代偿调节 HCO_3^-/H_2CO_3 的比值仍然 >20∶1，血浆 pH 值上升，则为失代偿性呼吸性碱中毒。

（二）临床表现

多数患者有呼吸急促的表现。急性呼吸性碱中毒的患者常出现眩晕，手足、口周麻木和针刺感，肌震颤及手足抽搐，患者常有心率加快。危重病人出现急性呼吸性碱中毒提示预后不良，或将发生急性呼吸窘迫综合征。

（三）实验室检查

动脉血气分析：血 pH 增高，$PaCO_2$ 和 HCO_3^- 下降。

（四）治疗

1. 轻度呼吸性碱中毒，一般无需治疗。

2. 积极处理原发病因，可用纸袋罩住口鼻以增加呼吸道死腔，减少 CO_2 的呼出；或吸入含5% CO_2 的氧气，以提高 $PaCO_2$。

3. 有手足抽搐者可注射钙剂。

4. 严重者（pH >7.65）可行气管插管并控制呼吸，使 pH 迅速下降。

第四节 外科补液

一、临床处理的基本原则

体液平衡失调是临床上很常见的病理生理改变，任何一种平衡的失调均会造成机体的代谢紊乱，影响疾病的治愈，进一步恶化则可导致器官衰竭甚至死亡。因此，及时做出判断并进行积极的治疗十分重要。临床处理基本原则如下。

1. 详细了解病史，仔细检查病人，多数体液平衡失调者都可从病史、症状及体征中获得有价值的信息，得出初步诊断。及时完善有关的实验室检查，综合病史和相关临床资料，则可确定病人存在的水、电解质代谢紊乱和酸碱平衡失调的类型和程度。

2. 找出并积极治疗引起代谢失调的原发疾病。

3. 制订纠正水、电解质代谢紊乱和酸碱平衡失调的治疗方案时应根据其轻重缓急，依次予以调整和纠正。对于威胁生命的体液平衡失调应首先予以纠正，包括：①积极恢复患者血容量，确保良好的循环状态；②积极纠正缺氧；③纠正严重的酸中毒或碱中毒；④处理重度电解质失衡。

体液平衡失调在临床上的表现常较复杂，有时危重病人常同时或先后存在多种平衡失调。如肠梗阻可有缺水、缺钠、缺钾和代谢性酸中毒；由幽门梗阻导致频繁呕吐的病人可有低渗性缺水、低钠血症、低钾血症和代谢性酸中毒；有慢性阻塞性肺疾病的老年病人在患有严重感染性疾病时可同时存在代谢性酸中毒和呼吸性酸中毒（并伴有低氧血症）等。这种混合型体液平衡失调必然使病情复杂化，增加处理难度。此时则应按其轻重缓急逐项予以处理。

纠正任何一种失调不可能一步到位，也没有理想的公式作为用药量的依据。应密切观察病情变化和治疗反应，采取边治疗边调整方案，切不可操之过急，这是在处理体液平衡失调时要切记的重要原则。最理想的治疗效果往往是在原发病被基本控制后方可达到。

二、外科补液的目的、特点和总体要求

1. 目的　①防止或纠正体液平衡失调，以维持内环境的相对稳定；②补充营养和提供给药途径；③用于危重病人（如休克、大出血）的抢救；④对于严重感染的病人，补液可稀释毒素、加速其排出。

2. 特点　补液量大、种类较多、牵涉面广，补液应根据具体情况，从增强机体调节与代偿能力入手。

3. 总体要求　缺什么补什么、需多少补多少，边治疗、边观察、边调整。在补液过程中着重解决好“补什么、补多少、如何补”这三项基本问题。

第五节　外科营养支持

一、概述

（一）临床营养进展

临床营养包括肠外营养（parenteral nutrition，PN）和肠内营养（enteral nutrition，EN），是指病人所需要的合理配比的营养素由肠外或肠内供给。

1967 年 Dudrick 等创用全肠外营养，解决了经周围静脉不能耐受高渗、低 pH 营养液的问题，达到肠外可供给病人所需的营养物质。同期 Randell 引进宇航员用的太空饮食，即化学组成饮食，现称之为要素饮食（elemental diet，ED），便于消化道吸收，从而形成了现代营养支持的肠外与肠内两大途径。

在 20 世纪 70 年代以来，临床营养支持的方法（包括肠内与肠外途径）迅速发展，有

关机体正常或疾病状态时代谢的研究目前已达分子生物学水平。它不但是肠瘘、短肠综合征、肠道炎性疾病等的重要治疗措施，也是重症胰腺炎、器官移植、肿瘤及危重病人不可缺少的主要治疗措施。直接或间接地降低了术后并发症的发生率与病死率，提高了手术成功率。

20 世纪 80 年代以后，从免疫学、分子生物学水平认识到机体对外来侵害所产生的急性炎症反应综合征（SIRS），再至神经、内分泌系统以及多器官的功能障碍；还发现肠道黏膜屏障在应激条件下将出现功能障碍，细菌及内毒素可透过黏膜屏障而进入体内，再次导致机体发生 SIRS 等一系列改变，造成“瀑布或级联”恶性循环。长期应用肠外营养后肠黏膜将萎缩，肠内营养可改善肠黏膜的屏障功能。目前，“以肠外营养向肠内营养逐渐过渡”的观念已为多数医学专家、学者所推荐。当然，在肠功能严重障碍时肠外营养仍然是外科手术后有效的治疗途径。

（二）正常营养需要

正常人体能量主要来源于食物提供，其三大营养素有糖（碳水化合物）、脂肪和蛋白质，经过氧化转变为能量，再加上维生素、电解质（含微量元素）和水，从而保证机体生命活动的需要。

1. 能量及计算　能量一般以“千卡（kcal）”表示，国际法定单位是用“焦耳（J）”表示。

1kcal = 4.18kJ，1 kJ = 0.239kcal。

正常情况下，若将食物直接燃烧，则 1g 蛋白质可产生热量为 23.6kJ（5.65kcal），1g 脂肪可产生热量为 39.54kJ（9.45kcal），1g 糖可产生热量为 17.15kJ（4.1kcal）。但在体内蛋白质不能完全燃烧，其代谢产物尿素、肌酐等不再分解而直接排出体外，将这些含氮的有机物在测热器中氧化可生热 5.44kJ（1.3kcal），故在计算蛋白质的产热时应将这一部分除去，脂肪及糖则可完全氧化。此外，食物中的三大营养素在消化吸收过程中有不同程度的损失，蛋白质的损失率为 8%、脂肪为 5%、糖为 2%，因而它们的实际产热量（能量系数）分别是：

1g 蛋白质：16.7kJ/g（4kcal/g）。

1g 脂肪：37.68kJ/g（9kcal/g）。

1g 糖：16.7kJ/g（4kcal/g）。

计算公式：1g 蛋白质 = [（5.65 − 1.3）×（100 − 8）%）] = 4kcal

1g 脂肪 = [9.45 ×（100 − 5）%）] = 9kcal

1g 糖 = [4.1 ×（100 − 2）%）] = 4kcal

2. 基础代谢和基础代谢率　在空腹、清醒、安静的非应激状态下，适宜的气温（18℃ ~25℃）环境中人体维持基本的生命活动，进行新陈代谢消耗的热能称为基础能量消耗（basal energy expenditure，BEE）。单位时间内人体每 1 平方米体表面积所消耗的维持基础代谢的热能称为基础代谢率。通常成年男性每千克体重、每小时约消耗 4.2kJ（1kcal），即每日需能量 1500 ~1800kcal；成年女性的基础代谢率比男性低 2% ~12%；老年人比中年人低 10% ~15%；儿童比成人高 10% ~12%。综上所述，机体活动消耗的热能与年龄、气温、劳动（或活动）强度有关。

BEE 值的测定可采用 Harris - Benedict 公式计算，此公式较临床上间接热能仪所测值高出约 10%：

男性 BEE（kcal/d）=66.5 +13.7 ×体重（kg）+5.0 ×身高（cm）-6.8 ×年龄（岁）

女性 BEE（kcal/d）=655 +9.6 ×体重（kg）+1.8 ×身高（cm）-4.7 ×年龄（岁）

3. 应激时能量需要　计算公式：基础能量消耗（BEE）×校正系数。

（2）校正系数：择期大、中型手术约为 1.2；多发性骨折为 1.3；严重感染为 1.5；大面积烧伤为 2.0。严重感染时体温每升高 1℃，对能量需要相对增加 5% ~8%。一般每千克体重的能量需要上限不超过 146.3kJ（35kcal）。

二、营养状态的评定与监测

对外科患者的营养状态评定十分重要，既可判断其营养不良的程度，又是评估营养支持治疗效果的客观指标。

1. 人体测量　体重变化直接反映营养状态，但要排除脱水或水肿等影响因素；肱三头肌皮褶厚度是测定体脂贮备的指标，上臂周径测定可反映全身肌肉及脂肪的状况。上述测定值若低于标准值的 10%，则提示存在营养不良。

2. 三甲基组氨酸测定　三甲基组氨酸是肌纤维蛋白和肌球蛋白的最终分解产物，不再被合成利用。因此，测定尿中三甲基组氨酸排出量可反映机体蛋白质分解量。其值越大，反映体内蛋白质分解越多，负氮平衡越明显。

3. 内脏蛋白测定　包括血清白蛋白、转铁蛋白及前白蛋白浓度测定，是营养评定的重要指标。营养不良时测定其值均有不同程度下降。白蛋白的半衰期较长（约为 20 天）、转铁蛋白半衰期较短（约为 8 天）、前白蛋白半衰期较短（约为 2 天），故后二者常能反映短期内的营养状态变化。

4. 总淋巴细胞计数　周围血总淋巴细胞计数可反映机体免疫状态。其正常值为（2.5 ~3.0）$\times 10^9$/L，低于 1.8×10^9/L 提示营养不良。

5. 氮平衡测定　在正常情况下，机体蛋白质分解后基本是以尿素形式从尿中排出，因此对氮平衡的测定是蛋白质代谢变化的动态观察指标，反映了机体分解代谢情况。正氮平衡表示蛋白质合成占优势，负氮平衡表示蛋白质消耗多于摄入。亦可用于评估营养支持治疗的效果。

（1）氮平衡 =24h 总氮摄入量（g）-24h 总氮丧失量（g）

结果为负数表示负氮平衡。

（2）24h 总氮摄入量（g）=蛋白质摄入氮量（g）÷6.25

食物中的蛋白质每 6.25g 含氮 1g。在全肠外营养（TPN）治疗时，氨基酸制品均标明含氮量，根据输入氨基酸液量计算即可。

（3）24h 总氮丧失量（g）=24h 尿内尿素氮量（g）+3g

“常数 3g”表示非尿素氮形式排出的含氮物质和经粪便、皮肤等排出的氮量。在大面积烧伤或消化道瘘等有额外蛋白质丢失的情况下，氮平衡测定将不够准确，在分析测定结果时要考虑到这点。

机体营养状态评定见表 7 -3。

表 7-3　简易营养状态评定法（含正常值）

检查项目	正常值	轻度营养不良	中度营养不良	重度营养不良
体重		下降 10% ~20%	下降 20% ~40%	下降 >40%
上臂周径（AMC）	男 >20.2cm 女 >18.6cm	下降 <30%	下降 30% ~40%	下降 40% ~50%
肱三头肌皮褶厚度（TSF）	男 >10mm 女 >13mm	下降 <30%	下降 30% ~40%	下降 40% ~50%
血清白蛋白（g/L）	35	28 ~35	21 ~28	<21
转铁蛋白（g/L）	2.0 ~4.0	1.8 ~2.0	1.6 ~1.8	<1.6
前白蛋白（g/L）	0.18 ~0.45	0.14 ~0.16	0.10 ~0.14	<0.10
总淋巴细胞计数（$\times 10^9$/L）	2.5 ~3.0	1.2 ~1.8	0.8 ~1.2	<0.8
皮肤过敏试验	对抗原反应 >2 种	对抗原反应仅 1 种	对抗原反应仅 1 种	对抗原无反应
氮平衡［氮（g/24h）］	0 ±1	-5 ~ -10	-10 ~ -15	< -15

三、饥饿时及创伤、感染后的代谢改变

（一）饥饿时的代谢改变

在饥饿时，血糖下降。为维持糖代谢恒定，胰岛素分泌减少以解除对糖原分解的抑制，胰高血糖素、生长激素、儿茶酚胺分泌增加，以加速糖原分解，使糖生成增加。随着饥饿时间延长，作为能源储备的糖原在 24 小时内即被耗尽，机体为维持血糖水平，上述激素的变化可促使氨基酸自肌肉动员，肝糖异生增加，糖的生成由此增加，但同时也消耗了蛋白质。由于内分泌的支配与调节，体内脂肪水解增加，逐步成为机体的最主要能源。在饥饿的后期，充分利用脂肪能源，尽量减少糖异生，即减少蛋白质的分解，是饥饿后期机体为生存的自身保护措施。反映在尿氮排出量的变化，初期约为 8.5g/L，后期则减少至 2 ~4g/L。

饥饿状态下由于水分丢失，大量脂肪及部分蛋白质分解，一是导致体重减轻，一是导致血浆中脂肪酸、酮酸、酮体逐渐升高，从而引发代谢性酸中毒及酮尿症等；这些变化可涉及所有器官系统而出现多器官功能障碍综合征（MODS），最终可导致多器官功能衰竭（MOF）而死亡。

（二）创伤、感染后的代谢改变

1. 能量代谢增高及蛋白质分解代谢加强　创伤或感染时机体的代谢特点是蛋白质持续分解、丢失增加。机体处于负氮平衡是创伤及手术后病人重要的代谢改变。

患者均有肌肉组织分解并有糖原异生，部分氨基酸分解后转变为糖，尿中氮排出增加，血糖升高，血浆组氨酸、精氨酸减少，支链氨基酸（BCAA）增高。蛋白质的丧失可能是蛋白质的合成受到抑制或分解增加或两者共同的结果，即使摄入蛋白质较多，仍可出现负氮平衡。此种反应的程度及时间随创伤的类型和程度而异，一般持续 2 ~3 天，复杂的大手术后可持续数周。对外科患者采取积极措施改善氮平衡已得到普遍公认，为了不使患者处于长期负氮平衡状态，手术创伤后的营养支持是十分重要的。

2. 糖代谢紊乱　创伤、感染后糖代谢紊乱与内分泌变化有明显关系。主要是垂体-肾上腺轴对创伤的应激反应，表现为肾上腺皮质分泌增多和胰岛素功能受到抑制，处理葡萄

糖能力下降而出现高血糖。采用肠外营养支持时，要充分考虑这样的患者对糖的利用能力比非创伤、感染患者差得多。

3. 体重下降　是由于肌肉组织和脂肪的消耗增加（脂肪消耗每天可达200g以上）所致，如中等创伤的胃大部切除术，术后1周体重下降3kg左右。如果创伤、感染后病情趋于平稳，营养物质得到适当补充，体重下降可以逆转。表现为尿排氮量减少，血糖趋向正常，蛋白质合成大于分解，体重增加，氮代谢趋向正平衡。为储存脂肪的需要，必须供给足够的热量。此期可持续数周至数月。

四、营养支持的适应证

1. 胃肠道梗阻。
2. 胃肠道外瘘及短肠综合征。
3. 消化道广泛炎症性疾病。
4. 高代谢状态。
5. 恶性肿瘤患者接受化疗和大面积放疗。
6. 肝、肾功能衰竭。
7. 大手术围手术期。

五、肠内营养

肠内营养（enteral nutritiom，EN）是将营养物质经胃肠道途径供给病人的营养支持途径。

胃肠道不仅对机体的营养有着重要作用，同样在免疫防御中也有着十分重要的作用。因此“只要胃肠道有功能，就利用EN”。肠内营养的优点除体现在营养素的吸收、利用更符合生理外，还有助于维持肠黏膜结构和屏障功能的完整性。对长期肠外营养的患者可给予逐渐增量的EN作为过渡，有助于早日恢复正常膳食。

（一）要素饮食

要素饮食（elemental diet，ED）是指包括自然食物的各种营养素，含有氨基酸、葡萄糖、脂肪、多种维生素和矿物质（含微量元素）的治疗饮食。

1. 常用制剂　有粉剂和溶剂两种制剂，粉剂需加水后使用，它们的浓度均为24%，可供能4.18kJ（1kcal）/ml。

肠内营养制剂大致分为两类。

（1）以蛋白水解产物或氨基酸为主的制剂：其蛋白质源为乳清蛋白水解产物、肽类或氨基酸，糖源为低聚糖、糊精，脂肪源为大豆油及中链甘油三酯。不含乳糖。溶液渗透压较高，适用于胃肠道消化吸收不良者。

（2）以整蛋白为主的制剂：其蛋白源为酪蛋白或大豆蛋白，糖源为麦芽糖、糊精，脂肪源为玉米油或大豆油。不含乳糖。溶液渗透压较低，适用于胃肠道功能正常者。

有的制剂中还含有谷氨酰胺、膳食纤维（可溶性果胶）。前者可直接被肠黏膜利用；后者有调整肠动力的作用，而且在结肠内可被细菌分解为短链脂肪酸（SCFA），被吸收而供能。

以上两种制剂内均含有生理需要的电解质、维生素及微量元素。

2. 特殊制剂

（1）创伤后用要素膳：适用于大手术后、烧伤、多发性创伤和脓毒血症等高分解代谢患者。

（2）肝功能衰竭要素膳：可减轻肝性脑病的症状。

（3）肾功能衰竭要素膳：可重新利用体内分解的尿素氮以合成非必需氨基酸，既减轻了氮质血症、又合成了机体所需蛋白质。

（二）肠内营养的输入途径与输注方法

1. 输入途径 有经口和管饲两种途径，但由于营养制剂有特殊气味，患者常不愿接受，故多需经导管输入。常用的方式有经鼻胃管、鼻十二指肠管和鼻空肠管，也常采用经胃、空肠造瘘管途径。

2. 输注方法 营养液的输入应缓慢、均匀，常需输液泵控制输注速度。通常为使肠道适应，初用时可稀释成12%浓度，速度控制为50ml/h，每8～12小时后逐次增加浓度和速度；经3～4天后达到全量，即浓度24%，速度为100ml/h，总量2000ml/d。

（三）肠内营养特殊情况处理

1. 年龄小于3个月的婴儿不能耐受高张力膳的喂养，宜采用等张的婴儿膳，使用时要注意可能产生的电解质紊乱，并补充足够的水分。

2. 小肠广泛切除后宜采用肠外营养4～6周，以后才能采取逐步增量的肠内营养。

3. 胃部分切除后不能耐受高渗糖的膳食，易产生倾倒综合征，有些病人仅能耐受缓慢的滴注。

4. 空肠瘘的病人不论在瘘的上端或下端喂养均有困难，因为缺少足够的小肠吸收面积，不能贸然进行管饲，以免加重病情。

5. 处于严重应激状态，如麻痹性肠梗阻、上消化道出血、顽固性呕吐、腹膜炎或腹泻的急性期，均不宜给予肠内营养。

6. 严重吸收不良综合征和衰弱的病人在肠内营养以前应予一段时间肠外营养，以改善小肠酶的活力及黏膜细胞的状态。

7. 症状明显的糖尿病、接受大剂量皮质类固醇药物治疗及糖代谢异常的病人都不耐受一般肠内营养膳食的高糖负荷。

8. 先天性氨基酸代谢缺陷病的儿童不能采用一般肠内营养膳。

（四）肠内营养的适应证

凡有营养支持指征，胃肠道有功能并可利用EN。

1. 吞咽和咀嚼困难者。
2. 意识障碍或昏迷者。
3. 消化道疾病稳定期，如消化道瘘、短肠综合征等。
4. 高分解代谢状态，如严重感染、手术、创伤及大面积烧伤者。
5. 慢性消耗性疾病，如结核、肿瘤等。

六、肠外营养

肠外营养（parenteral nutrition，PN）也称人工胃肠，指通过静脉途径提供患者所需的全部营养要素的营养支持方式，使病人在被禁食的情况下维持良好营养状态的一种治疗方法。与一般静脉输液的根本区别在于后者仅能供给患者所需的部分热量及电解质。

（一）肠外营养的输入途径

肠外营养的输入途径有两种：对于一般用量不大、PN 支持不超过 2 周的患者，可采用周围静脉输注；对于需长期支持的，则采用经中心静脉输入为宜。常采用经锁骨下静脉或颈内静脉途径置入导管至上腔静脉，尤以右颈内静脉穿刺插管并发症少、成功率高。全营养混合液常在 12～16 小时内输完，也可以 24 小时连续输注。一般情况下，置入的导管可保留 3 个月以上。

（二）肠外营养制剂

1. 葡萄糖　葡萄糖是肠外营养的主要能源物质。补充葡萄糖 100g/24h 就有显著的节省蛋白质的作用。缺点：高浓度的葡萄糖（25% 或 50%）对血管壁刺激较大，不宜经周围静脉补给，故目前 PN 不用单一的葡萄糖能源；机体利用葡萄糖的能力有限，为 5mg/（min · kg）。如过量、过快输入，可导致高血糖甚至高渗性非酮性昏迷。葡萄糖如与脂肪乳剂共同作为热量来源，则上述情况可避免。此外，应激状态下机体利用葡萄糖的能力下降，多余的糖将转化为脂肪沉积在器官内，形成脂肪肝。

2. 脂肪乳剂　脂肪乳剂是 PN 的一种重要能源。10% 脂肪乳剂溶液含热量 4.18kJ（1kcal）/ml，且为等渗，可经由周围静脉输入。脂肪乳剂安全、无毒，在应激状态时其氧化率不变甚至加快。单独输注时需注意速度要慢，开始时每分钟 1ml，500ml 需 5～6 小时输完。输注速度太快可致胸闷、心悸或发热反应。通常比较普遍使用的是长链甘油三酯（LCT）。对于特殊患者（如肝功能不全），临床上常将中链甘油三酯（MCT）与 LCT 合用，重量比为 1∶1。

3. 复方氨基酸溶液　复方氨基酸溶液是肠外营养的惟一氮源，分平衡型和非平衡型两类。平衡型氨基酸溶液含必需氨基酸（EAA）8 种、非必需氨基酸（NEAA）8～12 种，其组成符合人体合成代谢的需要，适用于大多数患者。特殊氨基酸溶液配方成分不同，专用于不同的疾病。例如适用于肝病的制剂中含支链氨基酸（BCAA）较多，含芳香氨基酸较少；用于肾病的制剂主要是 8 种 EAA，NEAA 仅含精氨酸、组氨酸；用于严重创伤或危重病人的制剂含更多的 BCAA 或含谷氨酰胺二肽等。

4. 维生素　常用的复合维生素制剂含有 9～13 种维生素，每支注射液的含量即是正常人每日的基本需要量。

5. 微量元素　也是复方注射液，每支含锌、铜、铁、锰、铬、碘等多种微量元素，每日 1 支即可。如果铬缺乏可引起糖尿病、神经病变及抗感染能力下降；锌缺乏可发生皮炎。

6. 水和电解质　每天水的入量以 2000ml（尿量 1000ml + 饮水 1000ml）为基础计算。成人需要的主要电解质有钠、钾、氯、钙、镁、磷。镁的补充用 25% 硫酸镁。磷在合成代谢及能量代谢中发挥重要作用，磷的补充常用有机磷制剂甘油磷酸钠，含磷 10mmol；其他电解质按常规补给。

7. 生长激素　基因重组的人生长激素具有明显的促合成代谢作用。对于特殊病人（烧伤、短肠综合征、肠瘘等）同时应用生长激素能增强肠外营养的效果，有利于伤口的愈合和促进康复。常用量为 8～12U/d，不宜长期使用。使用时应避开严重应激后的危重期。

（三）全营养混合液

将肠外营养所需的营养素按照一定的比例在无菌条件下混合、配制，盛放于3L的塑料袋内，供静脉输注，即为全营养混合液（total nutrient admixture，TNA）。其优点是：①混合后高浓度葡萄糖被稀释，使经周围静脉输注成为可能；②由于脂肪乳剂被稀释，避免了其单独输注容易造成输入过快的不良反应；③全封闭的输注系统大幅减少了污染的机会，使用更安全。

TNA的配制原则：①氨基酸、葡萄糖、脂肪乳剂的容量之比为2∶1∶1，或1∶1∶1，或2∶1∶0.5；②总容量应大于1.5L；③混合液中葡萄糖的最终浓度为10%～20%，以利于混合液的稳定。

在临床实际应用中，应根据病情及血、尿生化检查，在基本溶液中酌情添加各种电解质溶液。由于人体无水溶性维生素的储备，故每日均需补给复方水溶性维生素。短期禁食不会产生脂溶性维生素或微量元素缺乏，只有禁食超过2～3周才以予补充。溶液中可加入普通（常规）胰岛素，以胰岛素∶葡萄糖=1U∶（8～10）g比例补给，以避免发生高血糖。

近年来，有将TNA液制成两腔或三腔袋的产品，腔内分装氨基酸、葡萄糖和脂肪乳剂，有隔膜将各成分分开，避免相互发生反应。使用前用手加压即可撕开隔膜，使各成分立即混合。此类产品符合TNA原则，使得各种营养底物同时输入，可节省配置所需的设备，简化步骤，具有很好的应用价值。

（四）肠外营养的输注方法

包括持续输注和循环输注两种。持续输注指将一天的营养液在24小时内均匀输入；其优点是体内胰岛素的分泌及血糖值比较稳定，波动小。循环输注指将营养液放在夜间12～16小时内输注；适用于需长期接受PN支持的患者，白天可以恢复正常活动，有利于改善患者的生活质量；常需密切关注血糖。

七、外科营养支持的并发症

肠外营养与肠内营养支持虽然是救治营养不良的强有力措施，但也有可能发生并发症，如处理不当，后果十分严重，尤以肠外营养的并发症为多。

（一）静脉穿刺置管时的并发症

1. 血、气胸 对症处理。

2. 动、静脉损伤 退针、局部压迫。

3. 胸导管损伤 发生在左侧，穿刺时发现有清亮的淋巴液流出，应立即退针或拔出导管。偶可发生乳糜瘘，多数可自愈。

4. 空气栓塞 多发生在穿刺置管过程中或因导管塞脱落或连接处脱落所致。一旦疑有空气进入，立即置病人左侧卧位，以防发生空气栓塞。

（二）静脉置管后输液期间的并发症

1. 导管移位 主要是导管固定不妥而移位。一是表现为输液不畅；一是移位后渗漏，若在颈部可压迫气管，甚至感染。一旦发生移位，应立即停止输液、拔管并进行局部处理。

2. 导管相关感染 长期深静脉置管，易引起导管相关感染。一旦并发感染，须立即拔出导管，予以抗生素治疗。

（三）与代谢有关的并发症

1. 糖代谢紊乱　高血糖与低血糖：葡萄糖溶液输注过快，机体尚不适应；严重创伤、感染者或糖尿病患者机体胰岛素分泌不足，糖利用率下降，均可致体内血糖过高而出现高渗性利尿、脱水乃至情况严重。预防在于调节好输注速度，进行临床及实验室检查，如血糖、尿糖的监测等。对原有胰岛功能低下或处于应激状态下者，输注液中应加入胰岛素。若要停止肠外营养，要逐渐撤除或从外周静脉输入等渗葡萄糖溶液，以防止低血糖反应的发生。

2. 脂肪代谢紊乱　脂肪乳剂输注速度过快或总量过多并超过机体代谢能力时，可发生高脂血症或脂肪超载综合征；后者表现为发热、急性消化性溃疡、血小板减少、溶血、肝脾肿大、骨骼肌疼痛等。一旦发现类似症状，应立即停止输脂肪乳。

（四）其他并发症

1. 胆汁淤积　由于长期不经口进食，十二指肠黏膜缺乏刺激而处于休眠状态，缩胆囊素（CCK）分泌减少，导致胆囊弛张胀大，胆汁淤积，胆泥生成，乃至形成胆石。胆汁滞留也损害肝功能。

2. 肠屏障功能受损　肠外营养长期禁食，肠道缺少食物刺激和体内谷氨酰胺缺乏，使肠道屏障结构受损，引发的严重后果是肠内细菌、内毒素移位，损害肝和其他脏器功能，引起肠源性感染，甚至导致多器官功能衰竭。应力争尽可能早地改用肠内营养，在肠外营养期间补充肠黏膜细胞的主要能量物质谷氨酰胺，均为保护肠屏障功能的有效措施。

3. 肠内营养的并发症

（1）胃肠道症状：如恶心、呕吐、腹胀、腹泻，大多因滴注过快或短期内浓度增加过快所致，故强调缓慢输入。

（2）误吸：常见于昏迷、年老体弱或有胃潴留的患者，经鼻胃管输入营养液时会因呃逆而误吸，导致吸入性肺炎。预防方法是：患者取30°半卧位，输入营养液30min若回抽液量大于150ml，则提示存在胃潴留，应暂停鼻胃管输入，改用鼻空肠管灌注。

八、外科营养支持的监测

多学科的密切配合，良好的组织管理和认真细致的临床监测，是确保外科营养支持取得良好疗效、避免诸多并发症发生的重要条件。

（一）肠外营养的管理

营养支持应由营养主治医师全面负责，决定患者使用营养支持的时机和方式，负责中心静脉导管和肠内营养管的放置，每天查房、开医嘱、监督指导各项工作的完成。护士则承担从观察患者生命体征到输液运转系统等多方面工作，定时进行各项营养状态评定指标的测定和记录，了解并消除患者及亲属对营养支持的心理疑虑等。药剂师要为各位医师提供有关药物配伍禁忌、溶解度及各种营养物质之间相容性等知识咨询与指导，以确保肠外营养支持安全有效。

要有负责配制营养液的专门人员。营养液应在洁净的环境里和严格的无菌操作下配制。取样做热原和细菌学检查后，储存于4℃冰箱内（防止细菌孳生）备用。

（二）肠外营养支持的监测

1. 中心静脉插管 要求导管尖端应达到上腔静脉或下腔静脉的根部。

2. 导管相关感染 穿刺插管的进皮处每天需用碘伏灭菌2次；应用1.2μm过滤器，定期对过滤器行微生物培养检查；营养液在应用前、后均应定期行微生物培养检查。

3. 输液系统 包括进空气的除尘滤器、泵的选择、滤器使用及各联系点的可靠性检查，以免发生各种事故。深静脉插管只用来输给营养液，专管专用。给药、输血、输血浆或抽血化验应另选周围静脉进行。

4. 代谢平衡 对水、电解质和氮平衡应严密监测，最初数日每6小时检查1次血糖和尿糖。糖和胰岛素供量趋于稳定后突然出现对糖的不耐受，常表示有新的应激情况出现，如败血症等，要及时处理。每日需记录出入量，测定尿比重、尿糖、尿酮体、尿电解质、血清电解质、血糖和体重等，专用的“代谢平衡监测记录”应逐日填写。要经常对病人营养状况进行评估，以便衡量所作的营养支持能否提供给病人足够的热量和营养素，随时调整。

九、中医药在外科营养支持中的作用

外科围手术期治疗，尤其在重大腹部外科手术后合理使用肠外营养和肠内营养支持至关重要。术后尽早采用中医辨证施治和中药灌肠及口服，以清热解毒、泻下通瘀、健脾益气，促进胃肠道功能恢复有着积极的促进作用，可缩短术后肠外营养时间，尽早促使肠外营养向肠内营养过渡，同时可以保护胃肠道黏膜屏障功能，减少肠道细菌移位，有效控制腹腔及全身感染，减少全身炎症反应综合征（SIRS）及多器官功能障碍综合征（MODS）的发生。

扫码“练一练”

（杨胜波　肖友平）

第八章　输　血

扫码"学一学"

要点导航

1. **掌握**　输血的适应证、禁忌证。
2. **熟悉**　输血的并发症和防治；输血的速度。
3. **了解**　成分输血的优点及其主要制品的临床应用。

人们很早就发现血液是人体的一种重要营养物质。中医学《灵枢·邪客篇》中云："营气者，泌其津液，注之于脉，化以为血，以荣四末，内注五藏六府，以应该列数焉"；《灵枢·营卫生会篇》又云："营在脉中，卫在脉外，营周不休，五十而复大会，阴阳相贯，如环无端"；对血液的生成和转化方面有一定的认识。而对输血的认识主要是随近代科学而发展起来的，半个多世纪以来，输血（blood transfusion）已被作为治疗外伤、失血、感染等多种疾病引起的血液成分丢失、破坏、血容量降低和抢救危重病人的重要措施之一。

正确掌握输血的适应证，合理选用各种血液制品，有效防止输血可能出现的并发症，对保证外科治疗、病人安全有着重要的意义。

第一节　外科输血的适应证、输血方法及注意事项

外科输血的目的：纠正低血容量；纠正血液成分的缺乏。

一、适应证

1. 大出血　出血是输血的主要适应证，尤其是严重创伤、病理性出血和手术中出血。其目的是补充血容量，用于治疗低血容量性休克。补充的血量、血液制品的种类应根据失血的多少、速度和病人的临床表现确定。凡一次失血量低于总血容量的10%（500ml）者。机体可通过自身组织间液向血液循环转移而得到代偿，无需输血；当失血量达总血容量的10%～20%（500～1000ml）时，应根据有无血容量不足的临床症状及其严重程度，同时参照血红蛋白和血细胞比容的变化选择治疗方案。病人可出现活动时心率增快、直立性低血压，但血细胞比容常无改变。此时可输入晶体液、胶体液或少量血浆代用品；失血量超过总血容量的20%（>1000ml）时，有较明显的血容量不足的临床表现，血压不稳定，还可出现血细胞比容下降。通常以血细胞比容下降至30%～35%作为出现缺氧的临界值。此时除输入晶体液或胶体液外，还应输入浓缩红细胞以提高携氧能力。原则上失血量在30%以下时不输全血；超过30%时可输全血与浓缩红细胞各半，再输入晶体液、胶体液及血浆以补充血容量。当失血超过50%时，且大量输入库存血时，还应注意白蛋白、血小

板及凝血因子的缺乏，缺乏时给予补充。

2. 贫血或低蛋白血症 常因慢性失血、红细胞破坏增加或白蛋白合成不足所致。对麻醉及手术创伤的耐受力降低，术后容易出现组织愈合不良及感染等并发症，因此必须在术前给予纠正。贫血患者应输注浓缩红细胞；低蛋白血症患者可输血浆或白蛋白液。

3. 凝血机制异常和出血性疾病 血友病、血小板减少性紫癜、放射病等常有出血倾向，此类病变者若行手术，则术中往往失血较多，应根据引起凝血异常的原因补充相关的血液成分。

4. 重症感染 严重感染者，若白细胞明显低下，抗感染疗效不佳时，可考虑输注浓缩白细胞以帮助控制感染。由于输白细胞有可能引起巨细胞病毒感染及肺部并发症等副作用，使其应用受到限制。

二、输血方法

1. 输血的途径 经外周浅表静脉穿刺是输血的常用途径（动脉输血现基本不用）。当病情危重、急性大出血而穿刺困难时可行中心静脉置管或静脉切开输血。输血通常采用重力点滴输入。为防止输入的血液在进入心脏以前从创伤部位流失，凡头部、颈部和上肢的创伤，应选用下肢的静脉输血；反之，下肢、盆腔、腹腔的创伤，宜选用上肢或颈部的静脉输血。

2. 输血的速度 输血的速度应根据病人的具体情况决定。大量出血、失血性休克抢救时速度要快。静脉输血在一般情况下开始应慢（每分钟 10～20 滴），并密切观察 30 分钟，如无不良反应，可根据病情加快或保持原来的速度。如果应用的输血器是塑料袋，只需加压即可达到快速输血的目的，也可用特制的加压输血器加速输血。正常的输血速度在成人一般为 40～50 滴/分；小儿 5～10 滴/分；老年人、贫血或心功能不全者 15～20 滴/分（1ml/min），以防循环负荷过重而引起心力衰竭、肺水肿。

三、注意事项

1. 严密查对 输血前详细核对受血者和供血者的姓名、血型、血袋号、交叉配血试验的结果及受血者的住院号、床号等，完全符合无误后方能输血。

2. 认真检查 应检查血袋有无破损，标签是否完整清晰，袋口密封是否严密，血浆是否透明，如有浑浊、絮状物、变色、气泡者，表示已有污染，不能使用。正常库存血的血浆与红细胞之间应有明显界限，如血浆呈淡红色，表明已有溶血现象，则不能使用。输注前应轻柔地转动血瓶或血包，使血浆与红细胞充分混匀，切忌用力猛摇、猛晃，以防止血细胞破坏而发生溶血。

3. 放置时间 从血库取出的血液应在短时间内输完，不宜在室温下放置过久，一般不得超过 4h，以免溶血或污染。

4. 无菌操作 在输血的整个过程中，均应严格执行无菌操作技术。

5. 禁忌合并用药 除生理盐水外，不向血液内加入任何其他药物和溶液，以免产生溶血或凝血。

6. 加强观察 在输血的过程中应认真、密切观察病人有无输血反应，尤其应注意体温、脉率、血压及尿色。有严重不良反应时则须立即停止输血并及时进行以下处理：①取血样重新鉴定血型和交叉配血；②取血袋内血做细菌学检查；③采集病人尿液，检查有无游离血红蛋白；④保留剩余血液以备核查。

7. 保留血袋　输血完毕后血袋应保留2小时，以备核查。

第二节　输血不良反应及并发症

输血是一种常用的治疗措施，但也可引起不良反应和并发症，严重者可危及生命，因而必须引起重视。只要严格掌握输血指征，遵守输血操作规程，大多数输血并发症是可以预防的。

一、发热反应

发热反应是最常见的早期输血并发症之一。多发生于输血开始后15分钟至2小时内。

（一）原因

主要有两方面：一为致热原。致热原是高分子的多糖体，多为细菌的代谢产物，致热原主要存在于不洁的制剂如抗凝剂、保存液或采血及输血的用品中。目前此类反应已少见。二是免疫反应。多发生在反复输血的患者或经产妇中，因多次输血后可在患者血清中逐渐产生白细胞抗体或血小板抗体，再次输血时对输入的白细胞或血小板（抗原）即可发生抗原－抗体反应而引起发热。此外，早期或轻症的细菌污染和溶血可仅表现为发热。

（二）症状和体征

主要表现为畏寒、寒战和高热，体温可高达39℃～40℃，伴有头痛、出汗、恶心、呕吐及皮肤潮红。症状持续30分钟至2小时后逐渐缓解。血压多无变化。少数严重者可出现抽搐、呼吸困难、血压下降甚至昏迷。

（三）处理

应首先分析可能的病因，对于症状较轻的发热反应可先减慢输血速度，病情严重者应停止输血，要保持静脉通路畅通；再对症处理，畏寒与寒战时注意保暖，出现发热时给予退热剂，如对乙酰氨基酚、苯巴比妥。伴有寒战者可肌内注射盐酸异丙嗪25mg或盐酸哌替啶25～50mg。高热者可配以物理降温，或针刺曲池、内关、合谷、安眠、足三里等穴。抗组胺药对退热无作用，但可用于抑制伴发的荨麻疹或过敏反应。

（四）预防

应强调输血器具严格消毒、控制致热原。对于多次输血或经产妇病人应输注不含白细胞和血小板的成分血，如洗涤红细胞。

二、过敏反应

过敏反应是输血中较常见的反应，仅次于发热反应，其发生率为2%～3%。多发生在输血数分钟后，也可在输血中或输血后发生。

（一）原因

尚不清楚。目前认为与下列因素有关：①病人系过敏体质，对血中蛋白类物质过敏，或过敏体质的供血者随血液将其体内的某种抗体转移给病人，当病人再次接触该过敏原时，即可触发过敏反应。此类反应的抗体常为 IgE 型。②多次受血者体内产生多种抗血清免疫球蛋白抗体，以 IgA 抗体为主。此外，某些病人免疫功能低下，体内 IgA 水平低下或缺乏，当输血时便对其中的 IgA 发生过敏反应。

（二）症状和体征

症状轻者仅有皮肤局限性或全身性瘙痒、皮肤红斑、荨麻疹。严重者只输入几毫升血液制品即可出现支气管痉挛、血管神经性水肿、会厌水肿，表现为咳嗽、喘鸣、呼吸困难以及腹痛、腹泻、喉头水肿，甚至窒息、过敏性休克、昏迷、死亡。

（三）处理

轻症者一般可不停止输血，但要放慢输血速度，严密观察，可用抗组胺药或糖皮质激素，苯海拉明 20mg 肌内注射、盐酸异丙嗪 25mg 肌内注射或地塞米松 5mg 肌内注射。重者应立即停止输血，保持输液通路的通畅，立即皮下或肌内注射 1∶1000 盐酸肾上腺素 0.5～1ml 和（或）氢化可的松 100mg 加入 500ml 葡萄糖氯化钠溶液中静脉滴注，还可根据情况使用镇静剂以及升压药等。如喉头水肿严重，应尽早行气管插管或气管切开，以防窒息。

（四）预防

对既往有过敏史的病人，输血前半小时口服或肌内注射盐酸异丙嗪或少量地塞米松。对 IgA 水平低下或检出 IgA 抗体的病人，应输不含 IgA 的血液、血浆及血液制品。如果必须输红细胞时，选用洗涤红细胞。有过敏史者不应献血，献血者在献血前 4 小时应禁食。

三、溶血反应

溶血反应是最严重的输血并发症，临床上很少发生，一旦发生后果严重，死亡率高。输入的红细胞在受血者体内发生异常破坏引起的不良反应称溶血性输血反应。

（一）原因

绝大多数是因误输 ABO 血型不合的血液引起，是由补体介导且以红细胞破坏为主的免疫反应。其次，A 亚型不合或 Rh 系统血型不合时也可发生。少数是非免疫性的，在输入有缺陷的红细胞后可引起溶血，如血液中加入了高渗或低渗性液体、药物，血液冰冻或过热等（破坏红细胞）。

（二）症状和体征

溶血反应可分为急性溶血反应和迟发性溶血反应，病人的临床表现差异很大，症状的轻重取决于所输入异型血的多少、速度以及所发生溶血的程度。

1. 急性溶血反应　症状常在输血约十余毫升后即可发生。病人突然感到头痛、腰痛、背痛、心前区紧迫感、呼吸急促、小便颜色呈酱油样（血红蛋白尿），严重时伴寒战、高热、黄疸、黏膜及皮下出血、少尿或无尿、休克等。检查可见面色潮红、皮肤湿冷、沿输血静脉红肿伴疼痛、脉搏细弱、血压下降等。

术中麻醉病人早期溶血征象是不明原因的低血压或心动过速、手术区渗血突然增加等。

2. 迟发性溶血反应　发生在输血后 7～14 天，主要是由于输入未被发现的抗体所引起。症状是不明原因的发热和贫血，也可见黄疸、血红蛋白尿等。一般并不严重，经处理后可治愈。

（三）处理

在输血过程中发现可疑症状时，应立即停止输血并抽静脉血化验，若离心后血浆为粉红色即可确诊为溶血，尿潜血阳性及血红蛋白尿也有诊断意义。收集供血者血袋内血和受血者输血前后血样本，重新做血型鉴定、交叉配血试验及细菌涂片和培养，以查明溶血原因。

治疗包括：①抗休克，应用晶体液、胶体液及血浆扩容，纠正低血容量性休克。②保护肾功能：溶血反应严重者可因免疫复合物在肾小球沉积，或因发生 DIC 及低血压引起肾血流减少而继发急性肾功能衰竭。可给予 5% 碳酸氢钠溶液 250ml 静脉滴注，碱化尿液。当血容量已基本补足、尿量基本正常时，应使用甘露醇等药物利尿以加速游离血红蛋白的排出。若有尿少、无尿或肌酐、尿素氮明显升高及高钾血症，则应行腹膜透析、血液透析。③若 DIC 明显，则应使用肝素。因肝素本身可能引起出血，故不适用于手术病人。④必要时行血浆交换治疗，以彻底清除病人体内的异型红细胞及有害的抗原－抗体复合物。⑤若血压低，则使用多巴胺、间羟胺升压，不要使用去甲肾上腺素、血管升压素等明显减少肾脏血流量的药物。

（四）预防

为了防止溶血反应的发生，应严格按照输血操作规程进行，加强配血、输血过程中的核查，每次输血前试验所用血样本只能在输血前 48 小时内抽取，不输保存时间过长、保存不当的血液，不输有缺陷的红细胞，严格控制血液预热的温度，尽量输同型血。

四、循环超负荷

如输血速度过快或输血量过多，则可引起循环超负荷。此种情况多发生在老年人、幼儿、心功能不全和低蛋白血症的病人。可因急性充血性心力衰竭和肺水肿而导致病人死亡。

（一）原因

1. 输血速度过快　单位时间内的血容量上升超过心脏的负荷能力。

2. 心功能不全　心脏对血容量的增加承受能力小。

3. 肺功能减退或低蛋白血症　不能耐受血容量的增加。

（二）症状与体征

最初症状为突然心率加快、胸闷、呼吸困难、发绀、咳嗽、吐血性泡沫痰，出现颈静脉怒张，肺部可闻及大量湿啰音，X 线胸片有肺水肿表现。

（三）处理

立即停止输血，取半卧位，吸氧，使用强心剂、利尿剂以去除过多的体液。

（四）预防

对于老年人或心功能不全者，严格控制输血速度及输血量，一般情况下以 1ml/（h · kg）为宜。严重贫血患者以输浓缩红细胞为宜。

五、细菌污染反应

此种反应目前在临床上并不多见，但一旦发生则后果严重。

（一）原因

可能与采血、贮血及输血等环节的无菌技术出现漏洞有关，以革兰染色阴性杆菌污染为常见。

（二）症状与体征

因细菌污染的种类、毒力大小和输入的数量而异。轻者可仅有发热，重者可出现败血症和中毒性休克。症见寒战高热、面红、结膜充血、呼吸困难、发绀、呕吐、腹泻、血压下降，甚至发生休克。血液化验见白细胞明显升高，也可以出现血红蛋白尿及肾功能衰竭、肺水肿，致病人死亡。最简捷的诊断方法是立刻取容器内剩余血的血浆做直接或涂片染色检查，如见细菌便是污染的证明。同时需取容器内剩余血、病人血和所用静脉冲管液做细菌培养。

（三）处理

立即终止输血，将血袋内的血液离心，取血浆底层及细胞层分别行涂片染色细菌检查及细菌培养检查。采取有效的抗休克、抗感染治疗，包括使用广谱抗生素、补液、利尿、降温、纠酸等。若未检出细菌，但又不能排除细菌污染的可能时，亦需按有污染情况处理。

（四）预防

为了防止细菌污染反应的发生，应加强无菌观念、严格执行无菌操作规章。库存血取出后不宜在室温下保存，输血在4小时内输完为宜（特别是夏季）。输血前按不同血液或制品的外观标准检查，如有可疑则不予使用。

六、疾病传播

输血可以传播疾病，除人们所熟知的肝炎、梅毒、疟疾、艾滋病外，丝虫病、回归热、黑热病、人T细胞白血病病毒Ⅰ型、巨细胞病毒等也可以通过输血传播。

（一）艾滋病

输血和血液制品均可传播艾滋病病毒。与输血相关的艾滋病的发病率约占艾滋病病例的2%～3%。

1. 症状与体征 HIV感染可分为三个临床期，即：潜伏期、相关综合征期和活动期。①潜伏期出现在感染后2个月左右，血清HIV抗体检测阳性，这一期可持续数年，一般为1～3年，但也有短至6个月、长至十几年者。②到相关综合征期时，病人有持续发热、疲乏、盗汗、持续腹泻、体重减轻、淋巴结肿大、皮肤和黏膜疾病等。HIV抗体检测阳性，CD_4^+ T细胞数下降。③活动期则表现为条件性感染和少见的肿瘤，其中卡氏肺囊虫肺炎与卡波西肉瘤最常见。患者出现发热，肺部、神经系统、胃肠道和皮肤、黏膜均可受到侵害并出现相关症状。病人多在数月至2年内死亡。

2. 处理 艾滋病至今尚无特效治疗药物。鉴于输注全血及成分制品均可能被传染，只有严格地对献血者和血液制品进行抗HIV抗体检测，才可能避免艾滋病病毒通过输血传播。

（二）病毒性肝炎

输血后肝炎是通过输全血或输注血液成分以及血浆蛋白制品传播，发病率为5%～10%或更高。目前已明确将病毒性肝炎分为7型，其中乙肝、丙肝和丁肝病毒均可通过血液传播。

1. 症状　输血后肝炎的症状与其他途径传染的病毒性肝炎症状相同，但大多数症状较轻，表现为乏力、倦怠、纳差、恶心、皮肤瘙痒、腹胀、腹泻、上腹部不适或肝区痛等。有部分患者可出现黄疸和发热，肝脏常见肿大，有轻度压痛，血清丙氨酸氨基转移酶升高。

2. 治疗　与“传染性肝炎”相同。

3. 预防

（1）严格掌握输血适应证，非必要时应避免输血或血液制品。

（2）对献血者要做有关肝炎的全面检查，包括乙肝五项及抗－HBc IgM，凡有一项阳性或氨基转移酶异常者，均不能献血。

（3）尽量采用成分输血，如输入洗涤红细胞患传染性肝炎的可能性小得多。尽量采用血浆代用品以代替血浆。

（4）输血后可给患者内服溶菌酶，每日60～170mg，连服4～24周，对预防输血后肝炎有明显效果。

七、其他

大量输血后（24小时内用库存血细胞置换病人全部血容量或一次性输入血量2500ml或数小时内超过4000ml）容易引起凝血机制紊乱、高钾血症、高血氨、体温下降以及酸碱平衡失调。因此，有必要监测患者电解质和酸碱平衡情况，如有失调，予以处理。

第三节　血浆及血浆增量剂

一、血浆

血浆的主要成分是血浆蛋白，不含红细胞，无携氧能力，可用于抗休克、免疫、止血和解毒等。其用量仅次于全血。

输血浆的主要目的是补充不稳定和（或）稳定的凝血因子，或同时补充凝血因子和血容量。

（一）普通血浆

分新鲜血浆和保存血浆两种。新鲜血浆是全血采集后6小时内分离出来的血浆，应当天使用，否则影响效能，该制品含全部凝血因子。保存血浆是保存期内的全血分离而来，在4℃条件下可保存4周，除血浆蛋白外，其他成分都已逐渐被破坏。当烧伤、外伤休克等引起血液浓缩与循环血容量急剧减少时，可考虑使用。

（二）冰冻血浆

将普通血浆置于－20℃～－30℃的低温下保存，称之为冰冻血浆。冰冻血浆可分为新鲜冰冻血浆、普通冰冻血浆和冷沉淀等。

1. 新鲜冰冻血浆（FFP） 内含血浆蛋白、各种凝血因子，特别是不稳定的Ⅴ和Ⅷ因子、白蛋白和球蛋白、纤维蛋白原（每毫升含纤维蛋白原1.6g）。适用于各种凝血因子缺乏、免疫球蛋白缺乏、肝肾疾病引起的蛋白缺乏、DIC、输入多量库存血后引起的出血倾向、创伤引起的休克、感染性疾病、血浆置换等。一般不直接作为扩容使用。

2. 普通冰冻血浆（FP） 是FFP在4℃条件下融解时除去冷沉淀成分后冻存的上清血浆制品。

两种冰冻血浆的主要区别是FP中Ⅷ因子（FⅧ）和Ⅴ因子（FⅤ）及部分纤维蛋白原的含量较FFP低。其他全部凝血因子和各种血浆蛋白成分含量则与FFP相同。因此FP和FFP二者的适应证是相同的，而FP多适用于补充血容量和血浆蛋白，主要用于除FⅧ和FⅤ以外的凝血因子缺乏病人的治疗。如在休克、烧伤和手术等情况中应用，一次输入量不宜超过1000ml，否则需加用新鲜冰冻血浆。

3. 冷沉淀 是FFP置于4℃条件下融解时不融的沉淀物，因而得名。每袋20～30ml，内含纤维蛋白原（至少150mg）和FⅧ（80～120U以上）及血管性假血友病因子（γW因子）。适用于特定凝血因子缺乏所引起的疾病，如血友病甲（先天性第Ⅷ因子缺乏）患者出血期，先天性或获得性纤维蛋白缺乏症，出血性疾病病人以及手术患者出血的预防和治疗等。

二、血浆蛋白

血浆蛋白成分包括人血清白蛋白、免疫球蛋白及浓缩凝血因子。

（一）白蛋白

是临床上常用的血浆容量扩充剂之一。常用的有5%、20%和25%三种浓度制剂。1g白蛋白可保留循环内水分18ml，25g白蛋白的膨胀压相当于500ml血浆的膨胀压。因而除能补充白蛋白之外，还有扩充血容量及维持胶体渗透压的作用，并间接促进利尿，消散水肿和渗出液，起脱水作用。可用于低血容量性休克、营养不良、低蛋白血症、成人呼吸窘迫综合征、脑水肿、烧伤、肝功能衰竭及作为体外循环的填充灌注液和器官保存液。白蛋白制品不宜与氨基酸混合输注，也不宜与红细胞混合使用。偶有发生荨麻疹、畏寒伴发热等，但比输注血浆者发生率低。

（二）免疫球蛋白

是人血浆丙种球蛋白水溶液，分为正常人免疫球蛋白（肌内注射用）、静脉注射免疫球蛋白和特异性免疫球蛋白。

1. 正常人免疫球蛋白 主要用于预防甲型肝炎、麻疹、脊髓灰质炎、流感、水痘及低免疫球蛋白血症者。

2. 静脉注射免疫球蛋白 主要用于低蛋白血症引起的重症感染。

3. 特异性免疫球蛋白 主要用于乙型肝炎、流脑、狂犬病、天花、风疹、破伤风、水痘、百日咳、腮腺炎等传染性疾病的防治。

（三）浓缩凝血因子

浓缩凝血因子有多种制剂，如抗血友病因子、凝血酶原复合物（Ⅸ因子复合物），浓缩Ⅷ、Ⅺ因子及ⅩⅢ因子复合物、抗凝血酶Ⅲ、纤维蛋白原、蛋白C、纤维蛋白胶等。用于治疗血友病及各种凝血因子缺乏症。其中XIII因子复合物有利于促进伤口的愈合。

三、血浆增量剂

血浆增量剂简称代血浆，是具有类似血浆胶体特性的人工胶体液，其分子量和胶体渗透压近似血浆蛋白，无毒性、无热源和无抗原性，能较长时间在循环中保持适当浓度，暂时起到血浆容量替代和扩血管的作用，在治疗失血性休克时可节约部分全血。临床常用者为右旋糖酐、羟乙基淀粉以及明胶制剂。

（一）右旋糖酐

右旋糖酐是一种由葡萄糖基聚合成的多糖高分子物。临床应用的右旋糖酐制剂有三种，即：中分子右旋糖酐、低分子右旋糖酐和小分子右旋糖酐。有扩充血容量、利尿消肿、血液稀释及改善微循环等作用，适用于临床各科。

1. 中分子右旋糖酐 平均分子量为7.5万，常用溶液浓度为6%。其胶体渗透压高，能从组织中吸收水分保持于循环内，因而有增加血容量的作用。中分子右旋糖酐能在体内维持6～12h。因其有促进红细胞凝集的作用，干扰血型交配，因此输注前应检查血型。临床常用于低血容量性休克。

2. 低分子右旋糖酐 平均分子量为4万左右。常用的溶液浓度为6%和10%。具有降低血黏滞度和凝固功能，因而有降低末梢循环阻力、改善循环和防止血栓形成的作用。此外，尚有渗透性利尿作用。输注后3h从肾脏排出可达50%。临床用于某些血管性疾病，如心肌梗死、脉管炎、中毒性休克、DIC、脂肪栓塞、输血或休克后的少尿、肝肾综合征、开颅手术等。对血小板减少或有出血倾向的病人最好避免应用。10%低分子右旋糖酐24h内用量以500～1000ml为宜。

3. 小分子右旋糖酐 平均分子量为2万，常用浓度为5%，为三种制剂中体内存留期最短者。有改善微循环的作用，多作为微循环灌注之辅助治疗。

（二）羟乙基淀粉

羟乙基淀粉亦称706代血浆，1970年6月由我国医学科学院血液研究所试制成功，故亦名706，由玉米淀粉制备而来。目前应用较多的是6%羟乙基淀粉的电解质平衡代血浆（6%贺斯，HES）。该制品电解质含量与血浆相近，含有钠、钾、氯和镁离子，并含有碳酸氢根，能提供碱储备。它不仅具有补充血容量、维持胶体渗透压的作用，还能补充功能性细胞外液的电解质成分，预防及纠正大量失血和血液稀释后可能产生的酸中毒。此外，由于其pH值接近中性，相对黏度低于血浆，因此有利于血液稀释和疏通微循环。临床多用于急性失血性休克和手术中扩容的常用制剂。每天最大用量为2000ml。

（三）明胶代血浆

明胶代血浆是由各种明胶与电解质配成的血浆代用品。明胶分子量约3.5万，相对黏度与血浆近似，血液内半衰期约2.5小时。有增加血浆容量、防止组织水肿、稀释血液、改善微循环、加快血流流速的功效。适用于手术、创伤引起的失血性血容量降低和血液稀释。在体外循环时可用作胶体性血浆增量剂。因明胶代血浆含有钙离子，可能加重钾离子逸出细胞外，因而高血钾患者及肾功能障碍者慎用。目前有两种明胶代血浆供临床使用，即：尿联明胶（别名聚明胶肽、海脉素、Haemaccel）和琥珀酰明胶（别名血定安、佳乐施、Gelofusine），其平均分子量在3万~5万之间。

除上述几种代血浆外，临床上应用的还有缩合葡萄糖代血浆、聚乙烯吡咯烷酮代血浆等，主要作用为扩充血容量，用于手术或创伤等引起的血容量降低。

第四节　成分输血

成分输血就是将血液中的各种有效成分用物理或化学方法加以分离提纯，分别精制成高浓度的血液成分，然后再根据临床需要输给病人。

目前，成分输血已成为衡量一个国家或地区输血技术是否先进的重要标志，也是衡量临床医师水平的标志之一。

一、优点

成分输血具有高效、不良反应少，使用合理、经济等优点。

二、种类

目前临床上能应用的血液成分制品已有30多种，血液成分制品主要可以分为血细胞成分、血浆成分和血浆蛋白成分三大类。血细胞成分包括浓缩红细胞、添加剂红细胞、洗涤红细胞、少白细胞的红细胞、浓缩白（粒）细胞及浓缩血小板等。本节介绍血细胞成分。血浆成分和血浆蛋白成分的有关情况见本章第三节。

（一）少浆全血

用250ml新鲜全血［含50ml ACD保养液（复方枸橼酸钠保存液）］，被分离出100ml血浆后，剩余部分即为少浆全血。优点是含有携氧能力的红细胞和维持膨胀压的白蛋白。

适应证：①大出血（如大手术或严重创伤、产后出血等）；②体外循环；③换血，特别是新生儿溶血病；④无成分血供应或来不及制备成分血且病情不允许等待的情况。

（二）红细胞成分

1. 浓缩红细胞（CRBC）　由全血经离心或沉淀后祛除血浆而成。血细胞比容可达60%~80%。是使用最普遍的一种红细胞。该制品具有和全血同样的携氧能力，但容量几乎只有全血的一半，使循环超负荷危险少，抗凝剂、乳酸、钾、氨等比全血少，使之用于心、肝、肾功能不全的病人及老年病人更为安全。由于祛除了血浆及其内蛋白，可减少由抗原或抗体所引起的非溶血性发热反应、变态反应或过敏反应，且输血前可以只做直接配血试验。此外，由于红细胞浓度高，疗效快而好（1单位浓缩红细胞可以提高血红蛋白10g/L）。其缺点主要由于比全血黏稠，输注时流速慢（流畅性约为全血的60%），和全血一样有白膜（白细胞、血小板和纤维蛋白凝聚物），加盐水后需尽快输注，不能保存。

适应证：①各种血容量正常的贫血病人；②急性出血或手术失血低于1500ml者；③心、肝、肾功能不全及小儿和老年人需要输血者；④妊娠后期伴贫血需要输血者；⑤一氧化碳中毒者。

2. 添加剂（液）红细胞　也称红细胞悬液或混悬红细胞。这是一种从全血中尽量移除血浆后的高浓缩红细胞，其血细胞比容可高达90%。由于原抗凝保存液大部分被移除，所含葡萄糖量很少，故不能保存，加之红细胞稠密，输注速度慢，所以必须加入适量添加剂才能克服这些缺点。添加剂的配方有多种，都是特别设计的红细胞保存液。

它是应用最多的一种红细胞成分。与浓缩红细胞相比，它还有如下优点：可以最大量地分出血浆，既显著减少了输血的不良反应，又可更充分地利用血浆。红细胞被添加剂稀释，输注更流畅。贮存质量可与 CPDA 全血相媲美。其主要缺点是仍然含有白细胞。

添加剂红细胞的使用适应证与“浓缩红细胞”类似。

3. 少白细胞的红细胞　由浓缩红细胞祛除粒细胞、单核细胞和大部分血小板后制成。因移除白细胞的方法有多种，其中以用特殊滤器过滤法为简便且效果好，但价格昂贵。

由于祛除白细胞和血小板，使 HLA 的抗原性降低，适用于准备做器官移植者、需要反复输血者，以及由于多次妊娠或反复输血已产生白细胞或血小板抗体引起输血反应的病人。这种制品不能保存，制备后应于 24 小时内输注。

4. 洗涤红细胞　由浓缩红细胞加生理盐水洗涤 3 ~ 6 次而成。经洗涤后能除去大部分血浆、白细胞及血小板，同时祛除了细胞碎屑、代谢产物及抗凝剂等。

适应证：①输入全血或血浆后发生荨麻疹或过敏反应或发热者；②自身免疫性溶血性贫血要输血者（供血者血浆中的某些物质可能激活补体而加重溶血）；③高钾血症及肝肾功能障碍但需要输血者；④IgA 缺乏者，并已因输血或妊娠而体内有 IgA 抗体者；⑤有粒细胞或血小板抗体的病人。

应于 24 小时内输注。洗涤红细胞不能防止乙型肝炎、丙型肝炎、艾滋病的传播，也不能防止输血相关的移植物抗宿主病。

5. 冰冻红细胞　亦即低温保存的红细胞液。红细胞液内加入冰冻保护剂（甘油），在低温（ −80℃ ~ −196℃）下可以保存多年（3 ~ 10 年）。应用时将低温的红细胞在 37 ~ 40℃水浴中复温后洗净甘油再输注。这种红细胞液含有的白细胞、血小板及血浆减少，因此可以减少免疫反应。国内只有少数几个血液中心能供应这种红细胞。此种制品是开放法制备，故需于 24 小时内使用。

适应证：①自身输血者的血液保存；②稀有血型的血液保存；③器官移植病人的输血，可降低 HLA 的免疫反应。

6. 浓缩白（粒）细胞　利用离心、过滤、沉降等法将血液中的白细胞提取并浓缩而成。由于输注后并发症多，现已少用。

输注浓缩白细胞适用于各种原因所致的白细胞缺乏症病人，特别是伴有感染而经抗生素治疗无效者。适应证要从严掌握。一般认为，使用时要同时具备以下三个条件，且充分权衡利弊后才考虑输注：①中性粒细胞绝对值低于 $0.5 \times 10^9/L$；②有明显的细菌感染；③强有力的抗生素治疗 48h 无效。此外，还可以用于骨髓移植病例。

7. 浓缩血小板　有手工和机制两种制剂。一般认为机制的优于手工制备的。一份制备得好的血小板浓集悬液可浓集全血中 60% 的血小板。血小板具有抗原性，受血者与供血者 ABO 血型必须相同，其中所含红细胞越少越好。由于血小板系统中 HLA 抗原的关系，输血或血小板输注的次数愈多，抗血小板抗体产生的可能性愈大。因此，有时需选择 HLA 相容的血小板输注。一次血小板输注所输入的血小板数要在 $(70 \sim 80) \times 10^9/(L \cdot kg)$ 才能奏效。

浓缩血小板适用于有严重血小板减少或功能异常，并有严重出血的病例。如由疾病、化疗或放疗引起的骨髓抑制或衰竭病人，血小板数低于 20×10^9/L 伴自发性出血者；血小板无力症、尿毒症、严重肝病、某些药物引起的血小板功能异常伴有出血者；大量输血所致稀释性血小板减少、血小板数低于 50×10^9/L 者；心肺旁路手术、血小板数低于 50×10^9/L 且有伤口渗血不止者；原发性免疫性血小板减少症（特发性血小板减少性紫癜）、血小板数在 20×10^9/L 以下，伴有无法控制的出血，或用脾切除治疗本病的术前或术中有严重出血者；再生障碍性贫血；骨髓移植病例等。

第五节　自体输血

自体输血是指收集病人自身血液后在需要时进行回输。

自体输血的主要优点：既可节约库存血，又可减少输血反应和疾病传播，且不需监测血型和交叉配血试验。目前外科自体输血常用的有预存式、稀释式、回收式三种方法。

一、预存式

即在手术前预先采集自身血液保存，待手术或需要时再回输。适用于：择期手术病人估计术中出血量较大需要输血者。对无感染且血细胞比容（HCT）≥30%的病人，可根据所需的预存血量，从择期手术前的1个月开始采血，每3～4天1次，每次300～400ml，直到术前3天为止，存储采得的血液以备手术之需。术前自体血预存者必须每日补充铁剂和给予营养支持。

二、稀释式

在麻醉前从自身一侧静脉采血，同时从另一侧静脉输入为采血量的3～4倍的电解质溶液或适量血浆代用品等以补充血容量。将血置于加有抗凝剂的血瓶中，抽血速度为200ml/5min，取血总量不超过全血的20%～30%，一般以HCT不低于25%、白蛋白30g/L以上、血红蛋白100g/L左右为限。手术中失血量超过300ml时可开始回输自体血，应先输最后采的血液。因先采的血红细胞和凝血因子多，宜在最后输。回输时应及时给予利尿剂。适用于：①体外循环或深低温下进行心内手术；②术前估计术中失血量在400ml以上，因血容量丧失、休克、血液浓缩、血液高黏滞性所致微循环损害；③某些难治之症的治疗，如肝昏迷、误输大量不合格血等。有时也作为术中失血没有输入等量血液的补充治疗。

三、回收式

将收集到的创伤后体腔内积血或手术过程中的失血，经抗凝、过滤后再回输给患者。分为外伤回收式、术中回收式和术后回收式三类。

适用于：外伤性脾破裂、异位妊娠破裂等或造成的腹腔内出血；大血管、心内直视手术及门静脉高压症等手术时的失血回输和术后6小时内所引流血液的回输等。目前多采用血液回收机收集失血，经自动处理后祛除血浆中的有害物质，可得到HCT达50%～65%的浓缩红细胞，然后再回输。

四、禁忌证

1. 血液受胃肠道内容物或尿液等污染，如消化道穿孔者。

2. 血液可能有癌细胞的污染，如恶性肿瘤患者。
3. 心、肺、肝、肾功能不全者。
4. 贫血或凝血因子缺乏者。
5. 血液内可能有感染者。
6. 胸、腹开放性损伤超过 4 小时以上者。

扫码“练一练”

（周世勇　肖友平）

扫码"学一学"

第九章　休　克

要点导航

1. **掌握**　休克的概念、临床表现、治疗原则。
2. **熟悉**　休克的动态监测、预防要点。
3. **了解**　休克的病因、发病机制及分类。

第一节　概　述

休克（shock）是机体有效循环血容量减少、组织灌注不足、细胞代谢紊乱和功能受损的病理过程，它是由多种病因引起的综合征，是一种常见的临床急危重症。氧供给不足和需求增加是休克的本质，产生炎症介质是休克的特征，因此恢复对组织细胞的供氧、促进其有效的利用，重新建立氧的供需平衡和保持正常的细胞功能是治疗休克的关键。休克的病理生理变化，是从亚临床阶段的组织灌注不足向临床阶段的多器官功能障碍综合征（multiple organ disfunction syndrome，MODS），终至多器官衰竭（multiple organ failure，MOF）发展的连续过程。因此，根据休克不同阶段的病理生理特点，采取相应的防治措施十分重要。

休克属中医学的"厥证""脱证"范畴。厥者为急，脱者为危。

一、休克的分类

休克的分类方法很多，临床多分为低血容量性、感染性、心源性、神经性和过敏性休克五类。创伤和失血引起的休克均归入低血容量性休克，外科最常见低血容量性休克和感染性休克。

二、病因与病理生理

有效循环血容量锐减及组织灌注不足，以及产生炎症介质是各类休克共同的病理生理基础。

（一）微循环变化

在有效循环量不足引起休克的过程中，占总循环量20%的微循环也相应地发生以下几个阶段的变化。

1. 微循环收缩期　休克早期，由于有效循环血容量显著减少，引起循环容量降低、动脉血压下降。此时，机体通过一系列代偿机制调节和矫正所发生的病理变化。包括：通过主动脉弓和颈动脉窦压力感受器引起血管舒缩中枢加压反射，交感－肾上腺轴兴奋导致大量儿茶酚胺释放以及肾素－血管紧张素分泌增加等，可引起心搏加快、心排血量增加以维持循环相对稳定，又通过选择性收缩外周（皮肤、骨骼肌）和内脏（如肝、脾、胃肠）的小血管使循环血量重新分布，从而保证心、脑等重要器官的有效灌注。因内脏小动、静脉血管平滑肌及毛细血管前括约肌受儿茶酚胺等激素的影响发生强烈收缩，动－静脉间短路开放，导致外周血管阻力和回心血量均有所增加；毛细血管前括约肌收缩和后括约肌相对开放，有助于组织液回吸收和血容量得到部分补偿。但微循环内因前括约肌收缩致微循环“只出不进”，造成循环血量减少，组织仍处于低灌注、缺氧状态。若能在此时祛除病因并积极复苏，休克常较容易得到纠正。

2. 微循环扩张期　若休克继续进展，微循环将进一步因动－静脉短路和直捷通道大量开放，使原有的组织灌注不足更为加重，细胞因严重缺氧而处于无氧代谢状况，并出现能量不足、乳酸类产物蓄积和舒张血管的介质如组胺、缓激肽等释放。这些物质直接引起毛细血管前括约肌舒张，后括约肌则因对其敏感性低而仍处于收缩状态。结果微循环“只进不出”，血液滞留、毛细血管网内静水压升高、通透性增强致血浆外渗、血液浓缩和血液黏稠度增加，于是又进一步降低回心血量，心、脑器官灌注不足，休克加重而进入抑制期。此时微循环的特点是广泛扩张，病人表现为血压进行性下降、意识模糊、酸中毒。

3. 微循环衰竭期　若病情继续发展，便进入不可逆性休克。滞留于微循环内的黏稠血液在酸性环境中处于高凝状态，红细胞和血小板发生聚集并在血管内形成微血栓，甚至引起弥散性血管内凝血（DIC）。此时，由于组织缺少血液灌注，细胞处于严重缺氧和缺乏能量的状况，细胞内的溶酶体膜破裂而致多种酸性水解酶溢出，引起细胞自溶并损害周围其他细胞。最终引发大片组织、整个器官甚至多器官系统功能受损。

（二）代谢改变

1. 无氧代谢引起酸中毒　当氧释放不能满足细胞对氧的需要时，将发生无氧糖酵解。缺氧时丙酮酸在细胞质内转变成乳酸。因此，随着细胞氧供减少，乳酸生成增多、丙酮酸浓度降低，即血乳酸浓度升高和乳酸/丙酮酸（L/P）比值增高。在排除其他原因造成高乳酸血症的情况下，乳酸盐含量和 L/P 比值可以反映病人细胞缺氧的情况。当发展至重度酸中毒（$pH<7.2$）时，心血管对儿茶酚胺的反应性降低，表现为心跳缓慢、血管扩张和心排血量下降，还可使氧合血红蛋白解离曲线右移。

2. 能量代谢障碍　创伤和感染使机体处于应激状态，交感神经－肾上腺髓质系统和下丘脑－垂体－肾上腺皮质轴兴奋，使机体儿茶酚胺和肾上腺皮质激素明显升高，从而抑制蛋白合成、促进蛋白分解，以便为机体提供能量和合成应激急性期蛋白质的原料。上述激素水平的变化还可促进糖异生、抑制糖酵解，导致血糖水平升高。在应激状态下，蛋白质作为底物被消耗，当具有特殊功能的酶类蛋白质被消耗后，则不能完成复杂的生理过程，进而导致多器官功能障碍综合征。应激时脂肪分解代谢明显增强，成为危重病人机体获取能量的主要来源。

（三）炎症介质释放和缺血－再灌注损伤

严重创伤、感染、休克可刺激机体释放过量炎症介质，形成“瀑布样”连锁放大反应。炎症介质包括白细胞介素、肿瘤坏死因子、集落刺激因子、干扰素和血管扩张剂一氧化氮（NO）等。活性氧代谢产物可引起脂质过氧化和细胞膜破裂。

代谢性酸中毒和能量不足还影响细胞膜的屏障功能。细胞膜受损后除通透性增加外；还出现细胞膜上离子泵（如 Na^+-K^+泵、钙泵）的功能障碍，表现为细胞内、外离子及体液分布异常，如钠、钙离子进入细胞内不能排出，钾离子则在细胞外无法进入细胞内，导致血钠降低、血钾升高；细胞外液随钠离子进入细胞内，引起细胞外液减少和细胞肿胀、死亡；而大量钙离子进入细胞内后除激活溶酶体外，还导致线粒体内钙离子浓度升高，并从多方面破坏线粒体。溶酶体膜破裂后，除释放出许多引起细胞自溶和组织损伤的水解酶外，还可产生心肌抑制因子（MDF）、缓激肽等毒性因子。线粒体膜发生损伤后，引起膜脂降解产生血栓素、白三烯等毒性产物，呈现线粒体肿胀、线粒体嵴消失，细胞氧化－磷酸化障碍而影响能量生成。

第二节　休克对主要脏器的影响

一、肺

休克时缺氧可使肺毛细血管内皮细胞和肺泡上皮受损，表面活性物质减少。复苏过程中，如大量使用库存血，则所含较多的微聚物可造成肺微循环栓塞，使部分肺泡萎陷和不张、水肿，部分肺血管嵌闭或灌注不足，引起肺分流和死腔通气增加，严重时导致急性呼吸窘迫综合征（ARDS）。高龄病人发生 ARDS 的危险性更大，超过 65 岁的老年病人病死率相应增加。具有全身性感染的 ARDS 病人病死率也明显增加。ARDS 常发生于休克期内或稳定后 48 ~72 小时内。

二、肾

因血压下降、儿茶酚胺分泌增加使肾的入球血管痉挛和有效循环容量减少，肾滤过率明显下降而发生少尿。休克时，肾内血流重新分布并转向髓质，因而不但滤过尿量减少，还可导致皮质区的肾小管缺血、坏死，可发生急性肾衰竭。

三、脑

因脑灌注压和血流量下降将导致脑缺氧。缺血、CO_2 潴留和酸中毒会引起脑细胞肿胀、血管通透性增高而导致脑水肿和颅内压增高。病人可出现意识障碍，严重者可发生脑疝而造成昏迷甚至死亡。

四、心

冠状动脉血流减少，导致缺血和酸中毒，从而损伤心肌；当心肌微循环内血栓形成，可引起心肌的局灶性坏死。心肌含有丰富的黄嘌呤氧化酶，易遭受缺血－再灌注损伤，电解质异常将影响心肌的收缩功能。

五、胃肠道

因肠系膜血管的血管紧张素Ⅱ受体密度比其他部位高，故对血管升压物质的敏感性高，休克时肠系膜上动脉血流量可减少70%。肠黏膜因灌注不足而遭受缺氧性损伤。另外，肠黏膜细胞也富含黄嘌呤氧化酶系统，并产生缺血－再灌注损伤，可引起胃应激性溃疡和肠源性感染。因正常黏膜上皮细胞屏障功能受损，导致肠道内的细菌或其毒素经淋巴或门静脉途径侵害机体，称为细菌移位和内毒素移位，形成肠源性感染，这是导致休克继续发展和形成多器官功能障碍综合征的重要原因。

六、肝

休克可引起肝缺血、缺氧性损伤，可破坏肝的合成与代谢功能。另外，来自胃肠道的有害物质可激活肝 Kupffer 细胞，从而释放炎症介质。组织学方面可见肝小叶中央出血、肝细胞坏死等。生化检测有 ALT、血氨升高等代谢异常。受损肝的解毒和代谢能力均下降，可引起内毒素血症，并加重已有的代谢紊乱和酸中毒。

第三节 休克的临床表现和监测

一、临床表现

根据休克的发病过程，可将其分为休克代偿期和休克抑制期，或称休克早期和休克期。

1. 休克代偿期 由于机体对有效循环血容量减少的早期有相应代偿能力，病人的中枢神经系统兴奋性提高，交感－肾上腺轴兴奋。表现为精神紧张、兴奋或烦躁不安，皮肤苍白、四肢厥冷，心率加快、脉压减小、呼吸加快、尿量减少等。此时，如处理及时、得当，休克可较快得到纠正。否则，病情继续发展，则进入休克抑制期。

2. 休克抑制期 表现为病人神情淡漠、反应迟钝，甚至可出现意识模糊或昏迷；出冷汗，口唇与肢端发绀、冰冷，脉搏细速、血压进行性下降。严重时，全身皮肤、黏膜明显发绀，四肢厥冷，脉搏摸不清、血压测不出，尿少甚至无尿。若皮肤、黏膜出现瘀斑或消化道出血，提示病情已发展至弥散性血管内凝血阶段。若出现进行性呼吸困难、脉速、烦躁、发绀，一般吸氧已不能改善呼吸状态，应考虑并发急性呼吸窘迫综合征。表9－1列出休克的临床表现要点。

二、诊断

关键是应早期及时发现休克。要点是凡遇到严重损伤、大量出血、重度感染以及过敏反应病人和有心脏病史者，应想到并发休克的可能；临床观察中，对于有出汗、兴奋、心率加快、脉压减小或尿少等表现者，应疑有休克。若病人出现神志淡漠、反应迟钝、皮肤苍白、呼吸浅快、收缩压降至90mmHg以下及尿少甚或无尿者，则标志病人已进入休克抑制期。

三、监测

通过监测不但可了解病人的病情变化和治疗反应，还能够为调整治疗方案提供客观依据。

（一）一般监测

1. 精神状态 是脑组织血流灌注和全身循环状况的反映。例如病人神志清楚，对外界的刺激能正常反应，说明病人循环血量已基本足够；相反，若病人表情淡漠、躁动不安、谵妄或嗜睡，甚至昏迷，反映脑功能，因血循环不良而发生障碍。

表9-1 成人低血容量性休克的临床表现和评估

指标	轻度	中度	重度
神志	神志清楚，精神紧张，易激动	神志尚清，淡漠或谵妄	意识模糊，甚至昏迷
口渴	口渴	很渴	非常口渴，或无主诉
面、唇色泽	开始苍白	苍白	苍白、发绀
皮肤温度	正常或发凉	发冷	厥冷，肢端更明显
脉搏	100次/分以下，尚有力	100~200次/分	频速而细弱，或摸不清
血压	收缩压正常或稍升高，舒张压增高，脉压缩小	收缩压70~90mmHg，脉压小	收缩压70mmHg以下或测不出
中心静脉压	降低	明显降低	显著降低，甚至为0
毛细血管充盈试验	正常	浅表静脉塌陷，毛细血管充盈迟缓	浅表静脉塌陷，毛细血管充盈非常迟缓
尿量（ml/h）	减少	尿少	无尿
估计失血量占全身总血容量	20%以下（800ml以下）	20%~40%（800~1600ml）	40%以上（1600ml以上）

2. 皮温、色泽 是体表灌流情况的标志。如病人的四肢温暖，皮肤干燥，轻压指甲或口唇时，局部暂时缺血呈苍白，松压后色泽迅速转为正常，表明末梢循环已恢复、休克好转；反之，则说明休克情况仍存在。

3. 血压 维持稳定的组织器官灌注压在休克治疗中十分重要。但是，血压并不是反映休克程度最敏感的指标。在判断病情时，还应兼顾其他参数进行综合分析。观察血压情况时，还要强调应定时测量与比较。通常认为“收缩压<90mmHg、脉压差<20mmHg”是休克存在的表现；“血压回升、脉压增大”则是休克好转的征象。

4. 脉率 脉率的变化多出现在血压变化之前。当血压还较低，但脉率已恢复且肢端转暖者，常表示休克趋向好转。常用“脉率/收缩压（mmHg）”计算休克指数，帮助判定休克的有无及轻重。指数为“0.5”多提示无休克；“1.0~1.5”提示有休克；“2.0”为严重休克。

5. 尿量 是反映肾血液灌注情况的重要指标。“尿少”通常是早期休克和休克复苏不完全的表现。尿量<25ml/h、比重增加者表明仍存在肾血管收缩和供血量不足；血压正常但尿量仍少且比重偏低者，提示有急性肾衰竭可能。当尿量维持在30ml/h以上时，则表明休克已纠正。此外，创伤危重病人复苏时使用高渗溶液者可能产生明显的利尿作用；涉及垂体后叶的颅脑损伤可出现尿崩现象；尿路损伤可导致少尿与无尿。判断病情时应注意鉴别。

（二）特殊监测

特殊监测包括以下多种血流动力学监测（hemodynamie monitoring）项目。

1. 中心静脉压（CVP） 中心静脉压代表了右心房或者胸腔段腔静脉压力的变化，可反映全身血容量与右心功能之间的关系。CVP的正常值为5~10cmH_2O。当CVP<5cmH_2O

时，表示血容量不足；高于 15cmH_2O 时，则提示心功能不全、静脉血管床过度收缩或肺循环阻力增高；若 CVP 超过 20cmH_2O 时，则表示存在充血性心力衰竭。临床实践中通常进行 CVP 的连续测定，动态观察其变化趋势以准确反映右心前负荷的情况。

2. 肺毛细血管楔压（PCWP）　应用 Swan－Ganz 漂浮导管可测得肺动脉压（PAP）和肺毛细血管楔压（PCWP），可反映肺静脉、左心房和左心室的功能状态。PAP 的正常值为 10～22 mmHg；PCWP 的正常值为 6～15mmHg，与左心房内压接近。PCWP 低于正常值反映血容量不足（较 CVP 敏感）；PCWP 增高可反映左心房压力增高（例如急性肺水肿时）。因此，当临床上发现 PCWP 增高时，即使 CVP 尚正常，也应限制输液量以免引发或加重肺水肿。此外，还可在监测 PCWP 时获得血标本进行混合静脉血气分析，了解肺内动－静脉分流或肺内通气/灌流比的变化情况。但必须指出，肺动脉导管技术是一项有创性检查，有发生严重并发症的可能（发生率 3%～5%），故应当严格掌握适应证。

3. 心排血量（CO）和心脏指数（CI）　心排血量（CO）是心率和每搏排出量的乘积，经 Swan－Ganz 漂浮导管用热稀释法测出。成人 CO 的正常值为 4～6L/min；单位体表面积上的心排血量称为心脏指数（CI），正常值为 2.5～3.5 L/（min·m^2）。此外，还可按下列公式计算出总外周血管阻力（SVR）。

$$SVR = \frac{平均动脉压 - 中心静脉压}{心排血量} \times 80$$

正常值为 750～975（mmHg·s）［100～130（kPa·s）/L］。

可用带有分光光度血氧计的改良式肺动脉导管，连续测定混合静脉血氧饱和度（SvO_2），来判断体内氧供应与氧消耗的比例。反映正常人体氧供应与氧消耗之间达到平衡的均值 SvO_2 是 0.75。SvO_2 降低则反映氧供应不足，可因心排血量本身降低、血红蛋白浓度或动脉血氧饱和度降低所致。此外，确定适宜的 CO 还可经动态观察氧供应（DO_2）和氧消耗（VO_2）的关系来判断。DO_2 和 VO_2 的计算公式如下。

$DO_2 = 1.34 \times SaO_2$（动脉血氧饱和度）$\times$ Hb（血红蛋白）$\times CO \times 10$

$VO_2 =$［CaO_2（动脉血氧含量）$- C_vO_2$（静脉血氧含量）］$\times CO \times 10$

$CaO_2 = 1.34 \times SaO_2 \times Hb$；$CvO_2 = 1.34 \times SvO_2 \times Hb$

正常值：

DO_2：400～500 ml/（min·m^2）

VO_2：120～140 ml/（min·m^2）

4. 动脉血气分析　动脉血氧分压（PaO_2）正常值为 10.7～13kPa（80～100mmHg）；动脉血二氧化碳分压（$PaCO_2$）正常值为 4.8～5.8kPa（36～44mmHg）。休克时可因肺换气不足，出现体内二氧化碳潴留致 $PaCO_2$ 明显升高；相反，如病人原来并无肺部疾病，因过度换气可致 $PaCO_2$ 降低；若 $PaCO_2$ 超过 5.9～6.6kPa（45～50mmHg）时，常提示肺泡通气功能障碍；PaO_2 低于 8.0kPa（60mmHg），吸入纯氧仍无改善者则可能是 ARDS 的先兆。动脉血 pH 正常值为 7.35～7.45。通过监测 pH、碱剩余（BE）、缓冲碱（BB）和标准碳酸氢盐（SB）的动态变化有助于了解休克时酸碱平衡的情况。碱缺失（BD）可反映全身组织的酸中毒情况，以评估休克的严重程度和复苏状况。

5. 动脉血乳酸盐测定　休克病人组织灌注不足可引起无氧代谢和高乳酸血症，监测有助于估计休克及复苏的变化趋势。正常值为 1～1.5mmol/L，危重病人允许到 2mmol/L。此外，还可结合其他参数判断病情，例如乳酸盐/丙酮酸盐（L/P）比值在无氧代谢时明显升高；正常比值约 10∶1，高乳酸血症时 L/P 比值升高。

6. 胃肠黏膜内 pH（intramucosal pH，pHi）监测 休克时胃肠道较早便处于缺血、缺氧状态，因而易于引起细菌移位、诱发脓毒症和 MODS；而全身血液动力学检测常不能反映缺血严重器官或组织的实际情况。测量胃黏膜 pHi，不但能反映该组织局部灌注和供氧的情况，也可能发现隐匿性休克。pHi 测定是用间接方法：首先经鼻向胃内插入带半透膜囊腔的胃管，向囊腔注入 4ml 生理盐水，30～90 分钟后测定该生理盐水中的 PCO_2；同时取动脉血，用血气机测出 HCO_3^- 和 PCO_2；然后将胃管内的生理盐水 PCO_2 与动脉血 HCO_3^- 值代入下列公式计算出 pHi：

$$pHi = 6.1 + \log\left[\text{动脉 } HCO_3^- / (0.33 \times \text{胃囊生理盐水 } PCO_2)\right]$$

pHi 的正常范围为 7.35～7.45。

7. DIC 的检测 对疑有 DIC 的病人，应测定其血小板的数量和质量、凝血因子的消耗程度及反映纤溶活性的多项指标。当下列五项检查中出现三项以上异常，结合临床上有休克及微血管栓塞表现和出血倾向时，便可诊断 DIC。包括：①血小板计数低于 80×10^9/L；②凝血酶原时间比对照组延长 3 秒以上；③血浆纤维蛋白原低于 1.5 g/L 或呈进行性降低；④3P（血浆鱼精蛋白副凝）试验阳性；⑤血涂片中破碎红细胞百分比超过 2% 等。

第四节 休克的预防和治疗

对于休克这个由不同原因引起，但有共同临床表现的综合征，应当针对引起休克的原因和休克不同发展阶段的重要生理紊乱采取下列相应的治疗。治疗休克的重点是恢复灌注和对组织提供足够的氧。近年强调氧供应和氧消耗超常值的复苏概念，应达到以下标准：DO_2 >600 ml/（min·m^2）、VO_2 >170 ml/（min·m^2）、心脏指数（CI） >4.5 L/（min·m^2）。最终目的是防止多器官功能障碍综合征（MODS）。

一、一般紧急治疗

包括积极处理引起休克的原发疾患或损伤。如创伤制动、大出血止血、保证呼吸道通畅等。采取头和躯干抬高 20°～30°、下肢抬高 15°～20°体位，以增加回心血量。及早建立静脉通路，用药（见本节后述）维持血压。早期予以鼻管或面罩吸氧。注意保温。

二、补充血容量

是纠正休克所引起组织低灌注和缺氧的关键。应在连续监测动脉血压、尿量和 CVP 的基础上，结合病人皮肤温度、末梢循环、脉搏幅度及毛细血管充盈时间等微循环情况，判断补充血容量的效果。首先采用晶体液（容量复苏的第一线选择）和（或）人工胶体液复苏（大量液体复苏时须联合应用），必要时进行成分输血。也有用 3%～7.5% 高渗盐溶液行休克复苏治疗。

三、积极处理原发病

外科疾病引起的休克，多存在需手术处理的原发病变，如内脏大出血的控制、坏死肠袢的切除、消化道穿孔的修补和脓液的引流等。应在尽快恢复有效循环血量后，及时施行手术处理原发病变，才能有效地治疗休克。某些情况下，应在积极抗休克的同时进行手术，以免延误抢救时机。

四、纠正酸碱平衡失调

酸性内环境对心肌、血管平滑肌和肾功能均有抑制作用。在休克早期，又可能因过度换气，引起低碳酸血症、呼吸性碱中毒。按照血红蛋白氧合解离曲线的规律，碱中毒使血红蛋白氧合解离曲线左移，氧不易从血红蛋白释出，可使组织缺氧加重；故不主张早期使用碱性药物。而酸性内环境有利于氧与血红蛋白解离，从而增加组织供氧。综上所述，休克复苏的根本措施是改善组织灌注，并适时和适量地给予碱性药物；目前对酸碱平衡的处理多主张“宁酸毋碱”。另外，使用碱性药物必须首先保证呼吸功能正常，否则会导致 CO_2 潴留和继发呼吸性酸中毒。

五、血管活性药物的应用

在充分容量复苏的前提下需应用血管活性药物，以维持脏器灌注压。随着对休克发病机制和病理生理变化的深入研究，对血管活性药物的应用和疗效也不断进行重新评价。血管活性药物辅助扩容治疗，可迅速改善循环和升高血压，尤其是针对感染性休克病人，提高血压是应用血管活性药物的首要目标。理想的血管活性药物应能迅速提高血压，改善心脏和脑血流灌注，又能改善肾和肠道等内脏器官的血流灌注。

（一）血管收缩剂

1. 多巴胺　是最常用的血管活性药，兼具兴奋 α、β_1 和多巴胺受体作用，其药理作用与剂量有关。小剂量［<10μg/（min·kg）］时，主要是 β_1 和多巴胺受体作用，可增强心肌收缩力和增加 CO，并扩张肾和胃肠道等内脏器官血管；大剂量［>15μg/（min·kg）］时则为 α 受体作用，增加外周血管阻力。抗休克时主要取其强心和扩张内脏血管的作用，宜采用小剂量。为提升血压，可将小剂量多巴胺与其他缩血管药物合用，而不增加多巴胺的剂量。

2. 多巴酚丁胺　对心肌的正性肌力作用较多巴胺强，能增加 CO、降低 PCWP，改善心泵功能。常用量为 2.5～10μg/（kg·min），小剂量有轻度缩血管作用。去甲肾上腺素与多巴酚丁胺联合应用是感染性休克最理想的血管活性药物治疗方案。多巴酚丁胺能增加全身氧输送，改善肠系膜血流灌注。通过兴奋 β 受体以增加心排血量和氧输送，改善肠道灌注，也明显降低动脉血乳酸水平。

3. 去甲肾上腺素　是以兴奋 α 受体为主并轻度兴奋 β 受体的血管收缩剂，能兴奋心肌、收缩血管，升高血压及增加冠状动脉血流量，作用维持时间短。常用量为 0.5～2mg 加入 5% 葡萄糖溶液 100ml 内静脉滴注。

4. 间羟胺（阿拉明）　间接兴奋 α、β 受体，对心脏和血管的作用同“去甲肾上腺素”，但作用弱，维持时间约30分钟。常用量为2～10mg肌内注射或2～5mg静脉注射，也可用10～20mg加入5%葡萄糖溶液100ml内静脉滴注。

5. 异丙肾上腺素 是能增强心肌收缩和提高心率的β受体激动剂，剂量为0.1～0.2mg溶于100ml静脉输液中。因其对心肌有强大收缩作用并容易导致心律紊乱，故不能用于心源性休克。

（二）血管扩张剂

分为α受体阻断剂和抗胆碱能药两类。前者包括酚妥拉明、酚苄明等，能解除去甲肾上腺素所引起的小血管收缩和微循环淤滞并增强左心室收缩力。其中酚妥拉明作用快、持续时间短，剂量为0.1～0.5mg/kg加入100ml静脉输液中。酚苄明是一种α受体阻断剂，兼有间接反射性兴奋β受体的作用，能轻度增加心脏收缩力、心排血量和心率，同时可增加冠状动脉血流量，降低周围循环阻力和血压；作用可维持3～4天，用量为0.5～1.0mg/kg加入5%葡萄糖溶液或0.9%氯化钠溶液200～400ml内，1～2小时滴完。

抗胆碱能药物包括阿托品、山莨菪碱和东莨菪碱。临床上较多用于休克治疗的是山莨菪碱，可对抗乙酰胆碱所致平滑肌痉挛，使血管舒张，从而改善微循环。还可通过抑制花生四烯酸代谢，降低白三烯、前列腺素的释放而保护细胞，是良好的细胞膜稳定剂。尤其是在外周血管痉挛时，对提高血压、改善微循环、稳定病情方面的效果较明显。用法是每次10mg，每15分钟一次，静脉注射；或者40～80mg/h持续泵入，直到临床症状改善。

（三）强心药

包括兴奋α和β受体兼有强心功能的药物，如多巴胺和多巴酚丁胺等，其他还有强心苷类药如毛花苷丙（西地兰），可增强心肌收缩力、减慢心率。当在中心静脉压监测下，输液量已充分但动脉血压仍低而其中心静脉压显示已达15cmH_2O以上时，可经静脉注射毛花苷丙行快速洋地黄化（0.8mg/d），首次剂量0.4mg缓慢静脉注射，有效时可再给予维持量。

休克时血管活性药物的选择应结合当时的主要病情，如休克早期的主要病情与毛细血管前微血管痉挛有关；后期则与微静脉和小静脉痉挛有关。因此，应采用血管扩张剂配合扩容治疗。在扩容尚未完成时，如果有必要，也可适量使用血管收缩剂，但剂量不宜太大、时间不能太长，应抓紧时机扩容。

为了兼顾各个重要脏器的灌注水平，常将血管收缩剂与扩张剂联合应用。例如：去甲肾上腺素0.1～0.5μg/（kg·min）和硝普钠1.0～10μg/（kg·min）联合静脉滴注，可增加心脏指数30%，减少外周阻力45%，使血压提高到80mmHg以上，尿量维持在40ml/h以上。

六、治疗DIC并改善微循环

对诊断明确的DIC，可用肝素抗凝，一般剂量为1.0mg/kg，每6小时一次，成人首次可用10000U（1mg相当于125U左右）。有时还使用抗纤溶药如氨甲苯酸、氨基己酸，抗血小板黏附和聚集的阿司匹林、双嘧达莫和小分子右旋糖酐以改善微循环。

七、皮质类固醇和其他药物的应用

皮质类固醇可用于感染性休克和其他较严重的休克。其作用主要有：①阻断α受体兴奋作用，使血管扩张、降低外周血管阻力、改善微循环；②保护细胞内溶酶体，防止溶酶体破裂；③增强心肌收缩力，增加心排血量；④增强线粒体功能和防止白细胞凝集；⑤促进糖异生，使乳酸转化为葡萄糖，减轻酸中毒。一般主张应用大剂量，静脉滴注，一次性滴完。为了防止多用皮质类固醇后可能产生的副作用，一般只用1~2次。

加强营养代谢支持和免疫调节治疗，适当的肠内和肠外营养可减少组织的分解代谢。联合应用生长激素，谷氨酰胺具有协同作用。谷氨酰胺是肠黏膜细胞的主要能源物质及核酸的合成物质。

其他类药物包括：①钙通道阻滞剂如维拉帕米、硝苯地平和地尔硫䓬等，具有防止钙离子内流、保护细胞结构与功能的作用；②吗啡类拮抗剂纳洛酮，可改善组织血液灌流和防止细胞功能失常；③氧自由基清除剂如超氧化物歧化酶（SOD），能减轻缺血-再灌注损伤中氧自由基对组织的破坏作用；④调节体内前列腺素（PGs），如输注前列环素（PGI_2）以改善微循环；⑤应用三磷酸腺苷-氯化镁（ATP-$MgCl_2$）疗法，具有增加细胞内能量、恢复细胞膜Na^+-K^+泵的作用及防治细胞肿胀和恢复细胞功能的效果。

八、中医辨证论治

休克的中医辨证论治见表9-2。

表9-2 休克的中医证型及治法

证型	症候	治则	方名
气脱证	面色苍白、大汗淋漓，畏寒肢冷，倦怠神疲或精神恍惚、呼吸微弱、小便自遗、舌淡润，脉微欲绝	益气固脱	独参汤或参附龙牡汤
血脱证	面色苍白、烦躁不安，出汗唇干，口渴欲饮、心悸怔忡、四肢青冷，甚至昏厥不省人事，舌淡白少津，脉芤或脉微欲绝	补气养血	急用独参汤灌服，继服人参养营汤加减
亡阴证	面色潮红、汗出身热、口渴喜冷饮，呼气短促，甚或谵语、烦躁不安、皮肤皱褶、唇干齿燥、小便短赤、舌干红、脉细数无力	滋阴增液，养阴固脱	生脉散加味
亡阳证	面色苍白、大汗淋漓，畏寒肢冷，倦怠神疲或精神恍惚、呼吸微弱，小便自遗，舌淡润，脉微欲绝	益气回阳，扶正固脱	独参汤或参附汤

第五节 常见的外科休克

一、低血容量性休克

低血容量性休克（hypovolemic shock）常因大量出血或体液丢失，或体液积存于第三间隙，导致有效循环血量降低引起。由大血管破裂或脏器出血引起者称失血性休克；各种损伤或大手术后同时具有失血及血浆丢失而发生者称创伤性休克。

低血容量性休克的主要表现为CVP降低、回心血量减少、CO下降所造成的低血压；经神经-内分泌机制引起的外周血管收缩、血管阻力增加和心率加快；以及由微循环障碍造成的各种组织、器官功能不全和病变。及时补充血容量、治疗其病因和制止其继续失血、失液是治疗此型休克的关键。

（一）失血性休克

失血性休克（hemorrhagic shock）在外科休克中很常见。多见于大血管破裂，腹部损伤引起的肝、脾破裂，胃、十二指肠出血，门静脉高压症所致食管胃底静脉曲张破裂出血等。通常在迅速失血超过全身总血容量的20%时，即出现休克。严重的体液丢失，可造成大量的细胞外液和血浆丧失，以致有效循环血量减少，也能引起休克。

【治疗】

1. 西医治疗 主要包括补充血容量和积极制止出血。注意两个方面必须兼顾，如处理不及时，将引起器官损害甚至危及生命。

（1）补充血容量：可根据血压和脉率的变化来估计失血量，见本章第三节的表9-1。虽然失血性休克时，丧失的主要是血液，但补充血容量时，并不需要全部补充血液，而应抓紧时机及早增加静脉回流。首先，可经静脉快速滴注平衡盐溶液和人工胶体液，其中快速输入胶体液更容易恢复血管内容量和维持血流动力学的稳定，同时能维持胶体渗透压，作用持续时间也较长。一般认为，维持血红蛋白浓度在100g/L HCT在30%为好。若血红蛋白浓度大于100g/L可不必输血；低于70g/L可输浓缩红细胞；在70~100g/L时，可根据病人的代偿能力、一般情况和其他器官功能来决定是否输红细胞；急性失血量超过总血容量的30%可输全血。输入液体的量应根据病因、尿量和血流动力学进行评估，临床上常以血压结合中心静脉压的测定指导补液（表9-3）。

表9-3 中心静脉压结合血压测定与补液的关系

中心静脉压	血压	原因	处理原则
低	低	血容量严重不足	充分补液
低	正常	血容量相对不足	适当补液
高	低	心功能不全或血容量相对过多	给强心药物，纠正酸中毒，舒张血管
高	正常	容量血管过度收缩	舒张血管
正常	低	心功能不全或血容量不足	补液试验*

注：* 补液试验：取等渗盐水250ml，于5~10分钟内经静脉滴入。如血压升高而中心静脉压不变，提示血容量不足；如血压不变而中心静脉压升高0.29~0.49kPa（3~5cmH_2O），则提示心功能不全。

随着血容量补充和静脉回流的恢复，组织内蓄积的乳酸进入循环，应给予碳酸氢钠纠正酸中毒。还可用高渗盐水输注，以扩张小血管、改善微循环、增加心肌收缩力和提高CO。其机制与钠离子增加、细胞外液容量恢复有关。但高血钠也有引起血压下降、继发性低钾血症、静脉炎及血小板聚集的危险，应予注意。

（2）止血：在补充血容量同时，如仍有出血，难以保持血容量稳定，休克也不易纠正。对于肝脾破裂、急性活动性上消化道出血病例，应在保持血容量的同时积极进行手术准备，及早施行手术止血。

2. 中医辨证论治 见表9-4。

表 9-4　失血性休克的中医辨证论治

证型	症候	治则	方名	中药注射液
阴厥证	烦躁不安，出汗唇干，口渴欲饮，唇甲灰白或紫暗，皮肤干皱，软弱无力，尿少或无尿，舌红少津，脉细无力	益气固脱，养血生津	急用独参汤灌服人参养营汤加减	生脉注射液 20ml 静脉滴注，1~2 次/日
寒厥证	精神萎靡，反应迟钝，大汗淋漓，身冷畏寒，口淡不渴，心悸胸闷，四肢厥冷，尿少、无尿，舌淡苔白，脉微欲绝	回阳救逆	四逆汤加减	参芪扶正注射液 250ml 静脉滴注
厥逆证	面色苍白，大汗淋漓，精神萎靡，气短不续，目合口开，四肢厥冷，二便自遗，舌淡胖，脉细无力	益气固脱	独参汤或参附龙牡汤	生脉或参芪扶正注射液静脉滴注

（二）创伤性休克

创伤性休克（traumatic shock）见于严重的外伤，如大血管破裂、复杂性骨折、挤压伤或大手术等，引起血液或血浆丧失，损伤处炎性肿胀和体液渗出，可导致低血容量。受损机体内可出现组胺、蛋白酶等血管活性物质，引起微血管扩张和通透性增高，导致有效循环血量进一步降低。另一方面，创伤可刺激神经系统，引起疼痛和神经-内分泌系统反应，影响心血管功能；有的创伤如胸部伤可直接影响心、肺，截瘫可使回心血量暂时减少，颅脑损伤有时可使血压下降等。所以，创伤性休克的病情常比较复杂。

【治疗】

由于创伤性休克也属于低血容量性休克，故其急救也需要扩张血容量，与“失血性休克”时基本相同。但由于损伤可有血块、血浆和炎性渗液积存在体腔和深部组织，必须详细检查以准确估计体液丢失量。创伤后疼痛刺激严重者需适当给予镇痛、镇静剂；妥善临时固定（制动）受伤部位；对危及生命的创伤如开放性或张力性气胸、连枷胸等，应及时施行必要的紧急处理。手术和较复杂的其他处理，一般应在血压稳定后或初步回升后进行。创伤或大手术继发休克后，还应使用抗生素，避免继发感染。

二、感染性休克

感染性休克（septic shock）是外科多见和治疗较困难的一类休克。中医称“疔疮走黄”“痈疽内陷”。本病可继发于以释放内毒素的革兰阴性杆菌为主的感染，如急性腹膜炎、胆道感染、绞窄性肠梗阻及泌尿系统感染等，故亦称为内毒素性休克。内毒素与体内的补体、抗体或其他成分结合后，可刺激交感神经引起血管痉挛并损伤血管内皮细胞。同时，内毒素可促使组胺、激肽、前列腺素及溶酶体酶等炎症介质释放，引起全身性炎症反应，结果导致微循环障碍、代谢紊乱及器官功能不全等。然而，在确诊为感染性休克的病人中，可能未见明显的感染病灶，但具有全身炎症反应综合征（systemic inflammatory response syndrome，SIRS）：①体温 $>38℃$ 或 $<36℃$；②心率 >90 次/分；③呼吸急促 >20 次/分或过度通气，$PaCO_2<4.3kPa$；④白细胞计数 $>12\times10^9/L$ 或 $<4\times10^9/L$，或未成熟白细胞百分比 $>10\%$。

（一）血流动力学

有高动力型和低动力型两种。前者外周血管扩张、阻力降低，CO 正常或增高（又称高排低阻型），有血流分布异常和动－静脉短路开放增加，细胞代谢障碍和能量生成不足；病人皮肤比较温暖、干燥，又称暖休克。低动力型（又称低排高阻型）外周血管收缩，微循环淤滞，大量毛细血管渗出致血容量和 CO 减少；病人皮肤湿冷，又称冷休克。表 9－5 列出感染性休克的临床表现。

表 9－5　感染性休克的临床表现

临床表现	冷休克（低动力型）	暖休克（高动力型）
神志	躁动、淡漠或嗜睡，甚至昏迷	清醒
皮肤色泽	苍白或花斑样发绀	淡红或潮红
皮肤温度	湿冷或出冷汗	温暖、干燥
毛细血管充盈时间	延长	1～2s
脉搏	细速	较慢、搏动有力
脉压（mmHg）	<30	>30
尿量（ml/h）	<25	>30

实际上，“暖休克”较少见，仅是由于一部分革兰阳性菌感染引起的早期休克。“冷休克”较多见，可由革兰阴性菌感染引起；而且革兰阳性菌感染的休克加重时也将发展成为冷休克。至晚期，病人的心功能衰竭、外周血管麻痹，就成为低排低阻型休克。

（二）治疗

感染性休克的病理生理变化比较复杂，治疗也比较困难。首先是病因治疗，原则是在休克未纠正以前，应着重治疗休克，同时治疗感染；在休克纠正后，则应着重治疗感染。

1. 补充血容量　此类休克病人的治疗首先以输注平衡盐溶液为主，配合适当的胶体液、血浆或全血，恢复足够的循环血量。一般应进行中心静脉压监测以维持正常 CVP 值，同时要求血红蛋白浓度 100g/L、血细胞比容 30%～35%，以保证正常的心脏充盈压、动脉血氧含量和较理想的血液黏稠度。感染性休克病人常有心肌和肾功能受损，故也应根据 CVP 来调节输液量和输液速度，防止过多的输液导致不良后果。

2. 控制感染　主要措施是应用抗菌药物和处理原发感染灶。

（1）处理原发病灶：原发感染病灶的存在是发生感染性休克的主要原因，应尽早处理，才能纠正休克和巩固疗效。如急性梗阻性化脓性胆管炎应立即手术。

（2）应用抗生素：对病原菌尚未确定的病人，可根据临床征象判断最可能的致病菌种而合理决策抗菌药应用，或首先选用广谱抗菌药；如腹腔内感染在多数情况下以肠道的多种致病菌感染为主，可考虑选用第三代头孢菌素，如头孢哌酮钠、头孢他啶，加用甲硝唑、替硝唑等，或加用广谱青霉素等。已知致病菌种时，则应选用敏感而较窄谱的抗菌药。

3. 纠正酸碱平衡　感染性休克病人常伴有严重的酸中毒，且发生较早，需及时纠正。一般在纠正失血、补充血容量的同时，经另一静脉通路滴注 5% 碳酸氢钠溶液 200ml，并根据动脉血气分析结果，再做补充。

4. 心血管药物的应用　经补充血容量、纠正酸中毒而休克未见好转时，应采用血管扩张药物治疗，还可与以兴奋 α 受体为主、兼有轻度兴奋 β 受体作用的血管收缩剂和兼有兴奋 β 受体作用的 α 受体阻断剂联合应用，以抵消血管收缩作用，保持并协同增强 β 受体兴奋作用，而又不致使心率过于增速，例如山莨菪碱、多巴胺等或者合用间羟胺、去甲肾上腺素，或去甲肾上腺素和酚妥拉明的联合应用。

感染性休克病人的心功能常受损害，改善心功能可给予强心苷类药（毛花苷丙）、β 受体激动剂（多巴酚丁胺）。

5. 皮质类固醇激素治疗 糖皮质激素能抑制多种炎症介质的释放并稳定溶酶体膜，缓解 SIRS。但应用限于感染性休克早期、用量宜大，可达正常用量的 10～20 倍；维持治疗不宜超过 48 小时，否则有发生急性胃黏膜损害和免疫抑制等严重并发症的危险。

6. 其他治疗 包括营养支持，对并发 DIC、重要器官功能障碍的对症处理等。

（二）中医辨证论治

感染性休克的中医辨证论治见表 9－6。

表 9－6 感染性休克的中医证型及治法

证型	症候	治则	方名	中药注射液
热伤气阴证	神志淡漠，反应迟钝，身热汗出，口干喜饮，四肢逆冷，小便短赤，大便秘结。舌红苔黄少津，脉细数	益气固脱，清热解毒养阴	生脉饮加清热解毒养阴之品	生脉注射液 20ml，静脉滴注
热伤营血证	精神恍惚，语声低微，唇甲紫绀，四肢厥冷，发斑出血，舌暗紫有瘀点，脉数	气血两清，益气补阴	清营汤加减	清开灵注射液 20ml，静脉滴注

（王丽芬）

扫码“练一练”

扫码"学一学"

第十章　重症监测与救治

要点导航

1. 掌握　常用的外科急救方法。

2. 熟悉　复苏的概念、急救复苏的重要性；引起 MODS 的常见外科疾病；循环系统的监护。

3. 了解　MODS 的诊断标准、严重程度评分标准和防治；重症监测及治疗设备。

第一节　心肺脑复苏

心搏骤停（cardiac arrest，CA）是指心脏机械活动停止，收缩功能衰竭导致心脏突然丧失有效排血能力，自主血液循环停止的病理生理状态。针对心搏骤停所采取的一切抢救措施，称为心肺复苏（cardiopulmonary resuscitation，CPR）。近 30 余年来，人们日益认识到，复苏时既要考虑到心、肺功能，更要考虑到脑细胞损伤的防治，因为只有脑功能的最终恢复才能称为完全复苏，故现在把逆转临床死亡的全过程称为心肺脑复苏（cardiopulmonary cerebral resuscitation，CPCR）。

一、病因

1. 心源性　因心脏器质性病变所致，如冠心病（最为多见）、心肌炎、心肌病、大面积心肌梗死、心瓣膜病、心包压塞、某些先天性心脏病等。

2. 非心源性　由于其他疾病或因素影响到心脏，如急性气道梗阻引起的窒息和严重缺氧、脑血管意外、肺动脉栓塞、触电、溺水、药物中毒或过敏、颅脑外伤、手术、治疗操作、电解质及酸碱平衡紊乱、感染性休克、麻醉意外等。

二、诊断

对心搏骤停的诊断必须迅速、果断，当病人神志突然丧失和大动脉（如颈动脉和股动脉）搏动消失时就可做出心搏停止的诊断。其诊断依据如下。

1. 原来清醒的病人神志突然丧失，呼之不应。
2. 摸不到大动脉（颈动脉和股动脉）搏动，测不到血压，心音消失。
3. 将耳朵贴近病人口部观察、细听和感觉，无呼吸气流。
4. 瞳孔散大，对光反射消失。
5. 突然出现皮肤、黏膜苍白，手术视野血色变暗、发紫。

其中尤以第一、二条依据最为重要，凭此两项即可确诊心搏骤停的发生。

三、方法

CPCR 分为三个阶段：①初期复苏，又称基础生命支持（basic life support，BLS）。②后期复苏，又称进一步生命支持（advanced life support，ALS）。③复苏后治疗，又称延续生命支持（prolonged life support，PLS）。

一、基础生命支持

心搏骤停发生后最初数分钟内采取的抢救措施对于病人的生存至关重要。通常，基础生命支持（BLS）是指在急救现场采取的抢救措施，应遵循“C—A—B”程序，即：①C（circulation），心脏按压，建立有效的人工循环；②A（airway），呼吸道通畅；③B（breathing），有效的人工呼吸。

（一）判定心搏、呼吸骤停

BLS 的适应证为心搏骤停，实施前必须迅速判定。

1. 有无头颈部外伤，对伤者应尽量避免移动，以防脊髓进一步损伤。

2. 检查者轻拍并呼叫病人，若无反应即可判断为意识丧失；同时以手指触摸患者喉结再滑向一侧，颈动脉搏动触点即在此平面的胸锁乳突肌前缘凹陷处（图 10－1）。若意识丧失同时颈动脉搏动消失，即可判定为心搏骤停，应立即开始抢救，并及时呼救以取得他人帮助。

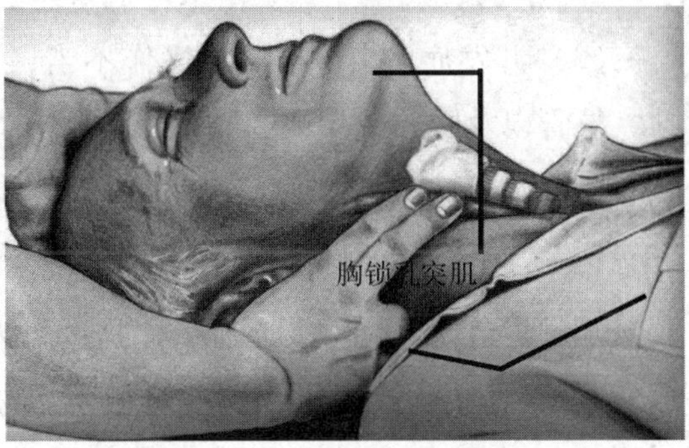

图 10－1　触摸颈动脉搏动示意图

（二）心脏按压

1. 心前区捶击　在心搏骤停 1 分 30 秒内心脏应激性最高，此时拳击心前区所产生的 5～15（W·s）电能可使心肌兴奋并产生心电综合波，促使心脏复跳。

（1）方法：右手松握空心拳，小鱼际肌侧朝向病人胸壁，以距离胸壁 20～25cm 高度，垂直向下捶击心前区，即胸骨下段。捶击 1～2 次，每次 1～2 秒，力量中等。观察心电图变化，如无变化，应立即行胸外心脏按压和人工呼吸。

（2）注意事项：①捶击不宜反复进行，最多不超过 2 次；②捶击时用力不宜过猛；③婴幼儿禁用。

2. 胸外心脏按压

（1）操作要点

1）术者体位：双手按压，位于患者右侧，根据个人身高及患者位置高低选用踏脚凳或跪式体位。

2）按压部位：胸骨中、下 1/3 处，成人为两乳头连线与胸骨交点或示指、中指沿肋缘向上触摸至剑突上两横指处（4～5cm）（图 10－2）。

3）按压姿势：手臂长轴与胸骨垂直，左手掌根部置于按压点、右手掌交叉重叠在左手背上，手指不触及胸壁，双臂肘关节绷直，以髋关节为支点运动，凭上半身重力垂直向胸骨加压（图 10－3）。

4）按压深度：胸骨下陷 5～6cm，婴儿 4cm，儿童 5cm。

5）按压频率：一般为 100～120 次/分。

6）按压与放松时间比例为 1∶1，放松时掌根部不能离开按压部位。

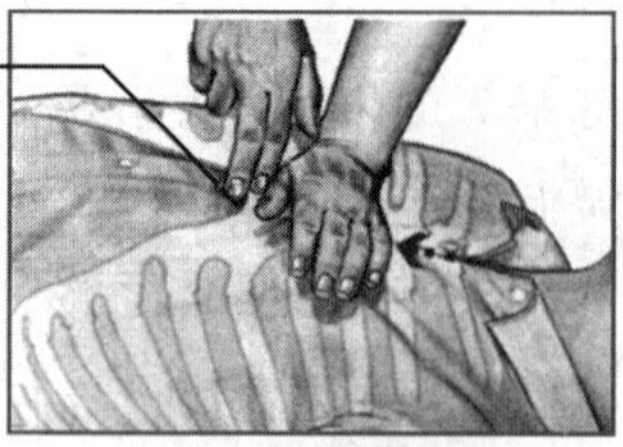

图 10－2　按压部位

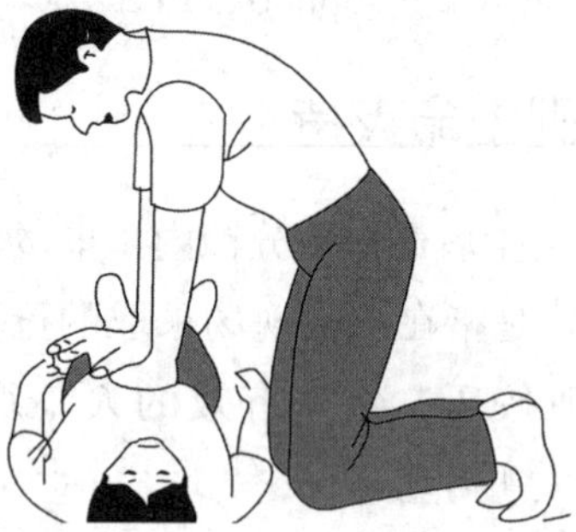

图 10－3　按压姿势

（2）并发症：由于按压时操作不当，可发生肋骨骨折，折断的肋骨骨折端可刺伤心、肺、气管以及腹腔脏器甚或直接造成脏器破裂，从而导致气胸、血胸，肝、脾、胃、膈肌破裂以及脂肪栓塞等。

（三）呼吸道通畅

开放气道以保持呼吸道通畅，是进行人工呼吸前的首要步骤。病人仰卧，解松衣领及裤带，挖出口中污物、假牙及呕吐物等，然后按以下手法开放气道。

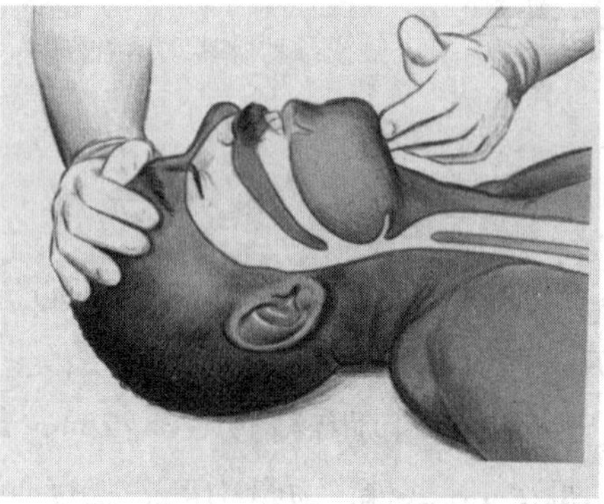

图 10－4　仰面举颏法

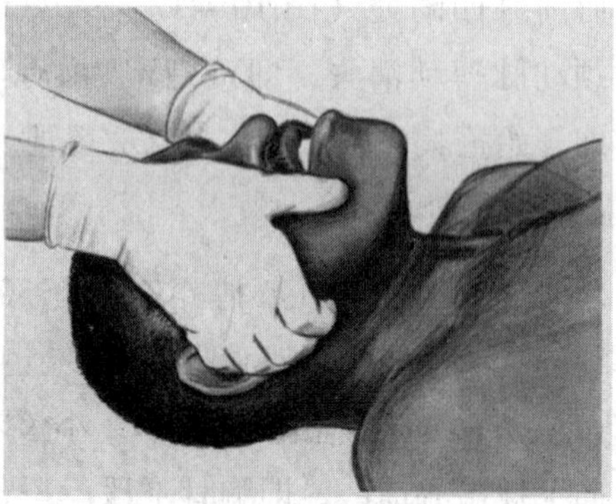

图 10－5　托下颌法

1. 仰面抬颈法　病人平卧，术者一手抬起病人颈部，另一手以小鱼际侧下按病人前额，使病人头后仰、颈部抬起。

2. 仰面举颏法　病人平卧，急救者一手置于病人前额，手掌用力向后压以使其头后仰；另一手的示指、中指放在靠近病人颏部的下颌角处，将颏部向上抬起，但应避免压迫颈前部及颏下软组织，且抬高程度以病人唇齿未完全闭合为限（图 10－4）。此法解除舌后坠效果最佳且安全、简单易学，适用于无头颈部外伤的病人。

3. 托下颌法　病人平卧，急救者将其右手拇指放在病人颧骨上作为支点，用同一手的其余四指放在病人耳垂下方的下颌角处作为支点，将下颌向前、向上托起，使下颌牙超过上颌牙，此时舌根便离开咽后壁，从而解除了气道阻塞（图 10－5）。如单手无力，也可将左手放在对侧相同部位用双手托举。

注意：对疑有头颈部外伤者，不应抬颈，以避免进一步损伤脊髓。

（四）人工呼吸

实施有效人工呼吸的方法有许多种，但最为简便有效的方法是口对口人工呼吸法。

1. 口对口人工呼吸法　操作要点：

（1）将患者置于仰卧位，头后仰，迅速松解衣领和裤带以免阻碍呼吸运动。

（2）如病人牙关紧闭或下颌松弛，急救者将抬颈之手来支持下颌并使其口部微张，以便于吹气。

（3）在病人呼吸道通畅的基础上，急救者一手的拇指和示指捏住病人鼻孔，然后深吸一口气，以嘴唇密封住病人口部，用力吹气，注意不能漏气，直至病人胸部有所起伏为止。

（4）口对口吹气潮气量主张 500～600ml 即可。当病人胸部隆起后即停止吹气，放开紧捏的鼻孔，同时将口唇移开，使病人被动呼气。

（5）当病人呼气结束即行第二次吹气。注意：吹入的有效气量远比吹气频率重要，在成人每次吹气时间间隔约 5 秒。成人心脏按压与人工通气之比为 30∶2。

2. 口对鼻人工呼吸法　如遇牙关紧闭者，可行口对鼻人工呼吸。操作方法大体同“口对口人工呼吸法”，只是对着鼻孔吹气。吹气时应使病人口唇紧闭；为克服鼻腔阻力，吹气时用劲要大、吹气时间要长。

二、进一步生命支持

后期复苏或高级生命维护，主要为在 BLS 基础上应用辅助设备及特殊技术，建立和维持有效的通气和血液循环，识别及纠正心律失常；建立有效的静脉通路，改善并保持心、肺功能，治疗原发疾病。进一步生命支持（ALS）应尽可能地及早开始，包括：给药和输液（drug and fluid，D）、心电图监测（electrocardiography，E）、心室颤动的治疗（fibrillation treatment ，F）。

（一）明确诊断

尽可能迅速地进行心电监护和必要的血流动力学监测，明确引起心搏骤停的原因并识别心律失常的类型，以便及时采取相应的救治措施。

（二）呼吸道管理

1. 气管插管　是最有效、最可靠的开放气道方法。可与任何种类的呼吸器装置相连接行人工辅助通气，也便于清除呼吸道分泌物及防止误吸。但此项操作应由接受过专门训练的救护人员进行。

2. 气管造口术　主要用于心肺脑复苏后仍然长期昏迷的病人。

3. 气管切开　适用于当外源性异物造成气道完全梗阻的情况。

（三）氧疗和人工辅助通气

1. 简易呼吸器　简易呼吸器由一个弹性皮囊、三通呼吸活门、衔接管和面罩组成，以 10～15L/min 的流量向皮囊内输入氧气，可使吸入氧气浓度增至 75% 以上。该装置的优点是携带和使用方便，操作者还可凭按压气囊阻力的大小感觉病人肺顺应性的高低。

2. 机械人工呼吸和机械人工循环 气管插管呼吸机加压给氧呼吸，可减少呼吸道死腔，保证足够供氧，呼吸参数易于控制，是最有效的人工辅助通气方法。

（四）药物治疗

1. 用药目的 增加脑、心等重要器官的血液灌注，纠正酸中毒并提高心室颤动阈值、增强心肌收缩力，为电除颤创造条件。

2. 给药途径

（1）静脉内给药：静脉注射或滴注给药安全、可靠，为首选给药途径。

（2）气管内滴入法：静脉不明显或已凹陷者，可快速由环甲膜处行气管内注射。已有气管内插管行机械通气者更适用此法。

（3）骨内注射：主要用于婴幼儿。作用迅速、安全，建立骨内通路还可用于慢速输液。

3. 常用药物

（1）肾上腺素：就心脏复苏而言，该药被公认为是最有效且被广泛使用的首选药物。它具有强效正性肌力、正性频率、正性传导作用，使心肌收缩力加强、心率增快、心排血量增加。传统推荐剂量为1mg（0.02mg/kg）静脉注射，若初量无效，每3～5分钟可重复注射1次，总量不超过0.2mg/kg。

（2）胺碘酮：当经过心肺复苏和2次电除颤后，如心室颤动（ventricular fibrillation，VF）/无脉性室性心动过速（pulseless ventricular tachycardia，PVT）仍持续时，应考虑给予抗心律失常药物，优先选用胺碘酮静脉注射；若无胺碘酮时，可使用利多卡因。胺碘酮用法：CA患者如为VF/PVT，初始剂量为300mg溶于20～30ml葡萄糖注射液内快速推注，3～5分钟后再推注150mg，维持剂量为1mg/min持续静脉滴注6小时。一般建议每日最大剂量不超过2g。胺碘酮的临床药物制剂中含有负性心肌收缩力和扩张血管作用的成分，可引起低血压和心动过缓，预防的方法就是减慢给药速度。

（3）利多卡因：仅作为无胺碘酮时的替代药物。初始剂量为1～1.5mg/kg静推。如VF/PVT持续，可给予额外剂量0.5～0.75mg/kg，每间隔5～10分钟给药1次，最大剂量为3mg/kg。

（4）硫酸镁：硫酸镁仅用于尖端扭转型室性心动过速和伴有低镁血症的VF/PVT或其他心律失常两种情况。用法：对于尖端扭转型室性心动过速，紧急情况下可用硫酸镁1～2g稀释后静注，5～20分钟注射完毕；或1～2g加入50～100ml输液中静滴。必须注意，硫酸镁快速给药有可能导致严重低血压和CA。

（5）碳酸氢钠：在复苏期间不主张常规应用碳酸氢钠。目前关于在CA及其复苏时酸碱失衡病理生理学的解释是，低血流灌注条件下组织中产生的CO_2发生弥散障碍。足量的肺泡通气和组织血流的恢复是维持酸碱平衡的基础，这就要求首先须进行胸外心脏按压，然后迅速恢复自主循环。只有在事先已存在严重的代谢性酸中毒、高钾血症或三环类抗抑郁药或巴比妥类药物过量中毒等情况下，方需考虑使用碳酸氢钠溶液。

（五）心电图监测

在CPR开始后，应尽快监测心电图，鉴别导致心搏骤停的原因，诊断心肌缺血、心律失常以及判断药物与电除颤治疗的效果。

（六）电除颤

因心搏骤停病人中最常见的心律失常表现为心室颤动，故目前主张对心搏骤停病人应及早进行迅速有效的电除颤。操作步骤如下。

1. 电极板涂以导电胶或垫置盐水纱布。

2. 接通电源，确定非同步相放电。

3. 选择除颤能量及充电，目前推荐直接使用最大能量除颤，双相波200J（或根据制造商建议的能量，120～200J）、单相波360J。心律失常类型分析证实为VF/PVT者应立即行电除颤，之后再做CPR 5个周期（按压30次＋通气2次＝1个周期）（约2分钟）；复查心律，必要时再次除颤。

4. 按要求正确放置电极板，一块放在胸骨右缘第2肋间，另一块放在左胸壁心尖部，紧贴患者皮肤。

5. 再次确认病人心律失常类型为室颤，明确所有人员均未接触病人及其病床后，同时按压两个电极板的放电电钮。

6. 电击后立即进行心电监测与记录。

三、延续生命支持

在心搏和自主呼吸恢复后，CPR初步成功，脑复苏就成为后续处理的重点目标。继20世纪50年代对肺（呼吸）复苏成功后，60年代又取得心脏复苏的突破；但目前脑复苏还未取得突破性进展，故心搏骤停后病人脑功能是否恢复已成为复苏成败的关键。延续生命支持（PLS）包括：确认心搏骤停的原因并治疗（gauging，G），脑复苏（human mentation，H），加强监护治疗（intensive care，I）。

（一）确认心搏骤停的原因并治疗

判断引发心搏或呼吸停止的原因，采取对因措施，并决定是否继续抢救。病人能否生存并全面恢复意识和活动能力主要取决于下述条件。

1. 所受打击的严重程度以及心脏停搏的时间长短。

2. 初期复苏或基础生命支持是否及时、得当。

3. 后期复苏是否及早进行并具有高质量疗效。

（二）脑复苏

1. 成败关键　在于三方面。

（1）尽量缩短脑循环停止的绝对时间。

（2）确实有效的支持治疗措施，为脑复苏创造良好的颅外环境。

（3）在降低颅内压、减低脑代谢和改善脑循环的基础上，采取特异性脑复苏措施阻止或打断病理生理发展进程，促进脑功能恢复。

2. 措施

（1）施行有效的CPR，缩短脑循环停止的绝对时间。

（2）增加脑血流、改善脑循环、提高血氧浓度。

（3）有效通气支持。

（4）低温。

（5）利尿、脱水。

（6）高压氧治疗。

（7）控制血压、血糖。

（8）预防和控制痉挛等。

（三）加强监护治疗

任一脏器功能衰竭将影响其他脏器的功能，包括脑在内。如低血压、低氧血症、高碳酸血症、重度高血压、高热、感染、肾衰竭等都可加重脑的损害，使脑水肿、脑缺氧和神经功能紊乱更加严重。所以在采用特异性脑复苏措施的同时，要对机体各脏器进行功能监测和支持，才能有利于脑功能恢复。监测内容包括：血压、心电图、肺动脉压、中心静脉压、动脉血气分析、水及电解质代谢、酸碱平衡、肾功能、胃肠道出血、血糖等。

第二节　多器官功能障碍综合征

多器官功能障碍综合征（multiple organ dysfunction syndrome，MODS）是指机体在经受严重损害打击（如严重急性疾病、外伤、手术、感染、休克等）后，短时间内发生两个或两个以上器官序贯性功能障碍的临床综合征。

MODS 是与应激密切相关的急性全身性器官功能损害，在概念上强调：①原发致病因素是急性的，继发受损器官可在远隔原发损害的部位，与原发病损并无直接关系，不能将慢性疾病器官退化失代偿期归属于 MODS；②致病因素与发生 MODS 必须间隔一定时间，可为数小时或数天，常呈序贯性器官受累；③机体原有器官功能基本健康，功能损害呈可逆性，一旦发病机制阻断，及时救治器官功能可望恢复；④在临床表现上，各器官功能障碍的严重程度不同步，有的器官已呈现完全衰竭（如无尿性肾衰竭）、有的器官则可仅为临床隐匿的“化学性”损害（如肝功能受损仅呈现血氨基转移酶升高）。

MODS 病死率可高达 60%，四个以上器官受损者几乎 100% 死亡，故是当前危重病医学中一个复杂棘手的难题。可见，MODS 是各种疾病导致机体内环境稳态失衡的临床综合征。MODS 实际上就是全身炎症反应失控引起的多器官功能障碍。因此，MODS 也可以理解为“全身炎症反应综合征 + 器官功能障碍”。

一、病因

严重创伤，严重感染，外科大手术，各种类型的休克，各种原因引起的低氧血症，心搏、呼吸骤停后，妊娠高血压综合征，合并脏器坏死、梗阻的急腹症，大量快速输血、输液等。

MODS 的发生主要取决于致病原因，但 MODS 的诱发因素甚为重要。常见诱发高危因素：①意外事故；②持续存在感染灶，尤其是双重感染；③恶性肿瘤；④基础脏器功能失常；⑤年龄≥55 岁；⑥嗜酒；⑦复苏不充分或延迟复苏；⑧营养不良；⑨肠道缺血性损伤；⑩外科手术；⑪糖尿病；⑫糖皮质激素应用量大，时间长；⑬使用抑制胃酸药物；⑭高血糖、高乳酸血症。

二、病理生理

应激反应、氧代谢障碍、代谢紊乱、凝血机制障碍等。

三、分型

根据 MODS 发生的主要原因以及全身炎症反应综合征（SIRS）在器官功能损伤中的地位，可将 MODS 分为原发性与继发性两型。

原发性 MODS 是指某种明确的损伤直接引起器官功能障碍，即器官功能障碍由损伤本身引起，在损伤早期出现；亦称速发型 MODS。继发性 MODS 是由原始损伤引起 SIRS，再由失控的 SIRS 造成远距离器官发生功能障碍；亦称迟发型 MODS。

四、临床表现

随着病情演变将 MODS 的病程分为四期（表 10－1），该分期有利于指导治疗和判断预后。

表 10－1　MODS 的临床分期和特征

	第一阶段	第二阶段	第三阶段	第四阶段
一般情况	正常或轻度烦躁	急性病容，烦躁	一般情况差	濒死感
循环系统	补液需求量增大	高动力状态，容量依赖	休克，心排血量下降，水肿	心肌收缩力下降，容量超负荷
呼吸系统	轻度呼吸性碱中毒	呼吸急促，呼吸性碱中毒，低氧血症	严重低氧血症，ARDS	高碳酸血症，气压伤
肾脏	少尿，利尿剂反应差	肌酐清除率下降，轻度氮质血症	氮质血症，有血液透析指征	少尿，血液透析时循环不稳定
胃肠道	胃肠胀气	不能耐受进食	肠梗阻，应激性溃疡	腹泻，缺血坏死性肠炎
肝胆	正常或轻度胆汁淤积	高胆红素血症，凝血酶原时间延长	临床黄疸	氨基转移酶升高，严重黄疸，肝性脑病
代谢	高血糖，胰岛素需要量增加	严重分解代谢	代谢性酸中毒，高血糖	骨骼肌萎缩，严重酸中毒
中枢神经系统	意识模糊	嗜睡	昏睡	昏迷
血液系统	正常或轻度异常	血小板降低，白细胞增多或减少	凝血功能异常	不能纠正的凝血障碍与出血倾向

五、诊断

关于 MODS 的诊断，国内、外尚无统一标准，但均强调识别早期的器官功能不全，及时进行相关的脏器支持治疗，避免发展到器官衰竭的晚期阶段。但是“器官功能不全”的概念较模糊，具体数据上明确区分器官“正常”与“功能不全”十分困难，它们之间并非界限分明，而且有相当范围的重叠与过渡。与其力图精确“功能不全”的指标，不如更重视监测与追踪器官功能变化的发展趋势，只要病人器官功能不断恶化并超过目前公认的正常值范围，即可认定“器官功能障碍”。MODS 的诊断可通过表 10－2 进行阐述。

表 10－2　MODS 病情分期诊断及严重程度评分标准

受累器官	诊断依据	评分
外周循环	无血容量不足；MAP≌7.98kPa（60mmHg）；尿量≈40ml /h；低血压时间持续 4 小时以上	1
	无血容量不足；MAP ＜7.98kPa（60mmHg）或＞6.65kPa（50mmHg）；尿量＜40ml /h 或＞20ml /h；肢体冷或暖，无意识障碍	2
	无血容量不足；MAP ＜6.65kPa（50mmHg）；尿量＜20ml /h；肢体冷或暖，多有意识模糊	3
心	心动过速；体温升高 1℃；心率升高 15～20 次 /分；心肌酶正常	1
	心动过速；心肌酶（CK、AST、LDH）异常	2
	室性心动过速；心室颤动；二至三度房室传导阻滞；心搏骤停	3
肺	呼吸频率 20～25 次 /分；吸入空气 PaO_2≤9.31kPa（70mmHg）或＞7.98kPa（60mmHg）；PaO_2/FiO_2≥33.9kPa（300mmHg）；P（A－a）DO_2（FiO_2 1.0）＞3.33～6.55kPa（25～50mmHg）；X 线胸片正常（具备 5 项中 3 项即可）	1
	呼吸频率＞28 次/分；吸入空气 PaO_2≤7.92kPa（60mmHg）或＞6.6kPa（50mmHg）；$PaCO_2$＜4.65kPa（35mmHg）；PaO_2/FiO_2≤33.9kPa（300mmHg）；P（A－a）DO_2（FiO_2 1.0）＞13.3kPa（100mmHg）或＜26.6kPa（200mmHg）；X 线胸片示肺泡实变≤1/2 肺野（具备 6 项中 3 项即可）	2
	呼吸窘迫，呼吸频率＞28 次 /分；吸入空气 PaO_2≤6.6kPa（50mmHg）；$PaCO_2$＜5.98kPa（45mmHg）；PaO_2/FiO_2≤26.6kPa（200mmHg）；P（A－a）DO_2（FiO_2 1.0）＞26.6kPa（200mmHg）；X 线胸片示肺泡实变≤1 /2 肺野（具备 6 项中 3 项即可）	3
肾	无血容量不足；尿量≈40ml /h；尿 Na^+、血肌酐正常	1
	无血容量不足；尿量＜40ml /h 或＞20ml /h；利尿剂冲击治疗后尿量增多；尿 Na^+ 20～30mmol /L；血肌酐≈176.8mmol /L（2.0mg /dl）	2
	无血容量不足；无尿或少尿＜20ml /h；利尿剂冲击治疗后尿量不增多；尿 Na^+＞40mmol /L；血肌酐＞176.8mmol /L（2.0mg /dl）。非少尿型肾衰竭者：尿量＞600ml /24h，血肌酐＞176.8mmol /L（2.0mg /dl），尿比重≤1.012	3
肝脏	ALT＞正常值 2 倍以上；血清总胆红素＞17.1μmol /L（1.0mg /dl）或＜34.2μmol /L（2.0mg /dl）	1
	ALT ＞正常值 2 倍以上；血清总胆红素＞34.2μmol /L（2.0mg /dl）	2
	肝性脑病	3
胃肠道	腹部胀气；肠鸣音减弱	1
	高度腹部胀气；肠鸣音近于消失	2
	麻痹性肠梗阻；应激性溃疡出血（具备 2 项中 1 项即可）	3
凝血功能	血小板计数＜100×10^9/L；纤维蛋白酶原正常；PT 及 TT 正常	1
	血小板计数＜100×10^9/L；纤维蛋白酶原≥2.0～4.0g /L；PT 及 TT 比正常值延长≤3s；优球蛋白溶解时间＞2 小时；全身性出血不明显	2
	血小板计数＜50×10^9/L；纤维蛋白酶原＜2.0g /L；PT 及 TT 比正常值延长＞3s；优球蛋白溶解时间＜2 小时；全身性出血明显	3
脑	兴奋及嗜睡；语言呼唤能睁眼；能交谈；有定向障碍；能听从指令	1
	疼痛刺激能睁眼；不能交谈；语无伦次；疼痛刺激有屈曲或伸展反应	2
	对语言无反应；对疼痛刺激无反应	3
代谢	血糖＜3.9mmol /L 或＞5.6mmol /L；血 Na^+＜135mmol /L 或＞145mmol /L；pH＜7.35 或＞7.45	1
	血糖＜3.5mmol /L 或＞6.5mmol /L；血 Na^+＜130mmol /L 或＞150mmol /L；pH＜7.20 或＞7.50	2
	血糖＜2.5mmol /L 或＞7.5mmol /L；血 Na^+＜125mmol /L 或＞155mmol /L；pH＜7.10 或＞7.55	3
	以上标准均需持续 12 小时以上	

六、治疗

MODS是继发于多种高危疾患的连续发展综合征，由于其发病机制尚未完全阐明，治疗上还有很大困难。在早期还未出现任何器官功能障碍的临床表现时，发病过程已产生。故强调对危重患者应严密监护，早期发现MODS先兆，在功能受损期即及早采取措施，阻断其病理生理过程的恶性发展。

MODS的治疗原则：积极控制原发病；治疗内毒素血症；衰竭器官的支持：包括呼吸衰竭、心脏及循环功能衰竭、肾功能衰竭、肝功能衰竭、胃肠功能衰竭、脑功能衰竭、血液系统功能衰竭等；感染控制；代谢支持和免疫调理。

七、预后

MODS的预后和以下因素有关：年龄；是否合并基础性疾病如肝硬化、慢性心肺功能不全、糖尿病等；器官衰竭的数目等。

第三节　重症监测治疗

重症监测治疗室（intensive care unit，ICU）对由于各种原因导致一个或多个器官与系统功能障碍并危及生命或具有潜在高危因素的患者，及时提供系统性、高质量的医学监护和救治技术，是医院集中监护和救治危重症患者的专业科室。

收治病人种类：①严重创伤、大手术及器官移植术后需要监测器官功能者。②各种原因引起的循环功能失代偿，需要以药物或特殊设备来支持其功能者。③有可能发生呼吸衰竭，需要严密监测呼吸功能，或需要用呼吸器辅助通气治疗者。④严重水、电解质代谢紊乱及酸碱平衡失调者。⑤麻醉意外、心搏骤停复苏后治疗者等。慢性消耗性疾病的终末状态、晚期恶性肿瘤、传染病、精神病、中枢神经系统永久性伤残（如高位截瘫）及不能从ICU受到临床获益的患者，一般不是ICU的收治范围。

主要工作内容，对危重症患者的病理生理状态进行严密监测，预测病情变化和评估发展趋势；改善和促进器官功能的恢复，进行生命支持以便争取时间治疗原发病。

主要内容包括：循环系统、呼吸系统、肝功能、肾功能、中枢神经系统功能监测等。

一、循环系统监测

1. 脉搏监测　是最简单、最基本的监测项目。通过扪诊脉搏、心前区听诊等方法测定。脉搏快而有力，反映心排血量增加；脉搏细速且弱，反映心排血量明显下降。病理性脉搏减慢通常见于窦房结传导阻滞，与循环异常关系不大。

2. 血压监测　血压的高低与心肌收缩力、心搏出量、外周血管阻力和动脉壁弹性等有关。血压升高见于：应激、兴奋、焦急、烧伤以及高血压；血压下降见于：低血容量状态、心力衰竭、急性创伤、败血症、过敏反应和多数疾病的终末阶段。

3. 心电图监测　观察患者有无心搏骤停的心电图表现；有无传导阻滞缓慢型心律失常等；有无其他快速型心律失常。

4. 血流动力学监测　参见表10－3。

表 10－3　血流动力学参数及正常值范围

参　数	缩写	方　法	正常值范围	单位
收缩压	SP	测定	90～140	mmHg
舒张压	DP	测定	60～90	mmHg
平均动脉压	MAP	（SP＋2・DP）/3	70～105	mmHg
中心静脉压	CVP	测定	6～12	cmH_2O
肺动脉压	PAP	测定	17～30/6～12	mmHg
肺动脉楔压	PAWP	测定	6～12	mmHg
心率	HR	测定	60～100	次/分
心排出量	CO	测定	5～6	L/min
心脏指数	CI	CO/BSA	3.5±0.5	L/（min・m^2）
心搏出量	SV	1000・CO/HR	60～90	ml/beat
心搏指数	SI	SV/BSA	40～60	ml/（beat・m^2）
左心室每搏功指数	LVSWI	0.0136・（MAP-PAWP）・SI	45～60	g・m/m^2
右心室每搏功指数	RVSWI	0.0136・（MAP-CVP）・SI	5～10	g・m/m^2
体循环血管阻力指数	SVR	（MAP-CVP）・80/CI	1760～2600	dyn・s/cm^5
肺循环血管阻力指数	PVR	（PAP-PAWP）・80/CI	45～225	dyn・s/cm^5
动脉血氧含量	CaO_2	1.39・SaO_2・Hb＋0.031・PaO_2	160～220	ml/L
体表面积	BSA	0.61・身高＋0.0128・体重－0.1529	—	m^2

二、呼吸系统监测

1. 临床观察　呼吸频率、呼吸形式、呼吸深度、呼吸节律等。

2. 呼吸功能监测　参见表 10－4。

表 10－4　常用呼吸功能监测参数及正常值范围

参　数	缩　写	正常值范围	单　位
潮气量	V_T	6～10	ml/kg
肺活量	VC	65～75	ml/kg
无效腔量/潮气量	V_D/V_T	0.25～0.40	—
呼吸频率	RR	12～20	次/分
最大吸气力	MIF	75～100	cmH_2O
动脉血氧饱和度	SaO_2	96～100	%
动脉血氧分压	PaO_2	80～100	mmHg
动脉血 CO_2 分压	$PaCO_2$	35～45	mmHg
肺内分流量	Q_S/Q_T	3～5	%

3. 呼吸治疗

（1）氧疗：通过吸入高于大气中浓度的氧，使吸入氧浓度（FiO_2）和肺泡气的氧分压（P_AO_2）升高，达到缓解动脉血氧分压（PaO_2）下降或纠正低氧血症的目的。但并不能逆转肺部原发病。

（2）机械通气：是治疗呼吸衰竭的主要方法。常用的通气模式：控制通气（control－mode ventilation，CMV）、辅助/控制通气（assist/control－mode ventilation，A/CMV）、间歇

指令通气（intermittent mandatory ventilation，IMV）、呼气末正压通气（positive end－expiratory pressure，PEEP）等。

三、肝功能监护

1. 临床观察　神志、黄疸、腹水、出血、肝掌、蜘蛛痣等。

2. 实验室指标　胆红素与氨基转移酶测定，血清白蛋白、甲胎蛋白，血浆凝血因子、凝血酶原时间等。

四、肾功能监护

1. 临床观察　尿量异常、尿液异常等。

2. 实验室指标　血清尿素氮、血肌酐、内生肌酐清除率、尿钠、血钾等。

五、其他器官系统功能监测

主要包括中枢神经系统功能、凝血功能、胃肠道等组织灌注状态监测。

扫码“练一练”

（林　伟）

扫码"学一学"

第十一章 外科感染

要点导航

1. 掌握 外科感染的临床表现、诊断、防治原则；破伤风的临床表现、预防和治疗；抗生素在外科感染中的合理利用。

2. 熟悉 常见局部化脓性感染的临床表现和防治方法；脓毒症的临床表现和治疗方法。

3. 了解 手部急性化脓性感染。

第一节 概 述

感染是指在一定条件下致病微生物侵入机体组织，并在其中生长繁殖，与之发生相互作用引起一系列局部或全身炎症反应等病理变化的过程。

外科感染（surgical infection）是指需要应用手术、清创、引流、换药、外用药物等外科方法治疗的感染。包括创伤、手术、器械检查等并发的感染，是临床常见病、多发病，属中医学"疮疡"范畴。

外科感染常具有以下特点：①大多数为多种致病菌混合感染，即使有些开始时由单种致病菌引起，但在病程的演变中，常发展为多种致病菌的混合感染；②病变常比较集中在某个部位，局部症状明显，在局部病变的基础上可引起全身反应；③多为器质性病变，可引起化脓、坏死等，使组织遭到破坏，愈后形成瘢痕组织；④发病常与损伤或手术有关，需要外科治疗。

外科感染分为非特异性感染和特异性感染两大类。

非特异性感染（nonspecific infection）：又称化脓性感染或一般性感染，常见有疖、痈、丹毒、蜂窝织炎、急性淋巴结炎、急性阑尾炎等。常见致病菌有金黄色葡萄球菌、溶血性链球菌、大肠埃希菌、变形杆菌、铜绿假单胞菌等，可由单一细菌导致感染，也可由多种细菌共同致病形成混合感染。病变部位通常先有炎症反应，继而形成局部化脓，呈现化脓性感染的共同特征，即局部都有红、肿、热、痛和功能障碍等，其病程演变、治疗原则也都有共同性。

特异性感染（specific infection）：特异性感染在致病菌、病程演变、临床表现及治疗方面与非特异性感染不同。如结核、破伤风、气性坏疽、炭疽、念珠菌病等，引起的致病菌如结核杆菌、破伤风梭菌、产气荚膜梭菌、炭疽杆菌、白色念珠菌等。其特点是一种疾病只能由特定的专一细菌所引起。

其他的分类方法如按病程分为急性、亚急性和慢性感染；按感染的病原体来源分为原发性感染、继发性感染、外源性感染和内源性感染；按感染发生的条件分类，如条件性

（机会性）感染；按感染发生的场所分类，如社区获得性感染、院内感染；按病源微生物的种类分类，如耐甲氧西林金黄色葡萄球菌（MRSA）感染、混合感染、二重感染等。

【病因病理】

一、中医病因病机

《外科启玄》云："天地有六淫之气，乃风寒暑湿燥火，人感受之则营气不从，逆于肉里，变生痈疽疔疖，人有七情，喜怒忧思惊恐悲，有一伤之，脏腑不和，营气不从，逆于肉里，则为痈肿。或膏粱之变受用太过，或素禀偏胜，或劳役太过，致冷津液稠黏，痰涎壅塞，遂道不能。"较为全面地概括了疮疡的病因病机，综古籍论述之病因，大致可分外感（六淫邪毒、感受特殊之毒，外来伤害）、内伤（情志内伤、饮食不节、劳伤虚损、痰饮瘀血）两大类。

（一）病因

1. 外感　自然界风、寒、暑、湿、燥、火六气的太过或不及，是外感疾病的主要病因，这种六气的变化而致病，则称为六淫。六淫邪气侵袭人体，是在体虚卫外不固或抵抗力低下时才能成为致病条件，有时可因六淫邪毒的毒力强盛，超越了人体的抵抗力，也能成为疮疡的发生和发展条件。六淫邪毒致病多有一定的季节性，如春季多风，夏季多暑，长夏多湿，秋季多燥，冬季多寒。也可两种以上的病邪同时致病，如风寒、风热、风湿等。地域不同亦可使其发病有所差异，如北方多风寒，南方多湿热等。也可因外来的物理和化学因素直接伤害人体，如跌扑损伤、沸水、火焰、冻伤、金刃竹木等。同时也可因这些外伤而再感受毒邪，发生疮疡疾病；也可因虫兽咬伤而感染特殊之毒，如虫毒、蛇毒、疯犬毒、药毒、食物毒及接触疫畜而感染疫毒等。另外风、寒、暑、湿、燥、火的六淫邪毒在致病过程中皆能化热、化火，疮疡疾病中以"热毒""火毒"为常见。

2. 内伤　恣食膏粱厚味、醇酒炙煿或辛辣刺激之品，可使湿热火毒内生，同时感受外邪则易发生疮疡类疾病；七情、劳伤虚损以及脏腑功能失调导致的痰饮、瘀血，在一定条件下都可引起继发病症。以上外感和内伤各种致病因素可以单独致病，也可以几种因素同时致病，并且内伤和外感常常相合而成。

（二）病机

各种内外致病因素，都可引起气血、脏腑、经络的功能紊乱，引起局部的气血凝滞、营气不从、经络阻塞，以致脏腑功能失调等，是疮疡总的发病机制。所谓"正气存内，邪不可干；邪之所凑，其气必虚。""最虚之处，便是容邪之地"。说明其发生、发展、变化与气血、脏腑、正气的关系是极其密切的。

1. 局部症状与病机关系　当病邪侵入人体后，邪毒鸱张，经络阻塞、气血凝滞、阻塞不通、郁久化热、热胜肉腐等。临床即产生局部的红、肿、热、痛和溃脓（表11－1）。

2. 全身症状与病机关系　全身症状的产生，主要是疮疡的毒邪由表传里，内侵脏腑或扩入营血，或由里及表引起邪正斗争的临床表现。如阳证的疮疡一般都可伴有轻重不同的畏寒、发热等症状；较重者可出现寒战、高热、头晕头痛、骨节酸痛、食欲不振、大便秘结、小便短赤等症状。因热毒炽盛，邪毒内攻或走黄者，还可出现烦躁不安、神昏谵语、脉象洪数或弦数。舌质绛红，苔黄糙或灰腻等严重症状。此外，当机体反应能力减弱时，尤其是年老体弱之人，因正不胜邪，可能全身症状并不明显，而实际病情很严重。

表 11－1　疮疡局部症状与病机的关系

局部症状	病机
红	热邪与气血相搏
肿	局部经络阻塞，气血凝滞，气血不能循经络运行，逆于肉里
热	邪毒蕴结而化热，热毒炽盛，外蒸肌肤
痛	局部经络阻塞，气血凝滞，阻塞不通，不通则痛
溃脓	热盛肉腐成脓，损筋蚀骨

3. 转归　疮疡发生以后，正邪交争决定着其发展和转归。疮疡初期，若正能胜邪，邪热不能鸱张，则肿势局限；反之，若正不胜邪，热毒壅滞不散，热胜肉腐成脓，导致脓肿形成，即为疮疡中期（成脓期）。此时如治疗得当，切开引流，毒随脓泄，腐脱新生，疮口愈合；或正气尚足，脓肿破溃，脓毒外泄，同样可使溃疡腐脱新生而愈，即为疮疡后期（溃疡期）。在疮疡初、中期，若邪毒炽盛，又未能得到及时处理，可使邪毒走散，内攻脏腑，形成走黄；若人体气血虚弱，不能托毒外达，可致疮形平塌，肿势不能局限，难溃、难腐，如病情进一步发展，正不胜邪，内犯脏腑，形成内陷。疮疡后期，毒从外泄，病邪衰退，理应渐趋痊愈，若由于气血大伤，脾胃生化功能不能恢复，加之肾气亦衰，可致生化乏源，阴阳两竭，同样可使毒邪内陷，危及生命（图 11－1）。

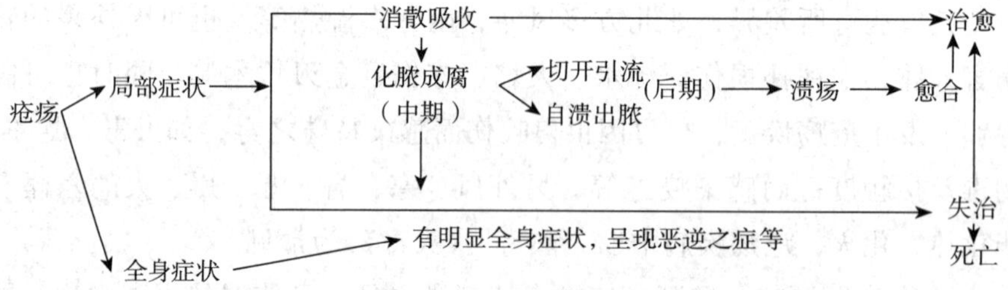

图 11－1　疮疡的转归

二、西医病因病理

（一）病因

1. 致病因素　外科感染是一定的致病菌与人体组织、细胞发生相互作用而引起局部或全身炎症反应病理变化的过程，常见的化脓性致病菌有：金黄色葡萄球菌、溶血性链球菌、大肠埃希菌、变形杆菌、铜绿假单胞菌。其中葡萄球菌占多数，而各有其致病特点。外科感染的发生与致病菌的数量和毒力有关。致病菌有黏附因子，能附着于人体组织细胞以利于入侵；还有多种致病菌有荚膜或微荚膜，能抗拒吞噬细胞和抵御杀灭而在组织细胞内生存繁殖。其作用与致病菌的胞外酶、外毒素、内毒素等有关，许多种致病菌可释出蛋白酶、磷脂酶、胶原酶等胞外酶，侵蚀组织细胞；如透明质酸酶可分解组织，使感染更容易扩散。脓液的臭味、脓栓、气泡等常与胞外酶的作用有关。在菌体内产生后释出或崩解后产生的外毒素，如溶血毒素可破坏血细胞，肠毒素可破坏肠黏膜，破伤风梭菌释放的毒素作用于神经可引起肌痉挛。革兰阴性菌细胞壁的脂多糖成分组成的内毒素，可激活补体、凝血系统与释放细胞因子等可引起发热、白细胞增多或减少、休克等全身反应。

2. 人体的抗感染能力　人体的天然屏障和固有的免疫作用与获得性免疫共同参与了人体抗感染的防御机制。机体对不同类型病原体产生的免疫应答不完全相同，感染所引起的组织细胞损伤不仅来自病原体本身，也可来自机体自身的免疫应答不当。人体皮肤和黏膜以及分泌的多种物质具有天然的屏障作用，能够抵御病原微生物的侵入；固有的吞噬细胞与自然杀伤（NK）细胞能够识别多种病原体的共同成分，吞噬、杀伤病原体和感染的细胞；体液中的补体在感染后可通过调理作用提高吞噬细胞杀菌能力，病原体入侵人体可促使免疫细胞活化，产生大量细胞因子，这些细胞因子能够招引更多的抗体、补体和免疫细胞集中于炎症部位，有利于抑制和清除细菌。感染早期如病原体未被消灭，机体启动特异性免疫反应，使T细胞活化，并分化为效应细胞发挥作用，细胞毒性T细胞对病原体感染细胞具有杀伤作用，活化后的B细胞成分，使补体活化杀伤病原体，并发挥调理作用，使病原体易被吞噬清除，还可阻止病原体在黏膜表面黏附与入侵，防止呼吸道和消化道感染的发生。获得性免疫产生的记忆性T、B细胞可发挥远期保护作用，当相同的病原体再次入侵时，免疫应答则比初次感染更快、更强和持久。

3. 影响人体感染的因素　当人体的屏障功能遭到破坏或障碍，以及免疫功能低下时感染易于发生，影响人体抵御感染能力的因素分为局部因素和全身因素。局部因素如创伤、手术、穿刺及皮肤、黏膜的病变等使屏障遭到破坏，病菌易于入侵；留置导管或体腔内各种导管为细菌入侵创造了机会，留置的导管或组织、器官的管腔阻塞使内容物淤积，致细菌繁殖侵袭组织；体内异物、坏死组织、血肿积液或局部血循环等均可导致感染。全身因素如严重创伤、休克、重度营养不良、贫血、低蛋白血症、白血病、糖尿病、尿毒症、肝硬化等慢性病，以及过度疲劳、长时间使用糖皮质激素、化疗、放疗或患获得性免疫缺陷综合征（ARDS）时等，使机体的免疫功能和抵御能力显著下降，更易发生感染。

（二）病理

1. 非特异性感染　致病菌侵入人体后，即引起局部的急性炎症反应，致病菌在组织内生长繁殖，产生多种酶和毒素，激活了凝血、补体、激肽系统及血小板和巨噬细胞，导致炎症介质的生成，引起病灶部位血管扩张与通透性增加，白细胞和吞噬细胞进入病灶发挥吞噬作用，单核－巨噬细胞通过释放促炎细胞因子协助炎症及吞噬过程。病变局部出现红、肿、热、痛、功能障碍等炎症的特征性表现，是因为病灶内活菌、游离血细胞及死菌、组织细胞的崩解和代谢产物引发的炎症反应致使侵入的病菌局限化并最终被清除的结果（表11－2）。部分炎症介质、细胞因子和病菌毒素还可进入血液，而引起全身性反应。

表11－2　感染的局部症状与病理改变

局部症状	病理改变
红	毛细血管扩张、充血
肿	毛细血管扩张，血管壁通透性增加，白细胞、血浆等渗出血管而进入组织间隙
热	毛细血管扩张，血流量增加
痛	肿胀和细菌毒素对病灶神经末梢的压迫与刺激
功能障碍	疼痛和肿胀影响局部功能；若感染加重，组织坏死、化脓，则更加重功能障碍

2. 特异性感染 如结核病的局部病变是结核杆菌的磷脂、糖脂、结核菌素等，不激发病灶部位的急性炎症表现而形成局部的浸润、结节、肉芽肿、干酪样坏死，部分病灶液化后可形成无疼痛、无发热表现的局部冷脓肿，当并发了非特异性感染致病菌混合感染时，则表现为一般性脓肿的症状。结核菌素可诱发变态反应；气性坏疽的局部病变是产气荚膜梭菌释出多种毒素，使血细胞、肌细胞迅速崩解，组织水肿，出现气泡等，其产生的酶能使细菌容易穿透组织间隙，致病变迅速扩散，引起全身严重中毒表现；炭疽则是炭疽杆菌芽孢侵入体内，引起局部丘疹、结节，即则增大化脓、破溃，溃疡中心有黑色焦痂。

3. 感染的演变与转归 感染的发生、病变的演变与转归取决于病菌的毒力、人体抵御的能力、感染的部位和治疗措施等。可能出现如下四种情况：

（1）炎症消退：人体抵抗力强，并经有效治疗，吞噬细胞和免疫成分及时吞噬和制止了病菌，清除了组织细胞崩解的代谢产物及死亡细菌，局部炎症得以清除而愈。

（2）形成脓肿：人体抵抗力占优势，虽经治疗，但炎症未能消退，进一步发展使感染局限化，形成脓肿。小的脓肿经有效治疗可以吸收消散，大的脓肿则需切开引流而愈。

（3）转为慢性炎症：感染灶致病菌大部分被抑制杀灭，但仍有少量生存，组织炎症未能完全消散吸收，而成纤维细胞增加，被纤维细胞包裹变为慢性炎症结块，形成慢性低度感染灶。当人体抵御能力减低时，致病菌可再次生长繁殖，感染可再次急性发作并蔓延。致病菌量多毒力大，超越了人体的抵御能力，感染可迅速向周围组织和全身扩散，细菌可进入血液出现菌血症，还可引起全身炎症反应综合征（SIRS）并发展至脓毒症，甚至发生感染性休克。

【诊断】

一、临床表现

1. 局部症状 红、肿、热、痛和功能障碍，这些症状不一定全部出现，因病变的浅深、早晚、程度和范围而异。体表病变脓肿形成时，触诊有波动感。脓肿位置深，则局部症状不明显。

2. 全身症状 感染轻者可无全身症状。感染重时常有畏寒、发热、头痛、全身不适、乏力、脉速、食欲减退等表现。严重者脓毒症时可伴有表情淡漠、神志不清、血压下降、体温不升、酸中毒及水、电解质紊乱。甚至出现休克和多器官功能障碍。

二、实验室及其他检查

1. 实验室检查 白细胞计数及分类是常用的检查。白细胞总数及中性粒细胞比例常增多，也可出现核左移和中毒颗粒；重症感染时白细胞总数也可降低或发现未成熟的白细胞。病灶脓液或渗液涂片镜检及细菌培养可鉴定病原体。脓毒症时可做血培养及药物敏感试验，其他的化验可根据病情选择。

2. 影像学检查 主要用于深部感染病灶的诊断。超声波可用来探查深部脓肿、炎症等病变，X线摄片可用于气性坏疽的检查，也可选择CT、MRI等，则诊断率较高。

【治疗】

一、中医治疗

1. 辨证论治 疮疡的发展过程分为初期、中期（成脓）、后期（溃后）三个阶段。初期尚未成脓之际，用消法，使之消散；中期脓成不溃或溃之不畅阶段，用托法，以托毒外出；后期气血虚者用补法，以补益气血、恢复正气，促使伤口早日愈合。

2. 中医外治 疮疡初期：宜箍毒消肿，按剂型可选草药、箍围药、油膏、膏药、掺药等；中期：疮疡酿脓成熟时宜切开排脓；后期：宜提脓祛腐、生肌收口，可选用洗剂、提脓祛腐、腐蚀、生肌收口药物，还可使用垫棉法等。

二、西医治疗

制止致病菌生长，增强人体抗感染的能力，清除感染和毒性物质，创造有利于恢复的条件，促使组织恢复。

（一）抗感染药物应用

较轻或局限的感染可口服或不用抗生素；范围较大或有扩散趋势的则需静脉全身用药。根据细菌培养与药敏试验结果选用窄谱有效药物，也可根据感染部位、临床表现、脓液性状等估计病菌种类，选用适当的抗菌药物。

（二）全身支持治疗

外科感染对患者全身有不同程度的影响，尤其是出现脓毒症时以及患有较重的其他慢性消耗性疾病者，改善患者的全身状况、增强机体抵御能力则尤显重要。

1. 保证患者充分休息，保持良好的精神状态。

2. 维持水、电解质、酸碱的平衡，补充维生素、蛋白质等足够的热量，加强营养支持，摄入不足时应从静脉补充。如有贫血、白细胞减少或低蛋白血症时则应适当予以补充，以弥补体内的能量不足和蛋白质过多的消耗，增强抗病能力。

3. 同时治疗原有疾病。

4. 严重感染引起全身炎症反应的重症患者，在大量使用抗生素的同时可短程使用糖皮质激素或炎症介质抑制剂。

（三）局部治疗

1. 保护患处 避免感染部位受压，抬高患肢，限制活动，固定患部，防止感染扩散。

2. 药物外敷 浅部感染炎症早期可用50%硫酸镁溶液局部热敷，还可用鱼石脂软膏敷贴。

3. 物理治疗 可选用超短波、红外线、红光、激光等物理疗法，以改善局部血液循环，促进炎症消退或局限。

4. 手术和换药 手术包括脓肿形成时切开引流及病灶清创等。对于有脓性分泌物的溃疡创面可用消毒灭菌药予以病灶部位换药，如厌氧菌感染可用过氧化氢溶液、高锰酸钾溶液等；非特异性感染创面可用依沙吖啶、呋喃西林溶液纱条引流换药。

第二节 局部化脓性感染

疖和痈

疖（furuncle）为单个散在毛囊和毛囊周围发生的化脓性炎症。多个相邻的毛囊周围化脓性炎症融合，浸润较广及位置更深者，称为痈（carbuncle）。糖尿病、肾炎、贫血、营养不良、长期应用糖皮质激素及免疫抑制剂、瘙痒性皮肤病等患者易于发生。其特点为毛囊性结节、红、肿、热、痛，可形成脓栓。疖属中医学“疖”“疔”范畴，痈相当于中医学的“有头疽”，根据患者病变部位的不同有多种病名，生在项部的，名“脑疽”“对口疽”“落头疽”；生在背部的，名“发背”；生在胸部膻中穴的，名“膻中疽”；生在少腹部的，名“少腹疽”。

【病因病理】

一、中医病因病机

本病常因湿热之邪或热毒之邪，蕴结肌肤，致气血与毒邪壅塞不通，壅久化热、热盛肉腐成脓所致（表 11 –3）。

表 11 –3 疖和痈的病因病机

病因	病机
体质衰弱	由于皮毛不固、肌肤不洁，以致毒邪侵入、毒壅肌肤、化热肉腐成脓
夏季炎热	腠理不密，暑湿热邪壅蒸肌肤而成
阴虚内热	因消渴、便秘等慢性疾病致阴虚内热或脾虚便溏者，易染热毒之邪、壅阻肌肤而发，并可反复发作、缠绵难愈
外感六淫或皮肤破损染毒	外感六淫邪毒，或皮肤破损感染毒邪，毒邪蕴结不散，气血凝滞、经络阻遏，毒蕴化热，热盛肉腐而成痈肿
恣食膏粱厚味	过食膏粱厚味或醇酒辛辣炙煿之品，以致脏腑蕴热，火毒结聚，蕴久化热，热胜肉腐而成

二、西医病因病理

1. 病因 病原菌主要为金黄色葡萄球菌，也可为表皮葡萄球菌引起。人体与葡萄球菌接触的机会较多，故有一定的自然免疫力。多在皮肤不洁、搔抓、摩擦、高温潮湿、免疫及抗感染能力低下时发病。

2. 病理 疖表现为毛囊炎及毛囊周围炎，毛囊及其周围皮脂腺正常组织破坏，形成脓肿，含有病原菌，大量脓细胞、中性粒细胞及少数淋巴细胞。痈表现为真皮和皮下有多个相邻的毛囊、皮脂腺脓肿，互相沟通，有增生的结缔组织或纤维组织隔开，形成多房性脓肿，脓肿周围组织充血、水肿和中性粒细胞浸润。

【诊断】

一、临床表现

1. 疖　初起为红色圆锥形毛囊性炎性丘疹或结节，伴有灼热、疼痛，数日后结节化脓变软，顶端出现脓疱，中心形成脓栓，扪之有波动感，破后祛除脓栓排出血性脓液，炎症逐渐消退，结疤而愈。可有附近淋巴结肿大，重症有发热、畏寒等。好发于颜面、发际、头部、臀部及会阴等处。发生于耳道者，称耳道疖，外耳道及患侧面部剧痛；发生于鼻部和上唇的疖，因此处有丰富的淋巴管及血管网，静脉与海绵筛窦吻合，当未成脓的疖被挤捏或针刺后，可使炎症扩散，病菌经血行引起海绵窦炎及颅内感染。疖通常数目不多，仅单个或数个。若多个疖同时或反复发生，此起彼伏，缠绵难愈者，称疖病（furunculosis）。

2. 痈　起初时局部红、肿、热、痛明显，迅速向四周和深部扩大发展，疼痛加重，1周左右开始化脓，表面有数个脓栓，破溃后出现有脓性基底的深在溃疡，状如蜂窝，疼痛剧烈，或伴有发热、寒战和全身不适。不及时治疗可发展为脓毒症。多发生于成人，糖尿病、长期使用糖皮质激素等患者抵抗力下降时易于患病。好发于皮肤较厚而皮下脂肪丰富的颈后、背部、臀部及大腿等处。

二、实验室检查

血常规多数表现为白细胞及中性粒细胞计数可增高；病灶部位脓液涂片或细菌培养和药敏试验，有助致病菌鉴别及药物选择，必要时行血糖、肝功能、肾功能检查。

【鉴别诊断】

化脓性汗腺炎　本病为发生在大汗腺的化脓性感染，多由葡萄球菌引起。以腋窝最常见，其次是肛门、外生殖器等处。病变初起时局部常出现多个痛性硬结，有触痛，继之结节增大，局部红、肿、热、痛，可化脓破溃流出黄稠脓液而渐愈。病变周围常出现硬结，增大及破溃可形成多个脓孔，这时易与痈混淆。其特点是：本病多见于青、中年妇女，多发于炎热的夏季，多发生在腋窝、肛门、外生殖器周围、腹股沟等部位；而痈则多发生在项、背、臀、大腿等部位。本病病变较浅，范围较小，全身症状也较痈轻。

【治疗】

一、治疗原则

中医早期以清热解毒、消肿为主；成脓期宜清热解毒、透脓；疮形散漫、溃后脓腐难脱，宜托里透脓。西医酌情给予敏感抗生素，对反复发作者可选用免疫调节剂。

二、中医治疗

（一）辨证论治

1. 热毒蕴结证

症候：多为气实火盛的患者；轻者疖肿单发，损害多者可散发全身，发无定处，此愈彼起，四季均发；可有发热、口渴、溲赤、便秘；舌苔黄、脉数。

治法：清热解毒。

主方：五味消毒饮。

加减：大便秘结者，加生大黄。

2. 暑热浸淫证

症候：好发于夏秋季，以儿童及产妇多见；可有发热，口渴，便秘、溲赤；舌苔薄腻，脉滑数。

治法：祛暑清热，兼以化湿。

主方：清暑汤。

加减：热毒盛者，加黄连、黄芩、山栀子；小便短赤者，加滑石、甘草；大便秘结者，加生大黄。

3. 正虚毒恋证

症候：疖肿常此愈彼起，不断发生，缠绵日久，常见体质虚弱或某些慢性病患者；由阴虚内热染毒所致者，易形成有头疽；常伴口渴唇燥；舌红，苔薄，脉细数。

治法：补气扶正，托毒祛邪。

主方：托里消毒散。

加减：疖肿初期红肿者加五味消毒饮。

（二）中医外治

初期用三黄洗剂外搽或外敷金黄膏，成脓则切开引流。

三、西医治疗

1. 全身治疗 酌情选用敏感的抗生素或磺胺药，如青霉素、红霉素及头孢菌素类抗生素等。也可根据药敏试验选择抗生素。对反复发作的疖病，可注射丙种球蛋白，或多价葡萄球菌菌苗，每周 1 ~ 2 次，由 0.1ml 开始，逐渐增至 1.0ml，也可选用免疫调节剂，如胸腺素、转移因子胶囊等。有糖尿病者应同时予以治疗，并积极治疗瘙痒性皮肤病及全身慢性疾病。

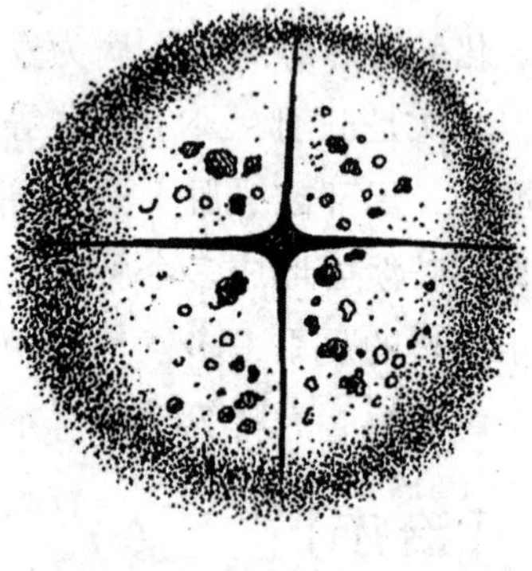

图 11－2 痈的“十”字切开方法

2. 局部治疗 以杀菌、消炎为治疗原则。初期未化脓者可用 50% 硫酸镁溶液湿敷，外搽碘伏，或莫匹罗星软膏、四环素软膏，或外敷 20% ~30% 鱼石脂软膏。如已化脓，应切开引流。痈可行横行或纵行以及“十”字形、双“十”字形切开方法引流（图 11－2）。也可酌情选用超短波、激光、红光疗法等。

急性蜂窝织炎

急性蜂窝织炎（acute cellulitis）是发生在皮下、筋膜下、肌间隙或深部等处疏松结缔组织的急性弥漫性化脓性感染。病变扩展较快，常可引起广泛的组织坏死。由于患者年龄、体质、病变部位、侵入细菌菌种及其毒力大小等不同，而临床表现也有差异。除一般的急性蜂窝织炎外，尚有多种特殊类型。本病属中医学“发”的范畴，生于手背部的称“手发背”，生于足背的称“足发背”，生于小腿的称“腓腨发”，生于乳房部的称“乳发”，但“锁喉痈”“臀痈”虽命名为痈，其实也属“发”的范畴。

【病因病理】

一、中医病因病机

本病常因外感风温、火毒、湿热，或火毒内生，局部疮、疖蔓延致使湿热火毒相互搏结，逆于肉里，荣气不从，肉腐化脓而成（表11－4）。

表11－4 急性蜂窝织炎的病因病机

病因	病机
外感风温	风温客于肺胃，炼津为痰，蕴久化热，热胜肉腐而成
外伤染毒	邪毒积于体内，郁久化热，热胜肉腐成脓
素体阴虚	阴虚火旺，灼津为痰，致使局部经络阻塞，气血凝滞，湿热毒邪郁积而发

二、西医病因病理

致病菌主要是溶血性链球菌、金黄色葡萄球菌以及大肠埃希菌，亦可是厌氧菌感染。常以致病菌经皮肤损伤处或局部化脓性感染灶扩散至皮下软组织内而引起者尤为多见。感染一旦发生即迅速蔓延扩散，常很快引起广泛的组织坏死，尤其是新生儿发生的更明显；若为溶血性链球菌感染，由于链激酶和透明质酸酶的作用，病变蔓延更为迅速、不易局限；由金黄色葡萄球菌引起的感染则易局限，形成脓肿；由厌氧菌引起的感染，病变部位可出现气肿及捻发音。

【诊断】

一、临床表现

1. 一般性皮下蜂窝织炎 患者可先有皮肤损伤或局部感染病灶，继之患处红、肿、热、痛，边界不清，邻近病灶部位可有淋巴结肿大，甚者病变中央部位皮肤颜色变深呈褐色，可起水疱，或破溃出脓，常伴畏寒、发热、全身不适等全身症状。严重时可发生脓毒症等全身性感染。

2. 特殊部位（颌下）蜂窝织炎 发生在颌下、口底、颈部的感染，小儿多见。由于局部组织疏松，发展较迅速，病变局部肿胀显著且常蔓延到舌下、喉头及纵隔，引起喉头水肿及气管受压，表现呼吸、吞咽困难，疼痛剧烈，常影响头颈部活动，甚至窒息。全身症状显著，常伴高热，病情危重。发生在臀部的感染多由于肌内注射引起，局部有肿块、疼痛，片状发红，病情发展较慢，患者常行走时感到疼痛。

3. 产气性皮下蜂窝织炎 多发生在会阴及腹壁，常由于肠道损伤或手术时被肠道内容物感染引起，由产气的细菌如梭状芽孢杆菌、厌氧性链球菌、大肠埃希菌等所致，病变局部常有显著红、肿、热、痛、气肿及捻发音，病变进展迅速且易化脓，常引起局部皮肤、筋膜的进行性坏死，脓液恶臭，常有寒战、高热等全身症状。

4. 新生儿皮下坏疽 是发生在新生儿的一种急性蜂窝织炎，多在出生后 5～15 天发生，常由金黄色葡萄球菌所致，易发生在受压及摩擦的背、腰、骶和臀部，初起时局部发红、稍肿胀，病灶常迅速向周围扩散，中央部位皮下组织液化成脓时，触压可有空虚或波动感，继而变黑、坏死、破溃，患儿拒食、发热、哭闹不安或昏睡，易出现脓毒症等全身性感染，病情危重，死亡率较高。

二、实验室检查

血常规白细胞总数及中性粒细胞百分比增高，可出现核左移及中毒颗粒。脓液涂片、细菌培养和药敏试验有助于确认致病菌和药物选择。

【鉴别诊断】

1. 一般性蜂窝织炎应与丹毒鉴别（见本节“丹毒”鉴别诊断）。

2. 颌下蜂窝织炎应与急性咽峡炎鉴别，后者颌下肿胀稍轻，而口咽内红肿明显。

3. 臀部蜂窝织炎应与臀部痈鉴别，后者初起时即有多个脓栓出脓，破溃时状如蜂窝。

4. 手背部急性蜂窝织炎应与掌间隙感染鉴别，后者肿胀可波及整个手背，但红、肿、触痛以掌中部明显。

5. 小腿部急性蜂窝织炎应与胫骨急性化脓性骨髓炎鉴别，后者疼痛彻骨，患肢惧动、X 线摄片有骨膜增厚和死骨形成。

6. 产气性皮下蜂窝织炎应与气性坏疽鉴别，后者发病前有创伤，并常累及肌肉，病变以产气荚膜梭菌引起的坏死性肌炎为主，X 线摄片肌肉间可见气体影，脓液涂片可大致区分病菌形态，细菌培养有助确认致病菌。

【治疗】

一、治疗原则

中医早期宜清火解毒、和营消肿；成脓期宜清热解毒、托里透脓；溃后新肉难生者宜调补气血。西医酌情给予敏感抗生素治疗，严重感染者同时给予全身支持治疗。脓肿形成宜早期切开引流。

二、中医治疗

（一）辨证论治

1. 风温痰结证

症候：喉结处红肿绕喉，坚硬疼痛，肿势散漫，可延及腮颊或胸前；可伴有壮热口渴，头痛项强，吞咽困难，呼吸不畅，大便燥结，小便短赤；舌质红绛，苔黄腻，脉弦滑数或洪数。

治法：散风清热，化痰解毒。

主方：普济消毒饮。

加减：壮热口渴加鲜生地黄、天花粉、生石膏；便秘加生大黄、芒硝；气喘痰壅加鲜竹沥、天竺黄、莱菔子；成脓加炙山甲、皂角刺；高热痰厥加服安宫牛黄丸或紫雪丹。

2. 湿火蕴结证

症候：臀部先痛后肿，鲜红灼热，患侧步行困难，或局部湿烂溃脓；可伴恶寒发热，头痛骨楚，食欲不振；舌质红，苔黄或黄腻，脉数。

治法：清热解毒，和营化湿。

主方：黄连解毒汤合仙方活命饮。

加减：局部红热不明显加桃仁、红花、泽兰，减去黄芩、黄连、山栀。

3. 湿热壅阻证

症候：下肢患部初起胀痛不适，行走受限，继则皮肤焮红灼热，边界不清，中间略紫，高肿疼痛；可伴恶寒发热，纳呆，便干，尿赤；舌质红，苔黄腻，脉滑数。

治法：清热利湿，解毒通络。

主方：五神汤合萆薢渗湿汤。

加减：脓成者加炙山甲、皂角刺；溃后屈伸不利者，加伸筋草、桑枝。

4. 风火湿热证

症候：手背漫肿无头，边界不清，色红灼热，疼痛不适；可伴发热恶寒，口渴欲饮，头痛目赤；舌边尖红，苔薄黄，脉浮数。

治法：疏风清火，解毒消肿。

主方：牛蒡解肌汤合仙方活命饮。

加减：初期红肿甚者加五味消毒饮。

5. 湿热下注证

症候：足背红肿弥漫，边界不清，化脓破溃；可伴恶寒发热，纳呆，或泛恶；舌质红，苔黄腻，脉滑数。

治法：清热解毒，和营利湿。

主方：五神汤合萆薢渗湿汤。

加减：成脓加皂角刺、炙山甲。

（二）中医外治

初期可用鲜草药捣烂局部外敷，或金黄散贴敷。脓成应及时切开引流。

三、西医治疗

1. 抗感染　一般先用青霉素类及头孢菌素类抗生素，疑有厌氧菌感染时加用替硝唑等抗厌氧菌类药物。根据临床治疗效果或细菌培养与药敏报告结果再调整用药。

2. 全身治疗　对严重感染者，应注意改善患者全身状况，高热时可行物理或药物降温；进食困难者输液维持营养和体液平衡；贫血或低蛋白血症，可给予成分输血及补充蛋白质；呼吸急促时，给予吸氧或辅助通气。

3. 局部治疗　初起应休息制动，可用鱼石脂软膏敷贴，或配合局部理疗，也可用50%硫酸镁溶液湿敷。脓肿形成应及时切开引流。口底及颌下急性蜂窝织炎脓成应及早切开减压，以防喉头水肿，压迫气管而影响呼吸。其他各型皮下蜂窝织炎，为缓解皮下炎症扩散和减少皮肤坏死，根据病变范围和程度，也可在病灶处做多个小切口，以浸有消毒抗菌药液的湿纱布条引流。对厌氧菌感染引起的捻发音性蜂窝织炎应做广泛的切开引流，清除坏死组织，并用3%过氧化氢溶液冲洗、湿敷伤口，并采取隔离治疗措施。

丹　毒

丹毒（erysipelas）系由溶血性链球菌感染引起的皮肤及皮下组织内淋巴管及其周围组织的急性炎症。其特点是：起病突然，畏寒发热，局部皮肤出现境界明显的鲜红色水肿性斑片，一般不化脓。患部皮肤发红成片、色如涂丹，故中医学也称为“丹毒”。依其发病部位的不同，而有许多名称。发于头面部者，称“抱头火丹”；发于躯干部者，称“内发丹毒”；发于下肢者，称“流火”；新生儿迁移性丹毒，称“赤游丹”。

【病因病理】

一、中医病因病机

本病多因素体血热，火邪侵犯肌肤，或皮肤、黏膜破损，毒邪乘隙侵入，郁而不得外泄，则蓄热为丹（表11－5）。

表11－5　丹毒的病因病机

病因	病机
素体血热	火邪侵犯于肌肤，郁而不得外泄，则蓄热为丹
皮肤、黏膜破损	毒邪乘隙侵入，郁阻肌肤而发

二、西医病因病理

1. 病因　病原菌是乙型溶血性链球菌，又名丹毒链球菌。多由皮肤或黏膜破损而侵入引起。多数病例先有损伤或不易发现的细微皮肤破损，细菌藉此侵入皮肤引起真皮组织发炎，或通过血行感染。也可通过污染的敷料、器械和用具等间接接触感染。一般足癣及下肢皮肤外伤可诱发小腿丹毒；鼻腔、咽、耳等处损伤可诱发面部丹毒。营养不良、酗酒或糖尿病患者、肾炎等易促发本病。

2. 病理　病变主要在真皮。真皮高度水肿，血管及淋巴管扩张，真皮内有以中性粒细胞为主的炎性细胞浸润，且多见于扩张的淋巴管内，组织间隙或淋巴腔内有链球菌存在。病变严重者，表皮内可发生水肿，甚至形成大疱。

【诊断】

一、临床表现

起病急剧，发病初起，先有周身不适、发热、恶寒、头痛、恶心、呕吐等前驱全身中毒症状。继而在患处出现境界清楚的鲜红色水肿性斑片，表面紧张发亮，压之褪色，放手后立即恢复，有灼热感，称为红斑性丹毒。损害迅速向四周蔓延，成为大片鲜红色或紫红色斑片，皮损中心可有大、小水疱，疼痛及压痛明显，附近淋巴结肿大。有时皮损一面发展，一面消退，在红斑向四周扩散的同时，中央处可由鲜红转暗红或棕黄色。病情轻者，数天后发生脱屑，逐渐痊愈。重者或婴儿及老年体弱者可继发肾炎及脓毒症。本病可发生于任何部位，尤以颜面和小腿多见。发于颜面者，若为鼻和耳部破损引起者，可先由一侧鼻部或耳部附近开始向面颊部蔓延，并可迅速波及另一侧，若扩展至头部及下颌，则整个面部及头皮呈高度红肿，严重者可并发海绵窦炎与栓塞。

本病由于其在临床上表现不同，因而有各种名称。如在红斑肿胀处发生水疱者，称为水疱性丹毒；形成脓疱者，称为脓疱性丹毒；患部皮肤迅速变紫黑而发生坏疽的，称为坏疽性丹毒；在原发部位反复发生的，成为复发性丹毒。长期反复发作，可引起淋巴管闭塞而形成慢性淋巴水肿，发生于小腿的称象皮腿。

二、实验室检查

血常规白细胞总数及中性粒细胞百分比增高。

【鉴别诊断】

1. 丹毒与接触性皮炎鉴别　后者有刺激物或致敏物接触史，皮损为密集成片的红斑、丘疹及水疱，自觉瘙痒而无疼痛及发热、恶寒等全身症状。

2. 丹毒与急性蜂窝织炎鉴别　见表11－6。

表11－6　丹毒与急性蜂窝织炎的鉴别

鉴别要点	丹毒	急性蜂窝织炎
病变组织	皮肤和黏膜的网状淋巴管	皮下结缔组织
病原菌	乙型溶血性链球菌	葡萄球菌、链球菌
常发部位	小腿、颜面部	四肢、颈部
局部症状	鲜红色，中心较淡，边缘稍隆起，边界清楚	肤色暗红，中心红肿较著，边界不清
疼痛	灼热感和疼痛，下肢痛轻，头面部稍重	持续性痛，时有跳痛
化脓	少见化脓	常见化脓
水肿、坏死	较轻，无明显组织坏死	较重，有明显组织坏死
复发史	常可复发	无

【治疗】

一、治疗原则

中医以清热凉血、泄火解毒为治则。西医选用敏感、足量抗生素，并除去诱发因素，重症者应给予支持疗法。

二、中医治疗

（一）辨证论治

1. 风热毒蕴证

症候：皮损发生于头面部，畏寒发热，皮肤焮红灼热，肿胀疼痛，甚至水疱，眼胞肿胀难睁；舌红，苔薄黄，脉数。

治法：清热解毒，散风消肿。

主方：普济消毒饮。

加减：大便干燥者，加生大黄、芒硝；咽痛者，加生地黄、玄参。

2. 湿热毒蕴证

症候：皮损发生于下肢，常伴恶寒、发热等全身中毒症状，局部以鲜红肿胀、灼热疼痛为主，亦可出现水疱、紫斑，甚至化脓或皮肤坏死；舌红，苔黄腻，脉滑数。

治法：清热解毒，利湿消肿。

主方：萆薢渗湿汤。

加减：局部红肿明显加五神汤加减。

3. 肝胆湿热证

症候：皮损发生于胸胁腰胯部，大片红斑，肿胀蔓延，灼热触痛，舌质红，苔黄腻，脉弦滑数。

治法：清肝利湿，解毒泻热。

主方：龙胆泻肝汤。

加减：疼痛者加元胡、川楝子。

4. 胎火蕴毒证

症候：皮损发生于新生儿，多见于臀部，局部红肿灼热，可呈游走性；或伴高热烦躁，甚则神昏，恶心呕吐。

治法：凉血解毒。

主方：犀角地黄汤合黄连解毒汤。

加减：高热神昏加紫雪丹或安宫牛黄丸。

（二）中医外治

用金黄散或玉露散冷开水或金银花露调敷；下肢红斑性丹毒或下肢复发性丹毒，患部消毒后，用七星针或三棱针叩刺患部皮肤，放血泄毒，亦能减少复发，头面部及新生儿丹毒禁用。

三、西医治疗

1. 全身治疗 以青霉素为首选，可酌情选用头孢菌素类抗生素等，对青霉素及头孢菌素类过敏者，可选用红霉素、四环素、林可霉素或磺胺类药物，用药一般需持续 10 ~ 14 天。重症者应加强支持疗法。

2. 局部治疗 用0.1%依沙吖啶或50%硫酸镁溶液湿敷，如有水疱，应抽出疱液，再用上述药液湿敷，外用抗生素软膏，如莫匹罗星软膏、四环素软膏等，也可外敷 15% ~ 20%硫黄鱼石脂软膏。复发性丹毒，可用紫外线照射。

急性淋巴管炎和淋巴结炎

急性淋巴管炎（acute lymphangitis）是致病菌从皮肤、黏膜破损处或其他感染病灶侵入到邻近淋巴管，引起淋巴管及淋巴结的急性炎症。急性淋巴结炎（acute lymphadenitis）是细菌经淋巴管蔓延到所属区域淋巴结所引起。好发于颈、颌下、腋窝、腹股沟或肘内侧及腘窝等部位。急性淋巴管炎属中医学“红丝疔”范畴。急性淋巴结炎属中医学“外痈”范畴；发于颈、颌下者称“颈痈”，发于腋窝者称“腋痈”，发于腹股沟者称“胯腹痈”，发于腘窝部位称“委中毒”。

【病因病理】

一、中医病因病机

本病多由外感风温毒邪或手足部生疔，毒流经脉，向上走窜继发而成。见表11－7。

表11－7　急性淋巴管炎和淋巴结炎的病因病机

病因	病机
外感风温毒邪	毒邪郁于颈、腋、腹股沟及腘窝部，气血凝滞，经络不通，郁而化热，热胜肉腐为脓而成痈肿
内生湿热火毒	湿热、火毒壅结于经络，经络阻塞，遏阻气机，郁久化热，肉腐为脓而成
手足生疔	毒留经脉，毒邪走窜，热毒壅结而发

二、西医病因病理

致病菌常为乙型溶血性链球菌和金黄色葡萄球菌。主要病理变化为淋巴管壁和周围组织充血、水肿、增厚，管腔内有细菌、凝固的淋巴液和脱落的内皮细胞。感染的淋巴结主要表现为炎症的病理改变。

【诊断】

一、临床表现

急性淋巴管炎分为网状淋巴管炎（丹毒）与管状淋巴管炎。管状淋巴管炎多见于四肢，下肢更多见，又分为深、浅两种。浅部淋巴管炎常在感染病灶肢体近心端出现一条或数条“红线”，有条索状触痛，深部淋巴管炎看不到红线，但肢体有肿胀和压痛，尤其是沿淋巴管走行区域压痛更明显。两种都可伴有发热畏寒、头痛乏力、食欲不振、浑身不适等症状。

急性淋巴结炎发病初期有局部淋巴结肿大和压痛，通常头面、口腔和颈肩感染可引起颌下和颈部淋巴结炎；上肢、胸背及脐以上腹壁感染可引起腋窝淋巴结炎；下腹壁、下肢、会阴、臀部感染可引起腹股沟淋巴结炎。病情发展则局部淋巴结红、肿、热、痛加剧，炎症继续向淋巴结周围蔓延，多个淋巴结可融合成团，也可发展为脓肿。可伴有发热、全身不适等症状。

二、实验室检查

血常规中白细胞总数或中性粒细胞计数可增高。病灶部位脓液涂片或细菌培养、药敏试验可鉴定细菌种类并有助于药物选择。

【鉴别诊断】

1. 急性淋巴管炎与浅静脉炎的鉴别　见表11－8。

表 11－8　急性淋巴管炎与浅静脉炎的鉴别

鉴别要点	急性淋巴管炎	浅静脉炎
条索状红肿	有	有
部位	多见于四肢	多见于下肢
病变组织	淋巴管	浅静脉
病程	进展较快	进展较慢
发病原因	感染灶	静脉曲张或穿刺
预后	消退	增粗、变硬的静脉改变
全身症状	有	可无或较轻

2. 急性淋巴结炎与淋巴结核继发感染的鉴别　见表 11－9。

表 11－9　急性淋巴结炎与淋巴结核继发感染的鉴别

鉴别要点	急性淋巴结炎	淋巴结核继发感染
淋巴结肿大	有	有
红、肿、热、痛	有	有
全身症状	有	有
原发病灶	可有邻近组织感染灶	可有结核病灶
发病部位	颈、腹股沟、腋窝	多见于颈部
病程	较快	感染症状出现较晚
脓液	黄稠	稀薄，常有干酪样物
预后	痊愈快	痊愈慢

【治疗】

一、治疗原则

首先积极处理原发感染灶。中医早期以清热解毒、消肿散结为主，中期透脓为治则，并结合发病部位辨证用药。西医以全身给予抗生素治疗。脓肿形成时则切开引流。

二、中医治疗

（一）辨证论治

1. 火毒入络证

症候：患肢红丝一条或数条，红肿疼痛，向近端蔓延，可伴淋巴结（臖核）肿大作痛，伴有发热恶寒，头痛，全身不适，纳差，口渴；舌质红，舌苔黄腻，脉洪数。

治法：清热解毒。

主方：五味消毒饮合黄连解毒汤。

加减：壮热加生石膏、知母。

2. 风热痰毒证

症候：多发颈旁两侧，亦可发于颌下、颏下及耳后。初起结块形如鸡卵，色白濡肿，灼热疼痛，逐渐红肿化脓，伴有恶寒发热，头痛项强，咽痛口干；舌质红，舌苔白腻，脉滑数。

治法：散风清热，化痰消肿。

主方：牛蒡解肌汤。

加减：热甚加黄芩、生石膏。脓出不畅，加白芷、皂角刺。

3. 肝郁痰火证

症候：腋部出现肿块，灼热疼痛，同时上肢活动不利，可伴有恶寒发热，头痛，胸胁牵痛；舌质红，苔黄，脉弦数。

治法：清肝解郁，消肿化痰。

主方：柴胡清肝汤。

加减：脓成加炙山甲、皂角刺。

4. 湿热蕴结证

症候：腹股沟部结块，形如鸡卵，肿胀灼热，疼痛明显。患侧步行困难，可伴有恶寒发热；舌质红，苔黄腻，脉滑数。

治法：清热解毒，利湿消肿。

主方：五神汤合萆薢渗湿汤。

加减：脓成加炙山甲、皂角刺、白芷。

5. 湿热壅阻证

症候：腘窝部木硬肿胀，焮红疼痛，患肢小腿屈曲难伸，活动受限。可伴恶寒发热，纳呆；舌质红，舌苔黄腻，脉滑数。

治法：清热利湿，和营消肿。

主方：五神汤合活血散瘀汤。

加减：湿重加苍术，黄柏。

（二）中医外治

给予局部外敷金黄散。红丝浅而细者皮肤消毒后用针沿红线浅刺至微见出血。淋巴结炎时，早期外敷金黄膏，脓肿形成宜切开引流。

三、西医治疗

1. 全身治疗　首先积极处理原发病灶，选用青霉素，严重者可选用头孢菌素类抗生素。

2. 局部治疗　主要是对原发病灶的处理。及时清创，通畅引流，患肢抬高，局部制动。淋巴管炎时，可用抗菌消毒溶液湿敷，淋巴结炎时，用 50% 硫酸镁溶液湿敷，形成脓肿切开引流。

第三节　手部急性化脓性感染

手部急性化脓性感染临床常见的有：甲沟炎（paronychia）、脓性指头炎（felon）、手掌侧化脓性腱鞘炎（suppurative tenosynovitis）、滑囊炎（bursitis）和掌深间隙感染。中医学根据其发病部位与形态将甲沟炎称为“蛇眼疔”，脓性指头炎称为“蛇头疔”，手掌侧化脓性腱鞘炎称为“蛇肚疔”，掌深间隙感染称为“托盘疔”。病名虽异，而其病因、症状、治疗则大致相同，故又统称为“手部疔疮”。

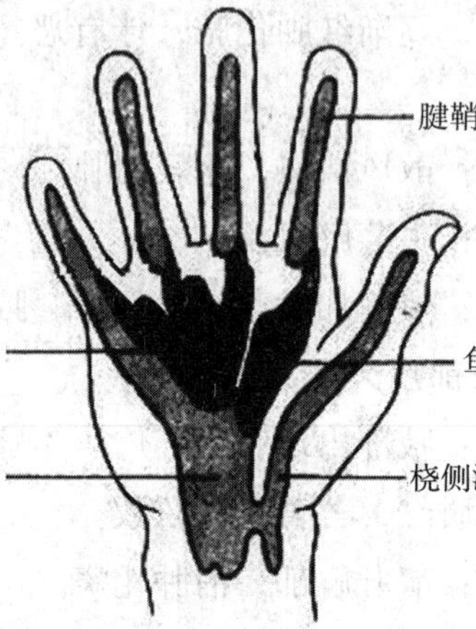

图 11－3　手指腱鞘、掌间隙、滑液囊的解剖关系

由于手部解剖特点，其感染与一般部位的感染有不同的特殊性：手掌面的表皮层厚且角化明显，故掌面的感染化脓后易形成“哑铃状脓肿”；手掌面的皮肤与深层末节指骨骨膜，中、近指节处腱鞘以及掌深筋膜之间，有垂直的纤维条索连接，将皮下组织分隔成许多紧密的小腔隙，感染发生后难以向四周扩散，而是向深部蔓延，引起腱鞘炎、滑囊炎及掌深部间隙感染，手指末节感染易延及末节指骨引起骨髓炎，由于组织内压力较高而致剧烈疼痛；手掌面组织致密而手背疏松，淋巴回流自手掌流至手背，故手掌感染时手背肿胀更明显；腱鞘、滑液囊、掌深间隙以及前臂肌间隙之间相互关联，感染后可按一定的规律蔓延，可延及前臂，甚至累及全身（图 11－3）。

【病因病理】

一、中医病因病机

本病多由外感毒邪或手部外伤染毒，火毒之邪结于皮肉间，阻塞经络，气血凝滞，化热肉腐而成（表 11－10）。

表 11－10　手部急性化脓性感染的病因病机

病因	病机
外伤染毒	外伤染毒，毒邪阻塞经络，热毒炽盛，热胜肉腐，甚则伤筋蚀骨
脏腑热盛	湿热火毒内生，郁结于手部肌肤，气血凝滞，肉腐为脓

二、西医病因病理

致病菌主要为金黄色葡萄球菌，多由外伤引起，如针尖、竹、木、鱼刺等刺伤，修甲过深、逆剥新皮倒刺、昆虫咬伤等轻微外伤，也可发展为严重感染。因解剖结构的特点，感染可向深部蔓延，感染引起的肌腱与腱鞘的缩窄或瘢痕形成，影响手的功能。

【诊断】

一、临床表现

1. 甲沟炎　多先在一侧甲沟出现轻微红肿、疼痛。若病变加重，则疼痛加剧，形成脓肿，出现黄白色或灰白色脓点，但不易破溃出脓。若不及时处理，炎症可蔓延至甲根或对侧，形成指甲周围炎。或侵及甲下，形成指甲下脓肿。一般无明显全身症状，偶可有轻度发热、全身不适。

2. 脓性指头炎　初起指端麻痒刺痛，继则肿胀加重，剧烈跳痛，当患肢下垂时，跳痛加重，触痛明显，为化脓的征象。疼痛常影响休息和睡眠，伴有恶寒、发热、头痛、全身不适等症状。因末节指骨易发生骨髓炎，常因指骨坏死或骨髓炎而愈合缓慢。

3. 化脓性腱鞘炎　患指中、近节指腹肿胀，皮肤极度紧张、发亮，沿腱鞘部位有明显压痛，整个患指红、肿、热、痛，呈半曲状，不能伸直，被动伸直则引起剧烈疼痛，因指腹皮厚且张力较大，成脓后不易测出波动感，需 B 超检查辅助诊断。腱鞘内感染，若不及时切开引流或减压，鞘内脓液积聚，压力增高，致使肌腱坏死，影响患指功能，炎症亦可蔓延到手掌深部间隙或经滑液囊扩散到腕部和前臂。常伴有发热、头痛、食欲不振等全身症状。

4. 掌深间隙感染　掌中间隙感染可见掌心隆起，凹陷消失，肿胀、压痛明显，手背肿胀更为显著，中指、环指和小指处于屈曲位，被动伸直可引起剧痛；鱼际间隙感染时，掌心凹陷存在，大鱼际和拇指指蹼处肿胀、压痛明显，拇指和示指半屈曲位，活动剧痛，拇指不能对掌，或并发淋巴管炎及淋巴结炎，伴有发热、恶寒、头痛、脉快等全身症状。

二、实验室及其他检查

血常规白细胞和中性粒细胞计数可增高。B 超检查有助于脓肿的诊断。X 线摄片可帮助确定有无指骨破坏。必要时做细菌培养加药敏试验。

【治疗】

一、治疗原则

中医早期以清热解毒为主，中期以托里透脓为要；西医用抗生素抗感染治疗。脓成应尽早切开引流。

二、中医治疗

（一）辨证论治

1. 火毒凝结证

症候：初起局部或麻或痒并有刺痛，继则红肿热痛，伴发热畏寒；舌质红，苔黄，脉数。

治法：清热解毒。

主方：五味消毒饮。

加减：脓成加皂角刺、白芷。

2. 热盛肉腐证

症候：红肿明显，疼痛剧烈，痛如鸡啄，肿痛部位渐软，且有应指感，伴有发热畏寒，头痛，纳呆，全身不适；舌质红，苔黄，脉数。

治法：泄火解毒．托毒透脓。

主方：黄连解毒汤。

加减：脓成加透脓散。

（二）中医外治

初期可外敷金黄膏或玉露膏，或鲜草药捣烂湿敷；脓成宜早期切开引流。

三、西医治疗

1. 全身治疗 全身性抗感染治疗可酌情给予口服或静脉注射青霉素类或头孢菌素类抗生素，或根据脓液细菌药敏试验报告选用敏感抗生素。

2. 局部治疗 可用50%硫酸镁溶液湿敷、鱼石脂软膏外敷、理疗等，并注意休息，平置或抬高患侧前臂和手以减轻疼痛。若局部化脓，则需切开减压引流：①甲沟炎化脓时，宜沿甲旁处挑开引流；②甲下积脓应切除部分指甲或拔甲；③化脓性指头炎脓成时，切口宜在患指末节掌侧面做一纵行切口，必要时对侧也做一切口，以行双侧引流；④化脓性腱鞘炎切开引流时，切口应在患指侧面，纵行切开，打开整个腱鞘，长度不能超过远近指关节横纹，分离皮下时避免损伤神经和血管；⑤掌深间隙感染切开时宜在中指与环指间的指蹼掌面纵行切开进入掌中间隙，切口不应超过手掌远侧横纹，以免伤及掌浅动脉弓；⑥鱼际间隙感染引流的切口可直接做在鱼际最肿胀和波动明显处，切开皮肤钝性分离至脓腔（图11－4）。手部引流时多采用橡皮片或消毒抗菌溶液纱布条引流，也可用抗生素溶液冲洗脓腔。

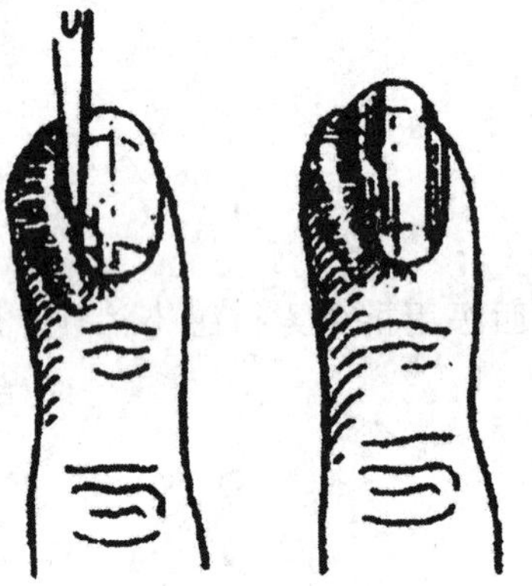

甲沟炎切开引流

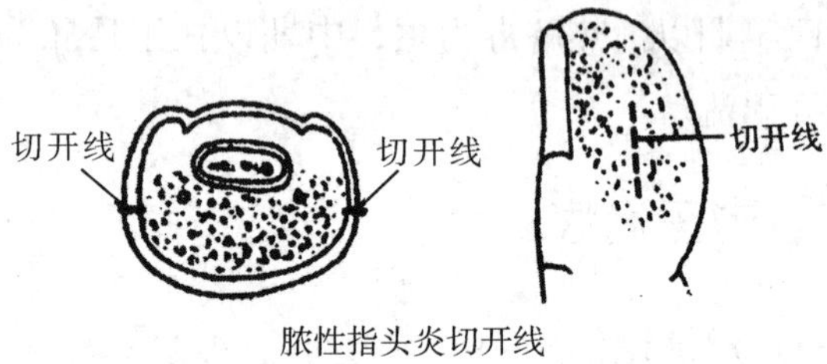

脓性指头炎切开线

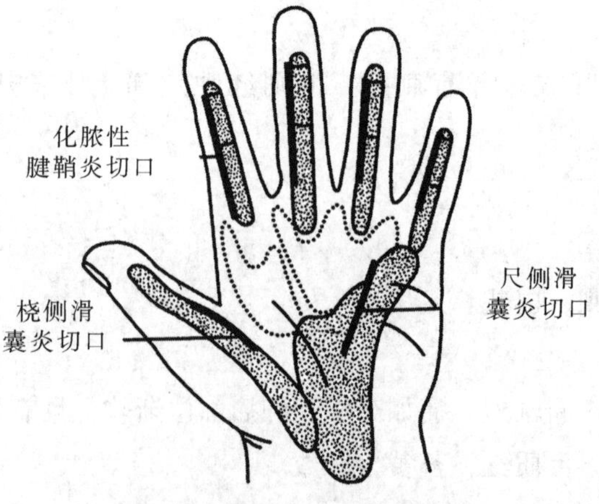

化脓性腱鞘炎及滑囊炎手术切口

图11－4　手部化脓性感染切开引流示意图

第四节　全身性感染

全身性感染（systemic infection）是指致病微生物经局部感染等病灶进入血液循环，并在内生长繁殖和产生毒素，引起严重的全身性反应。即外科严重感染伴有全身炎症反应的临床表现。随着医学的不断发展，对感染病理生理的进一步认识，现已明确对以往沿用的“败血症”一词就血液中存在细菌而言，败血症与菌血症只有量的差别而无本质的差别。败血症时血液中来源于感染病灶的细菌，只是比菌血症时数量更大，释放的更经常而已，因此“败血症”一词已逐渐被少用。毒血症、脓血症、脓毒败血症也已不用。当前国际通用的是脓毒症（sepsis）和菌血症（bacteremia）。脓毒症是指因病原菌因素引起的全身性炎症反应，体温、循环、呼吸、神志等有明显改变的外科感染。脓毒症的确诊必须具备两个条件：①有活跃的细菌感染的确实证据，但血培养不一定阳性；②有全身炎症的临床表现，即所谓全身炎症反应综合征（SIRS）。菌血症是脓毒症中的一种，即血培养检出病原菌者。但其不限于以往多偏向于一过性菌血症的概念，如拔牙、内镜检查时血液中短时间出现细菌，目前多指临床有明显感染症状的菌血症。严重脓毒症（severe sepsis）或严重全身感染，是指全身感染伴有某些器官功能障碍、灌注不足（表现为少尿、高乳酸血症等）或低血压等，实际上包括了感染性低血压和感染性休克。脓毒性低血压（sepsis – induced hypotension）特指全身性感染引起的低血压现象，即收缩压低于90mmHg或较原来水平降低40mmHg以上。脓毒性休克（septic shock）或感染性休克是指经恰当的液体复苏治疗低血压依然存在，或应用血管活性药物或正性肌力药物后血压虽然回升，却仍然存在灌注不足或器官功能障碍。

全身性感染不仅由于病原菌，还因其产物如内毒素、外毒素等和它们介导的多种炎症介质对机体的伤害。在感染过程中细菌繁殖和裂解游离、释放毒素，毒素除其本身的毒性外，能刺激机体产生多种炎症介质，包括肿瘤坏死因子、白介素 –1、白介素 –2、白介素 –8等，以及氧自由基、一氧化氮等，这些炎症介质适量时可起预防作用，过量时就可造成组织损害。如得不到控制，可因炎症介质失控，导致严重的全身性炎症反应综合征（SIRS），脏器受损和功能障碍，严重时可致感染性休克、多器官功能障碍综合征（MODS）。全身感染属中医学“走黄”“内陷”（火陷、干陷、虚陷）范畴。

【病因病理】

一、中医病因病机

本病多因疮疡早期失治，或挤压碰伤，或过早切开，或食酒腥发物，促使毒邪鸱张、扩散，或正气内虚，正不胜邪，毒入营血，内攻脏腑而致走黄、内陷（表11 –11）。

表11 –11　全身性感染的病因病机

病因	病机
疮疡早期失治	毒邪未能得到有效控制，正不胜邪，致使疔毒扩散，毒入营血而成走黄
挤压碰伤、过早切开	疔毒虽未鸱张，但致毒邪扩散，直入营血，而发走黄
误食辛辣及酒肉鱼腥等发物	复增火毒，促使疔毒扩散，毒邪鸱张，走散入营，内攻脏腑
正气内虚	疮疡火毒炽盛，正气内虚，正不胜邪，反陷入里，客于营血，内攻脏腑而成陷证

二、西医病因病理

（一）病因

导致全身性外科感染的病因是致病菌数量多、毒力强和（或）机体抗感染能力低下。它常继发于严重创伤后的感染和各种化脓性感染，如大面积烧伤创面感染、开放性骨折合并感染、急性弥漫性腹膜炎、急性梗阻性化脓性胆管炎等，还有一些潜在的感染途径值得注意，尤其是静脉导管感染和肠源性感染。

原有抗感染能力低的病人，如糖尿病、尿毒症、长期或大量应用糖皮质激素或抗癌药物等病人，患化脓性感染后较易导致全身性感染。

（二）全身性感染的常见致病菌

1. 革兰阴性杆菌 当代外科感染中革兰阴性杆菌感染已超越革兰阳性球菌，常见为大肠埃希菌、铜绿假单胞菌、变形杆菌、克雷伯菌、肠杆菌等，且不断因现代抗生素的筛选，出现一些此前临床医生较生疏的机会菌，如鲍曼不动杆菌、嗜麦芽窄色单胞菌等。此类细菌的主要毒性在于内毒素，多数抗生素虽能杀菌，但对内毒素及其介导的多种炎症介质是无能为力的，因此，由革兰阴性杆菌所致的脓毒症一般比较严重，可出现“三低”现象（低温、低白细胞、低血压），发生感染性休克者也较多。

2. 革兰阳性球菌 较常见的有以下三种。

（1）金黄色葡萄球菌：金葡菌感染常年不减，是因出现多重耐药性的菌株。这类菌株还倾向于血液传播，可在体内形成转移性脓肿。有些菌株局部感染也可引起高热、皮疹，甚至休克。

（2）表皮葡萄球菌：由于易黏附在医用塑料制品如静脉导管、气管导管等，细菌包埋于黏质中，可逃避机体的防御与抗生素的作用。近年的感染率明显增加。

（3）肠球菌：是人体中的常驻菌，有的肠球菌脓毒症不易找到原发灶，耐药性较强，可能来自肠道。

3. 无芽孢厌氧菌 无芽孢厌氧菌在普通细菌培养基上无法检出，因此被忽略。近代由于厌氧培养技术的提高，发现腹腔脓肿、阑尾脓肿、肛旁脓肿、脓胸、脑脓肿、吸入性肺炎、口腔颌面部坏死性炎症、会阴部感染等多含有厌氧菌。厌氧菌感染有2/3同时伴有需氧菌。两类细菌有协同作用，能使坏死组织增多，易于形成脓肿。脓液可有粪臭样恶臭。常见的无芽孢厌氧菌是拟杆菌、梭状杆菌、厌氧葡萄球菌和厌氧链球菌。

4. 真菌 外科真菌感染（fungal infection）中特别应注意白色念珠菌、曲霉菌、毛霉菌、新型隐球菌等，属于条件性感染。

（1）在持续应用抗生素情况下，特别是应用广谱抗生素，真菌得以过度生长，成为一般细菌感染后的二重感染。

（2）基础疾病重，加上应用免疫抑制剂、激素等，使免疫功能进一步削弱。

（3）长期留置静脉导管。真菌可经静脉传播，一般血液培养不易发现，但在多个内脏可形成肉芽肿或坏死灶，特别是曲霉素、毛霉菌有嗜血管性，易导致血管栓塞，组织进行性坏死。深部血型播散性真菌病常继发于细菌感染之后，或与细菌感染混合存在，临床不易区别，容易漏诊、误诊。

【诊断】

一、临床表现

脓毒症主要表现为：在有原发感染灶的基础上，骤起寒战，继以高热，体温可达40℃～41℃，或低温，起病急，病情重，发展迅速；头痛、头晕、恶心、呕吐、腹胀、面色苍白或潮红、出冷汗。神志淡漠或烦躁、谵妄和昏迷；心率加快、脉搏细速，呼吸急促或困难；肝、脾可肿大，严重者出现黄疸或皮下出血、瘀斑等。如病情发展，感染未能控制，可出现脓毒性休克并急剧发展为多器官功能障碍甚至衰竭。全身炎症反应综合征、脓毒症、脓毒综合征的诊断标准见表11－12。

表11－12　全身炎症反应综合征、脓毒症、脓毒综合征的诊断标准

疾病	诊断标准
全身炎症反应综合征	T＞38℃或＜36℃；P＞90次/分；R＞20次/分或 $PaCO_2$＜32mmHg；白细胞计数＞12×10^9/L或＜4×10^9/L，或未成熟中性粒细胞百分比＞10%。出现上述2项或2项以上即可诊断
菌血症	血培养阳性
脓毒症	临床有感染的证据、全身性炎症反应综合征的表现
脓毒综合征	血培养可为阳性，临床有脓毒症的依据，合并器官灌注不足的任一表现；低氧血症，血乳酸水平超过正常上限；少尿，尿量＜25ml/h；精神、神志改变等

二、实验室检查

白细胞计数明显增高，一般常可达（20～30）$\times10^9$/L以上，或降低、核左移、幼稚型增多，出现毒性颗粒；可有不同程度的酸中毒、氮质血症、溶血，尿中出现蛋白、血细胞、酮体等，代谢失衡和肝、肾功能受损征象；寒战、发热时抽血进行细菌培养，较易发现细菌。

确定致病菌应做体液和分泌物的细菌培养，但由于在发生脓毒症前多数病人已经行抗菌药物治疗，以致血液培养常得不到阳性结果，故应多次、最好在发生寒战、发热时抽血做细菌培养，可提高阳性率。对多次血液细菌培养阴性者，应考虑厌氧菌或真菌性脓毒症，可抽血做厌氧菌培养，或做尿和血液真菌检查和培养。

【治疗】

一、治疗原则

中医当扶正驱邪，并审邪正之消长，治随证转。疔毒入血证和火陷之邪盛热极证，当凉血清热解毒为主，兼顾护津液；干陷之正虚邪盛证，当补养营血，托毒透邪；虚陷之脾胃阳虚，阴伤胃败证，当温补脾胃或生津养胃。西医则应采用抗感染和全身综合性治疗及支持疗法，并应积极处理原发感染灶。

二、中医治疗

（一）辨证论治

1. 毒盛入血证

症候：原发疔疮突然疮顶陷黑无脓，肿势散漫，边界不清，失去护场，皮色暗红，伴寒战高热，头痛，胸闷，烦躁不安，四肢无力；舌质红绛，苔多黄燥，脉洪数或弦滑数。或伴见七恶证。

治法：清热解毒，清营凉血。

主方：黄连解毒汤合犀角地黄汤。

加减：神昏谵语加紫雪丹或安宫牛黄丸；大便秘结加生大黄、玄明粉；呕吐口渴加竹叶、生石膏；咳吐痰血加橡贝母、天花粉、白茅根、藕节炭。

2. 邪盛热极证

症候：多见于疮疡、痈疽1～2周的毒盛期，疮顶不高，根盘散漫，疮色紫滞，疮口干枯无脓，灼热剧痛；伴壮热口渴，烦躁不安，或便秘溲黄，神昏谵语；舌质红绛，苔黄燥或黄腻，脉洪数、滑数或弦数。

治法：凉血清热，解毒养阴，清心开窍。

主方：清营汤合黄连解毒汤。

加减：阴液损伤加鲜石斛、麦冬、玄参；神昏谵语加紫雪丹或安宫牛黄丸。

3. 正虚邪盛证

症候：多发生于疮疡、痈疽2～3周的溃脓期，局部脓腐不透，疮口糜烂，脓少而薄，疮色晦暗，肿势平塌，散漫不聚，胀痛；伴发热恶寒，神疲纳少，自汗，胁痛，气息短促，神昏谵语；舌质淡红，苔黄腻，脉虚数。或体温反而不高，肢冷，大便溏薄，小便短数；舌质淡，苔灰腻，脉沉细。

治法：补养气血，托毒透邪，佐以清心安神。

主方：托里消毒散。

加减：神昏谵语加安宫牛黄丸。

4. 脾肾阳衰证

症候：多发生于疮疡、痈疽第4周的收口期，肿势已退，疮口腐肉已尽，而脓水稀薄色灰，或偶带绿色，新肉不生，状如镜面，光白板亮，不知疼痛；伴形神萎顿，饮食日减，虚热不退，或有腹痛腹泻，自汗肢冷，气息低促；舌质淡红，苔薄白或无苔，脉沉细或虚大无力。随后可逐渐陷入昏迷厥脱。若日久，舌光如镜，口舌生糜，舌质红绛，脉细数为阴伤胃败之象。

治法：温补脾肾。

主方：附子理中汤。

加减：自汗肢冷加肉桂；昏迷厥脱加人参、煅龙牡；阴伤胃败以养阴生津为主，方用益胃汤加减。

（二）中医外治

对体表的红肿病灶中医可用金黄散或玉露散调敷。脓成宜切开引流。

三、西医治疗

1. 抗菌药物的应用　可根据原发病灶的性质、部位选用相应的抗生素，并应足量及联合两种抗生素。再根据细菌培养及药敏试验结果选用抗菌药物。对真菌性脓毒症，应尽早停用广谱抗生素，改用对感染有效的窄谱抗生素，并全身应用抗真菌药物。

2. 支持疗法　补充维生素、血容量、输注新鲜成分血，纠正低蛋白血症，纠正电解质紊乱和维持酸碱平衡。可给予丙种球蛋白或免疫调节类药物。

3. 对症治疗　高热可用物理降温或药物退热，四肢冰凉者应注意保暖，并注意保护重要脏器，对已受累的脏器同时给予相应的处理。

4. 激素疗法　病情严重时可在大剂量使用抗生素的同时短期应用肾上腺糖皮质激素，可以减轻全身性炎症反应和中毒症状以防治休克。

5. 局部治疗　积极处理原发感染灶应贯穿于整个治疗的始终，也是决定治疗是否有效的关键。治疗首要是明确感染的原发灶，并做及时、彻底的处理，包括清除坏死组织和异物、消灭死腔、脓肿切开引流等。对不能控制其发展的坏疽肢体应及时截去，还要解除相关的病因，如血流障碍、梗阻等因素。如原发病灶不明确，应进行全面的检查，特别应注意一些潜在的感染源和感染途径，如拔出可能发生感染的静脉留置导管及其他导管。对疑为肠源性感染时应及时纠正休克，尽快恢复肠黏膜的血流灌注。通过早期肠道营养促使肠黏膜尽快修复，口服肠道微生态制剂以调节并维护肠道正常菌群等。

第五节　特异性感染

颈淋巴结结核

颈淋巴结结核（tuberculous cervical lymphadenitis）是结核杆菌大多经扁桃体侵入，少数继发于肺和支气管结核病变，引起其慢性发炎、肿大所致。多见于儿童和青年人，并在人体抵抗力低下时发病。中医学对本病记述颇多，名目繁杂，现统称“瘰疬”，俗名“老鼠疮”“疬子颈”。

【病因病理】

一、中医病因病机

本病多由情志不畅，肝肾阴亏所致脾失健运，痰湿凝结于颈部而成（表11－13）。

表11－13　颈淋巴结结核的病因病机

病因	病机
肝气郁结	情志不畅，肝气郁结，致木克脾土，脾失健运，痰热内生，结于颈部
肺肾阴亏	先天不足或后天失养，阴虚火旺，津液不布且灼津为痰，痰火结于颈部

二、西医病因病理

结核杆菌由口腔、鼻、咽喉部经肺或支气管的结核病灶传入颈部淋巴结，致其发炎、肿大，病变进一步发展，引起淋巴结包膜及周围组织炎症，淋巴结相互粘连呈串珠状，与周围组织粘连相互融合成团块状，继续发展可发生干酪样坏死、液化，形成脓肿。

【诊断】

一、临床表现

颈部一侧或两侧有多个大小不等的肿大淋巴结，一般位于胸锁乳突肌的前缘或后缘。初期肿大的淋巴结较硬，无疼痛，相互分离，推之可动。继续发展，逐渐发生淋巴结周围炎，皮肤和周围组织与淋巴结发生粘连；多个淋巴结也可相互粘连，融合成团，出现不易推动的结节性肿块。后期，淋巴结发生干酪样坏死、液化，形成脓肿。脓肿破溃后形成经久不愈的窦道或慢性溃疡。排出混合有干酪样物的稀薄脓液，疮周皮肤可呈暗红色。临床上可同时出现不同阶段结核病变的淋巴结。患者多无显著的全身症状，无高热。少部分可有低热、盗汗、食欲不振、消瘦等。

二、实验室及其他检查

血红细胞沉降率可增快，结核杆菌试验可呈阳性，脓液可培养出结核杆菌生长，也可行感染淋巴结穿刺或切除做病理检查，以明确诊断。

【鉴别诊断】

颈淋巴结结核应与颈部慢性淋巴结炎、颈部恶性淋巴瘤、颈淋巴结转移癌鉴别，见表11－14。

表11－14　颈淋巴结结核与颈部慢性淋巴结炎、颈部恶性淋巴瘤、颈淋巴结转移癌的鉴别

鉴别要点	颈部慢性淋巴结炎	颈部恶性淋巴瘤	颈淋巴结转移癌
部位	颌下、腮腺区，颈侧、颈后区	颈后三角区、锁骨上区	颈侧、锁骨上区
淋巴结肿大	有	有	有
硬度	中等硬度	中等硬度或稍硬	坚硬
活动度	活动	早期活动、后期粘连	固定
压痛	有压痛	无明显压痛	无压痛
病程	长	生长迅速，扩散至多处淋巴结	较快
原发灶	有感染灶	无	有原发癌灶
发病年龄	多见于小儿	多见于男性青壮年	多见于中老年

【治疗】

一、治疗原则

中医以扶正祛邪为总则，按初、中、后期辨证论治，争取早期消散。西医则给予抗结核药物治疗。

二、中医治疗

（一）辨证论治

1. 气滞痰凝证

症候：瘰疬初期，核块如豆或如串珠，皮色如常，推之能动，按之坚实，无明显全身症状；舌质淡，苔薄白或黄腻，脉弦滑。

治法：疏肝理气，化痰散结。

主方：开郁散。

加减：肝火盛可加黄芩、山栀。

2. 阴虚火旺证

症候：核块逐渐增大，皮核相连，或融合成块，皮色转暗红可伴午后潮热，夜间盗汗；舌质红，少苔，脉细数。

治法：滋阴降火。

主方：六味地黄丸。

加减：午后潮热，盗汗加鳖甲、银柴胡、煅牡蛎。

3. 气血两虚证

症候：疮口脓出清稀，夹有败絮样物，伴形体消瘦、精神倦怠，面色无华，胃纳不香；舌淡质嫩，苔薄，脉细。

治法：补养气血，健脾化痰。

主方：八珍汤。

加减：加黄芪、熟地黄益气养血。

（二）中医外治

初期，外敷冲和膏或阳和解凝膏掺黑退消，脓成切开排脓，溃后用五五丹或七三丹药线引流，脓腐已尽改用生肌散。

二、西医治疗

1. 全身治疗　适当休息和注意营养，增强体质，坚持治疗，口服异烟肼，一般需服6～12个月，伴有全身症状或其他部位有结核病灶者，加服乙胺丁醇、利福平或阿米卡星注射液肌内注射，或选用抗结核板式组合药。

2. 局部治疗　对少数局限的、较大者、活动度较好的，或全身情况较好，经过药物治疗一段时间后不能消退的淋巴结结核，可考虑手术切除。脓肿形成，可行穿刺抽脓，应从脓肿周围的正常皮肤处进针，尽量抽尽脓液，再向脓腔内注入5%异烟肼溶液冲洗，并留适量于脓腔内，每周2次，对脓肿切开换药者，可用异烟肼或阿米卡星溶液纱布条引流，对经久不愈的溃疡或窦道，继发感染不明显时，可行扩创刮除术，促进愈合。

气性坏疽

气性坏疽（gas gangrene）是厌氧菌感染的一种，即梭状芽孢杆菌所致的肌坏死或肌炎。其临床发展急剧，迅速恶化，病情严重。本病相当于中医学的“烂疔”。

【病因病理】

一、中医病因病机

本病多因皮肉破损，感染特殊毒邪，以致毒聚肌肤，气血凝滞，热盛肉腐而成。

二、西医病因病理

致病菌为革兰染色阳性厌氧菌的梭状芽孢杆菌属，主要是产生荚膜梭菌、水肿杆菌、腐败杆菌和溶组织杆菌，常是两种以上致病菌的混合感染。而各种细菌又有其生物学特性，根据细菌组合的主次，临床表现有所差别，有以产气为显著，有以水肿为显著。这类致病菌广泛存在于泥土和人畜粪便中，可通过伤口进入人体而致病，故伤后污染的机会较多，但发生感染者不多。因该类细菌需缺氧环境，但在严重创伤，局部大量组织坏死，深层肌肉广泛挫裂伤、开放性骨折伴有血管损伤，挤压伤伴有肌肉损伤，伤口引流不畅等，引起此类感染的概率较高。

此类致病菌能产生多种外毒素与酶。有的酶通过脱氮脱氨，发酵的作用产生大量不溶性气体如硫化氢（有臭味）、氮等，积聚在组织间；有的能溶解组织蛋白，使组织细胞坏死、渗出，产生恶性水肿。由于气、水夹杂，致急剧膨胀，局部张力迅速增加，触之如“木板样”硬感，筋膜下张力亦急剧增加，压迫微血管而加重组织的缺血、缺氧与失活，更有利于致病菌生长，形成恶性循环。这类致病菌还可产生卵磷脂酶、透明质酸酶，使细菌易于穿透组织间隙，快速扩散。如侵犯皮下组织，气肿、水肿与坏死组织可迅速沿筋膜扩散。活体组织检查可发现肌纤维间有大量气泡和大量革兰染色阳性的粗短杆菌。

【诊断】

一、临床表现

1. 全身症状 创伤后并发此症的时间最早为伤后 8 ~ 10 小时，最迟为 5 ~ 6 天，通常在伤后 1 ~ 4 天。

临床特点是病情突然恶化，烦躁不安，有恐惧或欣快感；皮肤、口唇变白，大量出汗，脉搏快速，体温逐步上升。随着病情的发展，可发生溶血性贫血、黄疸、血红蛋白尿、酸中毒，全身情况可在 12 ~ 24 小时内全面迅速恶化。

2. 局部表现 伤肢沉重或疼痛，持续加重，有如胀裂，程度常超过创伤伤口所能引起者，止痛剂不能奏效；局部肿胀与创伤所能引起的程度不成比例，并迅速向上、下蔓延，每小时都可见到病情加重。伤口中有大量浆液性或浆液血性渗出物，可浸湿厚层敷料，当移除敷料时有时可见气泡从伤口中冒出。皮下如有积气，由于气、水混杂，可触及捻发音。由于局部张力大，皮肤受压而发白，浅部静脉回流发生障碍，故皮肤表面可出现如大理石样斑纹。因组织分解、液化腐败和大量产气（硫化氢等），伤口可有恶臭。局部探查时，如属筋膜上型，可发现皮下脂肪变性、肿胀；如属筋膜下型，筋膜张力增高，肌肉切面不出血。

二、实验室及其他检查

红细胞计数、血红蛋白下降显著，白细胞计数通常不超过（12～16）$\times 10^9$/L；有肌坏死时，血中肌酸激酶（CK）水平升高，部分病人可出现肌红蛋白尿；渗出物涂片染色可发现革兰阳性染色粗大杆菌，但白细胞很少；X线平片、CT、MRI检查常显示软组织间有积气；并可做脓液或渗液厌氧菌培养，进一步明确菌种。

【鉴别诊断】

气性坏疽应与厌氧性链球菌性蜂窝织炎、芽孢菌性蜂窝织炎相鉴别，见表11－15。

表11－15　气性坏疽与厌氧性链球菌性蜂窝织炎、芽孢菌性蜂窝织炎鉴别

鉴别要点	气性坏疽	厌氧性链球菌性蜂窝织炎	芽孢菌性蜂窝织炎
创伤	有	有	有
广泛组织坏死	有	无肌肉坏死	无肌肉坏死
发病	快，多1～3天	较慢，多在3天后	较慢，多在3～5天后
全身症状	重	较轻	较轻
病变部位	皮肤、皮下	皮肤、皮下或筋膜	皮肤、皮下、浅筋膜
深筋膜下气肿	皮下、肌肉间	皮下	皮下
致病菌	梭状芽孢菌属	厌氧性链球菌	梭状芽孢杆菌
镜检	革兰阳性粗大杆菌	链球菌	革兰阳性杆菌
X线片气体影	皮下、肌肉间	皮下组织内	皮下组织内

【治疗】

一、治疗原则

中医清热泄火，利湿解毒，并注意和营散瘀，令湿毒火热俱泄。西医需立即开始积极抢救治疗，全身抗感染，支持与局部急症清创并重，越早越好，力争挽救患者生命，减少致残率。

二、中医治疗

（一）辨证论治

1. 湿火炽盛证

症状：初起患肢有沉重和紧束感，逐渐出现胀裂样疼痛，创口周围皮肤呈红色，肿胀发亮，按之陷下，迅速蔓延成片，1～2天后肿胀剧烈，可出现水疱，皮肉腐烂，伴持续高热；舌红，苔薄黄，脉弦数。

治法：清热泄火，解毒利湿。

主方：黄连解毒汤合萆薢渗湿汤。

加减：疼痛甚者加制乳香、没药；高热者加石膏、知母。

2. 毒入营血证

症候：局部胀痛，疮周高度水肿发亮，迅速呈暗紫色，间有血疱，肌肉腐烂，溃流血水，脓液稀薄，混有气泡，气味恶臭，伴壮热头痛，神昏谵语，气促，烦躁不安，呃逆呕吐；舌红绛，苔薄黄，脉洪滑数。

治法：凉血解毒，清热利湿。

主方：犀角地黄汤合黄连解毒汤。

加减：神昏谵语加安宫牛黄丸或紫雪丹；便秘加生大黄。

（二）中医外治

初起用玉露膏外敷；腐肉与正常皮肉分界明显，改掺5% ~10% 蟾酥合剂或五五丹。腐肉脱落，新肉鲜红者，掺生肌散、红油膏盖贴。

三、西医治疗

（一）应用抗生素

首选青霉素，常见的产气荚膜梭菌属对青霉素大多敏感，但剂量需大，每天应在1000万U以上。大环内酯类（如琥乙红霉素、麦迪霉素等）和硝咪唑类（如替硝唑、甲硝唑）也有一定疗效。氨基糖苷类抗生素（如卡那霉素、庆大霉素等）已证实无效。

（二）全身支持疗法

包括输注成分血，改善低蛋白血症、纠正水与电解质代谢紊乱及酸碱平衡失调、营养支持、保护重要脏器功能和对症处理等。

（三）局部治疗

1. 西医急症清创　术前准备应包括静脉滴注大剂量青霉素，输血等。准备时间应尽量缩短。深部病变往往超过表面显示的范围，故病变区应做广泛、多处切开，包括伤口周围水肿或皮下气肿区，术中应充分显露探查，彻底清除变色、不收缩、不出血的肌肉。因细菌扩散的范围常超过肉眼病变的范围，所以应整块切除肌肉，包括肌肉的起止点。如感染限于某一筋膜腔，应切除该筋膜腔的肌群。如整个肢体已广泛感染，应果断进行截肢以挽救生命。若感染部分已超过关节截肢平面，其上的筋膜腔应充分敞开，术后用氧化剂冲洗湿敷，经常更换敷料，保证通畅引流，必要时还要再次清创。

2. 高压氧治疗　提高组织间的含氧量，造成不适合细菌生长繁殖的环境，可提高治愈率，减轻伤残率。

【预防与调护】

1. 特别注意容易发生此类感染的创伤　如开放性骨折合并大腿、臀部广泛肌肉损伤或挤压伤者，有重要血管损伤或继发血管栓塞者，用止血带时间过长，石膏包扎太紧者。挫伤、挤压伤的软组织在早期较难判定其活力，23 ~36 小时后界限才趋明显，这段时间内要密切观察，对腹腔穿透性损伤，特别是结肠、直肠、会阴部创伤，也应警惕此类感染的发生。

2. 预防的关键是及时、彻底清创　包括清除失活、缺血的组织，祛除异物特别是非金属性异物，对深而不规则的伤口充分敞开引流。筋膜下张力增加者应早期进行筋膜切开减张等。对疑有气性坏疽的伤口，可用3%过氧化氢或1∶1000高锰酸钾等溶液冲洗、湿敷。

3. 早期使用大剂量青霉素和甲硝唑　可抑制梭状杆菌的繁殖，但不能代替清创术。

4. 注意隔离，防止交叉感染　应将病人隔离；病人用过的衣物、敷料、器械应单独收集、消毒。煮沸消毒时间应在1小时以上，最好采用高压蒸汽灭菌。

破伤风

破伤风（tetanus）是由革兰染色阳性的破伤风梭菌经伤口侵入人体，在局部缺氧环境下生长繁殖，产生毒素所引起的一种急性特异性感染。其特点：有外伤史，有一定的潜伏期，发作时以局部或全身肌肉的持续收缩和阵发痉挛为特征，间歇期全身肌肉仍持续性紧张收缩，可伴有发热，但神志始终清楚。多因并发症而死亡。是一种危重的外科感染性疾病，也是可以预防的疾病。中医学亦称本病为“破伤风”，又称“金创痉”；产后发生者称“产后痉”；新生儿断脐所致者，称“小儿脐风”或“脐风撮口”。

【病因病理】

一、中医病因病机

本病是由皮肉破损或溃疡，感受风毒之邪，走串经络，引动内风所致，见表11－16。

表11－16　破伤风的病因病机

病因	病机
皮肉破损、溃疡	卫外失固，风毒之邪乘虚侵袭伤口，由外达里而致
风为阳邪，善行数变	风毒之邪通过经络、血脉，入里传肝，外风引动内风，肝风内动，筋脉失养而出现牙关紧闭，角弓反张，四肢抽搐

二、西医病因病理

致病菌是一种革兰染色阳性、厌氧性、梭形芽孢杆菌属中的破伤风梭菌，广泛存在于泥土和人畜的粪便中，其芽孢的抵抗力极强，破伤风梭菌及其毒素不能侵入人体正常皮肤和黏膜，所以在创伤伤口的污染率很高，可达25%～80%，但发病率只占污染者的1%～2%。其致病的主要条件是局部的组织缺氧。在组织缺氧时，破伤风梭菌的芽孢可发育为增殖体，并在迅速繁殖的过程中产生大量的外毒素。外毒素有痉挛毒素和溶血毒素。痉挛毒素为神经毒性，对神经有特殊的亲和力，是引起破伤风的主要毒素，可经血循环或淋巴循环到达脊髓前角灰质或脑干的运动神经核，结合于神经细胞的突触，抑制突触释放抑制性的传递介质。运动神经因失去中枢的抑制，兴奋性增强，表现为横纹肌的紧张收缩与阵发性痉挛。毒素也可影响交感神经，引起大汗、血压波动和心率增快等。

其发病的另一种重要因素是局部伤口和溃疡缺氧的环境有利于破伤风梭菌的生长繁殖。因此，在各种外伤中应特别注意污染严重的火气伤、开放性骨折、盲管性的外伤、深度烧伤、伤口小而深的木刺或含铁锈的穿刺伤、消毒不良的小儿脐带残端和人工流产等。伤口深部残留坏死组织、血块充塞、伤口填塞过紧、异物存留致死腔引流不畅，局部供血差时都为该菌生长繁殖提供了缺氧环境。如果又混合其他需氧菌感染，进一步消耗残留的氧气，更易引起本病的发生。

【诊断】

一、临床表现

（一）潜伏期

潜伏期长短不等，短者少于24小时，长者可达数月。通常为6~12天。时间长短与侵入机体的破伤风梭菌繁殖速度、毒力大小、机体抵抗力强弱以及以往有否预防注射等因素有关。一般说来，潜伏期越短，病情越严重，死亡率越高。

（二）前驱期

本期时间短，一般持续12~24小时。病人主要表现是兴奋性增强，如难睡易醒、头晕、头痛、无力、烦躁、多汗、心悸及反射亢进等。继之咀嚼肌略感紧张或酸痛、张口受限及颈部活动不灵等。

（三）发作期

典型的发作症状是全身或局部肌肉的持续性收缩和阵发性痉挛及抽搐。

1. 肌肉持续性收缩　全身肌肉呈持续性强烈收缩，距中枢越近、循环越丰富的肌肉群越早发生。先是咀嚼肌，以后顺序为面肌、颈肌、背腹肌，最后是膈肌和肋间肌。开始时感到咀嚼不便、张口困难，随后则出现牙关紧闭。面部表情肌收缩时出现蹙眉、口角缩向下方，呈苦笑面容。颈项肌收缩时颈项强直，头部后仰，不能点头；腹背肌收缩时使腰部前突、头足后屈，呈角弓反张状。四肢肌肉收缩时呈屈膝弯肘、半握拳状。呼吸肌收缩痉挛则可发生呼吸困难。

2. 肌肉阵发性痉挛和抽搐　任何轻微的刺激如声音、光线、疼痛、碰撞都会在肌肉持续性收缩基础上发生阵发性痉挛和抽搐。每次发作数秒至数分不等。发作时病人面色发绀，呼吸急促，口吐白沫，全身大汗，四肢抽搐不止，但病人神志始终非常清楚。发作间歇期肌肉仍不能完全松弛。

（四）并发症

呼吸困难、窒息，是破伤风病人死亡的主要原因。常合并肺部感染。因咽下困难而致水、电解质紊乱和酸中毒及营养障碍。在痉挛发作时可引起肌肉撕裂、骨折。膀胱肌痉挛可引起尿潴留，因导尿又可引起泌尿系统感染。

破伤风病程一般为3~4周，从第2周后症状逐渐减轻，但在痊愈后较长时间内某些肌群仍有紧张感。偶尔可见局限性破伤风，仅受伤部位肌肉持续性收缩，预后较佳。新生儿患破伤风时，因肌肉纤弱而症状不典型，表现为不能啼哭和吸乳，少活动，呼吸弱或困难。

二、实验室检查

1. 血、尿常规检查　初起白细胞计数一般正常或偏高，发作期白细胞总数及中性粒细胞百分比增高；合并有肺部感染时，白细胞总数及中性粒细胞百分比常明显增加。血清电解质和二氧化碳结合力测定等可帮助了解病人体内水、电解质代谢和酸碱平衡失调。尿常规检查可了解有否合并泌尿系统感染等。

2. 细菌学检查　创面分泌物涂片检查或细菌无氧培养有助诊断。

3. 脑脊液检查　腰椎穿刺脑脊液压力升高，无其他异常发现。因腰穿可诱发痉挛发作，且项背强直腰穿操作较困难，故该项检查一般不作为诊断常规，但并非禁忌。在必要时可在控制痉挛发作条件下施行。

【鉴别诊断】

破伤风的鉴别诊断见表 11 – 17。

表 11 – 17　破伤风与化脓性脑膜炎、狂犬病的鉴别诊断

鉴别要点	破伤风	化脓性脑膜炎	狂犬病
外伤史	有皮肉破损	无	有狂犬动物咬伤史
颈项强直	有	有	可有
角弓反张	有	有	无
咀嚼吞咽困难	有	无	有
阵发性抽搐	有	有	可有
头痛	有	有	有
高热	可有	有	无
牙关紧闭	有	无	无
刺激诱发痉挛	有	无	有
神志	清楚	昏睡或昏迷	狂躁不安
脑脊液	压力可升高	压力升高，白细胞计数增高	压力升高，淋巴细胞和白细胞计数增高

【治疗】

一、治疗原则

破伤风的发生和发展过程甚为迅速，死亡率高，必须坚持中西医结合综合治疗。中医治疗以息风、镇痉、解毒为原则。西医治疗应尽快消除毒素来源和中和体内毒素，有效地控制和解除痉挛，保持呼吸道通畅，必要时行气管切开，不能进食者可鼻饲，防治并发症等。

二、中医治疗

（一）辨证施治

1. 风毒入表证

症候：轻度吞咽困难和牙关紧闭，渐感四肢乏力，头昏头痛，创面部位局部肌肉痉挛，抽搐较轻，间歇期较长；舌苔薄白，脉弦数。

治法：祛风解表，解毒镇痉。

主方：玉真散。

加减：抽搐严重时加蜈蚣、地龙、葛根。

2. 风毒入里证

症候：抽搐频作，间歇期短，全身肌肉痉挛，牙关紧闭，角弓反张，高热，大汗，面色青紫，呼吸急促，痰涎壅盛；或伴胸闷腹胀，大便秘结，小便短赤或尿闭；舌红或红绛，苔黄或黄燥，脉弦数。

治法：祛风镇痉，化痰通络。

主方：五虎追风散。

加减：痉挛频发加地龙、防风；高热加石膏、知母、金银花、连翘、黄芩；喘咳痰鸣加杏仁、贝母、鲜竹沥；便秘腹胀加大承气汤；小便短赤加白茅根、车前草、金钱草。

3. 阴虚邪留证

症候：疾病后期，抽搐停止，倦怠乏力，头晕，心悸，口渴，面色苍白或萎黄，时而汗出，牙关不适，偶有痉挛或屈伸不利，或肌肤有蚁行感；舌淡红，脉细弱无力等。

治法：益胃养津，疏通经络。

方药：沙参麦冬汤。

加减：可加葛根、木瓜、金银花藤、丝瓜络等。

（二）中医外治

1. 药物外治 可外敷玉真散，隔日换药1次；创面有残余坏死组织时，可外用七三丹、红油膏盖贴；创面干净，脓尽新生，用生肌散或生肌白玉膏。

2. 针刺疗法 牙关紧闭，取下关、颊车、合谷、内庭；角弓反张，取风池、风府、大椎、长强、承山、昆仑；四肢抽搐，取曲池、外关、合谷、后溪、风市、阳陵泉、太冲、申脉。采用泻法，留针15~20分钟。

三、西医治疗

（一）全身治疗

1. 中和游离毒素 在早期应用疗效较好，若毒素已与神经组织结合，则难以收效。破伤风抗毒素1万~6万U加入5%葡萄糖溶液500~1000ml中静脉缓慢滴注。使用前先做皮内过敏试验，阴性者方可使用。

2. 控制和解除痉挛 保持环境安静，避免光、声刺激。病情较轻者可应用镇静催眠药物，如地西泮5mg口服或10mg肌内注射，或用10%水合氯醛15ml口服或30ml灌肠。重者可用人工冬眠疗法。常用冬眠Ⅰ号加入5%葡萄糖溶液500ml中缓慢静脉滴注，但低血容量者禁用。痉挛发作频繁不易控制者，可用2.5%硫喷妥钠缓慢静脉滴注，每次0.25~0.5g，但要警惕发生喉头痉挛和呼吸抑制。用于已做气管切开者比较安全。但新生儿破伤风要慎用镇静解痉药物，可酌情用洛贝林、尼可刹米等。

3. 抗生素的应用 大剂量青霉素能有效抑制破伤风梭菌的生长，同时还能防止其他细菌感染。用80万~100万U肌内注射，4~6小时1次，或1000万U/d静脉滴注。也可给予甲硝唑2.5g/d，分次口服或静脉滴注，持续7~10天。

4. 防止并发症 主要并发症在呼吸道，如窒息、肺不张、肺部感染；防止发作时掉下床、骨折、咬伤舌等。对抽搐频繁、药物又不易控制的严重病人，应尽早行气管切开，以便改善通气，清除呼吸道分泌物，必要时可进行人工辅助呼吸。亦可利用高压氧舱辅助治疗。气管切开病人应注意做好呼吸道的护理。要定时翻身、拍背，以利排痰，并预防褥疮。必要时专人护理，防止意外；严格无菌操作，防止交叉感染。已并发肺部感染者，要根据菌种选用抗生素。

5. 营养支持治疗　由于病人不断痉挛抽搐，大量出汗，应注意水、电解质的补充，纠正酸中毒，加强营养供给。症状严重、不能进食者可行静脉高营养或在控制痉挛后放置鼻胃管进行鼻饲供给营养。

（二）局部治疗

应在控制痉挛的情况下对伤口进行彻底的扩创，清除伤口内坏死组织、脓液，可用3%过氧化氢或1‰高锰酸钾溶液冲洗伤口。有的伤口看上去已愈合，应仔细检查痂下有无窦道或死腔。

【预防与调护】

一、预防

1. 正确处理伤口　对所有的新鲜开放伤口都要及时彻底清创，清除坏死组织、异物、血肿，并消除破伤风梭菌生长的条件，就可达到预防的目的。尤其是污染严重的伤口和战伤，彻底清创后伤口予以敞开，不予缝合，并用3%过氧化氢湿敷伤口。

2. 自动免疫法　是以破伤风梭菌经多代的特殊培养所产生的类毒素作为抗原，注射人体后，可产生相当多的抗体。这种类毒素无毒性，也不致发生血清性过敏反应。近代战争中已证明其作用可靠。具体方法是：前后共注射3次，每次0.5ml。第1次皮下注射（现用吸附精制破伤风类毒素）后，间隔4~8周，再进行第2次皮下注射，即可获得“基础免疫力”；如在半年至1年后进行第3次强化注射，就可获得较稳定的免疫力。这种免疫力可保持10年，随后5年追加1次（0.5ml），便能保持足够的免疫力。有基础免疫力的伤员，伤后只要皮下注射类毒素0.5ml，便可迅速强化机体的抗破伤风免疫力，不需要注射破伤风抗毒素。

3. 被动免疫法　对伤前未接受自动免疫的伤员，皮下注射破伤风抗毒素（TAT）1500~3000U。因为破伤风的发病有一定的潜伏期，尽早注射有预防作用，但其作用短暂，有效期为10日左右，因此，对严重创伤、潜在厌氧菌感染威胁的病人，可在1周后追加注射1次量比较可靠。抗毒血清易发生过敏反应，注射前必须进行皮内敏感试验。如过敏，应按脱敏法注射。

二、调护

1. 病员应住单人暗室，避免因光线、声音等外来刺激而诱发痉挛。

2. 专人护理，密切注意有无喉头痉挛、呼吸困难，保护患者，避免因强烈痉挛、体位变动而发生外伤；防止发生窒息，严重患者在上、下牙之间放置橡皮开口器，防止舌咬伤；抽搐发作时防止摔伤和骨折；吸痰器放在床边，随时吸出口腔分泌物；注意口腔及皮肤护理；患者用过的器具严格消毒，敷料予以烧毁；防止并发感染；防止褥疮。监测血压、脉搏、呼吸，记录出入量。

第六节 抗生素在外科临床中的应用

抗生素的发明与临床应用，对病原微生物引起感染性疾病的防治作出了巨大的贡献，提高了很多疾病的治愈率，同样对外科感染的预防、控制和治疗也发挥了很大的作用。如提高了手术的安全性、减少手术并发症和扩大了手术范围等。然而随着各种新的高效抗菌药物的问世和应用，也出现了滥用抗菌药物现象，细菌耐药性和各种不良反应已日趋严重，甚至还有过分依赖抗菌药物而忽视外科处理的基本治疗原则倾向。抗菌药物不能代替外科处理，如存在坏死组织不清除、脓肿不切开引流、梗阻未解除、严格的无菌操作技术不贯彻，而寄托依赖于全身应用抗生素，不但感染得不到有效的控制，反而将招致致病菌对药物产生耐药性、菌群生态平衡失调及其他毒副作用，引起造血系统、神经系统、肝、肾等损伤和二重感染等。因此外科感染的基本处理原则是：无菌技术，必要的手术清除和通畅引流，抗菌药物不能取代外科处理，更不能依赖抗菌药物而忽视无菌操作，这是一条必须引起重视和遵循的原则。

一、合理选择抗菌药物

（一）经验性选择用药

抗生素品种繁多，在临床中微生物的检验需要一定的时间，在药敏试验结果未明确以前，考虑到临床上最佳的药物治疗效果往往在感染的早期阶段，因此需要有“经验性用药”。一般是根据疾病诊断、致病菌的种类和药物的抗菌谱来经验性选择抗菌药物，还应注意到药物的吸收、体内分布和排泄等药代动力学特点，药物的毒副作用和患者的全身情况等。可先根据致病菌引起感染性疾病的一般规律、脓液性状来估计致病菌种类，选择合适的抗生素。如疖、痈主要由金黄色葡萄球菌引起，可选青霉素、大环内酯类，感染较重者可考虑选头孢菌素类等；烧伤创面、压创面敷料呈绿色，由铜绿假单胞菌所致者，可选庆大霉素等氨基糖苷类或第三代头孢菌素类或喹酮类。也可根据感染病变局部临床表现来分析，如链球菌感染，炎症反应较明显，炎症扩散快，易形成创周蜂窝织炎、淋巴管炎，选用青霉素、头孢菌素类或大环内酯类；葡萄球菌感染，化脓性反应较明显，脓液稠厚，易有灶性破坏可选青霉素类、大环内酯类；厌氧菌、大肠埃希菌感染时，创面有特殊的粪臭味，有些厌氧菌有产气作用而致出现皮下气肿，可选用硝唑类、第二或三代头孢菌素类、氨基糖苷类或氟喹诺酮类。还可以结合感染的部位判断：身体不同部位其常驻菌有所不同，如皮肤、皮下组织的感染，常驻菌以革兰阳性球菌居多，链球菌、葡萄球菌感染率较高；腹腔、大腿根部、会阴部感染时，肠道菌群包括厌氧菌感染率较高。病程迁延，持续发热，口腔、咽部黏膜出现霉斑，对抗生素治疗反应较差时，应考虑真菌感染，应做真菌培养，并选用抗真菌药，如选用克霉唑、氟康唑或伊曲康唑类等。

（二）根据药敏结果选择用药

致病菌引起感染的一般规律临床上除了根据经验性选择用药外，还可根据创面分泌物、脓液涂片检查，来确定致病菌种类而选择相应的抗菌药物。随着耐药菌株的产生和变化，对感染较为严重的患者，或经 2～3 日经验性选择用药治疗后效果不明显者，应做分泌物、脓液的细菌培养和药物敏感试验，根据其结果选择合适敏感的抗菌药物。

（三）根据药物在组织的分布能力选择用药

临床中应用的药物敏感试验，是以血清中有效的抑菌浓度为标准，并不能反映不同组织中的药物有效浓度，如血－脑屏障的因素，不同种类的抗菌药物穿透血－脑屏障的能力有明显的差异，庆大霉素、卡那霉素、多黏菌素在体外试验对颅内感染的致病菌即是高度敏感，但是这些药物基本不能穿透至脑脊液中，而氯霉素、四环素、磺胺嘧啶、氨苄西林、头孢菌素类穿透性则相对较好。又如前列腺腺上皮的类脂质膜是很多抗生素进入腺体的屏障，成为慢性前列腺炎治疗效果不佳的一个重要原因。浆膜腔、滑液囊等部位，抗生素浓度一般只是血清浓度的一半，因此临床用药时需增加其剂量。

二、抗菌药物的临床适应证

（一）治疗外科感染性疾病的适应证

应用抗菌药物治疗外科感染性疾病是有一定的适应证，并不是所有外科感染都必须应用抗菌药物，在化脓性感染疾病中，即较严重的急性感染性病变，如急性蜂窝织炎、丹毒、急性手部感染、急性骨髓炎、急性腹膜炎、急性胆道感染、创面脓毒症及合并全身性感染等，可全身应用抗菌药物。对表浅、局限、轻微的一些感染、如毛囊炎、疖、伤口表面感染等，则不需要全身应用抗菌药物，给予局部治疗即可。对特异性感染，如破伤风、气性坏疽、结核等，应选针对性有效抗菌药。

（二）预防性应用抗菌药物的适应证

需要预防性应用抗菌药物的主要适应证有：潜在继发性感染率高的疾病，严重污染的软组织创伤，开放性骨折，火器伤，腹腔脏器破裂以及手术，或手术患者一旦发生继发感染将会出现对病情有严重影响的如风心病或先天性心脏病手术前后，人工材料体内植入术等。手术的预防性用药，应依据手术的局部感染或污染程度而定。借应用抗菌药物而忽视无菌术来增强临床治疗中“安全感”的想法是极其错误的，盲目、大量和长期地全身应用抗菌药物更不可取。

三、抗菌药物的临床给药方法

临床上确定有感染存在时，即可根据感染的性质、程度和有无并发症等适当给药。一般可给常用剂量，常用剂量在血清内产生的抗菌药物浓度，可超过敏感细菌的敏感度数倍至十余倍，能满足一般的治疗要求。故在临床上没有必要应用过大的剂量来治疗外科感染，以免增加毒副作用发生的机会。对一般较轻或较局限的感染可通过口服或肌内注射途径给药，但对严重感染，特别是全身性感染如脓毒症即应采用静脉途径给药。需要强调的是，抗菌药物通过静脉分次注射，在血清内和组织液内产生的浓度要较一次连续静脉滴注所产生的为高，故临床应采用分次静脉注射给药的方法较好。如需要配合手术预防性给药，有效合理的给药是在麻醉开始时自静脉滴入，如自肌内注射给药，则始自术前 2h，如手术时间较长，术中还可自静脉增加一次剂量。一般可在术后 1～2 天内停药。一般停药的时间，对较轻的感染，在感染完全控制、局部病灶明显好转后 2～3 天停药。严重的感染如脓毒症，应在病情稳定 1～2 周后停药。对某些特殊感染如急性骨髓炎，需在感染控制后 3～4

周才能停药。停药的时间还要根据体温、患者的一般情况、精神状态、脉搏、呼吸、食欲、局部病灶，以及白细胞计数和分类指标等综合考虑。停药过早易致感染复发，也不宜过度长时间给药。

四、抗生素在临床中的联合应用

抗生素联合应用的目的在于获得协同作用，提高抗菌效力，更快、更有效地控制感染，还能降低个别抗生素的剂量，减少毒性反应，防止或延迟细菌产生耐药性。临床主要适用于：全身性感染、脓毒症、混合感染或用药中防止耐药菌株的产生，如结核病、尿路感染等。

联合应用抗生素一般应限于两种药物的联合，并根据临床经验和联合敏感试验结果来选用，较好的组合是第三代头孢菌素加氨基糖苷类抗生素，必要时加用抗厌氧菌的替硝唑或甲硝唑。以后再根据临床疗效或药敏试验结果来调整抗生素的种类。应避免频繁更换药物，一般可 3 ~4 日予以更换。抗生素联合应用时应采取静脉分次、分别给药的方法。以免两种以上的药液混合影响抗菌效力、降低疗效，并应注意药物间的配伍禁忌。

五、抗生素在临床应用中的注意事项

临床常用的抗生素，一般毒性都比较低，不良反应也比较少，即便用量较大、使用时间较长，引起的副作用并不多见。但在应用中仍可产生一些问题或不良后果，有时甚至还很严重，因此，对任何抗生素的应用，不仅要掌握其适应证，避免滥用，还要了解其产生的副作用，以便在使用过程中引起注意。首先应注意防止严重过敏和毒性反应的发生，如过敏性休克、剥脱性皮炎、神经系统毒性反应、造血系统毒性反应、肝肾毒性反应等。当肝、肾功能减退时，除红霉素、氯霉素、新生霉素、利福平、抗真菌药等主要在肝脏代谢，大多数抗生素都在代谢后通过肾脏排出，故肝、肾功能有损害时，药物在血中的半衰期即有延长，故应用时就要适当减小剂量或延长两次用药的间隔时间。在用药前必须询问有无药物过敏史，如应用青霉素或头孢菌素类抗生素，需认真做皮内试验。在用药过程中也要严密观察各种不良反应，并予以及时处理。在临床应用中，一般可单用一种抗生素能控制的感染不联合应用；可用窄谱能治疗的不用广谱；有数种同样有效的抗生素可供选用时，以选药源充足、效高价廉和副作用少的。还应特别注意小儿及老年患者的用药特点，以及长期应用抗生素引起的菌群失调等。

扫码“练一练”

（赵晓平　孙建飞）

第十二章　损　伤

扫码“学一学”

要点导航

1. 掌握　常见损伤的临床表现、诊断和治疗原则；烧伤的急救和治疗原则。

2. 熟悉　损伤的定义、病因及分类；烧伤伤情评估、病理及临床病程；毒蛇咬伤的急救措施和治疗。

3. 了解　损伤后机体的修复过程、影响修复的因素、损伤愈合的类型；多发性创伤的特点、分类、急救治疗；挤压综合征的临床特点与治疗；烧伤面积计算和深度识别；冻伤的定义、特点、预防和治疗；狂犬咬伤的临床表现、处理及预防措施；常见咬蜇伤的表现和处理。

第一节　概　述

损伤（trauma）是指在外界各种致伤因素作用下，导致机体组织结构破坏和生理功能紊乱，从而引起机体局部和全身反应的统称。本病属于中医学“跌打损伤”“外伤”和“内伤”范畴。

【病因病理】

一、中医病因病机

（一）病因

1. 外因

（1）外力伤害：根据外力性质不同，可分为直接暴力、间接暴力、肌肉过度收缩和持续劳伤等四种。

（2）外感六淫及邪毒感染：外感风、寒、暑、湿、燥、火六淫之邪气或疫毒感染均可致机体损伤而发生疾患。若外伤后再感受邪毒，则可出现各种变证。

2. 内因　是指人体内部环境变化影响而致损伤的因素。包括内生五邪、体质变化等。

（二）病机

损伤的发生与气血、津液及脏腑、经络有关，其病机主要归纳为气滞、气虚、气脱以及血瘀、血虚和血脱等。

二、西医病因病理

（一）病因

1. 机械性因素 如打击、挤压、锐器及枪炮伤等。

2. 物理性因素 如高温、寒冷、电击、辐射等。

3. 化学性因素 如强酸、强碱、毒气等。

4. 生物性因素 如狂犬、毒蛇、昆虫咬伤等。

（二）病理

1. 局部反应 损伤造成局部组织的病理改变有渗出、变性、坏死。局部病理反应的轻重与致伤因素的性质、作用时间长短、组织损害程度以及污染轻重和是否有异物存留等有关。

2. 全身反应

（1）体温反应：损伤产生的炎症介质使体温升高，并发感染时体温增高更明显。并发重度休克时体温反应受抑制。

（2）神经－内分泌反应：损伤后机体产生应激反应，通过下丘脑－垂体－肾上腺皮质轴和交感神经－肾上腺髓质轴产生大量的活性物质。同时，肾素－血管紧张素－醛固酮系统也被激活，三个系统相互协调，共同调节全身各器官功能和代谢，以对抗致伤因素的损害作用。

（3）代谢变化：损伤后机体总体上处于一种高分解代谢状态，表现为基础代谢率增高，能量消耗增加，负氮平衡；糖、蛋白质、脂肪分解加速，糖异生增加。

（4）重要脏器变化：见表 12－1。

表 12－1 损伤后各器官功能变化

主要脏器	功能变化
心血管	心率加快，心肌收缩力增强，皮肤、肾、胃肠、骨骼肌血管收缩
肾脏	肾血流量减少、尿少、尿比重增高、尿 pH 降低、肾小管坏死甚至肾衰竭
肺脏	由于应激出现神经源性肺水肿、呼吸改变等
脑	由于缺血缺氧而出现头痛、头晕、烦躁不安、昏迷等
胃肠和肝脏	可出现呕吐、腹胀，甚至急性胃扩张，由于肝脏血流减少而出现急性肝功能不全

【损伤分类】

为简要、全面地对损伤进行描述并指导临床治疗，常根据以下原则进行损伤分类。

一、按致伤因素分类

可分为烧伤、冻伤、挤压伤、刃器伤、火器伤、冲击伤、核放射伤及多种因素所致的复合伤（combined injuries）等。

二、按受伤部位分类

一般分为颅脑损伤、颌面部伤、颈部损伤、胸（背）部损伤、腹（腰）部损伤、骨盆损伤、脊柱脊髓损伤、四肢损伤和多发性损伤等。

中医按损伤部位可分为外伤和内伤。外伤是指皮、肉、筋、骨损伤，临床可分为骨折、脱位与筋伤；内伤是指脏腑损伤及损伤所引起的气血、经络、脏腑功能紊乱而出现的各种损伤内证。

三、按受伤后皮肤完整性分类

1. 闭合伤（closed injury）　即皮肤完整无开放性伤口者，多由钝性暴力引起。

2. 开放伤（opened injury）　即有皮肤破损者称开放伤，多由锐性物体或高速运动的物体打击所致。开放伤又可再分为贯通伤（既有入口又有出口者）、盲管伤（只有入口没有出口者）、切线伤（致伤物沿体表切线方向擦过所致的沟槽状损伤）、反跳伤（入口和出口在同一点）。

四、按伤情轻重分类

1. 轻伤　暂时失去作业能力，但仍可坚持工作，无生命危险，或只需小手术者。

2. 中等伤　指丧失作业能力和生活能力，需手术，但一般无生命危险。

3. 重伤　指有内脏损伤，呼吸、循环、意识等重要指标变化，危及生命或治愈后有严重残疾者。

【诊断】

一、临床表现

（一）局部症状

1. 疼痛　疼痛是损伤的主要表现，多为胀痛、剧痛等。

2. 胀肿和瘀斑　表现为伤口发红、青紫或胀肿等。

3. 功能障碍　为局部器官破坏和疼痛引起的保护性反应所致。

4. 出血　出血速度及出血量与所损伤血管有关。

（二）全身症状

1. 发热　由于局部出血或组织坏死分解的产物被吸收所致，称为吸收热。体温一般波动在38℃左右。若继发感染，则体温会升高到39℃以上，颅脑损伤可引起中枢性高热。

2. 休克　临床表现为面色苍白、四肢厥冷、血压下降、脉搏细数等。

3. 尿量及尿色改变　严重损伤并发肾功能障碍时，出现少尿或无尿，如出现浓茶色尿应考虑挤压综合征发生。

4. 脂肪栓塞综合征　可造成肺通气功能障碍甚至呼吸功能不全表现。

5. 应激性溃疡　表现为呕吐咖啡色样物质。

6. 弥散性血管内凝血（DIC）　主要是由于凝血因子消耗、抗凝系统活跃而易造成出血倾向。

二、实验室及其他检查

1. 实验室检查 包括血、尿、生化检查及血气分析等。

2. 影像学检查 包括 X 线、B 超、CT 检查等。

3. 特殊检查 腰穿、胸穿、腹穿、手术探查等。

三、损伤诊断注意点

1. 简化步骤，问病史与查体同时进行，动作轻柔，避免人为因素损伤。
2. 重视症状明显部位，同时寻找隐蔽损伤。批量伤员重视安静病人。
3. 诊断不清楚的，边对症治疗边密切观察，尽早诊断。

四、中医辨证要点

损伤主要表现为以下证型。

1. 气滞血瘀证 局部青紫肿痛并伴有性情急躁，胸胁胀痛，疼痛随情志变化而增减，舌苔暗，脉弦涩。

2. 瘀血阻络证 损伤处疼痛，痛有定处，拒按，入夜尤甚，舌质紫暗，脉象沉涩。

3. 气虚血脱证 心慌气短、面色苍白、脉微欲绝等。

4. 肝肾亏损证 胸胁隐痛，腰膝酸软，头晕目眩，舌红少苔，脉弦细。

【治疗】

一、治疗原则

1. 危重病人，应立即抢救，争分夺秒。
2. 明确诊断，评估伤情，对症救治。

二、急救措施

损伤的急救措施见表 12－2。

表 12－2 损伤的急救措施

	初步处理	急诊室处理
气道	头部侧向，抬起下颌，用口咽通气管	经口/鼻气管插管，气管切开
呼吸	口对口人工呼吸，呼吸面罩	气管插管接呼吸机支持呼吸
循环	胸外心脏按压，抗休克治疗	输液、输血，电除颤，心脏按压
颅脑伤	口咽通气管，给氧	气管插管，给氧，脱水剂应用
颈椎伤	颈部长短夹板/硬领	颅骨钳牵引
胸外伤	开放性气胸伤口闭塞；张力性气胸穿刺排气；连枷胸并肋骨骨折予以有效胸壁固定	连枷胸并肋骨骨折使用骨牵引和（或）气管插管接呼吸机
腹部伤	内脏脱出伤口覆盖包扎	腹腔大出血急诊手术
骨折	外固定	开放性者急诊处理伤口

三、中医治疗

依据损伤后患者不同的临床表现结合舌脉进行辨证施治（表 12－3）。

表 12－3　损伤的中医常见证型及治法方药

证型	气滞血瘀证	气虚血瘀证	气血双脱证	肝肾亏损证
治法	理气化瘀，活血止痛	益气活血，化瘀通络	补益气血	补益肝肾
主方	复元活血汤	补阳还五汤	当归补血汤	桂附地黄汤

四、西医治疗

（一）一般处理

1. 体位和局部制动　一般平卧或半卧位。受伤的局部应适当制动，既可减缓疼痛，又利于组织修复。

2. 防治感染　重视无菌操作，使用抗生素以预防感染。

3. 维持体液平衡和营养代谢　补充输液，纠正电解质紊乱，维持酸碱平衡。对于不能进食者，给予鼻饲或胃肠外营养支持。

4. 镇静、镇痛和心理治疗　损伤后烦躁不安者，可给予镇静、镇痛剂。有恐惧、焦虑者，可适当心理辅导，利于康复。

（二）闭合性损伤的处理

1. 范围较小的软组织挫伤　在伤后早期 12 小时内可用局部冷敷，以减少组织渗出。中晚期可用温敷和理疗，以利炎症消退。如红外线理疗和选用中药（以活血化瘀药为主）外敷和内服，以缓解疼痛和消肿。

2. 骨折和脱位　先行复位，然后根据情况用各种固定方法制动。

3. 头部、胸腔和腹腔内器官损伤　必须明确诊断，采取对症治疗。

（三）开放性损伤的处理

开放性损伤的主要特点是皮肤、黏膜的完整性破坏，容易继发细菌污染。对于清洁伤口可以直接缝合，污染伤口可行清创术后直接缝合或者延期缝合。感染伤口先要引流，然后再做其他处理。伤口或组织内存有异物者，应尽量取出以利于组织修复。

第二节　损伤修复与伤口处理

损伤修复（wound repair）是指机体遭受外力作用，皮肤等组织出现离断或缺损后的修复过程。损伤修复的基本方式是增生的细胞和细胞间质再生增殖、充填、连接和替代缺损组织。损伤修复基本过程包括局部炎症反应阶段，细胞增殖分化和肉芽组织生成阶段，细胞塑型阶段。

一、损伤修复的基本过程

各种损伤的基本修复过程是一致的，可以分为以下几期。

1. 渗出期 又称炎症反应期。伤口局部表现为充血、浆液渗出及白细胞游出，早期以中性粒细胞为主，3天后以巨噬细胞为主。伤口中的血液和渗出液中的纤维蛋白原很快凝固形成凝块，有的凝块表面干燥形成痂皮，凝块及痂皮起着保护伤口的作用。

2. 增生期 即纤维组织形成期。伤后6小时，成纤维细胞即沿网架增殖；伤后24～48小时，内皮细胞亦增殖，随后又形成毛细血管网，三者共同构成肉芽组织；伤后5～6天起，成纤维细胞合成的胶原纤维开始增多并呈有序排列，构成伤口内主要组织。

3. 伤口收缩期 伤口收缩是伤口边缘新生的肌成纤维细胞的牵拉作用引起的，从第二天开始，一般持续2周。5－羟色胺、血管紧张素及去甲肾上腺素能促进伤口收缩，糖皮质激素及平滑肌拮抗药则能抑制伤口收缩。抑制胶原形成则对伤口收缩没有影响，植皮可使伤口收缩停止。

4. 肉芽组织增生和瘢痕形成期 约从第三天开始，伤口底部及边缘长出肉芽组织，填平伤口，肉芽组织中没有神经，故无感觉。第五至六天起成纤维细胞产生胶原纤维，随着胶原纤维越来越多，出现瘢痕形成过程，大约在伤后1个月瘢痕完全形成，瘢痕可使创缘比较牢固地结合。

二、损伤愈合的类型

根据损伤程度及有无感染，损伤愈合可分为以下两种类型。

1. 一期愈合 一期愈合（healing by first intention）见于组织缺损少、创缘整齐、无感染、经黏合或缝合后创面对合严密的伤口，例如无菌手术切口。这种伤口中只有少量凝血块，炎症反应轻微，肉芽组织很快将伤口填满，5～6天胶原纤维形成，2～3周可完全愈合。

2. 二期愈合 二期愈合（healing by second intention）见于组织缺损较大、创缘不整、哆开、无法整齐对合，或伴有感染的伤口。这种伤口由于坏死组织多，易引起感染。只有等感染控制，坏死组织清除以后，再生才能开始。愈合的时间较长，形成的瘢痕较大。

三、影响损伤修复的因素

（一）全身因素

1. 年龄：青少年组织再生能力强，愈合快。老年人组织再生能力差，愈合慢。

2. 营养：严重的蛋白质、氨基酸缺乏以及维生素C、锌不足，导致肉芽组织及胶原形成不良，伤口愈合延缓。

3. 长期使用糖皮质激素、细胞毒药物、放射线治疗等，免疫功能低下者损伤也不易愈合。

（二）局部因素

1. 感染与异物 异物的存在有利于感染，感染的细菌产生毒素，可引起组织坏死，妨碍愈合。

2. 局部血液循环 局部血液循环良好保证了组织再生，同时对坏死物质的吸收及控制局部感染也起重要作用。

四、伤口的处理

伤口的处理包括止血、包扎、清创术等。

（一）止血

1. 指压法 用手指压迫动脉经过骨骼表面的部位，达到止血目的。

2. 加压包扎法 最为常用。先将灭菌纱布或敷料填塞或置于伤口，外加纱布垫压，再以绷带加压包扎。

3. 填塞法 用于肌肉、骨端等渗血。先用无菌纱布铺盖伤口，外加纱布加压包扎。

4. 止血带法 一般用于四肢伤大出血，且加压包扎无法止血的情况。注意每隔 1 小时放松 1 ~ 2 分钟，使用一般不超过 4 小时。

（二）包扎

包扎的目的是保护伤口、减少污染、压迫止血。最常用的材料是绷带、三角巾和四头带。包扎敷料应超出伤口边缘 5 ~ 10cm。遇有外露污染的骨折断端或腹内脏器，不可轻易还纳。若腹腔组织脱出，先用干净器皿保护后再包扎，不要将敷料直接包扎在脱出的组织上面。

（三）清创术

1. 时限 清创时间越早越好，伤后 6 ~ 8 小时内清创一般都可达到一期愈合。应用抗生素时清创缝合术时限可以根据情况延长到伤后 12 ~ 24 小时；对于头面部等血运丰富部位的伤口，即使超过 24 小时仍可以考虑缝合。

2. 步骤

（1）根据伤口大小及程度，准备清创所需要的辅料、消毒用品、麻醉药品及手术器械等。

（2）严格无菌操作，取出伤口异物和清除坏死组织，用生理盐水或 3% 过氧化氢溶液反复冲洗伤口。

（3）麻醉后常规消毒铺巾，沿原伤口切除创缘皮肤 1 ~ 2mm，必要时可扩大伤口。伤口干净者可予直接缝合，但缝合不宜过密、过紧，以伤口边缘对合为度，以免影响局部血运不利于损伤修复。缝合后消毒皮肤，外加包扎，必要时固定制动。

（4）感染伤口的处理 对已感染伤口，彻底清创，用等渗盐水、3% 过氧化氢溶液反复冲洗，放置引流，待伤口干净后行二期缝合。

第三节 颅脑损伤

颅脑损伤多由于交通事故、坠落、跌倒所致，或者战时的爆炸、火器伤对头部的伤害，常合并身体其他部位损伤。颅脑损伤伤及中枢神经系统，其死亡率和致残率高居身体各部位损伤之首。颅脑损伤自外而内依次分为头皮损伤、颅骨损伤和脑损伤。头皮损伤包括头皮血肿、头皮裂伤和头皮撕脱伤，颅骨损伤包括颅盖骨折和颅底骨折，脑损伤则包括原发性脑损伤（脑震荡、脑挫裂伤、弥漫性轴索损伤、原发性脑干损伤 ）和继发性损伤（颅内血肿、脑水肿）。本教材将头皮损伤归为“开放性损伤”，颅骨损伤归为“骨科损伤”中论述；而本节重点论述原发性和继发性脑损伤。中医学对于颅脑损伤无明确病名，现代研究将其称之为“外伤性脑病”。

脑损伤

脑损伤多由于暴力直接或间接作用头部所致。可分为原发性和继发性损伤两大类。本病在中医典籍中无明确病名，现代研究归纳为“外伤性脑病”的范畴。

【损伤方式】

一、直接损伤

1. 加速性损伤 即运动着的物体撞击于静止状态的头部所发生的脑损伤。如棍棒或石块击伤。

2. 减速性损伤 即运动着的头部撞碰到静止的物体而致伤。如坠落和跌伤。

3. 挤压伤 即两个不同方向的外力同时作用于头部，使颅骨变形致伤。

二、间接损伤

1. 传递性损伤 如坠落时以臀部或双足着地，外力沿脊柱传递到颅底致伤。

2. 甩鞭式损伤 当外力作用于躯干某部使之急骤加速运动而头部尚处于相对静止状态。这种损伤常发生在颅 - 颈交界处。

3. 胸部挤压伤时并发的脑损伤 系因胸部受到猛烈的挤压时，骤然升高的胸腔内压沿颈静脉传递到脑部致伤。

【临床分型】

颅脑损伤的分型有助于指导临床诊疗，常根据伤后昏迷时间及程度判断。

轻型：昏迷 <20 分钟，脑脊液、神经系统检查无明显改变。

中型：昏迷 20 分钟至 6 小时，轻度的神经系统阳性体征。无脑受压征象。

重型：昏迷 >6 小时，意识障碍逐渐加重，明显的神经系统阳性体征，生命体征变化明显。

此外，格拉斯哥昏迷评分法（Glasgow coma scale，GCS）以其简单易行已广泛应用于临床，按检查时病人睁眼、语言和运动三项反应情况予以计分。总分最高为 15 分，最低为 3 分。总分越低，表示意识障碍越重。GCS 评分见表 12 - 4。

表 12 - 4 GCS 评分

睁眼反应	计分	言语反应	计分	运动反应	计分
自动睁眼	4	回答正确	5	遵嘱动作	6
呼唤睁眼	3	答非所问	4	刺痛定位	5
刺痛睁眼	2	语无伦次	3	躲避刺痛	4
不睁眼	1	只能发声	2	刺痛过屈	3
		无反应	1	刺痛过伸	2
				无反应	1

轻型：13 ~ 15 分；中型：9 ~ 12 分；重型：3 ~ 8 分。

脑震荡

脑震荡指伤后立即出现意识障碍，但短时间内即可清醒，患者表现为头痛、头晕并伴有恶心、呕吐症状，无肉眼可见的神经病理改变，显微镜下可见神经组织结构紊乱。病理本质为轻度弥漫性轴索损伤。中医学认为脑震荡为“脑气伤”或“脑气震动”。

【病理生理】

一、中医病因病机

脑震荡的中医分型及病因病机见表 12－5。

表 12－5　脑震荡的中医分型及病因病机

昏迷期（痰浊闭窍）	外伤头部，脑气损伤，元神之府受扰，脏腑功能失调，水湿不得输布酿生为痰，痰浊阻塞清窍，故见痰浊闭窍之象
苏醒期（气滞血瘀）	外伤头部，脑气逆乱，瘀血内生，瘀阻脉络，故见气滞血瘀之象
恢复期（肝肾亏虚）	病变趋于恢复，初期大量耗伤气血，导致气血不足，肝肾失养，故见肝肾亏虚之象

二、西医病因病理

研究认为可能与脑干网状结构受损，导致上行激活系统抑制、神经传导阻滞、脑循环调节障碍、脑脊液成分改变有关，是一种轻度弥漫性轴索损伤病理变化过程。

【诊断】

一、临床表现

（一）症状

1. 短暂的意识障碍　伤后立即出现，常为数秒或数分钟，一般不超过半小时。

2. 逆行性遗忘　即清醒后大多不能回忆受伤当时甚至伤前一段时间内所发生的事情。

3. 全身症状　可出现头痛、头晕、恶心、呕吐等症状，短期内可自行好转。较重者可有皮肤苍白、出汗、血压下降、心动徐缓、呼吸浅慢等表现。

（二）体征

神经系统检查无阳性体征。

二、实验室及其他检查

颅脑 CT 检查无异常发现，脑脊液检查无红细胞。

【鉴别诊断】

脑震荡与脑挫裂伤都有头痛、意识障碍及呕吐表现，临床上应予以鉴别（表 12－6）。

表 12-6 脑震荡与脑挫裂伤的鉴别

鉴别要点	脑震荡	脑挫裂伤
昏迷持续时间	一般小于 30 分钟	常在 30 分钟以上
症状	头痛、头晕较轻，逆行性遗忘	颅内压增高性头痛、呕吐
脑脊液改变	无红细胞	可见红细胞
CT 检查	无明显异常	见脑组织异常高/混杂密度影
神经体征	无明显神经体征	依据受伤部位不同出现局灶性体征

【治疗】

一、治疗原则

以改善症状为主，预防继发性损伤发生。

二、中医治疗

（一）辨证论治

1. 痰浊闭窍证

症候：患者神志不清，呼吸急促，呼之不应，伴有喉中痰鸣，舌苔厚腻，脉滑数。

治法：化痰开窍。

主方：苏合香丸或至宝丹。

加减：呕吐者加竹茹、姜半夏；肌肉抽搐者加龙骨、磁石以镇静安神。

2. 气滞血瘀证

症候：醒后头晕、头痛，恶心呕吐，失眠健忘，舌红，苔薄白，脉弦紧。

治法：活血化瘀，通窍止痛。

主方：通窍活血汤。

加减：睡眠不佳者加酸枣仁、磁石镇静安神；头痛甚者加延胡索、白芍、丹参。

3. 肝肾亏虚证

症候：神志清楚，头痛头晕，腰膝酸软，疲乏无力，腹胀纳差，五心烦热，舌红苔少，脉细弱。

治法：补益肝肾，养血健脑。

主方：六味地黄丸。

加减：五心烦热者加连翘、赤芍等以清血分之热；夜寐不宁加夜交藤、炒枣仁、远志以养心安神。

（二）针灸治疗

1. 昏迷期 针刺人中、十宣、涌泉。

2. 头晕者 针刺内关、百会。

3. 呕吐者 针刺内关，配足三里、中脘。

三、西医治疗

1. 卧床休息 1~2 周，伤后 24~48 小时内应密切观察神志、瞳孔、神经体征及生命体征变化。

2. 给予吸氧、输液、营养神经、改善脑细胞代谢，必要时给予适当的镇静止痛剂和血管活性药物。

脑挫裂伤

脑挫裂伤指外力作用于脑部造成的脑组织损伤。脑挫裂伤的继发性改变脑水肿和颅内血肿形成具有更重要的临床意义。

【病因病理】

一、中医病因病机

脑挫裂伤的中医分型及病因病机见表 12－7。

表 12－7 脑挫裂伤的中医分型及病因病机

初期（痰瘀互阻）	脑髓损伤，元神之府受扰，神机失用，脏腑功能失调，水湿不得输布酿生为痰，血不循常道而瘀，故出现痰瘀互阻之象
中期（津亏肠燥）	患者神昏迁延，暗耗津液，脏腑失养，水液生成与输布不足，故出现津亏肠燥之证
后期（气虚血瘀）	病变趋于恢复，初期大量耗气，导致气虚，气虚则血滞而瘀，故出现气虚血瘀之象

二、西医病理生理

脑挫裂伤小者如点状出血，大者可呈紫红色片状。显微镜下见伤灶中央为血块，四周是坏死的皮层组织以及星芒状出血。伤后早期发生脑水肿，一般 3～7 天内发展到高峰，在此期间易发生颅内压增高甚至脑疝。伤后脑组织若与硬脑膜粘连，则可诱发外伤性癫痫。如蛛网膜与软脑膜粘连，影响脑脊液吸收，可形成外伤性脑积水。

【诊断】

一、临床表现

（一）症状

1. 意识障碍 伤后多立即昏迷，时间可由半小时至数天，甚至数月，最严重者持续昏迷直至死亡。

2. 颅内压增高症状 有剧烈头痛、呕吐频繁，可能与蛛网膜下腔出血、脑膜刺激征有关。

3. 局灶性症状 根据损伤部位和程度的不同而表现各异，如偏瘫、失语、感觉障碍。

（二）体征

1. 伤后立即出现神经系统体征。如运动区受损出现锥体束征。

2. 脑膜刺激征阳性。如颈项强直，Kernig 征阳性。

二、实验室及其他检查

首选颅脑 CT 检查以了解脑挫裂伤的具体部位、范围及脑水肿的程度。脑脊液常规检查可发现红细胞。

【鉴别诊断】

颅脑损伤病种之间应注意鉴别（表 12－8）。

表 12－8　颅脑损伤不同病种间的鉴别

鉴别要点	脑震荡	脑挫裂伤	颅内血肿	原发性脑干伤
昏迷时间	一般小于 30 分钟，昏迷程度可深可浅	立即昏迷或昏迷逐渐加重，常在 30 分钟以上	昏迷→清醒→再昏迷（硬脑膜外血肿）；或持续加重的昏迷（硬脑膜下血肿）	即刻昏迷，程度深、时间长
症状与体征	头痛、头晕、逆行性遗忘、无明确神经定位体征	头痛严重、呕吐，进行性加重；挫伤部位不同，神经体征不一致	头痛、呕吐频繁，神经定位体征明确	眼球固定、瞳孔多变、去大脑强直
CT 检查	无明显异常	可见脑组织异常高/混杂密度影	双凸透镜形（硬脑膜外血肿）或新月形（硬脑膜下血肿）密度增高影	脑干小灶状高密度影

【治疗】

一、治疗原则

脑挫裂伤以非手术治疗为主，严密观察颅内有无继发血肿，维持内、外环境稳定及防治并发症发生。

二、中医治疗

（一）辨证论治

1. 痰瘀互阻证

症候：神志不清，喉中痰鸣，高热便秘，烦躁或肢体抽搐、舌质黯、苔黄腻、脉弦滑。

治法：涤痰化瘀，开窍醒神。

主方：安宫牛黄丸。

加减：呕吐甚者加竹茹、生姜；肌肉抽搐者加全蝎、僵蚕止痉。

2. 津亏肠燥证

症候：神志恍惚不清，头痛头晕，恶心呕吐，口干舌燥，大便干结，夜寐不宁，舌红苔薄，脉细无力。

治法：养血生津，润肠通便。

主方：增液汤。

加减：头晕者加天麻、钩藤；夜寐不宁加夜交藤养心安神。

3. 气虚血瘀证

症候：心慌气短，面色晦暗，运动无力，舌质淡胖或有瘀斑、苔白、脉细弦无力。

治法：益气化瘀。

主方：补阳还五汤。

加减：五心烦热者加连翘、赤芍等以清血分之热；夜寐不宁加夜交藤、炒枣仁养心安神。

（二）针灸治疗

1. 昏迷者　针刺人中、十宣、涌泉、合谷。

2. 呕吐者　针刺内关、配足三里。

3. 眩晕者　针内关、百会、足三里，配风池、三阴交。

三、西医治疗

（一）一般治疗

1. 严密观察病情变化，以早期发现继发病变并及时处理。

2. 给予吸氧，头部抬高 15°～30°，保持呼吸道通畅，若出现呼吸困难等，可考虑气管切开。

3. 轻者给予流食，重者暂禁饮食，必要时给予胃肠道鼻饲。

4. 维持水、电解质平衡，有高热者给予物理降温或冬眠低温疗法，合并脑脊液漏者给予抗生素预防感染，烦躁不安者给予镇静剂或冬眠疗法。

（二）专科治疗

1. 脱水降颅压　是治疗脑水肿的有效措施。一般用渗透性脱水、利尿剂如20%甘露醇或呋塞米等。脱水治疗期间应注意纠正血容量不足、低血压及电解质紊乱等。

2. 神经营养剂和促醒药物　神经营养剂可供给能量、改善脑组织代谢和恢复脑组织功能。常用药物有三磷酸腺苷（ATP）、辅酶 A，细胞色素 C、神经节苷脂、鼠神经生长因子等。促醒药包括盐酸纳洛酮、胞二磷胆碱、醒脑静、安宫牛黄丸等。

3. 亚低温治疗　降低脑部温度可以保护脑细胞，降低脑细胞耗氧量，从而保护脑组织。亚低温治疗可以采用冰毯、冰帽等，应尽早使用，通常保持体温在 32℃～35℃，一般疗程在 3～5 日，亚低温治疗时要防止冻伤和肢体抽搐。复温时要逐渐恢复，防止因复温过快造成损伤。

4. 高压氧治疗　高压氧能提高血氧张力，纠正脑缺氧，促使脑细胞功能恢复。

5. 防止并发症　治疗过程中应积极预防消化道出血、神经源性肺水肿、癫痫等并发症。

颅内血肿

颅内血肿根据血肿的部位可分为硬脑膜外血肿、硬脑膜下血肿和脑内血肿。颅内血肿发生于 3 天以内者为急性型，3 天以后到 3 周以内者为亚急性型，超过 3 周者为慢性型。

【病因病理】

一、中医病因病机

外力作用于头部，导致头部脉络受损，血液溢于脉外而瘀，加之气机逆乱而酿生痰湿，最终由于痰瘀互阻清窍而出现烦躁、昏迷之证。中医学典籍中本病往往属于不治之证。在《伤科补要》中记载有“外皮未破而骨已碎，内膜已穿，血向内流，声哑不语，面青唇黑者，不治”。

二、西医病因病理

颅内血肿来源于颅骨骨折后板障渗血，或静脉窦、硬膜表面血管、桥静脉以及脑内血管的破裂所形成。血肿出现后进一步压迫周围正常脑组织导致脑组织缺血缺氧而水肿进一步加重，严重时脑疝形成而危及生命；血肿小或者出血缓慢时，早期症状可不明显，当出血达到一定程度时则出现颅内压增高症状或局灶性神经体征，如慢性硬脑膜下血肿。

【诊断】

一、临床表现

（一）症状

1. 意识障碍 根据受伤部位的不同和血肿大小不同可以表现出不同程度的意识障碍，一般可表现为嗜睡、昏睡、浅昏迷、中昏迷、深昏迷几种表现，还有部分表现为烦躁、谵妄等。

2. 颅内压增高症状 头痛为最常见症状，部位常在额部及颞部，多为胀痛或撕裂样痛，用力、咳嗽、弯腰或低头可使头痛加重。呕吐多在头痛剧烈时发生，常呈喷射状。

（二）体征

1. 瞳孔变化 瞳孔改变多发生在占位效应侧，一般表现为先缩小、对光反射迟钝，而后逐渐扩大，对光反应消失，提示小脑幕切迹疝形成。病情进一步加重，对侧瞳孔亦扩大，病情极其危重。

2. 生命体征变化 脉搏先缓慢后细速，血压常先增高后下降；呼吸先深而慢，后出现潮式呼吸，也可浅而快，甚至呼吸停止。称为 Cushing 反应。

3. 神经系统改变 可表现为肌张力增高、阵挛，肢体偏瘫或去皮质强直与去脑干强直。

二、实验室及其他检查

头颅 CT 检查可明确出血的部位、量的多少、血肿周围的反应和脑中线移位情况。

【鉴别诊断】

各种颅内血肿之间需进行鉴别，见表 12－9。

表 12－9 各种颅内血肿的鉴别

鉴别要点	硬脑膜外血肿	硬脑膜下血肿	脑内血肿
常见血肿部位	颞部	额颞部	额叶和颞叶
受伤方式	加速性损伤	减速性损伤	加速或减速性损伤
与着力部位关系	血肿多发生在暴力作用部位	多在对冲部位，特别是枕部着力时	见于着力部位或对冲部位
脑挫裂伤	轻	重	重
骨折与血肿关系	常伴有骨折，血肿在骨折处	可无骨折，若有多在对冲部位	多有凹陷性骨折或穿通伤
意识障碍	较轻，多有中间清醒期	重，可有中间清醒，但多不明显，甚至无	昏迷渐深，少中间清醒
出血来源	脑膜中动脉、静脉窦板障血管	脑挫裂伤灶，桥静脉	脑挫裂伤灶
蛛网膜下腔出血	较少，较轻	范围较广	可有可无

【治疗】

一、治疗原则

外伤性颅内血肿经确诊后，应及早手术治疗，清除血肿，解除脑受压。

二、中医治疗

本病发病急迫，急性期一般予以西医治疗；患者病情稳定后，可予以中医药、针灸辅助治疗。

三、西医治疗

（一）非手术治疗

1. 保持呼吸道通畅　应及时清除呼吸道分泌物，开放气道。对预计昏迷时间较长或合并严重颌面伤以及胸部伤者应尽早行气管切开。

2. 防治脑水肿，降低颅内压

（1）安置体应：除休克外，患者取头高位。

（2）脱水治疗：常用20%甘露醇250ml联合呋塞米20～40mg，快速静脉滴注。此外，也可输入新鲜血浆和白蛋白以提高胶体渗透压，消除脑水肿，降低颅内压。

（3）限制液体入量：每24小时输液量为1500～2000ml，在静脉输注5%～10%葡萄糖溶液的基础上，纠正水、电解质代谢失调。

（4）待病情稳定后，可腰穿引流并置换血性脑脊液。

（5）辅助亚低温疗法以及过度换气等有助于降低颅内压。

3. 改善脑细胞代谢　可以辅助应用一些神经营养药物，如神经节苷脂钠盐、三磷酸腺苷（ATP）、细胞色素C、辅酶A、胞二磷胆碱等。

4. 对症支持　积极预防感染，加强全身营养支持和防治并发症。

（二）手术治疗

1. 手术指征

（1）意识障碍程度进行性加深。

（2）颅内压的监测压力在2.67kPa（267mmH_2O）以上，并呈进行性升高表现。

（3）局灶性脑损害体征明显。

（4）虽无明显意识障碍或颅内压增高症状，但CT检查血肿较大（幕上者>30ml；幕下者>10ml），或血肿虽不大但中线结构移位明显（移位>1cm）、脑室或脑池受压明显者。

（5）在非手术治疗过程中病情恶化者。

颞叶血肿因易导致小脑幕切迹疝，手术指征（颞区血肿量>20ml）应放宽；硬脑膜外血肿因不易吸收，也应放宽手术指征。

2. 常用手术方式　①开颅血肿清除术。②钻孔探查术。③脑室外引流术。④钻孔引流术。⑤去骨瓣减压术。

第四节　胸部损伤

胸部损伤（thoracic trauma）泛指胸廓及其以内组织或器官的损伤。在我国胸部损伤约占全部外伤病人的10%。胸部的骨性胸廓起着支撑和保护胸内脏器，并参与呼吸功能。胸廓的完整性和胸膜腔的密闭性是维持胸腔负压的必要条件，保持胸腔负压对维持呼吸、循环功能具有重要意义。

肋骨骨折

肋骨骨折是指肋骨的完整性和连续性中断，是最常见的胸部损伤。第1～3肋骨粗短，且有锁骨、肩胛骨保护，不易发生骨折。一旦骨折说明致伤暴力巨大，常合并锁骨、肩胛骨骨折和颈部、腋部血管与神经损伤。第4～7肋骨长而薄，最易折断。第8～10肋前端肋软骨形成肋弓与胸骨相连，第11～12肋前端游离，弹性都较大，均不易骨折。老年人肋骨骨质疏松，脆性较大，容易发生骨折。已有恶性肿瘤转移灶的肋骨，也容易发生病理性骨折。

【病因病理】

一、中医病因病机

肋骨骨折的中医分型及病因病机见表12－10。

表12－10　肋骨骨折的中医分型及病因病机

瘀血阻络	外力作用，骨不连接，血脉断离，血不循经，溢于脉外，阻塞脉络
肝肾不足	先天不足，肾精亏损，精血同源，肝肾不足，骨骼不坚，损伤易断

二、西医病因病理

肋骨骨折的病因有直接暴力、间接暴力、老年性骨折和病理性骨折。多根多处肋骨骨折将使局部胸壁失去完整肋骨支撑而软化，出现反常呼吸运动，即吸气时软化区胸壁内陷，呼气时外突，又称为连枷胸（flail chest）。连枷胸的反常呼吸运动可使伤侧肺受到塌陷胸壁的压迫，呼吸时两侧胸腔压力的不均衡造成纵隔扑动，影响肺通气，导致体内缺氧和二氧化碳潴留，严重时可发生呼吸和循环衰竭。连枷胸常伴有广泛肺挫伤、挫伤区域的肺间质或肺泡水肿导致氧弥散障碍，出现低氧血症。

【诊断】

一、临床表现

1. 症状　胸痛，气促，呼吸困难（重者）。

2. 体征　局部肿胀、压痛，有骨擦音，胸廓挤压征（+），反常呼吸。

二、实验室及其他检查

胸部 X 线片可显示肋骨断裂、错位等，目前应用 CT 三维重建技术可明确骨折形态及部位。

【治疗】

一、治疗原则

止痛、固定胸廓、保持呼吸道通畅、预防并发症发生。

二、中医治疗

按祛瘀、接骨、扶正三法进行治疗。常见于以下证型（表 12－11）。

表 12－11　肋骨骨折的中医辨证治疗

证型	瘀血阻络证	肝肾不足证
治法	化瘀通络，活血止痛	补益肝肾，强壮筋骨
主方	复元活血汤	桂附地黄汤
加减	痛甚加三七；咳喘加沉香、枳壳；咯血加白及、藕节	体弱者加续断、杜仲强壮筋骨；胁肋刺痛明显加桃仁、红花逐瘀止痛

三、西医治疗

1. 闭合性单处肋骨骨折治疗　此类骨折较少有错位和重叠，多能自行愈合。可予以固定胸廓减少肋骨断端活动、减轻疼痛，一般采用弹性胸带固定胸廓。

2. 闭合性多根多处肋骨骨折治疗　胸壁软化范围大、明显连枷胸病人，需在伤侧胸壁放置牵引支架，在体表用布巾钳抓持住游离段肋骨，并固定在牵引支架上，消除胸壁反常呼吸运动。对不能有效排痰或呼吸衰竭者，需做气管插管或气管切开，施行辅助呼吸。

3. 开放性肋骨骨折治疗　胸壁伤口需彻底清创，转开放为闭合。如胸膜已穿破，需做胸腔闭式引流。固定肋骨断端，术后应用抗生素预防感染。

气胸与血胸

胸部损伤使胸膜腔的完整性遭到破坏，胸膜腔内积气则为气胸。其发生率仅次于肋骨骨折。胸膜腔内积血称为血胸，胸腔血液积聚导致压力增高、肺萎陷和纵隔移位。若二者合并存在则称之为血气胸。

气胸可分为闭合性、开放性、张力性气胸三类，肺压缩 30% 以下为少量气胸，30% ~ 50% 为中量气胸，超过 50% 为大量气胸。血胸根据出血情况及有无感染分为进行性血胸、凝固性血胸、机化性血胸、感染性血胸；根据出血量多少分为小量血胸（<0.5L）、中量血胸（0.5 ~ 1.0L）、大量血胸（≥1L）。

【病因病理】

一、中医病因病机

气胸与血胸均为气血两伤，气胸以伤气为主，血胸以伤血为主，其基本病机如下。

1. 气滞血瘀证 外力作用，肺络损伤，气失常道，运行不畅，气滞则血不行。

2. 气脱血虚证 血脉损伤，血不循脉，溢于脉外，气不循经，气失所载，气脱血虚。

二、西医病因病理

1. 闭合性气胸（closed pneumothorax） 多为肋骨骨折的并发症，因肋骨骨折残端刺破肺表面，空气进入胸膜腔所致。随着胸腔内积气与肺萎陷程度增加，肺表面裂口缩小，直至吸气时也不开放，气胸则可趋于稳定。伤侧肺萎缩使肺呼吸面积减少，将影响肺通气和换气功能。伤侧胸内压增加可引起纵隔向健侧移位。

2. 开放性气胸（open pneumothorax） 利器等导致胸壁皮肤破裂使胸膜腔与外界相通，空气可随呼吸自由出入胸膜腔内，形成开放性气胸。伤侧胸内压高于健侧，纵隔向健侧移位，进一步使健侧肺扩张受限。呼、吸气时，两侧胸膜腔压力不均衡出现周期性变化，使纵隔在吸气时移向健侧，呼气时移向伤侧，称为纵隔扑动。纵隔扑动和移位影响静脉回心血流，引起循环障碍。伤侧胸壁可见伴有气体进出胸腔发出吸吮样声音的伤口，称为胸部吸吮伤口。

3. 张力性气胸（tension pneumothorax） 为气管、支气管或肺损伤处形成活瓣，气体随每次吸气进入胸膜腔并积累增多，导致胸膜腔压力高于大气压，又称为高压性气胸。张力性气胸是可迅速致死的急危重症。病理表现为伤侧肺严重萎缩，纵隔显著向健侧移位，健侧肺受压，腔静脉回流障碍。高于大气压的胸内压，驱使气体经支气管、气管周围疏松结缔组织或壁胸膜裂伤处，进入纵隔或胸壁软组织，形成纵隔气肿或面、颈、胸部的皮下气肿。

4. 创伤性血胸（traumatic haemothorax） 胸腔积血主要来源于心脏、肺组织、胸壁大血管及其分支出血。血胸发生后不但因血容量丢失影响循环功能，血胸还可推移纵隔，使健侧肺也受压，呼吸受限。血胸易发生感染而引起感染性血胸，最终导致脓血胸。持续大量出血所致胸膜腔积血，称为进行性血胸。

【诊断】

一、临床表现

（一）闭合性气胸

1. 症状 轻者无症状，重者呼吸困难。

2. 体征 可见伤侧胸廓饱满、呼吸活动度低，触摸可发现气管向健侧移位，叩诊伤侧呈鼓音，听诊见呼吸音降低。

（二）开放性气胸

1. 症状 明显呼吸困难、鼻翼扇动、口唇发紫以及胸部吸吮伤口。

2. 体征　可见伤侧胸部饱满，触及气管向健侧移位，叩诊伤侧胸部呈鼓音，听诊见呼吸音消失。

（三）张力性气胸

1. 症状　表现为严重或极度呼吸困难、烦躁、意识障碍、大汗淋漓、发绀。

2. 体征　气管明显移向健侧，颈静脉怒张，多有皮下气肿。伤侧胸部饱满，叩诊呈鼓音，听诊见呼吸音消失。

（四）创伤性血胸

1. 症状　出血量大时伤者会出现不同程度的面色苍白、脉搏细速、血压下降和末梢血管充盈不良等低血容量性休克表现，并有呼吸急促表现。

2. 体征　肋间隙饱满，气管向健侧移位，伤侧叩诊浊音和听诊见呼吸音减低。

二、实验室及其他检查

X 线检查：胸透或胸部平片作为胸部创伤的首选检查。如气胸可见伤侧肺萎缩，纵隔向健侧移位；血胸时可见肋膈角饱满等。

【治疗】

一、治疗原则

以抢救生命为首要原则。通过闭式胸腔引流术排出胸腔内积气、积血，尽快恢复肺功能、防治感染。中医治疗主要是针对术后的辨证施治。

二、中医治疗

中医治疗以益气养血为主，具体见表 12－12。

表 12－12　气胸与血胸的中医辨证治疗

证型	气滞血瘀证	气脱血虚证
治法	理气活血，逐瘀通络	益气养血固脱
主方	复元活血汤	益气摄血汤
加减	气滞加厚朴、香附；血瘀重加三棱、莪术	汗出多者加白芍敛阴止汗；出血明显者可加三七、白及止血

三、西医治疗

（一）闭合性气胸

发病时间长且积气量少的病人，不需特殊处理。胸腔内的积气一般可在 1～2 周内自行吸收。大量气胸需进行胸膜腔穿刺排气，或行闭式胸腔引流术，并使用抗生素预防感染。

（二）开放性气胸

将开放性气胸立即变为闭合性气胸，清创、缝合胸壁伤口。予以吸氧，补充血容量，纠正休克，并做闭式胸腔引流。给予抗生素以预防感染。如疑有胸腔内脏器损伤或进行性出血，则需行开胸探查手术。

（三）张力性气胸

张力性气胸时应立即排气，降低胸腔内压力，迅速使用粗针头于第2~3肋间锁骨中线处穿刺胸膜腔减压。必要时给予闭式胸腔引流。持续漏气而肺难以膨胀时需考虑开胸探查手术。

（四）创伤性血胸

1. 非进行性血胸 积血量少者可自行吸收，不需胸穿抽血。中、大量血胸应早期胸穿抽出积血或行闭式胸腔引流术排除积血，予以抗生素预防感染。

2. 进行性血胸 积极输血、补液，纠正休克。及时剖胸探查找出出血部位，可予以结扎或修补出血血管，或者根据需要缝合肺裂伤或行肺叶切除术。

3. 凝固性血胸 在出血停止数日内，尽早剖胸清除血块。若血块机化呈机化性血胸需在伤后4~6周进行纤维板剥脱术以促使肺复张。若血胸合并感染，则按脓胸处理。

（五）闭式胸腔引流术

1. 适应证 ①大量气胸，开放性及张力性气胸；②胸穿后肺无法复张者；③拔除胸腔引流管后气胸或血胸复发；④开胸手术后。

2. 置管位置 ①排气：选取伤侧锁骨中线第2肋间；②排液：选取伤侧腋中线或腋后线6~7肋间。

3. 拔管指征 ①引流管液柱无波动或引流瓶内无气泡冒出，24小时引流量少于50ml或脓腔容量小于10ml；②患者症状减轻，X线检查肺膨胀良好，夹管后无任何不适感；③停止漏气24小时以后。

具有以上指征时可在病人深吸气屏气时拔除引流管，并封闭伤口。

第五节 腹部损伤

腹部损伤（abdominal injury）无论在平时和战时都较为常见，其发生率在平时占各种损伤的0.4%~1.8%，在战时则可占5%~8%。腹部损伤包括腹壁损伤和腹腔脏器损伤。腹部损伤的死亡率与伤后至确定性手术时间有密切关系，伤后2小时内获得正确治疗者，90%可望治愈；随着时间的延迟，死亡率明显增加。本病属于中医学“腹部外伤”“损伤腹痛”的范畴。

【病因病理】

一、中医病因病机

本病因腹部遭受外力作用，导致腹部气机逆乱，脉管及经络损伤，脏腑受损而出现一系列症状。轻则表现为气滞血瘀；重者脏腑破裂，气血暴脱，阴阳离绝而危及生命。

二、西医病因病理

腹部损伤的范围及严重程度很大程度上取决于暴力作用的强度、着力部位和作用力方向等因素。单纯腹壁损伤作用局限，全身反应小，如合并内脏损伤则可有严重全身反应，甚至危及生命。腹部脏器包括空腔脏器和实质脏器。空腔脏器破裂损伤容易导致内容物渗入腹腔引发腹膜炎与继发性感染，严重者可引起感染性休克及多器官功能衰竭。实质脏器损伤主要引起出血，可能导致失血性休克。

【诊断】

一、临床表现

（一）症状

1. 全身症状 单纯腹壁损伤的症状一般较轻，可无全身明显表现。若伤及内脏可出现发热、休克等表现。

2. 局部症状

（1）腹痛：腹部损伤大都具有腹痛症状，发生率为95% ~100%。早期伤员诉说疼痛最重的部位，常是脏器损伤的部位。

（2）恶心、呕吐：空腔脏器破裂、腹腔内出血均可刺激腹膜，引起反射性恶心、呕吐。

（3）腹胀：早期无明显腹胀，晚期由于腹膜炎产生肠麻痹后腹胀常明显。

（二）体征

1. 腹部视诊 可发现腹部皮肤青紫、肿胀、瘀斑和（或）体表伤口。

2. 腹膜刺激征 若波及腹膜可出现腹部压痛、反跳痛和肌紧张等。

3. 腹部听诊 肠鸣音减弱或消失。

4. 腹部叩诊 出现移动性浊音或肝浊音界消失。

二、实验室及其他检查

（一）实验室检查

1. 血常规 连续检查出现红细胞计数、血红蛋白、血细胞比容进行性下降，提示腹腔内出血。白细胞及中性粒细胞计数升高多因腹腔内出血所致或为空腔脏器破裂继发腹膜炎所致。

2. 淀粉酶检测 血、尿淀粉酶升高提示有胰腺损伤。但要注意，当腹膜后十二指肠破裂时血清淀粉酶也会升高。

（二）影像学检查

一般的可选择腹部X线检查及腹部CT检查，目前已经将腹部CT检查作为腹部损伤的常规检查，它能够早期发现损伤脏器以及便于动态观察、指导临床治疗。

（三）诊断性腹腔穿刺（DPP）

适用于闭合性损伤怀疑有腹腔内出血或者空腔脏器穿孔者。对于严重腹胀、晚期妊娠、不能配合者不宜行腹腔穿刺。

（四）诊断性腹腔灌洗（DPL）

适用于腹穿阴性又怀疑腹腔脏器损伤者。检查结果符合以下任何一项即为阳性：①灌洗液含有肉眼可见的血液、胆汁、胃肠内容物；②显微镜下红细胞计数超过$100 \times 10^9/L$，

或白细胞计数超过 $0.5\times10^{9}/L$；③淀粉酶超过 100 Somogyi 单位；④灌洗液中培养发现细菌。

【治疗】

一、治疗原则

（一）西医治疗原则

1. 先明确诊断，再权衡轻重、辨清缓急，对于有休克者先抢救休克，需要手术者积极行术前准备。

2. 对于开放性腹部损伤和盲管伤应剖腹探查，对于腹腔内脏器损伤先处理实质性脏器，后处理空腔脏器。

3. 单纯腹壁损伤处理原则与体表其他软组织损伤相同。

（二）中医治疗原则

1. 对已明确或未明确腹部空腔脏器损伤者，不宜中药内服治疗。

2. 对非手术治疗的轻症患者，在病情稳定后可予以中药治疗。

3. 对手术后的患者，可予以中药辨证治疗。

二、中医治疗

根据病症分析，分为气滞血瘀和腑气不通两型（表 12 – 13）。

表 12 – 13　腹部损伤的中医辨证治疗

证型	气滞血瘀证	腑气不通证
治则	行气化瘀	通腑攻下
主方	柴胡疏肝散	大承气汤
加减	腹胀痛明显者加大黄、枳实破积导滞；刺痛重者加桃仁、红花	气虚者加黄芪、白术；积滞明显加三棱、莪术

三、西医治疗

（一）非手术治疗

1. 适应证　①单纯腹壁损伤者；②虽然有腹内脏器损伤，但生命体征稳定，无明显腹膜炎者；③诊断不明确，但病情稳定无手术指征者，可边治疗边观察。

2. 治疗措施　①禁饮食，腹胀时应行胃肠减压；②补液维持水、电解质、酸碱平衡，必要时行营养支持；③使用抗生素以预防感染。

（二）手术治疗

1. 适应证　①开放性腹部损伤和盲管伤者；②对确诊腹内脏器穿孔有严重腹膜炎者；③腹内实质脏器破裂，生命体征不稳定者；④非手术治疗无效，病情加重者。

2. 治疗措施　①切口选择腹直肌切口或旁正中切口，麻醉采用全麻或硬膜外麻醉。②探查次序原则上应先探查肝、脾等实质器官，同时探查膈肌、胆囊有无破损；接着从胃开始，逐段探查十二指肠第一段、空肠、回肠、大肠以及其系膜；然后探查盆腔脏器；再后则切开胃结肠韧带显露网膜囊，检查胃后壁和胰腺。待探查结束，对探查所得伤情做一全面估计，然后按轻重缓急逐一予以处理。原则上是先处理出血性损伤，后处理穿破性损伤；对于穿破性损伤，应先处理污染重的损伤，后处理污染轻的损伤。③关腹前应彻底用生理盐水冲洗腹腔，清除腹内残留异物。根据需要放置乳胶管引流，或负压吸引。

第六节　泌尿系统损伤

泌尿系损伤多发生于男性尿道，肾与膀胱次之，输尿管损伤最少见。泌尿系统损伤大多是胸、腹、腰部或骨盆严重损伤的合并伤，尽早确定诊断，早期给予正确合理的处理措施，对泌尿系统损伤的预后极为重要。本病属于中医学“腰痛”“腹痛”“血淋”等范畴。

肾损伤

由于肾脏位置较隐蔽，深藏于肾窝，受到肋骨、腰肌、脊椎和前面的腹壁、腹腔内脏器、上方膈肌的保护，正常肾有一定的活动度，故不易受损。但肾质地脆，包膜薄，周围有骨质结构，一旦受暴力打击就可以引起肾损伤（renal trauma）。同时由于肾脏血液循环丰富，在挫伤或轻度裂伤时容易愈合。

【病因病理】

一、中医病因病机

肾损伤的中医分型及病因病机见表12－14。

表12－14　肾损伤的中医分型及病因病机

瘀血内阻	跌打损伤，伤及肾络，络脉断裂，血不循经，溢于脉外，瘀血内阻
气阴两虚	病程日久，耗气伤血，肾为水脏，肾血流失，肾阴不足，气阴两虚

二、西医病因病理

（一）病因

1. 开放性损伤　多由火器、刀刃等锐器致伤，常伴有胸、腹部等合并伤。

2. 闭合性损伤　多因直接暴力（钝器伤）或间接暴力（对冲伤）所致。

（二）病理

肾损伤以闭合性损伤最常见，根据损伤的程度可分为以下病理类型（图12－1）。

1. 肾挫伤　最多见，损伤仅局限于部分肾实质。表现为肾实质毛细血管破裂，肾包膜完整，约半数病人可出现镜下血尿，可以自行愈合。

2. 肾部分裂伤　实质部分裂伤伴有肾包膜破裂，可导致肾周血肿。如有肾盂、肾盏黏膜破裂，则可有明显的血尿，并可导致尿外渗而引起肾周围组织蜂窝织炎或肾周围脓肿。

3. 肾全层裂伤　为肾实质、被膜、肾盂与肾盏黏膜的破裂。此种病理类型常引起广泛的肾周血肿、血尿和尿外渗，病人可发生休克。

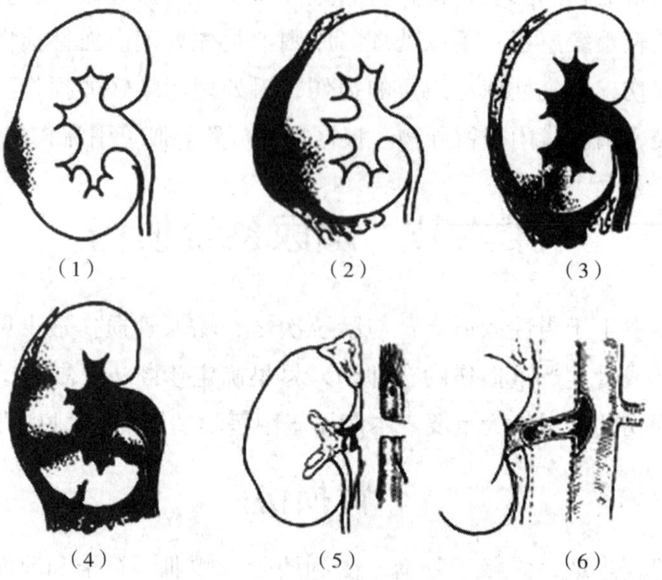

图 12-1 肾损伤病理类型

（1）肾挫伤：肾瘀斑及包膜下血肿；（2）肾部分裂伤：表浅肾皮质裂伤及肾周围血肿；

（3）肾实质全层裂伤：肾周血肿、血尿和尿外渗；（4）肾横断；

（5）肾蒂血管断裂；（6）肾动脉内膜断裂及血栓形成

4. 肾蒂血管损伤 此型病理类型较为严重，常由于肾蒂或肾段血管的部分或全部撕裂而引起大出血和休克，患者常来不及抢救而死亡。

肾损伤晚期病理改变包括由于持久尿外渗形成的尿囊肿；血肿、尿外渗引起组织纤维化，压迫肾盂-输尿管交界处导致的肾积水；开放性肾损伤偶可发生动-静脉瘘或假性肾动脉瘤；部分肾实质缺血或肾蒂周围纤维化压迫肾动脉，引起肾血管性高血压等。

【诊断】

一、临床表现

（一）症状

1. 休克 多为失血性休克，多见于肾裂伤及肾蒂损伤病人。

2. 血尿 为大多数肾损伤病人共有征象，轻者表现为镜下血尿，重者为肉眼血尿，可伴有条状血块和肾绞痛。但血尿程度与肾损伤程度不一定成比例。

3. 疼痛 由于肾脏挫伤导致肾被膜张力增加以及肾周围软组织肿胀而引起患侧腰痛。血液、尿液渗入腹腔或合并腹内脏器损伤时，出现全腹疼痛和腹膜刺激症状。血块通过输尿管时可发生肾绞痛。

4. 发热 血肿及尿外渗吸收可致发热，但多为低热。如出现高热，应考虑继发感染的可能。

（二）体征

可发现腰腹部肿块、触痛及肌紧张。

二、实验室及其他检查

（一）实验室检查

1. 尿常规　应尽早收集尿液，行尿常规检查，以免贻误诊断，尿中常会有大量红细胞。

2. 血常规　血红蛋白与血细胞比容持续降低提示有活动性出血。血白细胞数增多应注意是否存在感染灶。

（二）影像学检查

1. 肾脏 CT　可清晰显示肾皮质裂伤、尿外渗和血肿范围，显示无活力的肾组织，并可了解与周围组织和腹腔内其他脏器的关系，为首选检查。

2. B 超　能提示肾损伤的部位和程度，有无包膜下和肾周血肿、尿外渗，其他器官损伤及对侧肾等情况。

3. 排泄性尿路造影　使用大剂量造影剂做静脉尿路造影，可发现造影剂排泄减少。从而评价肾损伤的范围和程度。

4. 动脉造影　适用于排泄性尿路造影未能提供肾损伤的部位和程度，尤其是伤侧肾未显影，做选择性肾动脉造影可显示肾动脉和肾实质损伤情况。

【治疗】

一、治疗原则

卧床休息，保护肾功能，止血、利尿，预防感染。

二、中医治疗

根据肾损伤不同时期进行综合辨证治疗（表 12－15）。

表 12－15　肾损伤的中医辨证治疗

证型	瘀血内阻证	气阴内虚证
治法	活血祛瘀，消肿止痛	益气养阴，滋补肝肾
主方	活血散瘀汤	六味地黄汤
加减	伤津者加芦根；肿块明显加三棱、莪术破血消积	便秘者加大黄、芒硝，伤阴者加生地黄、麦冬
外治	可给予消瘀止痛膏、消痛散外敷或外擦	

三、西医治疗

（一）非手术治疗

1. 绝对卧床休息 2～4 周，待病情稳定，血尿消失后可以允许病人离床活动。

2. 密切观察生命体征变化，注意腰腹部肿块范围有无增大以及每次排出的尿液颜色变化。

3. 加强支持，维持水、电解质平衡，保持足够尿量。

4. 早期应用抗生素以预防感染，给予止血、镇静等对症治疗。

（二）手术治疗

1. 手术指征 出现以下情况者需进行手术治疗。

（1）开放性肾损伤、严重肾脏断裂伤及肾蒂伤、合并内出血休克者。

（2）经非手术治疗休克不能纠正，血尿逐渐加重者。

（3）腰、腹部肿块明显增大者。

（4）合并有腹腔脏器损伤并出现腹膜炎者。

2. 手术方式 可选择肾周围引流术，肾修补术或肾部分及全切术，肾血管修复及肾动脉栓塞等术式。

膀胱损伤

膀胱位于骨盆深处，空虚时不易损伤。膀胱充满尿液时会高出耻骨联合，容易导致膀胱损伤。膀胱损伤（bladder trauma）可分为开放性损伤和闭合性损伤。开放性损伤多见于战时，往往合并其他脏器损伤。闭合性损伤可因钝器伤以及挤压等暴力导致，或者并发于骨盆骨折。此外，手术或器械检查也可引起膀胱损伤。膀胱损伤在中医文献中也有记载，如《景岳全书·血证》曰："溺孔之血，其来近者，出自膀胱……膀胱受伤，脉络破损，血溢脉外，随尿排出，即为尿血；血留于内，瘀滞不行而致腹痛。"

【病因病理】

一、中医病因病机

膀胱位于少腹，而暴力或跌伤作用于少腹，致膀胱经脉损伤，络破血溢，发为尿血。离经之血，留滞体内，形成血瘀，瘀血凝滞不通故小腹不适或疼痛。膀胱受伤，瘀血阻窍，气化不行故小便不利。瘀血化热，则尿黄赤，排尿茎痛。舌质紫暗或有瘀斑，脉沉涩均为瘀血内阻之征。

二、西医病因病理

（一）病因

1. 开放性损伤 由弹片、子弹或锐器贯通所致，常合并其他脏器损伤。

2. 闭合性损伤 当膀胱充盈时，下腹部遭撞击、挤压、骨盆骨折骨片刺破膀胱壁所致。

3. 医源性损伤 见于膀胱镜检查或治疗。

（二）病理

1. 未破裂膀胱 膀胱黏膜或肌层损伤，膀胱壁未穿破者，局部表现为出血或形成血肿，无尿外渗，可有血尿发生。

2. 破裂膀胱 严重损伤时可发生膀胱破裂，可分为腹膜外型与腹膜内型两类。

（1）腹膜外型：膀胱壁破裂，但腹膜完整。尿液外渗到膀胱周围组织及耻骨后间隙，沿骨盆筋膜到盆底，或沿输尿管周围疏松组织蔓延到肾区。大多由膀胱前壁的损伤引起，常伴有骨盆骨折。

（2）腹膜内型：膀胱壁破裂伴腹膜破裂，与腹腔相通，尿液流入腹腔，引起腹膜炎。

多见于膀胱后壁和顶部损伤。有病变的膀胱（如膀胱结核）过度膨胀，发生破裂，称为自发性膀胱破裂。

【诊断】

一、临床表现

（一）症状

1. 出血与休克 合并骨盆及其他脏器损伤可导致出血或失血性休克。

2. 排尿障碍与血尿 膀胱破裂后，有大量血尿者少见，但合并骨盆骨折的患者排尿困难及尿潴留常存在。膀胱破裂后有血块堵塞时，或尿外渗到膀胱周围、腹腔内，则无尿液自尿道排出。

3. 疼痛 多表现为下腹部或耻骨后的疼痛。合并骨盆骨折时，疼痛更为显著。腹膜腔外破裂者下腹及骨盆部疼痛明显，或放射到会阴、直肠及下肢。腹膜腔内膀胱破裂者早期可无明显腹膜炎症状，当渗尿较多时，疼痛由下腹扩张至全腹形成腹膜炎。

（二）体征

1. 耻骨上区压痛、直肠指检触及直肠前壁有饱满感，提示腹膜外型膀胱破裂。

2. 腹部触诊可见腹肌紧张，压痛及反跳痛，叩诊出现移动性浊音，提示腹膜内型膀胱破裂。

3. 骨盆骨折引起膀胱及尿道损伤，则兼有后尿道损伤的症状和体征。

二、实验室及其他检查

（一）实验室检查

1. 尿常规 可表现为镜下血尿或肉眼血尿。

2. 血常规 可见红细胞计数、血红蛋白下降以及白细胞计数升高等。

3. 导尿注水试验 膀胱损伤时，导尿管可顺利插入膀胱（尿道损伤常不易插入），仅流出少量血尿或无尿流出。经导尿管注入灭菌生理盐水200ml，停留片刻后回抽，若液体进出量差异很大，提示膀胱破裂。

（二）其他特殊检查

包括膀胱造影和膀胱镜检查，也可行腹部B超及CT检查。

【治疗】

一、治疗原则

膀胱挫伤不需特殊处理，膀胱破裂者修补裂伤、引流尿液，积极预防感染。

二、中医治疗

《类证治裁》提出："血中有滞气，脐腹隐痛者，不宜骤用固涩，变成肿胀，须参经旨，通因通用。”临床当以通经活络、化瘀止血为治。若血瘀化热，则辅以清热凉血之法。

根据膀胱损伤不同时期辨证治疗见表 12－16。

表 12－16　膀胱损伤的中医辨证治疗

证型	膀胱瘀血证	气阴两虚证
治法	止血通络，化瘀止痛	益气养阴
主方	七厘散加减	知柏地黄汤加减
加减	若瘀阻不通，可加冬葵子、生蒲黄以化之；血量较多，加茜草根，侧柏叶；瘀滞化热尿黄赤、滴沥不爽者加山栀、地丁、蒲公英、竹叶、白茅根以清热利尿	阴伤者加生地黄、麦冬；心烦不寐者加栀子、夜交藤；自汗者加黄芪、浮小麦

三、西医治疗

（一）非手术治疗

1. 卧床休息，多饮水，自行排尿或导尿引流。
2. 给予补液、止血等对症治疗，使用抗生素预防感染。

（二）手术治疗

膀胱破裂伴有出血和尿外渗时，病情严重，需尽早施行手术。

1. 腹膜外型破裂　做下腹部正中切口，腹膜外显露并切开膀胱，清除外渗尿液，修补膀胱穿孔，做耻骨上膀胱造瘘。

2. 腹膜内型破裂　应行剖腹探查，同时处理其他脏器损伤，吸尽腹腔内液体，分层修补腹膜与膀胱壁，并做腹膜外耻骨上膀胱造瘘。同时应充分引流膀胱周围尿液，使用足量抗生素。若发生膀胱颈撕裂，需用可吸收缝线准确修复，以免术后发生尿失禁。

尿道损伤

尿道损伤（urethral trauma）是临床常见疾病，占泌尿系统损伤的 10%～18% 以上。尿道损伤多见于男性，在解剖上男性尿道以尿生殖膈为界，分为前、后两段。前尿道包括球部和阴茎部，后尿道包括前列腺部和膜部。球部和膜部的损伤为多见。尿道损伤如处理不当，可发生感染、狭窄、尿外渗及瘘口等后果。

【病因病理】

一、中医病因病机

外力作用于机体，造成经络血脉受损，血溢脉外，经脉不通，瘀血形成，久则瘀积不去，新血难生，脏腑受损。同时也影响气机的运行，气滞、血瘀互为因果。

二、西医病因病理

（一）病因

1. 尿道内损伤　常见损伤部位为尿道口、尿道球部及前列腺部。可因医源性或泌尿系统结石排出时造成，也有因性情乖戾用各种不同物质探入尿道而致者。

2. 尿道外损伤

（1）前尿道损伤：开放性损伤见于战时，偶见咬伤。闭合性损伤多发生尿道球部，常因会阴部骑跨伤所致，偶见踢伤。

（2）后尿道损伤：战时可见开放性损伤，平时多见闭合性损伤。后尿道膜部损伤较前列腺部为多见，常合并骨盆骨折。有时为骨折端刺伤尿道，有时为骨盆骨折时使尿生殖膈左右或前后强力移动而致膜部损伤。

（二）病理

1. 损伤期　闭合性尿道损伤在72小时内为损伤期。局部病理为损伤处的组织破坏与缺损，尿道失去完整性或连续性，并伴有水肿与血肿。

2. 炎症期　闭合性尿道损伤已超过72小时；或开放性尿道损伤虽在72小时内，但已有感染迹象者。炎症期一般持续3周左右。此期局部组织水肿、渗出增多，细胞变性、坏死。

3. 狭窄期　尿道损伤3周以后，损伤部位炎症逐渐消退，但纤维组织增生，形成瘢痕，致尿道狭窄，为狭窄期。

【诊断】

一、临床表现

（一）症状

1. 尿道出血　外伤后即使不排尿时也可见尿道外口滴血，尿液可为血尿。

2. 疼痛　受损伤处疼痛，有时可放射到尿道外口，排尿时更加明显。

3. 排尿困难　尿道挫裂伤时因疼痛而致括约肌痉挛，发生排尿困难。尿道完全断裂时，则可发生尿潴留。

4. 休克　损伤严重时可因失血过多导致休克发生。

（二）主要体征

1. 局部血肿　尿道骑跨伤常发生会阴部、阴囊处肿胀、瘀斑及蝶形血肿。

2. 尿外渗　尿道断裂后，用力排尿时，尿液可从裂口处渗入周围组织，形成尿外渗，出现阴茎肿胀等。

二、实验室及其他检查

1. 导尿试验　尿道挫伤或较小的裂伤，导尿管一般能通过损伤部位，进入膀胱，排出清亮尿液或稍带血性尿液；尿道断裂或已大部断裂、尿道周围血肿压迫尿道移位或外括约肌痉挛，均使导尿失败。

2. 直肠指检　前尿道损伤，直肠指检正常；后尿道断裂，前列腺可向上移位而不能触到，若能触到则有浮动感，前列腺窝空虚而能触到耻骨。

3. X线检查　用以了解骨盆骨折情况。但是需轻轻搬动病人，避免加重骨盆损伤与尿道损伤的程度。

4. 尿道造影　了解尿道破损的程度、部位及有无尿外渗。

三、中医辨证要点

1. 尿道络伤证 损伤早期尿道滴血、疼痛，色鲜红，小便困难或者不能排出，舌淡苔白，脉弦。

2. 瘀血阻窍证 损伤早期患者表现为尿道疼痛，尿道出血，损伤部位青紫肿胀，小便不利，舌质紫暗或有瘀斑，脉沉涩。

【鉴别诊断】

男性尿道损伤由于损伤部位不同，在处理上有所区别，应予以鉴别（表 12－17）。

表 12－17 不同尿道损伤的鉴别

鉴别要点	球部前尿道损伤	膜部后尿道损伤
受伤方式	骑跨伤	骨盆骨折
伤后膀胱情况	充盈、尿潴留	充盈、尿潴留
尿外渗区域	阴茎、阴囊、下腹部皮下	耻骨后间隙、膀胱周围
导尿	于球部受阻	于膜部受阻
直肠指检	正常	直肠前方有柔软、压痛的血肿
前列腺位置	正常	上升，浮动感

【治疗】

一、治疗原则

恢复尿道连续性，引流膀胱内尿液及尿外渗，预防感染和防治并发症的发生。

二、中医治疗

尿道损伤的中医辨证治疗见表 12－18。

表 12－18 尿道损伤的中医辨证治疗

证型	尿道络伤证	瘀血阻窍证
治法	止血镇痛	活血化瘀
主方	活血止痛散	活血散瘀汤
加减	若血量较多，加茜草根、侧柏叶；瘀滞化热、滴沥不爽者加山栀、蒲公英、白茅根以清热利尿	伴烦躁不安者加磁石、龙骨镇静安神；排尿不畅者可加猪苓、泽泻、车前子利尿

三、西医治疗

（一）紧急处理

尿道球海绵体严重出血时可导致休克发生，应立即压迫会阴部止血，同时采取抗休克措施，尽早施行手术治疗。如尿潴留未能立即手术者，可进行耻骨上膀胱穿刺造瘘引流尿液。

（二）尿道内损伤的处理

1. 轻者只需对症处理，给予止痛、止血、消炎类药物，严重损伤者，需要进行尿路重建，修补尿道。对于血肿、脓肿与尿外渗需行切开引流。根据尿道损伤程度，在愈合期内行尿道扩张术。

2. 异物损伤的患者应将异物取出，一般经尿道口取出，必要时采取尿道切开术。

3. 灼烧患者，先行尿道冲洗，同时止痛、消炎、预防感染。严重损伤时，应在耻骨上膀胱造瘘引流尿液。愈合期要定期扩张尿道，防止狭窄。对广泛狭窄者，行尿道重建术。

（三）尿道外损伤的处理

1. 休克的处理　积极输液、输血抗休克治疗。

2. 抗感染　使用抗生素以防治感染的发生。

3. 引流尿液　尿道并未完全断裂而能放入导尿管时，应保留导尿管 2～3 周，不能放导尿管的前、后尿道损伤均需行耻骨上造瘘引流尿液。

4. 恢复尿道的连续性　前尿道损伤者应急行尿道修补术，术后效果良好。如损伤严重或超过 24 小时并有明确感染，则只行单纯引流尿液及局部换药；待伤口愈合后 3～6 个月，再行二期尿道修复手术。后尿道损伤诊断明确者，若不能插入导尿管，则均行耻骨上膀胱造瘘。

5. 引流外渗尿液　凡有明显尿外渗及伴有感染时，应彻底切开引流。

6. 合并伤的处理　如骨盆骨折、大出血、肝脾损伤等均应进行相应积极处理。

7. 预防尿道狭窄　术后均应做定期尿道扩张，预防尿道狭窄。

第七节　多发性创伤与挤压综合征

多发性创伤

多发性创伤系指在同一致伤因素作用下，人体同时或相继遭受两处以上解剖部位的严重创伤。人体各部位的创伤发生率为：四肢 75%，头 54%，胸 30.8%，腹 29.7%，骨盆 28.8%，泌尿系统 21.6%。其临床特点表现为：应激反应严重，伤情变化快，死亡率高；伤势重，休克发生率高；严重低氧血症；伤后并发症和感染发生率高。

【病因病理】

一、中医病因病机

多发性创伤的中医分型及病因病机见表 12－19。

表 12－19　多发性创伤的中医分型及病因病机

气滞血瘀证	暴力作用机体，而致血脉受损，血凝于脉，经络阻塞，而致气滞血瘀
邪毒内陷证	多发创伤，气血瘀滞，经络阻塞，新血不生，血枯精耗，瘀血邪毒由表及里，内陷脏腑，导致脏腑不和，诸多辨证

二、西医病因病理

多发伤对机体是一种强烈且有害的刺激，致使机体产生了一系列的神经－内分泌变化，导致心率加快、心肌收缩力加强、心排血量增加、外周血管收缩、胰高血糖素分泌的增加、抗利尿激素和醛固酮分泌增多和β－内啡肽合成增加等，使得整个机体呈高代谢率状态，导致高血糖、脂肪动员分解加强、血中游离脂肪酸和酮体明显增高，蛋白分解加强，合成减少，机体呈现负氮平衡状态。

【诊断】

一、临床表现

（一）局部表现

典型的表现为疼痛、肿胀青紫、出血以及功能障碍。由于损伤部位不同，可出现一些特殊症状。如颅前窝骨折出现“熊猫眼”征以及脑脊液鼻漏。多根多处肋骨骨折出现反常呼吸等。

（二）全身表现

1. 休克　临床表现为神志淡漠、烦躁不安、皮肤湿冷、心率加快、血压下降、尿量减少、中心静脉压下降等。

2. 呼吸困难　头颈部的损伤、多发肋骨骨折、连枷胸、血气胸均可引起呼吸困难。

3. 意识障碍　常由于颅脑损伤所致，如脑挫裂伤昏迷时间长、昏迷程度深浅不一，可有肢体偏瘫、失语、出现病理反射和生命体征的改变。

二、实验室及其他检查

（一）实验室检查

1. 血常规　可协助了解进行性出血以及有无合并感染。

2. 尿液检查　可出现血红蛋白尿及尿比重增加。

（二）影像学检查

1. X 线检查：可以了解骨折情况及胸、腹部损伤情况。

2. B 超、CT、MRI 检查可进一步明确诊断。

【治疗】

一、治疗原则

把握“先治疗，后诊断”以及“边治疗，边诊断”原则。

二、中医治疗

多发性创伤的中医辨证治疗见表 12－20。

表 12-20　多发性创伤的中医辨证治疗

证型	气滞血瘀证	邪毒内陷证
治法	行气化瘀	清热凉血
主方	复元活血汤	五味消毒饮
加减	痛甚加乳香、没药止痛；瘀甚加三七、蒲黄；出血者可加茜草、侧柏叶止血	出血者可加茜草、侧柏叶止血；气滞者加苏木、木香、川芎理气

三、西医治疗

（一）现场急救

现场急救的重点是清理呼吸道、心肺复苏、止血、止痛等基础生命支持，将开放性损伤转为闭合性损伤，并将骨折适当固定，预防进一步损伤。

1. 保持呼吸道的通畅　包括清除口腔内异物、血块和堵塞物，托起下颌开放气道、人工呼吸、环甲膜穿刺、气管内插管，及时处理血气胸和连枷胸等。

2. 止血　有明显出血者可予以加压包扎，一般均能控制出血。若有大血管出血时可考虑应用止血带止血。对于隐匿性出血，应迅速找到出血部位，才能有效控制出血。

3. 封闭胸部开放伤口　胸部开放伤口、连枷胸应及时予以敷料遮盖，以减少缺氧，维持胸腔负压，降低死亡率。

（二）抗休克治疗

严重多发创伤性休克，积极补充血容量是救治成功的关键。应立即建立两条以上静脉输液通道，在半小时内输入1000～2000ml液体，包括平衡液、代血浆和右旋糖酐。为防止发生组织间质水肿，可输入全血、血浆和白蛋白等胶体液。

（三）多发性创伤的手术处理

严格掌握手术适应证，合理安排手术先后顺序。一般按抢救、急诊和择期手术顺序进行，先颅脑，后胸腹，最后四肢、脊柱；先无菌，后有菌。有时也可急诊手术与择期手术同时进行。抢救手术指需立即进行而不能拖延的手术，属于择期手术者可安排在生命体征完全稳定后。

（四）创伤术后处理

对于心功能不全及肺脏损伤者要控制输液量以免加重肺水肿及心脏负担。同时还应注意多发性创伤引起体内毒性物质蓄积造成肝功能及肾功能衰竭，应予以保护。

（五）积极预防感染发生，早期应用广谱抗生素

多发性创伤容易引起局部及全身感染的发生，很多患者常由于严重感染而导致死亡，因此应早期选用广谱抗生素以预防感染的发生。

挤压综合征

挤压综合征是指四肢或躯干肌肉丰富部位遭受重物长时间的压迫，在解除压迫后，出现的以肢体肿胀、肌红蛋白尿、高血钾以及急性肾衰竭为特点的损伤，其死亡率超过40%。中医学称之为“压迮伤”。清·胡廷光《伤科汇纂·压迮伤》载：“压迮伤，意外所迫致

也。或屋倒墙塌，或木断石落，压著手足，骨必折断，压连身躯，人必昏迷”。中医学认为挤压伤可引起人体内部气血、经络、脏腑的功能紊乱。

【病因病理】

一、中医病因病机

躯体受到外力作用导致气血阻滞，津液滞留不能输布全身，水湿外溢于肌肤之间而发生肿胀，积聚不散，化热成脓，腐败腥臭。

二、西医病因病理

本病多发生于房屋倒塌、交通事故等意外伤害。其发病机制有以下两个中心环节。

（一）肌肉缺血性坏死

患部组织受到较长时间的压迫，肌肉因缺血而产生类组胺物质，在解除外界压力后，这些物质进入血液循环使毛细血管扩张、通透性增加，肌肉发生缺血性水肿，体积增大，造成肌内压力上升，进而致使肌肉组织的局部循环发生障碍而形成缺血－水肿恶性循环，骨筋膜间隔封闭区域内的肌肉与神经最终将发生缺血性坏死。

（二）肾功能障碍

肌肉坏死后肌红蛋白、钾、磷、镁离子及酸性产物等有害物质大量释放，通过已恢复的血液循环进入体内，加重了创伤后机体的全身反应，同时由于尿液酸度增加，肌红蛋白更易在肾小管内沉积，造成阻塞和毒性作用，形成尿少甚至尿闭，加速了急性肾功能衰竭的发生。

【诊断】

一、临床表现

（一）局部症状

局部出现疼痛，肢体肿胀，皮肤压痕、变硬，皮下瘀血，皮肤张力增加，以及在受压皮肤周围有水疱形成等。

（二）全身症状

1. 休克 部分伤员早期可不出现休克，或休克期短而未发现。有些伤员因挤压伤强烈的神经刺激，广泛的组织破坏，大量的血容量丢失，可迅速发生休克。

2. 肌红蛋白尿 伤员在伤肢解除压力后 24 小时内出现浓茶色尿液，应考虑肌红蛋白尿。肌红蛋白尿在血中和尿中的浓度于伤肢减压后 3～12 小时达高峰，以后逐渐下降，1～2 天后可变清亮。

3. 高血钾及心脏损害 肌肉坏死后大量的细胞内钾离子进入血液循环，加之肾功能衰竭引起排钾困难，在少尿期血钾可以每日上升 2mmol/L，甚至在 24 小时内上升到致命水平。高血钾同时伴有高血磷、高血镁及低血钙，可以加重血钾对心肌的抑制和毒性作用。

4. 酸中毒及氮质血症　肌肉缺血坏死以后，大量磷酸根、硫酸根等酸性物质释出，使体液 pH 降低，导致代谢性酸中毒。临床上可出现神志不清，呼吸深大，烦躁口渴，恶心、呕吐等酸中毒、尿毒症的表现。

二、实验室及其他检查

（一）实验室检查

1. 尿液检查　可发现尿比重降低，肌红蛋白含量升高，尿素氮及尿肌酐上升。

2. 血液检查　血红蛋白、红细胞计数、血细胞比容的检测可以估计失血量以及血浆成分丢失程度。血小板计数与出、凝血时间检查可提示机体凝血状态。血钾、血镁、血肌红蛋白测定可了解病情的严重程度。

（二）影像学检查

为了明确病变部位及程度，可选择 X 线、B 超、CT 及 MRI 检查。

【治疗】

一、治疗原则

尽早解除压迫，做到早期诊断、早期伤肢切开减张与防治肾功能衰竭。

二、中医治疗

（一）辨证论治

1. 瘀阻下焦证

症候：伤后患肢肿胀，腹中满胀，尿少黄赤，大便不通，舌红有瘀斑，苔黄腻，脉频数。此型多见于发病初期。

治法：活血化瘀，清泄下焦。

主方：桃仁承气汤。

加减：小便不通者加泽泻、猪苓；痛甚者加乳香、没药。

2. 水湿潴留证

症候：外伤挤压后小便不通，大便不下，腹胀满，口干而渴，苔腻而厚，脉弦数或滑数。此型多见于肾功能衰竭少尿期。

治法：化湿利水，益气生津。

主方：猪苓汤和四君子汤。

加减：有瘀者加三七、红花；有寒者加附子、肉桂。

3. 气阴两虚证

症候：尿多，气短，乏力，盗汗，面色苍白，舌质红、无苔或少苔，脉细数无力。此型多见于肾功能衰竭多尿期。

治法：益气养阴固肾。

主方：四君子汤和生脉散。

加减：五心烦热加栀子、合欢皮；盗汗加知母、黄柏。

4. 气血不足证

症候：患者饮食、二便已基本正常，但肢体肌肉尚肿痛，面色苍白，全身乏力，舌淡红、苔薄，脉缓而无力。此症见于尿毒症已解除的恢复期患者。

治法：益气养血通络。

主方：八珍汤。

加减：血虚者加黄芪、鸡血藤；腹胀者加苏木、莱菔子。

（二）针灸治疗

对昏迷不醒者可针刺人中、涌泉、百会等穴。

三、西医治疗

（一）现场急救处理

1. 力争及早解除重物压力，减少本病发生的机会。
2. 伤肢制动，以减轻疼痛。
3. 对有开放性伤口和活动性出血者，应止血并简单包扎。

（二）伤肢处理

1. 筋膜间隔区早期切开减张 是伤肢处理的重要措施。早期切开减张的适应证为：

（1）有明显挤压伤史。

（2）有1个以上筋膜间隔区受累，局部张力高，明显肿胀，出现水疱及相应的运动、感觉障碍者。

（3）尿液肌红蛋白试验阳性。

2. 截肢适应证

（1）患肢已无血运或严重血运障碍，估计保留后无功能者。

（2）全身中毒症状严重，经切开减张等处理，不见症状缓解，并危及病人生命者。

（3）伤肢并发特异性感染，如气性坏疽等。

（三）急性肾衰竭与高血钾的治疗

1. 潜伏期处理 及时纠正休克及脱水，可输入新鲜血浆，适当补充晶体液；必要时应用碱性药物，如碳酸氢钠。尽早采取利尿措施，可予以20%甘露醇或呋塞米。

2. 少尿期或无尿期处理 此期主要在于维持体液平衡及控制高血钾。

3. 多尿期处理 此期应注意补充一定量的液体，并注意纠正电解质紊乱。

4. 恢复期处理 此期重点在于加强营养支持，避免肾功能进一步损害。

第八节 烧伤与冷伤

烧 伤

烧伤（burn）是指热力作用于人体引起的组织损伤。电能、化学物质、放射线引起的组织损伤与热力烧伤相似，故也属“烧伤”范畴。

【病因病理】

一、中医病因病机

烧伤因火毒之邪灼伤人体，以致营卫受损，局部气血瘀滞，经络阻塞，营失镇守，营阴外渗，而致水疱或渗出；渗液量多，阴津亏耗，阴伤阳脱而致脱证；火毒炽盛，火毒内攻，内陷脏腑而致陷证；久病必致脾胃虚弱和气血亏虚。

二、西医病因病理

（一）病因

一般的受伤原因有：①热力伤，如沸水、蒸汽、日光、火焰等；②化学伤，酸、碱和有害气体等；③电击伤，触电、闪电伤；④放射能烧伤，深度X线、原子能等。

（二）病理

1. 渗出期 烧伤后的立即反应是体液渗出，一般要持续36～48小时。小面积浅度烧伤，体液的渗出量有限，通过人体的代偿，不致影响全身的有效循环血量。烧伤面积大而深者，由于体液的大量渗出和其他血流动力学的变化，可急剧发生休克。烧伤早期的休克基本属于低血容量性休克，但与一般急性失血不同之处在于体液的渗出是逐步的，伤后2～3小时最为急剧，8小时达高峰，随后逐渐减缓。至48小时渐趋恢复，渗出于组织间的水肿液开始回吸收，临床表现为血压趋向稳定，尿液开始增多。

2. 感染期 烧伤水肿回吸收期一开始，感染即上升为主要矛盾。严重烧伤由于经历休克的打击，全身免疫功能显著下降，对病原菌的易感性很高，早期暴发全身性感染的概率也高，且预后最差。烧伤的特点是广泛的生理防御屏障损害，又有广泛的坏死组织和体液渗出，是病原微生物良好的培养基，所以感染的威胁将持续到创面愈合。大面积的侵入性感染，可形成烧伤创面脓毒症。

3. 修复期 烧伤组织发生炎症反应的同时，组织修复也已开始。浅度烧伤多能自行修复，深Ⅱ度烧伤尚可依靠残存的上皮岛融合修复；Ⅲ度浅烧伤创面在生理湿润环境中也可以依靠原位干细胞再生修复创面，Ⅲ度深烧伤则必须依靠皮肤移植修复。

【诊断】

一、临床表现

（一）全身表现

1. 症状 口渴、尿少、纳差、便秘等，后期可出现营养不良。

2. 生命体征变化 常表现为发热，心率加快，呼吸运动度加深、频率加快；血压最初可稍有升高，严重烧伤因渗液增多出现血压下降，甚至发生休克。

（二）局部表现

1. 疼痛 烧伤部位越表浅，面积越大，疼痛越剧烈。

2. 红斑 是Ⅰ度烧伤的体征。

3. 渗出、水疱 渗出是Ⅱ度烧伤的早期体征，可分为隐性渗出和显性渗出。隐性渗出是指组织间渗出，表现为组织肿胀；显性渗出是指创面上的渗出，早期为浆液性渗出，合并感染时可出现炎性甚至脓性渗出液。根据水疱的大小、疱皮薄厚、疱液性状鉴别浅Ⅱ度和深Ⅱ度烧伤。

4. 焦痂 是Ⅲ度烧伤表现，注意焦痂下易出现感染和积脓。

二、实验室及其他检查

1. 血、尿常规检查 烧伤后常见白细胞计数升高、中性粒细胞百分比增高，并出现中毒颗粒；大面积或中等以上程度烧伤，早期常见血液浓缩（血细胞比容升高）；血浆中游离血红蛋白升高，出现血红蛋白尿。

2. 血液生化及血气分析检查 可出现低血钠、低蛋白血症改变，休克期上述变化明显。继发性损害时肝、肾功能可出现异常。烧伤后血气分析常为酸中毒改变。

3. 创面分泌物及血培养加药物敏感试验 可明确感染病原菌及敏感药物。

三、烧伤诊断

（一）烧伤面积的估算

1. 中国新九分法 为便于记忆，将成人全身体表面积划分为11个9%的等份，另加会阴部1%，构成100%的体表面积：即头颈部 =1×9%；双上肢 =2×9%；躯干 =3×9%；双下肢 =5×9% +1%。共为11×9% +1% =100%（表12－21，图12－2）。

表12－21 中国新九分法

部位		占成人体表面积（%）		占儿童体表面积（%）
头颈	发部	3	9	9+(12－年龄)
	面部	3		
	颈部	3		
双上肢	双上臂	7	9×2	9×2
	双前臂	6		
	双手	5		
躯干	躯干前	13	9×3	9×3
	躯干后	13		
	会阴	1		
双下肢	双臀	5*	9×5+1	(9×5+1)－(12－年龄)
	双大腿	21		
	双小腿	13		
	双足	7*		

注：* 成年女性的臀部和双足各占6%。

2. 手掌估计法 无论性别、年龄，病人手指并拢后的单掌面积为自身体表面积的1%，若医者手掌大小与病人近似，可用医者手掌估算。此法可作为九分法的辅助评估方法（图12－3）。

3. 儿童烧伤面积的计算 儿童头大、下肢小，可按下法计算：头颈部面积 =［9 +（12－年龄）］%，双下肢面积 =［46－（12－年龄）］%。

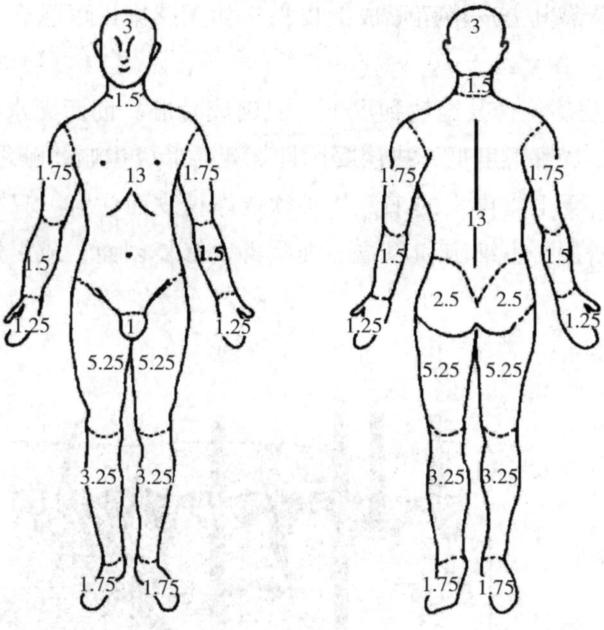

图 12－2　成人各部所占体表面积百分比（%）示意图

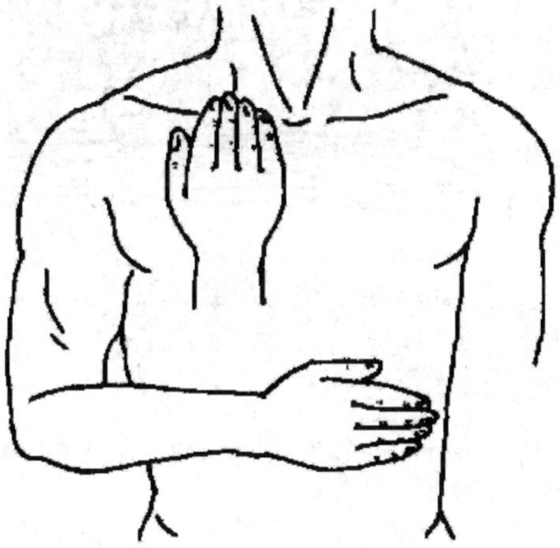

图 12－3　手掌估计法

（二）烧伤深度的判断

采用三度四分法，即分为Ⅰ度、浅Ⅱ度、深Ⅱ度及Ⅲ度。Ⅰ度、浅Ⅱ度烧伤一般称浅度烧伤，深Ⅱ度及Ⅲ度烧伤属深度烧伤。组织损害层次见图 12－4。

1. Ⅰ度烧伤　仅伤及皮肤表皮浅层，生发层健在，再生能力强。表面皮肤有红斑、干燥，疼痛感或烧灼感，3～7 天脱屑痊愈，不留瘢痕，短期内有色素沉着。

2. 浅Ⅱ度烧伤　伤及表皮的生发层、真皮乳头层。局部红肿明显，大小不一的水疱形成，内含淡黄色澄清液体，水疱皮如剥脱可见创面红润、潮湿，疼痛明显。上皮再生依靠残存的表皮生发层和皮肤附件（汗腺、毛囊）的上皮增生。如无感染，1～2 周内愈合，一般不留瘢痕，多数有色素沉着。

3. 深Ⅱ度烧伤　伤及皮肤的真皮层，介于浅Ⅱ度和Ⅲ度之间，深浅不尽一致，也可有不易剥脱的小水疱。但去除疱皮后，创面微湿、红白相间，痛觉较迟钝。由于真皮层内有残存的皮肤附件，可依靠其上皮增殖形成上皮岛，如无感染，可融合修复，需时3～4周，但常有瘢痕增生。

4. Ⅲ度烧伤 全皮层烧伤甚至达到皮下、肌肉或骨骼。创面无水疱，呈蜡白或焦黄色甚至炭化，痛觉消失，局部温度低，皮层凝固性坏死后形成焦痂，触之如“皮革”。因皮肤及其附件已全部烧毁，无上皮再生的来源，必须依靠植皮而愈合。只有很局限的小面积Ⅲ度烧伤，可依靠残留潜能再生细胞和原位干细胞再生修复创面，或以周围健康皮肤的上皮爬行而收缩愈合。

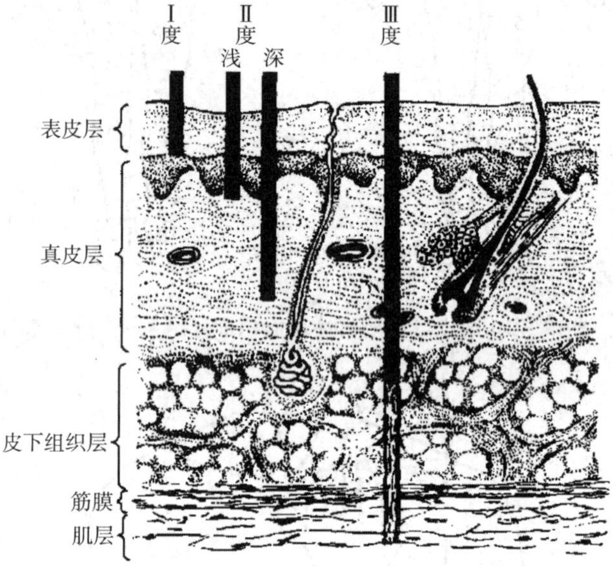

图12－4 烧伤深度示意图

（三）烧伤程度的判断

为了对烧伤严重程度有基本估计，作为决策治疗方案的参考，我国常用下列分度法（以下标准均针对成人）。

1. 轻度烧伤 Ⅱ度烧伤面积10%以下。

2. 中度烧伤 Ⅱ度烧伤面积10%～30%；或Ⅲ度烧伤面积不足10%。

3. 重度烧伤 烧伤总面积30%～50%；或Ⅲ度烧伤面积10%～20%；或Ⅱ度、Ⅲ度烧伤面积虽不到上述百分比，但已发生休克等并发症、呼吸道烧伤或有较重的复合伤。

4. 特重烧伤 烧伤总面积50%以上；或Ⅲ度烧伤面积20%以上；或存在较重的并发症、呼吸道烧伤、复合伤等。

（四）吸入性损伤

吸入性损伤也称呼吸道烧伤，是烧伤的主要致死原因之一。但两者又有所不同，吸入性损伤的致伤因素不单纯由于热力。燃烧时的烟雾中含有大量的化学物质，可被吸入至下呼吸道，这些化学物质有局部腐蚀和引发全身中毒的作用，如CO、氰化物等。

吸入性损伤的诊断要点：①燃烧现场相对密闭；②呼吸道刺激，咳出炭末痰，呼吸困难，肺部可能有哮鸣音；③面、颈、口鼻周围常有深度烧伤，鼻毛烧焦，声音嘶哑。

【治疗】

一、治疗原则

西医学认为小面积浅表烧伤按外科原则一般处理，清创、保护创面，能自然愈合；大面积深度烧伤的全身性反应重，应局部治疗和全身治疗并重。中医学认为烧伤为温热病的主要表现形式，根据卫气营血辨证，四诊合参，进行辨证论治。

二、中医治疗

（一）辨证论治

1. 火毒伤津证

症候：壮热烦躁，口干喜饮，便秘尿赤，舌红降而干，苔黄糙或舌光无苔，脉洪弦或弦细数。

治法：清热解毒，益气养阴。

主方：白虎汤和清营汤。

加减：便秘加生大黄；尿赤加白茅根。

2. 火毒内陷证

症候：壮热、口干、烦躁、或神昏、或气粗鼻扇、或黄疸抽搐、或浮肿少尿及尿闭、或大便秘结或呕血便血，舌红绛苔黄糙或焦干起刺，脉弦洪数或沉实。

治法：清营凉血解毒。

主方：黄连解毒汤和犀角地黄汤。

加减：神昏谵语者加安宫牛黄丸；抽搐者加羚羊角、钩藤。

3. 阴伤阳脱证

症候：神疲倦卧，面色苍白，呼吸气微，表情淡漠，自汗肢冷，尿少，全身或局部水肿，舌淡嫩无苔或舌淡暗苔灰黑，脉微欲绝或虚大无力。

治法：回阳救逆，益气复阴。

主方：参附汤和生脉散。

加减：冷汗淋漓加煅龙骨、白芍、生黄芪。

4. 气阴两虚证

症候：烧伤后期低热或不发热、神疲气短、食欲不振、自汗盗汗、创面愈合缓慢，舌淡，苔薄白或薄黄，脉细弱。

治法：补气养血兼清余毒。

主方：托里消毒散和八珍汤。

加减：食欲不振加神曲、麦芽、砂仁；心烦不寐加酸枣仁、夜交藤。

（二）中医外治

适用于轻中度烧伤，如紫草油膏纱布包扎治疗 1～2 周浅表创面即可愈合；清凉油膏、大黄地榆粉、三黄油浸剂等收敛、消炎、止痛药物。暴露疗法可使创面尽早停止渗液及结痂；通过外敷黄连解毒膏可使焦痂剥离；生肌玉红膏可促进肉芽组织增生，促使创面愈合。

三、西医治疗

（一）现场急救与初期处理

1. 迅速脱离热源 如火焰烧伤应尽快脱离火场，脱去燃烧衣物，就地翻滚或是跳入水池，熄灭火焰，或用被褥等覆盖隔绝灭火。小面积烧伤立即用清水连续冲洗，既可减轻疼痛，又可带走余热。

2. 保护受伤部位 可用干净敷料或布类保护，或行简单包扎后送医院处理，注意保持疱皮完整。

3. 维护呼吸道通畅 应注意保持呼吸道通畅，合并 CO 中毒者应移至通风处，给予氧气吸入。

（二）院内处理

1. 创面处理 清洁皮肤、清除异物。浅Ⅱ度烧伤者水疱皮应予保留；水疱大者，可用消毒空针抽去其内水疱液；深度烧伤者的水疱皮应予清除。如果用包扎疗法，内层用油质纱布外层用吸水敷料均匀包扎，包扎范围应超过创伤边缘5cm。面、颈与会阴部烧伤不适合包扎，则予暴露疗法。一般可不用抗生素。

2. 液体疗法 液体疗法是防治烧伤休克的主要措施。病人入院后，应早期进行静脉穿刺或切开，开通静脉输液通道，这对严重烧伤病人早期救治十分重要。

（1）早期补液：根据国内多年的临床实践，常用下列输液公式：按照病人的烧伤面积和体重计算，伤后第一个 24 小时，每 1% 烧伤面积（Ⅱ度、Ⅲ度）、每千克体重应补充胶体液和电解质液共 1.5ml（儿童 1.8ml、婴儿 2.0ml）。胶体（血浆）液和电解质液（平衡盐液）的比例为 0.5∶1，广泛深度烧伤者与小儿烧伤其比例可改为 0.75∶0.75。另加以5% 葡萄糖溶液补充水分（生理基础需水量）2000ml（小儿另按年龄、体重计算），总量的一半应于伤后 8 小时内输入。第二个 24 小时，胶体液和电解质液为第一个 24 小时的一半，水分补充仍为 2000ml。

举例：一烧伤面积 60%、体重 50kg 的病人，第一个 24 小时补液总量为 $60 \times 50 \times 1.5 + 2000 = 6500$ml，其中胶体液为 $60 \times 50 \times 0.5 = 1500$ml、电解质液为 $60 \times 50 \times 1 = 3000$ml、水分为 2000ml，输入速度先快后慢。第二个 24 小时，胶体液减半为 750ml，电解质液减半为 1500ml，水分仍为 2000ml。紧急抢救一时无法获得血浆时，可以使用低分子量的血浆代用品，但用量不宜超过 1000ml，并须尽快以血浆取代。电解质液、胶体液和水分应交叉输入。

鉴于严重烧伤后因炎症介质的大量释放，导致毛细血管通透性的广泛增高，包括远离烧伤部位的组织、器官，在大量补液的同时，可因血液高度稀释，血管内胶体压下降、静水压上升，从而加剧渗出。细胞间隙积液将影响氧的弥散，体腔内组织水肿和积液可导致多个器官的功能障碍甚至衰竭。故快速补液亦需慎重，特别是对于幼儿。此外，广泛深度烧伤者，常伴有较严重的酸中毒和血红蛋白尿，为纠正酸中毒和避免血红蛋白降解产物在肾小管的沉积，在输液成分中可增配 1.25% 碳酸氢钠。

（2）后期补液：由于病人伤情和个体的差异，抗休克期更应强调严密观察，根据病人的反应，随时调整输液的速度和成分。简便的几项观察指标是：①成人每小时尿量以30～50ml为宜，小儿每千克体重、每小时不低于1ml；②病人安静，无烦躁不安；③无明显口渴；④脉搏、心跳有力，脉率在120次/分以下；⑤收缩压维持在90mmHg、脉压在20mmHg以上；⑥呼吸平稳，在注意输液的同时特别应注意保持呼吸道的通畅；⑦监测中心静脉压。如出现血压低、尿量少、烦躁不安等现象，则应加快输液速度。

3. 烧伤并发全身性感染的治疗　烧伤并发全身性感染的成功防治，关键在于对其感染所致病理生理进程发生和发展规律的认识，并给予早期诊断和治疗。烧伤感染的途径包括外源性与内源性以及静脉导管感染等，需全面认识并予以防治。需要注意以下几方面。

（1）及时而积极地纠正休克：理解并重视烧伤休克和感染的内在联系，及时积极地纠正休克，维护机体的免疫防御功能，保护肠黏膜的组织屏障，对防治感染有重要意义。

（2）正确处理烧伤创面：深度烧伤创面是主要感染源，对深度烧伤应进行早期切痂、削痂植皮，这是防治全身性感染的关键措施。

（3）抗生素的应用和选择：应遵循以下原则。

1）有针对性的选择：抗生素的选择应针对致病菌，根据细菌培养和药敏结果选择并调整抗生素。

2）早期联合应用：一般烧伤创面的病菌多为多菌种，耐药性较其他病区为高，病区内应避免交叉感染。

3）及时停药：感染症状控制后，应及时停药，避免体内菌群失调或二重感染（如真菌感染）。

4. 加强全身营养支持及维持机体内环境稳定　营养支持、水及电解质紊乱的纠正、脏器功能的维护等综合措施均重要。营养支持可经肠内或肠外营养，尽可能用肠内营养法，因其接近生理并可促使肠黏膜屏障的修复，且并发症较少。

5. 烧伤湿性医疗技术　我国学者在中医理论和医学临床思维观的基础上，创立并发展了“烧伤湿性医疗技术”。该技术以湿润烧伤膏为治疗药物，以湿润暴露疗法（MEBT）为治则，以启动自身潜能再生细胞和原位干细胞培植皮肤为技术核心的一项新技术。该技术有效解决了创面疼痛、创面感染、创面进行性坏死及深Ⅱ度创面瘢痕愈合等烧伤临床治疗难题。

冷　伤

冷伤（cold injury）是低温作用于机体所引起的局部或全身性损伤，可分为非冻结性冷伤和冻结性冷伤两类。非冻结性冷伤是人体接触10℃以下、冰点以上的低温，加上潮湿条件所造成的损伤，如冻疮等。冻结性冷伤是由冰点以下的低温所造成，包括局部冻伤和全身冻伤（又称冻僵），中医学称之为“冻僵”“冻裂”。

【病因病理】

一、中医病因病机

冷伤的中医分型及病因病机见表12－22。

表 12－22　冷伤的中医分型及病因病机

寒邪外袭，血脉瘀阻	寒邪外袭，耗伤阳气，收束经脉，致肢体失于温煦，血脉失于通畅，寒主凝滞，血脉凝滞，经络阻塞，甚则肌肤腐烂而成冻伤。寒邪过盛，内中脏腑，阴闭于内阳隔绝于外而亡
元气虚弱，感受寒邪	元气虚弱，素体气血不足不耐寒冷，又因饥饿、创伤等诱因加之天气寒冷而致寒邪外袭，血脉失于通畅，而致冻疮

二、西医病因病理

1. 非冻结性冷伤　机体局部长时间暴露于湿冷环境中，动脉痉挛、皮肤血管发生强烈收缩，血流滞缓，影响细胞代谢。待局部复温后，血管扩张，组织反应性充血、渗出，甚至有微血栓形成，引起组织部分坏死。

2. 冻结性冷伤　机体局部接触冰点以下的低温时形成冻结性冷伤。冻结性冷伤分为两个时相，最初是冻伤，继之是复温后的再灌注损伤。组织温度降至－2℃时，细胞外冰晶形成；随冰晶加大，间质液渗透压增高，导致细胞内脱水、蛋白变性、酶活性下降、细胞功能障碍；复温后局部血管扩张，微循环中血栓形成，释放的氧自由基、血栓素等介质，可进一步加剧毛细血管与组织损伤。

【诊断】

一、临床表现

1. 局部冻伤后皮肤苍白、发凉、麻木或丧失知觉，不易区分其深度。

2. 复温后可按其损伤的不同程度分为四度。

（1）Ⅰ度冻伤（红斑性冻伤）：伤及表皮层。局部红肿、充血；有热、痒、刺痛的感觉。症状数日后消退，表皮脱落、水肿消退，不留瘢痕。

（2）Ⅱ度冻伤（水疱性冻伤）：伤及真皮。局部明显充血、水肿，12～24 小时内形成水疱，疱液呈血清样。水疱在 2～3 周内干燥结痂，以后脱痂愈合。痂下皮肤娇嫩容易损伤，可有轻度瘢痕形成。

（3）Ⅲ度冻伤（腐蚀性冻伤）：伤及全层皮肤或皮下组织。创面由苍白变为黑褐色，感觉消失，创面周围红、肿、痛并有水疱形成。若无感染，坏死组织干燥成痂，4～6 周后坏死组织脱落，形成肉芽创面，愈合甚慢且留有瘢痕。

（4）Ⅳ度冻伤（血栓形成与血管闭塞）：损伤深达肌肉、骨骼，甚至肢体坏死，表面呈死灰色、无水疱；坏死组织与健康组织的分界在 20 日左右明显，通常呈干性坏死，也可并发感染而成湿性坏疽。局部表现类似Ⅲ度冻伤，治愈后多留有功能障碍或致残。

3. 全身冻伤时先有寒战、皮肤苍白、疲乏、无力等表现，继而肢体僵硬、意识障碍、呼吸抑制、心跳减弱、心律失常，最后呼吸、心跳停止。病人复温复苏后常出现心室颤动、低血压、休克，可发生肺水肿、肾衰竭等严重并发症。

二、实验室及其他检查

可根据患者临床表现及相应并发症进行有针对性的检查。

【治疗】

一、治疗原则

中医学以温、通、补三法为其治疗原则。Ⅰ度、Ⅱ度冻伤以外治为主，Ⅲ度、Ⅳ度冻伤要内外合治。全身性冻伤病情危重，一旦发现应迅速复温，采取综合治疗措施。

二、中医治疗

冻伤的中医辨证治疗见表12－23。

表12－23　冻伤的中医辨证治疗

证型	阴盛阳衰证	寒凝血瘀证	气血两虚证	瘀滞化热证
治法	回阳救逆，温通血脉	活血化瘀，温经通脉	益气养血，祛瘀通脉	清热解毒，活血止痛
主方	四逆汤	当归四逆汤	人参养荣汤	四妙勇安汤
加减	阳气虚衰加用参附汤；经络阻滞加肉桂、蜈蚣；呕吐加生姜，小茴香	呕吐加生姜、小茴香；痛甚加乳香、没药；胸胁胀闷加柴胡、枳壳	汗出不止加白芍、黄芪、浮小麦；肢体肿胀明显加肉桂、泽泻	夜间发热、心悸者加牡丹皮、赤芍；腹胀者加大黄、莱菔子
外治	红肿痛痒未破溃流水者给予红灵酒、姜汁、辣椒汁外涂并轻柔按摩，每日2～3次；有水疱者挑破或用注射器抽吸，然后用冻疮膏、烧伤湿润膏、红油膏、白玉膏外敷包扎；溃烂时用红油膏掺八二丹外敷；腐肉新生用红油膏掺生肌散、生肌玉红膏或烧伤湿润膏外敷			

三、西医治疗

1. 急救　尽快使伤员脱离寒冷环境，施行局部或全身的快速复温，伤员应置于15℃～30℃温室中，将伤肢或冻僵的全身浸浴于足量的40℃～42℃温水中，保持水温恒定，使受冻局部在20分钟内、全身在30分钟内复温。复温以肢体红润、循环恢复良好、皮温达到36℃左右为宜。若无温水，可将伤员伤肢置于救护者怀中复温。复苏过程中输注的液体可适当加温。

2. 局部冻伤的治疗　复温后冻伤的皮肤应保持清洁、维持干燥，抬高病变部位、减轻水肿。有较大水疱时，应在无菌条件下吸尽水疱内液体，用无菌纱布包扎；创面感染时，先用浸有抗菌药的湿纱布外敷，再用冻伤膏，采用包扎或半暴露疗法。Ⅲ度、Ⅳ度冻伤多用暴露法治疗，保持创面清洁，且受冻部位每天在药液中清洗1～2次。对坏死组织予以切除，视创面情况可植皮。对经过清创、抗生素治疗无效者且并发湿性坏疽或有脓毒症者，则考虑截肢。

3. 全身冻伤的治疗　复苏过程中首先保持呼吸道通畅，吸氧，必要时给予辅助呼吸。补充血容量，防治休克的发生。保护心、脑、肾等重要脏器功能。加强营养支持，给予高热量、高蛋白、富含多种维生素饮食。

第九节　咬蜇伤

咬蜇伤是人体受到动物的侵袭后造成人体组织结构的破坏。一般伤口有较多污染，易引发各种感染。除了一般化脓性感染外，还可引起破伤风、气性坏疽等特异性感染，常危及生命。咬蜇伤常包括犬咬伤、蛇咬伤、虫蜇伤。

犬咬伤

犬咬伤（dog bite）较为常见，由于狂犬病病毒的入侵而引起狂犬病，又称恐水症，目前尚无有效治疗方法，死亡率几乎高达100%。全世界每年有近3万人死于狂犬病，犬咬伤是主要原因。中医学关于“狂犬病”的记载始于汉代，又称“疯狗咬伤”“狂犬噬人”等。

【病因病理】

一、中医病因病机

毒邪自伤口侵入，深窜入里，入于营血，侵入脏腑。心受之则躁动不安、恐惧；肝受之则全身痉挛、颈项强直；肺受之则声音嘶哑、呼吸麻痹；脾受之则肌肉松弛，出现瘫痪、口流唾液；最终致脏腑衰败而死。

二、西医病因病理

狂犬病病毒是嗜神经病毒，主要存在于感染动物的唾液和脑组织。狂犬病病毒通过咬伤的皮肤或黏膜创口而感染，可沿传入神经向中枢扩散。病毒进入脊神经节后开始大量繁殖，然后侵入脊髓向上运动，自脊髓到达脑干和整个中枢神经系统。病毒入脑后便大量繁殖和迅速扩散并波及全脑，由此严重影响脑部神经细胞的功能。同时，狂犬病病毒再通过传出神经（包括运动神经、感觉神经和自主神经系统）离心性运行、扩散到其所支配的组织和器官中。由于迷走、舌咽及舌下神经核受损，致吞咽肌及呼吸肌痉挛，出现恐水、吞咽及呼吸困难。交感神经受累时出现唾液分泌和出汗增多，从而导致病毒感染者出现典型的狂犬病临床表现。迷走神经节、交感神经节和心脏神经节受损时，可引起病人心血管系统紊乱甚或猝死。

【诊断】

一、临床表现

1. 有犬咬伤病史。

2. 发病初起时伤口周围麻木、疼痛，逐渐扩散到整个肢体；继之出现发热、烦躁、易兴奋、乏力、吞咽困难、恐水以及咽喉痉挛，伴流涎、多汗、心率增快；最后出现肌肉瘫痪、昏迷、循环衰竭而死亡。狂犬病的整个病程一般不超过6日，偶见超过10日者。

二、实验室及其他检查

1. 血、尿常规及脑脊液检查 周围血白细胞总数升高明显，中性粒细胞百分比占80%以上。可发现轻度蛋白尿，偶有透明管型。脑脊液压力可稍增高；细胞数稍增多，以淋巴细胞为主；蛋白质增高，糖及氯化物测定正常。

2. 免疫学试验 血清中和抗体可于病后6日测得；随病程延长，阳性率升高。

3. 病毒分离 从唾液、脑脊液及尿沉渣等分离出病毒，以脑组织阳性率最高。

【鉴别诊断】

犬咬伤与破伤风的鉴别诊断见表12－24。

表12－24 犬咬伤与破伤风的鉴别诊断

疾病种类	鉴别要点
破伤风	有体表创伤史，早期有张口不适和苦笑面容。常因声、光刺激引发全身肌肉阵发性痉挛和紧张性收缩，但无犬吠声或恐水症
犬咬伤	有犬咬伤病史，早期有伤口麻木，继之有发热、头痛、烦躁、吞咽困难、流涎、畏光恐水，光、声、水刺激可引起抽搐，有犬吠声

【治疗】

一、治疗原则

保持呼吸道通畅，解毒、镇静、解痉。

二、中医治疗

犬咬伤导致狂犬病后病情危重，可根据病情适当予以中医辅助治疗。

（一）分期治疗

1. 前驱期

症候：微热、头痛、乏力，畏光恐惧不安，喉间梗塞，或腹部有紧缩感，伤口痛痒麻木，舌淡苔薄白，脉浮数。

治法：祛风解毒。

主方：人参败毒散。

加减：喘促加苏子、沉香。

2. 毒发期

症候：急躁易怒，恐惧不安，发热口渴不敢饮水，怕水，见水则惊，对光、色、声敏感，可引起抽搐，常有吞咽和呼吸困难，或作犬吠声，每次痉挛后可伴狂躁、大汗等；舌红、苔黄腻、脉弦数。

治法：解毒开窍。

主方：玉真散。

加减：烦躁加服至宝丹；痉挛明显加僵蚕、全蝎；惊恐加磁石、珍珠母。

3. 麻痹期

症候：由狂躁转为安静，恐惧消失，痉挛停止，全身瘫软，满口涎沫，神光散大，气息微弱，二便具闭，脉微欲绝。

治法：益气回阳，解毒固脱。

主方：生脉饮合人参四逆汤。

加减：加黄芪、党参补气固脱。

（二）中医外治

即刻予以清热解毒的中药清洗伤口、包覆。

三、西医治疗

1. 伤口的处理

（1）一旦被犬咬伤，应在现场或就地寻找水源彻底冲洗伤口，对较深的伤口可用注射器或插入导管对伤口深部进行大量灭菌水灌注冲洗。

（2）对于较深或面积较大的伤口，应适当清创，局部伤口一般不缝合包扎。

2. 注射被动免疫血清　受疯犬伤害的病人应当接受免疫治疗。伤后应以狂犬病免疫球蛋白（RIG，20U/kg 体重）做伤口周围浸润注射。

3. 预防注射狂犬病疫苗　采用狂犬病疫苗主动免疫在伤后第 1、3、7、14、28 天各注射 1 剂，共 5 剂。如曾经接受过全程主动免疫，仅在伤后当天与第 3 天强化主动免疫各 1 次即可。

4. 常规注射破伤风抗毒素（TAT）1500U。

5. 使用抗生素防治继发感染。

6. 对症处理，如隔离治疗，减少声、光、风的刺激；狂躁患者可予以地西泮、苯巴比妥钠、氯丙嗪等药物，应补足水分并加强营养支持。

蛇 咬 伤

我国大约有 50 余种毒蛇，剧毒者 10 余种。在我国每年被蛇咬伤者约 10 万人次，以南方多见。无毒蛇咬伤时，皮肤留下细小齿痕，局部稍痛，可起水疱，无全身反应。毒蛇咬伤，留下一对较深齿痕，蛇毒注入体内，引起严重中毒。

【病因病理】

一、中医病因病机

蛇咬伤的中医分型及病因病机见表 12－25。

表 12－25　蛇咬伤的中医分型及病因病机

风毒	火毒	风火毒	蛇毒内陷
毒蛇咬伤后，风邪入侵，经络阻塞，则麻木微痛；风邪内动，则吞咽不利，视物模糊；风入厥阴，则牙关紧闭，呼吸微弱，甚则死亡	火邪入侵，气血壅滞，迫血妄行，则患部肿胀、出血；热盛肉腐，则肌肉溃烂；热入营血，则寒战高热，神昏谵语，甚则死亡	风毒偏盛，每多火化；火毒炽盛，极易生风。风火相煽，则毒邪鸱张，病情非常凶险，甚则死亡	风火之毒易内客营血或内陷厥阴，神昏谵语，惊厥抽搐，舌卷囊缩，病情极为凶险，生命垂危

二、西医病因病理

蛇毒可分为神经毒与血液毒及混合毒三种。神经毒一方面作用于运动神经末梢的突触前和突触后部位，抑制运动终板上的乙酰胆碱受体，使肌肉内的神经递质——乙酰胆碱不能发挥其原有的去极化作用，从而导致横纹肌松弛；另一方面抑制运动神经末梢递质释放而引发呼吸麻痹。血液毒可损害心肌细胞的结构和功能，也可使血管通透性增加，引起广泛性血液外渗，导致显著的全身性出血，甚至肺、肾、心、肝脏实质出血而死亡。

此外，蛇毒中还含有多种酶，如蛋白质水解酶、透明质酸酶等使蛇毒的致病机制更为复杂，引起的病变也更加严重。

【诊断】

一、临床表现

（一）局部表现

1. 毒蛇咬伤后，患部一般都有较大如针戳伤的毒牙痕，而无毒蛇咬伤后其牙痕小且排列整齐。

2. 神经毒毒蛇咬伤后，局部不红不肿，无渗液、麻木，不痛或微痛，常被忽视，但所回流的淋巴结有肿大和触痛。

3. 血液毒毒蛇咬伤后，伤口剧痛，肿胀明显，渗血，周围起水疱，严重者整个肢体肿胀，伤口溃烂、坏死，所回流的淋巴结肿大、压痛。

4. 混合毒毒蛇咬伤后局部即具有以上两种表现。

（二）全身表现

1. 神经毒毒蛇咬伤后主要表现　为神经系统损害，多在咬伤后 1～6 小时出现症状，轻者头晕，出汗，胸闷，四肢无力；严重者出现瞳孔散大，复视，语言不清，流涎，牙关紧闭，吞咽困难，昏迷，血压下降，脉象迟缓，呼吸减弱或停止。

2. 血液毒毒蛇咬伤后主要表现　为心血管和血液系统损害，有寒战、发热，全身肌肉酸痛，皮下和内脏出血，如尿血、便血、衄血、吐血等，继而可出现贫血、黄疸；严重者可出现休克、循环衰竭。

3. 混合毒毒蛇咬伤后主要表现　出现头晕、头痛，寒战、发热，四肢无力，肌肉酸痛，恶心、呕吐，复视，瞳孔缩小，尿血，衄血，呼吸微弱，贫血，黄疸，脉搏迟弱等征象；严重者呼吸、心跳停止。

二、实验室及其他检查

血、尿常规，肝、肾功能，心电图等检查，有助于了解病情及并发症的发生。尿液检查发现血尿、尿少，提示出现肾功能不全以及多器官衰竭；血液检查可发现血小板、纤维蛋白原减少，凝血酶原时间延长，血肌酐、非蛋白氮增高，肌酸激酶增加，肌红蛋白尿等异常改变。

【治疗】

一、治疗原则

尽快清除毒素，中和蛇毒，进行综合治疗。

二、急救措施

1. 伤后缓行，患肢放低，以减少毒素吸收。

2. 早期结扎伤肢近心端，阻断淋巴、静脉回流。

3. 扩创排毒：局麻后沿牙痕纵行切开 1.5cm，深达皮下，用 3% 过氧化氢溶液清洗伤口，祛除毒牙及污物，促进局部排毒。伤口深者，可切开真皮或以三棱针扎刺入肿胀皮肤，再以拔火罐、吸乳器等抽吸促使毒液流出。

4. 破坏蛇毒：可采用火柴暴烧法、铁钉烙法等将蛇毒破坏。

5. 封闭疗法：将胰蛋白酶 2000U 加入 0.05% 普鲁卡因 20ml 做伤口周围皮肤封闭，能够降解蛇毒，减少毒素吸收。

6. 局部用药：可予以具有解毒作用的中草药捣碎湿敷，但不应堵住伤口以免影响毒液流出。

三、中医治疗

（一）辨证论治

1. 风毒证

症候：伤口不红不肿不痛，有麻木感，头晕，眼花，嗜睡，严重者呼吸困难，四肢麻痹，张口困难，眼睑下垂，神志模糊；舌红，苔薄白，脉弦数。

治法：祛风解毒，活血通络。

主方：活血祛风解毒汤。

加减：喘促加苏子、沉香；烦躁甚至昏迷加服至宝丹。

2. 火毒证

症候：局部肿胀疼痛，渗血，或有水疱、血疱、瘀斑，严重者局部组织坏死；可见恶寒发热，口干。烦躁胸闷，心慌，尿血、便血；舌红，苔黄，脉弦数。

治法：泻火解毒，凉血活血。

主方：五味消毒饮合犀角地黄汤。

加减：痉挛明显加全蝎、僵蚕以定惊；惊恐加磁石、珍珠母。

3. 风火毒证

症候：局部红肿明显，伤口剧痛，或有水疱、血疱、瘀斑，局部溃烂，头晕眼花，视物模糊；恶寒发热，大便干，小便短赤，严重者烦躁抽搐，神志模糊；舌红，苔黄，脉弦数。

治法：清热解毒，凉血祛风。

主方：五味消毒饮合五虎追风散。

加减：三焦热甚加山栀子、黄连、黄柏、黄芩、赤芍。

4. 蛇毒内陷证

症候：毒蛇咬伤后误治失治，寒战高热，烦躁不安，惊厥抽搐，甚至神昏谵语，呼吸困难，伤口由红肿突然变为紫暗或紫黑，肿势散漫；舌红绛，脉细数。

治法：解毒祛风，活血开窍。

主方：清营汤合犀角地黄汤。

加减：伴牙关紧闭者加蜈蚣、全蝎研末冲服。

（二）中医外治

以季德胜蛇药片研末醋调，外敷伤口。

（三）中成药物

南通（季德胜）蛇药片；广州（何晓生）蛇药口服。

四、西医治疗

1. 一般治疗 补足液体，维持水及电解质平衡，防治脑水肿及心功能衰竭，常规给予破伤风抗毒素注射。

2. 应用抗蛇毒血清 其疗效确切，越早应用越好。

虫 蜇 伤

虫蜇伤常见于有毒昆虫和节肢动物有马蜂、大黄蜂、蝎、蜈蚣等。毒虫毒液中含有如激肽、蜂毒肽等多肽类物质，透明质酸酶、磷脂酶 A 等酶类和组胺等胺类物质，也可产生神经毒、血液毒和细胞毒等，引起病人伤口局部剧痛、水肿、瘀斑甚至坏死，严重者可出现全身过敏反应、休克、溶血以及神经麻痹等，甚至引发死亡。

【病因病理】

一、中医病因病机

虫蜇伤后轻者毒素局限于皮肤，重者循经入脏腑，引起脏腑功能失调甚至坏死。其毒属于“特殊之毒”范围，其性不外风毒、火毒、风火毒三种。

二、西医病因病理

1. 蜂蜇伤 蜜蜂、黄蜂和马蜂最常见。蜜蜂毒液为酸性，黄蜂毒液为碱性，毒性更强。蜂毒含组胺、透明质酸酶、致敏物质、缓激肽等，造成神经系统、心血管系统及血液系统等毒性反应，引起局部及全身症状，并可发生过敏反应和多器官功能衰竭。

2. 毒蝎咬伤 毒蝎腹部尾端末节有毒刺，内有毒腺，分泌透明无色的蛋白毒液，呈酸性，溶于水及乙醇，对呼吸中枢有麻痹作用，对心血管系统有兴奋作用。

3. 蜈蚣咬伤 蜈蚣毒液主要成分与毒蜂毒液成分相似，毒液含组胺类物质及溶血蛋白质、蚁酸等，呈酸性，有溶血作用。

4. 毒蜘蛛刺伤 雌蜘蛛毒性大于雄蜘蛛，毒液成分复杂，呈弱酸性，含胶原酶、蛋白酶、磷脂酶和透明质酸酶等。可刺激产生多种神经传导物质，引起肌痉挛，终致运动神经麻痹。

【诊断】

一、临床表现

不同类型虫蜇伤的临床表现见表 12－26。

表 12－26　不同类型虫蜇伤的临床表现

虫伤种类	局部表现	全身表现
蜂蜇伤	伤处刺痛，随后出现触痛、痒感和红肿	乏力，头晕、发热、恶心、呕吐、烦躁不安、全身震颤、痉挛或瘫痪，甚者休克
毒蝎咬伤	伤处麻木，皮肤红肿、灼痛、剧痛。严重时肿胀、水疱、血疱甚至坏死	头晕、流延、寒战、发热、恶心、呕吐、出汗、呼吸急促、全身肌肉抽搐或强直。严重者出现昏迷、呼吸停止
蜈蚣咬伤	轻者红、肿、痒、刺痛，重者可出现水疱，瘀斑、组织坏死、淋巴管炎及局部淋巴结肿痛等	常较轻微，有畏寒、发热、头晕、头痛、恶心、呕吐等。严重者休克、抽搐、昏迷等
毒蜘蛛刺伤	红、肿、疼痛，可起水疱或血疱，严重时伤口区苍白，周围发红，起皮疹，可有坏死	常较重，可出现头痛、头晕、恶心、呕吐、腹痛、流涎，全身无力，足跟麻木、刺痛感，瞳孔缩小、视物模糊等。严重时可出现全身肌肉痉挛、溶血、急性肾衰竭、昏迷及 DIC 甚至死亡

二、实验室及其他检查

可行血常规、尿常规及肝、肾功能检查。

【治疗】

一、治疗原则

尽快解毒、排毒，中和毒素。

二、中医治疗

（一）辨证论治

根据风、火毒邪特点进行辨证治疗。基本治法参照本节前述“蛇咬伤”。

（二）中医外治

1. 有毒刺者予以拔除，并在伤处拔火罐协助排毒。

2. 可予以大青叶、板蓝根、半边莲、夏枯草等鲜品单味或合用 50～100g 洗净捣碎外敷伤口，亦可以明矾或蛇药片研末，以醋调敷伤口。

3. 感染者应予以扩创引流。

三、西医治疗

（一）局部治疗

1. 蜂蜇伤　黄蜂毒液呈碱性，可用弱酸性溶液冲洗；蜜蜂毒液呈酸性，可用 2%～3% 碳酸氢钠或肥皂水冲洗。拔除蜜蜂刺时不要挤压毒囊，伤口周围可涂以蛇药。疼痛剧烈者，可用利多卡因封闭伤口。

2. 毒蝎咬伤　立即取出毒刺，切开咬伤处，清除毒液，局部可涂抹中草药。

3. 蜈蚣咬伤　伤口立即用弱碱性溶液冲洗，可外敷蛇药，或用新鲜草药（如鲜扁豆叶、半边莲、野菊花、鱼腥草、蒲公英、芋头）捣烂外敷。

4. 毒蜘蛛刺伤　在咬伤的局部消毒后切口，用注射器等装置负压抽吸毒液，局部用弱碱性溶液冲洗，胰蛋白酶局部封闭解毒。

（二）全身治疗

1. 有窒息者立即行气管插管或气管切开。
2. 有急性肾衰竭者，给予改善肾功能药物。有溶血者，给予激素治疗。
3. 改善微循环，尽早使用小剂量肝素，防止休克及 DIC 发生。
4. 加强营养支持，防止多器官功能衰竭。

（赵晓平　范小璇）

扫码“练一练”

扫码“学一学”

第十三章　肿　瘤

要点导航

1. 掌握　良性肿瘤与恶性肿瘤的鉴别。

2. 熟悉　肿瘤的命名、分类、分期；恶性肿瘤的转移途径、检查、诊断及综合治疗原则。

3. 了解　肿瘤的致病因素。

第一节　概　述

肿瘤（tumor）是机体中正常细胞在不同的始动与促进因素长期作用下，增生与异常分化所形成的新生物。新生物一旦形成，即使致病因子停止，其仍继续生长。它不受生理调节，而是破坏正常组织与器官。肿瘤的发病率不断上升，恶性肿瘤已成为目前死亡常见的原因之一。

【病因病理】

一、中医病因病机

1. 病因　分为六淫致病、七情内伤和饮食劳损等，而这些因素往往不是单独致病，而是几种因素综合作用。见表13－1。

表13－1　肿瘤的中医病因

六淫致病	六淫是四时不正之气，当人体正气不足、抵抗力下降时，六气可成为致病因素，导致肿瘤的发生
饮食劳损	健康的饮食及行为是维持机体生命活动和保持身体健康的必要条件，否则就会成为一种致病因素，引起肿瘤等疾病的发生
七情内伤	七情太过，超出了生理活动的调节范围，可造成人体的阴、阳、气、血、脏腑、经络的功能紊乱，导致肿瘤的发生

2. 病机　在临床辨证中通常将肿瘤的病机分为气滞血瘀、热毒内结、痰湿凝聚和脏腑失调，其中脏腑失调包括正虚邪实、阴阳失调。见表13－2。

表13－2　肿瘤的中医病机

气滞血瘀	在人体功能处于非健康的状态下，如情志不舒、肝气郁结等原因，可引起气血失调、气滞血瘀，瘀结日久则成瘕积聚
热毒内结	热毒是指火热温毒之邪。火热毒邪蕴结体内，伤津动血；耗气灼阴，客于血内，聚结不散，或成痈疡，或成肿瘤
痰湿凝聚	当脾、肺、肾三脏的功能紊乱，引起津液代谢障碍，就会造成水津停滞，痰湿凝聚，成为产生肿瘤的病理基础
脏腑失调	脏腑组成人体的功能系统，各系统结构严密，分工有序，靠阴阳、气血来维持平衡。如果发生功能失调，则一损皆损，彼此受累，轻者气血逆行受阻，痰湿内生；重者化热致毒，危及生命

二、西医病因病理

（一）病因

尚未完全了解。目前认为环境与行为对人类恶性肿瘤的发生有重要影响（表 13－3），包括致癌因素与促癌因素；同时机体的内在因素在肿瘤的发生、发展中也起着重要的作用，如遗传（易感性）、内分泌与免疫机制等。

表 13－3 环境、行为因素与相关恶性肿瘤的发生部位

	危险暴露因素	相关恶性肿瘤的发生部位
职业因素	接触石棉、沥青、煤烟	肺、阴囊、皮肤
生活方式	吸烟	肺、胰腺、膀胱、肾
	硝酸盐、亚硝酸盐饮食	胃、肝
	高脂、低纤维、煎炸或烤焙食物	大肠、胰腺、乳腺、前列腺、卵巢、子宫内膜
生物因素	病毒、细菌	肝、胃、子宫颈、鼻咽
联合因素	烟与酒精	口腔、食管
	烟与石棉	肺、呼吸道
	酒精、病毒和黄曲霉素	肝
医源性因素	放射线、药物	皮肤、肝、造血系统

（二）病理

肿瘤的恶变过程包括了细胞增生、DNA 复制过程、细胞周期功能紊乱、细胞永生化、逃逸凋亡、血管增生及浸润转移等一系列过程。

1. 恶性肿瘤的发生与发展过程 包括癌前期、原位癌及浸润癌三个阶段。从病理形态上看癌前期为上皮增生明显，并伴有不典型增生。经 10 年左右的癌前期阶段恶变为原位癌，原位癌可历时 3～5 年发展成浸润癌。

2. 肿瘤细胞增殖失控 肿瘤是细胞失控性生长所致的疾病，几乎所有的癌基因、抑癌基因都可参与细胞周期调控。若癌基因激活，生长因子过度表达，而抑癌基因功能丢失，抑制细胞凋亡，最终可发展成肿瘤。

3. 肿瘤细胞的分化 恶性肿瘤的分化与去分化程度不同，其恶性程度亦不一，可分为高分化、中分化、低分化（或未分化）三类，亦称Ⅰ、Ⅱ、Ⅲ级。高分化或Ⅰ级分化细胞接近正常分化程度，恶性程度低；而未分化或Ⅲ级分化显示高度恶性，核分裂象较多。

4. 恶性肿瘤的转移 恶性肿瘤的转移方式主要有直接蔓延、淋巴或血行转移以及种植性转移三大类。

（三）肿瘤分期

恶性肿瘤临床分期对治疗方法的选择、预后的判断和疗效分析有重要意义，不同的肿瘤有不同的分期标准，目前大多采用国际抗癌联盟（UICC）指定的恶性肿瘤 TNM 分期标准。T 为原发肿瘤，根据肿瘤的范围大小分为 T_1、T_2、T_3、T_4 四期，原发癌为 T_{is}，未见原发肿瘤为 T_0；N 为局部淋巴结，根据临床检查所发现的播散范围分为 N_0、N_1、N_2、N_3，无法估计者为 N_x；按远处有无转移，确定为 M_0（无远处转移）或 M_1（有超越病变部位及其区域淋巴结范围的转移）。各种肿瘤的 TNM 分期标准是不同的，分别由各专业会议制订。

【诊断】

一、临床表现

（一）良性肿瘤

一般并无全身症状。位于特殊部位的良性肿瘤可由于瘤体过大压迫邻近器官而产生症状，如甲状腺腺瘤压迫气管产生呼吸困难，消化道的息肉可因表面破溃出血而发生血便等。位于体表的良性肿瘤与恶性肿瘤鉴别要点见表13－4。

表13－4　良性肿瘤和恶性肿瘤临床表现的鉴别

鉴别要点	良性肿瘤	恶性肿瘤
生长速度	慢	快
生长方式	膨胀性生长	浸润性生长
与周围组织的关系	有包膜，不侵犯周围组织，界限清楚，活动度大	多无包膜，破坏周围组织，界限不清，活动受限
是否转移	不转移	易转移
全身影响	一般不影响全身情况，如体积巨大或发生于重要器官，亦可威胁生命	晚期严重影响全身，可出现恶病质，常导致死亡
治疗后复发情况	不易复发	容易复发

（二）恶性肿瘤

1. 局部表现

（1）肿块：位于体表或浅在的肿瘤容易触及，位于深在或内脏者可能不易触及，但过大的瘤体可引起压迫和阻塞的症状。

（2）疼痛：肿瘤浸润或压迫末梢神经或神经干，可出现局部刺痛、跳痛、灼热痛、隐痛或放射痛，尤以夜间更明显。

（3）出血：是恶性肿瘤的常见症状。体表及与体外相交通的肿瘤发生破溃、血管破裂可致出血。如子宫颈癌可有阴道出血，肺癌可有咳血或血痰，大肠癌可有血便，膀胱癌可有血尿等。

（4）体腔积液：体腔积液是恶性肿瘤较常见的并发症。其中胸腔恶性积液约占所有类型胸腔积液的25%，引起积液的肿瘤多为肺癌、乳腺癌、胸膜间皮瘤、恶性淋巴瘤和卵巢癌种植性转移等。腹腔恶性积液可随原发肿瘤有所不同，肝癌与卵巢癌形成腹水的机制可完全不同。

（5）破坏器官的功能：恶性肿瘤浸润生长可造成所在器官和邻近器官的功能障碍。如骨肿瘤破坏骨组织引起病理性骨折，甲状腺癌侵犯喉返神经而引起声音嘶哑等。

（6）转移：各种恶性肿瘤都有向邻近器官、组织和远处转移的特性。如癌细胞浸入淋巴管，转移到区域淋巴结；也可通过血行转移到肝、肺、骨和脑等器官。

2. 全身症状　早期全身症状不明显，或仅有非特异性的全身症状，如贫血、低热、消瘦、乏力等。如肿瘤影响营养摄入（如消化道梗阻）或并发感染、出血等，则可出现明显的全身症状。恶病质常是恶性肿瘤晚期全身衰竭的表现。

二、实验室及其他检查

（一）实验室检查

1. 常规检查 包括血、尿及粪便常规检查，常规化验的异常发现并不一定是恶性肿瘤特异的标志，但该类阳性结果常可提供诊断的线索。

2. 肿瘤标记物检测 肿瘤标记物（tumor marker）是指表达与否或表达水平与肿瘤相关的分子，主要包括酶、激素、糖蛋白、胚胎性抗原或肿瘤代谢产物。大多数肿瘤标记物在恶性肿瘤和正常组织之间并无“质”的差异而仅为“量”的差别，故特异性较差。但可作为辅助诊断，对疗效判定和随访具有一定的价值。如甲胎蛋白（AFP）对肝癌，前列腺特异抗原（PSA）对前列腺癌，绒毛膜促性腺激素（HCG）对滋养层肿瘤，癌胚抗原（CEA）对结肠癌、胰腺癌、胃癌等肿瘤的诊断均有一定的参考价值。

3. 流式细胞分析术（flow cytometry，FCM） FCM 是用以了解细胞分化程度的一种方法，分析染色体 DNA 倍体类型、DNA 指数等，结合肿瘤病理类型，用以判断肿瘤的恶性程度及推测预后。

4. 基因诊断 核酸中碱基排列具有极严格的特异序列，基因诊断即利用此特征，根据有无特定序列，以确定是否有肿瘤或癌变的特定基因存在，从而做出诊断。基因的突变或缺失常表现为 DNA 序列的变异，故需了解基因的序列及突变的特异性改变，以此特异的序列制备成可以识别的探针，应用于聚合酶链式反应（PCR）技术、凝胶电泳、核酸杂交技术，采用序列测定做出判断。

（二）影像学、腔镜和内镜检查

1. X 线检查 可以帮助定位，了解肿瘤所在部位、范围、性质及其与邻近器官的关系，有助于进一步明确诊断。要根据病情选用适宜的检查方法。如肺、骨及关节肿瘤可做平片检查，上消化道肿瘤可做钡餐检查，结肠肿瘤用钡剂灌肠检查，泌尿系统和胆道肿瘤用碘剂造影检查，腹膜后肿瘤用腹膜后充气造影等。

2. 超声波检查 安全、简便且无损伤，目前广泛应用于肝、胆、胰、肾、甲状腺、乳腺、膀胱、前列腺、子宫和卵巢等肿瘤的诊断和定位，对于鉴定囊肿与实质性肿块有特殊价值。在超声引导下进行穿刺活检，成功率可达 80% ~90%。

3. CT 检查 是一项常用诊断技术。常用于颅内肿瘤、实质性脏器肿瘤、实质性肿块及淋巴结等的鉴别诊断。

4. MRI 检查 其物理学基础是磁共振原理，可以直接横断面、冠状面、矢状面及斜面成像，且图像质量好，有利于显示肿瘤的范围及来源。对神经系统及软组织显像尤为清晰。

5. 放射性核素显像检查 通过测定某一脏器对放射性核素的吸收情况，对诊断某些器官的肿瘤有一定的帮助。临床上甲状腺肿瘤、肝肿瘤、骨肿瘤、脑肿瘤及大肠癌等常用放射性核素显像检查，一般可显示直径在 2cm 以上的病灶。

6. 腔镜和内镜检查 是应用金属或光导纤维内镜直接观察空腔脏器、胸腔、腹腔及纵隔的肿瘤或其他病变，并可取细胞或组织行病理学检查诊断，还能对小型病变进行治疗，如摘除息肉；又可向输尿管、胆总管或胰管插入导管做 X 线造影检查。常用的有支气管镜、食管镜、胃十二指肠镜、膀胱镜、结肠镜、胆道镜、腹腔镜、纵隔镜等。

【治疗】

良性肿瘤及临界性肿瘤以手术治疗为主，并做病理检查，疗效良好。恶性肿瘤为全身性疾病，治疗应从整体出发，全面考虑，采用综合治疗方案，以提高疗效。

一、中西医结合治疗

由于这种疗法吸取中、西医学各自的优势，已成为恶性肿瘤综合疗法的有效手段之一。

（一）治疗法则的研究

中医学认为肿瘤属癥瘕包块，与血、瘀、痰关系密切。其治疗方法有活血化瘀法、软坚散结法、化痰祛湿法、扶正固本法、清热解毒法、疏肝理气法、通经活络法、以毒攻毒法等，其中对扶正固本法、活血化瘀法的研究较深入，临床实践证明这两大法则有多方面的治疗调节作用。

（二）改善临床症状的疗效观察

肿瘤的治疗遵循着三结合原则，即辨证与辨病相结合，整体与局部相结合，扶正与祛邪相结合。用之于临床，在改善临床症状、提高患者的生活质量、延长患者的生命等方面获得了显著的疗效。

（三）癌症患者的证型研究

通过对虚证如脾虚证、阴虚证、气虚证和血虚证等证型的系统研究，对临床常见的胃癌、食管癌、大肠癌、肝癌、肺癌、鼻咽癌、宫颈癌、白血病等都制定了证型、治则和方药，这些规范性措施为以后的新药研究和药物疗效观察奠定基础。

（四）中药对化疗、放疗的增效减毒作用

通过对肿瘤临床研究证明，中医中药对化疗或放疗有增加缩瘤、抑瘤的效果，可明显减轻肿瘤治疗中化疗、放疗对骨髓的抑制作用以及对消化系统的毒副反应；同时还可提高免疫系统的功能，从而提升机体对于体疗与放疗的耐受能力。

二、西医治疗

（一）手术治疗

手术切除恶性肿瘤，仍然是目前最有效的治疗方法。恶性肿瘤的手术原则除应遵循外科学一般原则外，还应遵循肿瘤外科治疗的基本原则，包括癌灶不切割原则、整块切除原则、遵守“无瘤技术”原则。根据肿瘤的不同分期选择施行根治性手术、姑息性手术或减瘤手术。

（二）抗癌药物治疗

简称化疗，是一种应用特殊化学药物杀灭恶性肿瘤细胞或组织的治疗方法。应用的原则是“联合用药，多疗程使用”。只要用药适当，可以延长缓解期，甚至可获得治愈。常用抗癌化疗药有五大类：细胞毒类、抗代谢类、抗生素类、生物碱类、激素和抗激素类。给药途径一般是静脉滴注和静脉注射，全身用药还包括口服用药。常见的化疗毒副反应有：①白细胞、血小板减少；②消化道反应，如恶心、呕吐、腹泻、口腔溃疡等；③毛发脱落；

④血尿；⑤免疫功能降低，容易并发细菌和真菌感染。

（三）放射治疗

简称放疗，是利用各种放射线的电离辐射作用，破坏或杀死肿瘤细胞，从而达到治疗目的的一种方法。分化越低的癌细胞对放射线越敏感，疗效越好，用于不宜手术的癌肿，或于手术前、后配合使用，以提高疗效。主要的放射治疗毒副反应为食欲不振、恶心、呕吐、骨髓抑制（白细胞和血小板减少），并可以引起局部组织炎症反应和皮肤、黏膜改变等。治疗中应定期检查白细胞及血小板，当白细胞计数低于 $3.0\times10^9/L$、血小板计数降至 $80\times10^9/L$ 以下时须停止放射治疗。

（四）免疫治疗

通过人体内因，调动人体免疫调控能力，达到治疗肿瘤的目的。目前免疫疗法主要有下列三种。

1. 非特异性免疫疗法　将卡介苗、麻疹疫苗或百日咳疫苗注射于肿瘤病人身上，对人体的免疫系统进行非特异性刺激。

2. 特异性免疫疗法　可在同一类型的肿瘤病人中做血型配对，进行交叉移植肿瘤，然后再交叉输入白细胞和血浆；或用自身的肿瘤组织经过处理后再注入病人本身；亦可将人体的肿瘤组织注入马或羊体内，使其产生抗肿瘤血清。

3. 补充宿主免疫能力　输入经组织培养及处理的自身淋巴细胞或相容性符合的异体淋巴细胞。

【预防与随访】

一、预防

国际抗癌联盟提出了恶性肿瘤的三级预防概念：①一级预防，是消除或减少可能致癌的因素，防止癌症的发生；②二级预防，是指癌症一旦发生，如何在其早期阶段发现并予以及时治疗；③三级预防，是指治疗后的康复，提高生存质量及减轻痛苦、延长生命。

1. 一级预防　是病因预防，消除或减少可能致癌的因素，减少癌症的发病率。约80%以上的人类癌症与环境因素有关，25% ~35%的癌症与饮食有关。注意保护环境，防止污染；改变不良饮食习惯、生活方式，如戒烟、酒，多食新鲜蔬菜、水果，忌食高盐、霉变食物。此外，应尽量减少职业性暴露于致癌物如石棉、苯及某些重金属等。

2. 二级预防　旨在早期发现、早期诊断、早期治疗恶性肿瘤，降低癌症的死亡率。对高发区及高危人群定期检查是比较切实可行的方法，可以从中发现癌前期病变并及时治疗，属于二级预防中的一级预防效应；尽可能早的发现较早期的恶性肿瘤并及时进行相应治疗，可获得较好的效果。

3. 三级预防　是对症支持治疗，可改善生存质量或延长生存时间。例如世界卫生组织提出癌症三级阶梯止痛治疗方案，其基本原则为：①最初用非阿片类药（非甾体抗炎药），效果不明显时追用弱阿片类药，仍不明显换强阿片类药，或考虑药物以外的治疗；②从小剂量开始，视止痛效果逐渐增量；③口服为主，无效时直肠给药，最后注射给药；④定期给药，而不是按需用药。

二、随访

肿瘤病人应终生随访，定期对病人进行复查。

1. 随访目的 ①早期发现有无复发或转移病灶；②研究、评价、比较各种恶性肿瘤治疗方法的疗效，提供改进综合治疗的依据，以进一步提高疗效；③随访对肿瘤病人有心理治疗和支持的作用。

2. 随访制度 在恶性肿瘤治疗后最初 2 年内，每 3 个月至少随访 1 次；以后每半年复查 1 次；超过 5 年后每年复查 1 次至终生。

3. 复查内容 视不同肿瘤而有所不同，主要包括：①肿瘤切除后有无局部和区域淋巴结复发情况；②肿瘤有无全身转移情况；③肿瘤相关的标记物、激素和生化指标检查；④机体免疫功能测定。

第二节　常见的体表肿物

体表肿物一般来源于皮肤、皮肤附件、皮下组织等浅表软组织。中医学将脂肪瘤和纤维瘤称为“肉瘤”，而皮脂腺囊肿称之为“脂瘤”，三者病因皆为思虑过度或过食肥甘，损伤脾气，脾失健运，痰湿内生，存于皮里膜外而成“瘤”。“血管瘤”和“黑痣”中、西医同名，前者为胎火、心火或肝火亢扬妄动，逼血入络，致脉管扩张成“瘤”；后者为风邪搏于血气，或肾中污浊留滞于卫分，阳气束结而成。

一、脂肪瘤

脂肪瘤来源于脂肪组织，是由分化良好的脂肪组织增生而成。好发于四肢、躯干，可以单发或多发。呈圆形、扁圆形或分叶状，边界清楚，质软，有假性波动感，与周围组织无粘连，基底部可移动，但活动度不大。一般无自觉症状，生长缓慢。深部脂肪瘤可能恶变，宜及时切除。多发者瘤体较小呈对称性，有家族史，可伴有疼痛（即“痛性脂肪瘤”）。小的脂肪瘤如无症状，可不处理。

二、纤维瘤及纤维瘤样病变

纤维瘤是指位于皮肤及皮下纤维组织的肿瘤，可单发或多发，瘤体多不大，质硬，边界清，活动度大，生长缓慢，极少恶变。可发生于任何年龄和任何部位，一般有以下几类。

1. 黄色纤维瘤 位于真皮层及皮下，多见于躯干、上臂近端。常由不明的外伤或瘙痒后小丘疹发展所致。因伴有内出血而出现细胞内含铁血黄素，故可见褐黄色素，呈深咖啡色。肿块质硬，边界不清，呈浸润性生长，易误诊为恶性病变。直径一般在 1cm 以内，如增大应疑有纤维肉瘤变。手术切除为主要治疗方法。

2. 隆突性皮纤维肉瘤 位于真皮层，突出体表，多见于躯干。低度恶性，具假包膜，切除后极易复发，多次复发可使恶变率增高，并可出现血行转移。因此，对该类肿瘤应予以手术切除，并要求切除其周围足够区域的正常皮肤及深部相应筋膜。

3. 带状纤维瘤 位于腹壁，为腹肌外伤后或产后修复性纤维瘤，常夹杂有增生的横纹肌纤维。虽非真性肿瘤，但无明显包膜，应完整切除。

三、神经纤维瘤

来自神经鞘膜的鞘细胞及纤维组织，故分为神经鞘瘤与神经纤维瘤两种类型。常位于四肢较大的神经干上，可单发或多发，多无症状。当并发有全身症状时则称为神经纤维瘤病，具有家族聚集倾向。可行手术切除。但目前对神经纤维瘤病尚无有效根治方法，手术仅限于引起疼痛、影响功能与外貌或疑有恶变者。

四、皮脂腺囊肿

皮脂腺囊肿又称粉瘤，非真性肿瘤。为皮脂腺排泄受阻所形成的潴留性囊肿。囊内为油脂样“豆腐渣”，易继发感染而伴奇臭。好发于皮脂腺分布密集的头面部、肩背部。可手术切除治疗。手术时需将囊肿及紧连于皮肤的导管开口一并切除；否则，残留的囊壁组织可致囊肿复发。并发感染时应控制感染后再手术切除。

五、表皮囊肿

又称表皮样囊肿，是一种真皮内有角质的囊肿。是由外伤所致表皮移位于皮下而生成的囊肿，又称为植入性或外伤性表皮囊肿。多见于易受外伤或磨损的臀部、肘部。治疗方法是手术切除，切除时应包括表皮和囊肿周围的结缔组织，否则术后极易复发。

六、皮样囊肿

皮样囊肿为囊性畸胎瘤，由胚胎期上皮组织残留而产生，为先天性囊肿。多在幼儿和青年期发现，好发于眉梢或颅骨骨缝处。圆形，质地较硬，可与颅内交通呈“哑铃状”。治疗宜手术切除，切除前应有充分评估和准备。

七、皮肤癌

皮肤癌常见的为基底细胞癌和鳞状细胞癌，多见于头面部和下肢。具有发展慢、恶性程度低、治愈率高等特点。

1. 基底细胞癌　来源于皮肤或附件基底细胞，发展缓慢，呈浸润性生长，很少有血行或淋巴转移。亦可同时伴色素增多，呈黑色，又称色素性基底细胞癌，临床上易误诊为恶性黑色素瘤。但该类肿瘤质地较硬，破溃者呈“鼠咬状”溃疡边缘，易出血，有臭味。好发于头面部，如鼻梁旁、眼睑等处。对放射治疗敏感，早期也可手术切除。

2. 鳞状细胞癌　早期即可出现溃疡，常继发于慢性溃疡或慢性窦道开口，或瘢痕部的溃疡经久不愈而癌变。表面呈菜花状，边缘隆起不规则，基底部不平，易出血，常伴感染致恶臭。可有局部浸润或区域淋巴结转移。手术治疗为主，区域淋巴结应在术中予以清扫。对放疗敏感，但不能根治，可作为辅助治疗。发生于下肢者严重时伴骨髓浸润，常需截肢。

八、黑痣及黑色素瘤

（一）黑痣

黑痣是先天性的良性色素斑，常见于身体各部。根据病理形态不同可分为皮内痣、交界痣和混合痣。

1. 皮内痣 痣细胞位于表皮下或达真皮层，常高出皮面。表面光滑，界限清楚，常有毛发生长（毛痣）。很少恶变。一般不需治疗。

2. 交界痣 痣细胞位于基底细胞层，向表皮下延伸。呈扁平状，色素较深，多见于手、足等部，易受激惹、外伤、感染而恶变。可早期行预防性切除。

3. 混合痣 为上述两型同时存在。当出现下述情况："黑痣迅速增大，色素加深或破溃出血，出现瘙痒或疼痛，局部淋巴结肿大"，即为恶变可能，应及时做完整切除并送病理检查。切忌施行不完整切除或化学烧灼。

（二）黑色素瘤

为高度恶性肿瘤，多由色素痣恶变而来，亦可自然发生。发展迅速，尤其是妊娠时更快。主要症状为迅速长大的肿块，呈黑色或淡蓝色，向四周和深部呈浸润性生长，边界不清，可有破溃、出血、结痂；周缘有时继发炎症反应，可有痒感或微痛感；病变发展迅速，早期即可出现区域淋巴结转移，晚期可经血行转移至肺、肝、骨、脑等器官。一旦确诊应早期进行广泛根治性切除，包括区域淋巴结的清扫。四肢黑色素瘤有时需行截肢术。术后配合化疗、放疗和免疫疗法。对高度怀疑恶变者，应尽量避免行部分切除活检，争取一次性整块切除，以防止肿瘤扩散。

九、血管瘤

血管瘤按其结构可分为三种不同类型，临床过程和预后各异。

1. 毛细血管瘤 好发于女性婴幼儿面部，出生时即有皮肤红点或小红斑，逐渐增大、颜色加深并隆起。若其增大的速度快于患儿发育，则为真性肿瘤。瘤体边界分明，压之可退色、释手后恢复。多数为错构瘤，出生后 1 年内可停止生长或消退。早期瘤体较小时容易治疗，手术切除或以激光、液氮冷冻治疗效果均良好。

2. 海绵状血管瘤 一般由小静脉和脂肪组织构成，常见于头部、颈部，也可发生于其他体表部位及内脏。皮肤呈青紫色，肿块质地柔软如海绵，大小不等，边界不太清楚，可有钙化结节和触痛。应及早手术切除，以免增大而影响局部组织功能。

3. 蔓状血管瘤 由较粗的迂曲血管构成，大多数为静脉，也可来自动脉或动 – 静脉瘘，皮色呈紫红色，范围较大。除了好发于皮下、肌肉外，还常侵入骨组织。瘤体外观常见蜿蜒迂曲的血管，有压缩性和膨胀性，可见搏动、震颤及血管杂音。肿瘤周围有交通的小动脉，如将其压迫，则搏动消失。血管瘤有时会突然破溃，可引起危及生命的大出血。治疗应争取手术切除，术前做血管造影检查以详细了解血管瘤范围，充分做好备血等术前准备。介入栓塞是一种有价值的治疗手段，也可作为复杂病例分期手术的治疗措施。

第三节　肺　癌

原发性肺癌（lung cancer）又称为原发性支气管肺癌（bronchopulmonary carcinoma）。肺癌发病率居男性各种肿瘤发病的首位，男女之比（3～5）：1，发病年龄大多在 40 岁以上。临床特点：咳嗽、血痰、胸痛、发热、气短及胸闷。依据临床症状，本病属中医学的

“肺积”“痞癖”“咳嗽”“咯血”“胸痛”等范畴。女性肺癌的发病率近年明显升高。

【病因病理】

一、中医病因病机

本病的病机基础是正气虚损和邪毒入侵，与肺脏的功能失调有关（表 13－5）。

表 13－5　肺癌的病因病机

正气内虚	年老体弱，患有慢性肺部疾病，肺气耗损而不足；七情所伤，气逆气滞，升降失调；肺阴亏损，外邪乘虚而入，致肺部血行瘀滞，结而成块
烟毒内蕴	长期吸烟，热灼津液，阴液内耗，肺阴不足，气随阴亏，加之烟毒滞留肺部，阻塞气道，痰湿瘀血凝结，结而成块
痰结湿聚	肺失宣肃，通调失司，脾失运化，湿浊内生，津液不化，与邪火熬灼，凝结为痰，随气升降，无处不到，壅塞于肺，形成肿块
邪毒郁热	正气虚损，邪毒乘虚而入肺，日久化热化火，导致肺脏功能失调，引起肺气遏，宣降失司，气机不利，血行受阻，气滞血瘀，津液不布，津聚为痰，痰湿凝聚，日久胶结而发病

二、西医病因病理

（一）病因

肺癌的病因至今尚不十分清楚。根据流行病学的调查，提示本病的病因可能与以下因素有关：①吸烟；②职业性因素；③电离辐射；④慢性肺部疾病；⑤大气污染；⑥生物学因子。近年来在肺癌分子生物学方面的研究表明，p53 基因、转化生长因子 β_1 基因、nm23－H_1 基因表达的变异及基因突变与肺癌的发病有密切关系。

（二）病理

肺癌起源于支气管黏膜上皮或肺泡上皮，可向支气管内和邻近的肺组织生长，并通过血液、淋巴或支气管转移扩散。肺癌的分布情况是右肺多于左肺，上叶多于下叶。发生在主支气管、肺叶支气管，位置靠近肺门的肿瘤临床上称之为中央型肺癌；发生在肺段支气管以下的癌肿，位置在肺周围部分者称为周围型肺癌。早期肺癌仅局限于黏膜基底膜内者称为原位癌。肺癌的组织学类型和分化程度不同，其增长速度和转移扩散的情况也不尽相同。根据世界卫生组织于 2015 年修订的病理类型，主要将肺癌分为：①鳞状细胞癌；②小细胞癌；③类癌；④腺癌；⑤唾液腺型癌；⑥多型性腺瘤；⑦大细胞癌；⑧其他未分化癌；⑨腺鳞癌。

1. 组织学分类　肺癌可分为以下四种主要病理类型。

（1）鳞状细胞癌：约占肺癌的 50% 左右，男性多于女性，与吸烟关系较为密切。多发生在较大的支气管，常为中央型肺癌。

（2）小细胞癌：一般起源于较大支气管，大多为中心型肺癌；少数起源于小支气管，表现为周围型肺癌。恶性程度高，血行播散也较早，预后最差。

（3）腺癌：腺癌多见于女性患者，发病年龄较小。腺癌多起源于较小支气管，常呈周围型。可分为腺泡癌、乳头状癌、细支气管肺泡癌和有黏液形成的实体癌四个亚型。

（4）大细胞癌：大细胞癌是无鳞状细胞、腺细胞和小细胞癌特征的未分化癌。此型肺癌较少见。大细胞癌分化程度较低，恶性程度高，预后很差。

2. 转移 包括：①直接扩散；②淋巴转移，是鳞癌和未分化癌常见的转移途径；③血行转移，是肺癌的晚期表现；④支气管内播散。

3. TNM 分期 肺癌的分期对临床治疗方案的选择具有重要指导意义。2017 年国际抗癌联盟（UICC）公布了第 8 版肺癌 TNM 分期标准，按照肿瘤的大小（T）、淋巴转移的情况（N）和有无远处转移（M）将肺癌加以分期，为目前世界各国所采用（表 13－6 与表 13－7）。该分期适用于非小细胞癌和小细胞癌，以前小细胞癌所用的“局限期”和“广泛期”两分法已不再适用。

表 13－6　2017 年第 8 版肺癌国际 TNM 分期定义

项目	定义
原发肿瘤（T）	
T_x	原发肿瘤不能评价；或痰、支气管灌洗液找到肿瘤细胞，但影像学或者支气管镜没有可视肿瘤
T_0	没有原发性肿瘤的证据
T_{is}	原位癌
T_1	肿瘤最大直径≤3cm，气管镜检查肿瘤没有累及叶支气管近端以上位置（即没有累及主支气管） T_{1a}：肿瘤最大直径≤1cm T_{1b}：肿瘤最大直径＞1cm，但≤2cm T_{1c}：肿瘤最大直径＞2cm，但≤3cm
T_2	肿瘤大小或范围符合以下任何一项： 肿瘤最大直径＞3cm，但不超过 7cm；累及主支气管，但距气管隆突≥2cm；扩展到肺门的肺不张或阻塞性肺炎，但不累及全肺 T_{2a}：肿瘤最大直径＞3cm，但≤4cm T_{2b}：肿瘤最大直径＞4cm，但≤5cm
T_3	肿瘤最大直径＞5cm，但≤7cm；或肿瘤已直接侵犯了下述结构之一者： 胸壁（包括肺上沟瘤）、心包；或肿瘤位于距气管隆突 2cm 以内的主支气管，但尚未累及隆突；或全肺的肺不张或阻塞性肺炎，或同一肺叶内出现分散的单个或多个卫星结节
T_4	肿瘤大小或范围符合以下任何一项： 肿瘤最大直径≥7cm；肿瘤已直接侵犯了下述结构之一者：膈肌、心脏、大血管、气管、食管、喉返神经、椎体、隆突；或与原发灶不同肺叶的单发或多发病灶
区域淋巴结（N）	
N_x	区域淋巴结不能评估
N_0	没有区域淋巴结转移
N_1	转移至同侧支气管旁淋巴结和（或）同侧肺门淋巴结和肺内淋巴结，包括原发肿瘤直接侵犯
N_2	转移至同侧纵隔和（或）隆突下淋巴结
N_3	转移至对侧纵隔、对侧肺门淋巴结，同侧或对侧斜角肌或锁骨上淋巴结
远处转移（M）	
M_x	远处转移不能评估
M_0	没有远处转移
M_1	有远处转移 M_{1a}：恶性胸腔（或心包）积液或胸膜转移结节；对侧肺叶内出现分散的单个或多个肿瘤结节 M_{1b}：远处器官单发转移灶 M_{1c}：多个或单个器官多处转移灶

表 13－7　2017 年第 8 版肺癌国际 TNM 分期标准

分期	T	N	M
隐匿性癌	T_x	N_0	M_0
原位癌	T_{is}	N_0	M_0
Ⅰ$_{A_1}$期	T_{1a}	N_0	M_0
Ⅰ$_{A_2}$期	T_{1b}	N_0	M_0
Ⅰ$_{A_3}$期	T_{1c}	N_0	M_0
Ⅰ$_B$期	T_{2a}	N_0	M_0
Ⅱ$_A$期	T_{2b}	N_0	M_0
Ⅱ$_B$期	$T_{1a\sim1c}$	N_1	M_0
	T_{2a}	N_1	M_0
	T_{2b}	N_1	M_0
	T_3	N_0	M_0
Ⅲ$_A$期	$T_{1a\sim1c}$	N_2	M_0
	$T_{2a\sim2b}$	N_2	M_0
	T_3	N_1	M_0
	T_4	N_0	M_0
	T_4	N_1	M_0
Ⅲ$_B$期	$T_{1a\sim1c}$	N_3	M_0
	$T_{2a\sim2b}$	N_3	M_0
	T_3	N_2	M_0
	T_4	N_2	M_0
Ⅳ$_A$期	T_3	N_3	M_0
	T_4	N_3	M_0
Ⅳ$_B$期	任何 T	任何 N	M_{1a}
	任何 T	任何 N	M_{1b}
	任何 T	任何 N	M_{1c}

【诊断】

一、临床表现

肺癌的临床表现与肿瘤的部位和大小、是否压迫或侵犯邻近器官以及有无转移等密切关系，早期肺癌往往无任何症状，症状随着肿瘤逐渐长大而变得明显。

（一）症状

1. 刺激性咳嗽　是最常见的早期症状，肿瘤在较大的支气管内长大后，常出现刺激性咳嗽，极易被误认为伤风感冒；当肿瘤长大后继发肺部感染时，可伴有脓性痰液，痰量也较前增多。

2. 血痰　通常为痰中带血点、血丝或断续地少量咯血。

3. 胸痛 一般为闷痛、隐痛，与支气管阻塞、局限性肺不张或胸膜反射有关。是一个早期易被忽略的症状，不一定都有胸膜侵犯。

4. 发热 因肺癌而致的发热有两种：一种是由于支气管阻塞或管壁压迫后引起的炎性发热；另一种是所谓的“癌性热”，因肿瘤病灶中心坏死、毒素吸收也可引起高热。

5. 气短及胸闷 癌肿在大的支气管口生长时阻塞气道可产生此种症状，特别是呼吸功能较差的病人。

（二）体征

1. 肿瘤引起的肺部体征 早期多无明显症状和体征。当肿瘤增大引起支气管狭窄时，病变部位可以闻及“高音调金属音”。肿瘤位于胸膜附近时易产生不规则的钝痛，肋骨、脊柱受侵时可有持续性胸痛及定位性压痛。

2. 纵隔受累的体征 可因原发肿瘤直接侵犯或转移性肿瘤累及纵隔大血管、神经、食管等所产生。肿瘤侵犯或纵隔转移性肿块压迫喉返神经时，喉镜检查可见患侧声带麻痹。压迫膈神经可引起同侧横膈麻痹和上升，X线透视可见病侧横膈运动迟缓。压迫上腔静脉、奇静脉可致上腔静脉综合征，出现头部和上肢静脉回流受阻，产生头面部、前胸部淤血、静脉曲张和水肿。侵犯迷走神经可使心率加快。心肌和心包受到侵犯时可出现心包压塞症状及体征，如心动过速或心房颤动，叩诊心浊音界扩大，听诊心音低远，有心包摩擦音，X线片显示心界扩大。肿瘤侵犯颈交感神经则产生Horner综合征，表现为上睑下垂，瞳孔缩小，眼球内陷和同侧面部皮肤发白、无汗。

二、实验室及其他检查

1. 痰液细胞学检查 是肺癌确诊的重要手段之一。痰液的细胞学检查简便易行且无损伤，可反复多次检查；但有一定的假阴性，特别是周围型肺癌，脱落细胞不易被排出。为提高阳性率，可多次送检，通过4~6次即可获得诊断。

2. X线摄片和CT检查 胸部X线是常用筛查方法，大多数肺癌可经胸部X线检查和CT检查获得临床诊断。

3. 支气管镜检查 通过支气管镜可直接观察支气管内膜及管腔的病理变化情况，窥见癌肿或癌性浸润者，可采取小块组织做病理切片检查，亦可刷取肿瘤表面组织或吸取支气管分泌物做细胞学检查，以明确诊断和判定组织学病理类型。

4. 纵隔镜检查 纵隔镜检查主要用于判明中央型肺癌侵犯纵隔的范围。通过纵隔镜可直接观察气管前隆突下及两侧支气管区淋巴结情况，并可采取组织做病理切片检查，明确肺癌是否已转移到肺门和纵隔淋巴结。

5. 经胸壁肺穿刺活检 对紧靠胸壁的肺部肿块，可在X线透视定位下用特殊的穿刺针经皮肤、胸壁穿刺采取活组织做病理检查，确诊率可达80%~90%。目前采用CT引导定位下行肺穿刺活检，准确率更高。

6. 磁共振成像（MRI） MRI是近年来发展起来的一项新的影像诊断技术。MRI对肺癌的检查主要用于肿瘤的分期，确定肿瘤有无向纵隔延伸，纵隔淋巴结、胸壁、膈肌、锁骨下动脉和臂丛神经是否受到侵犯，以评估手术治疗的可能性。

7. 转移病灶活组织检查 晚期肺癌病人已有锁骨上、颈部、腋下等处表浅淋巴结转移或出现皮下转移结节者，可切取转移病灶组织做病理切片检查，以明确诊断。

8. 超声显像及多普勒技术　由于常规X线检查很难鉴别肺周围型占位病变的性质，纤维支气管镜检查难以达到周边部位而不易确诊，穿刺活检尚受一些条件限制；因此，超声对肺周围型占位病变的良、恶性鉴别诊断具有较高的临床价值。

9. 开胸探查术　肺部肿块经多种方法检查和短期试验性治疗仍未能明确病变的性质，而肺癌的可能性又不能排除时，如病人全身情况许可，应做开胸探查术。近年来开展的电视胸腔镜技术可以代替开胸探查术行病变窥视和活检。

【鉴别诊断】

肺癌的鉴别诊断见表13－8。

表13－8　肺癌的鉴别诊断

肺结核	多见于青年人，病变常位于上叶尖、后段或下叶背段，一般病程长，发展缓慢。在X线片上块影密度不均匀，可见到稀疏透光区，常有钙化点，边缘光滑，分界清楚，肺内常另有散在性结核病灶。发热、盗汗等全身症状明显。抗结核药物治疗能改善症状，病灶逐渐吸收
肺部炎症	支气管肺炎一般起病较急，发热、寒战等感染症状比较明显。X线片上表现为边缘模糊的片状或斑点状阴影，密度不均匀，且不局限于一个肺段或肺叶，经抗菌药物治疗后症状迅速消失。肺脓肿病人常有吸入性肺炎病史，急性期有明显的感染症状，痰量多，呈脓性，有臭味。X线片上空洞壁较薄，内壁光滑，常有液平面，脓肿周围的肺组织或胸膜常有炎性病灶
其他肺部肿瘤	肺部良性肿瘤一般不呈现临床症状，生长缓慢，病程长，在X线片上显示接近圆形的团块影，密度均匀，可有钙化点，轮廓整齐，边界清楚，多无分叶状。肺转移性癌一般较少呈现呼吸道症状和痰血，痰细胞学检查不易找到癌细胞

【治疗】

一、治疗原则

中医认为本病的病机基础是正气虚损和邪毒入侵，与肺脏的功能失调有关，故治则上以扶正祛邪、标本兼治为主。西医目前是以外科手术为主的综合治疗。

二、中医治疗

辨证论治

1. 气滞血瘀证

症候：咳嗽频繁，痰中带血，胸闷气促，胸胁胀痛或刺痛；舌质紫暗或有瘀斑，苔薄黄，脉弦或涩。

治法：行气化瘀，软坚散结。

主方：血府逐瘀汤。

加减：咳血甚者加白茅根、侧柏炭、仙鹤草止血等；气阴不足者加天冬、麦冬、太子参、黄芪益气滋阴等。

2. 脾虚痰湿证

症候：咳嗽痰多，或有血痰；胸闷纳呆，神疲乏力，面色苍白，大便溏薄；舌质淡胖，苔白腻，脉濡缓或濡滑。

治法：健脾除湿，化痰散结。

主方：六君子汤合海藻玉壶丸。

加减：气短乏力者加黄芪益气健脾；胸痛、舌质紫暗者加红花、桃仁、川芎活血化瘀。

3. 阴虚毒热证

症候：咳嗽气喘，无痰或少痰或有泡沫痰，或痰黄难咯，痰中带血，胸痛气短；心烦失眠，口干便秘，发热；舌质红，苔花剥或光剥无苔，脉细数。

治法：养阴清热，软坚散结。

主方：沙参麦冬汤合五味消毒饮。

加减：痰湿者加半夏、贝母化痰祛湿；痰热者加鱼腥草、黄芩清热化痰；低热、盗汗者加地骨皮、五味子滋阴清热。

4. 气阴两虚证

症候：胸背隐痛，咳声无力，咯出血痰；神疲乏力，五心烦热，自汗盗汗；舌质红，苔少，脉沉细数。

治法：益气养阴，清肺解毒。

主方：生脉饮。

加减：气虚明显者加黄芪、太子参；偏于阴虚者加天冬、玄参；痰少而黏者加瓜蒌、贝母清肺化痰。

三、西医治疗

1. 治疗原则 主要有外科手术治疗、放射治疗、化学治疗、靶向治疗等综合性治疗，依据患者的身体情况、影像学分型、病理类型和TNM分期进行全面考虑。一般而言，非小细胞肺癌采取包括手术在内的多学科综合治疗。小细胞肺癌恶性程度高，易全身扩散转移；目前，联合化疗加胸部放疗是该型肿瘤的主要治疗手段，手术切除只在极少数早期患者中实施。

2. 手术治疗 适用于Ⅰ、Ⅱ期和部分经过选择的Ⅲ$_A$期非小细胞肺癌。手术术式以肺叶切除加肺门纵隔淋巴结清扫为首选术式，各类术式的选择必须按照最大限度切除肿瘤、最大限度保留肺组织的原则，根据具体情况决定。

3. 放射治疗 是肺癌的局部治疗手段之一。对有纵隔淋巴结转移的肺癌，全剂量放射治疗联合化疗是主要治疗模式；对有远处转移的肺癌，仅可选择姑息治疗方法。在各类型的肺癌中，小细胞肺癌对放疗敏感性较高，其次是鳞癌。

4. 化学治疗 分为术前化疗、术后化疗和系统性化疗。化疗方案选择取决于病理类型和身体情况。

5. 靶向治疗 是针对肿瘤的特有基因异常进行的治疗，具有针对性强、疗效较好和毒副作用小的特点。对于中国非小细胞肺癌患者，最重要的靶向药物是表皮生长因子受体（EGFR）的小分子抑制剂（吉非替尼、厄洛替尼等）。

第四节　食管癌

食管癌（esophageal carcinoma，EC）是消化道常见的肿瘤之一，仅次于胃癌。全世界每年约有30万人死于食管癌。其发病率和死亡率在各国差异很大。我国是世界上食管癌高发地区之一，每年平均因其致死约15万人。男性多于女性，发病年龄多在40岁以上。

【病因病理】

一、中医病因病机

食管癌在中医学中属于“噎膈”范畴。本病的基本病理为食管狭窄。就其发病机制而言，除胃以外，与肝、脾、肾密切相关（表13-9）。

表13-9 食管癌的病因病机

忧思郁怒	忧思损伤脾胃，脾失健运，痰湿内停，痰气互结，交阻于食管，上下不通，故成噎膈。又郁怒伤肝，肝气郁结，血流不畅，气滞久积而成瘀，瘀阻食管则成噎膈不通
酒食所伤	饮酒及恣食辛辣厚味最易津耗血燥，酿成痰浊，耗津血燥则咽喉食管干涩，酿成痰浊则食管窄阻，均致诱发噎膈
气血亏虚	《丹溪心法》曰：“噎膈……多由气血虚弱而成”，说明气血亏虚、机体抵抗力低是食管癌发生的内在因素

二、西医病因病理

（一）病因

食管癌的病因目前还不十分清楚。目前认为食管癌的发病与下列因素有一定的关系：长期大量吸烟和饮酒及进食过快、食物过热、经常吃粗硬食物等物理因素；食管黏膜慢性炎症；进食含亚硝酸类化合物高的食物可引起食管黏膜上皮损伤，促使肿瘤发生；此外，食管癌的发生有一定的遗传易感性。

（二）病理分型

食管癌可发生在食管任何部位，以中段最多见、下段次之、上段最少。胃贲门部食管腺癌可向上延伸累及食管下段。起源于食管腺体或异位胃黏膜的食管腺癌较少见（图13-1）。

根据病理形态，食管癌可分为以下四型。

1. 髓质型 肿瘤累及食管壁的全层，向腔内外生长，伴有中、重度梗阻，食管造影显示明显充盈缺损，晚期可见肿瘤软组织阴影。

2. 蕈伞型 肿瘤向腔内呈蘑菇样突出，呈扁平状肿块，累及食管壁的一部分，梗阻症状轻，食管造影显示部分管壁呈不对称的蝶形充盈缺损。

3. 溃疡型 肿瘤在管壁上呈大小不等的溃疡，梗阻症状轻，食管造影显示有较大的溃疡龛影。

4. 缩窄型 肿瘤呈环形或短管形狭窄，食管造影显示对称性高度梗阻，梗阻以上的食管显著扩张。

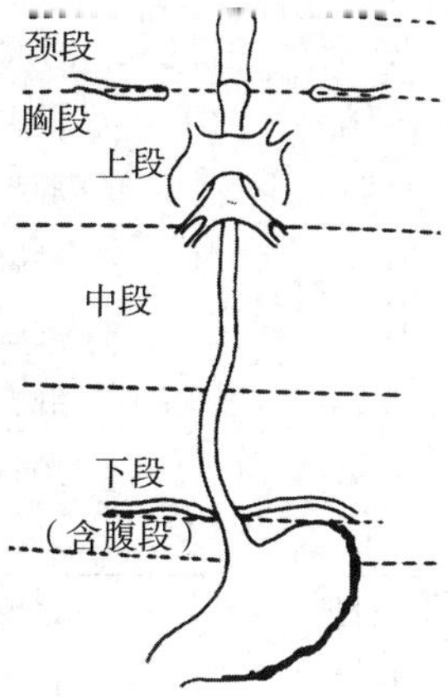

图13-1 食管的分段

（三）转移途径

食管癌的转移途径有以下三个方面。

1. 直接扩散 食管癌最先向黏膜下层扩散，继而向上、向下及全层浸润，同时穿过疏松的外膜侵入邻近器官。

2. 淋巴转移 淋巴转移是食管癌的主要转移途径。上段食管癌主要转移至肺门及颈部淋巴结，中段食管癌主要转移至肺门、主动脉旁及纵隔淋巴结，下段食管癌主要转移至食管、胃贲门旁及胃左动脉淋巴结。病情发展至晚期，各段食管癌均可向上转移至颈部淋巴结、向下转移至腹腔淋巴结。

3. 血行转移 食管癌的血行转移在临床上较少见。转移脏器主要为肺、肝、肾和骨。

（四）分期

1. 临床病理分期 见表 13－10。

表 13－10 1976 年全国拟定的食管癌临床病理分期（以后未再修订）

分期	病变长度	病变范围	转移情况
早期			
0	不定	限于黏膜层	无
中期			
Ⅰ	＜3cm	只侵及黏膜下层	无
Ⅱ	3～5cm	只侵及部分肌层	无
Ⅲ	＞5cm	侵及肌层全层或有外侵	有局部淋巴结转移
晚期			
Ⅳ	＞5cm	有明显外侵	有远处淋巴结转移或有其他器官转移

注：有时病变长度不完全与病变范围相对应。

2. TNM 分期 见表 13－11 与表 13－12。

表 13－11 食管癌和食管交界部癌 TNM 分期定义（UICC/AJCC，第 8 版）

分类	定义
T 分期	原发肿瘤
T_x	原发肿瘤不能确定
T_0	无原发肿瘤证据
T_{is}	重度不典型增生（定义为恶性细胞未突破基底膜）
T_1	肿瘤侵及黏膜固有层、黏膜肌层或黏膜下层
T_{1a}	肿瘤侵及黏膜固有层或黏膜肌层
T_{1b}	肿瘤侵及黏膜下层
T_2	肿瘤侵及食管肌层
T_3	肿瘤侵及食管外膜
T_4	肿瘤侵及食管周围结构
T_{4a}	肿瘤侵及胸膜、心包、奇静脉、膈肌或腹膜
T_{4b}	肿瘤侵及其他邻近器官，如主动脉、椎体或气管
N 分期	区域淋巴结
N_X	区域淋巴结转移不能确定
N_0	无区域淋巴结转移
N_1	1～2 枚区域淋巴结转移
N_2	3～6 枚区域淋巴结转移
N_3	≥7 枚区域淋巴结转移

续表

分类	定义
M 分期	远处转移
M_0	无远处转移
M_1	有远处转移
腺癌 G 分期	
G_X	分化程度不能确定
G_1	高分化癌，>95% 的肿瘤组织由分化好的腺体组成
G_2	中分化癌，50% ~95% 的肿瘤组织显示腺体形成
G_3	低分化癌，肿瘤组织由片状和巢状细胞组成，其中形成腺体结构的细胞成分 <50%
鳞癌 G 分期	
G_X	分化程度不能确定
G_1	高分化癌，有明显的角化珠结构及较少量的非角化基底样细胞成分，肿瘤细胞呈片状分布，有丝分裂象少见
G_2	中分化癌，呈现出各种不同的组织学表现，从角化不全至角化程度很低再到角化珠基本不可见
G_3	低分化癌，主要由基底样细胞组成的大小不一的巢状结构，内有大量中心性坏死；由片状或“铺路石样”肿瘤细胞组成的巢状结构，其中偶见少量的角化不全细胞或角化细胞

表 13 -12　食管癌国际 TNM 分期标准

分期	T 分期	N 分期	M 分期	G 分期	肿瘤部位*
0	is（HGD）	0	0	1，X	任何部位
I_A	1	0	0	1，X	任何部位
I_B	1	0	0	2 ~3	任何部位
	2 ~3	0	0	1，X	下段，X
II_A	2 ~3	0	0	1，X	中、上段
	2 ~3	0	0	2 ~3	下段，X
II_B	2 ~3	0	0	2 ~3	中、上段
	1 ~2	1	0	任何级别	任何部位
III_A	1 ~2	2	0	任何级别	任何部位
	3	1	0	任何级别	任何部位
	4a	0	0	任何级别	任何部位
III_B	3	2	0	任何级别	任何部位
III_C	4a	1 ~2	0	任何级别	任何部位
	4b	任何级别	0	任何级别	任何部位
	任何级别	3	0	任何级别	任何部位
Ⅳ	任何级别	任何级别	1	任何级别	任何部位

注：* 肿瘤部位按肿瘤上缘在食管的位置界定，最后一列中的“X”指未记载肿瘤部位。HGD：重度不典型增生。

【诊断】

一、临床表现

（一）早期症状

1. 吞咽食物梗噎感，但不影响食物的吞咽。

2. 胸骨后烧灼样、针刺样或牵拉摩擦样疼痛。

3. 食管内异物感，在吞咽食物或未进食的情况下，均感觉有异物黏附在食管壁上，有吞咽不适感。

4. 咽喉部干燥与紧缩感，患者自觉咽喉部干燥，局部或颈部有紧缩感，吞咽不顺利。

（二）中、晚期症状

1. 吞咽困难 进行性吞咽困难是食管癌的典型症状。吞咽困难的程度依次为：干硬食物→半流质→流质→水（滴水难进）。多数病人如果不及时治疗，可在梗阻症状出现后 1 年内死亡。吞咽困难的程度与病理类型有关，缩窄型和髓质型较为严重，其他类型较轻。

2. 梗阻症状 严重者常伴有反流，持续吐黏液，这是由于食管癌的浸润和炎症反射性地引起食管腺体和唾液腺分泌增加所致。黏液积存于食管内可致反流，引起呛咳甚至吸入性肺炎。

3. 疼痛 胸骨后或背部肩胛区持续性绞痛常提示食管癌已有外侵，引起食管周围炎、纵隔炎，但也可以是由于肿瘤引发食管深层溃疡所致。疼痛严重而致不能入睡或伴有发热者，不但手术切除的可能性较小，而且应注意肿瘤并发食管穿孔的可能。

4. 出血 食管癌病人有时也会因呕血或黑便而来就诊。肿瘤可浸润大血管特别是胸主动脉而造成致死性出血。对于有穿透性溃疡的病例，特别是 CT 检查显示肿瘤侵犯胸主动脉者，应注意出血的可能。

5. 声音嘶哑 由肿瘤直接侵犯喉返神经引起。

6. 体重减轻和厌食 因梗阻进食减少，营养状况下降，消瘦、脱水常相继出现，但病人一般仍有食欲。病人在短期内体重明显减轻或出现厌食症状，常提示肿瘤有广泛转移。

（三）晚期并发症

1. 恶病质、脱水、衰竭。

2. 持续性胸痛或背痛、致死性上消化道大出血等。

3. 全身广泛转移引起的相应症状，如黄疸、腹水等。

二、实验室及其他检查

1. 食管拉网细胞学检查 是诊断早期食管癌比较有效的方法，准确率在 90% 以上，是一种简便易行的普查与筛选诊断方法。

2. 食管镜检查 可以在直视下观察肿瘤大小、形态和部位，为临床提供治疗依据，同时也可对病变部位进行活检及镜刷检查。

3. X 线钡餐检查 食管癌 X 线钡餐造影检查可分为常规检查方法和腹部加压法、食管双重造影、奇静脉造影等特殊检查方法。典型的食管癌 X 线征象为食管黏膜皱襞增粗、中断、紊乱以至消失，龛影形成，管腔充盈缺损及狭窄改变，管腔僵硬，食管舒张度及蠕动度降低以至消失，软组织肿块阴影，钡剂流速减慢或排空障碍。X 线影像学分型与临床病理分型相同。食管癌 X 线钡剂造影检查无禁忌证。

4. CT 检查 CT 扫描可以清楚地显示食管与邻近纵隔器官的关系，充分显示食管癌病灶大小、肿瘤侵犯范围及程度。CT 扫描不能显示食管黏膜，故难以发现早期食管癌。

【鉴别诊断】

食管癌的鉴别诊断见表 13－13。

表 13－13 食管癌的鉴别诊断

食管炎及食管上皮细胞重度增生	常有类似早期食管癌的症状。X 线检查常无异常发现，可以通过食管拉网细胞学检查、内镜染色及内镜超声检查进行鉴别，但常需要定期复查
食管良性狭窄	可由误吞腐蚀剂、食管灼伤、异物损伤、慢性溃疡等引起的瘢痕所致。病程较长，吞咽困难发展至一定程度即不再加重。经详细询问病史和 X 线钡餐检查可以鉴别
食管良性肿瘤	主要为少见的平滑肌瘤，病程较长，吞咽困难多为间歇性。X 线钡餐检查可显示食管有圆形、卵圆形或分叶状的充盈缺损，边缘整齐，周围黏膜皱襞正常

【治疗】

一、治疗原则

中医认为本病的病机基础是本虚标实，与脾胃的功能失调有关，故治则上以扶正祛邪、标本兼治为主。西医目前是以外科手术为主，辅以化疗、放疗等综合治疗。

二、中医治疗

（一）辨证论治

1. 痰气交阻证

症候：吞咽发噎或梗阻，胸膈痞闷，情志舒畅时可稍减轻。呕吐痰涎或轻或重。舌质偏红，舌苔薄白，脉弦数。

治法：开郁理气，化痰润燥。

主方：启膈散。

加减：若呕吐明显者可加代赭石、旋覆花增强和胃降逆；若痰涎甚者可加陈皮增强化痰功效。

2. 血瘀内结证

症候：吞咽困难，食不得下；食而复吐出，甚至饮水亦难咽下。伴见胸骨后疼痛，日渐加重。上腹部疼痛，有时拒按。形体消瘦，面色晦暗。舌红少津或带青紫，脉细数。

治法：活血化瘀，滋阴养血。

主方：通幽汤。

加减：若呕吐较甚，痰涎较多者可加法半夏、瓜蒌、海蛤粉助化痰止呕；若痛甚者可加川楝子、延胡索理气止痛。

3. 津液枯槁证

症候：吞咽困难日渐加重，或吞咽时梗塞而痛。进而饮水可下，食物难进，或饮食后大部分吐出。伴见形体消瘦，肌肤枯燥；胸背灼痛，口干咽燥；大便秘结，小便短少。舌红而干或有裂痕，脉沉细弦而数。

治法：养阴生津，清热润燥。

方药：五汁安中饮。

加减：若大便干结如羊屎者可加火麻仁、全瓜蒌润肠通便；若胃热盛者可加栀子、黄连清胃火；若烦渴咽燥，噎食不下，食入即吐，可改用竹叶石膏汤加大黄泻热存阴。

4. 气虚阳微证

症候：吞咽梗阻，饮食不下；泛吐清涎泡沫；精神疲惫，形体消瘦。伴见面色苍白；胸闷气短；面浮足肿；大便秘结，小便短少。舌质淡而干，脉沉弱。

治法：温补脾肾，益气回阳。

方药：右归丸。

加减：若阳伤及阴，口咽干燥，形体消瘦，大便干燥者可加石斛、麦冬、沙参滋养津液；若阳虚明显者可加附子、肉桂、鹿角胶、肉苁蓉温补肾阳。

（二）中医外治

1. 毫针刺用平补平泻法，不灸。取膈俞、巨阙、内关、胃俞、足三里等穴。胸膈痞满加膈关；气逆痰多加膻中、丰隆。

2. 实证用泻法可针膻中、巨阙、膈俞、胃俞。虚证也可用泻法，可针脾俞、气海、膈俞、足三里、公孙（均用补法）、劳宫。食物格拒不入，加灸中魁；胸痛引背针大陵、心俞（均泻法）；痞塞噫气针中脘、内关（均泻法）。

三、西医治疗

（一）手术治疗

1. 早期食管癌患者　手术切除可以达到根治的目的。术式一般采用食管癌切除、胃或结肠代食管。

2. 中、晚期食管癌患者　宜采用手术、放疗、化疗、靶向及免疫等综合治疗。目前食管癌的药物治疗多采用联合化疗，并广泛用于手术与放疗相结合的综合治疗中。

3. 晚期食管癌、不能根治或放疗、进食有困难患者　可做姑息性减状手术，如食管腔内置管术、胃造瘘术等，以达到改善营养、延长生命的目的。

（二）放射治疗

食管癌多为鳞状细胞癌，对放射线有一定敏感性。

1. 放疗和手术综合治疗，可提高手术切除率和生存率。术前放疗应在手术前 2～3 周完成较为合适，术后放疗应在手术后 3～6 周开始。对手术中切除不完全的残留癌组织处做金属标记，以利术后放疗定位。

2. 单纯放疗适用于食管颈段、胸上段癌或晚期癌。

（三）其他疗法

包括内镜下治疗、电疗法、胃镜下支架放置术、食管扩张疗法等。

第五节　胃　癌

胃癌（gastric carcinoma）是指发生在胃上皮组织的恶性肿瘤，在我国位居各种恶性肿瘤发病率之首。本病属于中医学中的“积聚”“胃脘痛”“噎塞”及“胃反”等范畴。

【病因病理】

一、中医病因病机

本病的病机基础是长期饮食不节、情志失调、复感六淫之邪引起机体阴阳平衡失调，脏腑功能失常，出现食滞、气虚、血瘀、痰结、邪毒内蕴等一系列病理性改变，最终导致积聚的形成（表 13－14）。

表 13－14 胃癌的病因病机

肝胃不和	情志不畅、肝气不舒，脾气郁结，肝脾气机阻滞，脉络瘀阻，终致气血瘀滞，发为本病。多见于早中期患者
胃热伤阴	恼怒伤肝，肝失疏泄，气失条达，肝气郁结，日久化火，郁火乘胃，肝胃郁热，胃阴不足，脉络失其濡养，多见于早中期患者
脾胃虚寒	感受六邪日久，邪干胃脘日久，严重损伤脾胃生理功能，正气衰弱，或素体阳虚，导致脾胃虚寒。多见于中晚期患者
瘀毒内阻	气机失调致气结痰凝，血瘀阻络，痰瘀互结，日渐成积聚；兼失治误治，病情迁延，气阳耗损，瘀结加重，阻滞经络，多见于进展期患者
气血两虚	久病气阳耗损，瘀结加重，气血生化无源，导致机体进一步虚损，已属晚期阶段

二、西医病因病理

（一）病因

尚未完全明确，但其发病因素目前公认有地域环境及饮食生活习惯、幽门螺杆菌感染、癌前期病变如胃部慢性疾患（如萎缩性胃炎）、遗传易感性及其他因素等。

（二）病理

1. 分期和分型

（1）早期胃癌：癌组织局限于黏膜层和黏膜下层，癌灶直径在 10mm 以下称为小胃癌，5mm 以下称为微小胃癌；病灶更小者仅在胃镜黏膜活检时诊断为癌，但切除后的胃标本虽经全黏膜取材却未见癌组织者称“一点癌”。早期胃癌的形态可分为三型。

Ⅰ型（隆起型）：癌灶突向胃腔。

Ⅱ型（浅表型）：癌灶比较平坦，没有明显的隆起和凹陷。

Ⅲ型（凹陷型）：为较深的溃疡。

（2）进展期胃癌：癌组织浸润深度达肌层或浆膜层，也称为中、晚期胃癌。国际上按 Borrmann 分型法分为四型。

Ⅰ型（息肉型或肿块型）：为边界清楚突入胃腔的块状癌灶。

Ⅱ型（局部溃疡型）：为边界清楚并略隆起的溃疡状癌灶。

Ⅲ型（浸润溃疡型）：为边界模糊不清的浸润性溃疡状癌灶。

Ⅳ型（弥散浸润型）：癌肿沿胃壁各层全周呈浸润性生长，导致边界不清。

2. 组织学分型（WHO）

（1）普通类型：有乳头状腺癌、管状腺癌、低分化腺癌、黏液腺癌、印戒细胞癌。

（2）特殊类型：有腺鳞癌、鳞癌、类癌、未分化癌、胃溃疡癌变。

3. 扩散与转移

（1）直接浸润：胃的远端癌可侵及十二指肠，近端癌则可直接扩展并侵犯食管下端。也可直接蔓延至肝、胰、网膜、横结肠及腹膜等。

（2）淋巴转移：是胃癌的主要转移途径。癌细胞常侵犯胃的黏膜和黏膜下淋巴丛，由此转移至胃周淋巴结、主动脉旁淋巴结及腹腔动脉旁淋巴结。淋巴结转移的规律一般是由近及远，但恶性程度较高的癌肿可表现为所谓“跳跃式”转移；最常见的有两处：一是通过肝圆韧带淋巴管转移到脐周围，另外则是通过胸导管转移到左锁骨上淋巴结。

（3）血行转移：最常见的受累器官为肝脏，其次是肺、胰、肾、骨等处。

（4）腹腔种植性转移。

【诊断】

一、临床表现

胃癌患者早期多无症状，后逐渐出现明显症状，如上腹部不适、胃部疼痛、食后饱胀、消瘦、乏力、呕吐、消化道出血等。

（一）症状

1. 胃部疼痛　是胃癌最常见也最易被忽视的症状，即使是早期胃癌的病人大部分也均有胃部疼痛的症状。胃癌穿孔时可引起剧烈腹痛。

2. 食欲减退、消瘦、乏力　多数患者出现食后饱胀、嗳气、胃部不适、食欲下降和厌食肉类食物。当肿瘤进展，出现贫血、消瘦、营养不良甚至引发恶病质等表现。

3. 恶心、呕吐　因肿瘤增大引起梗阻或胃功能紊乱，早期仅有食后饱胀及轻度恶心。贲门部肿瘤早期可出现进食梗噎感，随病情发展出现食物反流及吞咽困难。胃窦部癌引起幽门梗阻时可呕吐有腐败臭味的隔夜食物。

4. 出血和黑便　早期胃癌一般有少量出血，小量出血仅有大便潜血阳性；当合并有溃疡或肿瘤侵及血管破溃时，可有较大量出血，鲜血被胃酸作用而变成咖啡色或褐色，此时患者常可呕出咖啡样液及排出柏油样黑便。亦可能合并急性胃穿孔。

5. 其他症状　可因缺乏胃酸或胃排空过快而致腹泻，有时可有便秘及下腹不适；有些患者甚至可以先出现转移灶的症状，如脐部或卵巢的肿块等。

（二）体征

早期胃癌常无明显的体征，上腹部深压痛可能是唯一的体征，伴有轻度肌抵抗感。晚期胃癌可出现上腹部肿块、锁骨上淋巴结肿大、血性腹水等体征。

二、实验室及其他检查

（一）实验室检查

粪便隐血试验常呈持续阳性。

（二）影像学检查

1. X线钡餐检查　利用硫酸钡与胃壁对比产生阴影进行诊断的传统胃检查法，现已渐为胃气钡双重对比造影所取代。

2. 胃钡剂造影 胃癌的X线征象主要有龛影大而浅，边缘不规则，龛影周围不规则“环堤征”，充盈缺损随病期早晚而大小不等；黏膜破坏、皱襞消失，胃壁僵硬而蠕动消失，钡剂排空障碍；上方食管扩张，钡剂通过贲门困难。

（三）内镜检查

内镜检查具有观察范围大的特点，从食管至十二直肠均可观察。早期胃癌隆起型应与良性息肉鉴别，凹陷型胃癌应与良性溃疡鉴别。最终确诊还要依靠在直视下取病理学活检，取材数目以4～6块为宜，应分散在病灶各处，凹陷型病变应在其四周取材。

（四）腹部超声、超声内镜（EUS）、多层螺旋CT

除能了解胃腔内和胃壁情况外，还可判断胃周围淋巴、胃周围脏器有无转移和（或）浸润情况，常用于胃癌的TNM分期。

【鉴别诊断】

胃癌的鉴别诊断见表13－15。

表13－15 胃癌的鉴别诊断

胃良性溃疡	病程长，有反复典型溃疡疼痛发作史，抑制胃酸药物治疗有效，多无明显腹部体征。无消瘦，体重减轻，贫血，恶病质。钡餐检查及内镜可见溃疡面直径小于2.5cm，为圆形或椭圆形龛影，边缘平滑，也无充盈缺损，边界清楚、光滑，基底平坦，有白色或灰黄色苔覆盖，如有出血则来自病灶底部；周围黏膜水肿、充血，愈合者可显红晕，皱襞向溃疡集中。但鉴别仍需依靠活检
胃良性肿瘤	多无临床表现，X线钡餐为圆形或椭圆形的充盈缺损，胃镜检查则表现为黏膜下肿块
胃肉瘤	无明显特异症状，多通过超声内镜来确诊

【临床病理分期】

目前广泛采用国际抗癌联盟（UICC）和美国癌症联合会（AJCC）2010年公布的胃癌TNM分期法，分期的病理依据主要是肿瘤浸润深度、淋巴转移以及远处转移情况。

1. T代表原发肿瘤浸润胃壁的深度

T_X：原发肿瘤无法评价。

T_0：切除标本中未发现肿瘤。

T_{is}：原位癌，即肿瘤位于上皮内且未侵犯黏膜固有层。

T_1：肿瘤侵及黏膜固有层、黏膜肌层或黏膜下层。

T_2：肿瘤侵及固有肌层。

T_3：肿瘤穿透浆膜下层结缔组织，未侵犯脏层腹膜或邻近结构。

T_{4a}：肿瘤侵犯浆膜。

T_{4b}：肿瘤侵犯邻近组织结构。

2. N表示局部淋巴结的转移情况

N_X：区域淋巴结无法评价。

N_0：区域淋巴结无转移。

N_1：1～2个区域淋巴结有转移。

N_2：3～6个区域淋巴结有转移。

N_3：7 个（含）以上区域淋巴结有转移。

N_{3a}：7～15 个区域淋巴结有转移。

N_{3b}：16 个（含）以上区域淋巴结有转移。

3. M 代表肿瘤远处转移的情况

M_0：无远处转移。

M_1：有远处转移。

根据以上情况的不同组合，将胃癌划分为以下各期。

0 期：$T_{is}N_0M_0$

Ⅰ$_A$ 期：$T_1N_0M_0$

Ⅰ$_B$ 期：$T_1N_1M_0$、$T_2N_0M_0$

Ⅱ$_A$ 期：$T_1N_2M_0$、$T_2N_1M_0$、$T_3N_0M_0$

Ⅱ$_B$ 期：$T_1N_3M_0$、$T_2N_2M_0$、$T_3N_1M_0$、$T_{4a}N_0M_0$

Ⅲ$_A$ 期：$T_2N_3M_0$、$T_3N_2M_0$、$T_{4a}N_1M_0$

Ⅲ$_B$ 期：$T_3N_3M_0$、$T_{4a}N_2M_0$、$T_{4b}N_0M_0$、$T_{4b}N_1M_0$

Ⅲ$_C$ 期：$T_{4a}N_3M_0$、$T_{4b}N_2M_0$、$T_{4b}N_3M_0$

Ⅳ期：包括 M_1 的任何 T 和 N

【治疗】

一、治疗原则

中医认为本病的病机基础是正气虚损和邪毒入侵，导致脏腑功能失调，食滞与六淫邪毒内蕴、痰瘀互结而为本病，治则上以扶正祛邪、标本兼治为主。西医采取以外科手术为主的综合治疗。

二、中医治疗

（一）辨证论治

1. 肝胃不和证

症候：胃脘痞满，时时作痛，串及两胁，嗳气频繁或进食发噎。舌质红，苔薄白或薄黄，脉弦。

治法：疏肝和胃，降逆止痛。

主方：柴胡疏肝散。

加减：若胀重者可加青皮、郁金、木香助理气解郁；若痛甚者可加川楝子、延胡索理气止痛。

2. 脾胃虚寒证

症候：胃脘隐痛，绵绵不断，喜按喜暖，食生冷痛剧，热食则舒，时呕清水，大便溏薄，或朝食暮吐，暮食朝吐，神疲肢凉。舌淡而胖，有齿痕，苔白滑润，脉沉细或沉缓。

治法：温中和胃，健脾益气。

主方：理中汤合四君子汤。

加减：若虚寒证甚者可酌加附子、肉桂、牛膝。

3. 胃热伤阴证

症候：胃脘嘈杂灼热，痞满吞酸，食后痛胀，口干喜冷饮，五心烦热，便结尿赤。舌质红绛，舌苔黄糙或剥苔、无苔，脉细数。

治法：清热和胃，养阴润燥。

主方：玉女煎。

加减：大便秘结可加生大黄、芒硝；热势甚者可加山栀子、黄连、黄柏。

4. 瘀毒内阻证

症候：脘痛剧烈或向后背放射，上腹肿块，肌肤甲错，眼眶呈暗黑。舌质暗紫或瘀斑，舌下脉络紫胀，脉弦涩。

治法：理气活血，软坚消积。

主方：失笑散合丹参饮。

加减：可酌加延胡索、三棱、莪术活血止痛等。

5. 痰湿阻胃证

症候：脘膈痞闷，呕吐痰涎，进食发噎不利，口淡纳呆，大便时结时溏。舌体胖大有齿痕，苔白厚腻，脉滑。

治法：燥湿健脾，消痰和胃。

主方：二陈汤。

加减：脘膈痞闷明显者可加瓜蒌、陈皮行气化痰；进食发噎不利明显者可加旋覆花、代赭石降逆和胃。

6. 气血两虚证

症候：神疲乏力，面色无华，少气懒言，动则气促、自汗，消瘦贫血。舌质淡白，舌边有齿痕，舌苔薄白，脉沉细无力或虚大无力。

治法：益气养血，健脾和营。

方药：八珍汤。

加减：神疲乏力甚者加党参、黄芪、陈皮健脾益气；自汗明显者加黄芪、桂枝、生牡蛎、防风收敛止汗。

（二）针灸治疗

1. 针刺止痛主穴 中脘、章门、脾俞、胃俞、足三里、三阴交；配穴：丰隆、公孙、肾俞。

2. 艾灸止痛穴位 中脘、下脘、胃俞、脾俞、关元、神阙、足三里、三阴交。

3. 针灸止呃 术后顽固性呃逆或重症患者呃逆：按压百会穴，拇指按压膻中穴；或针刺双侧内关、足三里。

三、西医治疗

1. 手术治疗 手术是目前能达到治愈目的的主要治疗方法，规范胃癌根治术是提高本病疗效的重要措施。胃癌根治术必须符合：①无远处转移；②切端无癌残留；③足够的淋巴结清除范围（D＞N），无转移淋巴结残留；④整块切除胃、淋巴结及受侵犯的邻近组织和器官。对不能做根治性切除者也应根据病人具体情况争取施行原发癌灶的姑息切除术。

2. 化学治疗 胃癌对化学药物有低度至中度的敏感性，化疗可于术前、术中和术后进行，可选用口服、静脉、经腹腔或动脉插管区域灌注给药。

3. 放射治疗 凡未分化癌、低分化癌、管状腺癌、乳头状腺癌对放疗有一定的敏感性。黏液腺癌及印戒细胞癌对放疗无效，故为禁忌。

第六节 原发性肝癌

原发性肝癌（primary liver cancer，PLC）是指发生于肝细胞和肝内胆管上皮细胞的癌，是我国常见的恶性肿瘤之一。近年来我国肝癌的发病率有上升趋势，肝癌年死亡率已升居我国恶性肿瘤死亡率的第二位。肝癌高发于东南沿海地区，任何年龄都可发生肝癌，我国肝癌病人的中位发病年龄为40～50岁，男性多于女性。

【病因病理】

一、中医病因病机

肝癌的病因是寒、湿、郁、瘀，继而化热化毒而成积，其病机基础是气滞脾虚，与肝、肾功能失调有关。

表13－16 原发性肝癌的病因病机

情志失调	情志抑郁，肝气不舒，脏腑失和，气机阻滞，脉络受阻，血行不畅，气滞血瘀
饮食所伤	酒食不节，饥饱失宜，损伤脾胃，脾失健运，湿浊凝聚成痰，痰阻气机，血行不畅，脉络壅塞，痰浊与气血
感受寒湿	寒湿侵袭，脾阳不运，痰湿内聚，阻滞气机，气血瘀滞；寒湿郁而化热，熏蒸肝胆
肝肾阴虚	久病或劳欲过度，精血亏损，肝肾阴不足，血虚不能养肝

二、西医病因病理

（一）病因

原发性肝癌的病因和发病机制迄今尚未明确，目前倾向于多种致癌因素联合作用的结果，包括肝硬化、病毒性肝炎、黄曲霉毒素、水土因素、遗传因素等。此外长期饮酒、营养不良及寄生虫感染等许多因素也与肝癌的发生有关。

（二）大体分型

1. 大体病理形态分型 巨块型、结节型和弥漫型。

2. 按肿瘤大小分型 ①微小肝癌：直径≤2cm；②小肝癌：直径＞2cm且≤5cm；③大肝癌：直径＞5cm且≤10cm；④巨大肝癌：直径＞10cm。

（三）组织学分型

1. 肝细胞型肝癌 此型最常见，占80%～90%，近85%伴有肝硬化；此型癌细胞多少保留着肝细胞的形态特点，常排列成巢状或索条状。

2. 胆管细胞型肝癌　此型较少见，约占7%；在女性中较多见，占女性肝癌的30.8%。癌细胞多呈柱状排列，形成腺体；癌细胞多来自小胆管上皮，也有来自大胆管者。发展较慢，病程较长。

3. 混合型肝癌　此型占7%～8%，在同一病例中有两种细胞成分。

（四）分化程度

分为四级：Ⅰ级为高分化，Ⅱ级、Ⅲ级为中分化，Ⅳ级为低分化。

（五）扩散途径

肝癌以肝内血行转移最多见，多为癌栓经门静脉系统形成肝内播散；也可发生肝外转移，最多见于肺，其次为骨、脑等。肝细胞型癌多发生肝内转移，而胆管细胞型癌则常早期即发生广泛的肝外转移；多经淋巴转移到局部淋巴结，向锁骨上淋巴结及纵隔淋巴结转移者则较少见。肝癌也可发生种植性转移，如转移到腹膜、大网膜、肠系膜和卵巢等部位。

【诊断】

一、临床表现

（一）症状

肝癌早期无明显症状，一旦出现症状时往往已至中、晚期。

1. 肝区疼痛　为最常见和最主要的症状，有半数以上的患者以此为首发症状。疼痛多为持续性钝痛、刺痛或胀痛。

2. 消化道症状　食欲减退、腹胀、恶心、呕吐、腹泻，缺乏特异性，容易被忽视。

3. 全身情况　可有不明原因的持续性低热或不规则发热，一般抗感染治疗无效；早期，患者消瘦不明显；晚期，患者体重进行性下降，伴有贫血、出血、水肿等恶病质表现。

（二）体征

1. 肝肿大　为中、晚期肝癌的主要临床特征。肝肿大呈进行性，右上腹可触及肿大的肝脏，边缘不规则，表面有结节，质地坚硬，大多伴有明显压痛。

2. 黄疸　为中、晚期表现。约1/3的病例在发病过程中出现黄疸，是由于肝细胞损害或由于癌肿压迫或侵犯胆总管所致。

3. 腹水　为晚期表现。由于门静脉主干癌栓或肝癌结节破裂等所致，腹水可呈草黄色或血性，积聚十分迅速。

（三）并发症

肝癌的并发症可由肝癌或肝硬化引起。

1. 上消化道出血　可由肝硬化或门静脉癌栓引起的门静脉高压所致；也可由凝血功能障碍等原因所致。上消化道出血约占死亡原因的15%。

2. 肝昏迷　出现严重肝功能衰竭的表现，常常由消化道出血、感染、大量放腹水、利尿剂的应用等原因诱发。肝昏迷（肝性脑病）约占肝癌死亡原因的35%。

3. 肝癌结节破裂　因肿瘤坏死或偶然的外伤所致。

二、实验室及其他检查

（一）实验室检查

1. 甲胎蛋白（AFP）检测 对原发性肝癌的诊断价值很大，特异性较高。诊断标准：一般正常成年人血清中的 AFP 含量在 20μg/L 以下。如果 AFP≥400μg/L，并能排除慢性或活动性肝炎、肝硬化、睾丸或卵巢胚胎源性肿瘤以及妊娠等情况。AFP 低度升高者，应做动态观察，并结合肝功能变化进行综合分析，有助于诊断。约 30% 的肝癌病人 AFP 水平正常，此时检测甲胎蛋白异质体有助于提高诊断率。

2. 肝功能及酶学检查 肝功能一般为正常，晚期肝癌或合并肝硬化者可有肝功能损害。大多有血清碱性磷酸酶、GGT 增高。

（二）影像学检查

1. 超声检查 是肝癌诊断中最常用而有效的方法。可显示肝内包膜较完整的实质性占位性病变，仔细检查可发现直径 1～2cm 的微小肝癌。

2. X 线检查 肝右叶的癌肿可发现右膈肌抬高、运动受限或局限性隆起。肝左叶或巨大肝癌在行胃肠钡餐造影时可见胃及结肠肝曲被推压现象。也能显示有无食管胃底静脉曲张和肺、骨等转移灶。

3. CT 检查 CT 是肝癌诊断的主要手段之一，对超声显示占位性病变但是 AFP 阴性者应行 CT 检查。CT 检查可以明确病灶的数目、位置、大小及其与重要血管的关系，可检测出直径 1cm 左右的微小肝癌。

4. 磁共振显像（MRI） 在肿瘤的定位诊断中与 CT 相仿或优于 CT。

5. 肝血管造影 通常选用肝动脉造影，其分辨率低限约 1cm，对直径 <2.0cm 的微小肝癌其阳性率可达 90%。

（三）肝穿刺活组织检查

对确诊困难者可以实施此项检查，多在 B 型超声引导下行细针穿刺。如果不能排除肝血管瘤则禁用此法。

三、诊断标准

根据我国《原发性肝癌诊疗规范》（2017 版），原发性肝癌的诊断标准如下：有乙型肝炎或丙型肝炎，或者有任何原因引起肝硬化者，至少每隔 6 个月进行一次超声及 AFP 检测；发现肝内直径≤2cm 结节，动态增强 MRI、动态增强 CT、超声造影及普美显动态增强 MRI 四项检查中至少两项显示有动脉期病灶明显强化、门脉或延迟期强化下降之“快进快出”的肝癌典型特征，则可做出肝癌的临床诊断；对于发现肝内直径 >2cm 结节，则上述四种影像学检查中只要有一项呈现典型的肝癌特征，即可临床诊断为肝癌。

AFP 在缺乏敏感的影像学方法情况下曾用于肝癌的临床诊断；如果 AFP≥400μg/L，在排除妊娠、慢性或活动性肝病以及生殖腺胚胎源性肿瘤情况下，则高度提示肝癌。

【鉴别诊断】

原发性肝癌的鉴别诊断见表 13－17。

表 13-17 原发性肝癌的鉴别诊断

继发性肝癌	原发于胃肠道、呼吸道、泌尿生殖道、乳房等处的癌灶常转移至肝。病情发展较缓慢，症状较轻，AFP 检测除少数原发癌在消化道的病例可呈阳性外，一般为阴性
肝硬化	原发性肝癌多发生在肝硬化的基础上，二者的鉴别常有困难。反复检测 AFP 或 AFP 异质体，最终能做出正确诊断
活动性肝病（急性肝炎、慢性肝炎）	ALT 持续增高至正常的数倍，AFP 和 ALT 动态曲线平行或同步升高则活动性肝病的可能性大；AFP 和 ALT 动态曲线分离，AFP 升高而 ALT 正常或由高降低，则应多考虑原发性肝癌
肝脓肿	一般有明显炎症反应的临床表现，如发热；肝触痛明显，右上腹肌紧张；白细胞计数升高。超声检查可探得肝内液性暗区
肝非癌性占位性病变	肝血管瘤、多囊肝、肝棘球蚴病等局灶性结节增生，炎性假瘤等肝良性占位性病变等可用 CT、MRI 和彩色多普勒超声检查帮助诊断，有时需剖腹探查才能确定

【治疗】

一、治疗原则

中医治疗适合于原发性肝癌各期的患者。中医治疗肝癌的基本点为辨实祛邪不伤正、辨虚扶正以达邪，选方遣药需全面考虑。具体应用疏肝健脾、益气养阴、清热解毒、化痰软坚、理气活血等治则。手术切除是目前治疗肝癌首选的和最有效的方法。肝癌以综合治疗效果为好，能改善病人全身情况，延长生命。

二、中医治疗

（一）辨证论治

1. 气滞血瘀证

症候：两胁窜痛或胀痛不适，上腹结块，推之不移，胸闷腹胀，纳呆乏力；舌淡红，苔薄白或薄黄，脉弦。

治法：疏肝理气，活血化瘀。

主方：小柴胡汤合大黄䗪虫丸。

加减：若见口苦加柴胡、黄芩；偏气滞者加青皮、槟榔；重在瘀血者加三棱、莪术；防伤脾胃酌加茯苓、白术等。

2. 肝胆湿热证

症候：黄疸日深，经久不退；胁下积块，疼痛发热，口苦口干，小便短赤，恶心纳呆，肢软乏力；舌红或绛，苔黄或糙，脉弦滑数。

治法：清利湿热，活血化瘀。

主方：茵陈蒿汤合鳖甲煎丸。

加减：若脘腹痞满酌加瓜蒌皮、厚朴、枳实行气消痞；若纳少恶心加莱菔子、鸡内金消食降逆等。

3. 脾虚湿困证

症候：腹大如鼓，胁肋疼痛，神疲乏力，纳呆便溏，四肢肿胀；舌淡胖，苔白或腻，脉弦而滑。

治法：益气健脾，化湿祛痰。

主方：四君子汤合逍遥散。

加减：脾气虚甚者加黄芪、党参、山药、大枣；脾阳虚甚者可酌加实脾饮加减；四肢肿胀甚者加猪苓、泽泻、桂心。

4. 肝肾阴虚证

症候：胁肋胀痛，烦热口干，低热盗汗，形体消瘦，腰膝酸软，小便短赤；舌红少苔，脉细数。

治法：滋阴柔肝，养血软坚。

方药：滋水清肝饮合兰豆枫楮汤。

加减：若胁肋疼痛、吞酸吐苦、咽干口燥、舌红少津可酌情加山茱萸、枸杞、五味子、黄精等。

（二）中药静脉注射液

如羟基斑蝥胺注射液，可广泛用于肝癌的治疗。

三、西医治疗

1. 手术治疗 部分肝切除是目前治疗肝癌首选的和最有效的方法。癌肿局限于某一肝段或肝叶而未侵犯肝门、膈肌、腹膜或邻近器官，若肝功能基本正常，无心、肺、肾等重要脏器器质性病变，肝外无广泛转移者，可行肝癌切除术。对于不能切除的肝癌可考虑行肝动脉结扎或经导管肝动脉化疗栓塞术（TACE）等疗法，待肿瘤缩小后行外科手术切除。

肝癌手术切除后5年肿瘤复发转移率高达60%～70%，这与术前可能已存在微小肝内播散灶或者原发癌肿多中心发生有关，故所有病人术后需要接受密切随访。一旦发现肿瘤复发，根据肿瘤复发的特征，可以选择再次手术切除、局部消融、TACE、放疗或系统化疗等，从而延长病人生存期。

2. 局部消融治疗 尽管外科手术是肝癌的首选治疗方法，但因肝癌病人大多合并有肝硬化，或者在确诊时大部分病人已达中、晚期，能获得手术切除机会的病人仅占20%～30%。近年来广泛应用的局部消融治疗，具有创伤小、疗效确切的特点，使一些不适宜或不耐受手术切除的肝癌病人亦可获得根治的机会。常见的消融手段主要包括射频消融（RFA）、微波消融（MWA）、冷冻治疗、高功率超声聚焦消融（HIFU）以及无水乙醇注射治疗（PEI）等。

3. 介入治疗（TACE） 介入治疗目前被公认为肝癌非手术治疗的最常用方法之一，适用于瘤体较小而又不宜或不愿手术者，或者用于术后的辅助治疗。

4. 生物治疗 生物治疗的目的在于激活并动员人体被抑制的免疫活性细胞，清除免疫抑制因素，恢复并加强机体的免疫监视功能，从而使机体有可能战胜肿瘤。

5. 放射治疗 放疗对原发性肝癌有一定的疗效，可缩小癌灶、缓解症状、延长患者的生存期。放射治疗的适应证是肝功能尚好且无黄疸、腹水和远处转移者。

6. 靶向治疗 迄今为止，索非替尼仍然是唯一获得批准治疗晚期肝癌的分子靶向药物。应用时须注意其对肝功能的影响，最常见的不良反应为腹泻、体重下降、手足综合征等。

7. 系统化疗 目前，奥沙利铂等新型化疗药物逐渐取代传统细胞毒类药物（阿霉素、顺铂等）用于肝癌的治疗。系统化疗主要适用于不宜手术和介入治疗者，介入治疗后复发或肝血管阻塞者，合并有肝外转移、门静脉主干或下腔静脉瘤栓者。

8. 肝移植　肝移植是肝癌根治性治疗手段之一，由于同时切除了肿瘤和硬化的肝脏，因此可以获得较好的长期效果。鉴于肝资源匮乏和治疗费用昂贵，原则上选择肝功能 Child - Pugh 评分 C 级（详见第十八章“门静脉高压症”表 18 - 2）的小肝癌病例进行移植。另外，临床中应注意预防肝移植术后肿瘤复发。

扫码“练一练”

【预后】

如不经过临床治疗，通常肝癌从发现到死亡不超过 6 个月。及早发现、及早治疗可使 5 年生存率明显提高，$T_1N_0M_0$ 患者 5 年生存率可达 93% 以上。

（黄仲海　俞　渊　廖　轲）

扫码“学一学”

第十四章　甲状腺疾病

要点导航

1. 熟悉　甲状腺疾病的分类；单纯性甲状腺肿的病因和治疗原则；甲状腺功能亢进症的外科治疗；甲状腺癌的治疗原则。

2. 了解　甲状腺的解剖生理特点；甲状腺癌的病理分型与生物学特点。

第一节　概　述

甲状腺是人体最大的内分泌腺，位于颈前部，呈“H”形，分左、右两叶，中间以峡部相连，形似蝴蝶。在甲状腺两侧叶的背面一般附着4个甲状旁腺。

正常情况下做颈部检查时，不容易看到或摸到甲状腺，由于甲状腺借外层被膜固定于气管和环状软骨上，借左、右两叶上极内侧的悬韧带吊于环状软骨，因此甲状腺可随吞咽上下移动。临床上要鉴别颈部肿块是否与甲状腺有关，除观察甲状软骨、环状软骨和甲状腺，还需随着吞咽的升降变化行甲状腺触诊，包括甲状腺峡部和甲状腺侧叶的检查。

甲状腺疾病是一种常见的内分泌疾病，属中医学“瘿病”范畴，临床常见气瘿、肉瘿、石瘿、瘿痈四种。西医临床大致分为五类。

一、单纯性甲状腺肿

包括碘缺乏病中的地方性甲状腺肿、散发性甲状腺肿等。一般不伴发甲状腺功能异常。

二、甲状腺激素分泌功能障碍

包括甲状腺功能亢进症及甲状腺功能减退症。

三、甲状腺炎

分为急性化脓性甲状腺炎、亚急性甲状腺炎、慢性淋巴细胞性甲状腺炎、慢性侵袭性纤维性甲状腺炎及其他慢性特异性甲状腺炎，如放射性、创伤性、结核性等。

四、甲状腺肿瘤

包括良性肿瘤和恶性肿瘤。

五、先天性甲状腺疾病

如异位甲状腺、甲状舌骨囊肿与瘘管。

瘿病的治疗分为药物治疗和手术治疗两大类。对于瘿痈、早期气瘿、肉瘿及晚期石瘿不适合手术者，可运用药物疗法；对于石瘿应早期诊断，尽早手术治疗；气瘿、肉瘿后期出现压迫症状或伴有甲状腺功能亢进，药物治疗无效或疑有恶变者，应手术治疗。关于药物治疗，历代医家多采用含碘丰富的植物类药如海藻、昆布、黄药子等，及富含甲状腺素的动物类药。

第二节　单纯性甲状腺肿

单纯性甲状腺肿（simple goiter）是由于碘的摄入不足，无法合成足够量的甲状腺素，反馈性 TSH 分泌增高并刺激甲状腺增生和代偿性肿大。临床特点：甲状腺对称性、弥漫性肿大，随吞咽上下移动，但甲状腺功能无改变。本病常见于离海较远的高原山区，在我国的云贵高原、陕西、山西、宁夏等地区较为常见，故又称为“地方性甲状腺肿”。多发生在青春期，女性发病率略高于男性。本病属中医学“气瘿”“大脖子病”的范畴。

【病因病理】

一、中医病因病机

本病外因系平素饮水或食物中含碘不足，内因多为情志不畅，肝气郁结，气化失调，痰湿凝集而成。此外，产后肾气亏虚，外邪乘虚侵入，亦能引起本病（表 14－1）。

表 14－1　单纯性甲状腺肿的分型及病因病机

肝郁气滞证	恚怒抑郁，情志内伤，肝失条达，肝气郁滞于喉结，积久而成形，乃成本病
肝郁脾虚证	情志不畅，肝失疏泄，气机升降失常，形成气滞。肝木克土，脾虚不能运化水湿，凝集成痰而成本病
肾气亏损、冲任失养证	产后肾气亏虚，肾阴不足，肝肾同源，肝木失养，冲任失调，外邪入侵而为病

二、西医病因病理

1. 病因　西医学认为本病病因可分为三类：①甲状腺激素原料（碘）缺乏；②甲状腺激素需要量激增；③甲状腺素生物合成和分泌障碍。

2. 病理　由于碘的摄入不足，无法合成足够量的甲状腺素，反馈性 TSH 分泌增高并刺激甲状腺增生和代偿性肿大。初期，因缺碘时间短，增生、扩张的滤泡较为均匀地散布在腺体各部，形成弥漫性甲状腺肿；随着缺碘时间延长，病变继续发展，扩张的滤泡聚集成多个大小不等的结节，形成结节性甲状腺肿。有些青春期、妊娠期及绝经期妇女，因对甲状腺素的需要量暂时性增加，亦可导致轻度弥漫性甲状腺肿，但成年后或妊娠后可自行消退。此外，某些药物和食物可引起甲状腺素的分泌及合成障碍，从而引起甲状腺肿。

【诊断】

一、临床表现

甲状腺不同程度的肿大和肿大结节对周围器官引起的压迫症状是本病主要的临床表现。

（一）症状

1. 初期 颈前部弥漫性肿大，逐渐增大，皮色如常，边缘不清，不痛。

2. 后期 肿块明显增大，呈结节状改变。部分患者因肿块较大而出现呼吸困难、声音嘶哑、吞咽困难、面色青紫浮肿，颈、胸部可见血管扩张。

（二）体征

1. 早期 两侧甲状腺呈对称、弥漫性肿大，腺体表面光滑，质地柔软，随吞咽上下移动。

2. 后期 在肿大腺体的一侧或两侧可扪及单个或多个结节。囊变的结节较大，突然增大提示囊内出血。结节性甲状腺肿，可出现甲状腺功能异常，也可能发生恶变。

二、实验室及其他检查

（一）实验室检查

1. 血清中蛋白结合碘 正常或偏低；TSH 增高或正常；甲状腺球蛋白（TG）升高；T_3 可增高，T_4 正常或降低，T_3/T_4 比值升高。

2. 尿碘排出量 正常或下降。

（二）放射性核素检查

^{131}I 摄取率增高或正常。^{131}I 甲状腺扫描显示甲状腺弥漫性增大，早期放射性核素分布均匀；结节性甲状腺肿放射性分布常不均匀，呈现斑片样稀疏或为冷、凉、温、热结节。

（三）影像学检查

B 超检查呈现多个形态不一、边缘不规则的低回声区或光点增强区。X 线检查可发现不规则的胸骨后甲状腺肿及钙化的结节，还能确定气管有否受压、移位及狭窄。

（四）喉镜检查

了解声带运动状态以确定喉返神经有无受压。

（五）基础代谢率

正常或偏低。

【鉴别诊断】

单纯性甲状腺肿的鉴别诊断见表 14－2。

表 14－2 单纯性甲状腺肿的鉴别诊断

甲状腺功能亢进症	伴基础代谢率增高的临床表现，T_3、T_4 升高，TSH 降低，摄碘率增高的高峰多有前移且超过 40%～50%
甲状腺腺瘤	多发生于 20～40 岁的女性，为颈前卵圆形囊性或实性无痛性肿块，多单发，病情发展缓慢，放射性核素碘扫描可为冷、凉、温、热结节

【治疗】

一、治疗原则

中医治疗以疏肝解郁、化痰软坚为主，西医治疗可采用药物或手术治疗。

二、中医治疗

（一）辨证论治

1. 肝郁气滞证

症候：颈部弥漫性肿大，边界不清，随喜怒消长；伴胸闷气短、善太息；舌质红，苔薄，脉弦。

治法：疏肝理气，解郁散结。

主方：四海舒郁丸合逍遥散加减。

加减：胁肋胀痛者加延胡索、川楝子。

2. 肝郁脾虚证

症候：颈部弥漫性肿大，有结节，神疲嗜睡，胸闷纳呆，质软乏力；舌红，苔白腻，脉濡。

治法：疏肝健脾，化痰软坚。

主方：四海舒郁丸合四君子汤加减。

加减：肝郁明显者加柴胡、白芍、郁金；质地坚实者加丹参、红花、半夏、贝母。

3. 肾气亏虚、冲任失养证

症候：颈部弥漫性肿大，质地柔软；伴神情呆滞，畏寒肢冷，夜尿频多，腰膝酸软等；舌质淡红，苔薄，脉沉细。

治法：疏肝补肾，调摄冲任。

主方：四海舒郁丸合右归丸加减。

加减：肝郁甚者加柴胡、白芍疏肝；阴虚者加女贞子、墨旱莲滋养肾阴、调摄冲任。

（二）针灸治疗

强刺大杼、曲池、阿是穴、合谷，不留针。

三、西医治疗

1. 药物治疗　碘化钾10～15mg/d，2～3周为一个疗程，间隔1个月，总疗程为3～6个月。20岁以下或结节直径小于2cm者可用甲状腺激素，3～6个月为一个疗程；如用药过程中出现心悸，可服用普萘洛尔。

2. 手术治疗　有下列情况之一者，可考虑手术切除治疗：①巨大甲状腺肿影响生活和工作者；②甲状腺肿大引起压迫症状者；③胸骨后甲状腺肿；④结节性甲状腺肿继发功能亢进者；⑤结节性甲状腺肿疑有恶变者。为防止术后残留甲状腺组织再形成腺肿及继发甲状腺功能减退，宜长期服用甲状腺激素制剂。

第三节　甲状腺炎

甲状腺炎（thyroiditis）是一种急性、亚急性或慢性炎症性甲状腺疾病。其中亚急性甲状腺炎又称亚急性非化脓性甲状腺炎、De Quervain甲状腺炎或巨细胞性甲状腺炎（本节仅论述该型）。临床特点：甲状腺突然肿胀、发硬，吞咽困难及疼痛向患侧耳颞处放射。多发生于 30 ~40 岁女性，男女之比 1∶（3 ~4）。常发生于病毒性上呼吸道感染之后。本病属于中医学的“瘿痈”范畴。

慢性淋巴细胞性甲状腺炎又称桥本（Hashimoto）甲状腺炎，是一种自身免疫性疾病。

【病因病理】

一、中医病因病机

本病的病机基础是风温、风火客于肺胃，内有肝郁胃热，积热上壅，挟痰蕴结，以致气血凝滞，郁而化热（表 14 –3）。

表 14 –3　甲状腺炎的分型及病因病机

风热痰凝证	外受风温、风火之邪，客于肺胃，积热挟痰，壅滞于局部经络
气滞痰凝证	情志失常，肝气郁结，气机升降失常，气血运行障碍，痰湿聚集，积而化热，气火与痰浊上壅而成

二、西医病因病理

1. 病因　本病病因尚不明确，目前多认为与病毒感染有关，因常在上呼吸道感染、病毒性感冒、病毒性腮腺炎后 2 ~3 周发病。亦有研究认为与遗传因素有关，因组织相容性抗原 HLA – BW35 阳性的个体发病率比正常人高 16 倍。

2. 病理　病毒感染可能使部分甲状腺滤泡破坏、上皮脱落、胶体外溢而引起甲状腺异物性免疫反应和多形核白细胞、淋巴细胞、异物巨细胞浸润，并在病变滤泡周围出现异物巨细胞性肉芽肿。

【诊断】

一、临床表现

1. 症状　突然出现的甲状腺肿胀、吞咽困难、疼痛，并向患侧耳颞处放射。严重者可出现声音嘶哑、气促、吞咽困难。常始于甲状腺的一侧，很快向腺体其他部位扩展。患者可有发热，血沉增快。病程约为 3 个月，愈后多无甲状腺功能减退。

2. 体征　突发的颈前肿块，局部色红且皮温升高，触之疼痛，可随吞咽上下移动，部分可形成脓肿。

二、实验室及其他检查

1. 实验室检查　血沉增快。血清中 T_3、T_4 早期升高。

2. 放射性核素检查　①^{131}I 摄取率：显著降低，愈后恢复正常。②放射性核素碘扫描：甲状腺显影浅淡稀疏，放射性核素分布均匀；数周后重复扫描，原稀疏区消失，又发现新的稀疏区，呈特殊的游走现象。

3. 基础代谢率　早期升高，后期可降低。

【鉴别诊断】

甲状腺炎的鉴别诊断见表14－4。

表14－4　甲状腺炎的鉴别诊断

甲状腺功能亢进症	伴基础代谢率增高的临床表现，T_3、T_4升高，TSH降低，摄碘率增高的高峰多有前移且超过40%～50%
慢性淋巴细胞性甲状腺炎	为自身免疫性疾病，多发于中年女性，双侧甲状腺对称性肿大，呈现慢性进行性发展；甲状腺呈橡皮样硬度，表面有结节，与周围组织不粘连，常伴甲状腺功能减退表现。放射性核素扫描可见甲状腺内碘分布稀疏。甲状腺球蛋白抗体效价增高

【治疗】

一、治疗原则

中医治疗以疏肝清热、化痰散结为主。西医治疗以口服药为主，手术治疗为禁忌证。

二、中医治疗

（一）辨证论治

1. 风热痰凝证

症候：颈前结块，疼痛明显；伴恶寒发热、头痛、口渴、咽干；苔薄黄，脉浮数或滑数。

治法：疏风清热，化痰散结。

主方：牛蒡解肌汤加减。

加减：痛甚者加牡丹皮、生地黄、赤芍凉血止痛。

2. 气滞痰凝证

症候：颈前肿块，质地坚实，重按疼痛，并向患侧耳颞处放射，或有喉间梗塞感，痰多；苔黄腻，脉弦滑。

治法：疏肝理气，化痰散结。

主方：柴胡舒肝汤。

加减：酌加法半夏、枳实、茯苓化痰。

（二）中医外治

初期宜用箍围药，如金黄散，以水或蜜调制外敷，每日1～2次。若成脓宜切开排脓，药线引流；脓尽后外用生肌散，促进疮口愈合。

（三）针灸治疗

针刺合谷、曲池、大椎、丰隆。

三、西医治疗

肾上腺皮质激素是治疗本病最有效的药物，泼尼松每日20～40mg，2周后逐渐减量，维持1～2个月以上；同时加用甲状腺激素，效果较好，症状缓解后维持2～3个月。如甲状腺肿痛特别明显，病程处于暂时性甲状腺功能减退者，疗程不宜太短，以免复发。停药后如果复发，则予以局部放射治疗，效果较持久。抗生素治疗无效。由于本病系自限性疾病，而且手术治疗极易导致甲状腺功能减退，故为禁忌证。

第四节　甲状腺功能亢进症的外科治疗

甲状腺功能亢进症（简称甲亢）（hyperthyroidism）是由各种原因导致正常甲状腺素分泌的反馈控制机制丧失，引起循环中甲状腺素异常增多而出现以全身代谢亢进为主要特征的疾病总称。临床特点：甲状腺肿大、性情急躁、失眠、手颤、怕热、多汗、食欲亢进但却消瘦、体重减轻等基础代谢亢进的表现；伴眼裂增宽、眼球突出等。原发性甲亢最常见，病人年龄在 20～40 岁之间；继发性甲亢多发生于 40 岁以上者。本病属于中医学“气瘿”的范畴。

【病因病理】

一、中医病因病机

本病多由情志内伤，肝郁脾虚，气滞化火，伤津耗液，炼津为痰，痰气、淤血凝结于颈前所致（表 14－5）。

表 14－5　甲状腺功能亢进症的分型及病因病机

肝经火旺	平素情志内伤，肝气郁结，郁而化火，肝火上炎
心肝阴虚	肝郁气滞，化火伤阴虚，心阴受伤，不能滋养心神而表现为心悸不宁、烦躁少寐等
心肾阴虚	气滞化火，火旺而伤阴，心阴受伤不能养神；肾阴受损，则腰膝酸软，耳鸣如蝉
肝肾阴虚	气火日久，肝肾受损，阴血亏虚，虚火上炎，表现为消谷善饥、急躁易怒等

二、西医病因病理

1. 病因　原发性甲亢的病因迄今尚不明，目前认为是一种自身免疫性疾病。

2. 病理　在甲亢患者血中发现有两类刺激甲状腺的自身抗体，从而确定甲亢是自身免疫性疾病。这两类抗体，一类是促甲状腺素受体抗体（TRAb）；另一类是甲状腺球蛋白抗体（TgAb）。它们都属于 IgG 类免疫球蛋白，来源于淋巴细胞，都能抑制 TSH（促甲状腺素）并与 TSH 受体结合，从而加强甲状腺细胞功能，分泌大量 T_3、T_4 而致下丘脑－垂体－甲状腺轴的反馈性抑制机制失调。两种自身抗体共同作用，引起毒性甲状腺肿。

【诊断】

一、临床表现

（一）症状

1. 神经系统　性情急躁，容易激动，失眠，怕热，多汗，皮肤潮湿。

2. 心血管系统　心动过速、房性心律失常。

3. 消化系统　食欲亢进但却消瘦、体重减轻，疲乏无力，大便次数增多，肝功能异常。

4. 生殖系统　月经周期延长、月经量减少、闭经等。

5. 肌肉骨骼系统　周期性麻痹、急性或慢性甲亢性肌病、骨质疏松。

（二）体征

1. 甲状腺　甲状腺弥漫性肿大，表面平滑，质地柔软而有弹性，随吞咽上下移动。触诊甲状腺可扪及震颤，听诊可闻及血管杂音。

2. 眼征　大部分患者可有突眼征，表现为双侧眼球突出、眼裂增宽，严重者眼睑闭合不全。

3. 神经系统　伸舌、平举双手或眼睑可见轻微颤动，腱反射亢进。

4. 心血管系统　脉率增快，收缩压增高，脉压增大。

5. 其他　部分患者可于胫前或足背出现黏液性水肿，指端粗厚。

二、实验室及其他检查

1. 基础代谢率测定　可根据脉压和脉率计算，或用基础代谢率测定器测定。后者较可靠，但前者简便。常用计算公式为：基础代谢率 =（脉率 + 脉压）- 111。测定基础代谢率要在完全安静、空腹时进行。正常值为 ±10%；增高至 +20% ~ +30% 为轻度甲亢，+30% ~ +60% 为中度甲亢，+60% 以上为重度甲亢。

2. 甲状腺^{131}I 摄取率的测定　正常甲状腺 24 小时内摄取的^{131}I 量为人体总量的 30% ~ 40%。如果在 2 小时内甲状腺摄取^{131}I 量超过人体总量的 25%，或在 24 小时内超过人体总量的 50%，且吸^{131}I 高峰提前出现，均可诊断为甲亢。

3. 血清中 T_3 和 T_4 含量的测定　甲亢时血清 T_3 可高于正常 4 倍左右，而 T_4 仅为正常的 2.5 倍。因此，T_3 测定对甲亢的诊断具有较高的敏感性。

【鉴别诊断】

甲状腺功能亢进症的鉴别诊断见表 14－6。

表 14－6　甲状腺功能亢进症的鉴别诊断

单纯性甲状腺肿	甲状腺对称性、弥漫性肿大，随吞咽上下移动，不伴甲状腺功能亢进或减退
甲状腺腺瘤	常发生于 20 ~ 40 岁的女性，为颈前卵圆形囊性或实性无痛性肿块，多单发，病情发展缓慢，放射性核素碘扫描可为冷、凉、温、热结节

【治疗】

一、治疗原则

中医治疗以清肝泻火、滋养心肝肾为原则。甲亢的西医治疗分别根据年龄、性别、个体差异以及有无并发症，分别采用药物治疗、手术治疗、放射性核素治疗等方法。

二、中医治疗

（一）辨证论治

1. 肝经火旺证

症候：颈部肿大，按之震颤；伴急躁易怒、口苦口干、烦热多汗等；舌红苔薄黄，脉弦数。

治法：清肝泻火，散结消肿。

主方：龙胆泻肝汤加减。

加减：火旺者加夏枯草、郁金清肝散结，凉血消肿。

2. 心肝阴虚证

症候：颈前肿大，质地柔软，起病缓慢，心悸不宁，烦躁少寐，眼干目眩，双手震颤，舌红少苔，脉细弦或数。

治法：滋养心肝，散结消肿。

主方：一贯煎加减。

加减：心阴虚为主者加酸枣仁养心安神；有虚热者加连翘、夏枯草清热散结。

3. 心肾阴虚证

症候：颈部肿大，眼球突出，心悸耳鸣，失眠多梦，消谷善饥，腰膝酸软等。舌红少苔，脉细数。

治法：滋养心肾，散结消肿。

主方：知柏地黄丸加减。

加减：虚热盛者加白薇、青蒿、地骨皮清虚热。

4. 肝肾阴虚证

症候：颈前肿大，双眼突出，头晕眼花，腰膝酸软，烦躁易怒，耳鸣如蝉。舌红少苔，脉细数。

治法：滋补肝肾，育阴潜阳。

主方：三甲复脉汤加减。

加减：肾阴虚为主者加女贞子、墨旱莲；虚热盛者加白薇、青蒿、地骨皮清虚热。

（二）中医外治

可外擦阳和解凝膏掺黑退消。

（三）针灸治疗

针刺曲池、合谷、天突、太冲等穴位。

三、西医治疗

（一）药物治疗

可选用甲巯咪唑、丙硫氧嘧啶等治疗，药物治疗应连续、规律，病情控制后逐渐减量。

（二）手术治疗

甲状腺大部切除术对甲亢仍是目前最常见而有效的疗法，能使90%～95%的病人获得痊愈，手术死亡率低于1%。手术治疗的缺点是有一定的并发症发生风险，常有4%～5%的病人术后甲亢复发，也有少数病人术后发生甲状腺功能减退。

1. 手术适应证　①继发性甲亢或高功能腺瘤；②中度以上的原发性甲亢；③腺体较大，伴有压迫症状，或胸骨后甲状腺肿等特殊类型甲亢；④抗甲状腺药物或^{131}I治疗后复发者或坚持长期用药有困难者；⑤妊娠早、中期的甲亢病人凡具有上述指征者，仍应考虑手术治疗，并可以不终止妊娠；⑥结节性甲状腺肿伴甲亢；⑦怀疑癌变者。

2. 手术禁忌证　①青少年病人；②症状较轻者；③老年病人或有严重器质性疾病不能耐受手术者。

3. 术中注意事项　避免损伤喉上神经，尤其是要避免损伤喉返神经。

4. 常见术后并发症及处理

（1）术后呼吸困难和窒息：多发生在术后48小时内，是术后最危急的并发症。多因切口出血、喉头水肿、气管塌陷引起。所以术后应常规在床旁放置气管切开包，以备急用。

（2）喉返神经损伤：表现为声音嘶哑、失音、呼吸困难，甚至窒息。

（3）手足抽搐：因手术误伤甲状旁腺或其血液供给受累所致，引发血钙浓度下降，多数患者只有面部、唇部或手足部的针刺麻木感或肌肉强直感，可口服或静脉补钙。

（4）甲状腺危象：多因术前准备不充分、甲亢症状未能得到很好控制及手术应激引起。主要表现为高热（>39℃）、脉快（>120次/分），同时合并神经、循环及消化系统严重功能紊乱如烦躁、谵妄、大汗、呕吐、腹泻等。应积极予以处理，包括：①肾上腺素能受体阻断剂，利血平1～2mg肌内注射，普萘洛尔5mg加入5%～10%葡萄糖溶液100ml静脉滴注以降低周围组织对肾上腺素的反应；②碘剂，口服复方碘化钾溶液，首次3～5ml；③氢化可的松，每日200～400mg，分次静脉滴注；④镇静剂，苯巴比妥钠100mg肌内注射，或给予冬眠合剂；⑤降温，用退热剂、物理降温等方法使患者体温保持在37℃左右；⑥静脉输入大量葡萄糖溶液及吸氧；⑦心力衰竭者加用强心苷类制剂。

第五节　甲状腺肿瘤

甲状腺腺瘤

甲状腺腺瘤（thyroid adenoma）是最常见的甲状腺良性肿瘤。临床特点：颈前无痛性圆形或椭圆形肿块，质地柔韧，随吞咽上下移动，生长缓慢。约占甲状腺疾病的60%。有恶变倾向，恶变率在10%左右。本病多发生于40岁以下的妇女。本病属中医学“肉瘿”的范畴。

【病因病理】

一、中医病因病机

本病总因忧思郁怒，气滞、痰浊、淤血凝结而成（表14-7）。

表 14－7　甲状腺腺瘤的分型及病因病机

气滞痰凝证	情志抑郁，肝失条达，气滞血瘀；或忧思郁怒，肝旺侮土，脾失运化，痰湿内蕴。气滞、湿痰、淤血随经络而行，流注于结喉，聚而成形，乃成肉瘿
气阴两虚证	病情日久，气阴耗伤，心阴不足则汗出心悸、失眠多梦，肾阴不足则月经不调，肝阴不足则烦躁易怒、手部震颤

二、西医病因病理

本病病因不明，可能与慢性促甲状腺素的刺激、甲状腺放疗诱发及缺碘、摄入致毒性甲状腺肿物质等因素有关。有学者认为，本病是由于甲状腺内残存的胚胎细胞发展而成。

【诊断】

一、临床表现

1. 症状　早期可无症状，但肿瘤可在短期内迅速增大，局部出现胀痛、触痛。肿物较大时可有压迫感，有时可致气管移位，但很少造成呼吸困难，罕见喉返神经受压表现。可引起甲亢及发生恶变。

2. 体征　颈前肿块，常偶然发现，无触痛。颈部出现圆形或椭圆形结节，质韧有弹性，表面光滑，边界清楚，无压痛，多为单发，随吞咽上下移动。

二、实验室及其他检查

无特异性。

【鉴别诊断】

甲状腺腺瘤的鉴别诊断见表 14－8。

表 14－8　甲状腺腺瘤的鉴别诊断

甲状腺炎	突然出现的甲状腺肿胀、吞咽困难、疼痛，并向患侧耳颞处放射
甲状腺癌	早期多为单发结节，进展快，结节质硬，表面不光滑，不能随吞咽动作上下移动。甲状腺放射性核素扫描为冷结节，细胞学穿刺检查可见癌细胞

【治疗】

一、治疗原则

中医以疏肝理气、化痰软坚为原则。西医主张早期手术切除。

二、中医治疗

（一）中医辨证论治

1. 气滞痰凝证

症候：颈部肿块不红、不热、不痛，伴烦躁易怒，胸胁胀满，舌苔薄腻，脉弦。

治法：理气疏肝，软坚化痰。

主方：逍遥散合海藻玉壶汤加减。

加减：可加三棱、莪术活血散结。

2. 气阴两虚证

症候：颈部肿块柔韧，常伴性情急躁、易怒、心悸、失眠、多梦、手颤、月经不调；舌红苔薄，脉弦。

治法：益气养阴，软坚散结。

主方：生脉散合海藻玉壶汤加减。

加减：伴甲亢症状者可加夏枯草、栀子、青蒿清热。

（二）中医外治

阳和解凝膏掺黑退消或桂麝散外敷。

（三）针灸疗法

取定喘穴，隔日针刺 1 次；强刺阿是穴，不留针，1 日或隔日 1 次，连针 15～30 日。

三、西医治疗

因甲状腺瘤有引起甲亢（发生率约 20%）和恶变（发生率约为 10%）的可能，所以原则上应早期手术切除，行包括腺瘤的患侧甲状腺大部或部分（腺瘤小者）切除。切除标本必须立即在术中做冰冻切片检查，以判定有无恶变。

甲状腺癌

甲状腺癌（thyroid carcinoma）是最常见的甲状腺恶性肿瘤。临床特点：颈前正中或两侧出现质硬、表面高低不平的肿块，不随吞咽动作上下移动。本病约占全身恶性肿瘤的 1%，近年呈上升趋势。好发于女性。本病属中医学“石瘿”的范畴。

【病因病理】

一、中医病因病机

本病总因情志内伤，肝脾气逆，以致痰湿、气郁、瘀血蕴结而为病（表 14－9）。

表 14－9　甲状腺癌的分型及鉴别诊断

气郁痰凝证	情志内伤，肝脾气逆，痰浊内生，气郁痰浊结聚不散，壅于颈部而为本病
气血瘀滞证	痰气互结于颈项，阻滞局部经络，气血运行不畅，则气滞血瘀，痰、瘀互结，而为本病
瘀热伤阴证	痰湿、气郁、瘀血蕴结，蕴久化热，热盛灼津，阴液亏损而为本病

二、西医病因病理

甲状腺癌的病因尚不清楚。除髓样癌外，绝大部分甲状腺癌起源于滤泡上皮细胞。其病理类型可分为以下四型，前两型统称为分化型甲状腺癌。

1. 乳头状癌　约占成人甲状腺癌的 60%～80% 和儿童甲状腺癌的全部。多见于 30～45

岁女性，生长缓慢，恶性程度较低，但较早即出现颈部淋巴结转移。预后较好。

2. 滤泡状腺癌 发生率仅次于乳头状癌，约占20%，常见于50岁左右中年人。肿瘤生长较快，属中度恶性，且有侵犯血管倾向，可经血行转移到肺、肝和骨及中枢神经系统。

3. 未分化癌 仅占1%～3%，多见于70岁左右老年人。发展迅速，呈广泛浸润性生长，约50%早期即有颈淋巴结转移，属高度恶性。除侵犯气管和（或）喉返神经或食管外，还能经血运向肺、骨等远处转移。预后很差。

4. 髓样癌 占6%～8%，预后不如乳头状癌，但较未分化癌略好。来源于甲状腺滤泡旁细胞（C细胞），可分泌降钙素。可有颈淋巴结侵犯和血行转移。

【诊断】

一、临床表现

（一）症状

早期常无明显症状，晚期可压迫喉返神经、气管、食管，出现声音嘶哑，呼吸、吞咽困难；颈交感神经节受压引起Horner综合征（表现为患侧上睑下垂，睑裂狭窄，瞳孔缩小，眼球内陷及面部无汗等）。侵犯颈丛出现耳、枕、肩等处疼痛。髓样癌常有家族史，癌肿可产生5－羟色胺和降钙素，临床上可出现腹泻、心悸、颜面潮红和血钙降低等表现。

（二）体征

1. 甲状腺肿块 通常表现为甲状腺结节，多为单发，亦有多发或累及双侧者。结节质硬，不规则，表面不光滑，边界欠清，活动度较差。腺体在吞咽时上下移动性小。

2. 其他 局部转移时常于颈部扪及质硬而固定的肿大淋巴结；远处转移多见于扁骨（如颅骨、椎骨、盆骨）和肺。颈静脉受压或受侵时可出现患侧面部浮肿、颈静脉怒张等。

有的病人甲状腺肿块不明显而以颈、肺、骨髓的转移癌为首发或突出症状而就医时，应想到甲状腺癌的可能，此时须同时仔细检查甲状腺。

二、实验室及其他检查

1. 放射免疫法测定血浆降钙素 对髓样癌有诊断价值。

2. 放射性核素检查 常用的有^{131}I、^{99m}Tc、^{131}Cs、^{32}P等，大约70%的甲状腺癌表现为冷结节。热结节一般考虑为功能自主性腺瘤，癌的可能性较小。

3. 影像学检查 X线检查对诊断颈部有无转移及气管、血管有无受累有帮助；甲状腺恶性肿瘤钙化率高，细小的砂粒状钙化是恶性肿瘤的特点。B超检查可检测甲状腺肿块的形态、大小、数目，可确定其为囊性还是实性。

4. 穿刺细胞学检查与病理切片 甲状腺肿块可以切除者一般不做术前活检，必要时于手术中行快速冰冻切片。较大肿块需明确诊断者，若患者无明显呼吸困难，可行针吸或切取活检。颈部疑为因肿瘤转移而致肿大的淋巴结可做切除或切取活检。

【鉴别诊断】

甲状腺癌的鉴别诊断见表14－10。

表 14－10　甲状腺癌的鉴别诊断

甲状腺炎	突然出现的甲状腺肿胀、吞咽困难、疼痛，并向患侧耳颞处放射
甲状腺腺瘤	多发生于 20～40 岁的女性，为颈前卵圆形囊性或实性无痛性肿块，多单发，病情发展缓慢，放射性核素碘扫描可为冷、凉、温、热结节

【治疗】

一、治疗原则

不同类型的甲状腺癌其恶性程度和转移途径不同，故其治疗原则也不尽相同。除未分化癌以外，各型甲状腺癌的基本治疗方法是手术，并辅助应用放射性核素、甲状腺激素及放射性外照射等治疗。中医治疗：一是采用活血祛瘀、软坚化痰等针对肿块的治疗；二是提高机体的免疫能力，提高中西医的疗效；三是减轻放、化疗的毒副反应，以更好地依从性完成治疗。

二、中医治疗

（一）辨证论治

1. 气郁痰凝证

症候：颈前肿块坚硬如石，表面高低不平，皮色如常；郁闷不舒，胸胁胀满，烦躁易怒、口苦咽干，纳呆食少；舌质淡暗，苔白或腻，脉弦滑。

治法：理气开郁，化痰消坚。

主方：海藻玉壶汤合逍遥散加减。

加减：可酌加山慈菇、法半夏、陈皮化痰散结。

2. 气血瘀滞证

症候：颈前肿块坚硬如石，表面高低不平，活动度差或消失，伴疼痛，或有皮肤青筋暴露，伴形体渐瘦，神疲乏力，或有音哑；舌质红，有瘀斑，苔黄，脉弦数。

治法：理气化痰，活血散结。

主方：桃红四物汤合海藻玉壶汤加减。

加减：可酌加白花蛇舌草、三棱、莪术解毒、活血散结；伴正虚加黄芪、党参益气扶正。

3. 瘀热伤阴证

症候：肿块坚硬如石，推之不移，局部僵硬，形体消瘦，皮肤枯槁，声音嘶哑，腰酸无力；舌质红，少苔，脉细沉数。

治法：养阴和营，化痰散结。

主方：通窍活血汤合养阴清肺汤加减。

加减：可酌加生晒参、熟地黄养阴扶正。

（二）中医外治

早期可用阳和解凝膏贴敷。

（三）针灸治疗

针刺宜选足三里、丰隆、血海等。

三、西医治疗

1. 手术治疗 包括甲状腺本身的手术，以及颈淋巴结清扫。甲状腺的切除范围目前仍有分歧，范围最小的术式为患侧腺叶加峡部切除，最大至甲状腺全切除。

2. 内分泌治疗 甲状腺乳头状癌和滤泡状腺癌术后应常规给予甲状腺素，对预防复发及转移灶的治疗均有一定疗效；但对未分化癌和髓样癌无效。需终生用药。

3. 外放射治疗 主要用于未分化型甲状腺癌。

4. 放射性核素治疗 主要针对乳头状癌、滤泡状腺癌。术后应用适合于45岁以上病人、多发性癌灶、局部侵袭性肿瘤及存在远处转移者。

5. 化学治疗 临床主要应用于失去手术机会或有转移的未分化腺癌的姑息治疗。常用药物：阿霉素、长春新碱、顺铂、平阳霉素等。可单独用药或联合用药。

扫码“练一练”

（杨文信　尚忠明）

第十五章　乳房疾病

扫码"学一学"

☞要点导航

1. 掌握　急性乳腺炎的诊断与治疗。

2. 熟悉　乳腺囊性增生病的诊断与治疗；乳腺癌的临床表现、诊断要点及外科治疗原则。

3. 了解　乳房淋巴引流途径。

第一节　概　述

乳房疾病是妇女常见病。乳腺癌的发病率逐年上升，目前已占我国女性恶性肿瘤的第一位。

一、解剖与生理概要

成年妇女乳房是两个半球形的性征器官，位于胸大肌浅面，约在第2至第6肋骨水平的浅筋膜浅、深层之间。外上方形成乳腺腋尾部伸向腋窝。乳头位于乳房的中心，周围的色素沉着区称乳晕，乳晕区有小圆形凸起的乳晕腺。

乳腺、脂肪和结缔组织是乳房的主要构成。乳腺有15~20个腺叶，每个腺叶分成很多腺小叶，腺小叶由小乳管和腺泡组成，是乳腺的基本单位。每一腺叶有其单独的导管（乳管），腺叶和乳管均以乳头为中心呈放射状排列。小乳管汇至乳管，乳管开口于乳头。腺叶、腺小叶和腺泡间有结缔组织间隔。腺叶间有许多与皮肤垂直的纤维束，上连皮肤及浅筋膜浅层，下连浅筋膜深层，称Cooper韧带（乳房悬韧带），起支持、固定乳房的作用。正常乳房的外上象限乳腺组织最多，故此处患病的机会也最多。

中医学认为，乳房的生长发育及其病变与脏腑经络密切相关。女子乳头属肝，乳房属胃；男子乳头属肝，乳房属肾。乳房直接受冲任二脉的调节，与肝、肾、胃三脏关系密切。

二、乳房检查

1. 视诊　观察两侧乳房的形状、大小是否对称，有无局限性隆起或凹陷；乳房皮肤有无发红、水肿，有无湿疹样及"橘皮样改变"；乳房浅静脉是否扩张；两侧乳房是否在同一水平，乳头是否畸形内陷，乳头、乳晕是否有糜烂。

2. 触诊　病人端坐，两臂自然下垂，双手叉腰。乳房肥大、下垂明显者，可取平卧位，肩下垫小枕，使胸部隆起。检查者采用手指掌面以指腹而不是指尖做扪诊，不要用手指抓捏乳房组织，否则会将捏到的腺体组织误认为是肿块。应循序对乳房外上、外下、内下、内上各象限及中央区、腋窝与锁骨区做全面检查。先检查健侧，后检查患侧。

腋窝淋巴结应分组依次检查。检查者面对病人，以右手扪其左腋窝、左手扪其右腋窝，再查锁骨上及锁骨下区域。

3. 特殊检查 主要有细胞学检查（针吸细胞学、乳头溢液的细胞学、乳头的脱落细胞学检查）、活体组织切片病理检查、X线检查（钼靶X线摄影、干板静电摄影、乳腺导管X线造影等）、CT与MRI检查、B型超声检查、乳腺导管镜、近红外线透照、冷光透照、热图像检查等。

第二节　急性乳腺炎

急性乳腺炎（acute mastitis）是乳腺的急性化脓性感染性疾病。临床特点：乳房局部疼痛、红肿、发热伴寒战、高热等全身症状。本病好发于产后哺乳的妇女，尤以初产妇多见，往往发生在产后3~4周。本病属于中医学“乳痈”的范畴，在哺乳期发生的，名为“外吹乳痈”；在妊娠期发生的，名为“内吹乳痈”；在非哺乳期和妊娠期发生的，名为“不乳儿乳痈”。临床上以“外吹乳痈”最为多见。

【病因病理】

一、中医病因病机

本病基础病机为各种原因所致乳汁排泄不畅，气血瘀滞、郁积化热，肉腐成脓（表15-1）。

表15-1　急性乳腺炎的分型及病因病机

气滞热壅证	情志不畅，肝气郁结，产后饮食不节，阳明胃热壅滞，乳络闭塞不畅，或致乳头破碎、畸形，哺乳方法不当，乳汁郁积，郁而化热所致
热毒炽盛证	气滞热壅，热盛肉腐，肉腐成脓，表现出肿块化脓、应指感等
正虚毒恋证	产后多虚，毒邪留恋，多发生于疾病后期

二、西医病因病理

1. 病因 本病的发病原因除产后抵抗力下降外，主要是乳汁淤积和细菌入侵两个方面。致病菌以金黄色葡萄球菌为主，少数可为链球菌感染。

2. 病理 乳头破损或皲裂，使细菌沿淋巴管入侵是感染的主要途径；乳汁淤积为细菌提供了理想的培养基。细菌也可直接侵入乳管，上行至腺小叶而致感染。

【诊断】

一、临床表现

1. 症状 初期患者自觉乳房肿胀、疼痛等局部症状，乳汁排泄不畅，有发热；随着病情的进一步发展，乳房疼痛加剧，呈持续性搏动性疼痛，患者可有寒战、高热、乏力等全身症状。

2. 体征　初期乳房可触及肿块，皮色微红或不红。随着炎症发展，局部肿块增大，皮肤红肿，皮温升高，触痛显著，拒按。脓肿形成时肿块变软，按之有波动感。破溃者创口可见黄白黏稠脓液。常伴患侧淋巴结肿大、压痛。

二、实验室及其他检查

1. 血常规检查　白细胞总数及中性粒细胞比例明显增高。

2. 穿刺抽脓　病变部位较深者，必要时在压痛最明显区域行穿刺抽脓，以确定脓肿的存在，并行细菌培养及药敏试验。

3. B 型超声检查　对脓肿部位较深者可明确脓肿的位置。

【鉴别诊断】

急性乳腺炎的鉴别诊断见表 15－2。

表 15－2　急性乳腺炎的鉴别诊断

炎性乳腺癌	好发于妊娠期或哺乳期妇女，患乳弥漫性变硬增大、红肿、皮温升高、轻触痛，乳房皮肤呈“橘皮样”改变，但无明显肿块可扪及，不化脓，全身症状轻。血常规无异常，细胞学可查见癌细胞。抗炎治疗无效，病情严重者于数月内死亡

【治疗】

一、治疗原则

中医治疗本病以消为贵，瘀滞者以通为主，成脓者以彻底排脓为要。西医以控制感染、排空乳汁治疗为主，脓肿形成后宜行脓肿切开引流术。

二、中医治疗

（一）辨证论治

1. 气滞热壅证

症候：患者自觉乳房肿胀疼痛，皮色如常或微红，乳房可扪及包块、触痛；恶寒、发热，周身酸楚，口干，便秘等；舌红、苔薄黄，脉数。

治法：疏肝清胃，通乳消肿。

方药：瓜蒌牛蒡汤加减。

加减：包块皮色红者加蒲公英、紫花地丁等清热；乳汁壅滞者，加王不留行、路路通、漏芦等通乳；肿块明显者，加夏枯草、赤芍、桃仁等活血、散结。

2. 热毒炽盛证

症候：乳房皮肤焮红灼热，疼痛剧烈，肿块变软，有应指感。溃后或切开排脓后引流不畅，红肿热痛不消，有“传囊”现象；壮热、口渴；舌红，苔黄，脉洪数。

治法：清热解毒，托里透脓。

方药：透脓散加减。

加减：热甚者，加生石膏、栀子、金银花、蒲公英等；口渴甚者，加麦冬、天花粉、鲜芦根等。

3. 正虚毒恋证

症候：脓溃后乳房肿痛虽轻，但疮口脓水不断，脓汁清稀，愈合缓慢或形成乳漏；全身乏力，面色少华，或低热不退，饮食减少；舌淡，苔薄，脉弱无力。

治法：益气扶正，合营托毒。

方药：托里消毒散加减。

加减：疼痛明显加王不留行、忍冬藤；头晕乏力者加大枣、茯苓、鸡血藤等。

（二）中医外治

1. 初起 乳汁淤积可采用手法通乳；可用金黄散或玉露散外敷；或用菊花、蒲公英、仙人掌去刺捣烂外敷或用六神丸研末外敷；亦可用50%芒硝溶液或25%硫酸镁溶液湿敷。

2. 成脓 脓液形成时，应在波动感及压痛最明显处及时切开排脓。切口位置应选择脓肿稍低的部位，使引流通畅而不致形成袋脓。为避免手术损伤乳络，应做放射状切口，乳晕下脓肿应沿乳晕边缘做弧形切口。

3. 溃后 切开排脓后，可用八二丹或九一丹提脓拔毒，并用药线插入切口内引流，切口周围外敷金黄膏。待脓净后，改用生肌散收口。若有袋脓现象，可在脓腔下方用垫棉法加压，使脓液不致潴留。若有乳汁从疮口溢出，可在患侧加压，促进愈合。形成窦道者，可先用七三丹药捻插入窦道以腐蚀管壁，至脓净改用生肌散、红油膏盖贴直至愈合。

（三）针灸治疗

早期未化脓者，针刺内关、足三里、乳根、膻中等穴位，泻法，每日1次。

三、西医治疗

（一）抗炎治疗

原则为早期、足量应用敏感抗生素；需哺乳者，尽量避免使用四环素、氨基糖苷类、磺胺类和甲硝唑等药。

（二）局部处理

患侧乳房应停止哺乳，尽量使乳汁排出通畅，局部热敷以利于炎症消散。脓肿形成后，应及时行脓肿切开引流术。

切开引流时应注意以下几点：

1. 切口呈放射状，以避免损伤乳管而引发乳瘘；乳晕部脓肿可沿乳晕边缘做弧形切口；乳房深部或乳房后脓肿可在乳房下缘做弧形切口，既有利于引流，又可避免损伤乳管。

2. 脓肿切口要足够大，便于切开后伸入手指，分离多房脓肿的房间隔膜以利引流。

3. 为保证引流通畅，引流条应放在脓腔最低部位，必要时另加切口做对口引流。

第三节 乳腺囊性增生病

乳腺囊性增生病是乳腺组织的既非炎性也非肿瘤性的良性增生性疾病。临床特点：

单侧或双侧乳房多发性肿块伴疼痛，症状与月经周期及情绪变化密切相关，是临床上最常见的乳腺疾病。本病好发于25～45岁中青年女性，未婚、未育女性发病率高，常伴月经不调。本病有一定的癌变性，尤其是有乳腺癌家族史者。本病属于中医学“乳癖”的范畴。

【病因病理】

一、中医病因病机

本病基础病机为忧思郁怒、肝脾受损，或冲任失调、气滞痰凝而成（表15－3）。

表15－3　乳腺囊性增生病的分型及病因病机

肝郁痰凝证	由于情志不遂，忧郁不解，久郁伤肝，肝气郁结，气机阻滞，蕴结于乳房胃络，乳络经脉阻塞不通，不通则痛而引起乳房疼痛；肝气郁久化热，热灼津液为痰，气滞痰凝血瘀则形成乳房肿块
冲任失调证	冲任起于胞宫，上行为乳，下行为经；冲任失调，使气血瘀滞，聚集于乳房、胞宫，而致乳房结块、疼痛、月经不调

二、西医病因病理

1. 病因　本病系由内分泌失调所致。

2. 病理　一是体内女性激素代谢障碍，尤其是雌、孕激素比例失调，使乳腺实质增生过度和复旧不全；二是与乳腺组织对激素的敏感性增高有关，部分乳腺实质成分中女性激素受体的质和量异常，使乳房各部分的增生程度参差不齐。

【诊断】

一、临床表现

1. 症状　患者自觉乳房疼痛，以胀痛为主，可伴刺痛或牵扯痛，具有周期性，表现为月经前加重、月经结束后减轻；疼痛亦可随情绪波动而变化。患者常伴心烦易怒、胸闷不舒、精神抑郁、月经不调等。

2. 体征　乳房触诊多发性肿块，呈片状、块状、结节、弥散或混合型；肿块大小不一，边界不清，质地中等，活动度好，表面光滑或呈颗粒状，大多伴压痛。两侧乳房各象限均可发生，但多见于外上象限。乳房肿块在行经前增大、变硬，月经后减小、变软。少数患者可有乳头瘙痒、溢液。

二、实验室及其他检查

乳房钼靶X线摄片、B型超声检查及红外线热图像有助于诊断及鉴别诊断。对于肿块较硬或较大者，可考虑做组织病理学检查。

【鉴别诊断】

乳腺囊性增生病的鉴别诊断见表15－4。

表 15－4　乳腺囊性增生病的鉴别诊断

乳腺纤维腺瘤	乳房肿块，常单发，呈圆形或卵圆形，边界清楚，质地韧，表面光滑，活动度好。肿块不痛或轻微疼痛，与月经、情绪无关。好发于 20～30 岁女性。钼靶 X 线摄片可见边缘整齐的圆形或卵圆形致密肿块影，边界清楚
乳腺癌	乳房无痛性肿块，边界不清，质地坚硬，表面不光滑，不易推动，病灶周围“酒窝征”，周围皮肤“橘皮样”改变，可伴乳头溢血，晚期溃烂。好发年龄 40～60 岁。钼靶 X 线摄片可见致密肿块影，边缘呈毛刺状，密度不均匀，伴血管影增多、增粗。活组织病理切片可确诊

【治疗】

一、治疗原则

本病以中医治疗为主，以止痛、消块为要。对疑有癌变者，应手术切除。

二、中医治疗

（一）辨证论治

1. 肝郁痰凝证

症候：乳房包块，胀痛或刺痛，随喜怒消长；伴有胸闷、胁胀、易怒，失眠多梦，心烦口苦；舌红、苔薄黄，脉弦滑。

治法：疏肝解郁，化痰散结。

方药：逍遥蒌贝散加减。

加减：胀痛明显者加香附、青皮等行气止痛；兼口苦、心烦者加夏枯草、山栀子等清热散结；肿块硬韧难消者加莪术、三棱、炮山甲活血散结。

2. 冲任失调证

症候：乳房包块，疼痛较轻或无疼痛，月经前加重、行经后缓解；伴有腰酸乏力，神疲倦怠，月经失调，量少色淡，甚或闭经；舌淡苔白，脉沉细。

治法：调摄冲任，化痰散结。

方药：二仙汤合四物汤加减。

加减：疼痛者加延胡索、川楝子行气止痛；月经不调者加当归、香附活血调经。

（二）中医外治

阳和解凝膏掺黑退消或桂麝散外敷于乳房包块处；或以生白附子或鲜蟾蜍皮外敷，或用大黄粉以醋调敷，过敏者禁用。

（三）针灸治疗

针刺乳根、膻中、期门；气滞痰凝者加足三里、丰隆；肝郁化热加太冲。

三、西医治疗

关键是调节卵巢内分泌或阻断激素作用的靶点。首选三苯氧胺（他莫昔芬），于月经第 5 天开始服用，连服 20～25 天后停药，持续 2～3 个月。此外还可选择达那唑、黄体酮等。

第四节　乳腺纤维腺瘤

乳腺纤维腺瘤是发生在乳房部最常见的良性肿瘤。临床特点：乳房肿块，呈圆形或卵圆形，边界清楚，表面光滑，推之可活动，无疼痛，与月经周期无关。本病好发于20～25岁女青年。本病相当于中医学“乳核”的范畴。

【病因病理】

一、中医病因病机

本病因肝气郁结，郁而化火，炼津为痰或冲任失调，气滞、痰浊、瘀血搏结而为本病（表15－5）。

表15－5　乳腺纤维腺瘤的中医分型及病因病机

肝气郁结证	忧郁不解，久郁伤肝，肝气郁结，气血阻滞，蕴结于乳房胃络，乳络经脉阻塞不通，不通则痛而引起乳房疼痛；肝气郁久化热，热灼津液为痰，气滞痰凝血瘀则形成乳房肿块
血瘀痰凝证	多因冲任失调，使气血瘀滞，或阳虚痰湿内结，经脉阻塞而致乳房结块、疼痛，月经不调

二、西医病因病理

1. 病因　本病的发生与雌激素有关。月经来潮前或绝经后极少发病。

2. 病理　乳腺小叶内纤维细胞对雌激素的敏感性异常增高，可能与纤维细胞所含雌激素受体的量和质的异常有关。雌激素是本病发生的刺激因子，所以纤维瘤发生于卵巢功能旺盛期。

【诊断】

一、临床表现

1. 症状　乳房肿块，常单发，亦可多发，大多数无疼痛，少数可伴轻微刺痛或胀痛，月经周期对肿块大小无明显影响。

2. 体征　乳房可触及肿块，形状呈圆形或卵圆形，直径多在0.5～5cm之间，边界清楚，质地韧，表面光滑，活动度大，触诊常有滑脱感。

二、实验室及其他检查

1. 乳房钼靶X线摄片　可见边缘整齐的圆形或卵圆形致密肿块影，边界清楚，四周可见透亮带。

2. B超检查　肿块为实质性，边界清楚，可见光滑清晰的包膜。

【鉴别诊断】

乳腺纤维腺瘤的鉴别诊断见表15－6。

表 15－6　乳腺纤维腺瘤的鉴别诊断

乳腺囊性增生病	乳房多发性肿块伴疼痛，症状与月经周期及情绪变化密切相关。两侧乳房各象限均可发生，大小不一，边界不清，质地中等，活动度好，表面光滑或呈颗粒状，大多伴压痛。好发于中青年女性
乳腺癌	乳房无痛性肿块，边界不清，质地坚硬，表面不光滑，不易推动，病灶周围“酒窝征”，周围皮肤“橘皮样”改变，可伴乳头溢血，晚期溃烂。好发年龄 40～60 岁。钼靶 X 线摄片可见致密肿块影，边缘呈毛刺状，密度不均匀，伴血管影增多、增粗。活组织病理切片可确诊

【治疗】

一、治疗原则

对单发纤维瘤以手术切除为宜。对多发性或复发性纤维瘤可用中药治疗，以疏肝化痰散结为原则。

二、中医治疗

（一）辨证论治

1. 肝气郁结证

症候：肿块较小，发展缓慢，不红不热，推之可移动，无疼痛感；常伴胸闷、胁胀、喜叹息；舌质淡红，苔薄白，脉弦。

治法：疏肝解郁，化痰散结。

方药：逍遥散加减。

加减：可加三棱、莪术活血散结。

2. 血瘀痰凝证

症候：肿块较大，质地坚硬；伴胸闷、牵扯样疼痛，或月经不调、痛经等；舌质暗红，苔薄腻，脉弦滑或涩。

治法：疏肝活血，化痰散结。

方药：逍遥散合桃红四物汤加减。

加减：可加山慈菇、海藻化痰散结；月经不调加女贞子、墨旱莲、益母草调冲任。

（二）中医外治

可用阳和解凝膏掺黑退消外贴。

（三）针灸治疗

针刺足三里、丰隆、血海等。

三、西医治疗

本病虽是良性肿瘤，但也有恶变的可能，故手术切除是治疗本病最有效的措施。手术治疗：应将肿瘤连同其包膜完整切除，以周围包裹少量正常乳腺组织为宜，肿块必须常规做病理检查。

第五节　乳腺癌

乳腺癌（breast carcinoma）是发生在乳房部的恶性肿瘤。临床特点：乳房部单发无痛性肿块，皮色不红，质地坚硬，推之不移动，表面不光滑，凹凸不平，乳头溢血，皮肤呈“橘皮样”改变，晚期溃烂。本病好发于40～60岁女性，无生育史或无哺乳史的妇女、月经过早来潮或绝经期越晚的妇女以及有乳腺癌家族史的妇女发病率相对较高。本病属于中医学“乳岩”“石榴翻花发”“石痈”等的范畴。

【病因病理】

一、中医病因病机

乳岩的发病与情志失调、饮食失节、冲任不调及外感六淫之气有关，或先天禀赋不足引起机体阴阳失衡、脏腑失和而发病（表15－7）。

表15－7　乳腺癌的分型及病因病机

肝郁痰凝证	女子以肝为先天，肝主疏泄，情志不畅，肝失调达，气机不畅，气郁则瘀；肝郁克犯脾土，运化失职则痰浊内生，肝脾两伤，经络阻塞，痰瘀互结于乳房而发病
冲任失调证	冲为血海，任主胞胎，冲任之脉隶属于肝肾。冲任失调后气血失和，月经不行，气郁血瘀，阻塞脉络，结于乳中而成乳岩。乳岩多发于绝经前后，故与冲任失调有密切关系
正虚毒炽证	在经气虚弱的情况下，外感六淫，邪毒蕴结，感受风寒之气，阻塞经络，气滞血瘀，日久停痰结瘀，亦可导致乳岩
气血两亏证	肿瘤晚期，毒邪耗伤气血，气血不足；或手术后，气血受伤，患者表现出头晕乏力、形体消瘦等
脾胃虚弱证	久嗜厚味炙煿则湿热蕴结脾胃，脾胃受损，化生痰浊，随气流窜，结于乳中，阻塞经络，气血不行，日久成岩。或肿瘤术后、放疗与化疗后，脾胃受损

二、西医病因病理

1. 病因　乳腺癌的病因尚不清楚。内分泌、年龄、生育哺乳史、遗传、饮食、肥胖、环境因素及生活方式与乳腺癌的发病有一定关系。

2. 病理　乳腺是多种内分泌激素的靶器官，如雌激素、孕激素及泌乳素等，其中雌酮及雌二醇对乳腺癌的发病有直接关系。本病发病率于20岁以后逐渐上升，绝经后较高，可能与年老者雌酮含量增多有关。

乳腺癌组织形态十分复杂，类型较多，大致可分为非浸润性癌和浸润性癌两大类。非浸润性癌分为导管内癌和小叶原位癌，二者均局限于基底膜以内，未向间质或淋巴管、血管浸润。浸润性癌分为浸润性导管癌和浸润性小叶癌，前者由导管内癌发展而来，癌细胞突破导管基底膜向间质浸润，是最常见的乳腺癌类型；浸润性小叶癌占乳腺癌的5%～10%，癌细胞呈单行串珠状或条索状浸润于纤维间质之间，或环形排列在正常导管周围。另外还有特殊类型癌，主要包括髓样癌、小管癌、黏液癌、乳头状癌、鳞状细胞癌等。

【诊断】

一、临床表现

(一) 症状

早期常无临床症状，患者在无意中发现患乳有一小肿块。肿块质硬、表面不光滑，与周围组织分界不清，固定、不易推动。晚期侵犯神经时出现疼痛，有精神状态差、进食减少、消瘦、贫血、乏力、发热等恶病质表现。

(二) 体征

1. 乳房内肿块 乳房内无痛性、单发性肿块（少数为多发），质地硬、表面不光滑、与周围组织粘连、界限不清、不易推动。肿块发生的部位多为乳房的外上象限。可侵及周围组织使乳房外形发生改变，亦可突出于乳房表面。

2. 局部皮肤改变 癌肿逐渐增大，侵犯 Cooper 韧带，造成局部组织粘连，使肿块表面皮肤出现明显的凹陷性“酒窝征”，是乳腺癌早期的常见体征。晚期肿块表面局部皮肤及皮内、皮下淋巴管阻塞，引起淋巴结性水肿、毛囊凹陷，形成“橘皮样”改变，肿块表面溃烂、渗血，有恶臭味。

3. 乳头部改变 乳头内陷或抬高、乳头溢液或溢血，湿疹样乳腺癌病人的乳头、乳晕区皮肤可见“湿疹样”改变。

4. 转移征象

(1) 淋巴转移：患侧腋窝及锁骨上窝可触及肿大淋巴结，质硬。

(2) 血行转移：转移至肺、骨、肝、脑并出现相应的症状。

二、实验室及其他检查

1. 乳房钼靶 X 线摄片 钼靶 X 线摄片可见致密肿块影，边缘呈毛刺状，密度不均匀，肿块内或其周边可见细小钙化点，伴血管影增多、增粗。

2. B 超检查 癌块回声不均匀，呈实质性占位；癌组织浸润者可见向外周延伸的强回声。

3. 病理切片检查 可帮助确诊。

【鉴别诊断】

乳腺癌的鉴别诊断见表 15－8。

表 15－8 乳腺癌的鉴别诊断

乳腺囊性增生病	乳房多发性肿块伴疼痛，症状与月经周期及情绪变化密切相关。两侧乳房各象限均可发生，大小不一，边界不清，质地中等，活动度好，表面光滑或呈颗粒状，大多伴压痛。好发于中青年女性
乳腺纤维腺瘤	乳房肿块，常单发，呈圆形或卵圆形，边界清楚，质地韧，表面光滑，活动度好。肿块不痛或轻微疼痛，与月经、情绪无关。好发于 20～30 岁女性。钼靶 X 线摄片可见边缘整齐的圆形或卵圆形致密肿块影，边界清楚

【治疗】

一、治疗原则

早期诊断是乳腺癌治疗的关键，原则上以手术治疗为主。晚期患者，或接受手术、放疗与化疗后的患者，可配合中药调治，以提高病人生存质量或延长生存期。

二、中医治疗

（一）辨证论治

1. 肝郁痰凝证

症候：乳房包块皮色如常，质硬，边界不清；伴情志抑郁，胸闷胁胀，或伴经前乳房、小腹作胀；苔薄，脉弦。

治法：疏肝解郁，化痰散结。

方药：神效瓜蒌散合开郁散加减。

加减：乳房疼痛者加青皮、川芎、橘核行气止痛等；情志不畅加木香、佛手行气解郁。

2. 冲任失调证

症候：乳房包块坚硬，推之不移；经期紊乱，伴经前期乳房胀痛；或婚后从未生育，或有多次流产史；舌淡苔薄，脉弦细。

治法：调摄冲任，理气散结。

方药：二仙汤合开郁散加减。

加减：阴虚火旺加麦冬、桑椹子养阴；溃烂流脓加黄连、黄柏、苦参清热除湿。

3. 正虚毒炽证

症候：乳房肿块扩大，溃后愈坚，渗流血水，不痛或剧痛；精神萎靡，面色晦暗或苍白，饮食少进，心悸失眠；舌紫或有瘀斑，苔黄，脉弱无力。

治法：调补气血，清热解毒。

方药：八珍汤加减。

加减：加半边莲、白花蛇舌草、石见穿等清热解毒。

4. 气血两亏证

症候：多见于癌肿晚期或手术、放化疗后，病人形体消瘦，面色萎黄或苍白，神疲乏力，头晕目眩，少气懒言；术后切口皮肤灰白，腐肉色暗不鲜，时流渗液；舌质淡，苔薄白，脉沉细。

治法：补益气血，宁心安神。

方药：人参养荣汤加味。

加减：偏寒加细辛温阳；偏热加夏枯草、蒲公英清热。

5. 脾胃虚弱证

症候：手术或放化疗后神疲肢软，纳差，恶心欲呕，倦怠乏力；舌淡，苔薄，脉细弱。

治法：健脾和胃。

方药：参苓白术散或理中汤加减。

加减：加山慈菇、莪术、三棱等散结。

（二）中医外治

初起用阳和解凝膏掺黑退消外贴；溃后用黄柏、苦参、土大黄等煎水冲洗，再以海浮散或红油膏外敷；坏死组织脱落后，改用生肌玉红膏、生肌散外敷。

（三）针灸治疗

针刺膻中、乳根、丰隆等，正气不足加足三里。

三、西医治疗

1. 手术治疗 手术是最根本的治疗方法。手术方式：①乳腺癌根治术；②乳腺癌扩大根治术；③乳腺癌改良根治术；④全乳房切除术；⑤保留乳房的乳腺癌根治术。

2. 化学药物治疗 化疗是最重要的全身辅助治疗，可以提高生存率。一般主张术后早期应用，治疗期以6个月左右为宜，能达到杀灭亚临床转移灶的目的。常用化疗药物：环磷酰胺（C）、甲氨蝶呤（M）、氟尿嘧啶（F）、阿霉素（A）、表柔比星（E）、紫杉醇（T）。目前临床常用联合化疗方案：CMF、CEF、EC－T等。

3. 内分泌治疗 主要是根据切除标本测定有无雌激素受体（ER）和孕激素受体（PR），受体阳性者则可采用内分泌治疗，标准治疗时间是5～10年。

4. 放射治疗 是乳腺癌局部治疗的手段之一。在保留乳房的手术后，放疗是其治疗方案中的重要组成部分，应于肿块局部广泛切除后用较高剂量放射治疗。

5. 生物治疗 如病人表皮生长因子受体2（HER2）阳性，可选择生物靶向治疗，目前临床使用的是曲妥珠单抗注射液，它是通过转基因技术所制备，每3周1次，使用1年，有一定疗效；需定期监测心功能（本药具有心肌毒性）。

扫码“练一练”

（杨春艳　张　剑）

第十六章　急腹症

扫码“学一学”

☞要点导航

1. **掌握**　急腹症的诊断、鉴别诊断及治疗原则。
2. **熟悉**　急腹症的病因病理。

第一节　概　述

急腹症（acute abdomen）是指以急性腹痛为突出表现的腹部疾患总称。其临床表现以腹痛和腹部压痛为症状和体征，起病急、发病快、病情重、变化多，常伴有胃肠功能紊乱或急性全身症状，甚至可危及生命。根据腹痛发生的病因病机、病理因素、发展趋势、治疗手段等又可将急性腹痛类疾病分为外科急腹症、内科急腹症及妇科急腹症、儿科急腹症。外科急腹症是一组发病急、变化快、需要紧急处理或手术的急性腹痛类疾病。常易与内科、妇科的急性腹痛产生混淆，需要做好鉴别，以免延误诊治。

常见的外科急腹症包括：①炎症性疾病，如急性阑尾炎、急性胆囊炎、急性胰腺炎等；②穿孔性疾病，如消化道溃疡穿孔、肠肿瘤或肠伤寒继发肠穿孔、胆道穿孔；③梗阻性疾病，如急性肠梗阻、胆石病、输尿管结石等；④外伤性疾病，如实质性器官破裂、空腔器官穿孔等。此外，某些全身性或其他系统的疾病，如血卟啉病、低钾血症、脓毒败血症、脊柱外伤或脊髓疾病，也可出现类似急腹症的临床表现。

由于急腹症可涉及到呼吸、消化、泌尿、生殖等系统的多种疾病，因此除了最常见的腹部外科疾病外，还可在内科、儿科、妇科等领域发现以急性腹痛为突出表现的疾病：①内科疾病，如急性胃肠炎、少数大叶性肺炎、肠伤寒、铅中毒等；②儿科疾病，如肠系膜淋巴结炎、肠寄生虫病；③妇科疾病，如异位妊娠、黄体滤泡破裂、子宫内膜异位症等。外科急腹症最突出的首要发生特点为腹痛，并且会在病程中的某一阶段出现发热、呕吐、压痛、反跳痛、肌紧张等一系列腹膜炎的症状与体征，具有起病急、发病快、病情重、变化多的特点，常常需要紧急手术治疗。在病变过程中，若病灶未能得到及时处理，常可导致病变部位坏死，发生不可逆的病理改变，严重者可危及生命。但内科、儿科的急腹症（除肠伤寒外），一般不会发生足以导致病变部位组织缺血、坏死的病理改变（表 16－1）。

在中医学中多数急腹症属于“腹痛”“胁痛”“肠痈”“肠结”“胆瘅”“胆石”“胰瘅”“石淋”“黄疸”“关格”“蛔厥”等范畴。我国采用中西医结合方法治疗外科急腹症已有50余年的历史，正确、合理地选择手术与非手术疗法，是我国外科临床治疗急腹症的一个突出特点，极大地提高了临床疗效。其是中西医结合医学的一个重要组成部分，广泛吸取了中西医两法之长。

表 16－1　内、外科急腹症的鉴别诊断要点

鉴别要点	内科腹痛	外科腹痛
病史	多有先驱症状，先有发热、感染中毒症状，后发生腹痛，常有原发内科病的系列临床表现	起病急，多无先驱症状，先有腹痛，后出现发热、脉速等全身症状
腹痛特点	腹痛部位模糊，疼痛呈间歇性，具有不固定性、不规则性，持续时间较短	腹痛部位明确，腹痛由轻到重，由局部到弥散，持续发展加剧
压痛	压痛部位不明显，压痛点不固定、不局限	压痛部位明显，压痛点固定、局限
腹膜刺激征	无明确的腹膜刺激征	常有典型的腹膜刺激征
其他表现	有其他部位的阳性体征	以腹部体征为主
治疗原则	以非手术治疗为主	往往需外科手术紧急处理

【病因病理】

一、中医病因病机

急腹症多为六腑之疾。六腑者，泻而不藏，实而不满，动而不静，降而不升，以通为用，以气血流畅为其正常。凡气滞、血瘀、寒凝、热蕴、湿阻、食滞、食积、虫聚等，影响其通降下行，均可导致急腹症的发生，其病机演变的一般规律是“郁—结—瘀—厥”或“郁—热—瘀—厥”。前者多见于以梗阻性为主的急腹症，后者多见于以炎症性为主的急腹症。郁者，气机郁滞；结者，实邪结滞，实热或湿热内盛；瘀者，血行瘀滞；厥者，气血逆乱，亡阴亡阳，阴阳不相顺接（表 16－2）。

表 16－2　急腹症的主要病因病机

疾病	主要病因	主要病机
急性腹膜炎	外感时邪、饮食不节、	（脾胃、大小肠）气滞、血瘀、实热
胃、十二指肠溃疡急性穿孔	情志失调、阳气亏虚、	（胃脾）气血厥闭、实热（湿热）蕴结
急性肠梗阻	跌扑损伤、术后血瘀	（大小肠）气滞、血瘀、热结、寒凝、湿阻、虫闭、食积
急性阑尾炎		（大小肠）气滞、血瘀、热毒
胆道感染及胆石病		（肝胆）气滞、血瘀、湿热、火毒
急性胰腺炎		（脾胃、肝胆）气滞、血瘀、湿热（实热）
尿石症		（肾、膀胱）气滞、血瘀、湿热、肾虚

急腹症就正邪斗争的消长过程可分初、中、后三期。初期，正盛邪轻；中期，正盛邪实；后期，邪却正复或正虚邪恋，正虚邪陷，疾病或痊愈，或转为慢性，或发展成严重危证。它们之间既可逐期演变，又可越期发展；既可暂时稳定在某一阶段，又可互相转化；每一期时间有长有短，转化有快有慢。

1. 初期——正盛邪轻　致病因素所造成的病理损伤较轻，机体的功能没有受到明显损伤，见于某些功能障碍、炎症性急腹症的早期或无并发症的单纯性肠梗阻等。中医多属气滞血瘀或兼有实（湿）热之象。

2. 中期——正盛邪实　病理损害较初期加重，人体也充分调动抗病机制与病邪抗争，病势剧烈，因而局部病变和全身反应都很明显。如炎症类急腹症可表现为炎性反应加剧；梗阻、穿孔及出血类急腹症其病势已达高峰，甚至伴有继发感染等。中医病机多属实热或湿热蕴结。

3. 后期——邪却正复，正虚邪恋，正虚邪陷　后期急腹症的转归一是经治疗后正复邪退，疾病趋向好转，有的病人表现为邪去正衰，留下一派病后虚弱的征象；二是有的病人残留病变未能完全恢复，正虚邪恋而转为慢性病，多伴有感染，易导致毒血症、败血症。如绞窄性肠梗阻可继发坏死、穿孔，以致发生中毒性休克、大失血或水、电解质与酸碱平衡失调等，此时多属毒热炽盛，热入营血，甚至亡阴、亡阳而危及生命。

二、西医病因病理

（一）病因

急腹症的发生不仅与机体内各组织和器官的功能、代谢、结构特性，遗传和体质等内在因素有关；同时也与导致急腹症发生的外部因素（即致病因子）有关。

1. 内因

（1）解剖结构特点：如阑尾是一个内腔狭窄的盲管，易被粪石梗阻引起急性阑尾炎；小肠有旋转活动度大的特点，因此小肠容易发生扭转；胰管和胆管有“共同通道”，胆汁逆流易使胰腺遭受损害；腹腔实质性器官血管丰富且质地较脆，受伤后易发生破裂及出血。

（2）生理功能失调：如胃酸降低可使原来寄居于小肠中下段的蛔虫迁居到上消化道，从而容易发生胆道蛔虫病；胆道收缩功能与胆总管括约肌的舒张功能发生紊乱可导致胆绞痛；肠管的运动障碍容易发生肠梗阻。

（3）代谢功能紊乱：如胆石病的形成与胆汁成分的改变密切相关；含酶消化液受刺激活化后可引起胰腺的自身消化。

（4）机体免疫抗病功能的强弱：非特异性免疫功能的强弱与炎症性急腹症的发生、发展及预后有着密切的关系。

2. 外因

（1）机械性创伤：如外伤可致腹腔内脏器破裂或出血；某些机械性刺激（如洗胃、内镜检查）可致胃、十二指肠、结肠穿孔等。

（2）饮食因素：由饮食不节而诱发的急腹症比较常见。如暴饮暴食可成为消化道溃疡急性穿孔的重要诱发因素；饮酒和高脂肪饮食可诱发胆绞痛或急性胰腺炎；饱餐后从事过重的体力劳动极易引起肠扭转等。

（3）病原体感染：微生物及寄生虫的感染是急腹症较常见的致病因素。如炎症性急腹症常由致病细菌感染引起；胆道蛔虫病、蛔虫性肠梗阻是由蛔虫所致。

（4）精神状态和体质类型：具有乐观的性格、精神状态良好、体质壮实的病人病情多易于控制，相反则容易使病情加重。

（5）寒温不适：如气候骤变可诱发胆绞痛、肠绞痛、消化道溃疡急性发作等。

（6）其他：如异物、结石、粪石、药物、精神刺激等都可成为急腹症的致病因素。有些病理性改变或病理性代谢产物也可以成为急腹症的致病因素，如术后腹腔粘连等。

（二）病理

常见急腹症的基本病理变化可归纳为五类，即：功能障碍、炎症、梗阻、穿孔与出血。

1. 功能障碍　是神经－体液调节失常而致出现的脏器功能紊乱，临床上首要表现多为急性腹痛，但器械检查往往查不到形态学的结构改变，且随着病程发展可以转化为器质性病变。如出现胆绞痛、肠绞痛、腹胀、恶心、呕吐、腹泻、消化不良等症状。

2. 炎症 当腹内脏器受到细菌侵袭而发生炎症时，除有红、肿、热、痛及功能障碍外，全身还可出现发热、白细胞计数升高以及随之而来的系统功能变化。炎症按渗出物的特性和累及组织层次的深浅可分为三类：黏液性炎症、化脓性炎症、坏疽性炎症。

3. 梗阻 指空腔器官及管道系统阻塞不通。急腹症中以梗阻为主要病理变化的疾病有肠梗阻、阑尾炎、胆道梗阻、胰管梗阻和尿路梗阻等。梗阻发生时，梗阻以上的管腔平滑肌收缩明显加强，故肠梗阻病人有阵发性的肠蠕动加强而伴有肠鸣音亢进及剧烈肠绞痛；胆道梗阻的病人由于胆管收缩加强而出现胆绞痛。当梗阻迅速发展，梗阻以上管腔的压力增高，肠梗阻时会出现腹胀、呕吐；胆道梗阻时会出现黄疸。进而可导致血运障碍，管壁坏死、穿孔。如梗阻为慢性持续发展，则可使梗阻以上的管腔扩大、管壁肥厚；实质性脏器因长期受压，细胞变性、坏死，结缔组织增生，器官可发生硬化或萎缩（如肝、肾的硬化及萎缩）。梗阻对代谢功能也有影响，如可引起胃肠道的消化、吸收功能障碍，水、电解质及酸碱平衡的失调。急性梗阻常诱发穿孔，导致不良后果。某些管道梗阻可造成消化液排出受阻，影响其正常的代谢功能；上消化道的梗阻往往导致消化液的异常丢失而造成水、电解质代谢和酸碱平衡紊乱。

4. 穿孔 常是由于空腔脏器原有病变不断恶化的结果，但也可由于受到外界致病因子的刺激而诱发，或受到强大的外力作用而发生破裂。穿孔发生后机体通常有抗御穿孔和进行修复的内在功能，如大网膜的覆盖、周围组织的粘连、创面肉芽组织生长等。穿孔对机体的影响不仅与机体的抗病力强弱有关，还与原发病的性质、穿孔部位的大小、流出物的量与化学性质以及病原微生物的毒力等因素有关。部分可自愈，有的需手术修补穿孔，有的可形成脓肿、内瘘，或导致严重的弥漫性腹膜炎。

5. 出血 如胃、十二指肠溃疡出血，胆道出血及肝、脾等实质性脏器破裂出血等，这一类疾病导致出血的机制主要是血管破裂；另一类是由于血运障碍所致毛细血管损伤而发生的渗血，见于绞窄性肠梗阻、出血坏死型胰腺炎等。出血时机体会出现一系列代偿性反应，如心率加快、血管收缩、组织间液向血管内渗入、肾小球滤过率下降等。其后果决定于出血的数量及速度，如失血量超过全身总血容量的1/5时，可发生休克；若达总血容量的1/2，又不及时抢救，则可危及生命。

【诊断】

临床上应及时、准确地对急腹症做出诊断，并及早给予有效的治疗。由于急腹症具有起病急、发病快、病情重、变化多的特点，所以急腹症的诊断应以安全、准确、迅速为原则。以询问病史、体格检查为主，结合其他辅助检查，从而尽早做出诊断。

一、病史

应全面、详细、客观地采集病史，将腹痛作为问诊的核心与重点，包括腹痛的诱因、始发部位、发作方式、性质、转归等。

（一）年龄与性别

婴幼儿以先天性消化道畸形、肠套叠、绞窄性疝为多见；儿童以蛔虫性肠梗阻、嵌顿性疝常见；青壮年人以急性阑尾炎、胃及十二指肠溃疡穿孔、急性胆囊炎、胆石病为多见；老年人以消化道癌肿穿孔或梗阻、乙状结肠扭转、胆道感染为多见。胃、十二指肠溃疡穿孔以男性居多，急性胰腺炎又以女性略多。

（二）腹痛情况

腹痛是急腹症共有的症状，对腹痛的详细了解和综合分析是诊断急腹症的关键。

1. 腹痛发生的诱因　腹痛的发生常与饮食有关，如暴饮暴食后引发胃与十二指肠溃疡穿孔、急性胰腺炎；油腻食物可诱发胆囊炎、胆石病；剧烈运动后可发生肠扭转。

2. 腹痛的部位　一般规律是腹痛开始部位或疼痛最明显部位即为病变所在部位（表16－3）。因此，了解腹痛最先发生的部位有利于诊断。如胃、十二指肠溃疡穿孔，疼痛始于上腹部，而后波及全腹。但对以下情况应予注意：①牵涉痛或放射痛，如胆囊炎、胆石病多数出现右上腹或剑突下的疼痛，但同时也应注意可有右肩部或右肩胛下角处疼痛；急性胰腺炎的上腹痛可同时伴左肩痛或左肋缘至背部疼痛；腹腔以外的疾病由于病变刺激肋间神经和腰神经而引起腹部的反射性疼痛，如肺炎、胸膜炎等。②转移性腹痛，如阑尾炎的腹痛可始于上腹部或脐周，以后再转移至右下腹。③异位内脏病变，如左下腹阑尾、全内脏转位等。腹痛的部位对于建立诊断有重要的价值，但是要注意解剖变异的存在。

表16－3　腹痛部位与相应疾病

腹痛部位	腹内疾病	腹外疾病
右上腹	①肝脓肿破裂、肝肿瘤破裂 ②胆囊炎、胆石病、胆囊穿孔 ③结肠癌梗阻	①右膈下脓肿 ②急性心肌梗死
中上腹	①胃炎、胃穿孔、胃癌 ②急性胰腺炎 ③横结肠病变	①急性心肌梗死 ②急性心包炎
左上腹	①胰腺炎、脾脓肿、脾栓塞 ②脾曲结肠癌梗阻	①左膈胸膜炎 ②左肋间神经痛 ③急性心肌梗死
脐周	肠结核、肠梗阻、肠系膜淋巴结炎	—
右下腹	①急性阑尾炎 ②急性克罗恩病、右侧斜疝嵌顿 ③右侧输卵管炎、右侧卵巢囊肿蒂扭转或破裂	—
中下腹	急性盆腔炎、异位妊娠破裂、膀胱结石	—
左下腹	①乙状结肠扭转 ②左侧嵌顿性腹股沟疝或股疝 ③左侧输卵管炎、左侧卵巢囊肿蒂扭转或破裂	—

3. 腹痛的发作方式　腹痛发作的缓急程度常能反映引起腹痛病变的性质及严重程度。腹痛开始时轻，随后逐渐加重，多为炎症性病变；腹痛突然发生，迅速恶化，多见于实质性脏器破裂、空腔脏器穿孔或急性肠道梗阻，一般需立即手术。

4. 腹痛的性质　腹痛的性质反映腹腔内脏器病变的性质。持续性、钝性腹痛是腹内脏器感染性病变最常见的表现形式，持续性腹痛一般是腹腔内炎症或出血，如阑尾炎、腹内实质性脏器破裂出血等；阵发性腹痛常代表平滑肌的强烈收缩，多为空腔脏器梗阻或痉挛所致，如胆道蛔虫病、机械性肠梗阻、胆石病等；持续性腹痛、阵发性加重多因炎症和梗阻同时存在，如胆总管结石合并胆管感染等。不同性质的疾病可引起不同特点与性质的腹痛，常可分为隐痛、钝痛、绞痛、刺痛、刀割样痛、钻顶样痛等。

5. 腹痛的程度 腹痛的程度一般反映腹内病变的轻重，但因个体对疼痛敏感程度不同而有差异，且缺少客观的指标，临床诊断时应予注意。炎症性刺激引起的腹痛较轻，功能性疾病的疼痛可以比较剧烈；但当病变组织坏死时，腹痛表现反而可以不严重，此时须引起临床高度警惕，立即施行救治。

（三）消化道症状

急腹症常常有不同程度的厌食、恶心、呕吐和排便异常等消化道症状。

1. 厌食 小儿急性阑尾炎病人常有先厌食之后腹痛发作。

2. 恶心、呕吐 急腹症常先出现腹痛，继而出现恶心、呕吐，其原因是由于胃肠道疾病所致。如早期多为反射性呕吐，常见于腹腔内感染或剧烈的疼痛刺激；晚期多为反流性呕吐，是因肠梗阻所致。呕吐物的颜色、内容及呕吐量与梗阻的部位密切相关，上消化道出血时呕出鲜血或咖啡渣样物；幽门梗阻、胃潴留呕吐宿食；低位肠梗阻呕吐物为粪水样；高位小肠梗阻呕吐物为胆汁样。

3. 排便情况 腹痛病人应注意有无排便、排气停止，便秘或腹泻、腹胀，大便颜色和性状有无改变等。腹痛伴有停止排气、排便，可能是肠梗阻所致；腹腔炎症性病变可引起腹胀、便秘；肠道炎症可致腹泻伴里急后重；排柏油样黑便则为上消化道出血；排果酱样血便是小儿肠套叠的特征性表现。

（四）其他伴随症状

腹腔内感染性疾病均可出现不同程度的发热，发热程度与感染严重程度有关。严重感染者可出现寒战、高热，如急性重症胆管炎；外科急腹症往往是先腹痛后发热，而内科急腹症则多先发热后腹痛。并发贫血、休克者提示可能有腹腔内出血或消化道出血；梗阻性黄疸见于肝、胆、胰疾病；腹痛伴有阴道异常出血应考虑妇科疾病。腹痛伴排尿异常往往提示泌尿系统疾病，如腹痛伴尿频、尿急、尿痛、血尿或排尿困难，可见尿路梗阻或膀胱、尿路损伤。

（五）既往史、个人史及家族史情况

病人以前的疾病史或手术史对腹痛的诊断也是有价值的，既可排除已根除性疾病，对此次腹痛的诊断也有帮助。不少急腹症是慢性病的急性发作。如疑为消化道溃疡急性穿孔，应询问有无消化道溃疡病史；阑尾炎、胆道疾病、泌尿系统结石等常有既往类似发作史；粘连性肠梗阻病人常有腹部手术、炎症或外伤史。

（六）月经史

女性月经史对急腹症的诊断与鉴别诊断十分重要。详细收集月经史的资料对腹痛的诊断具有重要意义，如异位妊娠破裂多有停经史。

二、体格检查

（一）全身检查

对急腹症病人进行体检，应先对病人全身状况进行全面的了解。包括体位、表情、面

容、肤色、重要器官的功能状态，还要检查体温、脉搏、呼吸、血压等生命体征，观察有无脱水、酸碱平衡失调和休克征象。如胆道疾病病人可有巩膜及皮肤黄染；心率快伴低血压，说明可能发展至低血容量性休克；高热则考虑感染性疾病。

（二）腹部检查

急腹症的病人应重点做腹部检查，检查范围包括乳头至腹股沟之间的区域。应按视、听、叩、触四个方面和先后顺序进行检查，以避免先做触诊引起腹肌紧张而妨碍后面检查结果及临床诊断的准确性，从而保证检查质量并获得正确的结果。

1. 视诊　蹲下平视腹部，观察腹部是否平坦，有无手术瘢痕，腹部轮廓是否对称，腹式呼吸的强弱，有无胃肠型、肠蠕动波、包块、静脉曲张等。注意两侧腹股沟区有无肿物或疝。如急性腹膜炎病人的腹式呼吸可减弱或消失；全腹膨隆多提示有气腹、腹水、低位肠梗阻；有胃肠型、蠕动波提示机械性肠梗阻。

2. 听诊　腹部听诊有助于对胃肠蠕动功能进行判断。脐部和脐上两侧可听诊有无血管杂音；右下部可听诊肠鸣音，主要听诊肠鸣音的有无、频率的大小和音调的高低。肠鸣音亢进为急性肠炎、机械性肠梗阻的表现；有“气过水”声、金属音是肠梗阻特有的体征，音调越高亢，说明梗阻越完全；肠鸣音减弱或消失为麻痹性肠梗阻的表现，血钾过低亦可导致肠鸣音减弱或消失；幽门梗阻、急性胃扩张可出现振水音。

3. 叩诊　先从无痛区开始，用力要均匀。叩诊时重点检查肝浊音界是否消失、有无移动性浊音。出现叩诊痛反映存在腹膜刺激征；肠梗阻时叩诊呈鼓音；肝浊音界缩小或消失提示胃肠道穿孔引起气腹；移动性浊音阳性表示腹腔内有炎性渗出液、内出血、消化道穿孔等。

4. 触诊　腹部触诊在急腹症的诊断中尤为重要。一般先让病人自己用一手指点出腹部疼痛最明显的部位。检查时病人取仰卧屈膝位，使腹部处于松弛状态，应先从主诉非疼痛区开始，后查病变部位。一般自左下腹开始进行轻柔地腹部浅触诊，然后沿逆时针方向滑行，同时观察被检查者的反应和表情。重点检查有无压痛、肌紧张和反跳痛等腹膜刺激征，以及疼痛波及的范围、程度。腹膜刺激征的存在表示炎症已波及腹膜。胃与十二指肠溃疡穿孔、胆囊穿孔，腹膜受到胃液、胰液、胆汁等强酸、强碱的剧烈刺激，会出现腹壁高度肌紧张而呈“板样强直”。腹膜炎时间较长时，由于腹腔渗液增加，消化液被稀释，支配腹膜的神经麻痹，腹肌紧张的程度反而减轻。老年人、幼儿、经产妇、肥胖的病人腹膜刺激征常较实际病情为轻，不能如实反映病变的轻重，应加以注意。另外，还要检查有无肿块，确定其位置、大小、形状、边界、质地、活动度和有无压痛。如急性胆囊炎可触及肿大、压痛的胆囊；胃肠道的晚期癌肿可扪及质硬的腹部肿块；肠套叠可触及“腊肠样”肿块。

（三）直肠、阴道指检

对急腹症病人施行该项检查时应给予足够重视。检查时注意肛门松弛程度，了解直肠温度，直肠内有无肿块、触痛、波动感，退出指套有无染血和黏液。已婚妇女怀疑有妇科疾病时，需做腹壁－阴道双合诊，以协助诊断。

三、实验室及其他检查

大多数急腹症可以通过详细收集病史和仔细的体格检查得出正确或基本正确的诊断。

但有时为了进一步确定疾病的部位、性质、程度以及做鉴别诊断，往往需要根据病情，有选择地应用一些相关的辅助检查，如实验室检查、影像学检查、内镜检查等。

（一）实验室检查

1. 血常规 白细胞计数、中性粒细胞百分比检查可提示有无炎症、感染或中毒；红细胞计数、血红蛋白和血细胞比容的动态观察，如出现进行性下降则提示有腹腔内脏器活动性出血。

2. 尿常规 检查尿中的红细胞、白细胞、蛋白质、糖、淀粉酶等，对诊断泌尿系统疾病、急性胰腺炎有重要意义。

3. 粪常规 粪便检查对急腹症的诊断有较大意义，上消化道出血可出现柏油样便或潜血试验阳性；肠道炎症时可见大便中白细胞增多；大便时排出鲜红色血性液体应考虑结肠溃疡、肿瘤出血等。

4. 血、腹腔穿刺液淀粉酶检测 急性胰腺炎时血或腹腔穿刺液淀粉酶均可升高。

5. 肝、肾功能检测 肝、胆道疾病应做血清胆红素与肝、肾功能测定。急性胆管炎血清胆红素增高；肝细胞受损时，ALT、AST 均可升高。

6. 血生化检测 肠梗阻的病人应了解血清钾、钠、氯等电解质水平与二氧化碳结合力等。

7. 其他 中老年病人还应常规检查血糖；有性生活史的育龄期妇女应进行人绒毛膜促性腺激素（HCG）测定，对诊断异位妊娠可提供帮助。

（二）X 线检查

X 线平片检查可排除胸部疾病引起的腹痛，有助于诊断胃肠道穿孔、肠梗阻、腹腔内积液及脓肿、胆道和尿路结石。腹部 X 线平卧位和立位平片可观察到膈下有无游离气体、胃泡大小、小肠内有无气液平面等。X 线造影检查对胆道疾病、泌尿系统疾病、胃肠道疾病亦有重要价值，如可以诊断肠梗阻、肠套叠、消化道肿瘤、胆道结石、泌尿系统结石等。钡灌肠透视在低位结肠梗阻中具有诊断价值。异常的钙化影包括胆道结石、肾或输尿管结石、胰管内结石等，结合临床表现可辅助诊断。

（三）B 型超声检查

B 超主要适用于对实质性脏器病变及胆道、泌尿道疾病的诊断，特别是对肝、胆、脾、胰、肾的疾病有较大诊断意义，对了解腹腔脓肿、膈下脓肿的部位、大小及介导定位穿刺引流也较为常用。盆腔妇科疾病用 B 超检查可清楚地分辨病变的来源及性质。

（四）内镜检查

上消化道出血病人可通过胃镜、十二指肠镜等检查了解出血部位及原因；胆管、胰腺疾病可通过十二指肠镜做逆行胰胆管造影（ERCP）；结肠的疾病常使用纤维结肠镜进行检查。

（五）CT、MRI 检查

对于急性胰腺炎，CT 检查可直接观察到胰腺的肿胀、渗出、坏死等情况，是十分重要的检查手段。除此之外，还常用于肝、胆、脾、肾、腹膜后、盆腔等疾病及实质性脏器破裂的诊断。目前其在急腹症诊断及鉴别诊断中的应用迅速增加。

（六）选择性动脉造影

对部分消化道出血或肝破裂出血等有一定的诊断价值，部分病变还可同时行栓塞止血。

（七）腹腔穿刺及腹腔灌洗

对诊断不确切的急腹症具有重要价值。

【鉴别诊断】

急腹症的鉴别诊断见表 16－4。

表 16－4　急腹症的鉴别诊断

胃、十二指肠溃疡急性穿孔	根据既往溃疡病史，突然发生持续性上腹部刀割样疼痛，并很快扩散到全腹，常伴有轻度休克症状。体格检查时发现有明显腹膜刺激征，特别是肝浊音界缩小或消失。X 线检查膈下有游离气体，即能确诊
急性胆囊炎	常有进油腻食物史，右上腹部剧烈绞痛，可反射至右肩及右背部。体检时右上腹部有压痛和肌紧张，Murphy 征阳性。B 超示胆囊增大，壁增厚，可见或未见结石，即能诊断
急性胆管炎	剑突下区突然疼痛并放射至右肩部，高热、寒战可伴有黄疸。严重者可出现神经精神症状甚至休克。B 超可见胆管扩张和结石影
急性胰腺炎	多于暴饮暴食或饮酒后发病，持续性左上中腹疼痛，可向肩部放射，恶心、呕吐后腹痛不缓解。胰腺投射区可有腹膜炎；可伴有腹胀，表现为麻痹性肠梗阻；血、尿淀粉酶明显升高；CT 示胰腺弥漫性肿大，密度不均，胰腺坏死时呈皂泡征，伴胰周积液，可确诊
急性阑尾炎	转移性右下腹痛是其特征，体检示右下腹麦氏点压痛。血常规示血象升高
肠梗阻	其特点是腹部绞痛伴肠鸣音；高位梗阻腹胀不明显，低位梗阻腹胀明显；恶心、呕吐，吐后痛缓；停止肛门排气、排便
腹部钝伤	有失血表现如心率加快、血压降低，严重者可休克。B 超或 CT 检查可显示脏器裂伤及腹腔内出血
尿石症	突然发作的腰部或腰腹部剧烈绞痛，排尿困难，尿频、尿急、尿痛，可出现血尿，X 线平片多能发现结石
急性盆腔炎	下腹发热，压痛、反跳痛。阴道分泌物增多，后穹窿穿刺抽得脓液在病理检查下可发现白细胞内有革兰阴性双球菌；或阴道或宫颈分泌物涂片与培养可发现其他病原体
卵巢肿瘤蒂扭转	突然发作的左或右下腹剧烈疼痛，出现腹膜炎提示肿瘤缺血、坏死。B 超检查可确诊
异位妊娠	突然下腹疼痛，压痛和肌紧张不明显，反跳痛明显，阴道不规则流血，宫颈呈蓝色，后穹窿及腹腔穿刺抽出不凝血液。HCG 试验阳性，B 超检查可确诊

【治疗】

一、治疗原则

1. 尽快明确诊断，选择恰当的治疗措施；尚未明确诊断的病人应严密观察病情变化，必要时再次补充临床资料，争取尽早做出诊断，同时给予必要的处理。

2. 急腹症的中医辨证最常见的证型是里实证，“气滞”“气逆”是缓解急腹症的主要方面，并合理地应用“下法”进行治疗。

3. 合理采用中西医结合的治疗方法，区分非手术疗法与手术疗法的适应证，以便取得较好的疗效，减少并发症的发生。

二、中医治疗

（一）通里攻下法

通里攻下法具有荡涤肠胃、攻实祛瘀、泻热逐邪的多种作用，凡寒热、痰饮、瘀血、宿食等邪实郁滞六腑者皆可从下窍而出，以驱邪除病。本法体现了“六腑以通为用”的理论，是治疗外科急腹症的重要治法。在通法的基础上，结合审证求因，做到标本兼治。西医学认为通里攻下法具有调整和加强消化器官的功能、抑菌抗炎、促进炎症消退及改善血液循环等多方面的药理作用，可广泛地应用于炎症性、梗阻性及血运障碍性外科急腹症。通里攻下法主要可分为寒下法、温下法、润下法、逐水法。

1. 温下法　代表方为三物备急汤。适用于寒证的腑气郁闭者，如无热象的肠麻痹，腹腔结核引起的不全性肠梗阻，无并发症的胆道蛔虫症、胆绞痛等。

2. 寒下法　代表方为大承气汤。因为急腹症多属实证、热证，故临床上大多采用寒下法，其中以大黄应用最广。

3. 润下法　代表方为麻子仁丸。适用于肠燥津乏、气血虚弱的腑气涩滞者。

4. 逐水法　代表方为大陷胸汤、甘遂通结汤等。通过逐水而达到攻下目的，其中以甘遂为最常用。

（二）清热解毒法

热毒不能排解，郁久而蕴生，是急腹症病程发展的必经阶段。致病因素或病理产物对机体的损害称为毒。热可生毒，毒又可使热加重，热盛才能肉腐，肉腐方能成脓，二者相互影响，导致热盛津伤、血行涩滞，形成热盛肉腐证。急腹症在病因的权重与疾病阶段的性质归属上都与热关系密切，故清热解毒法也是急腹症的重要治则。配合同理攻下法达到祛除炎症、降腑气、通梗阻的目的。清热解毒法临床上可分为泻火解毒、清营凉血及燥湿清热。

1. 清营凉血　代表方为犀角地黄汤、清营汤。

2. 泻火解毒　代表方为黄连解毒汤、五味消毒饮。

3. 燥湿清热　代表方为龙胆泻肝汤。

（三）活血化瘀法

急腹症的病理过程中，“脏腑气滞”是急腹症的主要病机，若气滞不通则可以导致严重的血瘀，瘀久就会向热、脓发展。“瘀”也是急腹症发展过程中的重要环节。血瘀可能导致“瘀血作痛”、“瘀聚成块”的证候。活血化瘀是针对血瘀而设的治则。及时准确地应用活血化瘀法是治疗外科急腹症中重症、难症的关键，也是降低复发率的重要环节。西医学认为活血祛瘀法可扩张血管，改善血循环，保证组织灌注及改善毛细血管通透性。活血祛瘀法临床上可分为行气活血、清热消瘀与破血消瘀。

1. 行气活血　代表方为金铃子散加味或血府逐瘀丸加减。适用于急腹症早期功能性疾患，如肝、胆道疾患或肝功异常等病变。

2. 清热消瘀　代表方为黄连解毒汤合桃红四物汤。适用于出血性倾向、多脏器功能损害、感染性休克等病变。

3. 破血消瘀　代表方为大黄䗪虫丸。适用于孤立性肿块和多发性硬结等病变。

（四）理气开郁法

“气郁”是急腹症的常见病因或病理现象，因情志失调，肝气郁结，疏泄失常，气机郁滞导致气郁之证。理气开郁法是针对气郁而采取的治疗方法。在急腹症治疗中，理气开郁法有广泛的应用范围。常用药味有莱菔子、枳实、厚朴、木香、乌药、川楝子、半夏等。理气开郁法临床上可分为疏肝理气、降逆止呕。

1. 疏肝理气　代表方为四逆散、金铃子散。

2. 降逆止呕　代表方为半夏厚朴汤、旋覆代赭汤、肠粘连松解汤。

（五）补气益血法

适用于急腹症后期的脾胃虚弱、气血两虚证。对于急腹症属于虚痛的患者，应当温补脾阳，补益气血，不可妄行攻下之法。补气益血法临床上可分为温中补虚，益气养血。

1. 温中补虚　代表方为参苓白术散、补中益气汤。

2. 益气养血　代表方为四君子汤、四物汤。

（六）针灸治疗

在急腹症的治疗中应用广泛，具有简单、疗效迅速、副作用少等优点，常用的有体针、耳针、电针、穴位注射等疗法，具有解痉止痛、抗炎消肿、促进胃肠蠕动及穿孔的闭合等作用。可根据不同的病证辨证取穴。

三、西医治疗

（一）非手术治疗与手术治疗的合理选择

手术是治疗急腹症的一种重要手段，但并非是唯一或最合理的治疗方法。随着医学科学的发展和中西医结合治疗经验的积累，手术疗法与非手术疗法的适应证在不断地发生变化，应根据病人和急腹症的具体情况，合理地选择治疗方法，减少并发症的发生。

1. 采用非手术疗法　病理损害较轻或已好转，炎症已减轻或消失，全身状况较好、临床症状不剧烈或身体极度衰弱不耐受麻醉和手术者，可使用中西医结合的非手术疗法。如急性单纯性及轻度化脓性阑尾炎、部分单纯性胃及十二指肠溃疡穿孔、急性胆囊炎、急性水肿性胰腺炎、单纯性肠梗阻等。

2. 在做好手术准备的情况下采用非手术疗法　疾病所致的功能变化和结构损害较重，或病情比较复杂、变化较快而全身情况尚好者，可在做好手术准备及严密观察的情况下采用非手术疗法，观察一段时间，如病情不见好转或有恶化趋势，则需及时转为手术治疗。如化脓性阑尾炎、阑尾周围脓肿、化脓性胆囊炎、有绞窄趋势的肠梗阻、复杂性胆道蛔虫病、胆道结石并发感染等。

3. 采用手术疗法　病理损害较重、病情复杂、症状严重、诊断明确、手术指征明确者需尽快施行手术治疗。如胃穿孔、坏疽性阑尾炎、坏疽性胆囊炎、绞窄性肠梗阻、重症胰腺炎、肿瘤及嵌顿性疝引起的肠梗阻等。

（二）非手术治疗

1. 体位　常采用半卧位，可使腹腔渗出液体局限，减少毒素吸收，便于引流，又利于改善心、肺功能。在患者早期就诊时就可以进行。

2. 禁食 食物会加重腹腔的炎症及液体的渗出，因此重症感染、呕吐频繁或胃肠梗阻者应禁食，减少消化道的额外负荷，避免加重病情，也可为中转手术做好准备。

3. 胃肠减压 使用胃肠减压抽出胃内容物，有利于胃肠穿孔的修复及降低胃肠道的压力，改善血循环，降低肠道内感染的发生率，也利于消除腹胀、腹痛及梗阻，避免窒息和胃肠道产气，恢复胃肠道的正常功能。

4. 禁灌肠 为了避免刺激肠道蠕动，防止感染发生进而加重病情，一般情况下不进行灌肠。但是疑为下消化道梗阻时，可以进行低压钡剂灌肠检查。

5. 抗生素的应用 对预防和治疗细菌感染性疾病有重要作用。根据病情，选择广谱的抗生素或联合用药，必要时可做细菌培养和药物敏感试验，合理选用有效的抗生素。

6. 补液 根据患者体液丢失的情况进行补液，调节水、电解质与酸碱平衡，维持有效的循环血量，可防治休克及重要器官的功能衰竭；对出血性疾病、严重创伤、严重感染等应及时给予输血。

7. 解痉止痛 在诊断未明的情况下急腹症禁止使用麻醉镇痛药物，以免掩盖病情，延误诊治。诊断明确的病人若出现难以忍受的剧烈疼痛，可酌情使用吗啡、哌替啶等麻醉性镇痛药镇痛；因腹腔内脏平滑肌痉挛而引起的腹痛可使用阿托品、东莨菪碱等解痉药缓解。

8. 抗休克 在急腹症中，以感染性休克及低血容量性休克为多见，一旦发现患者有休克的征象，应立即治疗，抢救病人生命。快速建立静脉通道，根据病情，采用抗感染、止血、血管活性药物及肾上腺皮质激素，纠正酸中毒、失血及水、电解质的平衡失调。

（三）手术疗法

手术疗法是急腹症重要的治疗方法，主要包括：

1. 病灶切除 如阑尾切除术、坏死肠段切除术、胃大部切除术、胆囊切除术等。

2. 修补病变 如肠穿孔修补术、嵌顿性疝的修补术等。

3. 减压造瘘 如胆囊造瘘、胆总管T管引流、胃造瘘、肠造瘘等。

4. 腹腔引流 在腹腔放置各种不同的引流管引出腹腔积液、积血或脓液，消除腹腔内炎症，有利于胃肠功能恢复，常用于腹膜炎、胃肠穿孔、腹腔脓肿等。

急腹症患者因腹痛剧烈往往要求用止痛药，但在未确诊之前，应禁用强效止痛药，以防止掩盖症状而延误诊断，并要耐心解释以取得患者合作。在明确诊断和确定治疗方案后，可根据病情予以止痛药物。患者一旦决定手术，护理人员要严密观察患者的病情，积极配合治疗，加强术前、术后的护理，使患者平安渡过手术期，有效地预防术后并发症，顺利地进入康复期。

第二节　急性腹膜炎

急性腹膜炎（acute peritonitis）是腹腔脏层腹膜和壁层腹膜的炎症性外科疾病，按发病机制可分为原发性腹膜炎与继发性腹膜炎；按病因可分为细菌性腹膜炎与非细菌性腹膜炎；按病变范围可分为弥漫性腹膜炎与局限性腹膜炎。临床上所称的“急性腹膜炎”多为继发性细菌性腹膜炎。临床以持续性腹痛、恶心、呕吐及高热、大汗、脉快为主要特点。本病属中医学“腹痛”“肠痈”“结胸”的范畴。

【解剖生理概要】

腹膜是一层很薄的浆膜，其上有很多皱襞，面积几乎与全身的皮肤面积相等。可分为相互连续的壁层腹膜和脏层腹膜。脏层腹膜覆盖在脏器表面，并形成韧带、系膜和网膜；壁层腹膜贴附于腹壁内壁。壁层腹膜与脏层腹膜之间的潜在间隙称腹膜腔，此腔在男性是密闭的，只有女性经输卵管、子宫、阴道与外界相通。壁层腹膜与脏层腹膜的神经来源并不相同。壁层腹膜主要受肋间神经和腰神经支配，痛觉敏感，定位准确，当壁层腹膜受刺激时可引起反射性腹肌紧张，是诊断腹膜炎的主要临床依据。脏层腹膜则受内脏神经支配，痛觉定位差，但对膨胀、牵拉、压迫等刺激较为敏感，腹痛性质为钝痛。

【病因病理】

一、中医病因病机

本病属中医学“腹痛”的范畴，多因外感六淫邪毒、内伤情志、饮食不节等所致（表16－5）。

表16－5 急性腹膜炎的病因病机

感受寒邪	外感风冷寒邪，侵袭中焦，或寒冷积滞阻结胃肠，或恣食生冷，中阳受伐，使肠道气机升降失常，阴寒内盛而作痛
饮食不节	暴饮暴食或多食肥甘辛辣刺激之品，致湿热食滞交阻，使肠胃气机失其疏利，传导失职而痛
素体阳虚	脾肾不足，脏腑虚寒，寒湿停滞，脏腑失其温养，致肠道传化失利而痛
内伤情志	若情志不遂，郁怒伤肝，气机逆乱，致脏腑功能失调，络脉不通，则可致腹痛

总之，感受寒邪、饮食不节、素体阳虚、情志内伤是本病的常见原因。随着病情的发展，可迅速化热，进而发展到热腐成脓和毒热炽盛，热极伤阴，阴损及阳，甚至亡阴亡阳。

二、西医病因病理

（一）病因

急性腹膜炎的常见原因如下。

1. 继发性腹膜炎 由腹腔内脏器病灶的病原菌感染腹膜而引起腹膜炎。临床上较常见（图16－1）。继发性腹膜炎的病原菌多以肠道细菌为主，常见以大肠埃希菌为主的混合感染，毒性剧烈；其次为链球菌、葡萄球菌、厌氧菌、产气荚膜梭菌等。其病因为腹腔内脏器穿孔、损伤甚至破裂，最常见的是急性阑尾炎和胃、十二指肠溃疡穿孔。腹部手术，尤其是化脓性疾病手术中腹腔的污染，胃肠道、胆管手术后吻合口瘘的发生是急性腹膜炎产生的另类常见医源性原因。

2. 原发性腹膜炎 指腹腔内无原发病灶的腹膜炎，又称自发性腹膜炎。临床上较少见，病原菌多为溶血性链球菌或肺炎链球菌，常由血源性播散感染引起，儿童的原发性腹膜炎大多属这一类。女性病人可经输卵管途径而致上行感染。肝硬化并发腹水的病人可因肠道细菌自肠壁渗出发生透壁性感染而引起腹膜炎。泌尿系统感染时，细菌也可直接扩散至腹膜腔。

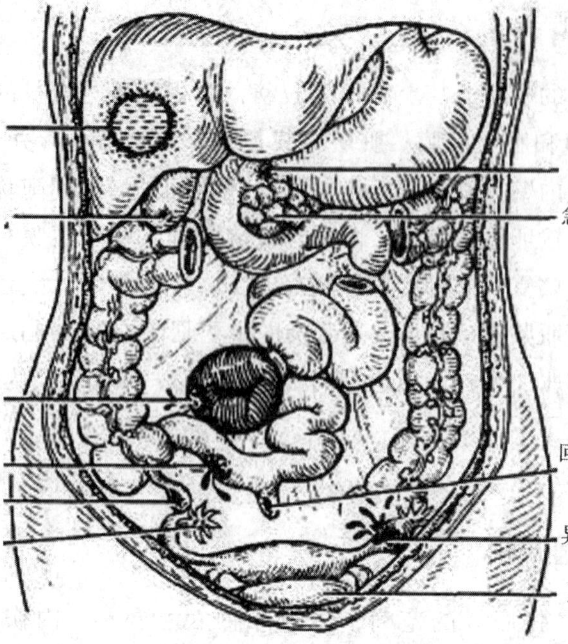

图 16－1　急性腹膜炎的常见原因

（二）病理

胃肠内容物或致病细菌进入腹腔后，刺激腹膜发生炎性反应，渗出液中含有大量的吞噬细胞，并有纤维蛋白沉积在病灶周围防止感染扩散，以修复受损组织。其后，由于大量白细胞的出现，坏死组织、细菌和凝固的纤维蛋白同时存在，使渗出液变成浑浊的脓液。腹膜炎形成后，根据病人的抗病能力和感染的严重程度，以及治疗的效果，可产生不同的后果。年轻体壮者抗病能力强，感染较轻，如治疗及时，病变附近的肠管与大网膜互相粘连融合，可将感染局限于腹腔内的一个部位，成为局限性腹膜炎；之后，渗出物可逐渐被吸收，炎症完全消散而痊愈；或可能未被完全吸收而聚积于膈下、肠袢间、髂窝、盆腔等处，形成局限性脓肿。反之，感染则不能局限并迅速扩散而形成弥漫性腹膜炎。腹膜炎治愈后，腹腔内所形成的粘连大多无不良后果，一部分可能会造成肠管粘连成角或扭曲而发生机械性肠梗阻。

【诊断】

一、临床表现

因病因不同，腹膜炎可突然发生，也可先出现原发病的征象，后逐渐出现腹膜炎表现。如空腔脏器破裂穿孔引起的腹膜炎，发病突然；而阑尾炎所致腹膜炎多先有原发病的症状，随后才出现腹膜炎的表现。

（一）症状

1. 腹痛　为最常见、最主要的临床表现。疼痛程度随病因、炎症程度、年龄和患者体质等因素而轻重不同。一般都较剧烈，难以忍受，呈持续性。因深呼吸、转动身体而加剧。疼痛的范围多自原发病变部位开始，进而延及全腹或局限于一定范围；但疼痛最明显的区域常为原发病灶所在部位。

2. 呕吐 为较早出现的症状。初期多是由于腹膜受刺激引起的反射性呕吐，呕出物为胃内容物；后期多因麻痹性肠梗阻而呕出黄绿色的胆汁，甚至为棕褐色粪样内容物，且呕吐更频繁而量多。

3. 发热与感染中毒 由腹腔脏器炎症扩散所致者（如急性阑尾炎或胆囊炎），体温原已升高，腹膜炎发生后则更高；因腹内脏器穿孔所致者（如消化道溃疡穿孔等），开始时体温正常，以后逐渐升高。正常情况下，脉搏随体温升高而加快；如脉搏增快而体温反而下降，多为病情恶化的征象。

（二）体征

1. 全身状况 病人多呈急性病容，表情痛苦、焦虑，多喜蜷曲或平卧位。重症者后期则出现面色萎黄、眼窝凹陷、口干唇燥、四肢湿冷、呼吸急促、脉搏细数、血压下降等重度脱水、代谢性酸中毒及感染中毒性休克的表现。

2. 腹部体征

（1）视诊：早期腹式呼吸减弱或消失；后期出现明显腹胀。腹胀加重是病情发展的一项重要标志。

（2）触诊：腹部压痛、反跳痛及肌紧张是腹膜炎最重要的体征，称腹膜刺激征，可呈局限性，也可遍及全腹，但以原发病灶部位最为明显。腹肌紧张的程度因病因、个体情况及发病时间不同而异。上消化道溃疡穿孔因胃酸、胆汁刺激引起的化学性腹膜炎会导致强烈的腹肌紧张，呈现“板状腹”；幼儿、老年人和极度虚弱者腹肌紧张常不明显。

（3）叩诊：由于胃肠道内胀气，全腹叩诊呈鼓音；胃肠道穿孔后如有大量的气体进入腹腔，肝浊音界可缩小或消失；腹腔内积液及血液较多时，可有移动性浊音；叩击痛的存在区域常提示原发病灶所在部位。

（4）听诊：肠鸣音多减弱或消失。

（5）直肠指检：直肠前壁有触痛、饱满或波动感，为盆腔感染或盆腔脓肿形成的征象。

二、实验室及其他检查

1. 实验室检查 白细胞计数及中性粒细胞比例一般均增高。若白细胞计数不高，但出现明显的核左移或有中毒颗粒，说明抵抗力低下，病情危重，预后不良。

2. 腹腔穿刺 腹腔穿刺对腹膜炎的确诊及病因诊断均有重要价值。如穿刺液中含有食物残渣、胆液，提示上消化道穿孔；穿刺液有粪臭味，表示下段肠道穿孔或炎症；抽出脓性液，说明有化脓病灶；血性渗出液常见于重症胰腺炎、绞窄性肠梗阻、晚期肿瘤等；抽出不凝固血液，提示有腹内脏器出血，如肝脾破裂、异位妊娠破裂等。腹水淀粉酶的测定有助于胰腺炎的诊断；腹腔穿刺液的涂片、细菌培养及药物敏感试验可确定病原菌，为选择抗菌药物提供依据。

3. X 线、B 超、CT 检查 腹部 X 线检查可见小肠、大肠广泛胀气，甚至出现多个“阶梯状”小气液平面的肠麻痹征象；胃肠穿孔时多数可见到膈下有游离气体。B 超及 CT 检查对于腹内实质性脏器病变的诊断，了解病灶位置、大小和腹腔渗液的评估有较大意义。

【鉴别诊断】

急性腹膜炎的鉴别诊断见表16－6。

表16－6　急性腹膜炎的鉴别诊断

内科疾病	无明确腹部体征，特别是腹膜刺激征
急性肠梗阻	有“痛”“胀”“呕”“闭”的临床表现，通过X线检查可鉴别
急性化脓性阑尾炎穿孔	有转移性右下腹疼痛病史，压痛部位以右下腹为甚，B超可见阑尾低回声区
胃、十二指肠溃疡穿孔	有消化道溃疡病史，突然发生上腹部刀割样疼痛，以上腹部为主的全腹腹肌紧张，呈“板状腹”，反跳痛明显。腹部X线检查常可见膈下游离气体，诊断并不困难
急性胆道感染、胆石病	腹痛以右上腹为主，可向右肩部放射，可出现腹痛、寒战高热、黄疸并存的charcot三联征。腹膜刺激征可累及全腹，但以右上腹为最明显，胆囊肿大时可触及胆囊，Murphy征阳性。肝、胆、胰B超可有助于确诊
异位妊娠破裂	多有明显停经史，常有下腹剧烈疼痛，阴道流血，有明显腹腔内出血表现，甚至出现休克。腹膜刺激征以下腹部为主。尿妊娠试验阳性，腹部或阴道后穹窿穿刺可抽出不凝固的血液

【治疗】

一、治疗原则

中医学认为脏腑虚寒冷气客于肠胃膜原之间，结聚不散，正气与邪气交争，相击故痛，治疗予通里攻下、清热解毒、活血行气为主。西医学认为急性腹膜炎的治疗目的是消除引起腹膜炎的病因，控制腹腔感染。治疗效果取决于引起腹膜炎的原因与性质，要结合病人的具体情况选择治疗方法。

二、中医治疗

（一）辨证论治

1. 气血骤闭证

症候：骤然剧烈腹痛，有如刀割，迅速累及全腹；全腹压痛，反跳痛明显，拒按，腹硬如板，肝浊音界缩小或消失；伴恶心呕吐，大便秘结，小便短少；舌质淡红，苔薄白，脉弦细数。

治法：活血祛瘀，行气止痛。

主方：血府逐瘀汤。

加减：加三棱、莪术、鳖甲、穿山甲以活血软坚散结；加大黄、厚朴以行气通便。

2. 胃肠实热证

症候：持续性腹部剧痛，腹胀拒按，局部或全腹压痛，反跳痛，腹肌紧张明显，肠鸣音减弱或消失，伴发热、恶寒、恶心呕吐、胸腹满闷、大便秘结、小便黄赤；舌质红或绛，苔黄腻或黄燥，脉洪数。

治法：通里攻下，泻火解毒。

主方：大承气汤。

加减：加木香、槟榔以行气化滞，消脘腹胀满；加川楝子、延胡索以理气止痛；加黄芩、栀子以清热除烦。

3. 厥脱证

症候：腹部膨胀，全腹压痛，反跳痛，腹肌紧张明显，精神萎靡或神昏谵语，手足不温，甚至四肢厥冷，呼吸浅促，或见斑疹衄血、呕血、便血、小便不利，甚至无尿；舌质光敛红绛，苔黄干而厚，脉沉细疾数或伏微欲绝。

治法：清营解毒，泄热养阴。

主方：清瘟败毒饮合清营汤。

加减：脉伏微欲绝者急予参附汤以回阳救逆；煎水送服安宫牛黄丸或紫雪丹，以芳香开窍，清营凉血。

（二）中医外治

针灸治疗：具有缓急止痛、行气消胀、促进胃肠蠕动、增强腹膜的修复及消炎能力等作用。常用的穴位有：足三里、中脘、梁门、内关、曲池、胃俞、胆俞等，应根据病情进行辨证取穴。

三、西医治疗

（一）非手术治疗

1. 适应证 急性腹膜炎有局限趋势或已形成局限性腹腔脓肿者。某些腹膜炎病因明确，腹胀不明显，腹腔内积液少，一般情况好，全身感染中毒症状轻，无休克表现者。原发性腹膜炎或大多数盆腔器官感染所致的腹膜炎。

2. 体位 一般取半卧位，以促使腹腔渗出液流向盆腔，减少吸收并减轻中毒症状，有利于局限和引流；且可促进腹内脏器下移、腹肌松弛、减轻因腹胀挤压膈肌而影响呼吸和循环。鼓励病人经常活动双腿，以防下肢静脉血栓形成。休克病人取半卧位或头、躯干和下肢各抬高约20°的中凹卧位。

3. 方法 禁食、胃肠减压，补液、输血，纠正水、电解质和酸碱平衡的失调。严重感染、失血等病情危重的病人应补充血容量，防止休克，纠正贫血和低蛋白血症；补充充足的热量和营养，以提高机体抗病能力。急性腹膜炎常为混合性感染，临床上多采用联合抗菌药物应用。

（二）手术疗法

对于病情严重或经非手术疗法无效的急性腹膜炎病人，常采用以手术为主的综合治疗。

1. 适应证 腹腔内严重病变所致的腹膜炎，感染中毒症状严重，甚至有休克表现者，如坏疽性和穿孔性阑尾炎、胆囊炎穿孔、消化道溃疡穿孔、重症胰腺炎、外伤性内脏破裂、术后吻合口瘘等；病情严重，一时难以查明原因的弥漫性腹膜炎，且腹膜刺激征明显或腹腔穿刺有阳性所见者；弥漫性腹膜炎经6～8小时（一般不超过12小时）非手术疗法，病情不见好转或加重者。

2. 方法

（1）处理原发病灶：手术的重要目的在于切除病灶或缝闭穿孔，如切除坏疽的阑尾、胆囊和坏死的肠段等。胃、十二指肠溃疡穿孔则应根据病情施行胃大部切除或单纯穿孔修补术。

（2）腹腔引流：坏死器官未能切除（如重症胰腺炎），或有较多坏死组织无法清除，腹腔内有继续渗血、渗液或有吻合口瘘发生的可能，以及局限性脓肿形成者，应在适当的位置放置单管或多管腹腔引流，可酌情选用烟卷引流或乳胶管引流等，必要时放置两条以上引流管，并做腹腔灌洗。

（3）清理腹腔：腹腔内的脓液、渗液、食物残渣、粪便、异物等应该尽可能清除干净。

【预防与调护】

一、调节饮食，避免暴饮暴食、饮酒过度。

二、要心情愉快，避免情志不遂，郁怒伤肝，气机逆乱。

三、宜劳逸结合，防止受凉劳累。

四、中西医结合积极治疗原发病。

第三节　急性阑尾炎

急性阑尾炎（acute appendicitis）在急腹症中发病率居首位，可发生于任何年龄，多见于青壮年。临床以转移性右下腹疼痛为首发症状，伴恶心、呕吐、腹胀、发热、右下腹压痛为特点。中医学关于阑尾炎的记载归于“肠痈”范畴，在历代医学著作中有着详尽的描述。《金匮要略》则总结了肠痈辨证论治的基本规律，推出了大黄牡丹汤等有效方剂，至今仍为临床所应用。

【病因病理】

一、中医病因病机

中医学认为急性阑尾炎病在肠腑，属里、热、实证。因饮食不节、过食油腻生冷或寒温不适、情志失调等，致肠道传化失司，气机痞塞，瘀血停聚，湿热内阻，血肉腐败而成肠痈。其总的病机为气滞、血瘀、湿阻、热壅，进而热毒炽盛，结于阳明或侵入营血，严重者可致阴竭阳脱之危候（表16－7）。

表16－7　急性阑尾炎的病因病机

饮食不节	暴饮暴食，嗜食膏粱厚味，或恣食生冷，致脾胃功能受损，导致肠道功能失调，传导失司，糟粕积滞，生湿生热，遂致气血瘀滞，积于肠道而成痈
寒温不适	外感六淫之邪，外邪侵入肠中，导致经络阻塞，气血凝滞，郁久化热而成
情志不畅	郁闷不舒，致肝气郁结，气机不畅，肠道传化失职，易生食积，痰凝瘀积壅塞而发病
暴急奔走，跌仆损伤	劳累过度，或饱食后暴急奔走、跌仆损伤，致气血违常，败血浊气壅遏肠中而成痈

二、西医病因病理

（一）病因

1. 阑尾腔梗阻　是急性阑尾炎最常见的病因。阑尾管腔细长，开口狭小，因此极易造成梗阻。常见的原因：管壁内淋巴滤泡增生压迫；粪石与粪块堵塞；阑尾扭曲；管腔狭窄；

寄生虫及虫卵堵塞管腔等。一旦阑尾梗阻，腔内压力增高，血运障碍，有利于细菌的繁殖及炎症的发生，导致阑尾炎。手术发现，在化脓性和坏疽性阑尾炎中，80% ~90% 以上患者可发现阑尾腔梗阻。

2. 细菌感染 阑尾炎的病理改变为细菌感染性炎症，致病菌多为肠道内的各种革兰阴性杆菌和厌氧菌。当机体抵抗力低下，阑尾腔内的细菌直接侵入损伤黏膜或细菌经血循环到达阑尾而产生炎症。

（二）病理

急性阑尾炎在不同的发展阶段可出现不同的病理变化，依据临床过程和病理解剖学变化，可归纳为以下四种病理类型。

1. 急性单纯性阑尾炎 属轻型阑尾炎或病变早期，炎症局限于阑尾黏膜及黏膜下层，逐渐扩展至肌层、浆膜层。阑尾轻度肿胀，浆膜充血，有少量炎性纤维素性渗出物。阑尾壁各层均有水肿和中性粒细胞浸润，黏膜上可有小溃疡形成。

2. 急性化脓性阑尾炎 此型亦称蜂窝织炎性阑尾炎，炎症可由黏膜及黏膜下层发展到阑尾壁全层，阑尾显著肿胀，浆膜充血严重，附着炎性纤维素性渗出物，并与周围组织或大网膜粘连，腹腔内有脓性渗出物。此时阑尾壁各层均有大量中性粒细胞浸润，壁内形成脓肿，黏膜坏死脱落或形成溃疡，腔内充满脓液。

3. 急性坏疽性和穿孔性阑尾炎 病程进一步发展，阑尾壁出现全层坏死甚至溃疡，变薄而失去组织弹性，局部呈暗紫色或黑色，可局限在一部分或累及整个阑尾，极易破溃穿孔，穿孔部位多在阑尾根部和尖端，阑尾腔内充满黑褐色脓液而带有明显臭味，阑尾周围有脓性渗出。穿孔后感染扩散可引起弥漫性腹膜炎或门静脉炎、全身脓毒症等。

4. 阑尾周围脓肿 化脓或坏疽的阑尾被大网膜或周围肠管包裹并形成粘连，脓液局限于右下腹而形成炎性肿块或阑尾周围脓肿。

以上各型阑尾炎如能得到及时治疗，阑尾炎能在不同阶段上得到控制，趋向好转或痊愈。青壮年机体抵抗力强，发病病情较轻，预后较好；中老年及体弱者病情较重，若不及时治疗，预后不佳。根据炎症的程度和范围不同，大致有如下转归：轻者痊愈后阑尾可不遗留解剖上的改变；重者阑尾病理程度变化较大，痊愈后可遗留无腔阑尾和阑尾被完全破坏吸收而发生“自截”；部分病人急性炎症消退后，可因阑尾腔狭窄、部分梗阻，或阑尾周围粘连、扭曲而致管腔引流不畅，成为阑尾炎再发的基础。

【诊断】

一、临床表现

（一）症状

1. 转移性右下腹疼痛 临床有 70% ~80% 的急性阑尾炎病人具有这种典型的腹痛。腹痛发作始于上腹部、剑突下或脐周围，呈阵发性疼痛并逐渐加重，数小时甚至 1 ~2 天后疼痛转移并局限在右下腹部。这种特点主要是由于早期炎症只侵犯阑尾黏膜及黏膜下层，刺激内脏神经而反射性引起脐上或脐周疼痛；但也有少数病例开始即出现右下腹疼痛或者疼痛不明显。当炎症波及阑尾浆膜时，刺激躯体神经所支配的壁层腹膜而出现定位痛，引起阑尾所在的右下腹呈持续性疼痛，可阵发性加剧并逐渐加重。

腹痛的性质和程度与阑尾炎病理类型有一定的关系。单纯性阑尾炎多呈隐痛或钝痛，程度较轻；梗阻化脓性阑尾炎一般为阵发性绞痛或胀痛；坏疽性阑尾炎开始多为剧烈搏动性疼痛，程度较重，而当阑尾坏疽形成后即变为持续性剧痛。腹痛部位因阑尾位置不同，亦有差别，如盲肠后位阑尾炎疼痛在右侧腰部，盆位阑尾炎腹痛在耻骨上区，肝下区阑尾炎可引起右上腹痛。

2. 胃肠道症状 发病初期常伴有恶心、呕吐，呕吐物多为胃内容物，并多数伴有便秘、食欲减退。盆腔位的阑尾，当炎症刺激直肠时可有腹痛、腹泻和里急后重感。弥漫性腹膜炎时可出现麻痹性肠梗阻。

3. 全身症状 早期一般并不明显，体温正常或轻度升高，可有头晕、头痛、乏力、出汗、口干、脉数等症状。当阑尾化脓、坏疽或穿孔时体温可升高至39℃ ~40℃。急性阑尾炎如导致门静脉炎时，可有寒战、高热、轻度黄疸等。

（二）体征

1. 右下腹压痛 右下腹局限性显著压痛是急性阑尾炎最重要的体征。压痛点通常在麦氏点，但可随阑尾位置的变异而改变，而对于同一个病例，压痛点始终在一个固定的位置上；即使在早期，疼痛尚处于反射痛阶段，阑尾处也可有局限性压痛。炎症逐渐加重，压痛范围也随之扩大。

2. 反跳痛（Blumberg 征） 为炎症波及壁层腹膜的刺激征象，在化脓性阑尾炎时即可出现，随炎症的加剧而加重。将手指放在右下腹阑尾部位或腹部其他象限，并逐渐缓慢地压迫至深部，然后迅速抬手放松，若患者感到该区腹内剧痛为阳性。为腹膜的防卫性反应。

3. 腹肌紧张 壁层腹膜受到刺激后可出现防御性腹肌紧张，其程度及范围大小是区别各型阑尾炎的重要依据。急性单纯性阑尾炎多无腹肌紧张，轻型化脓性阑尾炎可有轻度腹肌紧张，严重化脓性、坏疽性及穿孔性阑尾炎腹肌紧张显著。但需注意，衰竭病人、老年人、小儿、孕妇、肥胖及盲肠后位阑尾炎时，腹肌紧张可不明显；对触觉敏感的病人往往容易出现假性腹肌紧张，临床上需反复做细致轻柔的检查，方能做出准确的判断，以免漏诊或误诊。

4. 右下腹肿块 若阑尾周围脓肿形成，右下腹可扪及痛性肿块，边界不清且固定。

5. 协助阑尾炎定性、定位诊断的特殊体征

（1）结肠充气试验（Rovsing 征）：患者仰卧位，一手按压左下腹降结肠，另一手沿结肠逆行向近侧挤压，结肠内气体可传至盲肠和阑尾，如出现右下腹疼痛者为阳性。可提示阑尾炎的存在。

（2）腰大肌试验（Psoas 征）：患者左侧卧位，医生用左手扶住患者右髋部，右手将其右下肢向后过伸而使腰大肌紧张，引起右下腹疼痛者为阳性。提示炎性阑尾贴近腰大肌，多见于盲肠后位阑尾炎。

（3）闭孔内肌试验（Obturator 征）：患者仰卧位，将右髋和右膝屈曲 90°，并被动内旋髋关节，以拉紧右侧闭孔内肌，如右下腹疼痛者为阳性。提示炎性阑尾位置较低，贴近闭孔内肌，即为盆腔位阑尾炎。

（4）直肠指检：直肠右侧前上方有触痛，提示炎性阑尾位置较低。如触及痛性肿块，提示阑尾周围脓肿形成。如有灼热、压痛、饱满或波动感，提示有盆腔脓肿。

二、实验室及其他检查

1. 血常规 多数病人出现白细胞计数升高，中性粒细胞比例也有不同程度的升高。白细胞计数常在（10~20）$\times 10^9$/L之间；当出现阑尾穿孔合并腹膜炎或门静脉炎时，白细胞计数可高达20×10^9/L以上。

2. 尿常规 一般为阴性，但部分患者阑尾炎刺激输尿管、膀胱，可在尿中出现少量红细胞与白细胞，但应与泌尿系统疾病相鉴别。

3. 其他辅助检查 如钡灌肠、腹部X线平片、B型超声、CT、腹腔镜检查等，对不典型的阑尾炎在诊断有困难时可参考应用。

【鉴别诊断】

急性阑尾炎的鉴别诊断见表16-8。

表16-8 急性阑尾炎的鉴别诊断

胃、十二指肠溃疡穿孔	多有上消化道溃疡病史，突然出现上腹部剧烈疼痛并迅速波及全腹。X线检查常可发现膈下游离气体
回盲部穿孔	有溃疡性结肠炎或进食尖锐食物史，腹部X线可出现膈下游离气体；回盲部肿瘤穿孔亦有类似表现，有消瘦史，腹部可及肿块
急性胃肠炎	多有饮食不洁史，可出现腹痛，但腹部压痛部位不固定，肠鸣音亢进，一般无腹膜刺激征，大便检查可有脓细胞及未消化食物
急性肠系膜淋巴结炎	多见于儿童，往往先有上呼吸道感染史，但腹痛、压痛相对较轻且较广泛，压痛部位较阑尾点为高且接近内侧
右侧肺炎或右侧胸膜炎	早期可引起右下腹反射性疼痛，甚至出现右下腹压痛和肌紧张，体温升高，但常有右侧胸痛及呼吸道症状。胸部X线检查可鉴别
急性胆囊炎、胆石病	右上腹疼痛，可伴有右肩部放射痛，Murphy征阳性，部分病人可出现黄疸。必要时可借助B超检查
右侧输尿管结石	常突然出现右下腹部及右腰部剧烈绞痛，向会阴部及大腿内侧（输尿管行径区）放射，但腹部体征不明显，有肾区叩击痛，可伴有尿频、尿急、尿痛或肉眼血尿等症状。B超、X线摄片常可发现阳性结石
妇产科疾病	通过询问月经史、妇科体检、B超检查与血HCG检测可以鉴别

【治疗】

一、治疗原则

急性阑尾炎的治疗一般可分为手术治疗和非手术治疗两类。西医强调以手术治疗为主；但对于急性单纯性阑尾炎或右下腹出现炎性肿块即阑尾周围脓肿者，采用中医药治疗亦能取得较好效果。六腑以通为用，通腑泻热是治疗肠痈的大法，清热解毒、活血化瘀法的及早应用可以缩短疗程。

二、中医治疗

（一）辨证论治

1. 瘀滞证

症候：转移性右下腹痛，呈持续性、进行性加剧，右下腹局限性压痛或拒按；伴有脘腹胀闷、恶心嗳气、纳呆、大便秘结、小便清或黄；舌质正常、苔薄白，脉弦紧或细涩。

治法：活血行气，泻热通腑。

主方：大黄牡丹汤合红藤煎剂。

加减：加青皮、枳实、厚朴行气导滞；丹参、赤芍活血祛瘀；法半夏、竹茹和胃止呕。

2. 湿热证

症候：腹痛加剧，右下腹或全腹压痛、反跳痛，腹皮挛急，右下腹可摸及包块；若湿重于热，则微热、腹胀痛不剧、口渴不欲饮、大便溏而不爽、小便短少、舌质微红、苔薄黄腻、脉弦滑数；热重于湿则腹痛剧、拒按明显，口干欲饮，大便秘结，小便短赤；舌质红，苔黄腻，脉滑数。

治法：通腑泻热，利湿解毒。

主方：大黄牡丹汤合锦红汤。

加减：热重于湿者，加黄连、黄芩；湿重于热者，加藿香、佩兰；阑尾包块（脓肿）形成者，加桃仁、赤芍；瘀滞重者，加莪术、当归。

3. 热毒证

症候：腹痛剧烈，全腹压痛、反跳痛，腹皮挛急；高热不退或恶寒发热，恶心纳差，便秘或腹泻；舌红绛苔黄厚，脉洪数或细数。

治法：通腑排毒，养阴清热。

主方：大黄牡丹汤合透脓散。

加减：若持续性高热或寒热往来，热在气分者加白虎汤，热在血分者加犀角地黄汤；青皮、厚朴理气消胀；元胡、广木香行气止痛；生地黄、玄参、天花粉生津止渴；加甘遂末 1g 冲服，逐水通便。

（二）中医外治

1. 外敷药物 常用双柏散或金黄散、玉露散，以水蜜调成糊状热敷右下腹，每日 1 次。或用消炎散，以黄酒或 75% 乙醇调成糊状，按照炎症范围大小敷于患处，每日 2 次。

2. 中药灌肠 采用通里攻下、清热化瘀的中草药煎剂 200ml 或通腑泻热灌肠合剂 250ml 做保留灌肠，每日 2 次。能充分发挥中药的局部和整体的治疗作用，抗炎消肿，并能促进肠蠕动，预防肠粘连和并发症的发生。

（三）针灸治疗

取足三里、上巨虚、阑尾穴为主穴，配合右下腹压痛最明显处的阿是穴，如高热、痛甚可加曲池、内庭，恶心、呕吐可加内关、中脘；剧痛可加天枢。

三、西医治疗

急性阑尾炎一经确诊，应尽早采用手术治疗，尤其是老年人、小儿、妊娠期急性阑尾炎。目前主要方法是腹腔镜下阑尾切除术。对腹腔渗液严重，或腹腔已有脓液的急性化脓性或坏疽性阑尾炎，应同时行腹腔引流；对阑尾周围脓肿，如有扩散趋势，可行脓肿切开引流。

对较大和脓液较多的阑尾周围脓肿，除药物治疗外，可进行脓肿穿刺抽脓，或在合适的位置放入腹腔引流管，以减少脓肿的张力，改善血循环，并能进行冲洗或局部应用抗生素，利于脓肿的吸收、消散。应用超声波或 CT 介导可以准确地选择穿刺点。

【预防与调护】

一、避免饮食不节和食后剧烈运动，养成良好的排便习惯。

二、初期可根据食欲及病情给予清淡温软饮食。

三、卧床休息，取半坐卧位。

四、经非手术治疗症状消失后，仍需坚持服药。

五、注意清除机体的感染病灶，预防肠道感染性疾病，治疗肠寄生虫病。

第四节　肠梗阻

肠梗阻（intestinal obstruction）是以肠内容物通过障碍为特征的疾病。是外科常见急腹症之一，多有腹胀、腹痛等表现，且病因复杂、病情严重、发展迅速，并可引起一系列局部和全身的病理变化，若处理不当可危及生命。本病属中医学“关格”“腹痛”“肠结”的范畴。

【病因病理】

一、中医病因病机

本病多因寒邪凝滞、饮食不节、热邪郁闭、气血瘀滞、燥屎内结等多种因素导致肠道通降功能失常，肠腑传化障碍，水谷精微不升，浊气不降而积于肠内，引起肠梗阻（表 16－9）。

表 16－9　肠梗阻的病因病机

饮食不节	嗜食膏粱厚味，或暴饮暴食，或过食油腻，致湿邪食滞交阻，使肠道气机瘀滞，通降功能失常，壅滞上逆而引起
寒邪凝滞	寒邪主凝滞，肠间血不得散行，导致肠管气血痞结，通降功能失常，壅滞上逆
热邪郁闭	外邪侵入肠中，经络阻塞，气血凝滞，瘀积日久，化热化火，热邪郁闭肠腑，或肠腑瘀久化热，伤阴损阳而致
气血瘀阻	气血运行循环周身而不息，若情志不畅，郁怒伤肝，气机逆乱致脏腑功能失调，络脉瘀滞而成
燥屎内结	过食辛辣，肠胃积热，热性病后余热留恋，津液不足致肠道燥热，或病后、产后及年老体弱，气血亏虚，气虚则大肠传导无力，血虚津枯肠热，燥屎内结，致肠腑气血痞结，肠腑传化障碍，水谷精微不升，浊气不降，积于肠内而成

总之，本病的病机演变可有“痞结—瘀结—疽结”三个阶段。初期为肠腑气机不利，滞塞不通，痰饮水停，出现“痛、呕、胀、闭”四大主症；病变进展，肠腑瘀血阻滞，痛有定处，胀无休止，甚至瘀积成块或血不归经而致呕血、便血；进一步发展则气滞血瘀，郁久化热生火，热与瘀血淤积不散，热甚血肉腐败，热毒炽盛，邪实正虚，正不胜邪致亡阴亡阳。

二、西医病因病理

（一）病因及分类

引起肠梗阻的病因多种多样，可发生在肠管的任何部位，常把肠梗阻分为以下多种类型。

1. 按发病的基本原因分类

（1）机械性肠梗阻：最为常见，是由于机械因素而使肠腔狭窄或不通畅，肠内容物通过障碍，是临床上最多见的类型。其原因如下。

1）肠腔堵塞：如粪便、异物、结石等。

2）肠壁病变：如炎症性狭窄、肿瘤、肠套叠、肠道先天性畸形等。

3）肠管受压：如肠管扭转、粘连带、嵌顿性疝、肠外肿瘤压迫等。

（2）动力性肠梗阻：亦称神经性肠梗阻，是因支配肠道正常运动的神经功能发生障碍，使肠的收缩与舒张功能失常，致肠内容物不能正常运行，但无器质性的肠腔狭窄。分型如下。

1）麻痹性肠梗阻：常见原因有急性弥漫性腹膜炎、腹部大手术后、腹部创伤、低血钾等。

2）痉挛性肠梗阻：较少见，多为暂时性，常见的原因有急性肠炎、肠道功能紊乱及慢性铅中毒等。

3）血运性肠梗阻：常因肠系膜血管血栓形成或栓塞，引起肠管血循环障碍，肠内容物停止运行，甚至导致肠坏死与肠穿孔。

2. 按肠壁有无血运障碍分类

（1）单纯性肠梗阻：只有肠内容物通过受阻而无肠管血运障碍者。

（2）绞窄性肠梗阻：肠梗阻的同时伴有肠管血运障碍者。可因肠系膜血管受压、血管内血栓形成、栓子栓塞或肠管高度扩张所致。

3. 按梗阻部位不同分类 可分为高位小肠梗阻（如空肠上段）、低位小肠梗阻（如回肠下段）和结肠梗阻。

4. 按梗阻程度和发展快慢分类 依据梗阻程度可分为完全性肠梗阻和不完全性肠梗阻。根据病程发展快慢又分为急性肠梗阻和慢性肠梗阻。慢性不完全性肠梗阻常属单纯性肠梗阻，急性完全性肠梗阻多为绞窄性肠梗阻。

上述分类不是绝对的，由于肠梗阻会不断出现不同的病理变化，类型之间也可以互相转化，如不完全性变为完全性、单纯性发展至绞窄性等。因此，应结合患者临床实际情况来判断梗阻类型。

（二）局部病理生理改变

1. 肠蠕动变化 机械性肠梗阻表现为梗阻上段肠管的蠕动增强，以克服肠内容物通过障碍；而麻痹性肠梗阻则以肠蠕动减弱或消失为特征。

2. 肠腔膨胀、积气、积液 肠腔内的气体70%是由吞咽进食而来，30%则由溶解于血液中的气体弥散至肠腔内和肠腔内细菌发酵所产生。液体来源于胃、肠、胆、胰所分泌的消化液和饮入的液体。梗阻进一步发展，这些气体、液体不能顺利通过肠道，同时肠黏膜吸收功能障碍，造成梗阻上段肠管大量积液和积气，肠管随之逐渐扩张，肠壁变薄；梗阻以下肠管则塌陷空虚。

3. 肠壁充血、水肿、通透性增加 若梗阻进一步发展，肠腔内压力逐渐增高，压迫肠壁血管，导致肠壁静脉回流受阻，引起肠壁充血、水肿。由于血运障碍，加之肠壁变薄，肠壁通透性增高，肠内容物和细菌渗入腹腔，可引起急性腹膜炎。

4. 肠壁坏死、穿孔　当出现动脉血运受阻、血栓形成，肠管可发生缺血、坏死、破溃及穿孔，致使肠道内容物进入腹腔。

（三）全身病理生理改变

1. 体液丧失　是肠梗阻很主要的病理生理改变。正常胃肠道每天的分泌液量约8000ml，绝大部分被肠道再吸收回到全身循环系统。肠梗阻时由于不能进食且频繁呕吐，大量的液体潴留在肠腔，以及肠壁静脉回流受阻使肠壁水肿和血浆渗出于肠腔或腹腔内，同时正常的肠道再吸收功能丧失，导致严重脱水、血容量减少和血液浓缩，甚至出现休克。

2. 电解质紊乱和酸碱平衡失调　随着液体大量丢失，同时也会出现电解质的丢失和酸碱平衡失调。其变化可因梗阻部位的不同而有区别。一般低位小肠梗阻丧失的液体多呈碱性或中性，钠、钾离子的丢失较氯离子为多，在低血容量和缺氧情况下酸性代谢产物增加，加之缺水、少尿，可引起严重的代谢性酸中毒。大量的钾离子丢失可加重肠麻痹，并可引起肌无力、心律紊乱等。

3. 感染和中毒　梗阻肠腔内的细菌数量明显增加，并产生多种毒素，通过变薄或坏死、穿孔的肠壁渗入腹腔引起严重的腹膜炎，导致全身感染中毒征象，甚至引发休克及重要器官功能衰竭而致死亡。

【诊断】

一、临床表现

（一）症状

“痛、呕、胀、闭”是各类肠梗阻共同的四大症状。

1. 腹痛　单纯性机械性肠梗阻一般呈阵发性剧烈腹部绞痛，这是由于梗阻以上部位的肠管强烈蠕动所致。这类疼痛的特点：①每次疼痛发作均由轻到重，之后逐渐减轻或消失，间歇一段时间后再度发作；②腹痛发作时可感到有气体下降到某一部位时突然停止，此时腹痛最为剧烈，如果有气体通过，则腹痛立即减轻或消失（“气块”窜动感）；③腹痛发作时可出现肠型或肠蠕动波型；④腹痛时可闻及肠鸣音亢进、“气过水”声或高调金属音。绞窄性肠梗阻往往出现剧烈的持续性腹痛伴有阵发性加重；麻痹性肠梗阻多呈持续性胀痛。

2. 呕吐　是机械性肠梗阻的主要症状之一，高位肠梗阻呕吐出现早而频，呕吐物为食物、胃液、胆汁、胰液等；低位肠梗阻时呕吐出现晚而少，吐出物为带臭味的粪样物。如为绞窄性肠梗阻，呕吐物呈棕褐色或血性；麻痹性肠梗阻时，呕吐多呈溢出性。

3. 腹胀　其程度与梗阻部位有关。高位肠梗阻腹胀不明显；低位肠梗阻及麻痹性肠梗阻则呈现全腹膨胀。因肠扭转或腹内疝等引起的闭袢性梗阻时，腹胀常不对称。

4. 停止排气、排便　完全性梗阻发生后，排气、排便即停止。少数病人由于梗阻以下肠管尚有残存粪便或气体，仍可在发病早期排出，不能因此而排除肠梗阻的诊断。不完全性肠梗阻可有少量的排气、排便，但梗阻症状不能缓解。结肠癌梗阻或某些绞窄性肠梗阻可排出少量的黏液血便。

（二）体征

1. 全身情况 单纯性肠梗阻的早期一般无明显变化。梗阻晚期有脱水表现，出现唇干舌燥、全身虚弱乏力、眼窝内陷、皮肤弹性消失、尿少、脉搏细弱。严重脱水或绞窄性肠梗阻可出现休克或重要器官功能衰竭表现。

2. 腹部体征

（1）视诊：腹部膨胀，高位梗阻多在上腹部；低位梗阻多在中腹部。麻痹性肠梗阻多呈全腹均匀膨胀；闭袢性肠梗阻可出现不对称膨胀。机械性肠梗阻多可见肠型及肠蠕动波。同时应常规检查腹股沟部有无肿物，排除腹外疝引起的肠梗阻。

（2）触诊：单纯性肠梗阻可有不定位的轻压痛；绞窄性肠梗阻则出现定位性固定压痛、反跳痛、肌紧张等腹膜刺激征。肠套叠和蛔虫团梗阻时，常可触及腊肠样或条索状肿物；肠扭转或腹外疝嵌顿引起梗阻时，可触及痛性包块；癌肿引起梗阻时常可触及质硬而不平滑的肿块。

（3）叩诊：肠胀气时一般呈鼓音。当绞窄性肠梗阻时腹腔有渗液，可出现移动性浊音。

（4）听诊：机械性肠梗阻时可闻及肠鸣音亢进，呈高调金属音或“气过水”声；麻痹性肠梗阻时，则肠鸣音减弱或消失。

3. 直肠指检 应作为常规检查，不能忽视。直肠肿瘤引起肠梗阻时，可触及直肠内肿物；肠套叠、绞窄性肠梗阻时，退出指套可染有血迹。

二、实验室及其他检查

（一）实验室检查

1. 血液检查 严重失水、血液浓缩时，血红蛋白及血细胞比容升高；肠绞窄伴腹膜炎时，白细胞总数及中性粒细胞比例升高。血钾、钠、氯离子及二氧化碳结合力等血气分析测定能判断电解质紊乱、酸碱失衡情况。

2. 尿液检查 脱水时尿量减少，尿比重升高。

3. 呕吐物及粪便检查 如有大量红细胞或潜血试验阳性，多表示肠管有血运障碍或出血性的病变。

（二）X线检查

腹部立位X线平片显示肠管的气液平面是肠梗阻特有的X线表现，一般在肠梗阻发生4～6小时后可显现。小肠梗阻者一般显示小肠扩张、积气，并有大小不等的“阶梯状”气液平面；小肠高位梗阻者空肠黏膜环状皱襞常呈“鱼骨刺”样；结肠梗阻者盲肠、升结肠膨胀显著；麻痹性肠梗阻时大肠及小肠皆广泛扩张。当怀疑肠套叠、乙状结肠扭转或结肠肿瘤时，应做钡剂灌肠，可见到钡剂通过受阻，呈杯口形、鸟嘴形等狭窄征象。但在小肠梗阻时忌用胃肠钡剂造影的方法。

【鉴别诊断】

一、机械性肠梗阻与动力性肠梗阻的鉴别

见表16－10。

表 16－10 机械性肠梗阻与动力性肠梗阻的鉴别

机械性肠梗阻	早期腹胀不明显，胀气限于梗阻以上的肠管，即使晚期并发肠绞窄和肠麻痹，结肠也不会全部胀气
动力性肠梗阻	腹胀显著，多无阵发性腹部绞痛，肠鸣音减弱或消失。常继发于腹腔内严重感染、腹膜后出血、腹部大手术后等，X 线检查可显示大、小肠全部均匀胀气

二、单纯性肠梗阻与绞窄性肠梗阻的鉴别

这一区别极为重要，因为两者在预后和处理上截然不同。绞窄性肠梗阻肠管存在血运障碍，若不及时手术处理，必将导致肠坏死、腹膜炎而出现感染性休克，危及生命（表 16－11）。

表 16－11 单纯性肠梗阻与绞窄性肠梗阻的鉴别

鉴别要点	单纯性肠梗阻	绞窄性肠梗阻
发病	较缓慢，以阵发性腹痛为主	发病急，腹痛剧烈，为持续性绞痛
腹胀	均匀全腹胀	不对称，晚期出现麻痹性肠梗阻
肠鸣音	气过水音，高调金属音	气过水音，晚期肠鸣音减弱或消失
压痛	轻、部位不固定	固定压痛
腹膜刺激征	无	有压痛、反跳痛、腹肌紧张
一般情况	较好	有全身感染中毒症状
休克	无	有
血性大便	无	尤其乙状结肠扭转或肠套叠时可频频出现血便
X 线检查	小肠袢扩张呈阶梯形排列	可见孤立、位置及形态不变的肠袢

三、高位肠梗阻与低位肠梗阻的鉴别

见表 16－12。

表 16－12 高位肠梗阻与低位肠梗阻的鉴别

高位小肠梗阻	呕吐发生早而频繁，呕吐物主要是食物、胃液、胆汁等。腹胀不明显，扩张的肠袢在腹中部，呈阶梯状气液平面，而结肠内无积气
低位小肠梗阻	腹胀明显，呕吐出现晚而次数少，并可吐出粪样物；结肠梗阻时扩大的肠袢分布在腹部周围，可见结肠袋，胀气的结肠阴影在梗阻部位突然中断，盲肠胀气最显著，小肠内胀气不明显

四、完全性肠梗阻与不完全性肠梗阻的鉴别

见表 16－13。

表 16－13 完全性肠梗阻与不完全性肠梗阻的鉴别

完全性肠梗阻	呕吐频繁，如为低位梗阻则腹胀明显，完全停止排气、排便
不完全性肠梗阻	呕吐与腹胀都较轻或无呕吐，尚有少量排气、排便

五、肠梗阻病因的鉴别

根据肠梗阻不同类型的临床表现，是判断梗阻原因的主要线索，应参考患者年龄、病

史、体征、X线检查等多方面进行分析。新生婴儿以肠道先天性畸形最多见，2岁以下小儿则肠套叠多见，3岁以上儿童以蛔虫团堵塞所致的肠梗阻居多，老年人则以肿瘤及粪块堵塞常见。临床上最为常见的是粘连性肠梗阻，多发生在以往有过腹部手术、损伤或炎症病史的患者。嵌顿性或绞窄性腹外疝也是常见的肠梗阻原因。肠系膜血管栓塞病人的动脉栓塞可能由于左心瓣膜病变，心内膜炎的血栓、赘生物脱落，或主动脉粥样硬化斑脱落引起；静脉血栓形成者可因腹腔手术或创伤造成。麻痹性肠梗阻以弥漫性腹膜炎为其主要原因。

【治疗】

一、治疗原则

"腑痛以通为补，六腑以通为用"，故在中医治疗方面，以通里攻下、行气止痛、活血化瘀为治则。西医治疗包括持续的胃肠减压、禁食、静脉给予液体和电解质、抗感染等。经非手术治疗无效或病情恶化时，应及时考虑外科手术治疗。

二、中医治疗

（一）辨证论治

1. 气滞血瘀证

症候：腹痛阵作，胀甚拒按，恶心呕吐，无排气、排便；舌质淡红，苔薄白，脉弦涩。

治法：活血化瘀行气，通腑攻下。

主方：桃仁承气汤。

加减：加炒莱菔子、延胡索、川楝子、香附行气止痛；赤芍、牛膝、当归活血祛瘀；如口渴，去桂枝，加山栀子清热泻火。

2. 肠腑郁热证

症候：腹痛腹胀，痞满拒按，恶心呕吐，停止排气、排便；发热，口渴，小便黄赤，甚者神昏谵语；舌质红，苔黄燥，脉洪数。

治法：清热活血，通里泻下。

主方：复方大承气汤。

加减：加蒲公英、金银花清热解毒；川楝子、延胡索行气止痛。

3. 肠腑寒凝证

症候：起病急骤，腹痛剧甚，遇冷加重，得热则减，腹部胀满，恶心呕吐，无排气、排便；脘腹、四肢畏寒；舌质淡红，苔薄白，脉弦紧。

治法：温中散寒，通里泻下。

主方：温中汤。

加减：加厚朴、木香、延胡索以行气止痛；肉桂、吴茱萸以增强温中祛寒之力。

4. 水结湿阻证

症候：腹痛阵发性加剧，肠鸣辘辘有声，腹胀拒按，恶心呕吐，口渴不欲饮，无排气、排便，尿少；舌质淡红，苔白腻，脉弦缓。

治法：理气通下，攻逐水饮。

主方：甘遂通结汤。

加减：加牵牛子，可加强逐水消肿之功效。

（二）中医外治

可用大承气汤水浓煎至100ml，从肛管缓慢注滴入做保留灌肠，能加强泻下作用。

（三）针灸治疗

针刺疗法：针取足三里、内庭、天枢、中脘、曲池、合谷。

三、西医治疗

肠梗阻的治疗原则是解除局部的梗阻和纠正因梗阻所引起的全身生理功能紊乱。具体的治疗方法要根据梗阻的病因、性质、部位、发展趋势和病人的全身情况而定。但不论采用手术疗法还是非手术疗法，纠正水、电解质和酸碱平衡的紊乱，积极防治感染和有效的胃肠减压，是治疗肠梗阻的基础疗法。

（一）非手术治疗

1. 适应证

（1）单纯性粘连性肠梗阻。

（2）动力性肠梗阻。

（3）蛔虫团、粪便或食物团堵塞所致的肠梗阻。

（4）肠结核等炎症引起的不完全性肠梗阻、肠套叠早期。

（5）手术前常规治疗。

2. 方法

（1）禁食与胃肠减压：是肠梗阻的主要治疗方法之一。通过禁食及胃肠减压，让消化道休息，吸出胃肠内的气体和液体，降低肠腔内压力，可以减轻腹胀，也减少肠腔内的细菌和毒素进入血液，改善肠壁血循环，从而使局部和全身症状减轻。胃肠减压一般采用较短的、只插入胃腔内的单腔胃管。

（2）纠正水、电解质和酸碱平衡紊乱：治疗上亦极为重要。输液的量和种类需根据病人的呕吐量及性质、腹胀情况、脱水征象、血液浓缩程度、尿量及比重，并结合血清钾、钠、氯和二氧化碳结合力等电解质与血气分析结果而定。最常用的是静脉输注葡萄糖等渗盐水，酌情补充必要的电解质，对高位肠梗阻出现频繁呕吐者，补钾尤为重要；代谢性酸中毒者应用碱剂纠正。病程较长的单纯性肠梗阻和绞窄性肠梗阻应输血浆、代血浆或全血，以补充丧失至腹腔或肠腔内的体液，维持有效的血液循环。

（3）防治感染和脓毒血症：应用抗生素对于防治细菌感染、减少毒素的产生有一定作用。

（4）颠簸疗法：适用于早期肠扭转的病人。病人取胸膝位，充分暴露腹部，医生站立在病床一侧，双手轻置于病人腹部两侧，由上而下施行左右振荡，幅度由小渐大，以病人能耐受为度，每次5～10分钟，可反复进行。

（5）其他：如穴位注射阿托品，嵌顿性疝的手法复位回纳，腹部推拿按摩等。

在治疗期间需严密观察，如症状、体征不见好转或反有加重，即应进行手术治疗。

（二）手术治疗

手术治疗的目的是解除梗阻、祛除病因，手术的方式可根据病人的情况与梗阻的部位、病因加以选择。

1. 适应证

（1）绞窄性肠梗阻。

（2）有腹膜刺激征或弥漫性腹膜炎征象的各型肠梗阻。

（3）应用非手术疗法后经6～8小时观察，病情不见好转，或腹痛、腹胀加重，肠鸣音减弱或消失，脉搏加快、血压下降或出现腹膜刺激征者。

（4）肿瘤及先天性肠道畸形等不可逆转的器质性病变引起的肠梗阻。

2. 方法

（1）解除梗阻病因：如粘连松解术、束带切断术、肠套叠和肠扭转复位术等。

（2）切除病变肠管行肠吻合术：对已有坏死的肠管、肠道肿瘤或判断已无活力的肠管部分予以切除并行肠吻合术。

（3）短路手术：当梗阻的部位切除有困难，则可将梗阻近、远两侧肠袢做侧侧吻合手术，以恢复肠腔的通畅。

（4）肠造口术或肠外置术：适用于一般情况极差的病人或局部病变不能切除的低位结肠梗阻患者，通过肠造口术可暂时解除梗阻。因结肠内细菌较多，特别是左半结肠，且血液供应不如小肠丰富；如已有肠坏死，行一期结肠吻合容易引起愈合不良而发生肠瘘，宜切除坏死肠段并将断端外置做造口术，待以后二期手术再解决结肠病变。

第五节　胆道感染及胆石病

胆道感染和胆石病之间的病因发病学常互有联系和互为因果，临床表现和治疗又密切相关，故合并论述。本病属中医学“胆胀”“胆瘅”“胆石”“胁痛”“黄疸”等范畴。

【解剖生理概要】

胆道系统包括肝内胆管、肝外胆管（包括左肝管和右肝管、肝总管、胆囊、胆囊管以及胆总管）组成。根据感染或结石发生的部位分别称之为胆囊炎、胆管炎，胆囊结石、肝内胆管结石和肝外胆管结石。

一、胆道系统解剖

1. 肝内胆管　起自毛细胆管，继而逐级汇集成小叶间胆管和肝段、肝叶胆管及肝内部分的左、右肝管。

2. 肝外胆管　左、右肝管出肝后，在肝门部汇合成肝总管；其下端与胆囊管汇合成胆总管。根据其行程和毗邻关系，胆总管分为十二指肠上段、十二指肠后段、胰腺段和十二指肠壁内段四个部分。80%～90%全体的胆总管与主胰管在肠壁内汇合形成一“共同通道”，并膨大构成胆胰壶腹，亦称Vater壶腹。壶腹周围有括约肌（称Oddi括约肌），壶腹末端通常开口于十二指肠降部下1/3或中1/3的十二指肠大乳头。Oddi括约肌具有控制和调节胆总管和胰管的排放、防止十二指肠内容物反流的重要作用。

3. 胆囊 胆囊分为底、体、颈三个部分。胆囊颈上部呈囊性扩大，形成 Hartmann 袋。胆囊三角（Calot 三角）是由胆囊管、肝总管与肝下缘围成的三角形区域，80% 个体的胆囊动脉在此区内通过，是胆道手术极易发生误伤的区域（图 16－2）。

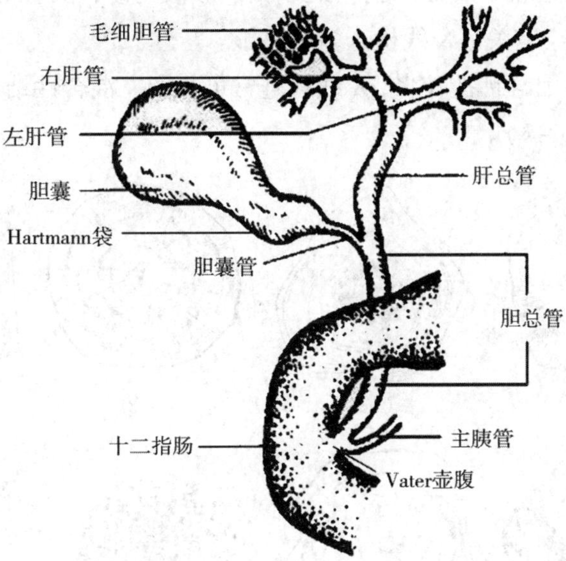

图 16－2 肝内、外胆道系统

二、胆道系统生理

胆道系统具有分泌、贮存、浓缩与输送胆汁的功能，对胆汁排放入十二指肠起着重要的调节作用。

【病因病理】

一、中医病因病机

胆附于肝，相为表里，共司疏泄。肝疏泄正常，胆才能贮藏胆汁，胆道通畅，肝才能发挥主疏泄的功能。一般来说，人体肝胆气机紊乱和整体功能失调是本病发病的内因；而饮食不节、蛔虫上扰或情志刺激等因素是发病的外因，外因通过内因而起作用。本病发病以后病机发展变化多端，常是气郁、血瘀、湿热和实结四个病理环节互相兼夹，互相转化，并多反复发作，迁延缠绵，甚至变证百出（表 16－14）。

表 16－14 胆道感染及胆石病的中医病因病机

饮食不节	饮食不节，恣食油腻，则能克伤脾胃，致使运化失健，湿浊内生。脾胃之湿浊可阻碍肝胆气机疏泄，肝胆气郁，进而化热。肝胆郁热再与脾胃湿浊蕴蒸，即促成本病
蛔虫上扰	蛔虫具有喜温恶寒的习性，蛔虫病患者若因各种因素导致脾胃虚寒，蛔虫遇寒则骚动不安，上扰入“膈”，致肝胆气机不畅。肝胆气郁而化热，其热与脾虚所生之湿热蕴蒸，可酿成本病
情志刺激	肝主疏泄，性喜条达。胆附于肝，肝胆经脉互相络属而为表里，以疏泄通畅为顺。若情志刺激，导致肝胆疏泄不畅，肝胆气郁，一方面克犯脾胃，脾失健运，湿浊内生；一方面气郁化热，肝胆之热与脾胃之湿蕴蒸，则发为本病

二、胆系结石的成分及分布

1. 胆固醇结石　X 线检查多不显影，80% 的胆固醇结石位于胆囊内。有小部分排入胆管内形成混合性结石。

2. 胆色素结石　松软不成形的胆色素结石，形似泥砂，又称泥砂样结石，主要发生于胆管内，常与胆道感染有关。X 线检查多不显影。

3. 混合性结石　因含钙盐较多，X 线检查常可显影。混合性结石约 60% 发生在胆囊内，40% 在胆管内（图 16－3）。

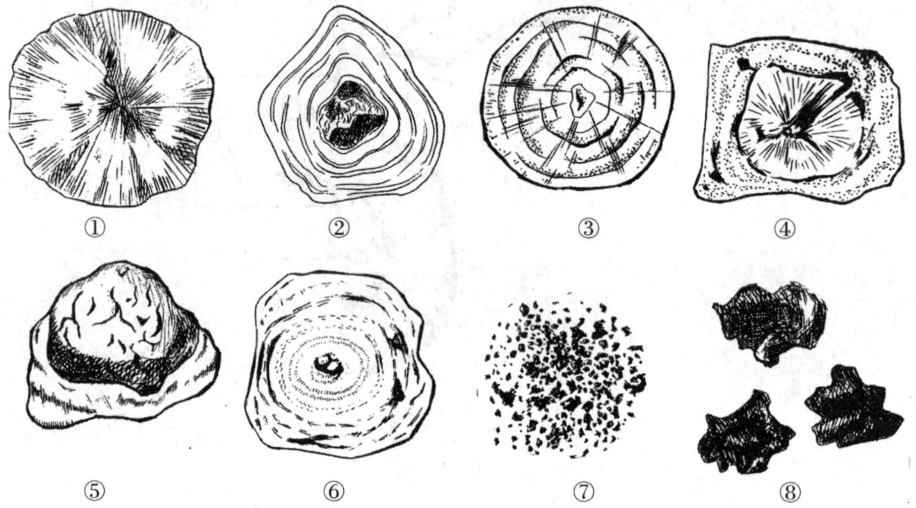

图 16－3　胆结石的类型

①②③：胆固醇结石；④混合性结石；⑤⑥⑦：棕色，胆色素结石；⑧：黑色胆色素结石

【胆道疾病的检查方法】

一、超声检查

B 超检查图像清晰、分辨率高，是一种安全、快速、简便、经济而准确的检查方法，现已作为诊断胆道疾病的首选方法。B 超检查可准确地测定胆囊大小、胆囊壁厚度、胆管的直径和厚度以及胆结石的大小、数量和位置。

临床上可在 B 超引导下行经皮肝穿刺胆管造影、引流和取石等。术中 B 超检查是利用特制探头放置在肝和胆管表面进行直接检查，因其不受脏器组织和胃肠气体的干扰，可提高肝胆疾病的诊断率，并及时发现残留结石，指导手术取尽结石，降低术后结石残留率。

二、放射学和磁共振检查

1. 经皮肝穿刺胆管造影（PTC）　PTC 是在 X 线电视或 B 超监视下，利用特制穿刺针经皮穿入肝内胆管，再将造影剂直接注入胆道而使肝内、外胆管迅速显影的一种顺行性胆道直接造影方法。本法可清楚地显示肝内、外胆管的情况，包括病变部位、范围、程度和性质等，有助于对胆道疾病，特别是梗阻性黄疸的诊断和鉴别诊断。本法操作简便、成功率高，有胆管扩张者更易成功，检查结果不受肝功能和血胆红素浓度的影响，是当前胆道外科的一项重要诊断技术，已在临床广泛应用。但本法为有创性检查，有可能发生胆汁瘘、出血、胆道感染等并发症，故术前应检查凝血功能及注射维生素 K 2～3 天；必要时应用抗生素，特别是有感染症状者。应做好剖腹探查前的各种准备工作，以备及时处理胆汁性腹膜炎、出血等紧急并发症。另外，必要时可通过造影管行胆管引流（PTCD）以进行治疗。

2. 内镜逆行性胰胆管造影（ERCP）　ERCP 是在纤维十二指肠镜直视下通过十二指肠乳头将导管插入胆管和（或）胰管内进行造影。本法可直接观察十二指肠及其乳头部的情况和病变，可以获得胆囊、胆管和胰管的清晰影像。对胆道疾病，特别是梗阻性黄疸的鉴别诊断有较大价值，尤其适用于不宜行 PTC 检查者。但可诱发急性胰腺炎和胆管炎，术后应密切观察。ERCP 亦可用于治疗，如行鼻胆管引流治疗胆道感染，行 Oddi 括约肌切开治疗 Oddi 括约肌狭窄，以及胆总管下端结石取石及胆道蛔虫病取虫等治疗。目前 ERCP 的诊断作用已部分被 MRCP 取代。

3. CT、MRI 或磁共振胆胰管造影（MRCP）　MRCP 具有成像无重叠、对比分辨力高的特点。能清楚显示肝内、外胆管扩张的范围和程度，结石的分布，肿瘤的部位、大小，胆管梗阻的水平，以及胆囊病变等。CT 及 MRI 检查无损伤且安全、准确，目前已成为一种极为重要的诊断方法。

4. 术中及术后胆管造影　胆道手术时可经胆囊管插管、胆总管穿刺或置管行胆道造影，了解有无胆管狭窄、结石残留及胆总管下端通畅情况，有助于确定是否需行胆总管探查及决策其手术方式。凡行胆总管 T 管引流或其他胆管置管引流者，拔管前应常规经 T 管或经其他置管行胆道造影。

三、放射性核素扫描检查

静脉注射 ^{99m}Tc 标记的二乙基亚氨基二乙酸（^{99m}Tc－EHIDA），可被肝细胞清除并分泌，与胆汁一起经胆道排泄至肠道，其在胆道系统流过径路的图像可用 γ 相机或单光子束发射计算机断层扫描仪（SPECT）定时记录并行动态观察。正常时，3～5 分钟肝影清晰，约 10 分钟胆管、十二指肠相继显影，胆囊多在 15～30 分钟内显影，且均不应迟于 60 分钟。胆道梗阻时显像时间延迟和延长，有助于黄疸的鉴别诊断。胆囊管梗阻时胆囊不显影。本法为无创检查，辐射物剂量小，对病人无损害。突出优点是在肝功能损伤、血清胆红素中度升高时亦可应用。

四、胆道镜检查

1. 术中胆道镜检查　术中经胆总管切开处，采用纤维胆道镜进行检查。适用于：①疑有胆管内结石残留；②疑有胆管内肿瘤；③疑有胆总管下端及肝内胆管主要分支开口狭窄。术中可通过胆道镜利用网篮、冲洗等取出结石，还可行活体组织病理检查。

2. 术后胆道镜检查　术后可经 T 管瘘道或皮下空肠盲袢插入纤维胆道镜行胆管检查，取石、取虫、冲洗、灌注抗生素及溶石药物。有胆管或胆肠吻合狭窄者可置入气囊行扩张治疗。胆道出血时，可在胆道镜下定位后，采用电凝和（或）局部用药止血。还可经胆道镜采用特制器械行 Oddi 括约肌切开术。

急性胆道感染

一、病因

引起胆道感染的原因很多，主要为各种因素造成的胆道梗阻、功能障碍、胆道寄生虫、其他病原微生物的感染、胆道损伤和血运障碍等。

二、病理

（一）急性胆囊炎（acute cholecystitis）

根据胆囊壁的病变程度和范围常分为以下三种类型。

1. 急性单纯性胆囊炎 主要为黏膜层的炎症，如黏膜充血、水肿，浆液性渗出、中性粒细胞浸润，胆囊可有轻度扩张。

2. 急性化脓性胆囊炎 炎症性病理改变侵犯胆囊壁全层，黏膜可有坏死或溃疡形成，胆囊腔内和浆膜出现纤维素性或脓性渗出物，胆囊内胆汁呈黏稠灰白色，或胆囊积脓。胆囊明显扩张，长径可达15cm，张力升高。胆囊呈灰白色或蓝绿色，表面覆有脓苔。

3. 急性坏疽性胆囊炎 为急性胆囊炎的晚期表现。由于胆囊腔内压持续升高，压迫胆囊壁或因严重感染，胆囊壁呈片状或广泛坏疽，常同时伴有胆囊壁内脓肿破溃而出现胆囊穿孔、胆汁性腹膜炎。此时胆囊常呈紫红色，甚至蓝黑色；胆囊周围组织常有胆汁染色；胆囊穿孔部位多位于胆囊颈部和胆囊底部。

（二）急性胆管炎（acute cholangitis）

1. 急性单纯性胆管炎 胆管壁黏膜充血、水肿；胆汁淤积但非脓性，略黏稠；胆管压力轻度升高。

2. 急性化脓性胆管炎 胆管壁黏膜糜烂，出现溃疡；胆管明显扩张，胆汁淤积；胆管内压力增高，管腔内充满脓性胆汁。

3. 急性重症胆管炎（acute cholangitis of severe type，ACST） 原称急性梗阻性化脓性胆管炎（acute obstructive suppurative cholangitis，AOSC），胆管梗阻、内压增高是急性重症胆管炎的主要病理基础。在急性化脓性胆管炎的病理变化基础上，胆管内压力显著增高，肝脏分泌胆汁的功能完全停止，胆管内仅有白色脓液，无绿色胆汁。如为胆道下端梗阻，胆总管可极度扩张，管腔直径可超过3cm。严重者可出现胆管壁坏疽、穿孔，并引起胆汁性腹膜炎、膈下脓肿。肝内胆小管破裂形成胆小管－门静脉瘘，可在肝内形成多发性肝脓肿并引起胆道出血。

【诊断】

一、临床表现

（一）急性胆囊炎

1. 症状 多数病人发作前曾有胆囊疾病的相关表现。急性发作的典型表现为右上腹阵发性绞痛，常在饱餐、进油腻食物后或在夜间发作。疼痛常放射至右肩部、肩胛部和背部，伴恶心、呕吐、厌食等。如病情发展，疼痛可转为持续性并阵发性加剧。病人常有轻度发热，通常无畏寒；如出现明显寒战、高热，表示病情加重或已产生并发症，如胆囊积脓、坏疽、穿孔等，或合并急性胆管炎。10% ~25% 的病人可出现轻度黄疸，可能是胆色素通过受损的胆囊黏膜进入血循环，或邻近炎症引起 Oddi 括约肌痉挛所致。若黄疸较重且持续，表示有合并胆总管结石或梗阻的可能。

2. 体征 右上腹胆囊区域可有不同程度、不同范围的压痛、反跳痛及肌紧张，Murphy 征阳性。有的病人可扪及肿大而有触痛的胆囊。如胆囊病变发展较慢，大网膜可粘连并包裹胆囊，形成边界不清、固定的压痛性肿块；如病变发展快，胆囊发生坏疽、穿孔，可出现弥漫性腹膜炎表现。

（二）急性梗阻性化脓性胆管炎

1. 症状 病人以往多有胆道疾病发作史和胆道手术史。本病发病急骤，病情进展快，除具有一般胆道感染的 Charcot 三联征（腹痛、寒战高热、黄疸）外，还可出现休克、中枢神经系统受抑制表现，即 Reynold 五联征。

起病初期即出现畏寒、发热，严重时伴寒战，体温持续升高。疼痛程度依梗阻部位而异，肝外梗阻者明显、肝内梗阻者较轻。绝大多数病人可出现较明显黄疸，但如仅为一侧肝内胆管梗阻可不出现黄疸；行胆肠内引流术后病人的黄疸较轻。神经系统症状主要表现为神情淡漠、嗜睡、神志不清，甚至昏迷；合并休克时可表现为躁动、谵妄等。

2. 体征 体格检查时病人体温常持续升高达 39℃ ~40℃或更高。脉搏快而弱，达 120 次/分以上；血压降低。呈急性重症病容，神志改变，可出现皮下瘀斑或全身青紫、发绀。剑突下及右上腹部有不同范围和不同程度的压痛或腹膜刺激征，可有肝肿大及肝区叩痛，有时可扪及肿大的胆囊。

二、实验室及其他检查

（一）急性胆囊炎

1. 实验室检查 85% 的病人有轻度白细胞升高［（12 ~15）$\times 10^9$/L］。血清氨基转移酶轻度升高，血清碱性磷酸酶升高较常见，1/2 的病人有血清胆红素升高，1/3 的病人血清淀粉酶升高。

2. 影像学检查 B 超检查可显示胆囊增大、囊壁增厚甚至有“双边”征，以及胆囊内强回声结石光团。其对急性结石性胆囊炎的诊断准确率为 85% ~95%。必要时可做 CT、MRI 检查。

此外如^{99m}Tc－EHIDA 检查，急性胆囊炎由于胆囊管梗阻而致胆囊不显影，其敏感性几乎达 100%。

（二）急性梗阻性化脓性胆管炎

1. 实验室检查 白细胞计数升高，多高于 20 $\times 10^9$/L，中性粒细胞比例升高，胞浆内可出现中毒颗粒。血小板计数降低，最低可达（10 ~20）$\times 10^9$/L，表示预后严重。凝血酶原时间延长，肝功能有不同程度的受损。肾功能损害、低氧血症、失水、酸中毒、电解质紊乱也较常见，特别是老年人和合并休克者。

2. 影像学检查 以 B 超最为实用，可在床旁进行，能及时了解胆道梗阻的部位、病变性质、肝内外胆管扩张等情况，对诊断很有帮助。若病人情况允许，必要时可行 CT 或 MRCP 检查。

【治疗】

一、治疗原则

中医学认为主要病机为肝胆湿热壅滞，邪毒内侵脏腑。治宜清热解毒祛湿、疏肝利胆通腑。西医非手术治疗主要包括：禁饮食、持续胃肠减压，解痉、止痛，纠正水、电解质紊乱与酸碱失衡，营养支持，抗感染。手术治疗的主要原则是安全、简单、有效，快速解除梗阻、胆道减压、引流胆汁，挽救患者生命。

二、中医治疗

（一）辨证论治

1. 蕴热证（肝胆蕴热）

症候：胁腹隐痛，胸闷不适，肩背窜痛，口苦咽干，腹胀纳呆，大便干结，有时低热；舌红苔腻，脉平或弦。

治法：疏肝清热，通下利胆。

主方：金铃子散合大柴胡汤。

加减：加橘核、荔枝核等以加强行气止痛之力；加茵陈、栀子以清热利湿。

2. 湿热证（肝胆湿热）

症候：发热恶寒，口苦咽干，胁腹疼痛难忍，皮肤黄染，不思饮食，便秘尿赤；舌红苔黄，脉弦数滑。

治法：清胆利湿，通气通腑。

主方：茵陈蒿汤合大柴胡汤。

加减：右上腹有肿块者加三棱、莪术、赤芍破血行气；热盛伤阴、口干、脉细数者加生地黄、石斛、天花粉清热生津。

3. 热毒证（肝胆脓毒）

症候：胁腹剧痛，痛引肩背，腹拘强直，压痛拒按，高热寒战，上腹饱满，口干舌燥，不能进食，大便干燥，小便黄赤，甚者谵语，肤黄有瘀斑，四肢厥冷，鼻衄齿衄；舌绛有瘀斑，苔黄开裂，脉微欲绝。

治法：泻火解毒，通腑救逆。

主方：黄连解毒汤合茵陈蒿汤。

加减：热极伤阴口干、舌绛者，加玄参、麦冬、石斛生津止渴，热深厥身冷自汗，脉象沉细者，加人参、知母、石膏、甘草；亡阳出现休克者改用人参、熟附子、龙骨、牡蛎，待回阳，再以上方施治。

（二）针刺疗法

可选用足三里、内关、期门、胆俞、中脘等穴。耳针可刺交感、神门、肝胆区。也可采用足三里穴位注射山莨菪碱等以解痉止痛。

三、西医治疗

（一）非手术治疗

包括禁食，降温，输液，纠正水、电解质紊乱与酸碱代谢失衡，全身支持疗法；选用针对革兰阴性杆菌及厌氧菌均有作用的广谱抗生素或联合用药。使用维生素 K、解痉止痛药等对症处理。对于急性重症胆管炎要重视恢复血容量，改善和保证组织、器官的良好灌流和供氧，包括纠正休克、使用肾上腺皮质激素，必要时应用血管活性药物，改善通气功能，纠正低氧血症等，以改善和维持各主要脏器功能。因老年人发病率较高，应注意及时发现和处理心、肺、肾等器官的合并疾病，维护重要脏器的功能。非手术疗法既可作为治疗，也可作为术前准备。非手术疗法期间应密切观察病人全身和局部变化，以便随时调整治疗方案。大多数病人经非手术疗法治疗后病情能够控制，待以后行择期手术。如病情严重或治疗后病情继续恶化者，应紧急施行手术治疗。对于休克者，也应在抗休克的同时进行手术治疗。

（二）手术治疗

急诊手术适用于：①发病在 48 ~ 72 小时以内者；②经非手术治疗无效且病情恶化者；③怀疑有胆囊穿孔、弥漫性腹膜炎、急性化脓性胆管炎、急性出血坏死型胰腺炎等并发症者。其他病人，特别是年老体弱的高危病人，则应争取在病人情况处于最佳状态时行择期性手术。

手术方法如下。

1. 胆囊造口术 适用于高危病人，或局部炎症水肿、粘连严重而致解剖关系不清者。特别是在急症情况下，应选用胆囊造口术。此手术只作为一种临时性的抢救措施。

2. 胆囊切除术 如病人的全身情况、胆囊局部及周围组织的病理改变允许，应行胆囊切除术，以根除病变。可采用传统的开腹胆囊切除术（OC）或腹腔镜下胆囊切除术（LC）。

3. 胆总管切开减压、T 管引流术 适用于胆总管结石引起的急性胆管炎、急性胰腺炎。达到取出结石、引流胆汁的目的，一般同时切除胆囊。

（三）非手术方法置管引流

包括胆囊穿刺置管术、经皮肝穿刺胆道置管引流术（PTCD）和经内镜鼻胆管引流术（ENBD）。

【预防与调护】

一、保持乐观情绪，做到饮食有节，不暴饮暴食，不过食油腻和过量饮酒。

二、严密观察患者体温、血压、脉搏、尿量变化，做好详细记录，高热时采用物理降温。

胆石病

胆石病（cholelithiasis）包括发生在胆囊和胆管的结石，是常见病、多发病。随着人民生活水平的提高，我国胆石病的特点发生了明显变化。1981 年以前的资料显示我国胆管结石的发病率比胆囊结石高，胆色素结石比胆固醇结石多发。20 世纪 80 年代后胆囊结石的发病率已高于胆管结石，胆固醇结石比胆色素结石多发（图 16－3）。

【病因病理】

一、病因

1. 胆汁淤滞 胆道系统形态结构上的异常（如扭曲、狭窄、先天性胆管囊肿等），不仅可延长胆汁在胆道内的滞留时间，使某些成分易于淤滞沉淀；而且还为胆结石的形成提供了动能，后者目前被认为是结石形成的必要条件。

2. 胆道感染 细菌感染一方面可改变胆汁成分，有利于胆色素结石的形成；另一方面又因造成胆道组织的损害形成狭窄而继发胆汁淤滞，从而引发感染与梗阻（胆汁淤滞）互为因果的恶性循环，更利于胆结石的形成与生长。

3. 胆道异物 胆道的寄生虫感染（如蛔虫及其残骸）是最常见的胆道异物。此外，外科缝合的线结、金属针、食物残渣等均可作为胆道异物。胆道异物的作用在于通过异相成核作用而促进胆红素钙沉淀和胆固醇结晶的生成。

4. 代谢因素 体内的代谢紊乱是形成致石性病理胆汁的重要因素，尤其是胆汁酸、胆固醇、胆红素的代谢紊乱是产生胆固醇类与胆色素类结石等致石性胆汁的重要基础。造成代谢紊乱的原因既可有先天性方面的代谢缺陷（如某些限速酶缺陷），也有后天体内某些脏器疾病累及胆道系统所导致的病理因素。此外，饮食习惯、营养结构、药物使用、手术治疗等均可通过影响和改变体内代谢致使胆汁代谢紊乱或胆汁构成丧失稳定性而引发胆结石。

二、病理

1. 慢性胆囊炎症 结石长期刺激，导致胆道炎症反复发作迁延，造成胆囊、胆管萎缩。

2. 胆囊穿孔 结石长期黏附囊壁，囊壁局部因为长期受压、缺血、坏死、破溃而穿孔，导致腹膜炎。

3. 胆囊积液、积脓 若结石嵌顿于胆囊颈或胆囊管内，导致胆囊管的梗阻。可形成胆囊积液，继发感染可形成胆囊积脓。

【诊断】

一、临床表现

（一）胆囊结石

1. 症状 胆囊结石阻塞胆囊管时可引起右上腹疼痛。疼痛为阵发性绞痛，可向右肩胛部放射，称为胆绞痛，常伴有恶心、呕吐。高脂肪餐、暴饮暴食、过度疲劳可诱发胆绞痛。如同时合并急性胆囊炎，则腹痛转为持续性胀痛，伴有阵发性加重，常有发热和（或）寒战。约有 20% 病人可出现轻度黄疸，系因炎症波及胆管所致；合并胆总管结石或梗阻者，则出现较严重且持续的黄疸。

2. 体征　查体时右上腹部有程度不同的压痛，严重病例可有反跳痛和腹肌紧张；Murphy 征阳性，有时可扪及肿大的胆囊。

（二）肝外胆管结石

发作期间可表现为典型的 Charcot 三联征，即：腹痛、寒战高热和黄疸。

1. 腹痛　在急性发作时病人出现上腹部或右上腹剧烈疼痛，疼痛为阵发性绞痛，并向右肩或右肩胛下角及背部放射。

2. 寒战高热　急性发作时病人出现寒战与高热，体温可在 39℃～40℃之间。

3. 黄疸　多出现在疼痛、发热之后，黄疸的深浅与结石嵌顿的程度及胆管炎症的轻重有关。

4. 其他　常伴有恶心、呕吐，但不严重。病情严重者可有感染性休克、肝昏迷等表现。

5. 体征　查体时上腹部及右上腹有压痛；结石位于肝总管者则触不到胆囊，结石位于胆总管以下时常可触到胀大的胆囊；可有肝脏肿大、肝区叩击痛，炎症严重者可出现腹膜刺激征。

（三）肝内胆管结石

急性发作时肝区疼痛，寒战高热，体温为弛张热型，可有轻度黄疸，肝脏可有不对称增大，肝区有叩击痛。在不发作期间症状不典型，常表现有上腹隐痛、恶心、嗳气、反酸、食欲不振等，也可无任何症状。

二、实验室及其他检查

1. 血常规　急性发作期白细胞计数增高、中性粒细胞比例升高，多数病人白细胞增多的程度与合并感染的轻重相并行。

2. 肝功能　胆石病反复发作可引起轻重不同的肝脏损害，肝功能可发现异常。例如血清丙氨酸氨基转移酶（ALT）、碱性磷酸酶（ALP）、γ－谷氨酰转移酶（GGT）增高，血清胆红素升高。

3. 影像学检查　胆道造影、B 超、CT 或 MRI 检查可见到胆囊或（和）胆管扩张以及结石影像。

【鉴别诊断】

胆石病的鉴别诊断见表 16－15。

表 16－15　胆石病的鉴别诊断

消化道溃疡	两者有时不易鉴别，通过胃镜和 B 超可以鉴别
急性病毒性肝炎	有食欲减退、乏力及发热等前驱症状。黄疸出现快，逐渐加深。伴有肝脏肿大和压痛。B 超检查可排除梗阻性黄疸的声像图表现。血清酶学检查常有 ALT、AST 显著升高。多数患者可检查出肝炎病毒标志物
壶腹周围癌	多有进行性消瘦；黄疸发生缓慢，无痛且多进行性加重，常伴有皮肤瘙痒，完全梗阻者大便呈陶土色。而胆石性梗阻多为腹痛后出现黄疸，完全梗阻者甚少，黄疸程度常见波动，患者的一般状况优于恶性肿瘤。低张力十二指肠造影、B 超、PTC、ERCP、CT、MRCP 可帮助鉴别诊断

【治疗】

一、治疗原则

西医学认为手术治疗是胆石病治疗中一项极其重要的治疗手段，是目前治疗胆石病疗效最为肯定的一种方法。围手术期中医药干预能提高手术疗效，明显降低残石率及复发率，减少并发症发生，提高患者生活质量。中医学认为胆为六腑之一，以通降为顺，故胆石为病首当以疏肝利胆；又因胆附于肝，与肝相表里，肝为胆汁生成之源，胆病日久，必累及肝，肝胆同病，故胆石病治疗时应注意滋肝养肝，正本清源，方能从根本上治愈胆石病。

二、中医治疗

（一）辨证论治

1. 肝郁气滞证

症候：右上腹间歇性绞痛或闷痛，有时可向右肩背部放射，右上腹有局限性压痛；伴低热、口苦，食欲减退；舌质淡红，苔薄白或微黄，脉弦紧。

治法：疏肝利胆，理气开郁。

主方：金铃子散合大柴胡汤。

加减：右上腹胀痛甚者，加木香、郁金、陈皮行气止痛；若出现口渴、小便黄，加金钱草、蒲公英。

2. 肝胆湿热证

症候：右上腹有持续性胀痛，多向右肩背部放射，右上腹肌紧张，有压痛，有时可摸到肿大之胆囊；伴高热、恶寒、口苦咽干、恶心呕吐、不思饮食，部分病人出现身目发黄；舌质红，苔黄腻，脉弦滑或弦数。

治法：疏肝利胆，清热利湿。

主方：茵陈蒿汤合大柴胡汤。

加减：热毒症状较重者，加金钱草、蒲公英、黄连清热解毒。

3. 肝胆脓毒证

症候：右上腹硬满灼痛，痛而拒按，或可触及肿大的胆囊，黄疸日深，壮热不止；舌质红绛，苔黄燥，脉弦数；严重者四肢厥冷，脉微细而数。

治法：泄火解毒，养阴利胆。

主方：茵陈蒿汤合黄连解毒汤。

加减：若热毒症状重者，加板蓝根、鲜生地黄、金银花、蒲公英泄火解毒；热极伤阴而口干舌绛者加玄参、麦冬、石斛；恶心、呕吐明显者，加姜半夏、竹茹、陈皮和胃止呕；四肢厥冷，脉微欲绝者，加人参、附子、龙骨、牡蛎等。

4. 肝阴不足证

症候：胁肋隐痛，绵绵不已，可向右肩背部放射，遇劳加重，口干咽燥，心中烦热，两目干涩，头晕目眩；舌红少苔，脉弦细。

治法：滋阴柔肝，养血通络。

主方：一贯煎。

加减：若两目干涩、视物昏花可加草决明、女贞子；头晕目眩甚者可加黄精、钩藤、天麻、菊花；心中烦热、口苦甚者可加栀子、牡丹皮、夜交藤、远志。

（二）针灸治疗

主要穴位：右侧耳穴有神门透腹、交感，胆囊、胆囊下（在胆囊穴下约0.2cm）透十二指肠，左侧耳穴胰透十二指肠。同时针刺双侧体穴阳陵泉及胆囊（体虚者取足三里）；或在胆经上找压痛点，进行针刺，有恶心、呕吐者加内关。

（三）"总攻"排石疗法

该疗法是以中药排石汤为主，配合其他对胆道有影响的药物进行综合排石疗法，希望在一个较短的时间内促使胆石排出的方法。是我国胆石病治疗的特色之一。

应用疏肝利胆的中药促进胆汁大量分泌，造成一时性的胆汁潴留，胆囊胀大、内压升高；继而再用药物或针灸等促使Oddi括约肌突然舒张，引发胆囊有力地收缩，借助于胆汁迅速排出的冲洗作用，促进结石的排出。

综合排石疗法的具体实施：遵义医学院最早提出中西医结合"总攻"排石方案（表16-16）。

表16-16　胆石病的中西医结合"总攻"排石方案

时间	排石措施	实施途径
8：30	中药方剂200ml	口服
9：30	吗啡5mg	皮下注射
10：10	阿托品0.5mg	皮下注射
10：15	33%硫酸镁40ml	口服
10：20	5% 稀盐酸30mg	口服
10：25	脂餐（油煎鸡蛋2~3个）	口服
10：30	右胆俞（-），日月、中脘、梁门（+）	电针

该疗法一般排石率在70%左右、排净率在20%左右，其中胆管结石排石率较高，而胆囊结石则较低，这与胆囊的解剖特点有关。由于排石需要胆囊的作用，因此胆囊功能良好者排石率高，而胆囊功能不良者排石率较低。严格掌握适应证是"总攻"排石疗法成功的关键。小块结石排出时患者往往无反应；大块结石排出时可出现胆绞痛、发热、黄疸等症状，称为排石反应。排石反应后突然腹痛消失、体温恢复正常、黄疸消退，是结石排出的现象。排石反应持续加重者应及时中止"总攻"排石，必要时转行手术治疗。"总攻"排石费时，而且消耗患者的体力，可根据患者的身体状况每周进行1~3次，4~6次为一个疗程。"总攻"排石疗法可起到因势利导的作用，有助于结石排出；但病情危重者禁用。

三、西医治疗

1. 取石疗法　利用机械取石，手术后经T管窦道置入纤维胆道镜，可在直视下清除肝胆管结石。经皮肝穿刺胆道置管引流术（PTCD）以及经十二指肠镜Oddi括约肌切开取石术（EST）等方法都有相当的疗效。此外，经上述途径导入激光、超声波、电力液压碎石探头直接接触胆石而使之粉碎，可提高机械取石的疗效。

2. 外科手术 手术方法与胆道感染大致相同，根据结石部位的不同，分别采用胆囊切除、胆总管切开取石、T管引流术及胆肠内引流术等，部分肝内胆管结石病人需做肝叶切除术。近年来随着外科微创技术的发展，对于胆囊和胆总管结石的择期治疗主张首选腹腔镜、电子内镜（胆道镜、十二指肠镜）下的微创外科手术。

【预防与调护】

一、规律饮食，避免过食肥甘厚味。

二、手术取石病人按一般外科术后护理。

第六节 急性胰腺炎

急性胰腺炎（acute pancreatitis）是临床常见急腹症，为多种病因导致胰酶在胰腺内被激活后引起胰腺组织自身消化，从而引发胰腺水肿、出血甚至坏死的炎症反应；重者病情凶险，不仅出现胰腺的局部病变，而且可涉及全身多个器官，死亡率高。本病属于中医学“胰瘅”“胃脘痛”“脾心痛”等范畴。

【病因病理】

一、中医病因病机

主要病机为肝胆气滞。肝胆气滞横克脾土，胃失和降，脾失运化，则湿热内生，呈脾胃湿热或脾胃实热之候。若病甚，正虚邪陷，则呈现气血败乱之厥脱证（表16－17）。

表16－17 急性胰腺炎的病因病机

饮食不节	嗜食油腻，过饮酒浆、生冷不洁，易克伤脾胃而发为本病
精神因素	凡情志不畅，暴怒伤肝，均可致肝失疏泄而肝气郁结，横克脾胃，致胃气不降，脾失健运，脾胃功能失调而诱发本病
蛔虫上扰，胆道石阻	因虫扰石阻胆道，致肝胆气滞血瘀，脾胃运化失司而发病
创伤、妊娠	可导致肝胆气郁，脾胃气机升降失常，郁而化热，湿热阻于中焦

二、西医病因病理

（一）病因

急性胰腺炎的病因有多种，主要与胆道系统疾病、过量饮酒、暴饮暴食、十二指肠液反流、创伤因素（包括医源性创伤）有关。少数急性胰腺炎找不到病因，称为特发性胰腺炎。国内病因以胆道系统疾病为主，占50%以上，称胆源性胰腺炎。

（二）病理

不同程度的水肿、出血和坏死是急性胰腺炎的基本病理改变。

1. 急性水肿性胰腺炎 病变多局限于胰体、尾部。胰腺肿大、变硬。镜下见间质充血、水肿并有中性粒细胞及单核细胞浸润。有时可发生局限性脂肪坏死。腹腔可有少量渗出液。

2. 急性出血坏死型胰腺炎 亦称重症胰腺炎。病变以胰腺实质广泛的出血、坏死为特征。肉眼观胰腺肿大，质软，无光泽并呈暗红色，分叶结构模糊甚至消失；胰腺、大网膜及肠系膜等处可见散在浑浊的黄白色斑点，或小灶状脂肪坏死。镜下胰腺组织呈大片凝固性坏死，细胞结构不清，间质小血管壁也有坏死，呈现片状出血。如病情好转，则炎性渗出及出血均可吸收，或遗留纤维化瘢痕，或转为慢性胰腺炎。

【诊断】

一、临床表现

（一）症状

1. 腹痛 是主要临床症状。腹痛剧烈，多位于左上腹，可呈束带状放射至左侧腰背部；累及全胰则呈腰带状向两侧腰背部放射痛。饮酒诱发的胰腺炎常在酗酒后12～48小时期间发病，出现左上腹痛。胆源性胰腺炎常在饱餐之后出现右上腹痛并逐渐向左侧转移。

2. 恶心、呕吐 常与腹痛伴发。呕吐剧烈而频繁，呕吐物为胃、十二指肠内容物，偶可伴咖啡样内容物。

3. 腹胀 早期为反射性肠麻痹，严重时可因腹膜后蜂窝织炎刺激所致。邻近胰腺的上段小肠和横结肠麻痹扩张，腹胀以上腹部为主，腹腔积液时腹胀更明显。病人排气、排便停止，肠鸣音减弱或消失。

（二）体征

1. 发热 初期常呈中等度发热，体温多在38℃左右。合并胆管炎者可伴寒战、高热。胰腺坏死伴感染时，高热为主要症状之一。病程早期发热是由于大量坏死组织吸收引起，后期出现发热提示腹腔内有继发感染的可能。

2. 黄疸 若结石嵌顿、十二指肠乳头炎或胰头肿胀压迫胆总管可出现梗阻性黄疸。

3. 腹膜炎体征 水肿性胰腺炎时，压痛只限于上腹部，常无明显肌紧张。出血坏死型胰腺炎压痛明显，并有肌紧张和反跳痛，范围较广甚或延及全腹。

4. 休克 出血坏死型胰腺炎血容量减少、组织灌注不良、心功能障碍及剧痛等综合因素可导致低血容量性休克，后期继发感染性休克。

5. 皮肤瘀斑 腹膜后血性渗出液浸入皮下组织、脐周、腰部，可出现青紫色的不规则斑块。少数重症胰腺炎可于左、右两侧季肋区有青紫色斑（Grey－Turner 征），在脐周也可有青紫色斑（Cullen 征）。严重者可有 DIC 表现。

6. 手足搐搦 是血钙水平严重降低的表现，提示预后不良。

7. 多器官功能障碍综合征（MODS） 部分重症胰腺炎病人可出现全身炎症反应综合征（SIRS）、意识障碍或重要器官功能衰竭的表现。

二、实验室及其他检查

1. 血、尿淀粉酶测定 血清（胰）淀粉酶在起病后6～12小时开始升高，24小时达高峰，48小时开始下降，持续3～5天。血清淀粉酶超过正常值3倍可确诊为本病。淀粉酶的高低不一定反映病情轻重，出血坏死型胰腺炎淀粉酶值可正常或低于正常。其他急腹症如消化性溃疡穿孔、胆石病、胆囊炎、肠梗阻等都可有血清淀粉酶升高，但一般不超过正常值2倍。

尿淀粉酶升高较晚，在发病后24小时才开始升高，48小时达高峰，下降缓慢，持续1～2周。但尿淀粉酶值受患者尿量的影响。胰源性腹水和胸水中的淀粉酶值亦明显增高。

2. 血清脂肪酶测定 血清脂肪酶常在起病后24～72小时开始上升，持续7～10天，对起病后就诊较晚的急性胰腺炎患者有诊断价值，且特异性也较高。

3. 其他实验室指标测定 包括白细胞计数增高、高血糖、低血钙及肝功能异常、血气分析及DIC指标异常等。一般认为血钙值与疾病的发展和预后密切相关。

4. 胸部X线 左肺下叶不张、左半膈肌升高、左侧胸水等反映膈肌周围及腹膜后的炎症，支持急性胰腺炎的诊断但缺乏特异性，仅属于辅助性诊断指标。

5. 腹部X线 可见胃肠胀气，十二指肠环积气，近段空肠麻痹扩张；还可见“结肠切割征”和“哨兵袢”等间接征象，表示横结肠麻痹扩张，脾曲结肠和远段结肠内无气体影。是急性胰腺炎的辅助诊断方法。

6. 腹部B超 可帮助诊断。B超扫描能发现胰腺水肿和胰周液体的积聚。还可探查胆囊增大、胆管扩张或结石影。但受局部充气肠袢的遮盖，限制了其临床应用。

7. 增强CT扫描 是近年来被广泛应用的确诊方法。胰腺的改变包括弥漫性或局灶性胰腺增大、水肿、坏死、液化；胰腺周围组织模糊、增厚，并可见积液。还可发现急性胰腺炎的并发症，如胰腺脓肿、假性囊肿或坏死等。对诊断和治疗方案的选择有很大帮助。

8. MRI 可提供与CT相同的诊断信息。MRCP对胆源性胰腺炎的诊断有重要作用。

【鉴别诊断】

急性胰腺炎的鉴别诊断见表16－18。

表16－18 急性胰腺炎的鉴别诊断

消化道溃疡穿孔	有消化道溃疡病史，起病较胰腺炎更突然。腹痛初起即为持续性剧痛，腹肌紧张呈“板状腹”，肝浊音界缩小或消失。腹部X线片示有膈下游离气体
急性胆囊炎	疼痛多在右上腹，呈绞痛样发作，向右肩背部放射，呕吐后腹痛稍有减轻，伴寒战、发热，右上腹压痛、肌紧张。BUS显示胆囊急性炎症征象或可发现结石。如血清淀粉酶升高可能继发有胆源性胰腺炎
急性机械性肠梗阻	多有手术或腹膜炎病史，腹痛为痉挛性，时缓时急，逐渐加重，多位于脐周，伴有呕吐、肛门停止排便和排气。与重症胰腺炎所致肠麻痹的区别在于肠鸣音亢进，可闻及“气过水”声或金属音，腹部可见到肠型及蠕动波。腹部透视有肠内气液平面、闭袢影像等
急性肾绞痛	在发病的一侧出现持续性胀痛，伴有阵发性绞痛，腰部重于腹部，并放射至腹股沟部与阴囊，可伴有血尿、尿频或尿急等表现

【临床分型】

一、轻型急性胰腺炎

亦称水肿性胰腺炎。主要表现为腹痛、恶心、呕吐；腹膜炎范围限于上腹部，体征轻；血、尿淀粉酶增高。经及时的液体治疗，短期内即可好转，死亡率低。

二、重症急性胰腺炎

又称出血坏死型胰腺炎。除有上述症状外，腹膜炎范围大，扩及全腹，体征重，腹胀明显，肠鸣音减弱或消失，可有黄疸、意识模糊或谵妄，腰肋部或脐周皮下瘀斑征，腹水呈血性或脓性，可伴休克。实验室检查：白细胞增多（≥16×10^9/L），血糖升高（≥11.1mmol/L），血钙降低（≤1.87mmol/L），血尿素氮或肌酐增高，酸中毒；PaO_2 下降（≤60mmHg），应考虑 ARDS；严重者可出现 DIC、急性肾衰竭等并发症，死亡率较高。

【治疗】

一、治疗原则

中医学认为由于本病的病机主要是肝郁气滞、脾胃湿热或脾胃实热，故治疗上应以通为用，分别采用疏肝理气、清热利湿、通里攻下、活血化瘀等法。实践证明，中西医结合治疗重症胰腺炎的优势明显，可降低死亡率，且能减少并发症发生风险，提高患者生存率和生活质量。

二、中医治疗

（一）辨证论治

1. 肝郁气滞证（轻型水肿性胰腺炎）

症候：腹中阵痛或胀满窜痛，恶心呕吐，上腹轻压痛，无明显腹肌紧张；舌质淡红，苔薄白或黄白，脉弦。

治法：疏肝理气，兼以清热燥湿通便。

主方：柴胡清肝饮、大柴胡汤、清胰汤Ⅰ号。

加减：加川楝子、延胡索理气止痛；蒲公英、生石膏清热泻火。

2. 中焦实热证（较重水肿性或出血坏死型胰腺炎）

症候：腹胀满疼痛拒按，痞塞腹坚，呕吐频繁，吐后腹痛无减，大便干结，小便不通，小便短赤，壮热恶寒、口渴；舌质红，苔黄腻或燥，脉弦滑或滑数，重者厥脱。

治法：清热泻火，通里逐积，活血化瘀。

主方：大陷胸汤、大柴胡汤、清胰合剂。

加减：热重者加金银花、连翘清热解毒；湿热重者加龙胆草清热利湿，呕吐者加代赭石、竹茹。

3. 肝胆湿热证（胆道疾患并发的胰腺炎）

症候：脘胁疼痛，胸脘痞满拒按，气痛阵作，口苦咽干，泛恶不止，或有身目俱黄，便干溲赤；舌红绛，苔黄腻，脉弦滑数。

治法：清热利湿，行气通下。

主方：龙胆泻肝汤、清胰汤Ⅰ号。

加减：若肝胆实火较盛，可去木通、车前子，加黄连以助泻火之力；若湿盛热轻者，可去黄芩、生地黄，加滑石、薏苡仁以增强利湿之功。

4. 蛔虫上扰证（胆道蛔虫引起的急性胰腺炎）

症候：持续性上腹疼痛，剑突下阵发性钻顶样剧痛，或伴吐蛔；苔白或微黄而腻，脉弦紧或弦细。

治法：清热通里，制蛔驱虫。

主方：清胰汤Ⅱ号、乌梅汤等。

加减：如蛔虫较多，加槟榔、苦楝皮驱虫安蛔。

（二）针灸疗法

1. 体针 常用穴有足三里、下巨虚、内关；中脘、梁门、阳陵泉、地机；脾俞、胃俞、中脘等。可任选一组，或几组交替选用。

2. 穴位注射 选用足三里或下巨虚。

三、西医治疗

（一）非手术治疗

1. 禁食、胃肠减压 可避免食物刺激胰腺的外分泌功能，解除胃液对胰腺外分泌的刺激作用，降低腹内压，解除腹胀和胃潴留，减轻呕吐。

2. 补充血容量 防治低血容量性休克，维持水、电解质和酸碱平衡。

3. 止痛 在明确诊断的情况下给予止痛药物。

4. 抑制胰腺分泌和胰酶活性 H_2受体阻断剂或质子泵抑制剂，可通过抑制胃酸分泌间接抑制胰腺分泌；生长抑素可直接抑制胰腺的外分泌。

5. 支持治疗 为维持或改善病人的营养状态，促进组织修复，提高抵抗力，减少消化液分泌，早期常需给予全肠外营养（TPN），后期也可经肠道注入要素膳（肠内营养，EN）。目前营养支持疗法已成为重症胰腺炎治疗的重要环节。

6. 防治感染 急性胰腺炎发病早期，即使没有明确的细菌感染，但由于继发感染的发病率高，也应给予抗生素预防感染。宜经静脉使用致病菌敏感的广谱抗生素。常见致病菌有大肠埃希菌、铜绿假单胞菌、克雷伯杆菌和变形杆菌。

7. 腹腔灌洗 积极采用腹腔灌洗治疗有助于减轻腹腔内毒素物质的损害作用，并能减轻炎症反应程度，对阻止病情的发展有积极意义。

目前重症胰腺炎的手术治疗率明显下降，而抢救成功率却逐步上升。因此，即使对于坏死性胰腺炎，只要无感染和大出血并发症，大多数病例也能经过假性囊肿过程而痊愈，并非必须手术治疗。因为不恰当的手术可能会给病人带来“第二次打击”并加重SIRS的发生与发展。

（二）手术治疗

1. 适应证

（1）胰腺坏死并发感染，形成脓肿或出现败血症。

（2）并发腹腔出血或出现假性囊肿破裂并发症。

（3）系明确外科原因引起的胰腺炎，如胆石病、输入袢综合征等，旨在祛除病因。

（4）经非手术治疗临床无效的病例。

2. 手术方式 常用的手术方法有引流术、坏死组织清除术和规则性胰腺切除术。

（1）胰周引流术：单纯引流适用于病变局限在胰周的脂肪坏死、胰腺包膜坏死、包膜下胰腺坏死及晚期形成胰腺假性囊肿者。

（2）坏死组织清除术：即对胰腺坏死组织及胰周坏死组织逐一予以清除，适用于散在表浅的完全坏死和晚期胰腺坏疽。

（3）规则性胰腺切除术：包括左半胰切除术、胰腺次全切除术和全胰切除术，适用于严重的胰腺坏死，术后需注意监测血糖，必要时给予胰岛素维持正常的糖代谢。

【预防与调护】

一、绝对卧床休息，除休克病人外，均宜取半坐卧位，使脓液流向盆腔。

二、定时复查腹部体征，动态观察炎症发展情况，特别是非手术治疗者。

三、注意预防及早期发现并发症，如呼吸衰竭、腹腔残余脓肿等，并及时处理。

四、进行腹腔灌洗或放置引流者应观察引流物的量、色泽，并详细记录。

五、患者禁食取消后宜先予全流质饮食，后改为半流食。忌食辛辣醇酒厚味、鱼腥发物。

第七节　胃及十二指肠溃疡急性穿孔

胃及十二指肠溃疡急性穿孔（acute perforation of peptic ulcer）为消化性溃疡最常见的严重并发症之一，十二指肠穿孔多于胃穿孔。中医学“脱结”“脘痛”“厥心痛”等疾病的记载，与消化性溃疡急性穿孔的表现甚为相似。

因本病为导致急腹症的常见病因，故归入本章进行阐述。关于“胃及十二指肠溃疡的外科治疗”，详见第十七章。

【病因病理】

一、中医病因病机

胃及十二指肠溃疡急性穿孔的分型及病因病机见表 16－19。

表 16－19　胃及十二指肠溃疡急性穿孔的分型及病因病机

郁闭期	素有脾胃虚寒、肝气郁结或胃腑血疲之体，加以饮食不节、寒温不适、七情所伤或劳伤过度等因素刺激，使脾胃之气机突然阻滞，气血骤闭而发病，形成溃疡穿孔，以突然胃脘当心剧痛为其特点
热毒期	穿孔后胃肠内容物从穿孔处流入腹腔，壅塞中焦，气机郁闭，不通则痛，气闭于内则胀，阳气不能输布运行，则见面色苍白、肢冷、气促、脉细数等气脱证候；气血凝滞，郁湿化热，出现发热、全腹疼痛拒按等实热症状；热盛伤阴，阴损及阳，则出现中毒休克的阳厥表现
脘痛期	如正盛邪轻，正能胜邪，则可气血复通，热邪渐退，证候渐消；若正邪相持较久，邪热与气血瘀积不散，可致血肉腐败，蕴而成脓，则成痈肿

二、西医病因病理

（一）病因

溃疡侵犯消化道组织层次在活动期可逐渐加深，由黏膜层至肌层，再至浆膜，最终导致穿孔。穿孔前常有精神紧张、过度疲劳、饱食过度、长期使用非甾体抗炎药与糖皮质激素、钡餐检查、洗胃、腹部大手术、严重烧伤等引起溃疡病情加重的诱因。

（二）病理

1. 穿孔阶段　急性穿孔后，胃肠内容物渗入腹腔，酸性的胃液和碱性的十二指肠液及食物可引起强烈化学性腹膜炎。

2. 反应阶段 穿孔后3~5小时，消化液分泌被抑制，漏出减少，加上腹膜渗出液的稀释，腹膜的化学性刺激症状可减轻。

3. 腹膜炎阶段 穿孔6~8小时后，细菌在腹腔内繁殖，发展为化脓性腹膜炎。

【诊断】

一、临床表现

（一）症状

1. 腹痛 骤发剧烈腹痛，呈刀割样或烧灼样，为持续性或有阵发性加重。初发部位多位于中上腹或左上腹，迅即延及全腹，而以上腹部为重。可引起肩部或肩胛区牵涉性疼痛。腹部剧痛数小时后，腹痛可暂时稍有减轻，继而演变为细菌性化脓性腹膜炎，症状又渐加重。

2. 休克征象 早期常出现如面色苍白，汗出肢冷，烦躁不安，呼吸浅，脉细速，血压降低等。

3. 恶心、呕吐 早期可有恶心感及反射性呕吐。后期为急性弥散性细菌性化脓性腹膜炎并发麻痹性肠梗阻所致，呕吐加重，甚至出现粪性呕吐。

（二）体征

全腹压痛、反跳痛和腹肌紧张，有时呈“板状腹”，以上腹部或穿孔处为甚。肝浊音界缩小或消失，部分可叩出移动性浊音。肠鸣音减弱或消失。

二、实验室及其他检查

1. 实验室检查 白细胞总数及中性粒细胞百分比升高。

2. X线检查 约80%的患者在站立位腹部X线平片上可见膈下游离气体影，对诊断有重要意义。可疑病例可行腹腔穿刺。

3. 超声检查 有助判断腹腔渗液量的多少，或有无局限性积液及脓肿形成。

【鉴别诊断】

胃及十二指肠溃疡急性穿孔的鉴别诊断见表16-20。

表16-20 胃及十二指肠溃疡急性穿孔的鉴别诊断

急性胰腺炎	发病不如消化性溃疡穿孔者急骤，腹痛虽然也很突然，但其发作一般不如消化性溃疡急性穿孔者急骤，有一个由轻转重的过程。腹痛多位于上腹部偏左并向背部放射，肌紧张程度也较轻。血清和腹腔穿刺液淀粉酶升高明显，X线检查膈下无游离气体，CT等影像学检查示胰腺肿胀、胰周渗液等
急性阑尾炎穿孔	溃疡穿孔后消化液沿右结肠旁沟流到右下腹，引起右下腹痛和腹膜炎体征，易与急性阑尾炎相混淆。但急性阑尾炎一般症状较轻，发病时无上腹部剧烈疼痛，腹部体征也不以上腹部为主而局限于右下腹，X线检查一般无膈下游离气体
急性胆囊炎	表现为右上腹部绞痛或持续性痛阵发性加剧，伴畏寒、发热。体征主要为右上腹压痛和反跳痛，有时可触及肿大的胆囊，Murphy征阳性，X线检查膈下无游离气体，超声提示结石性胆囊炎或非结石性胆囊炎

【治疗】

一、治疗原则

中医药治疗主要用于病情较轻或恢复期的患者。西医学认为近半数病人的溃疡穿孔可自行闭合或经非手术治疗而闭合，包括：①有效而持续的胃肠减压；②应用抗生素控制感染，输液以改善循环状态，维持水、电解质及酸碱平衡。若经过非手术治疗 6 ~ 12 小时后疗效不佳者，应及早手术。

二、中医治疗

（一）辨证论治

1. 郁闭期

症候：胃脘剧痛，恶心呕吐，全腹坚满，拒动拒按，气短声微，四肢厥冷，冷汗自出，面色青苍，脉细数或微绝。

治则：清热解毒，通里攻下。

主方：大承气汤。

加减：腹痛者加川楝子、元胡、木香；气滞重者加郁金、香附。

2. 热毒期

症候：腹痛胀满，腹硬拒按，发热口干，便秘尿黄，舌红苔黄，脉洪数或弦数；若热深厥深，则亡阴、亡阳，四肢厥冷，口唇青紫，脉微欲绝。

治则：清热解毒，泻下湿热。

主方：大柴胡汤。

加减：腹腔感染重者加蒲公英、连翘、金银花；大便燥结不下者加芒硝、番泻叶；有瘀血者加桃仁、红花、赤芍；湿热蕴结中焦者加黄连、栀子、龙胆草。

3. 脘痛期

症候：脘腹隐痛，喜按喜温，面色萎黄，饥时痛甚，食后减轻；舌淡苔白，脉弦缓无力。

治则：温中散寒，健脾和胃。

主方：黄芪健中汤合理中汤。

加减：腹痛者加吴茱萸、干姜温中止痛；纳少苔腻者加陈皮、砂仁以理气宽中。

（二）中医外治

四黄水蜜外敷上腹部或右上腹部。

（三）针灸治疗

主穴取中脘、天枢、内关及足三里。

三、西医治疗

（一）非手术治疗

1. 适应证 临床表现轻，腹膜炎体征趋于局限；空腹穿孔；不属于顽固性溃疡，不伴有溃疡出血、幽门梗阻、可疑癌变等情况；全身条件差、难以耐受麻醉与手术者。

2. 方法

（1）胃肠减压与禁食：有效负压吸引以减少胃肠液继续外溢，是极为重要的措施。

（2）半坐卧位：使腹腔感染内容物流向盆腔，防止膈下脓肿形成。

（3）一般支持：输液，维持水、电解质与酸碱平衡，防治休克。

（4）静脉应用抑酸制剂。

（5）防治感染：全身应用广谱抗生素。

（二）手术治疗

凡不适合非手术治疗的急性穿孔；或经过非手术治疗6～12小时后，症状、体征不见缓解者，均应及早进行手术治疗。具体方法及适应证如下。

1. 穿孔修补术 简便易行、耗时短、创伤轻、安全性高。对于一般状态差，伴心、肺、肝、肾等重要脏器严重疾病，穿孔时间长（超过8～12小时），腹腔内炎症重及胃、十二指肠严重水肿，估计行根治性手术风险较大的病人应选择穿孔修补术。因为穿孔修补术未将溃疡灶切除，故手术后仍需行内科抗溃疡病治疗。单纯穿孔修补术的缺点是对溃疡病的疗效不十分确切，部分病人仍可因久疡未愈而致反复发作，一旦并发出血、幽门梗阻等情况需要再次手术治疗。经腹腔镜穿孔修补术有望代替传统开腹穿孔修补。

2. 根治性手术 优点在于一次手术同时解决了穿孔和溃疡两个问题。如果病人一般情况较好，穿孔在8～12小时以内，腹腔内感染和胃、十二指肠水肿较轻且无重要器官并存病者可考虑行根治性手术。具体适应证：消化性溃疡病史长、反复发作；曾有溃疡穿孔或出血病史；此次穿孔伴有出血、幽门狭窄或经修补后易致狭窄；疑有癌变。根治性手术包括：胃大部切除术；穿孔修补加壁细胞迷走神经切断术；穿孔修补、迷走神经切断加胃窦部切除或幽门成形术。

【预防与调护】

一、绝对卧床休息或半坐卧位，密切观察病情变化。

二、严格遵照医嘱禁食及胃肠减压等，根据病情适时进流质、半流质至清淡饮食。

三、积极做好康复心理指导，同时积极配合术后康复治疗，定期随访复查，以减少并发症的发生。

四、中西医结合积极治疗原发病。

扫码“练一练”

（黄仲海　胡嗣钦　俞　渊）

第十七章　胃及十二指肠溃疡的外科治疗

扫码“学一学”

要点导航

1. **掌握**　胃及十二指肠溃疡的临床特点、治疗原则。
2. **熟悉**　急性大出血、幽门梗阻的临床表现、诊断和治疗原则。
3. **了解**　胃大部切除术的手术操作及术后并发症。

第一节　概　述

胃、十二指肠局限性圆形或椭圆形的全层黏膜缺损，称为胃及十二指肠溃疡（gastroduodenal ulcer）。因溃疡的形成与胃酸－胃蛋白酶的消化作用有关，故统称消化性溃疡（peptic ulcer），可发生于任何年龄。由于新型抑酸制剂的临床应用以及合理的抗幽门螺杆菌感染使胃、十二指肠溃疡的内科治疗效果非常显著，因此外科干预主要是针对溃疡产生的并发症。有关“胃及十二指肠溃疡急性穿孔”的内容，已在前述第十六章、第七节进行阐述。

【病因病理】

一、病因

胃、十二指肠溃疡发病是多个因素综合作用的结果。其中最为重要的是胃酸分泌异常、幽门螺杆菌感染和黏膜防御机制的破坏。

正常情况下，酸性胃液对胃黏膜的侵蚀作用和胃黏膜的防御机制处于相对平衡状态。如平衡受到破坏，侵害因子的作用增强，胃黏膜屏障等防御因子的作用减弱，胃酸、胃蛋白酶分泌增加，最终导致溃疡。

迷走神经张力过高引起胃酸分泌增多是十二指肠溃疡发生的重要原因；而各种原因导致的胃黏膜屏障功能减弱、氢离子逆向扩散或胃潴留是形成胃溃疡的主要原因。幽门螺杆菌（Hp）感染和非甾体抗炎药（NSAID）是影响胃黏膜防御机制的外源性因素，可促进溃疡形成。Hp 感染与胃、十二指肠溃疡的形成都有一定的关系。

二、病理

典型溃疡呈圆形或椭圆形，黏膜缺损深达黏膜肌层。溃疡侵犯深而壁硬，边缘增厚或充血、水肿，基底光滑，表面可覆有纤维或脓苔。胃溃疡多发生在胃小弯，以胃角最多见。十二指肠溃疡主要发生在球部，球部以下的溃疡称为球后溃疡。

【手术适应证】

一、胃溃疡的手术指征

1. 顽固性溃疡，经内科系统治疗3个月以上仍不愈合或愈合后短期复发者。
2. 并发急性穿孔、大出血、瘢痕性幽门梗阻或溃疡已穿透至胃壁外者。
3. 溃疡直径超过2.5cm，高位溃疡或胃、十二指肠复合溃疡。
4. 不能除外恶变或者已经恶变者。

二、十二指肠溃疡的手术指征

1. 有严重并发症的十二指肠溃疡，如大出血、穿孔、瘢痕性幽门梗阻。
2. 顽固性溃疡，即经内科正规治疗无效的十二指肠溃疡。
3. 病程长，症状渐重，发作频繁，每次发作持续时间较长者。

【手术方式】

胃、十二指肠溃疡的手术方式有胃大部切除术和胃迷走神经切断术两大类。胃溃疡手术治疗的首选术式是毕Ⅰ（Billroth Ⅰ）式胃大部切除术。十二指肠溃疡手术方式首选毕Ⅱ（Billroth Ⅱ）式胃大部切除术和高选择性迷走神经切断术。

一、胃大部切除术

包括胃大部切除及胃肠重建两大部分。胃大部切除范围是胃的远侧2/3～3/4，包括胃体的远侧、胃窦部、幽门和十二指肠球部的近侧。胃大部切除治疗胃及十二指肠溃疡的原理是：①切除胃窦部，消除了由胃泌素引起的胃酸分泌；②切除了大部分胃体，减少了胃酸的分泌量；③切除了溃疡的好发部位；④切除了溃疡本身。

胃切除后恢复胃肠连续性的基本方法是胃十二指肠吻合或胃空肠吻合。

1. 胃大部切除、胃十二指肠吻合术 即毕Ⅰ（Billroth Ⅰ）式胃切除术（图17－1），残胃直接与十二指肠吻合。优点是吻合后的胃肠道接近于正常解剖生理状态，术后因胃肠功能紊乱而引起的并发症较少。

2. 胃大部切除、胃空肠吻合术 这种吻合方式有两种：其中最重要的是毕Ⅱ（Billroth Ⅱ）式胃空肠吻合，有多种术式，常用术式见图17－2，主要是残胃与近端空肠吻合、十二指肠残端关闭。优点是即使胃切除较多也不致胃空肠吻合口张力过大，术后溃疡复发率低。难以切除的十二指肠溃疡可行溃疡旷置，但术后并发症和后遗症较多。

3. 胃大部切除术、胃空肠 Roux－en－Y 吻合术 在距 Treitz 韧带10～15cm处切断空肠，远端空肠与残胃吻合，距此吻合口下45～60cm行近、远端空肠吻合。此术式较复杂，较少使用，但具有减少术后胆汁、胰液通过残胃的优点（图17－3）。

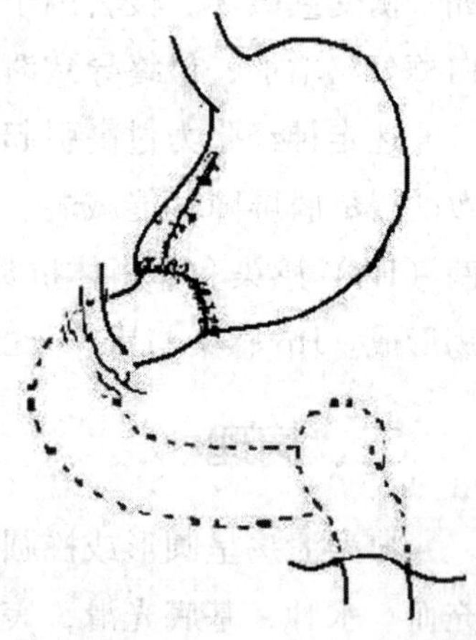

图17－1 毕Ⅰ式胃大部切除术

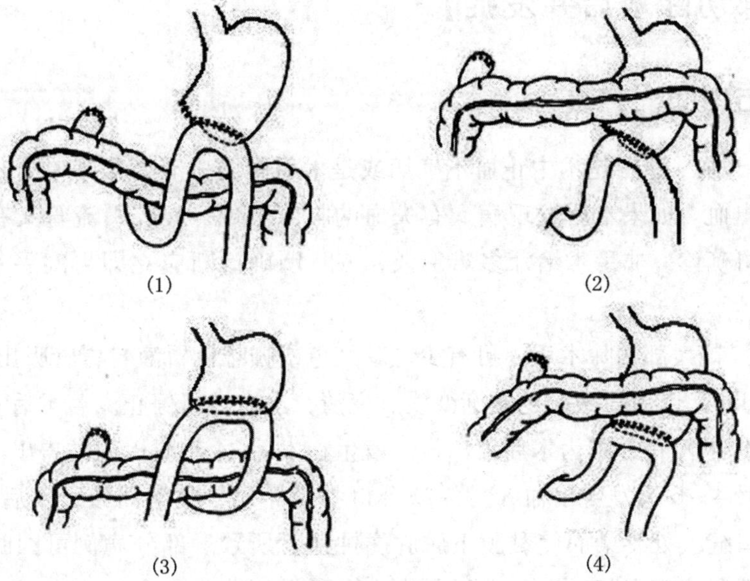

图 17-2　几种常用的毕Ⅱ式胃大部切除术式

（1）艾（v. Eiselsberg）氏法：结肠前，部分胃断端与空肠吻合，输入段对小弯侧。

（2）霍（Hoffmeister）氏法：结肠后，部分胃断端与空肠吻合，输入段对小弯侧。

（3）莫（Moynihan）氏法：结肠前，全部胃断端与空肠吻合，输入段对大弯侧。

（4）波（Polya）氏法：结肠后，全部胃断端与空肠吻合，输入段对小弯侧。

二、胃迷走神经切断术

主要包括迷走神经干切断术、选择性迷走神经切断术、高选择性迷走神经切断术三类。通过阻断迷走神经对壁细胞的刺激，消除神经性胃酸分泌；消除迷走神经引起的胃泌素分泌，减少体液性胃酸分泌。目前迷走神经切断术国内应用较少。

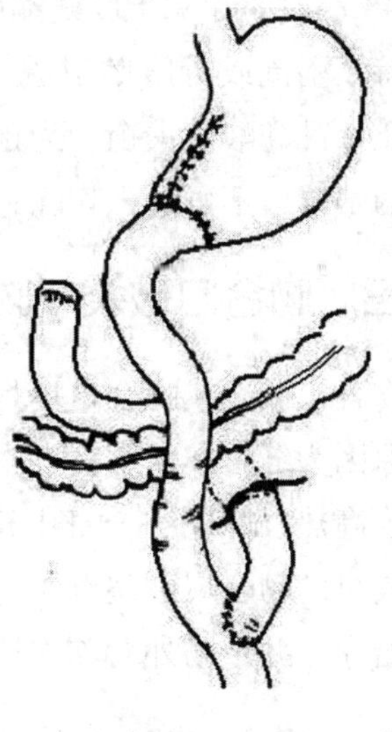

图 17-3　胃空肠 Roux-en-Y 吻合术

三、手术疗效评定

按 Visick 标准从优到差分为四级。Ⅰ级：术后恢复良好，无明显症状；Ⅱ级：偶有一些轻微消化道症状，如上腹部不适、饱胀、腹泻等，饮食调整即可控制，不影响日常生活；Ⅲ级：有轻到中度倾倒综合征或反流性胃炎症状，需要药物治疗，可坚持工作，能正常生活；Ⅳ级：存在中度至重度的明显并发症或溃疡复发等，无法正常工作与生活。胃大部切除术后病人大多数可达Ⅰ～Ⅱ级标准。

【胃大部切除术后并发症】

一、术后出血

1. 腹腔内出血 原因是术中止血不确切或是术后腹腔内有感染或吻合口瘘，使裸露的血管受腐蚀而出血。如果术后发现病人有失血的临床表现，腹腔引流管又有较多的新鲜不凝血引出，即可确诊。非手术治疗多难奏效，一旦明确诊断应立即再次手术止血，防治失血性休克。

2. 胃出血 胃大部切除术后，可有少许暗红色或咖啡色胃液自胃管吸出，一般24小时以内不超出300ml，以后胃液颜色逐渐变浅、变清，出血自行停止。若术后不断吸出新鲜血液，24小时后仍未停止，则为术后胃出血。发生在术后24小时以内的胃出血，多属术中止血不确切；术后4～6天发生出血，常为吻合口黏膜坏死、脱落而致；术后10～20天发生出血，与吻合口缝线处感染而使黏膜下脓肿腐蚀血管所致。部分病例可因旷置的溃疡出血或是术中探查遗漏病变引起出血。术后胃出血多可采用非手术疗法止血，必要时可做纤维胃镜检查或行选择性血管造影以明确出血部位和原因，还可局部应用血管收缩剂或栓塞相关动脉以达到止血疗效。当非手术疗法不能止血或出血量大时，应再次手术止血。

二、十二指肠残端破裂

十二指肠残端破裂多发生在术后24～48小时，与十二指肠残端处理不当以及胃空肠吻合口输入袢梗阻引起十二指肠腔内压力升高有关。临床表现为突发上腹部剧痛、发热、腹膜炎体征以及血白细胞计数增高，腹腔穿刺可有胆汁样液体。一旦确诊，应立即再次手术。超过48小时的十二指肠残端破裂，因局部炎症水肿严重，手术修补难以奏效，应经破裂处置管持续引流或行腹腔引流，给予全身营养支持，应用抗生素防治感染，并注意纠正水、电解质紊乱和酸碱失衡。为预防该并发症，应注意在十二指肠溃疡切除困难时，宜行溃疡旷置的术式，不可勉强切除；十二指肠残端关闭不满意时，可预行十二指肠置管造瘘。

三、吻合口破裂或吻合口瘘

吻合口破裂或吻合口瘘是胃大部切除术后早期严重并发症之一，多发生在术后1周内。主要原因为缝合技术不良、吻合口张力过大、低蛋白血症、组织水肿或血供不足等。临床表现为高热、脉速、全身中毒症状、腹膜炎体征以及引流管引出浑浊含肠内容物的液体。发生较早的吻合口破裂有明显腹膜炎体征，发生较晚则可形成局限性脓肿。诊断明确者宜手术治疗，并予肠外营养支持、抗感染及纠正水、电解质紊乱和酸碱失衡。

四、术后梗阻

分为吻合口梗阻、输入袢梗阻和输出袢梗阻。

1. 吻合口梗阻 常因吻合口过小或吻合时胃肠壁内翻过多所引起，术后吻合口炎性水肿可出现暂时性梗阻。若保守对症支持治疗无效可再次手术解除梗阻。

2. 输入袢梗阻 分急、慢性两类。急性输入袢梗阻多发生于毕Ⅱ式结肠前输入段对胃小弯的吻合术式。临床表现为上腹部剧烈疼痛、呕吐伴上腹部压痛，呕吐物量少，多不含胆汁，上腹部有时可扪及包块。急性完全性输入袢梗阻属闭袢性肠梗阻，易发生肠绞窄，病情不缓解者应手术解除梗阻。慢性输入袢梗阻为不全性梗阻，表现为餐后半小时左右上腹胀痛或绞痛，伴大量呕吐，呕吐物为胆汁，几乎不含食物，呕吐后症状缓解或消失；可采用禁食、胃肠减压、营养支持等治疗，若无缓解可行空肠输入袢、输出袢侧侧吻合或改行 Roux – en – Y 胃肠吻合术以解除梗阻。

3. 输出袢梗阻　输出空肠袢梗阻多为大网膜炎性肿块或水肿压迫，或肠袢粘连、扭曲成锐角所致。临床表现为上腹部饱胀，呕吐含胆汁的胃内容物。确诊应借助于 X 线钡餐检查，以明确梗阻的部位。症状严重而持续者应手术治疗以解除梗阻。

五、倾倒综合征

倾倒综合征是胃大部切除术后比较常见的并发症。在毕Ⅱ式胃空肠吻合术后发生机会更多。因原有控制胃排空的幽门窦、幽门括约肌及十二指肠球部等解剖结构不复存在，加上部分病人胃空肠吻合口过大，导致胃排空过速所产生的一系列综合征。分为早期与晚期两类，可同时存在。

1. 早期倾倒综合征　发生在进食后半小时内，表现为上腹胀闷、心悸、出汗、头晕、恶心、呕吐及腹泻等。患者面色苍白，脉搏加速，血压稍高。治疗主要采用饮食调整疗法，如少量多餐，避免过甜食物，减少液体摄入量并降低渗透浓度等，仍不缓解者可短期使用生长抑素治疗，常可奏效。手术治疗应慎重。

2. 晚期倾倒综合征　多在餐后 2 ~ 4 小时发作，表现为无力、出汗、饥饿感、嗜睡、眩晕等，曾称低血糖综合征。采取饮食调整、食物中添加果胶以延缓葡萄糖吸收等措施可缓解症状。严重者可用生长抑素治疗。

六、碱性反流性胃炎

碱性反流性胃炎常发生于毕Ⅱ式胃大部切除术后 1 ~ 2 年。临床主要表现为上腹部持续性烧灼痛，胆汁性呕吐，体重减轻。抑酸剂治疗无效，较为顽固。可服用胃黏膜保护剂、调节胃动力药及胆汁酸结合药。症状严重者可行手术治疗，一般改行 Roux – en – Y 胃肠吻合术。

七、吻合口溃疡

吻合口溃疡是胃大部切除术后常见的远期并发症，约 2/3 的吻合口溃疡患者发生在术后 2 年以内。症状与原发溃疡病变相似，但疼痛的规律性不明显，极易并发出血、穿孔。一般主张采用手术治疗。手术方法是再次行胃大部切除或同时做迷走神经切断术。

八、营养性并发症

胃大部切除术后少数病人可能出现消瘦、贫血、腹泻、脂肪泻、骨病等营养障碍。原因是胃大部切除术后，胃容量减少，容易出现饱胀感，使得饮食摄入量不足，引起体重减轻、营养不良。胃次全切除后胃酸分泌减少，壁细胞生成的内因子不足，使得铁与维生素 B_{12} 吸收障碍，可引起贫血。按照毕Ⅱ式重建后的消化道，食物与胰液、胆汁不能很好混合而发挥后两者中的消化酶作用，影响脂肪的吸收。手术后胃排空与小肠蠕动的加快，也影响到消化、吸收过程。胃大部切除术病人，约 1/3 术后晚期可有钙、磷代谢紊乱，出现骨质疏松、骨软化。

九、残胃癌

胃及十二指肠溃疡行胃大部切除术后 5 年以上，残余胃发生的原发癌称残胃癌。发生率一般在 2% 左右。多发生在术后 10 年以上。病人有上腹疼痛不适、进食后饱胀、消瘦、贫血等症状，胃镜及活检可确诊，一旦确诊应手术治疗。

第二节　胃及十二指肠溃疡大出血

胃及十二指肠溃疡大出血是指以大量呕血或黑便为临床特征，引起红细胞、血红蛋白、血细胞比容急剧下降，出现休克前期或休克症状的病人；不包括小量出血或仅有便潜血阳性的病人。出血是消化性溃疡最常见的并发症，也是上消化道大出血最常见的原因，约占 50% 以上。男性比女性多见。十二指肠溃疡并发出血者比胃溃疡多见。本病属于中医学的“呕血”“便血”“黑便”等范畴。

【病因病理】

一、中医病因病机

中医学认为本病与肝、脾有关，见表 17－1。

表 17－1　胃及十二指肠溃疡大出血的分型及病因病机

胃热炽盛	喜嗜辛辣醇酒等，使肝胃积热，热伤胃络；邪毒秽浊刺激，胃络损伤，迫血妄行
肝火犯胃	肝郁血瘀日久，肝气横逆犯胃；胃络损伤，血溢脉外
脾虚不摄	劳伤久病，脾胃虚弱，气不摄血，血随气逆而上经呕吐成呕血，随大便而下，成黑便

二、西医病因病理

胃及十二指肠溃疡出血多由于溃疡基底或其周围血管受侵蚀破裂所致，大多数为动脉出血。饮食失调、精神过度紧张、疲劳、服用对胃肠黏膜有损害的药物（如糖皮质激素、非甾体抗炎药物、抗凝剂等）、吸烟、酗酒或伴随疾病恶化等均可使溃疡活动而引起出血。十二指肠溃疡大出血常位于球部后壁，胃溃疡大出血多在胃小弯。溃疡基底部的血管侧壁破裂出血不易自行停止，可引发致命的动脉性出血。大出血后血容量减少、血压降低、血流变缓，可在血管破裂处形成凝血块而暂时止血。由于胃肠的蠕动和胃、十二指肠内容物与溃疡病灶的接触，暂时停止的出血有可能再次发生活动出血，应予高度重视。

【诊断】

一、临床表现

临床表现与出血的量和速度有关，主要表现为呕血、便血、休克三大主征。多数病人只有黑便而无呕血。呕血前病人常有恶心的感觉；便血前常突感有便意，排便前后可有乏力、头晕、心悸甚至晕厥。短期内出血超过800ml，可出现明显休克症状，如脉搏细速、呼吸浅促、四肢湿冷、血压降低、躁动不安或表情淡漠等。

腹部体征不明显，可有上腹部轻压痛、肠鸣音亢进。

二、实验室及其他检查

1. 血常规　血红蛋白、红细胞计数、血细胞比容呈进行性下降。在出血初期，由于血液浓缩，检查结果可在正常范围。

2. 便常规　隐血阳性，仅提示上消化道有出血。

3. 胃镜　急诊胃镜检查可迅速明确出血部位和病因，有助于识别再出血的可能性，决定是否需施行急诊手术等。

4. 选择性腹腔动脉造影　对胃镜检查未发现出血病变而又急需确诊者，可采用选择性腹腔动脉造影。活动性出血速度达0.5ml/min以上，则可见有造影剂自血管溢出，由此可明确出血部位。本方法对疑难的上消化道出血有诊断和鉴别诊断价值。此外，还可介导药物灌注或栓塞止血治疗。

【鉴别诊断】

胃及十二指肠溃疡大出血的鉴别诊断见表17－2。

表17－2　胃及十二指肠溃疡大出血的鉴别诊断

食管胃底静脉曲张破裂出血	见于门静脉高压症患者，表现为急性大出血，呕吐鲜红色血液，出血不易自止，易导致肝昏迷。伴有脾肿大、脾功能亢进、黑便、腹水、肝功能异常等表现
胃癌出血	表现为呕血或黑便，可有锁骨上淋巴结肿大、贫血、恶病质等。通过X线钡餐、胃镜及病理学检查可明确诊断
胆道出血	表现为突然发生上腹部绞痛或胆绞痛后出现呕血或黑便，呕出的血中混有胆汁。通过影像学检查如B超、CT、MRI以及ERCP检查可发现出血原因
应激性溃疡出血	多与休克、严重感染、严重烧伤、严重脑外伤或大手术有关。表现为在应激性疾病过程中突然发生上消化道大出血或出现急性腹痛和腹膜刺激症状等

【治疗】

一、治疗原则

治疗原则是尽快明确出血部位并有效止血、补充血容量，防治失血性休克。

二、中医治疗

（一）辨证论治

1. 胃热炽盛证

症候：脘腹胀闷，甚则作痛，吐血量多、色红或紫黯，常夹有食物残渣，口臭，便秘或大便色黑；舌红，苔黄腻，脉滑数。

治法：清胃泄火，凉血止血。

方药：泻心汤合十灰散。

加减：脘腹胀痛，加枳实、厚朴。

2. 肝火犯胃证

症候：吐血色红或紫黯，口苦胁痛，嘈杂泛酸，心烦易怒；舌质红绛，苔黄，脉弦数。

治法：泻肝清胃，凉血止血。

方药：丹栀逍遥散。

加减：常加侧柏叶、白茅根、茜草根；口苦、苔黄腻，加胆草、黄芩。

3. 瘀阻胃络证

症候：吐血色暗红，或夹有食物残渣，胃脘疼痛如刺、固定不移，或胁下有痞块，面色黧黑，肌肤甲错；舌质暗紫或边有斑点，脉涩。

治法：活血化瘀，和络止血。

方药：膈下逐瘀汤。

加减：常加三棱、蒲黄、白茅根。

4. 气不摄血证

症候：吐血缠绵不止，时轻时重，血色暗淡，胃脘隐痛喜按，神疲乏力，心悸气短，面色苍白；舌质淡，脉弱。

治法：补脾摄血。

方药：归脾汤。

加减：可加侧柏炭、蒲黄炭、姜炭、灶心土；胃脘疼痛，加延胡索、郁金。

5. 气血虚脱证

症候：吐血量多，面色苍白，神疲乏力，四肢厥冷，汗出身惊，脉微欲绝。

治法：益气固脱。

方药：独参汤。

加减：可加干姜炭、侧柏炭、乌梅炭；肢厥、身凉，加附子、肉桂。

（二）针灸治疗

呕血针刺上脘、内关、神门；黑便刺足三里、三阴交、阴陵泉。

三、西医治疗

（一）非手术治疗

主要是针对失血性休克的治疗。

1. 补充血容量 迅速建立可靠的静脉输液通道并根据临床表现判断其失血量。失血量达全身总血容量的20%时，应输注6%羟乙基淀粉、右旋糖酐或其他血浆代用品，用量在1000ml左右。出血量较大时可输注浓缩红细胞，也可输全血，并维持血细胞比容不低于30%。输入液体中晶体液与胶体液之比以3∶1为宜。血容量的补充应根据病人的血压、脉搏、尿量和周围循环状况、中心静脉压等进行调整。

2. 其他用药 留置鼻胃管，经胃管注入冰生理盐水溶液200ml加8mg去甲肾上腺素，每4~6小时注入1次，持续低负压吸引。经静脉或肌内注射立止血（注射用凝血酶），静

脉给予 H_2 受体阻断剂或质子泵抑制剂，静脉应用生长抑素等。

3. 急诊胃镜检查与治疗　胃镜检查可明确出血病灶，还可同时施行内镜下电凝、激光灼凝、注射或喷洒药物等局部止血措施。

（二）手术治疗

大多数胃及十二指肠溃疡大出血可经非手术治疗止血，仅5%～10%病例需急诊手术治疗。

1. 手术指征　①经积极非手术治疗无效者；②出血速度快，短期内出现休克症状者；③高龄病人伴有动脉硬化，出血自行停止可能性小；④经过非手术治疗出血已停止，但短期内再次出血者。

需急诊手术治疗者，手术最好应在出血48小时内进行。反复止血无效，拖延时间越久危险性越增加。

2. 手术方法　国内普遍采用包括溃疡在内的胃大部切除术；十二指肠溃疡切除有困难时可旷置溃疡，但应贯穿缝扎溃疡基底出血动脉或结扎其主干；高位溃疡可先行局部切除，缝合后再行胃大部切除；也可贯穿缝扎溃疡底部加迷走神经切断及胃肠引流术。单纯溃疡底部贯穿缝扎仅适用于难以耐受大手术的病人。

第三节　瘢痕性幽门梗阻

幽门附近溃疡反复发作形成的瘢痕可以造成幽门管狭窄，合并幽门痉挛、水肿，可以形成瘢痕性幽门梗阻（cicatricial pyloric obstruction）。临床特点是严重的呕吐，为隔餐宿食，不含胆汁，可导致患者严重营养不良、酸碱失衡和水、电解质紊乱。消化性溃疡并发幽门梗阻者仅占5%～10%，常见于老年人，以男性为多。本病属中医学“反胃”的范畴。

由于溃疡导致幽门部狭窄，如经确诊系由瘢痕组织形成造成的梗阻，目前除手术以外的其他治疗基本无效。故本节仅限于论述手术治疗。

【病因病理】

消化性溃疡引起幽门梗阻的原因主要有三种情况：①痉挛性梗阻，由反射性幽门括约肌痉挛引起；②水肿性梗阻，由幽门附近溃疡炎症水肿所致；③瘢痕性梗阻：幽门附近溃疡愈合时形成过多瘢痕组织，造成幽门狭窄而引起的梗阻。前两种情况属于间歇性、暂时性的，一般不需手术治疗；而瘢痕性梗阻则需手术才能解除梗阻。以上三种情况可以同时存在，但各自程度不同。梗阻的部位通常发生在十二指肠，较少在幽门管或幽门前胃窦部，罕见在胃体，故本病称“胃出口梗阻”更合适。

幽门梗阻初期属于不完全性梗阻，胃蠕动增强，胃壁肌层肥厚，胃腔轻度扩大；梗阻晚期发展成完全性梗阻，胃蠕动减弱甚至消失，胃高度扩张，大量胃内容物潴留于胃内，由于呕吐丢失大量胃液以及肾小管内因代偿性重吸收氢离子而增加钾离子的排出，可引起脱水、低氯低钾性碱中毒及营养障碍。

【诊断】

一、临床表现

呕吐是最突出的症状，呕吐量大，一次可达1000～2000ml，呕吐物为隔餐或隔宿食物，味馊而酸，含有大量黏液但不含胆汁。呕吐后病人感腹胀明显缓解。

体检可见病人营养不良，上腹部隆起，有时可见胃型和胃蠕动波，闻及振水音可确诊。有严重碱中毒时出现抽搐。

二、实验室及其他检查

（一）实验室检查

血常规检查可发现轻度贫血。长期饥饿可出现低蛋白血症。严重的幽门梗阻可出现代谢性低氯低钾性碱中毒，血钾、钠、氯均低于正常，二氧化碳结合力和pH升高。

（二）影像学检查

1. X线钡餐检查 有助于了解梗阻的部位、程度，并可了解十二指肠球部以下有无梗阻性病变。钡餐检查前后必须洗胃。

2. 胃镜检查 可明确梗阻的部位和病因，必要时还可钳取组织进行病理学检查。

【鉴别诊断】

瘢痕性幽门梗阻的鉴别诊断见表17－3。

表17－3 瘢痕性幽门梗阻的鉴别诊断

幽门痉挛性和水肿性梗阻	常发生在溃疡活动期，伴有节律性溃疡疼痛症状，梗阻为间歇性，呕吐剧烈但胃不扩张，很少有隔夜食物潴留，一般情况尚好。经内科治疗后，梗阻症状随疼痛缓解而消失
肿瘤性幽门梗阻	病程较短，多无溃疡病史，胃扩张较轻，胃酸缺乏或水平很低；X线钡餐检查可发现幽门部充盈缺损而十二指肠球部正常；胃脱落细胞学检查可查见癌细胞；胃镜及活检可明确诊断
十二指肠球部以下梗阻	十二指肠肿瘤、肠系膜上动脉压迫综合征（十二指肠淤滞症）、淋巴结结核和胰腺体部肿瘤侵蚀十二指肠壁均可引起十二指肠球部以下梗阻，有呕吐、胃扩张、胃潴留等表现。重要鉴别点是呕吐物多含胆汁，X线钡餐检查可确定梗阻部位不在幽门部

【治疗】

瘢痕性幽门梗阻必须采取手术治疗方能解除梗阻。手术治疗的目的在于解除梗阻，消除病因。术前应施行对症支持治疗，改善全身营养状况，纠正水、电解质紊乱及酸碱失衡；术前3天起持续胃肠减压并每日用温热生理盐水洗胃以减轻胃组织水肿，避免术后愈合不良。

手术方式以胃大部切除为主；还有胃窦切除加迷走神经切断。胃空肠吻合术适用于胃酸低、全身状况差的老年病人。

扫码“练一练”

（陈天波）

第十八章　门静脉高压症

扫码“学一学”

要点导航

1. 熟悉　门脉高压的临床表现及治疗原则；食管胃底曲张静脉破裂大出血的治疗方法。

2. 了解　门脉高压形成的解剖概要、病因和病理。

正常人门静脉压力为13～24cmH_2O，平均值18cmH_2O。当门静脉血流受阻和（或）血流量增加而引起门静脉及其分支内压力增高，并出现脾肿大、脾功能亢进、腹水、食管胃底静脉曲张继而破裂引起消化道出血等临床表现，即为门静脉高压症（protal hypertension）。本病属中医学“臌胀”“瘕”“单臌胀”范畴。

【解剖概要】

一、门静脉的特点

与其他部位静脉相比，门静脉有以下三个特点。

1. 门静脉主干的两端均为毛细血管。
2. 门静脉主干中少有静脉瓣存在。
3. 门静脉与腔静脉系统之间存在多处交通支。

二、门静脉与腔静脉之间的交通支

主要有以下四个交通支（图18－1）。

1. 胃底、食管下段交通支　是门－腔静脉之间的主要交通支。门静脉血流经过胃冠状静脉、胃短静脉，通过食管胃底静脉及其分支与奇静脉相吻合，汇入上腔静脉。

2. 直肠下端、肛管交通支　门静脉血流经过肠系膜下静脉、直肠上静脉，与直肠下静脉和肛管静脉相吻合，汇入下腔静脉。

3. 前腹壁交通支　门静脉（左支）血流经脐旁静脉与腹上和腹下深静脉相吻合，分别汇入上、下腔静脉。

4. 腹膜后交通支　肠系膜上、下静脉有许多小分支，在腹膜后与下腔静脉相吻合。

在这些交通支中，最为重要的是胃冠状静脉与奇静脉间交通支。胃冠状静脉有三支，即胃支、食管支与高位食管支（或异位高位食管支），这些交通支主要分布在胃底黏膜下和食管下端的黏膜下层。由于这些交通支距门静脉主干近，而且在正常情况下都很细小，因此在门脉压力增高或有黏膜糜烂等情况下，压力阶差相对较大，容易导致脉管破裂，发生上消化道大出血。

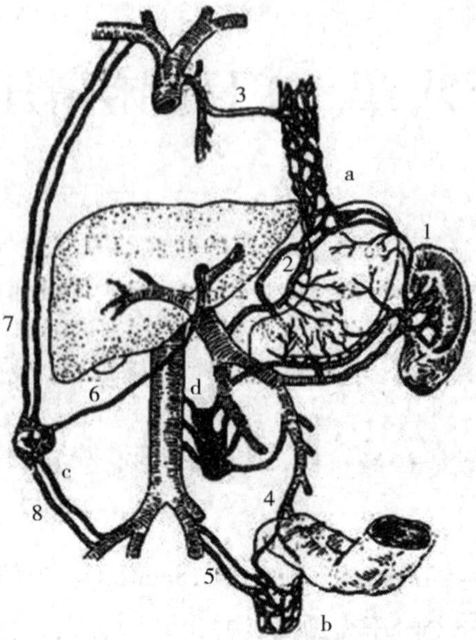

图 18－1　门静脉与腔静脉之间的交通支

1. 胃短静脉；2. 胃冠状静脉；3. 奇静脉；4. 直肠上静脉；5. 直肠下静脉、肛管静脉；

6. 脐旁静脉；7. 腹上深静脉；8. 腹下深静脉；

a 胃底、食管下段交通支；b 直肠下端、肛管交通支；c 前腹壁交通支；d 腹膜后交通支

【病因病理】

一、中医病因病机

本病的病机基础是肝脾气滞、血瘀、水饮停聚，与肝、脾、肾的功能失调有关（表 18－1）。

表 18－1　门静脉高压症的病因病机

早期	本病多因饮食不洁、情志所伤，肝瘅之后，肝体积损，肝络瘀滞；或长期纵酒，酒毒湿热内伤肝脾；或感染蛊毒，虫毒结聚，使肝脾受伤，络脉瘀塞；或因心阳不振，行血无力，血瘀于肝。多因素引起肝、脾、肾三脏受损，病机涉及全身而非独肝之疾。病之早期多属肝脾气滞、血瘀，实证为主，当属肝积
中期	中、后期腹水已成，多属脾虚肝弱，气血凝滞，阻于肝脾脉络，水湿停聚不化，为正虚邪实之证
晚期	晚期多累及肾，或脾肾阳虚，或脾肾阴虚，或阴阳俱虚，病邪多已深结而积重难返。气滞、血瘀、水停可成积聚、臌胀；或久病入络，血脉瘀阻，血不循经而导致吐血、便血

二、西医病因病理

门静脉无瓣膜，其压力通过流入血量和流出阻力形成并维持。门静脉血流阻力增加和高动力循环是决定门静脉高压症发生与发展的两个关键性因素。前者是门静脉高压症形成的启动因素，而后者对门静脉高压症的维持和发展有重要作用。门脉高压形成后，可以发生交通支扩张、脾肿大、腹水三个主要的病理变化（图 18－2）。

（一）交通支扩张

门静脉无静脉瓣，上述四个交通支正常时关闭。当门静脉压力增高时，则交通支出现扩张、开放、扭曲的情况，形成静脉曲张。临床上最有意义的是胃底、食管下段静脉曲张，

它离门静脉主干最近，压力阶差最大；加之胃与食管交界处5cm长的远段食管静脉主要位于固有层而不是黏膜下层，因而受门静脉高压的影响也最早、最显著。这是形成曲张静脉的组织结构基础。

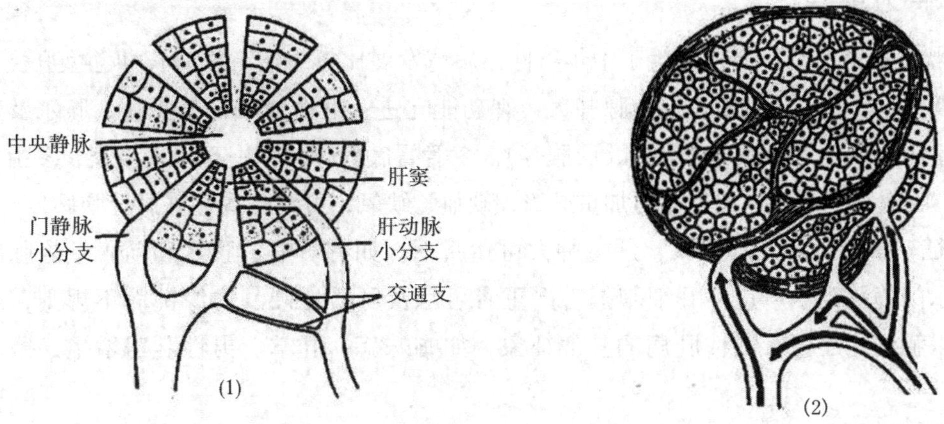

图18－2　门静脉、肝动脉小分支间的交通支在门静脉高压症发病中的作用

（1）正常时，门静脉、肝动脉小分支分别流入肝窦，其交通支细小而不开放；

（2）肝硬化时，交通支开放，压力高的肝动脉血流注入压力低的门静脉，使门脉压力更高

（二）脾肿大、脾功能亢进

门静脉血流受阻，脾脏长期处于充血、水肿状态，可相继出现充血性脾肿大，脾窦扩张，脾内纤维组织、单核细胞、吞噬细胞增生的现象。由于脾功能亢进对血细胞破坏功能增强，出现外周血红细胞、白细胞及血小板减少。

（三）腹水

导致腹水的病理变化有以下几方面。

1. 门静脉系统毛细血管床滤过压增加　腹腔内血液仅有5%经腔静脉回流，其余均经门静脉回流。门静脉压力增高使门静脉系统毛细血管床的滤过压增加，同时肝动脉血流增加，动－静脉短路开放使血流动力学改变。

2. 低蛋白血症　肝硬化可引起低蛋白血症。由于血浆胶体渗透压下降及淋巴液的生成增加，导致体液从肝表面及肠系膜漏入腹腔而形成腹水。

3. 继发性醛固酮及抗利尿激素增高　肝动脉血流增加，动－静脉短路导致血流动力学的改变，血流量增加、阻力增大，但有效循环血流量却是下降的，继发性刺激醛固酮及抗利尿激素分泌增高，加之肝功能受损而对醛固酮和抗利尿激素灭活能力不足，导致钠、水潴留而加剧腹水形成。

（四）门静脉高压症引发的其他并发症

1. 门静脉高压性胃病　约有20%的病人并发门静脉高压性胃病（portal hypertensive gastropathy），约占门静脉高压症合并上消化道出血的5%。

2. 肝性脑病　由于动－静脉短路开放，肝外门－体静脉分流造成大量门静脉血流绕过肝细胞，或由于肝细胞功能严重受损，使有毒物质（如氨、硫醇和γ－氨基丁酸）不能代谢和解毒而直接进入体循环，从而对脑产生毒性作用并出现神经精神综合征，称为肝性脑病（hepatic encephalopathy）。

【诊断】

一、临床表现

1. 症状 门静脉高压症多发生于中年男性，病情发展比较缓慢。常有长期乙型肝炎、肝硬化、血吸虫病等病史。主要表现为脾肿大、脾功能亢进、呕血或柏油样黑便、腹水及非特异性全身症状（如乏力、嗜睡、厌食、腹胀等）。食管胃底静脉曲张一旦出现破裂，多引发柏油样黑便、呕血，上消化道大出血更加重肝组织缺血、缺氧，可致肝昏迷（肝性脑病）。

2. 体征 查体可触及脾肿大，严重肿大可达脐下。如有黄疸、腹水和前腹壁静脉曲张特征，提示门静脉高压严重。肝细胞损害严重者可触及肝质地硬、边缘钝而不规则，或肝脏缩小难以触到。还可有慢性肝病的其他征象，如蜘蛛痣、肝掌、男性乳房增生、睾丸萎缩等。

二、实验室及其他检查

1. 血常规 脾功能亢进时，白细胞计数减少至 3×10^9/L 以下；血小板计数减少至 $(70\sim80)\times10^9$/L 以下。

2. 肝功能检查 血浆白蛋白降低而球蛋白增高，白蛋白/球蛋白比值倒置。由于原发性纤维蛋白溶解，因此凝血酶原时间延长。天门冬氨酸氨基转移酶和丙氨酸氨基转移酶若超过正常值的3倍，提示有明显肝细胞坏死；碱性磷酸酶和γ-谷氨酰转移酶显著升高，提示有胆汁淤积。在没有输血因素影响下，血清总胆红素超过51.3μmol/L，血浆白蛋白低于28g/L，说明肝功能严重失代偿。还应做乙型肝炎病原免疫学和甲胎蛋白检查。肝功能储备可用 Child-Pugh 分级方法评价（表18-2）。

表18-2 Child-Pugh 肝功能分级

项目	得分		
	1分	2分	3分
血清总胆红素（μmol/L）	<34.2	34.2~51.3	>51.3
血浆白蛋白（g/L）	>35	28~35	<28
凝血酶原延长时间（s）	<4	4~6	>6
腹水	无	轻度	中度以上
肝性脑病	无	轻度	中度以上

注：总分5~6分为轻度肝功能不全（A级），7~9分为中度肝功能不全（B级），10~15分为重度肝功能不全(C级)。

3. X线食管钡餐检查 上消化道造影显示食管及胃底静脉曲张，钡剂充盈时表现为食管、胃底黏膜紊乱，呈蚯蚓状或虫蚀样；排空时则呈“串珠样”负影。

4. 内镜检查 最好在出血24小时内进行，阳性率高，可观察食管及胃底静脉曲张程度、范围及曲张静脉数目等。必要时可在内镜直视下行硬化疗法，也可测定曲张静脉的压力，若静脉压力超过4kPa时易发生静脉曲张破裂出血。

5. B超检查及多普勒测定 可观察到肝脏有无弥漫性改变或体积缩小，有无脾肿大、门静脉及脾静脉直径增宽，并可显示有无腹水。体外测定门静脉直径和血流速度即可计算出门静脉血流量。易于反复检查，是目前最方便的测定方法。

【鉴别诊断】

一、出血的鉴别

凡有急性上消化道大出血者，首先要考虑到胃及十二指肠溃疡、食管胃底静脉曲张破裂和胃癌这三个最常见的原因，其次为胃黏膜的急性糜烂或炎症病变等（表18－3）。

表18－3　门静脉高压症出血的鉴别

消化性溃疡大出血	有典型的溃疡病史，突发上腹剧痛。胃溃疡以呕血为主，最终会出现柏油样便；十二指肠溃疡以柏油样便为主，可有大量呕血。呕血多为咖啡色，出血量大时便血呈紫红色，呕血后疼痛可略减轻
胃癌出血	病史较长，有类似溃疡病史，食欲减退、消瘦、贫血、上腹部隐痛可逐渐加重，早期粪便潜血试验持续阳性。X线钡餐摄片可见钡影残缺、癌性龛影以及胃壁僵硬、蠕动和黏膜皱襞消失。胃镜下可见到典型的恶性溃疡和肿瘤表现，活检可以明确诊断

二、脾肿大和脾功能亢进的鉴别

可分为原发性和继发性两大类，其鉴别诊断见表18－4。

表18－4　门静脉高压症脾肿大和脾功能亢进的鉴别

原发性	主要包括原发性血小板减少性紫癜、先天性溶血性贫血、原发性白细胞减少症和再生障碍性贫血，一般先有某些血细胞减少，继而脾肿大，但骨髓涂片有相应的血细胞增生亢进现象
继发性	脾功能亢进一般由感染、充血、肿瘤等因素引起，可有某些前驱疾病，如血吸虫病、疟疾、黑热病、白血病等。引起脾肿大后，因脾功能亢进而导致不同的血细胞减少现象。无慢性肝病史，肝功能正常

三、腹水的鉴别

门静脉高压性腹水一般为漏出液，主要应与恶性肿瘤腹水鉴别；而腹腔炎症渗出性腹水、心源性及肾性腹水则较易与之相鉴别。通常恶性肿瘤腹水为腹腔内肿瘤压迫门静脉或癌栓在门静脉内形成栓塞而使血液回流受阻，致使门静脉出现高压及腹水。此时已属肿瘤晚期，可有血行及淋巴转移。X线钡餐造影、B超、CT检查有鉴别价值，同时进行腹水内查找癌细胞更有助于诊断。

【治疗】

一、治疗原则

门静脉高压症治疗较为困难，控制并发症极其重要，临床常采取中西医结合治疗方法。缓则治其本，突出中医辨治；急则治其标，手术治疗为主。根据气、血、水的偏盛，分别采用行气、活血、利水之法治疗，注意攻补兼施、保护正气。外科治疗主要是针对门静脉高压症相关并发症的处理。围手术期中医药处理能提高手术疗效，减少并发症发生风险，降低死亡率，且能明显提高患者生存率与生活质量。

二、中医治疗

（一）瘀血内结证

症候：腹部积块，硬痛不移，面黯消瘦，肌肤枯燥，纳减乏力，呕出物如赤豆，时有寒热，女子或见月事不下；舌质红，舌边暗紫或见瘀点，苔薄，脉弦涩。

治法：祛瘀软坚，兼调脾胃。

主方：膈下逐瘀汤。

加减：便黑者，可加三七、侧柏叶等化瘀止血；如腹水甚者，体质尚好者，可暂用十枣汤峻功其水，但要注意保护胃气，不可过度攻伐。

（二）寒湿困脾证

症候：腹大胀满，按之如囊裹水，纳呆呕恶，口淡不渴，甚则颜面浮肿，身目发黄，面色晦暗，精神困倦，怯寒懒动，得热稍舒，小便少，大便溏；舌淡胖，苔白腻，脉濡缓。

治法：温中健脾，行气利水。

主方：实脾饮加茵陈。

加减：水湿过重者可加桂枝、猪苓、泽泻；如气虚息短者可加黄芪、党参；如胁腹痛较甚者可加郁金、青皮、砂仁等以理气和中；如黄疸较重者则加茵陈、藿香、蔻仁等。

（三）脾肾阳虚证

症候：腹大胀满，形如蛙腹，朝宽暮急，面色苍黄或面浮身肿，五更腹泻，完谷不化，形寒肢冷，小便不利；舌质淡胖，边有齿痕，舌苔白滑，脉沉迟无力。

治法：温补脾肾，行气利水。

主方：附子理中丸合五苓散、肾气丸。

加减：偏于脾阳虚者，可加黄芪、山药、苡仁、扁豆益气健脾；偏于肾阳虚者，酌加肉桂、仙茅、仙灵脾以温补肾阳。

（四）气随血脱证

症候：患者突然大量吐血及便血后出现面色苍白，四肢厥冷，汗出不止，口开目合，手撒身软，二便失禁；舌淡，苔白，脉微欲绝。

治法：益气固脱止血。

主方：独参汤合十灰散。

加减：如伴有昏迷、气促、两手抖动，则为气阴耗竭，急予以生脉散、参附龙牡汤敛阴回阳固脱。

三、西医治疗

（一）非手术治疗

食管胃底静脉曲张破裂大出血，尤其是肝功能储备 Child – Pugh C 级病人，尽可能采用非手术治疗。

1. 补充血容量　严密观察血压、脉搏变化，同时立即输液、输血，防治休克。收缩压低于 80mmHg，估计失血量超过 800ml，应快速输新鲜全血。

2. 应用血管活性药物

（1）血管加压素：使内脏小动脉收缩，门静脉血流量减少。每分钟 0.2～0.4U 持续静脉滴注，出血停止后减至每分钟 0.1U，维持 24 小时。使门静脉压力下降约 35%，半数以上病例均可控制出血。与硝酸甘油联合应用可以减轻血管加压素的副作用，并协同提高疗效。

（2）生长抑素：可选择性地减少内脏血流量，尤其是门静脉系的血流量，从而降低门静脉压力，控制食管胃底静脉曲张破裂大出血。对心血管系统无明显影响。首次剂量为 250μg 静脉冲击注射，以后 250μg/h 持续静脉滴注，可连续用药 3～5 天。止血率（80%～90%）远高于血管加压素，是目前治疗该病的首选药物。

3. 内镜治疗

（1）经纤维内镜注射硬化剂：国内多选用鱼肝油酸钠，直接注入曲张静脉腔内以引起曲张静脉闭塞，使其黏膜下组织硬化，以达到治疗食管静脉曲张出血和预防再出血的目的。经纤维内镜注射硬化剂对治疗食管胃底静脉曲张破裂出血的长期疗效要优于血管加压素和生长抑素。主要并发症有食管溃疡、狭窄或穿孔；食管穿孔是最严重的并发症，其发生率仅约为 1%，但死亡率却高达 50%。

（2）经内镜食管曲张静脉套扎术：比硬化剂注射疗法操作相对简单和安全。方法是经内镜将要结扎的曲张静脉吸引到结扎器中，用橡皮圈套扎在曲张静脉基底部。

注意：硬化剂注射疗法和套扎术均对胃底曲张静脉无效。

4. 三腔管压迫止血　见图 18－3。原理是利用充气的气囊分别压迫胃底和食管下段的曲张静脉，以达止血目的。通常用于对血管加压素或内镜治疗无效的病人。该管有三腔：一腔通圆形气囊（胃囊），充气后压迫胃底；另一腔通椭圆形气囊（食管囊），充气后压迫食管下段；还有一腔通胃腔，可进行吸引、冲洗和注入止血药。Minnesota 管还有第四个腔，用以吸引充气气囊以上的口咽分泌物。

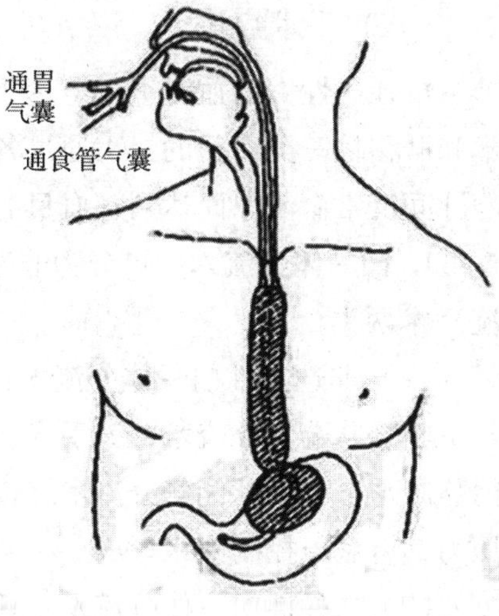

图 18－3　三腔管压迫止血法

用法：首先向胃气囊充气约 150ml，检查是否均匀膨胀、弹性良好，并置于水中证实无漏气。抽空气囊，表面涂液状石蜡，从病人鼻孔慢慢送入胃中，边插管边让病人做吞咽动作，直至插入 50～60cm 并抽出胃内容物为止。先向胃囊充气 150～200ml 后，将管向外提拉感到轻度弹性阻力时予以固定，或利用滑车装置在管端悬以重量约 0.5kg 的物品，或牵引压迫。接着观察止血效果。如仍有出血，再向食管囊充气 100～150ml（压力 10～40mmHg）。放置三腔管后应抽出胃内容物，并用温生理盐水反复灌洗，观察有无鲜血吸出。如无鲜血，同时脉搏、血压渐趋稳定，说明出血已基本控制。三腔管压迫可使 80% 病人的出血得以控制，但约 50% 病人排空气囊后再次出血。另外，气囊压迫装置的并发症发生率也有 10%～20%，并发症有吸入性肺炎、食管破裂及窒息，故应用三腔管止血的病人须严密监护。注意以下事项：①病人应侧卧或头部侧弯，便于吐出痰液，及时吸净病人咽喉部分泌物，防止发生吸入性肺炎。②要严密观察，慎防气囊上滑堵塞咽喉引起窒息。③三腔管一般放置24小时，如出血停止，可先排空食管气囊、再排空胃气囊，继续观察12～24小时，如确已止血再拔管。④放置三腔管时间不宜超过3～5天，否则会使食管胃底黏膜受压太久而发生溃烂、坏死甚至食管破裂。因此每隔12小时应排空气囊10～20分钟，如仍有出血再充气压迫。

5. 经颈静脉肝内门－体分流术（TIPS） 是采用介入放射方法，经颈静脉途径在肝内肝静脉与门静脉主要分支间建立通道，置入支架，实现门－体分流（图18－4），展开后的支架口径通常为8～12mm。TIPS适用于食管胃底静脉曲张破裂出血，经药物和内镜治疗无效，肝功能失代偿，不宜行急诊门－体分流手术的病人。主要并发症包括肝性脑病和支架内血栓形成而致狭窄或闭塞，由于TIPS后1年内支架狭窄和闭塞发生率高达50%，因此限制了它在预防再出血中的应用。

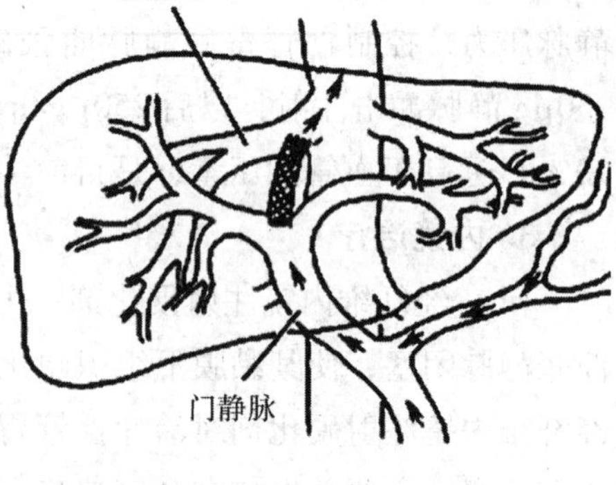

图18－4　肝内门－体通道建立后，门脉血分流进入肝静脉

（二）手术疗法

可在急性大出血时进行急诊手术，也可择期手术。手术方法大体可分为分流术、断流术和肝移植三类。目的：①通过各种分流术，达到降低门静脉压力的目的；②阻断门－奇静脉间反常血流，而达到止血目的。

1. 门－体分流术 可分为非选择性门－体分流术和选择性门－体分流（包括限制性分流）术两类。

（1）非选择性门－体分流术：将入肝的门静脉血完全流入体循环。代表术式是门静脉与下腔静脉端侧分流术，该手术将门静脉肝端结扎，防止发生离肝门静脉血流；也可采用门静脉与下腔静脉侧侧分流术，该手术将离肝门静脉血流一并转流入下腔静脉，降低肝窦压力，有利于控制腹水形成。

（2）选择性门－体分流术：旨在保留门静脉的部分入肝血流，同时降低食管胃底曲张静脉的压力。代表术式是远端脾－肾静脉分流术。

（3）限制性门－体分流术：目的是充分降低门静脉压力，防止食管胃底静脉曲张出血，同时保证部分入肝血流。代表术式是限制性门－腔静脉分流术（侧侧吻合口直径控制在10mm）和门－腔静脉“桥式”（H型）分流术（桥式人造血管口径为8～10mm）。

2. 断流术 断流手术的方式很多，阻断部位和范围有所不同，其中贲门周围血管断流术最有效，不仅离断食管胃底静脉侧支，还保留门静脉入肝血流。这一术式适合于门脉循环中没有任何能供体静脉吻合的通畅可选静脉，以及既往门－体分流手术和其他非手术疗法失败而又不适合再行分流手术的病人。

在施行此手术时，了解贲门周围解剖结构十分重要。贲门周围血管可分成四组：①胃冠状静脉，包括胃支、食管支和高位食管支；②胃短静脉：一般为3～4支，伴行胃短动脉，分布于胃底前后壁，注入脾静脉；③胃后静脉：起始于胃底后壁，伴同名动脉下行，注入脾静脉；④左膈下静脉：可单支或分支进入胃底或食管下段左侧肌层。

门静脉高压症时，上述静脉均显著扩张，高位食管支的直径常达0.6～1.0cm。彻底切断上述静脉，包括高位食管支或同时存在的异位高位食管支，同时结扎、切断与静脉伴行的同名动脉，才能彻底阻断门－奇静脉间的反常血流，因此称之为“贲门周围血管离断术”（图 18－5）。

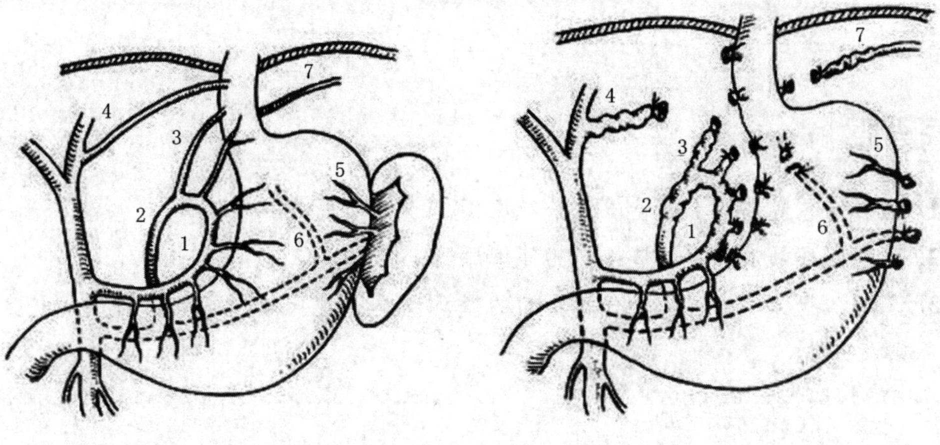

贲门周围血管局部解剖　　　　离断贲门周围血管

图 18－5　贲门周围血管离断术示意图

1. 胃支；2. 食管支；3. 高位食管支；4. 异位高位食管支；

5. 胃短静脉；6. 胃后静脉；7. 左膈下静脉

3. 肝移植　是治疗门静脉高压症最理想的方式，不仅缓解门静脉高压，也能解决原有肝脏疾病。但是由于肝脏来源、免疫抑制剂的终身使用和医疗费用昂贵等问题，限制了其临床应用。

【预防与调护】

一、调节饮食，宜摄入营养丰富且易消化的软食，切不可吃粗糙过硬的食品。

二、生活规律，不做剧烈运动。避免劳累和过度活动，保证充分睡眠。

三、避免引起腹内压增高的因素，如呕吐、便秘、咳嗽、大笑、负重用力等。

四、保持乐观、稳定的心态。

五、定期到医院复诊。

（陈天波）

扫码“练一练”

扫码“学一学”

第十九章 腹外疝

要点导航

1. 掌握 各种疝的病理特点及治疗原则。

2. 熟悉 嵌顿性疝和绞窄性疝的处理原则。

3. 了解 腹外疝的定义、分类及疝的基本结构；现代腹股沟疝修补的理论基础和手术原则及方法。

第一节 概 述

体内某个脏器或组织离开其正常解剖部位，通过先天或后天形成的薄弱点、缺损或孔隙进入另一部位，即称为疝（hernia）。疝多发生于腹部，腹部疝又以腹外疝为多见。腹外疝是由腹腔内的脏器或组织连同腹膜壁层，经腹壁薄弱点或孔隙，向体表突出所形成。其中以腹股沟疝发生率最高，占90%以上；股疝次之，占5%左右；较常见的腹外疝还有切口疝、脐疝和白线疝。腹外疝是外科常见的疾病之一，属中医学“疝气”范畴。

中医学对“疝”的认识记载内容丰富繁杂。“腹痛不得大小便，病名曰疝”（《素问·长俠节论》）；五藏六府疝十六病四十卷。（《汉书·艺文志》，注：“心腹气病。)”；又如：疝瘕（《诸病源候论》卷二十：“疝者痛也，瘕者假也，其病虽有结瘕而虚假可推移，故谓之疝瘕也。由寒邪与脏腑相搏所成。其病腹内急痛，腰背相引痛，亦引小腹痛。”）；《外科正宗》云：“又有一种水疝，皮色光亮，无红无热，肿痛有时，内有聚水，宜用针从便处引去水气则安”（相当于西医的睾丸鞘膜积液或精索鞘膜积液）；《诸病源候论》卷二十，该书所论五疝、七疝内均包含有气疝。《儒门事亲》：“或小儿亦有此疾，俗名曰偏气。”历代所论，所指疾病，性质各异，其中包括了一般气郁所致之腹痛，生殖器睾丸、阴囊部位的病变，女子二阴病变以及现代医学腹股沟斜疝者。

【病因病理】

一、中医病因病机

张子和在《儒门事亲》中提出“诸疝皆归肝经”，后世医家多信奉之。肝之经脉循少腹，络阴器，恰恰符合疝病的发病部位（任脉亦循行于此），这就是诸疝皆归肝经的理论根据。结合临床的实际情况，多见本虚标实、虚实夹杂，病因内外、寒热并见。

摄生不慎，感受寒湿之邪，寒湿凝滞，聚于阴分，寒邪主收引，使筋脉挛急，肝之经脉被寒邪凝滞以致成疝；湿热趋于下焦，亦或寒湿化热，湿热之邪不得外泄；蕴结而成；

则需清利湿热；痰湿凝滞者，当行气消坚以驱痰湿之邪；肝气郁结，气机逆乱而窜于下者，当行气疏肝、缓筋止痛；中气下陷，托举无力者，当补中益气以开阳举陷。

二、西医病因病理

（一）病因

腹壁强度降低和腹内压力增高是腹外疝发病的两个主要原因。

1. 腹壁强度降低　腹壁强度降低是疝发生的基础，有先天性和后天性两种情况。先天性缺损常见于某些组织穿过腹膜的部位，如精索或子宫圆韧带穿过腹股沟管，股动、静脉穿过股管，脐血管穿过脐环等处；后天性腹壁强度降低的原因多为手术切口愈合不良、外伤、感染、腹壁神经损伤、老年、久病、肥胖所致肌萎缩等。

2. 腹内压力增高　腹内压力增高是诱发疝的因素。慢性咳嗽、慢性便秘、晚期妊娠、腹水、排尿困难（前列腺肥大、包茎）、婴儿经常啼哭、举重、经常呕吐以及腹内肿瘤等是引起腹内压力增高的常见原因。

（二）病理

典型的腹外疝由疝囊、疝内容物和疝外被盖等部分组成（图 19－1）。

1. 疝环　疝环是疝突向体表的门户，又称疝门，相当于腹壁薄弱或缺损处。各类疝多依疝环部位而命名，如腹股沟疝、股疝、脐疝等。

2. 疝囊　疝囊是腹膜壁层经疝环而突出的囊袋状结构，可分为疝囊颈、疝囊体、疝囊底三部。疝囊颈是疝囊与壁层腹膜移行的狭窄部，位置相当于疝环；疝囊体是疝囊的膨大部分；疝囊底为疝囊的顶端部分。

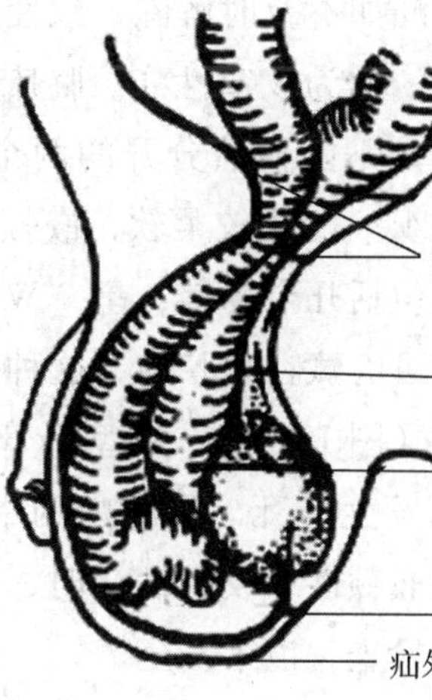

图 19－1　腹外疝的组成

3. 疝内容物　疝内容物是进入疝囊的腹腔脏器和组织。常见的疝内容物以小肠最多见，大网膜次之。此外，盲肠、阑尾、乙状结肠、横结肠、膀胱等也可作为疝内容物进入疝囊，但较少见。

4. 疝外被盖　疝外被盖是疝囊以外的腹壁各层组织，通常由筋膜、肌肉、皮下组织和皮肤组成。

【临床类型】

根据疝内容物的病理变化和临床表现，腹外疝可分为易复性疝、难复性疝、嵌顿性疝、绞窄性疝。

一、易复性疝

凡疝内容物很容易回纳入腹腔者，称为易复性疝。

二、难复性疝

疝内容物不能完全回纳入腹腔但并不引起严重症状者，称为难复性疝。常因疝内容物（多为大网膜）反复突出，与疝囊颈发生摩擦粘连所致。腹腔后位的脏器，在疝的形成过程中可随后腹膜壁层而被下牵构成疝囊壁的一部分，称为滑动性疝（图 19－2）；常见脏器右侧为盲肠，左侧为乙状结肠与降结肠；滑动性疝通常也属难复性疝。

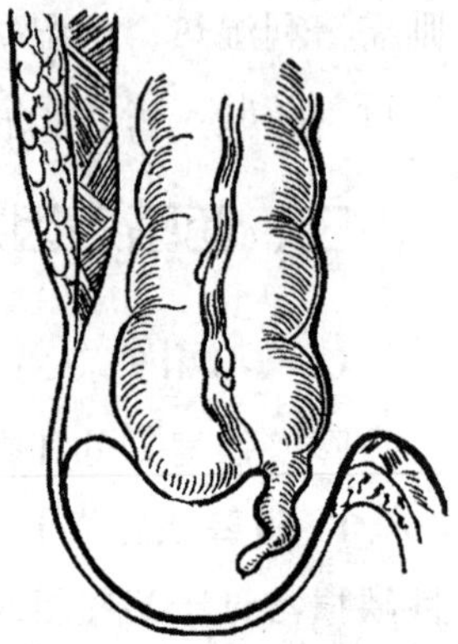

图 19－2　滑动性疝

三、嵌顿性疝

腹内压突然增高使疝内容物强行扩张囊颈而进入疝囊，随后因囊颈的弹性收缩，又将内容物卡住，使其不能回纳入腹腔，称为嵌顿性疝。如嵌顿的内容为小肠，则产生急性肠梗阻症状。

四、绞窄性疝

嵌顿性疝如不及时解除，致使疝内容物发生血循环障碍甚至坏死者，称为绞窄性疝。临床过程中，绞窄是嵌顿的进一步发展，是不能截然分开的两个连续性阶段。儿童的疝，由于疝环组织一般比较柔软，嵌顿后绞窄的机会较小。有些嵌顿肠管可包括几个肠袢，呈“W”形，疝囊内各嵌顿肠袢之间的肠管可隐藏在腹腔内，这种情况称为逆行性嵌顿性疝或 Maydl 疝（图 19－3）；此型肠管发生绞窄时，不但疝囊内的肠管可以发生坏死，腹腔内的中间肠袢也可坏死。所以，在手术处理嵌顿性或绞窄性疝时，术中必须把腹腔内有关肠袢全部牵出检查，以策安全。

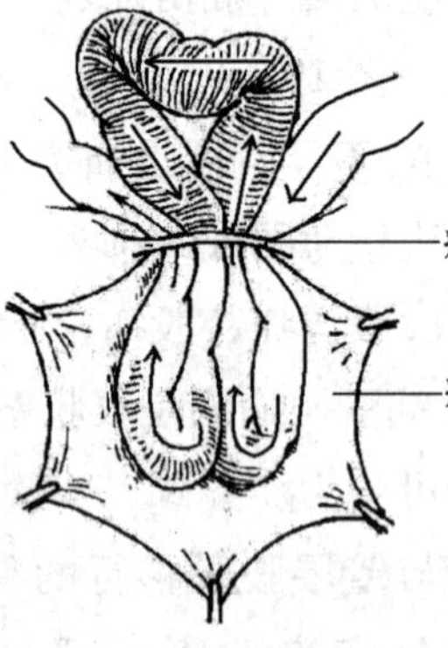

图 19－3　逆行性嵌顿性疝

【治疗】

一、治疗原则

除部分婴儿腹股沟斜疝外，腹外疝一般不能自愈，单纯药物治疗难以奏效，正确采用手术治疗才能达到治愈目的。

二、中医治疗

能缓解疝气导致的腹胀、腹痛、便秘等症状，从而使疝气减轻；不足之处是无法控制疝气脱出。

（一）辨证论治

1. 寒湿凝滞证

症候：肿块在阴囊，肿硬而冷，牵引睾丸疼痛，疼痛较剧，难以履步，形寒肢冷，得温稍有缓解；苔白舌质紫黯，脉沉紧或弦。

治则：行气疏肝，散寒除湿止痛。

方药：天台乌药散。

2. 肝肾阴寒证

症候：疝气偏坠、阴囊肿大、起消无常，痛引脐腹，每因劳累或受冷即发，形寒肢冷，腰膝酸软；舌淡苔薄白，脉沉细。

治则：行气散寒，温补肝肾。

方药：暖肝煎。

3. 肝郁气滞证

症候：阴囊结块，少腹、阴囊胀闷窜痛，缓急无时，每因情志抑郁或突然精神刺激而发病；舌淡苔白，脉弦。

治则：行气疏肝，缓筋止痛。

方药：柴胡疏肝散。

4. 中气下陷证

症候：肿块因站立、劳动或咳嗽而出现，劳累时肿块增大，胀坠不适，休息或平卧后可以缩小或回纳；可伴有食少纳差，面色

白，神疲乏力，动则气短，脉微或涩。

治则：补中益气，升阳举陷。

方药：补中益气汤。

（二）中医外治

可用生香附60g，研粗末，食盐60g，用酒醋炒热，用布包频熨患处。

（三）针灸治疗

针刺关元、大敦、三阴交。

三、西医治疗

腹外疝一般均需外科手术治疗。但1周岁以内的患儿，随着生长发育，腹壁肌肉增强而有自愈可能，暂不行手术治疗；可采用绷带包扎压迫疝环，防止腹腔内脏突入疝囊。妊娠后期引起的腹外疝在分娩后也可能会消失。手术治疗前应注意详细询问病史并进行全面体格检查，注意有否手术禁忌证，有无导致腹内压增高因素；对老年人的心血管疾病和糖尿病，均应积极针对病因治疗。腹外疝的手术治疗原则为疝囊高位结扎和疝修补术。一般腹外疝均为择期手术，但当发生嵌顿、绞窄时需急诊手术，以防疝内容物坏死，并解除伴发的肠梗阻。

第二节　腹股沟疝

腹股沟区是由腹直肌外缘（内界）、腹股沟韧带（下界）和髂前上棘到腹直肌外缘的水平线（上界）所围成的三角形区域，经该区向体表突出的腹外疝称为腹股沟疝，分斜疝和直疝两种。疝囊经腹壁下动脉外侧腹股沟管内环（深环或腹环）突出，向内、向下、向

前斜行经过腹股沟管，再穿出腹股沟管外环（浅环或皮下环）可进入阴囊，称为腹股沟斜疝（indirect inguinal hernia）。疝囊经腹壁下动脉内侧的直疝三角区直接由后向前突出，不经过内环和腹股沟管，也不进入阴囊，为腹股沟直疝（direct inguinal hernia）。腹股沟斜疝是最多见的腹外疝，发病率占全部腹外疝的75% ~90%，占腹股沟疝的85% ~95%。腹股沟疝男女发病率之比约为15∶1，右侧比左侧多见。

【解剖概要】

一、腹股沟区解剖

1. 皮肤、皮下组织和浅筋膜

2. 腹外斜肌 其在髂前上棘与脐之间连线以下移行为腱膜，即腹外斜肌腱膜。该腱膜下缘在髂前上棘至耻骨结节之间向后、向上反折并增厚形成腹股沟韧带；韧带内侧端一小部分纤维又向后、向下转折而形成腔隙韧带，又称陷窝韧带，它填充着腹股沟韧带和耻骨梳之间的交角，其边缘为股环的内侧缘。腔隙韧带向外侧延续的部分附着于耻骨梳，移行为耻骨梳韧带（图19-4）。

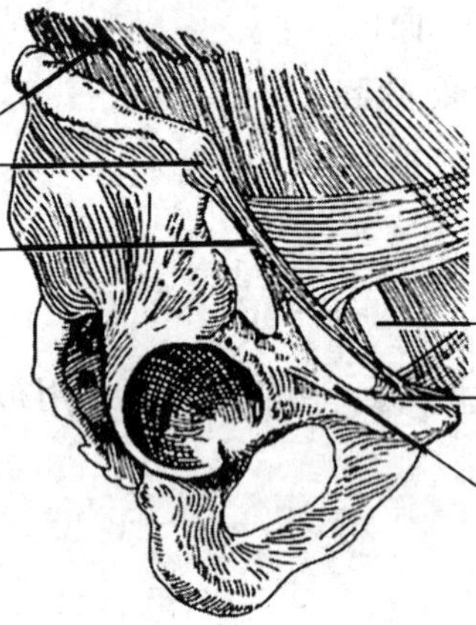

图19-4　腹股沟区韧带

3. 腹内斜肌和腹横肌 腹内斜肌在此区起自腹股沟韧带的外侧1/2。肌纤维向内下走行，其下缘呈弓状越过精索前方转向上方，在精索内后侧止于耻骨结节。腹横肌在此区起自腹股沟韧带外侧1/3，其下缘也呈弓状越过精索上方，在精索内后侧与腹内斜肌融合而形成腹股沟镰（亦称联合腱），也止于耻骨结节。

4. 腹横筋膜 位于腹横肌深面。其下面部分的外侧1/2附着于腹股沟韧带，内侧1/2附着于耻骨梳韧带。腹横筋膜与包裹腹横肌和腹内斜肌的筋膜在弓状下缘融合，形成弓状腱膜结构，称为腹横肌腱膜弓；腹横筋膜至腹股沟韧带向后方的游离缘处加厚形成髂耻束（图19-5）。在经腹腔镜疝修补术中特别重视腹横肌腱膜弓和髂耻束等解剖结构。在腹股沟中点上方2cm、腹壁下动脉外侧处，男性精索和女性子宫圆韧带穿过腹横筋膜而形成一个卵圆形裂隙，即为腹股沟管内环（深环或腹环）。腹横筋膜由此向下包绕精索，成为精索内筋膜。深环内侧的腹横筋膜组织增厚，称凹间韧带（图19-6，图19-7）。在腹股沟韧带内侧1/2，腹横筋膜还覆盖着股动、静脉，并在腹股沟韧带后方伴随这些血管下行至股部。

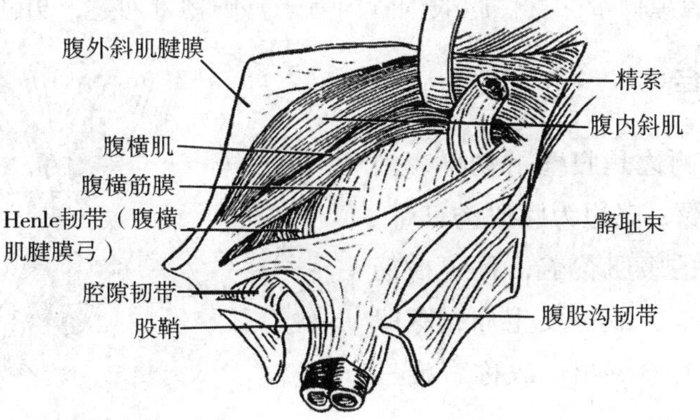

图 19－5 髂耻束解剖

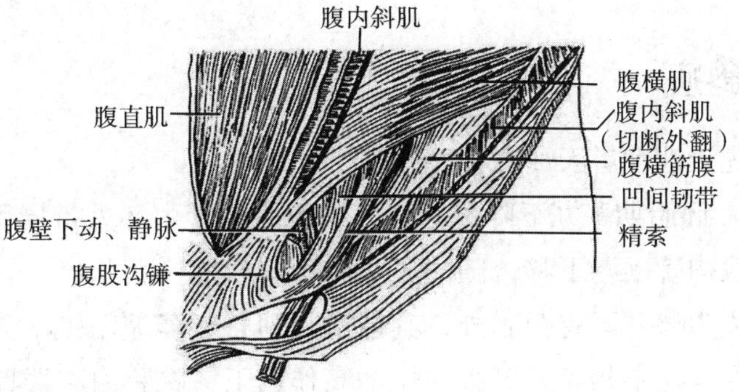

图 19－6 左腹股沟区解剖层次（前面观）

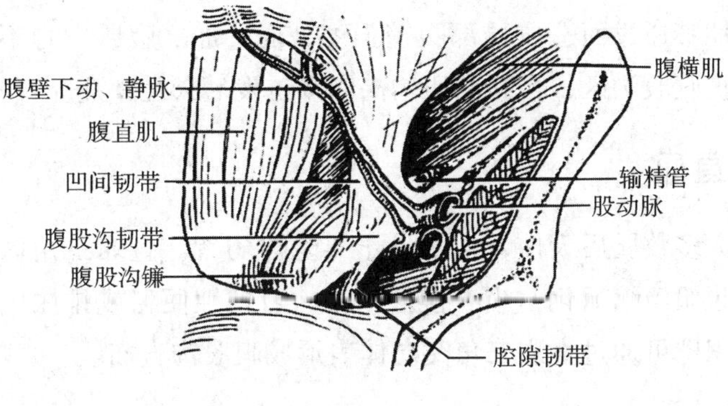

图 19－7 右腹股沟区解剖层次（后面观）

5. 腹膜外脂肪和腹膜壁层 从上述解剖层次可见，在腹股沟内侧 1/2 部分，腹壁强度较为薄弱，因为该部位在腹内斜肌和腹横肌的弓状下缘与腹股沟韧带之间有一空隙，这就是腹外疝好发于腹股沟区的重要原因。

二、腹股沟管解剖

腹股沟管位于腹前壁、腹股沟韧带内上方，大体相当于腹内斜肌、腹横肌弓状下缘与腹股沟韧带之间的空隙。成年人腹股沟管的长度为 4～5cm。腹股沟管的内口即深环，外口即浅环。以深环为起点，腹股沟管的走向由外向内、由上向下、由深向浅斜行。腹股沟管的前壁有皮肤、皮下组织和腹外斜肌腱膜，但外侧 1/3 部分尚有腹内斜肌覆盖；管的后壁为腹横筋膜和腹膜，其内侧 1/3 尚有腹股沟镰；上壁为腹内斜肌、腹横肌的弓状下缘；下壁为腹股沟韧带和腔隙韧带。女性腹股沟管内有子宫圆韧带通过，男性则有精索通过。

三、直疝三角

直疝三角的外侧边是腹壁下动脉，内侧边为腹直肌外侧缘，底边为腹股沟韧带。此处腹壁缺乏完整的腹肌覆盖，且腹横筋膜又比周围结构薄弱，故易发生疝，腹股沟直疝即在此由后向前突出，故称直疝三角（图 19－8）。

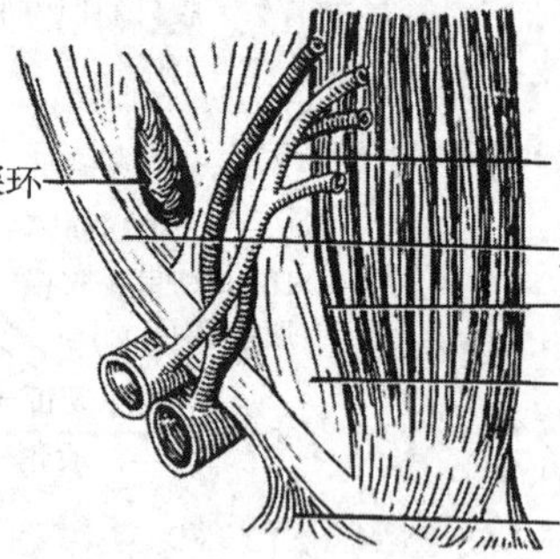

图 19－8　直疝三角（后面观）

【病因病理】

一、腹股沟斜疝

腹股沟斜疝有先天性和后天性两种。

1. 先天性斜疝　胚胎期睾丸下降过程中，在腹股沟管内环处携同腹膜、腹横筋膜以及腹壁各层肌肉经腹股沟管逐渐下移，随之下移的腹膜形成一鞘状突。鞘状突在婴儿出生后不久，除阴囊部分成为睾丸固有鞘膜外，其余部分即自行萎缩闭锁。如鞘状突不闭或闭锁不全，则与腹腔相通，在小儿啼哭等腹内压增高作用下，腹腔内脏器即可进入其中形成先天性斜疝。因右侧睾丸下降较迟，鞘状突闭锁较晚，故右侧斜疝较左侧多见。

2. 后天性斜疝　后天性斜疝较先天性斜疝多见。主要是因为腹股沟区是腹壁薄弱区，又有精索和子宫圆韧带通过而造成局部腹壁强度减弱，加之腹肌发育不良对内环括约作用减弱，不能强化保护腹股沟区，当腹内压增高时则诱发后天性斜疝。

二、腹股沟直疝

腹股沟直疝绝大多数属后天性，常多见于年老体弱者。直疝三角区本身就是腹壁的一个薄弱区，老年人腹肌萎缩退化，当有慢性咳嗽、习惯性便秘或排尿困难而致腹内压增高时，腹腔脏器或组织即可通过直疝三角突向体表形成腹股沟直疝。

【诊断】

一、临床表现

1. 症状　主要表现为腹股沟区有肿块突出。通常初期为易复性疝，患者一般无特殊不适，偶有局部胀痛和不适感。肿块开始较小，仅在病人站立、劳动、行走、咳嗽或婴儿啼哭时出现，平卧休息时消失。随着疾病的发展，肿块可以逐渐增大。由于疝内容物与疝囊壁经常摩擦粘连可成为难复性疝，也可以表现为嵌顿性或绞窄性疝；若嵌顿的是肠袢，可出现典型的急性肠梗阻症状。肠管绞窄、坏死、穿孔后可导致急性弥漫性腹膜炎。

2. 斜疝与直疝的临床鉴别　见表 19－1。

表 19－1 腹股沟斜疝与腹股沟直疝的临床鉴别

鉴别要点	腹股沟斜疝	腹股沟直疝
发病年龄	多见于儿童及青壮年	多见于老年
突出途径	经腹股沟管突出，可进入阴囊	由直疝三角突出，不进入阴囊
疝块外形	呈椭圆形或梨形，上部呈蒂柄状	呈半球形，基底较宽
回纳疝块后压住深环	增高腹内压，疝块不再突出	增高腹内压，疝块仍可突出
精索与疝囊的关系	精索在疝囊后内方	精索在疝囊前外方
疝囊颈与腹壁下动脉的关系	疝囊颈在腹壁下动脉外侧	疝囊颈在腹壁下动脉内侧
嵌顿机会	较多	极少

3. 分型 根据疝环缺损大小、疝环周围腹横筋膜的坚实程度和腹股沟管后壁的完整性，将腹股沟疝分为四型。

Ⅰ型：疝环缺损直径＜1.5cm，疝环周围腹横筋膜有张力，腹股沟管后壁完整。

Ⅱ型：疝环缺损直径1.5～3.0cm，疝环周围腹横筋膜存在，但薄弱且张力降低，腹股沟管后壁已不完整。

Ⅲ型：疝环缺损直径≥3.0 cm，疝环周围腹横筋膜薄弱而无张力或已萎缩，腹股沟管后壁缺损。

Ⅳ型：复发疝。

二、实验室及其他检查

1. 疝造影 在下腹部穿刺将造影剂注入腹膜腔，然后通过体位的变换以达到显影疝囊之目的。

2. 阴囊透光试验 疝的肿块一般不透光，透光试验阴性。

【鉴别诊断】

腹股沟疝的鉴别诊断见表 19－2。

表 19－2 腹股沟疝的鉴别诊断

睾丸鞘膜积液	肿块完全局限在阴囊内，呈囊性，透光试验一般呈阳性。睾丸不易触及
精索鞘膜积液	肿块位于腹股沟区精索部位，肿块较小，边缘清楚，有囊性感，牵拉同侧睾丸时，肿块可随之而上下移动
交通性鞘膜积液	肿块随体位变换时大时小，每于起床后缓慢出现并逐渐增大，平卧休息后逐渐缩小，挤压肿块可使其缩小，透光试验呈阳性
隐睾	隐睾多位于腹股沟管内，肿块较小，边界清楚，挤压肿块时有胀痛感。如患侧阴囊内摸不到睾丸，则可明确诊断
髂窝寒性脓肿	肿块多位于髂前上棘处，肿块较大，边界不清，质软而有波动感。腰椎或骶髂关节常可发现结核病灶

【治疗】

除了1岁以下婴幼儿腹肌随着生长发育逐渐强壮，疝有可能自行消失；绝大多数腹股沟疝如不及时治疗，疝块会逐渐增大，终将加重腹壁缺损而影响日常生活和劳动能力。因此只要无禁忌证，腹股沟疝均应及早施行手术治疗；如果并发嵌顿或绞窄，则需急诊手术治疗。

一、非手术治疗

1. 1 岁以下婴幼儿 暂不手术。可采用棉线束带或绷带压住腹股沟管深环，防止疝块突出并给予发育中的腹肌以加强腹壁的适宜条件。

2. 疝带治疗 主要适用于年老体弱或其他原因禁忌手术者。对于难复性疝、嵌顿性或绞窄性疝，则禁忌使用疝带。长期使用疝带可使疝囊颈经常受到摩擦变得肥厚坚韧而增高疝嵌顿的发病率，并有促使疝囊与疝内容物发生粘连的可能。故一旦病情允许，仍应尽早手术治疗。疝修补术后应用疝带来防止复发的方法目前已不被采用，因其不仅不能达到防止疝复发的目的，反而有可能使疝带垫下的腹壁肌肉受到损伤而导致疝的复发。

3. 嵌顿性疝的手法复位 在某些情况下，尤其是小儿或患有严重疾病而无法耐受手术的老年病人，如嵌顿时间较短（3 ~ 5 小时以内），估计尚未形成绞窄，可以试行手法复位。手法复位仅是一种暂时性的治疗方法，成功后一旦病情允许，仍应建议病人尽早手术治疗。

复位方法：患者取头低足高位，必要时注射解痉、止痛、镇静剂，使腹肌松弛、腹压降低。然后托起阴囊，将疝块缓慢地推向腹腔，同时用左手在疝环处轻轻按压，以协助疝内容物回纳。手法复位后，应严密观察腹部情况 24 小时。观察期间注意有无腹痛及腹膜刺激征的表现，如出现腹膜炎或肠梗阻的表现，应立即手术治疗。

二、手术疗法

原则是尽量采用低张力或无张力缝合以加强机体固有的防疝机制。术前患者如有引起腹内压增高的诱因如慢性咳嗽、排尿困难、严重便秘、腹水等，或合并糖尿病等影响腹壁强度的病理因素，应先予处理，以避免和减少术后复发。

（一）疝囊高位结扎术

疝囊高位结扎是疝修补术的一个基本内容。单纯疝囊高位结扎术适用于婴幼儿斜疝。手术的关键是在内环水平（术中以腹膜外脂肪为标志）高位结扎并切断疝囊颈部，其残端应回缩而不再显露于手术野，然后切去疝囊，或不切疝囊任其粘连闭合，从而阻止腹腔内脏器突出。如果结扎偏低，则只是把一个较大的疝囊转化为一个较小的疝囊，达不到治疗目的。

另外，如果腹股沟疝绞窄发生肠坏死，此时腹股沟局部感染严重，若行修补术，常因感染而使修补失败，可暂行单体疝囊高位结扎术，腹壁的缺损应在以后另做择期手术加强。

（二）疝修补术

成年腹股沟疝病人都存在程度不同的腹股沟管前壁或后壁薄弱或缺损，单纯疝囊高位结扎术不足以预防腹股沟疝的复发；只有在疝囊高位结扎后，加强或修补薄弱的腹股沟管前壁或后壁，才有可能得到彻底的治疗。修补包括内环修补和腹股沟管壁修补两个主要环节：内环修补只适用于内环扩大、松弛的病例；其方法是在疝囊颈高位结扎后，把内环处腹横筋膜间断缝合数针或做一“8”字缝合，以加强因疝内容物经常通过而致松弛、扩大的内环。这是疝修补术中的一个重要步骤，可以减少手术后疝复发风险；但对于内环区缺损不明显的病人并无必要。而腹股沟管壁的加强或修补是绝大部分腹股沟疝手术的主要步骤，手术方法可分为传统的疝修补术、无张力疝修补术和经腹腔镜疝修补术。

1. 传统的疝修补术 在疝囊高位结扎的基础上，利用邻近健康组织加强或修补腹股沟管管壁。通常有加强腹股沟前壁和后壁两类手术。

（1）修补或加强腹股沟管前壁的方法：以 Ferguson 法最常用。它是在切断疝囊颈做高位结扎后，不游离精索，在精索前方将腹内斜肌下缘和联合腱缝至腹股沟韧带上，目的是消灭腹内斜肌弓状下缘与腹股沟韧带之间的空隙。适用于腹横筋膜无显著缺损、腹股沟管后壁尚健全的儿童或青年的小型腹股沟斜疝。

（2）修补或加强腹股沟管后壁的方法：常用的有四种方法。①Bassini 法：此法是成年人中、小型腹股沟斜疝最常采用的方法之一，其要点是在高位结扎疝囊之后，将精索提起，于精索的深面用不可吸收缝线将腹内斜肌下缘和联合腱缝至腹股沟韧带上。②Halsted 法：与 Bassini 法很相似，但把腹外斜肌腱膜也在精索后方缝合，从而将精索移至腹壁皮下层与腹外斜肌腱膜之间。由于精索移位较高，可能影响其发育，不适用于儿童与年轻患者，而适用于老年患者的大型斜疝。③McVay 法：是在精索后方把腹内斜肌下缘和联合腱缝至耻骨梳韧带上。该法主要适用于腹股沟管后壁组织受到破坏或缺损大的腹股沟斜疝、直疝以及复发性疝，亦可用于股疝的修复。④Shouldice 法：该手术的重点是修复腹横筋膜，加强腹股沟管的后壁。即将腹横筋膜自耻骨结节处向上切开，直至内环，然后将切开的两叶予以重叠缝合，先将外下叶缝于内上叶的深面，再将内上叶的边缘缝于髂耻束上，以再造合适的内环，发挥其括约肌作用。然后按 Bassini 法将腹内斜肌下缘和联合腱缝于腹股沟韧带深面。在众多疝修补术式中，Shouldice 法是适应证最广的一种，可适用于较大的斜疝、直疝以及大部分的复发性疝。但对于腹横筋膜缺损严重、缝合修补张力过大者仍应谨慎使用，此时最好选用人工材料进行无张力疝修补。

2. 人工材料疝修补 又称无张力疝修补术，是在无张力情况下采用人工高分子修补材料（合成纤维网片）进行缝合修补，具有术后疼痛轻、恢复快、复发率低等优点。因嵌顿性疝行急诊手术病人以及对腹股沟管未发育完全的儿童不提倡使用人工高分子修补材料技术。常用的无张力疝修补术有以下几种：平片无张力疝修补术、疝环充填式无张力疝修补术、巨大补片加强内脏囊手术等。

3. 经腹腔镜疝修补术 方法有四种：经腹膜前法、完全经腹膜外法、经腹腔内法、单纯疝环缝合法。前三种方法的基本原理是从内部用合成纤维网片加强腹壁的缺损；最后一种方法是用钉或缝线使内环缩小，只用于儿童较小斜疝。经腹腔镜疝修补术目前临床上应用越来越多。

（三）嵌顿性疝和绞窄性疝的处理原则

嵌顿性疝原则上需要紧急手术治疗，以防止疝内容物坏死并解除伴发的肠梗阻。绞窄性疝的内容物已坏死，更需立即急诊手术。术前应做好必要的准备，如有脱水和电解质紊乱，应迅速补液或输血。这些准备工作极为重要，可直接影响手术效果。手术的关键在于正确判断疝内容物的活力，然后根据病情确定处理方法。在扩张或切开疝环、解除疝环压迫的前提下，凡肠管呈紫黑色、失去光泽和弹性、刺激后无蠕动和相应肠系膜内无动脉搏动者，即可判定为肠坏死。如肠管尚未坏死，则可将其送回腹腔，按一般易复性疝处理。但如嵌顿的肠袢较多，应特别警惕逆行性嵌顿的可能；所以，不仅要检查疝囊内肠袢的生命力，还应检查位于腹腔内的中间肠袢是否坏死。

术中不能肯定是否有肠坏死时，可在其系膜根部注射 0.25% ~0.5% 普鲁卡因 60 ~ 80ml，再用温热的生理盐水纱布覆盖该段肠管，或将该段肠管暂时送回腹腔，10 ~20 分钟后再行观察。如果肠壁转为红色，肠蠕动和肠系膜内动脉搏动恢复，则证明肠管尚具有活力，可回纳腹腔。如肠管确已坏死，或经上述处理后病理改变未见好转，或一时仍不能肯定肠管是否已失去活力时，则应在病人全身情况允许的前提下，切除该段肠管并进行一期吻合。病人情况不允许肠切除吻合时，可将坏死或活力可疑的肠管外置于腹外，并在其近侧段切一小口，插入一肛管，以期解除梗阻；7 ~14 日后，待全身情况好转，再施行肠切除吻合术。绞窄的内容物如系大网膜，可予切除。

手术处理中应注意：①切勿把活力可疑的肠管送回腹腔，以图侥幸。②少数嵌顿性或绞窄性疝，临手术时因麻醉的作用，疝内容物可自行回纳腹内，以致在术中切开疝囊时无肠袢可见。遇此情况，必须仔细探查肠管，以免遗漏坏死肠袢于腹腔内。必要时另做腹部切口探查之。③凡施行肠切除吻合术的病人，因手术区污染，在高位结扎疝囊后，一般不宜做疝修补术，以免因感染而致修补失败。

（四）复发性疝的处理原则

腹股沟疝修补术后发生的疝称复发性腹股沟疝（简称复发性疝）。包括如下三种情况。

1. 真性复发性疝　由于技术上的问题或病人本身的原因，在疝手术的部位再次发生疝。再次发生的疝在解剖部位及疝类型上，与初次手术的疝相同。

2. 遗留疝　初次疝手术时，除了手术处理的疝外，还有另外的疝，也称伴发疝，如右侧腹股沟斜疝伴发右侧腹股沟直疝等。由于伴发疝较小，临床上未发现，术中又未进行彻底的探查，成为遗留的疝。

3. 新发疝　初次疝手术时，经彻底探查并排除了伴发疝，疝修补手术也是成功的。手术若干时间后再次发生疝，其类型与初次手术的疝可相同或不相同，但解剖部位不同，称为新发疝。

后两种情况，又称假性复发性疝。从解剖学、病因及发病时间等方面来看，上述三种情况并不完全相同，分析、处理也应有所区别。但在临床实际工作中，再次手术前有时很难确定复发性疝的类型。再次手术中，由于前次手术的分离、粘连与瘢痕形成，局部解剖层次发生不同程度的改变，要区分复发性疝的类型有时也不容易。疝再次修补手术的基本要求是：①由具有丰富经验且能够做不同类型疝手术的医师施行；②所采用的手术步骤及修补方式只能根据每个病例术中所见来决定，而辨别其复发类型并非必要。

（五）腹股沟疝手术中的注意事项

在整个手术过程中，必须注意避免不应有的误伤：①如误伤或结扎髂腹下和髂腹股沟神经，不但能引起手术后疼痛，还可发生局部肌肉无力、萎缩，造成疝的复发。②解剖疝囊颈时如遇到脂肪或肌肉组织，必须谨慎处理。在其内侧有膀胱，在其后侧可能是盲肠或乙状结肠。一旦损伤膀胱，需将膀胱损伤处施行内、外两层缝合，手术后留置导尿管 7 ~10 天；如损伤肠管，应立即保护切口，避免伤口感染，损伤处要仔细缝合修补。③游离疝囊时切勿损伤精索内动、静脉，以免手术后发生血肿和睾丸萎缩，甚至坏死。④高位缝扎疝囊时，需注意避免肠管壁嵌入疝囊颈部而误被缝扎。⑤修补内环时，需避免损伤腹壁下动、静脉。⑥缝合修补时，张力不宜过大，避免撕裂组织造成更大的缺损。⑦对较大阴囊内疝囊不必强行剥离切除，以免止血不全而引起血肿。⑧缝合切口时，需将睾丸置入阴囊内原位，防止其向上移位或发生扭转。

第三节　股　疝

疝囊通过股环、经股管向股部卵圆窝突出的疝，称为股疝（femoral hernia）。其发病率占腹外疝的 3% ~5%，多见于 40 岁以上的经产妇女，右侧较多见。

【病因病理】

在腹内压增高的情况下，下坠的腹内脏器推压着股管上口的腹膜，经股环向股管突出而形成股疝。女性骨盆较宽广，联合腱和腔隙韧带较薄弱，致使股管上口宽大松弛，加之妊娠可增加腹内压，故股疝以中年以上经产妇女多见。由于股管几乎是垂直的，疝块在卵圆窝处向前转折时形成一锐角，且股环本身较小，周围又多有坚韧的韧带，因此股疝容易嵌顿。其嵌顿率是腹外疝中最高的，可达 60%，并可迅速发展为绞窄性疝。疝内容物以大网膜最多见，小肠次之。

【诊断】

常在腹股沟韧带下方卵圆窝处出现一半球形肿块，一般约核桃大小，症状轻微，常不为病人所注意，特别在肥胖者更易疏忽，仅有部分病人在久站或咳嗽时略有坠胀感。疝块一旦嵌顿，可引起局部疼痛和明显的急性肠梗阻症状；严重者可产生十分剧烈的腹痛，甚至掩盖股疝局部症状，对无股疝病史的病人极易漏诊和误诊。因此，对急性腹痛病人，特别是中年以上经产妇女，应常规检查卵圆窝部，注意有无股疝。

【鉴别诊断】

股疝的鉴别诊断见表 19－3。

表 19－3　股疝的鉴别诊断

腹股沟斜疝	位于腹股沟韧带的上内方，多呈梨形。斜疝不会扩展至腹股沟韧带下方，只会向阴囊扩展。还纳肿块后，指压腹股沟内环，嘱患者咳嗽，斜疝不再出现；而股疝仍可出现
脂肪瘤	脂肪瘤的基底不固定，活动度较大；股疝的基底固定，难以被推动
股部淋巴结肿大	急性淋巴结炎多表现为腹股沟区多个肿大、有压痛的淋巴结，无剧烈腹痛和肠梗阻表现。常可在同侧下肢找到原发感染灶。肿大的淋巴结外形多呈椭圆形
大隐静脉曲张结节样膨大	卵圆窝处结节样膨大的大隐静脉在站立或咳嗽时增大，平卧时消失，可能与股疝混淆。用手指压住股静脉近侧端，可使结节样膨大增大。此外，大隐静脉曲张者常伴有下肢其他部位的静脉曲张，可资鉴别
髂腰部结核性脓肿	腰椎或骶髂关节结核的寒性脓肿，可出现在髂窝部甚至在腹股沟处，局部有较明显的波动感。检查脊柱时常可发现腰椎有病症，X 线片可见腰椎或骶髂关节结核病灶

【治疗】

股疝容易嵌顿，一旦嵌顿可迅速发展为绞窄性疝，因此手术治疗是股疝唯一有效的治疗方法。目前股疝的手术方法基本采用腹股沟上切口和腹股沟下切口两种手术径路。多数认为经腹股沟部修补法效果较好。

最常用的手术是 McVay 修补法。此法不仅能加强腹股沟管后壁而用于修补腹股沟疝，同时还能堵住股环而用于修补股疝。另一方法是在处理疝囊之后，在腹股沟韧带下方把腹股沟韧带、腔隙韧带和耻骨肌筋膜缝合在一起，借以关闭股环。也可采用无张力疝修补法或经腹腔镜疝修补术。

嵌顿性或绞窄性股疝手术时，因疝环狭小，回纳疝内容物有一定困难。可切断腹股沟韧带以扩大股环。但在疝内容物回纳后，应仔细修复被切断的韧带。

第四节　其他腹外疝

一、切口疝

切口疝（incisional hernia）是指腹腔内脏器或组织自腹部切口突出的疝，多发生于腹部纵行切口区。临床上相当多见，在腹外疝中居第三位。在各种常用的腹部切口中，最常发生切口疝的是经腹直肌切口；下腹部因腹直肌后鞘不完整而更多见。其次为正中切口和旁正中切口。腹部手术后一期愈合切口的发病率通常在1%以下，但如切口感染则发病率可达10%，伤口哆开者甚至可高至30%。

（一）病因病理

1. 切口疝发生的解剖基础　切口疝多见于腹部纵行切口，是因为除腹直肌外，腹壁各层组织的纤维多为横向走行，纵行切口势必切断这些横向纤维。在缝合这些组织时，受到肌肉的横向牵引力作用，缝线容易在纤维间滑脱，致使切口哆裂。加之切断了切口附近的营养血管和肋间神经，降低了切口组织强度，术后腹内压增高时易由此发生切口疝。

2. 影响切口愈合的因素　全身因素如肥胖、高龄、营养不良、使用某些药物（如糖皮质激素）；局部因素如手术操作不当（如组织对合不当、缝合不密、切口止血不彻底等）或因麻醉效果不佳而强行缝合切口致组织撕裂、切口感染以及术后引起腹内压增高的原因（如便秘、咳嗽、排尿困难等）。以上因素均可能影响切口愈合，导致切口组织强度降低而诱发切口疝。

切口疝的疝环一般较大，发生嵌顿和绞窄的机会甚少。疝内容物一般为肠管和（或）大网膜，常因粘连而形成难复性疝。

（二）诊断

腹部切口疝的主要表现是腹壁切口处逐渐隆起或出现肿块，肿块通常在站立位或用力时更为明显，平卧休息则缩小或消失。小型切口疝无其他症状，大型和巨大型腹壁切口疝可引起腹部不适和牵拉感，伴食欲减退、恶心、便秘、腹部隐痛等。疝内容物与腹壁多有广泛的粘连而形成难复性疝。切口疝很少发生嵌顿，肿块还纳后于切口瘢痕处多能触及腹壁缺损。疝内容物多为小肠，常可见到肠型和肠蠕动波。

（三）治疗

原则上应手术治疗，对有顽固性腹水、顽固性咳嗽、慢性呼吸功能不全、全身情况不能耐受手术以及年老体弱者可用弹性绷带包扎。

手术时需仔细分离局部腹壁各层组织，防止损伤肠管；缝闭时要对合良好，防止缝合处张力过大；若腹壁缺损太大，可用合成纤维网片或自体筋膜组织修补。

二、脐疝

腹内器官或组织自脐环突出于体表，称为脐疝（umbilical hernia）。分为小儿脐疝和成人脐疝两类。小儿脐疝较常见，成人脐疝少见。

（一）病因病理

脐位于腹壁正中部，是胚胎发育过程中腹壁最晚闭合的部位。同时，脐部缺少脂肪组织，是腹壁最外层的皮肤、筋膜与腹膜直接连在一起，成为全部腹壁最薄弱的部位，腹腔内容物容易由此突出形成脐疝。小儿脐疝的发生与先天性脐环未闭或闭锁不全，或脐部感染致脐部瘢痕组织薄弱、不够坚固有关；加之小儿经常啼哭和便秘，使腹内压增高而致脐疝发生；小儿脐疝多为易复性疝，很少发生嵌顿。成人脐疝的发生可能与脐环处瘢痕组织强度减弱有关，多伴引起腹内压增高的诱因如妊娠、慢性咳嗽、腹水等；由于疝环狭小，周围有坚韧的瘢痕组织，因此成人脐疝易发生嵌顿或绞窄。

（二）诊断

主要表现是脐部出现一肿块。婴儿啼哭、直立或用力排便时，肿块增大而紧张，平卧后肿块可消失，很少发生嵌顿，触诊疝环大多位于脐的稍上方；成人脐疝常为难复性，肿块不能完全还纳，发生肠管嵌顿时，有腹痛、恶心、呕吐等症状，并有肠梗阻表现。

（三）治疗

小儿脐疝于2岁前以非手术治疗为主，具体方法是在回纳疝块后，用一大于脐环的、外包纱布的硬币或小木片抵住脐环，然后用胶布或绷带加以固定，切勿使其移动。6个月以内的婴儿采用此法治疗，疗效较好。已满2周岁，脐疝直径超过1.5cm者宜用手术治疗；原则上5岁以上儿童的脐疝均应手术治疗。

成人脐疝宜早施手术治疗，嵌顿时应紧急手术。

三、白线疝

白线疝是指发生于腹壁正中线（即腹白线）处的疝。常发生在脐部以上，故又称为上腹疝。白线疝多见于中年，男性多于女性。

（一）病因病理

白线疝的发生与腹白线的解剖特点和腹内压增高关系密切。腹白线位于剑突和耻骨联合之间，是腹外斜肌、腹内斜肌、腹横肌的腱膜纤维在左、右侧腹直肌之间相互斜行穿插、交错编织形成的腱性条带。脐以上的腹白线宽而薄，在伸长时白线变窄、缩短时变宽；当腹胀时又需同时伸长和展宽，就有可能撕裂交叉的腱纤维而形成一薄弱点，在腹内压增高的情况下逐渐形成白线疝。脐上部白线深面是镰状韧带，所以早期白线疝的内容物是镰状韧带所包含的腹膜外脂肪；当疝囊进一步发展扩大时，腹内组织（多为大网膜）可通过囊颈而进入疝囊成为疝内容物。脐下部白线狭窄而坚厚，腹壁强度较高，故很少发生疝。白线疝一般较小，大网膜易与疝囊发生粘连，成为难复性疝，但很少嵌顿。

（二）诊断

早期白线疝肿块小而无症状，不易被发现。当疝环较大、伴大网膜粘连、形成难复性疝时，可因腹膜受牵拉出现明显的上腹疼痛、牵拉感、恶心、消化不良等症状。体检时发现腹部中线处肿块，平卧、腹直肌放松时疝块回纳并可触及腹白线缺损。对疝块小的肥胖病人要仔细检查以免漏诊，必要时进行B超检查有助于诊断。

扫码“练一练”

（三）治疗

疝块较小而无明显症状者，不必治疗；症状明显者可行手术修补。一般只需要切除突出的脂肪，缝合白线的缺损。但如有疝囊存在，则应回纳或切除部分大网膜，结扎囊颈，切除疝囊，并缝合腹白线的缺损。白线缺损较大者，可用人工高分子修补材料进行修补。

（黄　敏）

第二十章 泌尿、男性生殖系统疾病

扫码“学一学”

☞要点导航

1. 掌握 膀胱癌的分期、诊断和治疗原则；男性不育症的诊断、治疗。

2. 熟悉 泌尿系统梗阻在泌尿系统各疾病中的重要作用、基本病理变化及发展结果；男性不育症的病因病理。

3. 了解 泌尿系统感染的诱因、临床表现和治疗原则；泌尿系统肿瘤的概况。

第一节 概 述

【中医学对泌尿生殖功能的认识】

一、尿的形成

《素问·经脉别论》：“饮入于胃，游溢精气，上输于脾。脾气散精，上归于肺，通调水道，下输膀胱。”

二、尿液的储藏与排泄

《素问·灵兰秘典论》：“膀胱者，洲都之官，津液藏焉，气化则能出矣。”

三、水液的输送与调节

《素问·灵兰秘典论》：“三焦者，决渎之官，水道出焉。”决，通也；渎：水道也。

四、精的来源、储藏与排泄

《素问·上古天真论》：“二八肾气盛，天癸至，精气溢泻，阴阳和，故能有子。”“肾者主水，受五脏六腑之精而藏之，故五脏盛乃能泻。”

五、病因病机

泌尿生殖系在中医学中属“肾”的范畴，肾有“脏腑之本”的称谓。中医在诊治泌尿生殖系疾病时，除针对肾与膀胱外，还需联系心、肝、脾、肺等脏腑。

1. 肾 主水，藏精，开窍于二阴。凡生殖与排尿的病变均与肾有关。如：肾阴不足，水液不利；肾气不足，气不运水，可致水肿、水疝等症；命门火衰，膀胱气化失司，开合失常，可致癃闭、遗溺等症；肾阴虚，虚火扰精室，可发生遗精、早泄；火伤脉络，可致血尿、血精等症。

2. 心 心为君主之官，主神明。如：精藏于肾，而主宰在心，受扰于火，君火动而肝肾之相火亦动，故可间接引起精浊、血精等症；心火亢盛，灼伤脉络，迫血妄行，下出阴窍，则为血淋、血尿等症。

3. 肝 肝主疏泄、主宗筋，肝之脉络绕阴器，所有外阴疾病都与之关系密切。如：湿热、浊痰下注肝经之络，气滞血瘀，宗筋失养，可发为阳痿等症。

4. 脾 脾为后天之本，气血生化之源。如：脾虚气血乏源，宗筋失养，则出现阳痿、遗精等症；脾不统血，可致尿血。

5. 肺 肺为水之上源，肾为水之下源、主水之脏。水液代谢与肺、肾关系密切。如：肺失宣降，水道不利，可发生癃闭、小便失禁等症。

【西医学对泌尿生殖功能的认识】

一、解剖生理

1. 肾脏的生理功能 主要是形成和排泄尿液，机制十分复杂，而其功能依靠肾小球和肾小管来实现，两者称为肾单位，成人一个肾脏约有200多万个肾单位。正常人双肾每分钟接受心脏输送的血液为1000～1500ml，经过肾小球毛细血管的过滤和肾小管的重吸收及排泄，最后成为尿液的只有2ml。正常情况下，成人每天排出的尿量为1000～1500ml，比重在1.010～1.020之间。肾脏对细胞外液成分和容量进行持续性调节，使机体的内环境保持动态平衡。

2. 男性生殖系统的生理功能 睾丸主要产生精子和分泌雄激素。睾丸的曲细精管上皮是产生精子的基础。曲细精管上皮由精原细胞及支持细胞构成。从精原细胞发育到成熟的精子为一个生殖周期，需64～74天。成人每克睾丸组织1天约产生1000万个精子。睾丸的间质细胞分泌雄激素，其中主要是睾酮，它有促进副性腺和生殖器官正常形态发育和功能完善、促进男性性征的发展和维持以及参与新陈代谢等作用。

附睾是精子的贮藏场所，精子排入附睾后受附睾液的直接哺育，从而获得使卵子受精的能力。排精时由于附睾及输精管的收缩，精子随精液通过射精管和尿道射出体外。

阴茎是泌尿和男性生殖系统的排泄器官，当阴茎海绵体扩张充血，静脉暂时性阻塞，外筋膜的限制使阴茎勃起，完成性交和射精过程。

二、泌尿生殖系统疾病的临床表现

（一）与排尿异常有关的症状

1. 尿频 排尿次数增加，严重时甚至几分钟一次。正常人白天排尿一般4～6次，夜间0～1次，每次尿量约300ml。尿频分为单次尿量不减少和单次尿量减少（甚至仅数毫升）。前者的生理性原因如饮水多、进利尿食物；病理性原因有糖尿病、尿崩症或肾浓缩功能障碍等。后者主要见于病理性原因，如泌尿、生殖道的炎症，导致膀胱容量减少的病变（膀胱肿瘤占位、结核导致的膀胱挛缩，妊娠、盆腔肿瘤压迫膀胱等），下尿路梗阻（前列腺增生症、尿道狭窄、尿道结石等），神经精神性病变（癔症、神经源性膀胱等）。

2. 尿急　指有尿意需迫不及待排尿、难以自制，常与尿频同时存在。在膀胱无病变时，其功能和容量正常，有尿意时也可延迟排尿；反之，有病变时如炎症等导致膀胱容量过小、顺应性降低时，则出现尿急。

3. 尿痛　排尿过程中出现尿道疼痛，亦可出现在尿前、尿末或排尿后。疼痛呈灼热痛，是炎症的表现。

西医学将尿频、尿急、尿痛三种症状称为膀胱刺激征，是下尿路感染的典型表现；中医学将尿频、尿急、尿痛统属“淋证”范畴。

4. 排尿困难　包括排尿踌躇、费力、不尽感，尿线无力、变细、滴沥等。均由膀胱以下尿路梗阻所致。

5. 尿流中断　排尿过程中尿液突然中断，一般皆伴有疼痛并放射到龟头。大多是由于膀胱结石在膀胱颈部梗阻所致。

6. 尿潴留　分为急性和慢性两类。

（1）急性：突然不能排尿。系膀胱出口以下尿路严重梗阻，使尿液滞留在膀胱内。腹部、会阴部手术后病人因不敢用力排尿，常会发生。

（2）慢性：见于膀胱颈部（出口）以下尿路不完全性梗阻或神经源性膀胱。临床表现为排尿困难、膀胱充盈，严重时可出现充盈性（或压力性）尿失禁。

7. 尿失禁　尿液不能自控而自行排出。根据病因分为以下四类。

（1）真性尿失禁：又称为完全性或持续性尿失禁，指膀胱失去控制尿液排出的能力，尿液连续从膀胱中流出，膀胱处于空虚状态。见于尿道括约肌受损（手术等）或先天性（如女性尿道口异位、膀胱－阴道瘘等）或获得性神经源性膀胱类疾病（如脑出血、肿瘤等）。

（2）充盈性尿失禁：指膀胱功能完全失代偿，膀胱过度充盈导致膀胱内压超过尿道阻力而造成尿液持续或间断溢出，如前列腺增生症所致慢性尿潴留。

（3）急迫性尿失禁：严重的尿频、尿急时，膀胱不受意识的控制而发生尿液流出，通常见于膀胱的严重感染。

（4）压力性尿失禁：当腹内压突然增高（如咳嗽、打喷嚏、大笑等）时，尿液不随意地流出。这是由于膀胱和尿道的解剖异常，在腹内压增高时传至二者之间的压力不等，导致膀胱压力增高而尿道压力没有相应增高；另外亦与膀胱的支持组织和盆底肌肉松弛有关。常见于多次分娩的中年经产妇。

8. 遗尿　指成人睡眠中出现无意识地排尿。新生儿、婴幼儿为生理性，而 3 岁以后反复出现者要考虑神经源性膀胱、感染、后尿道瓣膜等病理性因素。

（二）与尿液改变相关的症状

1. 少尿、无尿与多尿　正常人每日尿量 1000～2000ml。每日尿量在 400ml 以下为少尿，100ml 以下为无尿（或称尿闭）。少尿或无尿提示肾功能不全，其原因有肾前性、肾性、肾后性三种。而泌尿外科的少尿与肾后性有关，主要是尿路梗阻所致。多尿的病人每天尿量可达 3000～5000ml。

2. 浑浊尿　肉眼观尿液很浑浊，常见以下几种。

（1）晶体尿：各种因素的影响导致尿中有机或无机物质沉淀、结晶而形成，见于尿中盐类呈过饱和状态时出现。

（2）乳糜尿：尿呈乳白色。由于尿中混有乳糜和淋巴液，如混有血液者称为乳糜血尿。见于丝虫病引起的淋巴管阻塞及破坏，导致淋巴流动力学改变，使腹膜后淋巴管与泌尿系统形成病理性交通，乳糜进入尿路而形成。

（3）脓尿：尿中含有大量的白细胞（离心尿每高倍视野白细胞超过5个者），常伴有膀胱刺激症状，是泌尿系统感染的表现。

3. 气尿 有气体与尿同时排出。一是尿路与肠道有瘘存在，一是尿路有产气细菌感染。

4. 血尿 尿中有血液。临床上根据尿中血液的多少分为肉眼血尿和镜下血尿。肉眼血尿是指1000ml的尿液中含有1ml的血液（肉眼观即可见到有血色的尿液）；镜下血尿是指需借助显微镜才能见到尿中有红细胞的血尿，当离心后的尿液每高倍视野红细胞>3个即有临床意义。

（1）有关血尿的原因。①泌尿系统器官本身的疾病：内科性或外科性的疾病；②泌尿系统邻近器官的疾病；③全身性疾病；④其他：药源性、功能性、特发性疾病。

（2）肉眼血尿可因出血的部位不同，而出现在排尿的不同阶段。①初始血尿：提示尿道、膀胱颈部出血；②全程血尿：提示膀胱或以上尿路部位出血；③终末血尿：提示后尿道、膀胱颈部或膀胱三角区出血。

（3）各种疾病引起的血尿可有不同的表现。根据血尿的特点及伴随症状、诱因并结合患者的年龄、性别，综合分析血尿的原因。①无痛性肉眼血尿：中年以上者多见于泌尿系统肿瘤；青年患者多见于泌尿系统结核。②疼痛性肉眼血尿：多见于结石、炎症。③血尿伴有膀胱刺激症状：多见于泌尿、生殖系统感染，以膀胱炎最多见。④运动后血尿：伴有腰痛或肾绞痛，提示上尿路结石；疼痛缓解后血尿即消失。一般为镜下血尿，偶可见肉眼血尿。无痛性者多提示肾下垂。⑤血尿伴有下尿路梗阻：病变部位在前列腺（增生、肿瘤）、膀胱（结石、肿瘤）。⑥血尿伴水肿、高血压、发热、出血倾向等全身症状：多为肾脏疾患或血液疾病，如肾小球肾炎、血小板减少性紫癜等。⑦血尿伴肿块：伴单侧上腹部肿块多为肾肿瘤、肾结核、肾积水、肾囊肿，双侧上腹部肿块常为多囊肾；下腹部肿块应考虑尿潴留或盆腔肿瘤。⑧血尿的颜色与形状：颜色新鲜者，多为下尿路出血；颜色陈旧者，多为上尿路出血。血块不规则者，出血多来自膀胱；血块呈细条索状者，出血多来自肾脏、输尿管。⑨血尿与外伤的关系：腰部、下腹部或会阴部外伤后出现血尿，应考虑泌尿系统损伤。⑩儿童有长期慢性泌尿系统感染症状伴有血尿且经一般抗感染药物治疗效果不明显者，应考虑肾结核或尿路有先天性畸形导致尿液滞留感染。

注意：前尿道损伤或病变致尿道口滴血不属血尿。全身出血性疾病可以有血尿，但并非由于泌尿系统疾病引起，应注意区别。

（4）假性血尿：血红蛋白尿、肌红蛋白尿、紫质尿（卟啉尿）、色素尿等，这些尿液镜检均无红细胞。此外，还存在邻近器官出血混进尿液等情况（如月经血），须注意鉴别。

5. 尿道分泌物 主要见于淋菌性和非淋菌性（支原体、衣原体）尿道炎，前者是大量黏稠、黄色的脓性分泌物；后者是少量无色或白色稀薄分泌物。而慢性前列腺炎主要是晨起排尿前或用力大便后尿道有少许乳白色黏稠分泌物，它和尿道炎的区别在于没有尿道疼痛不适感。

（三）男性性功能症状

临床表现为性欲改变（性欲低下或性欲亢进）、勃起功能障碍、射精功能障碍（早泄、不射精和逆行射精）等。最常见为勃起功能障碍和早泄。勃起功能障碍（erectile dysfunction，ED）是指阴茎勃起硬度不足以插入阴道或勃起维持的时间不足以满意地完成性交，上述症状已持续相当一段时间（超过3个月）且发生频度超过性行为的50%。勃起功能障碍比过去所称的阳痿（impotence）一词更具科学性。而“阳痿”一词带有一定歧视性的意义，该诊断对患者的心理可造成一定的压力而影响其就诊和治疗。勃起功能障碍可因精神心理因素、血管病变、精神病变、内分泌疾病、药物及全身疾病引起。目前仍认为该病以精神心理因素为主。

早泄是指勃起的阴茎不能控制射精，即在阴茎尚未插入阴道或刚插入阴道或进入阴道不久（常在1～3分钟内）即射精。早泄大多数为功能性因素所引起，只有反复而持续发生时才有可能是由于器质性异常。

三、外科检查

包括全面系统的全身检查和泌尿、男性生殖系统的专科检查。

1. 肾脏检查

（1）视诊：注意观察腰部肋脊角和上腹部有无隆起。

（2）触诊：患者平卧屈膝，放松腹肌。检查者左手放在患者右侧的脊肋角并向上托起，右手在同侧肋缘下进行深部触诊（肾区双合诊）。让患者深慢呼吸，肾脏可随呼吸上下移动，正常时一般不能触及肾脏。如有较大的肾肿瘤、肾积水等病变时可触及。疑诊肾下垂者，宜采取坐位或立位双合诊以了解肾脏下垂程度。

（3）叩诊：肋脊角的叩击痛提示潜在的炎性肿胀、结石、肿块等。

（4）听诊：疑为肾动脉狭窄、动脉瘤或动－静脉畸形的病人，在上腹部两侧和肋脊角处听诊有无血管杂音，对诊断有意义。

2. 输尿管检查　沿输尿管行径进行深部触诊，如有压痛，提示结石或炎症。

3. 膀胱检查　视诊：平卧位注意观察有无隆起。触诊：当膀胱内有150ml以上的尿液时，膀胱即可在耻骨联合水平上方被触及。叩诊：充盈的膀胱呈浊音。

4. 阴茎、龟头、尿道口　有无包皮过长、包茎；尿道口是否正常，有无分泌物；龟头处有无溃疡、肿块；阴茎海绵体有无硬结等。

5. 阴囊及其内容物　阴囊有无肿大，皮肤有无红肿、增厚，是否可看见曲张的精索静脉血管等。双侧睾丸是否缺如，附睾是否肿大、触痛；阴囊内有无肿块，质地与形态如何，如发现有肿块均应进行透光试验；精索是否增粗，静脉是否有曲张，输精管有无增粗、有无结节等。

6. 前列腺直肠指检　患者取膝胸位、侧卧屈髋位或站立弯腰位，检查者一定要注意动作轻柔。在20岁时正常的前列腺如栗子形大小，质地韧，有弹性，表面光滑，后面能触及中央沟；以后随着年龄增加而逐渐增大。因此检查时应注意前列腺的大小、质地、有无结节和压痛，中央沟是否变浅或消失。前列腺按摩的方法：自前列腺两侧向中央沟，自上而下纵向按摩2～3次，再按摩中央沟1次，将前列腺液挤入尿道，并由尿道口滴出，直接收集前列腺液送检（图 20 - 1）。但在急性前列腺炎症期禁忌按摩。

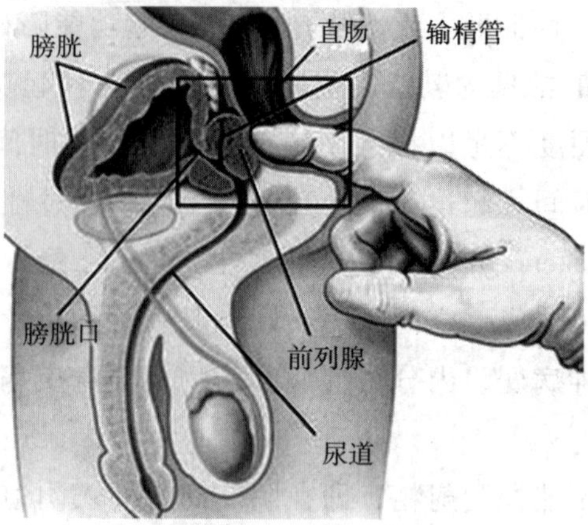

图 20 - 1　前列腺按摩

四、实验室检查

（一）尿液检查

收集新鲜尿液，应避免污染。尿培养以中段尿为佳，男性要清洁龟头，女性应清洁外阴，也可以采用导尿的尿标本。由耻骨上膀胱穿刺取得的尿液是无污染的膀胱尿标本。

1. 尿常规检查　包括外观、比重、尿蛋白、尿糖、酸碱度、离心后尿沉渣显微镜检查等。尿比重：反映肾脏的浓缩功能和排泄废物功能；肾脏受损后，其浓缩功能减弱，尿比重 < 1.010。尿液经过离心后尿沉渣镜检，每高倍视野红细胞 > 3 个为镜下血尿；白细胞 > 5 个为白细胞尿，亦称脓尿。并检查有无晶体、管型、细菌等。

2. 尿三杯试验　一次排尿分三杯收集检查，以判断血尿、脓尿的病变部位。以排尿最初 5 ~ 10ml 为第一杯，以排尿最后 2 ~ 3ml 为最后一杯，中间部分为第二杯。收集尿液时应连续不断。若第一杯异常，提示病变部位在尿道；第三杯异常，提示病变部位在后尿道、膀胱颈部或三角区；若三杯尿液均异常，提示病变部位在膀胱或以上尿路部位。

3. 尿细菌学检查　尿沉渣涂片经不同染色后，通过显微镜检查可初步筛选出细菌的种类，以提供用药参考。清洁中段尿培养结果，菌落数 > 10^5cfu/ml，提示有尿路感染；对有尿路症状者，致病菌菌落数 > 10^2cfu/ml 就有意义。

4. 尿细胞学检查　取新鲜尿液离心沉淀后涂片染色，查找肿瘤细胞，尤以膀胱原位癌阳性率为高。

（二）男性尿道分泌物检查

将尿道分泌物涂片并行革兰染色，对诊断淋菌性尿道炎既简便又准确；将分泌物直接镜检发现带有鞭毛的活动滴虫，可诊断滴虫性尿道炎。将分泌物经特殊培养可检测出支原体或衣原体。

（三）前列腺液检查

正常前列腺液呈淡乳白色，较稀薄；涂片镜检可见多量卵磷脂小体，白细胞计数 < 10 个/高倍视野。前列腺炎时卵磷脂小体减少，白细胞计数升高。

（四）精液检查

精液常规检查是初步评价男性生育能力的重要依据，包括精子形态、精子活动力与活动率以及精子密度等。精液标本的收集主要采用手淫或性交体外排精的方法，检查前5天应无性交或手淫。正常精液呈乳白色，精液量≥2ml，液化时间<60分钟，pH 7~8，精子密度≥20×10^{6}/ml；精子活动率：A级活动力精子≥25%，或A级+B级活动力精子≥50%；正常精子形态≥30%。

（五）肾功能检查

不仅可了解肾功能有无损害及损害程度，还可根据肾功能状态评价治疗效果和预后。

血尿素氮和血肌酐：当正常肾组织不少于双肾总量的1/3时，血肌酐仍保持正常水平。血尿素氮受分解代谢、饮食和消化道出血的影响，其准确率不如肌酐。

此外，还可进行内生肌酐清除率、肾小球滤过率和有效肾血流量测定，以了解肾功能。

（六）前列腺特异性抗原检查

前列腺特异性抗原（prostate specific antigen，PSA）是由前列腺腺泡和导管上皮细胞产生的具有前列腺组织特异性的物质，是目前最常用的前列腺癌生物学标记物。该项检查可用于前列腺癌的筛查、早期诊断、临床病理分期、疗效评价和随访观察。

（七）流式细胞仪检查

用于尿液、血液、精液、实体肿瘤标本等。此项技术可为泌尿、男性生殖系统肿瘤的早期诊断及预后判断提供较敏感和可靠的信息，亦可用于判断肾移植急性排斥反应及男性生育能力。

五、器械和内镜检查

1. 导尿术　是泌尿外科常用的诊断和治疗技术，是医务人员必备的基本功之一。用于诊断，包括测定残余尿量、膀胱造影以及判断膀胱有无损伤等。用于治疗，如解除尿潴留，尿道损伤时留置导尿管可立即解除痛苦、引流尿液并达到治疗的目的。导尿管以法制（F）为计量单位，以21F为例，其周径为21mm、直径为7mm。注意：不论是治疗抑或检查均应严格无菌操作。

2. 尿道探条检查　用于探测尿道狭窄的部位，同时有扩张尿道狭窄的作用。一般选用18~21F的金属探条，轻柔地插入尿道，不能用暴力推进，以免损伤后尿道。

3. 膀胱尿道镜检查　利用膀胱尿道镜可在尿道、膀胱内进行全面的检查；用该镜可经输尿管逆行插入输尿管导管，做逆行肾盂造影或收集肾盂尿送检，亦可放置输尿管支架用作内引流。通过膀胱尿道镜还可取膀胱组织活检、钳取异物等。膀胱尿道镜的用途在泌尿外科应用广泛，但在泌尿系统感染、膀胱容量过小及尿道狭窄时不能做该项检查。

4. 输尿管镜和肾镜检查　有硬镜、软镜两种类型。输尿管镜经尿道、膀胱进入输尿管及肾盂，可以观察输尿管、肾盂有无病变，亦可在直视下取石、碎石以及电灼或激光切除肿瘤等，也可取活体组织做病理学检查。注意：全身出血性疾病、病变部位以下输尿管梗阻及其他膀胱尿道镜检查禁忌者均不宜做该项检查。

5. 尿流动力学测定　借助流体力学及电生理学方法研究和测定尿路输送、储存、排出尿液的功能，为分析排尿障碍原因、选择治疗方式及评定疗效提供客观依据。多用于下尿路储尿及排尿功能有无异常的诊断。

6. 前列腺细针穿刺活检 有经直肠或会阴部两种途径，定位可用前列腺直肠指检或经直肠超声引导，而超声可明显提高准确率并减少感染率。该项检查可判断前列腺结节的良、恶性。

六、影像学检查

（一）B 超检查

属无创伤性检查，方便、快速、无痛苦。作为泌尿外科疾病的筛选而广泛用于诊断、治疗和随访。亦可用于肿块性质的确定、尿路结石和肾积水的诊断；测量前列腺体积、残余尿量的测定等。多普勒超声还可显示血管的血流情况，确定动、静脉走向，可用于检查睾丸扭转、肾脏血流、阴茎血流等。B 超还可引导穿刺、引流等检查和治疗。

（二）X 线检查

1. 尿路平片检查 范围包括双侧肾脏、输尿管、膀胱及后尿道。可显示肾轮廓、位置、大小、形状，腰大肌阴影，绝大部分尿路结石影以及肿瘤钙化影等。是所有泌尿系统 X 线检查的基础和重要组成部分。摄片前应做好充分的肠道准备。

2. 排泄性尿路造影 又称静脉尿路造影。静脉注射有机碘造影剂，经肾实质排出，充盈肾盂、输尿管、膀胱，使其显影。该项检查能显示尿路形态是否规则，有无扩张、推移、压迫和充盈缺损等；同时可了解分侧肾功能。肾功能良好者，静脉注射有机碘造影剂 5 分钟即显影，10 分钟后显示双侧肾、输尿管和部分充盈的膀胱。造影前应做碘过敏试验、肠道准备，妊娠及肾功能严重损害者为禁忌证。

3. 逆行肾盂造影 经膀胱尿道镜向输尿管插入输尿管导管，并经该管注入有机碘造影剂，能使尿路的显影清晰。适用于排泄性尿路显影不清楚、肾功能不全等禁忌者。插管过程应严格无菌操作，以防感染。

4. 顺行肾盂造影 又称经皮穿刺肾盂造影，通常在 B 超或 C 臂 X 线的引导下经皮穿刺进入肾盂，注入有机碘造影剂，以显示上尿路情况。适用于以上造影方法不显影或失败，或有禁忌而又疑为上尿路梗阻者。

5. 膀胱造影 方式有两种：一是排泄性尿路造影，待膀胱内造影剂充盈满意后摄片，在膀胱造影摄片成功后，嘱患者排尿时摄片，可显示膀胱 – 输尿管反流及尿道病变；一是采用导尿管置入膀胱后注入造影剂，再摄片，可显示膀胱形态及其病变。

6. 尿道造影 用于尿道疾病的诊断，方式有两种：一是顺行尿道造影，即排泄性尿路造影后，嘱患者排尿时摄尿道片；一是用注射器将造影剂从尿道外口缓慢注入尿道内，同时摄尿道片，称为逆行尿道造影。

7. 血管造影 其方法有直接穿刺、经皮动脉穿刺插管、选择性肾动脉或静脉造影以及数字减影血管造影等。适用于肾血管疾病、肾损伤、肾实质肿瘤等。同时这项检查还可用于治疗，如血管的栓塞，适用于泌尿外科手术后的出血、肿瘤的栓塞治疗等。

8. 淋巴造影 主要用于显示腹股沟、盆腔及腹膜后淋巴结和淋巴管的情况。一是了解有无肿瘤的淋巴转移；二是了解乳糜尿患者的淋巴系统通路。

9. CT 有平扫、增强扫描和造影扫描三种方法。适用于确定肾损伤范围和程度，鉴别肾实性和囊性疾病，肾上腺、膀胱、前列腺等部位肿瘤的诊断与分期，亦可显示腹部和盆腔肿瘤转移的淋巴结、静脉内癌栓。

（三）磁共振扫描（MRI）

能显示被检查器官、组织的功能和结构。其特点是通过三维切面观察图像，组织分辨力更高，无需造影剂，无X线辐射，能提供较CT更为可靠的依据。适用于泌尿、男性生殖系统肿瘤的诊断和分期，区别囊性和实性改变，以及肾上腺肿瘤的诊断等。体内有起搏器或金属植入物的病人不能做MRI检查。

1. 磁共振血管成像（MRA） 能较好地显示肾动脉，适用于肾动脉瘤、肾动脉狭窄、肾静脉血栓形成，肾癌分期（特别是侵犯肾血管的情况）以及评估肾移植术后血管情况等。

2. 磁共振尿路成像（MRU） 又称磁共振水成像。无需造影剂和插管即能显示肾盏、肾盂、输尿管的形态和结构，是了解上尿路梗阻的无创检查。该项技术已逐步在临床上得到应用和推广。

（四）放射性核素检查

该项技术是通过体内器官对放射性核素示踪剂的吸收、分泌和排泄过程而显示形态和功能。其显示的图像不如CT和超声清晰，但可提供功能方面的定量数据，有助于疾病的诊断、治疗评价和随访。

1. 肾图 测定肾小管分泌功能和显示上尿路有无梗阻，评估分侧肾功能，可反映尿路通畅情况和尿排出速率。肾图曲线分三段：a段为血管段，表示肾血管的放射性总和；b段为分泌段，反映有效肾血流量及肾小管分泌功能；c段为排泄段，反映尿路通畅及尿排出速率情况。

2. 肾显像 分静态和动态显像。静态显像仅显示放射性核素在肾内的分布图像。动态显像显示肾吸收、浓集和排泄显像剂的全过程，可了解肾形态、大小及有无占位病变等。根据一系列动态图像的数据处理，定量计算分肾和总肾功能，还可测定肾小球滤过率和有效肾血流量。单光子发射计算机断层照相（SPECT）能动态观察器官功能的全过程，亦能摄取矢状位、冠状位及横断面的图像和功能。主要用于移植肾检测以及肾功能受损、上尿路梗阻、肾动脉狭窄的诊断。

3. 肾上腺显像 对肾上腺疾病有诊断价值，如嗜铬细胞瘤的定位诊断。

第二节　泌尿系统结石

泌尿系统结石又称尿石症（urolithiasis），是泌尿系统常见疾病。包括上尿路结石［肾结石（renal calculi）、输尿管结石（ureteral calculi）］和下尿路结石［膀胱结石（vesical calculi）、尿道结石（urethral calculi）］。结石原发于肾脏和膀胱，临床以上尿路结石多见。结石活动所致的绞痛是临床常见急腹症之一。结石的存在容易造成尿路梗阻及继发感染等，若延误治疗或处理不当，会损害肾功能，甚至危及生命。近20年来，由于医疗器械科技的发展，泌尿系统结石的治疗发生了革命性变化，目前90%左右的泌尿系统结石可不再采用开放手术治疗。

临床上本病急性发作时腰腹部绞痛放射至下腹部、会阴部等，常伴有血尿，或从尿中排出砂石，属中医学的“石淋”“砂淋”“血淋”及“腹痛”的范畴。

【病因病理】

一、中医病因病机

表 20－1　泌尿系结石的分型及病因病机

湿热蕴结	饮食不节，脾失健运，湿热内生，流注下焦；或平素嗜食肥甘炙煿，湿热蕴结下焦；湿热日久，煎熬尿液，尿中杂质聚结成块，形成结石
气滞血瘀	情志抑郁，致气机运行不畅，血脉经络不通导致瘀血内生；或肝郁日久化火，移热下焦，瘀热互结，煎熬尿液，终致结石形成
肾阴虚，肾阳虚	素体禀赋不足，或过用苦寒清利之品，耗伤肾阴，阴损及阳，肾阳不足，气化无权，尿液滞留肾与膀胱，蓄积日久，水中杂质逐渐聚集而形成结石

二、西医病因病理

尿石症的病因与发病机制十分复杂，目前尚未充分认识，仍待进一步研究完善。一般认为尿中形成结石晶体的盐类过多（呈过饱和状态）、抑制晶体形成的物质不足以及核基质的存在是结石形成的三个要素。

（一）流行病学因素

包括年龄、性别、职业、饮食成分和结构、水摄入量、气候、代谢和遗传性疾病等。

1. 性别与年龄　尿石症以 25 ~ 40 岁多见，女性还有第二个高峰即 50 ~ 65 岁。上尿路结石男女比例相近，下尿路结石男性明显多于女性。

2. 职业　高温作业者、飞行员、海员、外科医生以及久坐的办公室工作人员等发病率相对较高。

3. 饮食和营养　饮食的成分和结构对尿石的形成有重要影响，如饮食中动物蛋白过多、精制糖过多可增加上尿路结石的发病；反之，营养状况差者，膀胱结石发病风险增高，如原发性膀胱结石多见于营养不良男孩，与低蛋白饮食有关。

4. 地理环境、气候　热带、干燥地区或水质中含钙高，尿路结石发病多。我国南方尿石症的发病率高于北方。

5. 水摄入量　凡引起机体水出入平衡破坏的因素（如水的摄入减少或出汗过多），使尿中钙和盐的过饱和度增加，均有利于结石的形成。

6. 遗传性疾病　有些尿结石的形成与遗传性疾病有关。如先天性胱氨酸代谢紊乱所致的胱氨酸结石等。

7. 药物因素　长期服用一些化学药物如乙酰唑胺、磺胺类药物等也有可能形成尿石。

（二）尿液因素

1. 尿中形成结石的物质排出增加　尿液中的钙、草酸或尿酸量增加。如长期卧床，骨质脱钙；甲状旁腺功能亢进使尿钙增加；痛风病人尿酸排出增多等。

2. 尿 pH 改变　尿液偏酸易产生胱氨酸结石、尿酸结石；尿液偏碱易产生磷酸钙及磷酸镁铵结石。

3. 尿量减少　尿中盐类和有机物质的浓度相对增高。

4. 尿中抑制晶体形成的物质不足　尿液枸橼酸、焦磷酸盐、酸性黏多糖、镁等减少，易形成结石。

5. 尿路感染　炎症可使核基质（细菌、坏死组织、脓块等均可成为结石的核心）增加，晶体易黏附，导致结石形成。

6. 尿路异物　尿中的晶体易黏附异物形成结石，如长期留置的导尿管、尿路手术后遗留的线头等。

（三）结石的成分与性质

草酸钙结石最常见，磷酸盐、尿酸盐、碳酸盐结石次之，胱氨酸结石罕见。

1. 草酸钙结石　含钙多，坚硬，粗糙不规则，呈桑葚样，为棕褐色，X线平片显影佳。

2. 磷酸盐（钙、镁铵）结石　与尿路感染和梗阻有关，不规则，常呈鹿角形，为灰白色、黄色或棕色，质脆而易碎，表面粗糙，X线平片呈多层影像。

3. 尿酸结石　与尿酸代谢异常有关，呈黄色或棕红色，纯尿酸结石在X线平片不显影。在B超下可见强回声光团。

4. 胱氨酸结石　呈淡黄至黄棕色，质坚，光滑，X线平片不显影。

（四）结石引起的病理改变

1. 直接损害　结石较大、表面粗糙，易使尿路黏膜损伤，形成溃疡。

2. 梗阻　结石以上的输尿管、肾积水，代偿性扩张直至肾损害。

3. 感染　尿路被结石梗阻后，其以上部分尿液潴留，易继发感染，如肾盂肾炎、脓肾等。

4. 恶性变　肾盂或肾盏结石对肾上皮组织产生刺激而诱发病变，长期刺激可能导致鳞状上皮细胞癌的发生。

【诊断】

一、临床表现

（一）上尿路结石

主要表现为与活动有关的肾区疼痛和血尿，其程度与结石的部位、大小、活动与否及有无继发损伤、感染、梗阻有关。

1. 疼痛

（1）腰腹部钝痛：结石大、移动小的肾盂、肾盏结石可引起上腹部和腰部钝痛。

（2）肾绞痛：结石活动掉入输尿管时可引起肾绞痛，多突然发作，剧痛难忍，位于腰部或上腹部。呈阵发性，间歇期宛如正常人。

（3）放射痛：发生于腰部或上腹部的绞痛，沿输尿管行径，放射至同侧腹股沟、睾丸或阴茎和同侧大腿内侧。

2. 血尿　病人活动或肾绞痛之后出现肉眼血尿或镜下血尿，以镜下血尿多见。也有仅以活动后出现镜下血尿为其唯一的临床表现。膀胱结石常为终末血尿，其出血为结石损伤尿路黏膜所致。如果结石引起尿路完全性梗阻，尿液不能排出，则可能无血尿。

3. 恶心、呕吐 输尿管结石引起尿路梗阻，其上段管壁扩张、痉挛和缺血，由于输尿管与肠道有共同的神经支配而导致恶心、呕吐。常与肾绞痛伴发。

4. 其他症状 结石引起肾积水时，可在上腹部扪及增大的肾；结石继发急性肾盂肾炎或肾积脓时，可有发热、畏寒甚至寒战等全身症状；孤立肾结石引发上尿路梗阻或结石造成双侧上尿路完全梗阻，则导致无尿，出现急性肾衰竭甚至尿毒症。

（二）下尿路结石

1. 膀胱结石 男孩和高龄男性多为原发，其余常来自肾脏。逐渐增大，可形成尿路中最大的结石。

（1）疼痛：其典型症状为排尿突然中断并感疼痛，疼痛可放射至阴茎头部和远端尿道，改变体位后可缓解症状。小儿可烦躁不安，并用手搓拉阴茎。

（2）血尿：为终末血尿。

（3）膀胱刺激征：结石伴感染或输尿管膀胱壁段结石，可有尿频、尿急、排尿终末疼痛。

2. 尿道结石 多来源于膀胱。表现为突发性尿线变细、排尿费力、点滴状排尿、尿流中断甚至出现排尿障碍而发生急性尿潴留。

二、实验室及其他检查

（一）实验室检查

1. 尿常规检查 能见到肉眼或镜下血尿；伴感染时可有白细胞尿（脓尿）。

2. 尿生化检查 测定血与尿的钙、磷、尿酸、草酸及肾功能等有助于分析结石形成的原因，并了解结石对肾功能的影响。

（二）影像学检查

1. B 超检查 因其无创、方便、快捷，目前广泛应用于临床。对肾、膀胱及输尿管上段的结石可显示特殊声影，可发现泌尿系统 X 线平片不能显示的小结石和透 X 线结石，亦能评估肾积水或肾实质萎缩的程度等，尤其对那些不适合做 X 线造影检查的患者可作为首选诊断方法。

2. X 线检查 目的是判断有无结石、结石的特点、是否需要治疗及确定治疗方案。

（1）尿路平片（KUB）：90% 以上的结石可显影，可显示结石的部位、大小、数目等；但结石过小、钙化程度不高或相对纯粹的尿酸结石不显影。

（2）排泄性尿路造影：又称静脉尿路造影（IVU），可了解双肾功能及结石所致的尿路形态异常（透 X 线结石显示充盈缺损），明确泌尿系统与结石的病理关系，为下一步的治疗提供依据。

（3）逆行肾盂造影：用于对 KUB、IVU 等方法不能确定结石的部位或结石以下尿路系统不显影或显影不佳时。有助于明确结石的位置和双肾功能的情况、判断尿路是否通畅，可发现 X 线不显影的结石。

（4）CT：作为上述 X 线检查的补充，可发现以上检查不能显示的结石或较小的输尿管中、下段结石。

3. 放射性核素肾显像　又称肾图，可判断尿路梗阻程度和确定双肾的分侧肾功能。

4. 内镜检查　包括膀胱尿道镜、输尿管镜、肾镜检查。适用于其他方法不能确诊或需要同时进行治疗时。

【治疗】

一、治疗原则

中医学认为本病属本虚标实之证，患者均以标实之证就诊，根据“急则治其标，缓则治其本”原则而制定治疗方案，其辨证论治适用于结石直径 <1cm、表面光滑、双侧肾功能正常、无尿路病变者。西医学认为结石直径在 6mm 以下的结石可予以非手术治疗，大于 6mm 的结石应予以手术治疗。

二、中医治疗

（一）辨证论治

1. 湿热蕴结证

症候：腰痛，少腹胀急，小便浑赤，溺时涩痛，淋漓不畅；苔白腻或黄腻，脉弦滑或滑数。

治法：清热利湿，通淋排石。

主方：八正散。

加减：疼痛甚者加甘草、白芍、延胡索；血尿明显者加藕节碳、白茅根。

2. 气滞血瘀证

症候：腰部隐痛、钝痛，或溺时小便突然中断，疼痛剧烈，上连腰腹，砂石排出后疼痛即缓；或突发腰部疼痛如掣如绞，痛引少腹，频频发作，伴尿血；舌暗或有瘀斑，苔薄白或微黄，脉弦紧。

治法：行气活血，通淋排石。

主方：石韦散。

加减：疼痛明显者加白芍、延胡索；血尿明显者加地榆炭、白茅根、大小蓟。

3. 肾阴虚型

症候：结石久停，病程日久，腰酸腿痛，小便淋沥，五心烦热，盗汗；舌红少苔，脉细数。

治法：滋阴养肾，通淋排石。

主方：六味地黄丸。

加减：加瞿麦、车前子、海金沙以利尿排石；有疼痛者加延胡索、白芍、甘草。

4. 肾阳虚型

症候：结石久留，病程日久，腰酸腿重，全身怯冷，尿频不利，面色白；舌淡苔白，脉沉细无力。

治法：温补肾阳，通淋排石。

主方：金匮肾气丸。

加减：加石韦、木通、车前子利尿排石；有疼痛者加延胡索、白芍、甘草；有血尿者加仙鹤草、白茅根、侧柏叶。

（二）针灸治疗

1. 体针

取穴：肾俞、膀胱俞、秩边、足三里、关元为主穴；中极、三阴交、阴陵泉、水道为穴。

方法：取上述 2～3 个穴位，中强刺激，留针 15～30 分钟，每日 1 次。

2. 电针

取穴：肾俞或膀胱俞（阴极），关元或水道（阳极）。

方法：取病侧上下两个穴位，进针得气后接入电针仪、调波，强度由弱至强，以患者能耐受为度，持续 20～30 分钟，每日 1 次。

3. 耳针

取穴：肾、输尿管区。

方法：泻法，留针 15～30 分钟或长时间留针，每日 1 次。

（三）中西医结合"总攻"排石疗法

我国医学科学工作者们在 20 世纪 50 年代综合中、西医在泌尿系统结石治疗方面的各种有效方法，形成了独树一帜的中西医结合"总攻"疗法，提高了排石疗效（表 20－2）。

表 20－2　尿石症的中西医结合"总攻"排石方案

时间	措施
8:00	中药 300ml
8:30	饮水 500～1000ml，氢氯噻嗪 50mg
9:00	电针：肾俞（－）、膀胱俞（＋），适用于输尿管上段结石；肾俞（－）、水道（＋），适用于输尿管下段结石。强度：初弱后强，共 25 分钟
9:35	起床活动、跳跃

三、西医治疗

（一）一般治疗

1. 大量饮水　这是每日尿量≥2000ml 的基本保证，可促进结石的排出和减少晶体的形成，对于预防结石的形成和增大有积极意义。

2. 加强运动　选择跳跃运动可促进结石的排出。

3. 调整饮食　根据结石的成分、生活习惯及条件进行适当的调整，可以减少结石形成的外因和延缓结石的增长速度。如草酸钙结石应限制摄入含钙、草酸成分丰富的食物。

4. 调节尿 pH　对于尿酸或胱氨酸结石，使尿液碱化，可达治疗目的，如口服碳酸氢钠等；对于与尿路感染有关的磷酸盐类结石，使尿液酸化，可达治疗目的，如口服氯化铵等。

5. 疼痛的治疗　解痉止痛等对症处理。用于治疗肾绞痛，常用阿托品、哌替啶等。

6. 控制感染　结石梗阻尿路易继发感染，应选用敏感抗生素治疗。

（二）上尿路结石手术

1. 体外冲击波碎石（extracorporeal shock wave lithotripsy，ESWL） 利用X线或B超对结石进行定位，将冲击波聚焦后作用于结石，使之裂解，然后随尿液排出。它是一种无痛、安全、有效的非侵入性治疗方法。适用于肾功能正常、未发生感染的上尿路结石，且结石直径≤2cm。必要时，可重复治疗，但再次治疗间隔时间以10～14天为宜。凡伴有结石远端尿路梗阻、严重心脑血管疾病、急性尿路感染、出血性疾病、妊娠者均为禁忌人群。

2. 非开放性内镜手术

（1）经皮肾镜取石或碎石术（percutaneous nephrolithotomy，PCNL）：适用于直径>2cm的肾盂结石及下肾盏结石，以及部分输尿管上段的结石；此法还可与ESWL联合治疗复杂性肾结石。手术途径：在X线或B超的定位下，经腰背部细针穿刺直达肾盏或肾盂，扩张并建立皮肤至肾内的通道，然后经通道插入肾镜，直视下取石或碎石。其碎石的方式有气压弹道、激光等。并发症有肾实质撕裂或穿破、出血、漏尿、感染、动-静脉瘘、损伤周围脏器等；有凝血功能障碍、过于肥胖或脊柱畸形者不宜使用此术式。该手术虽属微创，但不等于无危险，其并发症风险也不容忽视。

（2）输尿管硬镜取石或碎石术（ureteroscopic lithotripsy，URL）：适用于中、下段输尿管结石，亦用于ESWL治疗所致的“石街”。其碎石的方式有气压弹道、激光等。手术途径：输尿管镜经尿道插入膀胱，再经输尿管管口进入输尿管，在直视下取石或碎石。并发症有感染、黏膜下损伤、假道、穿孔、撕裂等；对下尿路梗阻或未控制的尿路感染以及输尿管细小、狭窄或严重扭曲等患者不宜使用此术式。

（3）输尿管软镜取石术：配合激光治疗输尿管上段结石（≤2cm）和肾盏憩室结石取得良好的效果。

（4）腹腔镜输尿管取石术（laparoscopic ureterolithotomy，LUL） 适用于输尿管结石>2cm，原来考虑开放性手术；或经ESWL、输尿管镜手术治疗失败者。手术途径有经腹腔和经腹膜后两种。

3. 开放性手术 近20年，由于泌尿外科内镜及ESWL技术的普遍开展，绝大多数的上尿路结石手术已不再需用开放性手术。但开放性手术作为泌尿外科的基础，在一定条件下仍有存在的重要意义。

主要术式有以下几种：①肾盂切开取石术；②肾实质切开取石术；③肾部分切除术；④肾切除术；⑤输尿管切开取石术。

4. 上尿路结石手术治疗的原则 ①双侧肾结石取手术简单、安全的一侧。②若肾功能极差，梗阻严重，全身情况不良，宜先行经皮肾穿刺造瘘；待病人情况改善后再处理结石。③一侧肾结石，另一侧输尿管结石，先取输尿管结石；双侧输尿管结石，先取梗阻严重的一侧。④孤立肾上尿路结石或双侧上尿路结石引起急性完全性梗阻而致无尿时，一旦确诊，只要病人全身情况许可，应立即手术；反之，若病情严重不能耐受手术，可试行输尿管插管、经皮肾穿刺造瘘甚至予以血液透析，待病情好转后再选择适当的治疗方法。

（三）下尿路结石手术

1. 膀胱结石

（1）非开放性手术：①经膀胱尿道镜钳夹碎石；②超声碎石；③气压弹道碎石；④激

光碎石等。

（2）开放性手术：耻骨上膀胱切开取石术。

2. 尿道结石

（1）前尿道结石：一般采用向尿道内注入无菌液状石蜡，之后轻轻地向尿道远端推挤或钳出结石。

（2）后尿道结石：用尿道探条将结石轻轻地推入膀胱，然后按“膀胱结石”处理。

第三节　睾丸炎和附睾炎

睾丸、附睾受感染后引起的炎症性疾病，一般由附睾蔓延至睾丸。临床上睾丸炎（orchitis）可分为急性非特异性睾丸炎和急性腮腺炎性睾丸炎两种；附睾炎（epididymitis）是发生于附睾的非特异性感染，以中青年男性多见，临床上分为急、慢性两种。中医称睾丸和附睾为肾子，故睾丸炎与附睾炎均属中医学的“子痈”范畴。

急性非特异性睾丸炎、附睾炎，一般继发于尿道炎、膀胱炎、前列腺炎以及尿道长期留置导尿管的患者。感染经淋巴或输精管扩散至附睾而引起附睾－睾丸炎；细菌也可经血行播散到睾丸，由于睾丸血运丰富，对感染有较强的抵抗力，因而引起睾丸炎的情况少见。常见的致病菌有大肠埃希菌、变形杆菌、葡萄球菌、肠球菌、铜绿假单胞菌等。慢性附睾炎一般由急性炎症治疗不彻底、迁延不愈而成，也可由轻度感染演变而来。临床以睾丸或附睾肿胀、疼痛为特点。

【病因病理】

一、中医病因病机

睾丸炎和附睾炎的中医分型及病因病机见表 20－3。

表 20－3　睾丸炎和附睾炎的中医分型及病因病机

湿热下注	外感湿热或寒湿之邪，或嗜食辛辣肥腻，湿热内生，或房事不洁，外感湿热秽毒。湿热下注肾子，郁久化火，发为子痈
瘟毒下注	外感瘟毒秽邪，下注肾子，经络阻滞，气滞血瘀，瘀久化热，火毒炽盛，煎液为痰。血瘀、痰凝、瘟毒交阻，发于肾子，则为子痈
气滞血瘀痰凝	情志不畅，肝郁气结，或郁怒伤肝，肝气不疏，经脉不利，气滞血瘀，下移肾子。或外伤跌仆，肾子受损，经络阻隔，气血凝滞。瘀久化热，则为子痈

二、西医病因病理

（一）病因

1. 继发感染　常继发于尿道炎、膀胱炎、前列腺炎，致病菌经输精管逆行进入附睾、睾丸而形成炎症。

2. 医源性因素　长期留置导尿管及有尿道内侵入性器械应用史的患者。

3. 尿液反流　多见于前列腺术后，由尿液的化学性刺激所致。

4. 淋巴感染　致病菌经淋巴管进入输精管。

5. 流行性腮腺炎病毒　侵犯睾丸和附睾导致急性腮腺炎性睾丸炎。

（二）病理

1. 睾丸炎　①急性非特异性睾丸炎时，睾丸有不同程度的增大、充血、肿胀；切开睾丸时见有小脓肿；组织学观察有多个局灶性坏死，结缔组织水肿及中性粒细胞浸润，曲细精管有炎症、出血、坏死，甚至形成睾丸脓肿。②急性腮腺炎性睾丸炎时，可见睾丸明显肿大，呈蓝色，切开时可见间质水肿；组织学观察到水肿和血管扩张，有大量的中性粒细胞、淋巴细胞和巨噬细胞浸润；曲细精管有不同程度的变性；在炎症过程中附睾同样受累，并在睾丸炎前有高达85%的附睾炎发生。

2. 附睾炎　是一种蜂窝组织炎，一般自输精管开始再延伸至附睾尾部。①急性附睾炎时，附睾肿胀，表面高低不平；感染一般从附睾尾部延伸至头部；当炎症波及整个附睾后可形成小脓肿甚至脓性鞘膜积液；晚期可形成瘢痕组织，并闭塞附睾管腔。②慢性附睾炎时，病变常局限在附睾尾部，纤维组织增生，呈结节性改变；组织学观察到附睾小管阻塞，有白细胞和浆细胞浸润。

【诊断】

一、临床表现

1. 急性非特异性睾丸炎　多为单侧性睾丸肿大；睾丸疼痛尤以站立或行动时为甚，并向腹股沟处放射；阴囊皮肤发红、水肿，常伴有鞘膜积液。有时伴有寒战、高热、恶心、呕吐等。

2. 急性腮腺炎性睾丸炎　一般在流行性腮腺炎发生后3～4天出现睾丸炎的症状，阴囊皮肤发红，睾丸肿大、疼痛、触痛明显，触诊时可区别睾丸与附睾。

3. 急性附睾炎　发病急、进展快，患侧阴囊肿大、疼痛，皮肤发红；寒战、高热体温达38℃～40℃；触诊可发现肿大的附睾且质地较硬，有明显的触痛，疼痛可放射至腹股沟区及腰部。发病早期肿大的附睾与睾丸可分开，但在数小时后两个器官即融合粘连而形成一硬结。数日内出现继发性睾丸鞘膜积液。

4. 慢性附睾炎　持续3个月以上的阴囊、睾丸和（或）附睾坠胀疼痛或不适，休息后缓解。触诊附睾局限性增厚、肿大，质地较硬，伴有触痛，与睾丸的界限清楚；在阴囊内可触及增粗的输精管并有串珠状结节感。

二、实验室及其他检查

（一）实验室检查

1. 血常规　急性期白细胞计数明显升高。

2. 尿常规　急性期有白细胞和脓细胞。

3. 尿液细菌培养　取中段尿，可以培养出病原体。

（二）影像学检查

1. B超　可显示阴囊内容物的影像，评估附睾与睾丸肿胀及炎症的范围。彩色多普勒超声可观察到睾丸的动、静脉血流图，有助于诊断。

2. 钼靶X线睾丸摄影　有助于睾丸显像。

【鉴别诊断】

睾丸炎和附睾炎的鉴别诊断见表20－4。

表20－4　睾丸炎和附睾炎的鉴别诊断

睾丸扭转	好发于青少年，多在安静状态下发病，起病突然，进展快，局部疼痛明显，可放射至下腹部及腹股沟区。采用多普勒超声检查睾丸的血流情况，有助于诊断
结核性附睾炎	附睾逐渐增大，疼痛不明显，体温不高，易形成寒性脓肿；阴囊内可触及增粗的输尿管并有串珠状结节感，无触痛
睾丸肿瘤	睾丸肿块无触痛，有沉重坠胀感。阴囊超声及AFP、HCG、LDH血清肿瘤标记物动态监测有助于鉴别诊断

【治疗】

一、治疗原则

非特异性的炎症一般予以抗感染和清热解毒、活血化瘀的中西医结合治疗；而特异性的炎症应予以抗病毒和清热解毒的中西医结合治疗。

二、中医治疗

（一）辨证论治

1. 湿热下注证（此型多见于子痈的急性期）

症候：多见于成年人。阴囊红肿热痛，少腹抽痛，睾丸或附睾肿大触痛明显；脓肿形成时按之应指，伴恶寒发热；苔黄腻，脉滑数。

治法：清热利湿，解毒消肿。

主方：龙胆泄肝汤。

加减：疼痛剧烈者加延胡索、金铃子、小茴香；肿胀明显者加丹参、红花、牛膝、知母、虎杖、大青叶；已成脓者加透脓散。

2. 瘟毒下注证（此型继发于流行性腮腺炎后）

症候：多见于儿童，且3～5天前有流行性腮腺炎病史。阴囊红肿，睾丸肿大疼痛，触痛明显；一般不化脓，伴恶寒发热；苔黄，脉数。

治法：清热解毒。

主方：普济消毒饮。

加减：肿胀明显者加丹参、牛膝、虎杖。

3. 气滞血瘀痰凝证（此型见于子痈的慢性期）

症候：多见于成年人。附睾结节，子系初肿，轻微触痛，牵引少腹不适；多无全身症状；舌淡或有瘀斑，苔薄腻，脉弦滑。

治法：疏肝理气，化痰祛瘀。

主方：橘核丸。

加减：硬结难消者，加三棱、莪术、炮山甲；阴囊内积水者，加茯苓、泽泻。

（二）中医外治

1. 急性未成脓者，可用金黄散或玉露散水调匀，冷敷。

2. 成脓者，切开引流。

3. 慢性者，可用葱归溻肿汤坐浴，或冲和膏外敷。

三、西医治疗

（一）一般治疗

1. 急性期应卧床休息，托起阴囊，局部冷敷可减轻疼痛。

2. 必要时可给予止痛药口服。

（二）药物治疗

1. 根据细菌培养以及药敏试验结果来选择对细菌敏感的抗生素，伴高热者可加用激素和物理降温治疗。

2. 急性腮腺炎性睾丸炎因是病毒感染，抗生素治疗无效，可予以抗病毒治疗。

（三）西医外治

1. 早期可冰敷阴囊，后期可用热敷。

2. 疼痛剧烈者可用0.5%利多卡因行精索低位封闭注射。

3. 睾丸炎如有脓肿形成者需及时切开引流。

4. 对反复发作的附睾炎，可考虑做附睾切除手术。

第四节　慢性前列腺炎

慢性前列腺炎（chronic prostatitis）在临床上有细菌性和非细菌性两型，其中以慢性非细菌性前列腺炎最为多见。后者主要表现以会阴、骨盆、耻骨上区或外生殖器疼痛伴有不同程度的排尿问题和射精障碍的临床综合征。事实上，前列腺炎是临床表现各异的一组症候群，不论是炎症性还是非炎症性，可能还包括定位不在前列腺的疾病。故有慢性盆腔疼痛综合征之称。本节讲述的慢性前列腺炎，其特点是：发病缓慢，病情顽固，反复发作，缠绵难愈。本病属中医学的“白浊”“劳淋”或“肾虚腰痛”等范畴，因病位在精室，故又称之为“精浊”。

【病因病理】

一、中医病因病机

慢性前列腺炎的分型及病因病机见表20－5。

表 20-5 慢性前列腺炎的分型及病因病机

湿热蕴结	嗜食辛辣肥腻，湿热内生，或房事不洁，外感湿热秽毒之邪，湿热循经下行，扰于精室，发为精浊
气滞血瘀	相火旺盛，因所愿不遂；或强忍不泄，或被阻中止，肾火郁而不散，精道失于疏利而致气滞血瘀，阻于精室，发为本病
肾阴、阳虚	房事过度，以竭其精，肾阴暗耗，致肾阴不足，相火妄动，内扰精室；或素体阳虚，或阴损及阳，久则火势衰微，故见肾阳不足，封藏失职，皆可导致本病

二、西医病因病理

1. 慢性细菌性前列腺炎 不一定有急性炎症过程。致病菌以大肠埃希菌为主，常见经尿道逆行感染，因前列腺组织学上分为内层和外层，内层腺管为顺行性，而外层腺管呈逆行性倒流。射精时，如后尿道有感染，则致病菌会大量涌向前列腺外层引起感染。如排尿不畅，感染的尿液也可经前列腺管逆流至前列腺组织内形成微结石，使感染更难控制。

2. 慢性非细菌性前列腺炎 大多数前列腺炎属此类型。性行为等因素导致盆腔充血而致前列腺被动充血，而大量饮酒、过食辛辣刺激性食物等可加重被动充血。久之，引发前列腺微循环障碍而致本病。另外，尿液反流、自身免疫、变态反应、心身方面等因素以及其他微生物感染等亦与本病有关。

【诊断】

一、临床表现

（一）症状

1. 尿路刺激征 尿路刺激征的表现轻重不一，排尿不适或灼热、尿痛，会阴部瘙痒感排尿后有白色的分泌物从尿道口溢出，俗称尿道口“滴白”。

2. 疼痛 常有会阴、下腹部隐痛不适，耻骨上、腰骶部等处有酸胀不适。

3. 其他 部分患者因病程过长或认识误区而忧虑，可出现：① 精神神经症状：如情绪低落、疑虑焦急、头晕失眠等；② 性功能变化：可有勃起功能障碍表现。

注意：两种类型前列腺炎的临床症状几乎没有差异，区别点在于慢性细菌性前列腺炎可有反复的尿路感染症状。

（二）体征

直肠指检 前列腺体积大多正常，亦可稍大或缩小，两侧多不对称，软硬不均，中央沟存在。

二、实验室及其他检查

（一）实验室检查

1. 前列腺液检查 前列腺液白细胞 >10 个/高倍视野，卵磷脂小体减少或消失，pH 可升高（>7）。

注意：前列腺液检查不是唯一的确诊指标，其白细胞计数高低还与尿道疾病、射精后及按摩方法等有关，成堆的白细胞有可能来自某个导管内淤积的炎症；卵磷脂小体则很难估计准确。

2. 前列腺液细菌培养　有无细菌的生长是鉴别慢性细菌性与非细菌性前列腺炎的可靠客观指标。

3. 前列腺液免疫学检查　慢性细菌性前列腺炎时前列腺液 IgA 增加明显，其次为 IgG。

4. 细菌学检查　即细菌定位培养加菌落计数（Meares－Stamey 尿四杯法），这是为了排除尿液对前列腺液细菌培养所致污染干扰而提出的一种检查方法。

（1）方法：检查前使膀胱充盈，清洗龟头及尿道外口并予以常规消毒。以无菌试管收集初始尿 10ml（VB_1）；排尿 200ml 后，以第二支试管再收集中段尿 10ml（VB_2）；接着按摩前列腺收集前列腺液（EPS）于试管中；然后排尿 10ml（VB_3）置于第四支无菌试管中。所有标本均予以细菌培养、菌落计数和药敏试验。

（2）意义：细菌性前列腺炎患者 EPS 和 VB_3 的菌落计数高于 VB_1 和 VB_2 超过 10 倍；非细菌性前列腺炎患者的四种标本均无细菌检出。

（二）影像学检查

B 超检查　经直肠前列腺超声检查对诊断有相当的价值，它能清楚地显示前列腺内部结构和整体形态，对有无结节也能正确判断；并能显示精囊甚至射精管情况。

【鉴别诊断】

慢性前列腺炎的鉴别诊断见表 20－6。

表 20－6　慢性前列腺炎的鉴别诊断

慢性附睾炎	阴囊、腹股沟部隐痛不适，类似本病；但本病在附睾部可扪及增粗、触痛的串珠状结节
前列腺增生症	多在老年人群中发病，其尿频伴有排尿困难，尿线变细、排尿无力，残余尿量增多
精囊炎	精囊炎和前列腺炎多同时发生，除有类似慢性前列腺炎的症状外，还有血精及射精痛

【治疗】

一、治疗原则

慢性前列腺炎在治疗中遇到的难题是复发率高，治疗时间长，明确治愈标准不好确定。①细菌性前列腺炎：给予抗生素长疗程治疗，抗生素的选择决定于药物对细菌的敏感性；前列腺组织存在药物透过屏障结构，必须考虑药物的抗菌力及透过能力进行联合或轮换选择用药。②非细菌性前列腺炎：治疗目的在不同的病变时期其侧重有所不同，在初期应以消除引起前列腺充血的因素，积极改善前列腺液的淤滞为主；中期应减缓前列腺组织的纤维化改变；后期应改善前列腺组织的萎缩，使其恢复正常的功能。

二、中医治疗

（一）辨证论治

1. 湿热蕴结证

症候：尿频、尿急、尿痛，尿道有灼热感，排尿末或大便时偶有白浊溢出，会阴、腰骶、少腹有坠胀疼痛不适感；苔黄腻，脉滑数。

治法：清热利湿，通利精窍。

主方：萆薢分清饮。

加减：疼痛较明显的加川楝子、赤芍；大便干结加生大黄。

2. 气滞血瘀证

症候：病程较长，少腹、会阴、腰骶部坠胀不适、疼痛，尿道有刺痛感；肛门直肠指检：前列腺质地变韧、不均匀、可触及结节；舌暗或有瘀斑，苔白或薄黄，脉弦涩。

治法：活血化瘀，行气止痛。

主方：少腹逐瘀汤。

加减：疼痛明显的加白芍、白芷；瘀热较重的加败酱草行瘀、清热解毒。

3. 阴虚火旺证

症候：排尿末或大便时尿道有白浊溢出，尿道不适，遗精或血精；腰膝酸软，五心烦热，失眠多梦；舌红少苔，脉细数。

治法：滋阴降火。

主方：知柏地黄汤。

加减：疼痛明显加白芍、延胡索；大便干结加生大黄。

4. 肾阳虚损证

症候：排尿淋漓，腰膝酸痛，形寒肢冷，阳痿早泄，稍劳后尿道即有白浊溢出；舌淡苔白，脉沉细。

治法：温补肾阳。

主方：济生肾气丸。

加减：腰痛者可加杜仲、延胡索。

（二）中医外治

1. 活血化瘀中药坐浴 每次20分钟，每日1～2次。

2. 中药灌肠 一般以内服药剂的第三煎浓煎后作为灌肠剂。

（三）针灸治疗

常用的穴位有会阴、关元、秩边、中髎、次髎、足三里、阴陵泉、肾俞、中极等，可以选用针刺、艾灸等。

三、西医治疗

（一）药物治疗

1. 抗生素 主要用于慢性细菌性前列腺炎的治疗。由于前列腺解剖及生理上的特点，致使一些药物难以通过前列腺上皮屏障结构而达到腺泡。因此，应首选易穿透前列腺脂质包膜屏障，能进入前列腺内并达到有效治疗浓度的抗生素。它们必须具备：脂溶性、离子常数高化、程度低（疏水性）、弱碱性、与血浆蛋白结合少的药物。常用的药物有喹诺酮类、磺胺类。前列腺液中如检测到支原体和衣原体感染，临床上常选用大环内酯类和喹诺酮类。

这类抗生素还具有以下特征。pH 梯度：因 pH 的高低可以影响药物的解离程度，从而影响药物离子部分的扩散。一般在慢性前列腺炎时，前列腺液的 pH 常可达到 8.0 以上；而正常前列腺液的 pH 则为 6.75 左右，一般不超过 7.0。所以导致许多在正常情况下能顺利分布扩散于前列腺液的药物在炎症时反而不能通过，这是临床抗感染疗效差的原因之一。

2. α 受体阻断剂　该药能松弛前列腺和膀胱部位的平滑肌而改善下尿路症状与排尿疼痛，疗程至少 12 周以上。

（二）综合治疗

1. 提倡健康生活习惯，忌烟、酒及刺激性食物。
2. 进行有规律的健康性生活。
3. 热水坐浴。
4. 前列腺按摩。

第五节　良性前列腺增生症

良性前列腺增生症（benign prostatic hyperplasia，BPH），俗称前列腺肥大，是老年男性的常见病。主要表现为组织学上的前列腺间质和腺体成分的增生、解剖学上的前列腺增大，以下尿路症状为主的临床表现以及尿流动力学上的膀胱出口梗阻。临床特点：进行性尿频、排尿困难。正常男性自 35～40 岁以后前列腺开始有不同程度的增生，多在 50 岁以后出现临床症状。依据临床症状，本病属中医学的“精癃”“癃闭”范畴。

【病因病理】

一、中医病因病机

本病的病机基础是年老肾气虚衰、气化不利、血行不畅，与肾和膀胱的功能失调有关（表 20－7）。

表 20　7　前列腺增生症的分型及病因病机

脾肾两虚	年老脾肾气虚，不能运化水湿，终致痰湿凝聚，阻于尿道而生本病。多见于肥胖及易疲乏者
气滞血瘀	前列腺部是肝经循行之处，肝气郁结，疏泄失常，导致气滞血瘀，瘀血凝滞于前列腺部而致腺体增生
湿热蕴结	饮食不节，酿生湿热，或水湿内停，郁而化热。外感湿热，或恣饮醇酒聚湿生热等，均可致湿热下注，蕴结于下焦诱发本病
肾阴亏虚	年老体虚，阳气不足，气虚则血行缓慢，日久成瘀；或真阴不足，相火偏亢，虚火煎熬津液成痰，痰瘀互结，阻滞尿路，则小便困难，滴沥不尽
肾阳不足	素体阳虚，肾阳不足，或阴损及阳，阳虚不能化气行水，膀胱气化无力而见排尿困难，甚则尿闭

二、西医病因病理

1. 病因　尚未完全明确，但其发病基础目前公认有两个：一是老年男性，一是有功能的睾丸；二者缺一不可。前列腺间质细胞和腺上皮细胞受性激素的调控而相互影响，各种生长因子的作用，随年龄增长体内性激素平衡失调是导致前列腺增生的重要因素。

2. 病理 前列腺的增生起源于围绕尿道周围移行带的腺体、结缔组织和平滑肌。增生的前列腺可将外周的腺体挤压萎缩而形成假包膜，又称为前列腺外科包膜。前列腺增生的病理改变主要是造成尿路梗阻，增大的腺体使膀胱出口抬高，前列腺段的尿道弯曲、延长、受压，成为引起排尿困难或梗阻的机械性因素；而前列腺内围绕膀胱颈部增生的平滑肌收缩则是引起排尿困难或梗阻的功能性因素。

随着膀胱出口梗阻时间的延长，为了克服排尿的阻力，逼尿肌逐渐代偿性肥大，继之出现小梁；膀胱壁薄弱部分形成假性憩室。逼尿肌失代偿，不能排空膀胱而出现残余尿，导致渐进性尿潴留，容易继发感染和膀胱结石的生成，甚至出现充盈性尿失禁；长期的排尿困难致使膀胱内压增高，可发生尿液的膀胱－输尿管反流，最终引起肾功能损害。

【诊断】

一、临床表现

前列腺增生一般在 50 岁以后出现症状，其症状与前列腺的大小不成正比，而取决于梗阻的程度、病变发展的速度、是否合并感染和结石。

（一）症状

1. 尿频 是最常见的早期症状，尤以夜间为甚。最初尿频的症状是由于前列腺充血刺激引起；随着梗阻的加重，残余尿量增多，膀胱有效容量的减少，尿频更加明显。

2. 排尿困难 进行性排尿困难是前列腺增生最主要的典型症状，但发展缓慢。轻度梗阻时排尿迟缓、尿流断续、尿后滴沥；严重梗阻时排尿费力、射程缩短，尿线细而无力，甚至呈滴沥状。

3. 尿潴留 在前列腺增生的任何阶段，患者可因受凉、劳累、饮酒等使前列腺突然充血、水肿而发生急性尿潴留；随着尿路梗阻的加重，残余尿量亦加重，过多的残余尿量可导致膀胱收缩无力，逐渐发生慢性尿潴留。

4. 血尿 为无痛性肉眼血尿。前列腺增大后，其表面的小血管和毛细血管充血，当膀胱收缩或扩张时，血管张力改变而发生破裂，引发血尿。

5. 其他症状 由于慢性尿潴留，易并发膀胱感染或结石，出现膀胱刺激症状；由于下尿路梗阻的加重，少数患者后期可出现肾积水、肾功能不全；长期依靠腹压增高进行排尿可并发疝、痔或脱肛。

（二）体征

1. 直肠指检 是简单而必须进行的重要检查方法。指检可触及增大的前列腺，表面光滑，边界清楚，质韧而有弹性，中等硬度，中央沟变浅或消失。

2. 腹部检查 有尿潴留时，下腹部、耻骨上可触及肿大的包块（充盈的膀胱）；引起肾积水时，上腹部两侧可触及肿大的肾脏。

二、实验室及其他检查

1. 实验室检查 血清前列腺特异性抗原（PSA）测定：前列腺体积较大、表面有结节或质地较硬时应测定血清 PSA，以排除前列腺增生合并前列腺癌的可能。PSA 的正常值为

<4ng/ml；如升高，应考虑有肿瘤的可能。PSA 敏感性高，但特异性有限，许多因素都可影响 PSA 的测定值，如前列腺增生、炎症以及前列腺按摩等均可使 PSA 升高。因此患者 PSA 升高需具体分析。

2. 影像学检查　B 超检查：可分为经腹壁和直肠途径。经腹壁 B 超检查时，膀胱需要充盈，可观察前列腺的形态、大小，增生腺体是否突入膀胱；可测定膀胱内的残余尿量，当残余尿量 >50ml，是手术指征之一；还可了解有无肾积水及其积水程度。经直肠 B 超检查显示前列腺内部结构更为精确。

3. 尿流动力学检查　尿流率测定可初步判断下尿路梗阻的程度：当最大尿流率 <15ml/s，提示排尿不畅；<10ml/s 时，提示梗阻严重，是手术指征之一。该项检查排尿量必须超过 150ml 才有诊断意义。尿流动力学检查可了解是否存在逼尿肌功能受损，可鉴别逼尿肌、尿道括约肌失调和神经源性膀胱引起的排尿困难。

出现无痛性血尿者应做静脉尿路造影和膀胱镜检查，以排除泌尿系统肿瘤的可能。

【鉴别诊断】

前列腺增生症的鉴别诊断见表 20－8。

表 20－8　前列腺增生症的鉴别诊断

前列腺癌	直肠指检前列腺有结节，质地坚硬；PSA 升高。但鉴别仍需行穿刺活检和 MRI
膀胱颈挛缩	发病年龄较轻，前列腺体积未增大。膀胱镜检查可确诊
神经源性膀胱	有明显神经系统损害的病史和体征，尿流动力学检查可鉴别
尿道狭窄	有尿道损伤史或感染病史，膀胱尿道镜检查或膀胱尿道造影可鉴别

【治疗】

一、治疗原则

中医学认为增生的前列腺与痰、瘀有关，增生症属本虚标实之证，表现为肾虚，其标为血瘀、湿痰有关。故补肾益气、活血化瘀、软坚散结、除湿化痰。西医学认为，当残余尿量 <50ml 时，采用非手术治疗；残余尿量 >50ml 时，予以手术治疗并需解决患者下尿路症状及其对生活质量所致的影响和并发症。

二、中医治疗

（一）辨证论治

1. 湿热下注证

症候：尿频黄赤，灼热涩痛，小便不畅或点滴而下，甚或尿闭，下腹拘急，涨满不适；或口苦口黏，大便干燥；舌红，苔黄腻，脉数。

治法：清热化湿，消癃利尿。

主方：八正散。

加减：加莪术、牡丹皮、赤芍以消瘀散结（消癃）；加白芍、石菖蒲以缓解挛急；血尿者加蒲黄、白茅根、地榆炭活血、凉血止血。

2. 脾肾气虚证

症候：尿频不爽，淋漓不尽，甚则遗尿，小腹坠胀；腰膝酸软，精神倦怠，少气懒言；舌淡，苔薄白，脉细无力。

治法：补中益气，温肾利尿。

主方：补中益气汤。

加减：莪术、水蛭破瘀散结；有血尿者加藕节炭、白茅根止血。

3. 气滞血瘀证

症候：排尿费力，努则方出或点滴不通，会阴、少腹拘急胀痛有，偶有血尿；舌紫暗有瘀斑，苔白或黄，脉弦或细涩。

治法：行气活血，化瘀通窍。

主方：沉香散。

加减：加牛膝通行血脉，引血下行；加桃仁、红花活血化瘀。

4. 肾阴亏虚证

症候：尿频不爽，淋漓不畅，尿少热赤；伴有头晕目眩，五心烦热，失眠多梦，大便秘结；舌红少津，苔少或薄黄，脉细数。

治法：滋阴补肾，清利小便。

主方：知柏地黄丸。

加减：加丹参、地龙活血化瘀；加牛膝行气活血，引血下行。

5. 肾阳不足证

症候：尿频，尤以夜间为甚，尿无力、尿线细，滴沥不尽，甚或尿闭；神疲乏力，面色无华，畏寒肢冷；舌淡，苔白，脉沉细。

治法：温补肾阳，行气通窍。

主方：济生肾气丸。

加减：加车前子清利水道，以达补而不涩、利而不伤之功。

（二）中医外治

1. 中药溻渍下腹部耻骨上区。

2. 中药直肠离子导入。

（三）针灸治疗

针刺关元、气海、三阴交、阴陵泉。阳虚加灸关元、气海。

三、西医治疗

遵循以下原则：等待观察→药物治疗→非手术介入治疗→手术治疗。

（一）非手术治疗

1. 等待观察 无明显前列腺增生所致下尿路症状患者无需治疗，定期复查，每年1次，待出现症状后再采取其他处理方法。

2. 药物治疗 适用于症状比较轻、残余尿量<50ml的患者。

（1）α_1受体阻断剂：降低前列腺和膀胱颈的平滑肌张力，减少尿道阻力，改善排尿症状。代表药物：多沙唑嗪、坦索罗辛。

（2）5α 还原酶抑制剂：在前列腺内阻止睾酮转变为双氢睾酮，使前列腺缩小，改善排尿功能。代表药物：非那雄胺、度他雄胺。

3. BPH 患者急性尿潴留处理　及时引流尿液。首选置入导尿管，置入失败者可行耻骨上膀胱造瘘。一般留置导尿管 3～7 天，如同时服用 α 受体阻断剂，可提高拔管成功率。拔管成功者，继续药物治疗。拔管后再次尿潴留急性发作者，应选择外科治疗。

4. 其他治疗　经尿道球囊高压扩张术、经尿道高温治疗、前列腺尿道支架术等。

（二）手术治疗

梗阻症状重、残余尿量 >50ml、下尿路症状明显，非手术治疗效果不好者，手术治疗仍是最佳选择。手术只切除外科包膜以内的增生部分。手术方式：①经尿道前列腺电切除术，目前仍是 BPH 治疗的金标准；②耻骨上经膀胱前列腺切除术；③耻骨后前列腺切除术；④经尿道前列腺等离子电切术或剜除术；⑤经尿道前列腺激光手术。

第六节　勃起功能障碍

勃起功能障碍（erectil dysfunction，ED）是指持续或反复不能达到或维持足够阴茎勃起，难以完成满意性生活的常见性功能障碍。一般认为，病程至少应在 3 个月以上才能做出勃起功能障碍的诊断。

根据勃起功能障碍的定义，正确的解读为：一是阴茎勃起不够坚硬，不能插入阴道；二是虽有可插入阴道的硬度，但又无维持勃起的时间，即短暂的勃起后就变软，不能满意地完成性交。

根据国际勃起功能障碍指数（IIEF－5）问卷调查表的症状积分，将勃起功能障碍的病情在临床上分为轻、中、重三度。

中医学将勃起功能障碍称为“阳痿”“筋痿”“阴器不用”等。

【病因病理】

一、中医病因病机

本病多因忧虑、惊恐、损伤或湿热等因素导致宗筋失养而弛纵、痿弱不用，以致临房不举、举而不坚、坚而不久，不能完成正常的房事。其勃起的要点一是“血”，而调节血的脏器为肝（藏血）、心（主血）、脾（生血）；肾藏精为生殖功能的根本，阳痿是肾虚的具体表现。因而围绕“血”与“虚”是本病病机的关键要点（见表 20－9）。

表 20－9　勃起功能障碍的分型及病因病机

肝气郁结	多因情志不遂，或郁怒，或多愁善感，或家庭失和等导致情志抑郁，肝气郁结。肝主筋，而阴器又为宗筋之汇，故肝失调达、疏泄、肝脉不畅，则宗筋失养，以致阳事不兴
心脾两虚	劳倦思虑过度，损及心脾，以致气血两虚渐成阳痿。或因禀赋虚弱，或久病体虚，或病后失充，以致气血两虚，形神俱弱，渐致性欲减退，宗筋日渐痿弱，终致阳痿
肝经湿热	嗜食肥甘厚味，或长期酗酒，酿生湿热；或外感湿热，内阻中焦，侵及肝经，以致宗筋失养而弛纵不收，发为阳痿

续表

命门火衰	多因房事不节，恣情纵欲；或因频繁手淫，肾精日渐亏耗，阴阳俱损；或素体禀弱，元阳不足，而致命门火衰，精气虚冷，阳事渐衰，终成阳痿
惊恐伤肾	多因同房之时，突发变故，卒受惊恐；或因外遇获病，顾虑重重；或因偶有不举则疑虑丛生，恐惧再败等，均可导致气机紊乱，肾中精气受损而卒发痿软
气滞血瘀	多因阴部外伤或少腹、外阴手术创伤，致局部气血瘀阻，或伤及经脉，脉络不畅，或久病生瘀均可导致宗筋失养，渐致阳痿
肾精不足	多因先天禀赋不足，或年老体弱，或劳倦内伤，或房劳过度，或久病伤肾等，均可使肾气受损而致肾气亏虚，出现阴茎举而不坚、坚而不久等
脾肾两虚	多因先天禀赋不足而复后天失养，致体质虚弱；或因年老体弱、脾肾两虚等均可导致宗筋失养、失温、失润、失固，终致痿废
肝肾阴虚	多由久病失调、房事不节、情志内伤等因素日久损伤肝肾，“因肝肾同源”，最终导致宗筋弛纵痿软，阳事不兴

二、西医病因病理

勃起功能障碍的病因错综复杂，多数系综合因素。临床上将之分为：心理性、器质性和混合性三种。

（一）心理性勃起功能障碍

正常的性交除了要求配偶双方有健全的生理功能（神经、血管、内分泌等）之外，还要求心理上无异常。如果配偶感情不协调或工作压力、心情压抑等原因亦可造成勃起功能障碍。

1. 病因分类 有易患因素、促成因素和维持因素三大类。

（1）易患因素：包括压制性教育、性创伤史、性教育缺乏、家庭关系困扰、生活方式、人格类型。

（2）促成因素：包括器质性疾病（这可能是促成因素中最重要的，虽然严格而言其不属于心理因素）、高龄衰老、配偶不忠、不合理的期望、压抑与焦急、失去伴侣。

（3）维持因素：包括性交焦虑、性伴侣的吸引力下降、性交流缺乏、害怕亲近、性教育缺乏、一般关系不良。

2. 常见的心理性原因

（1）日常关系不协调。

（2）性刺激不适当。

（3）不良的性经历。

（4）压力、焦虑、抑郁等抑制因素的影响。

（5）器质性勃起功能障碍的心理反应。

（二）器质性勃起功能障碍

1. 内分泌性勃起功能障碍

（1）性腺功能减退症：分为原发性和继发性。

（2）甲状腺疾患。

（3）其他内分泌疾患。

（4）雄激素合成减少或作用不全。

2. 神经性勃起功能障碍

3. 动脉性勃起功能障碍

4. 医源性勃起功能障碍

（1）手术后勃起功能障碍：①大脑和脊髓手术；②阴茎及尿道手术；③睾丸、甲状腺、肾上腺手术；④前列腺手术；⑤其他手术：如经腹会阴途径的直肠癌手术等。

（2）药物性勃起功能障碍：①神经、精神方面的药物；②抗高血压药；③抗雄激素活性的药物；④引起高泌乳素血症的药物；⑤其他药物。

（3）放疗及其他医源性勃起功能障碍：如前列腺癌、膀胱癌或直肠恶性肿瘤的放疗，可引起脉管炎而致海绵体神经缺血等。

【诊断】

一、临床表现

（一）病史、症状

1. 阴茎完全不能勃起，无法进行性生活。

2. 阴茎部分勃起，但不坚挺，无法进行满意的性生活。

3. 根据国际勃起功能评分5项（IIEF－5）问卷调查表（表20－10），低于22分者即可诊断为勃起功能障碍。

表20－10　国际勃起功能评分5项（IIEF－5）问卷调查表（请根据过去6个月内的情况评估）

	0分	1分	2分	3分	4分	5分	得分
1. 对阴茎勃起及维持勃起有多少信心？	无	很低	低	中等	高	很高	
2. 受到性刺激后，有多少次阴茎能坚挺地进入阴道？	无性活动	几乎没有或完全没有	只有几次（远少于一半）	有时（大约一半时候）	大多数时候（远多于一半）	几乎每次或每次	
3. 性交时，有多少次能在进入阴道后维持阴茎勃起状态？	没有尝试性交	几乎没有或完全没有	只有几次（远少于一半）	有时（大约一半时候）	大多数时候（远多于一半）	几乎每次或每次	
4. 性交时，保持勃起至性交完毕有多大困难？	没有尝试性交	非常困难	很困难	有困难	有点困难	不困难	
5. 尝试性交时是否感到满足？	没有尝试性交	几乎没有或完全没有	只有几次（远少于一半）	有时（大约一半时候）	大多数时候（远少于一半）	几乎每次或每次	

（二）体征

心理性勃起功能障碍多无明显的体征；器质性勃起功能障碍可因其原发病的不同，而表现出某些相应的体征。

1. 一般情况　应注意体型、毛发、肌肉力量、第二性征、有无男性乳房女性化等，以提示有无高泌乳素血症、甲状腺疾病、睾丸和肾上腺肿瘤等。

2. 心血管系统　必须测定血压和脉搏，了解有无相关的血管疾病；可用手指轻柔地按压和放松阴茎体部，观察阴茎头部的血流充盈和回流情况。

3. 神经系统　应注意对骶髓传出神经的检查，检查下腰、下肢、会阴及阴茎痛觉、触觉和温度感觉，球海绵体反射（当刺激阴茎龟头时，插入肛门内手指应感到肛门括约肌收缩）等神经系统情况。

4. 腹部 有无肝、脾肿大，有无腹水征。

5. 外生殖器

（1）阴茎：大小、外形及包皮有无异常。

（2）睾丸：大小、质地有无异常。

（3）前列腺：对勃起功能障碍患者应经直肠指检前列腺的大小和硬度。如前列腺有结节应排除前列腺癌的可能，此种情况最好不用雄激素替代疗法等。

二、实验室及其他检查

（一）实验室检查

1. 血、尿常规，空腹血糖和餐后2小时血糖、血脂检查，肝、肾功能，可发现有无糖尿病、血脂代谢异常以及慢性肝、肾功能不全。

2. 血清激素水平测定

（1）男性性激素测定：应作为勃起功能障碍患者的常规检查，它包括睾酮（T）、雌二醇（E_2）、黄体生成素（LH）、卵泡刺激素（FSH）、泌乳素（PRL）。

（2）甲状腺激素测定：包括T_3、T_4。

（二）特殊检查

1. 夜间阴茎勃起监测（NPT） 主要用于鉴别心理性与器质性勃起功能障碍。它包括：邮票试验、纸袋试验、硬度测试仪、勃起功能障碍分析仪、夜间阴茎勃起测定系统。

2. 阴茎海绵体注射血管活性药物试验（ICI） 注射药物3～5分钟后，如勃起角度>90°，收缩盆底肌有阴茎运动，证明硬度好且无血管病变；60°以下提示有血管病变；60°～90°为可疑血管病变。

3. 彩色双功能超声检查（CDU） 该检查为无创性，可观察阴茎有无病理性改变，如阴茎纤维块及血管钙化；同时可获得高分辨率的阴茎血管图以测定血流率等。

【鉴别诊断】

性欲低下 表现为性欲降低，可间接影响阴茎勃起及性交频率，但无阴茎勃起功能障碍。

【治疗】

一、治疗原则

1. 针对勃起功能障碍患者，其治疗须个性化，秉持有效、安全、经济的原则，首选无创、方便的治疗方法，而心理治疗符合这一要求，且适用于各型勃起功能障碍。

2. 中西医结合治疗应根据具体的病情而选用不同的治疗方法，如心理性勃起功能障碍以中医辨证为首选；而对器质性勃起功能障碍或伴有明显的原发病者，应根据具体情况或中西医并重，或西医为主、中医为辅。

二、中医治疗

（一）辨证论治

1. 肝气郁结

症候：阳事不举，多见于性格内向或精神抑郁，意志消沉喜猜疑，或烦躁易怒，两胁胀闷或隐痛不适；舌淡苔薄，脉弦。

治法：疏肝理气，解郁兴阳。

主方：柴胡疏肝散。

加减：加牛膝引血下行；加酸枣仁、镇静安神、柔肝；加金铃子、延胡索理气开郁止痛。

2. 心脾两虚

症候：阳事不举，神疲气短，失眠多梦，纳呆食少，面色无华；舌淡苔薄腻，脉细。

治法：益气健脾，养血助阳。

主方：归脾汤。

加减：气虚下陷者加柴胡、升麻；腹胀者加炒槟榔。

3. 肝经湿热

症候：阳事不举，嗜食肥甘厚味、酗酒，口苦，小便短赤；舌红，苔黄腻，脉滑数或弦数。

治法：清肝利湿，益肾助阳。

主方：龙胆泻肝汤。

加减：大便干结加大黄。

4. 命门火衰

症候：阳事不举，精神萎靡，面色㿠白，腰膝酸软，畏寒肢冷，下肢尤甚；舌淡，苔白，脉沉细。

治法：温肾壮阳。

主方：右归丸。

加减：加锁阳、沙苑子以助升阳之力。

5. 惊恐伤肾

症候：多见于房事时被惊扰史或外遇染病史。每当交媾之时，即焦虑、恐惧，阳事不举；平素胆怯多疑，心悸遗精，寐不安宁；舌淡，苔薄腻，脉细弦。

治法：安神宁志，益肾起痿。

主方：定志丸。

加减：夜寐不安者加莲子心、酸枣仁；恐则气下者加升麻、柴胡；疲软者加阳起石。

6. 气滞血瘀

症候：阳事不举，有少腹、腰部、阴部外伤、手术史，常感疼痛；舌紫暗或有瘀斑，脉涩。

治法：活血祛瘀，理气充阳。

主方：血府逐瘀汤。

加减：疲软者加阳起石、锁阳；疼痛明显者加白芍、甘草、延胡索。

7. 肾精不足

症候：阳事不举，身形发育迟缓或早衰，健忘恍惚，发脱齿摇，腿软无力，眩晕耳鸣；舌淡红，苔薄白，脉沉细无力。

治法：益肾固精。

主方：六味地黄丸。

加减：有腰膝酸软者加枸杞、杜仲。

8. 脾肾两虚

症候：阳事不举，性欲减退，躯体肥胖，畏寒肢冷，腰膝酸软，神疲乏力，纳差食少，大便溏薄；舌淡胖或边有齿痕，苔薄白，脉沉细。

治法：健脾益肾，补气升阳。

主方：金匮肾气丸。

加减：气虚明显者加黄芪、党参；纳差者加白术、山楂、鸡内金、蔻仁。

9. 肝肾阴虚

症候：阳事不举，或阴茎易兴却举而不坚，形体消瘦，潮热盗汗，腰膝酸软，五心烦热，眩晕耳鸣；舌红少津，脉细数。

治法：滋阴补肾，养血柔肝。

主方：杞菊地黄丸。

加减：加锁阳、沙苑子、菟丝子以助升阳之力。

（二）其他疗法

1. 针灸治疗 足三里、阳陵泉、期门、太冲、肾俞、命门、三阴交、肝俞、心俞、神门等穴位。

2. 中药溻渍 选用具有活血通络的药物。

（1）溻法：用6～8层纱布浸透药液，轻拧至不滴水，湿敷腰部、下腹部。

（2）渍法：中药坐浴或浸泡双足。

三、西医治疗

（一）一线治疗

1. 心理治疗 包括性咨询、性教育。优点是无创性，可广泛应用；缺点是治疗效果差别不一。

（1）性咨询：包括了解性知识，认识自身疾病，协调配偶关系，解除心理紧张和压力等。

（2）性教育。性感集中训练：① 非生殖器官性感集中训练；②生殖器官性感集中训练；③ 阴茎插入训练。

2. 药物治疗

（1）作用于阴茎勃起中枢的药物：育亨宾，是一种肾上腺素受体阻断剂。

（2）作用于外周神经的药物：万艾可（西地那非），是一种选择性5型磷酸二酯酶抑制剂。该药不能与硝酸酯类药物合用，否则会发生严重低血压。

（3）雄激素替代疗法：睾酮（口服剂：十一烯酸睾酮），用于确因性腺功能低下且已排除泌尿生殖系统肿瘤的患者。

（二）二线治疗

1. 阴茎海绵体注射疗法　前列腺素 E_1（PGE_1）。

2. 经尿道给药　比法尔乳膏（局部外用 PGE_1 乳膏）。

（三）三线治疗

1. 阴茎假体植入。

2. 阴茎血管重建。

3. 阴茎静脉手术。

第七节　男性不育症

夫妇同居1年以上，未采取任何避孕措施，由于男方因素造成女方不孕者，称为男性不育。男性不育症不是一种独立的疾病，而是由某一种或多种疾病与因素造成的病理结果。

【病因病理】

一、中医病因病机

中医学认为男性不育症与心、肝、脾、肾等有关，其中与肾的关系最为密切。大多由于精少、精弱、死精、无精、精稠、阳痿及不射精等所引起（表20－11）。

表20－11　男性不育症的分型及病因病机

肾气虚衰	若禀赋不足，肾气虚弱，命门火衰，可致阳事不举，甚或阳气内虚，无力射出精液；元阴不足，相火偏亢，精热黏稠；病久伤阴，精血耗散，则少精、弱精，均可导致不育
肝气郁结	情志不舒，郁怒伤肝，肝气郁结，疏泄无权，致宗筋痿而不举，或气郁化火，肝火旺盛，灼伤肾水，肝木失养，宗筋拘急，精窍之道被阻，则致不育
湿热下注	平素嗜食肥甘滋腻、辛辣炙煿之品，损伤脾胃，脾失健运，痰湿内生，郁久化热，或外感湿热之邪，湿热之邪蕴积下焦，阻遏精关窍道，滞塞不通而致不育
气血两虚	思虑过度、劳倦伤心而致心气不足，心血亏耗；大病久病之后，元气大伤，气血两虚而不能化生精液，故少精、弱精，甚或无精

二、西医病因病理

1. 生殖器官发育异常　常见的有隐睾、尿道下裂、输精管及精囊发育不良或缺如，可导致生精异常或精子输送障碍。

2. 内分泌异常　下丘脑－垂体－性腺轴功能紊乱，可导致生精障碍，发生少精症或无精症。常见于促性腺激素缺陷而引起的男性不育，如：特发性促性腺激素功能减退性性腺功能低下症、选择性黄体生成素（LH）或卵泡刺激素（FSH）缺陷症、高泌乳素血症。

3. 免疫功能异常　血清、精浆、精子表面或宫颈黏液中有抗精子抗体形成，干扰精子的功能。其中以精子表面抗体对生育影响最大，导致免疫性不育。

4. 染色体异常　Klinefelter综合征（先天性曲细精管发育不全综合征）是不育男性患

者中最常见的染色体异常，它主要是性染色体数目的异常。常染色体异常与男性生育功能障碍亦有关，而染色体易位常见于精子畸形或成熟障碍，可引起精子发生障碍和流产。

5. 生殖系统感染 生殖道的感染是影响男性生育能力的重要原因。如淋病、结核、丝虫病可引起输精管梗阻；腮腺炎引起的睾丸炎可造成睾丸功能衰竭，可导致少精、弱精或无精；而附属性腺的炎症可导致精浆成分发生改变，从而影响精子的生存环境，造成不育。

6. 输精管梗阻 由先天性的输精管、精囊缺如以及感染、外伤、手术等因素引起。

7. 性功能障碍 勃起功能障碍及射精功能障碍（早泄、不射精及逆向射精），不能将精液射入女方生殖道。

8. 理化因素 放射线、重金属、化疗药物、酒精及棉酚等可造成精子形态、密度、活动力及受精力异常。

9. 精索静脉曲张 使静脉血淤滞在阴囊内，导致睾丸内营养缺乏，温度升高，抑制精子的发生。

【诊断】

一、临床表现

（一）病史

男性不育症的病史采集很重要，应从以下几个方面进行。

1. 职业 有无与放射线接触史，有无毒物接触史或高温作业史等。

2. 既往史和个人生活史 有无腮腺炎并发睾丸炎病史，有无隐睾、泌尿生殖系统结核、附睾炎、睾丸炎、前列腺炎、生殖器损伤或手术史，有无性传播疾病史，有无其他慢性病、长期服药及嗜烟、酒史。既往精液检查情况是否正常。

3. 性生活史 性功能有无异常，性交姿势、时间，能否射精等。

4. 婚姻史 结婚年龄、时间，有无妊娠、流产或生育过子女及避孕情况。

5. 配偶健康情况 配偶健康状况与生育史如何，妇科检查情况如何，有无性传播疾病史。

（二）体格检查

1. 全身情况 体形、发育及营养状况，血压是否正常。第二性征发育是否正常。

2. 外生殖器检查 注意阴茎的发育；尿道开口位置；睾丸的位置、大小（正常 3.3cm×2.3cm×1.7cm，重量 10～15g）、质地，有无肿物及压痛；附睾、输精管有无结节、压痛或缺如；精索静脉有无曲张等。

3. 直肠指检 前列腺大小、质地及表面情况并做前列腺液检查。

二、实验室及其他检查

（一）精液检查

精液检查是判断男性生育能力的重要依据，检查内容包括精子数、活动力和形态等。最好采用手淫的方式收集标本，要求在检查前 5～7 天无排精。精液检查根据《WHO 人类精液分析正常参考值范围（2010 年第五版）》相关指标进行综合分析，异常情况如下：

①无精液症，射精时无精液射出（或逆向射精）；②无精子症，射出的精液中无精子；③少精子症，精子密度 $<15\times10^6/ml$；④弱精子症，向前运动精子的百分率 <32%；⑤畸形精子症，形态正常精子的百分率 <4%。其中，少精子症、弱精子症、畸形精子症三者可单独、两者或三者同时出现，称为少－弱精子症或少－弱－畸精子症。

（二）内分泌检查

内分泌检查在男性不育症的诊断中占有重要地位。

1. 男性性激素　T、FSH、LH、PRL、E_2。

2. 甲状腺激素　T_3、T_4。

（三）免疫学检查

对精子活力低下或精子异常凝集者应做抗精子抗体检测。常用的检测方法有：①精浆抗精子抗体测定。②凝集试验。③免疫荧光检查。

（四）染色体检查

包括染色体核型分析等，以排除先天性染色体异常疾患所致的不育。如 Klinefelter 综合征时，染色体核型为 47XXY。

（五）睾丸活检

对内分泌激素测定基础值正常而精液检查显示精子数少、畸形精子过多、弱精子症等，可考虑睾丸组织活检。该项检查可判断有无精子发生的功能障碍及其程度。

（六）影像学检查

1. 精道造影　主要检查精道梗阻者的狭窄部位、程度和范围，以明确无精子症是否因输精管阻塞所致。一般以经阴囊皮肤穿刺输精管注射造影剂 X 线摄片作为常用方法。

2. B 超　经阴囊检查睾丸、附睾及精索静脉，经直肠检查前列腺、精囊等。

【治疗】

一、治疗原则

1. 中医治则　根据患者的病情，结合现代医学的客观检查指标，把西医的病名与中医的辨证结合起来进行有针对性的辨证论治，才能提高治疗效果。

2. 西医治则　导致男性不育的原因非常复杂，因而正确的寻找疾病发生原因及机制是实施正确治疗的关键。

二、中医治疗

（一）辨证论治

1. 肾阳虚衰证

症候：不育，性欲减退，阳痿早泄，精子活力低下或射精无力；腰膝酸软，形寒肢冷，疲乏无力，小便清；舌淡苔薄白，脉沉细。

治法：温补肾阳，益肾助精。

主方：右归丸。

加减：加锁阳、沙苑子、菟丝子以助升阳之力。

2. 肾阴不足证

症候：不育，精液量少，精子活力低下，精子数少，畸形精子较多；头晕耳鸣，五心烦热；舌质红，少苔，脉细弱。

治法：滋阴补肾，养血填精。

主方：左归丸。

加减：阴虚火旺者加知母、黄柏以滋阴降火。

3. 肝气郁结证

症候：不育，郁郁寡欢，死精子多，阳事不举，举而不坚；精神抑郁，两胁胀满，嗳气泛酸；舌质暗，苔薄，脉弦细。

治法：疏肝解郁，理气益精。

主方：柴胡疏肝散。

加减：加牛膝引血下行；加酸枣仁、镇静安神、柔肝。

4. 湿热下注证

症候：不育，精液黄稠，不液化；少腹及睾丸坠胀不适，小便短赤，口干口苦；舌红苔黄腻，脉弦数。

治法：清热利湿通精。

主方：龙胆泻肝汤。

加减：小便短赤、大便干结加大黄；睾丸坠胀明显加升麻、柴胡。

5. 气血两虚证

症候：不育，精液量少、成活率低，活动力弱；形体消瘦，神疲乏力，面色无华，少气懒言，纳呆便溏；舌淡苔薄白，脉沉细无力。

治法：益气养血补精。

主方：十全大补汤。

加减：便溏明显者加泽泻、苡仁。

（二）其他治疗

1. 针灸治疗 常用穴位：肾俞、命门、中极、关元、气海、足三里、三阴交等。

2. 饮食疗法

（1）少精子症：韭菜、虾仁各150g，鸡蛋1个，白酒50g，韭菜炒鸡蛋、虾仁，喝白酒，每日1次，10天一疗程。

（2）无精子症：肉苁蓉50g，羊肉150～200g（切片），大米适量煮粥食。

（3）精子活力低下：青虾炒韭菜，青虾250g，韭菜100g。

（4）死精子症：当归生姜羊肉汤，当归30g，羊肉150g，生姜30g，水1000ml，煮熟，喝汤吃肉，早、晚各1次。

三、西医治疗

（一）预防性治疗

预防性治疗生殖道感染和性传播疾病；治疗睾丸下降不全；祛除环境不良影响；停用有毒药物。

（二）内分泌治疗

1. 促性腺激素替代治疗　给予人绒毛膜促性腺激素（HCG）和人绝经期促性腺激素（HMG）两种药物联合应用，发挥协同作用，可提高睾酮水平和曲细精管生精功能。用法：开始4周单独用HCG，每周5000IU；然后加用HMG 75～150IU，每周3次；当获得完全的生精作用后（约需3～18个月），即单独用HCG维持。

2. 促内源性促性腺激素分泌　克罗米芬（枸橼酸氯米芬）是非甾体类雌激素拮抗剂，通过与下丘脑雌激素竞争性结合，反馈性增加下丘脑促性腺激素释放激素（GnRH）的脉冲释放与垂体促性腺激素的分泌，从而促进睾丸的生精功能。用法：每次50mg，每日1次，口服，连服3个月以上。

3. 睾酮“反跳疗法”　适用于少精子症。可用十一烯酸睾酮40～120mg/d，早、晚各1次，饭时或饭后服，只要食物中至少含有19g脂肪即可保证睾酮的充分吸收。但是，睾酮“反跳疗法”可能引起永久性、不可逆的生精抑制而造成无法治疗的无精子症，故须谨慎应用。

（三）其他治疗

改善生精条件，应用维生素C、维生素E及锌制剂等。

（四）手术治疗

1. 提高睾丸精子发生的手术，如精索内静脉高位结扎术、睾丸固定术。
2. 解除输精管梗阻的手术。
3. 解除其他因素导致精液不能正常进入女性生殖道的手术，如尿道下裂术。
4. 其他全身疾病导致男性不育的手术，如垂体瘤手术和甲状腺手术等。

（五）人类辅助生殖技术

1. 丈夫精液人工授精。
2. 体外受精胚胎移植技术。
3. 卵泡浆内精子注射。
4. 供者精液人工授精。

第八节　泌尿、男性生殖系统肿瘤

泌尿生殖系统肿瘤是泌尿外科最常见的疾病之一。泌尿、男性生殖系统各部位均可发生肿瘤，最常见的是膀胱癌，其次是肾肿瘤。

肾肿瘤

肾肿瘤（renal tumor）通常指源自肾实质的肾癌（renal carcinoma）、肾母细胞瘤

(nephroblastoma) 以及肾盂、肾盏发生的尿路上皮移行细胞乳头状肿瘤——肾盂肿瘤(tumor of renal pelvis)。成人肾肿瘤中大部分为肾癌，肾盂癌较少见；肾母细胞瘤主要为儿童肾肿瘤，发病率占所有儿童期恶性肿瘤的6% ~7%。

【病因病理】

一、中医病因病机

中医学认为本病与肝、脾、肾有关，肿瘤类疾病属中医学“癥瘕”“包块”的范畴，与痰、瘀有关（表20－12）。

表20－12　肾肿瘤的分型及病因病机

湿热瘀毒	过食肥甘厚味，嗜烟酒，致脾失健运；或平素情志不舒，肝郁化志不舒，肝郁乘脾化火，脾失健运，湿热内生
脾肾两虚	多因先天禀赋不足而复后天失养，致体质虚；或房劳过度，或因年老体弱，脾肾两虚。脾虚不能摄血，肾虚气化不利，水湿不行则为痰
瘀血内阻	或因情志不舒，或外伤跌打，导致气滞血瘀，瘀久而结聚而发为癥瘕包块
气血两亏	由于癥瘕包块日久，耗损气血，致气血两亏

二、西医病因病理

（一）病因

至今尚不清楚。目前认为与环境接触、职业暴露、染色体畸形、抑癌基因缺失等有密切关系。流行病学调查结果显示吸烟是唯一的危险因素。另外，结石刺激、局部损伤也可是肾癌的病因。肾癌有家族多发倾向。

（二）病理

肾癌发生于肾小管上皮细胞，瘤体为类圆形的实性肿瘤，外有假包膜。常累及一侧肾脏，多单发。肾癌穿透假包膜后向外可侵及肾周筋膜和邻近器官，向内侵及肾盂、肾盏引起血尿，可经血行和淋巴途径转移。

1. 组织学类型　肾癌有三种基本细胞类型，即透明细胞、颗粒细胞和梭形细胞，均来源于肾小管上皮细胞。单个癌内可有多种细胞类型，临床以透明细胞癌多见；梭形细胞较多的肾癌恶性程度高、预后差。

2. 转移途径　以直接侵犯肾周脂肪组织的途径较常见，也可以通过肾静脉扩散至邻近脏器或经淋巴转移。最常见的转移部位是肺，其次为肝、骨骼、肾上腺、对侧肾及同侧肾蒂淋巴结。

【诊断】

一、临床表现

肾癌多见于50~70岁，男女之比为3∶2。

（一）症状与体征

血尿、腰痛和肿块，称为肾癌“三联征”。呈现此“三联征”的病人事实上已为晚期。

1. 血尿　为无痛性间歇性全程肉眼血尿，常为突发性，有时出现条索状血块。血尿一般间断发作，可自行停止。

2. 腰痛　由于肿瘤的生长较快，致使肾包膜受到牵拉而紧张，导致腰部胀痛；或由于血块阻塞输尿管引起肾绞痛。

3. 肿块　只有在肿瘤生长到一定程度后（已至晚期）于腰腹部可触及，肿块质地坚硬、不活动。

4. 发热、贫血、消瘦　为恶性肿瘤晚期的常见症状与体征。

（二）肾外症候群

可出现肾性高血压、红细胞增多症、高钙血症、非转移性的肝功能异常、精索静脉曲张等副肿瘤综合征或转移性肿瘤表现。红细胞增多是由于肿瘤产生的促红细胞生成素增加，或组织缺氧所致的促红细胞生成素增加所致。肾性高血压的发生率为40%，主要由于肿瘤组织产生肾素等血管收缩物质。非转移性肝功能异常被认为是由于肿瘤产生的肝毒性物质引起，通常在肿瘤切除后肝功能可以自然恢复。同侧阴囊内可发现精索静脉曲张，平卧位不消失，提示肾静脉或下腔静脉内癌栓形成。

二、实验室及其他检查

（一）实验室检查

血、尿常规检查可提示贫血、血尿等。

（二）影像学检查

1. B 超检查　是最简便、无创伤的检查方法，能够准确地区分肿瘤和囊肿，对直径 < 0.5cm 的病灶也能够较清楚地显示。因它能够发现早期无症状的肾癌，目前已经作为一种体检普查肾肿瘤的方法。

2. CT 检查　对肾癌的确诊率高，优于超声波检查。可明确肿瘤大小、部位，肾门情况、肾周组织与肿瘤的关系，是目前诊断肾癌最可靠的影像学方法。有助于肿瘤的分期和手术方式的确定。

3. 静脉尿路造影　能显示肾盂、肾盏受压的情况，并能了解双肾功能。是患者能否接受手术的一个重要参考指标。

4. MRI 检查　作用与 CT 检查相近，但对相邻器官有无受侵犯、肾静脉和下腔静脉内有无癌栓等的显像中，其作用明显优于 CT。

【鉴别诊断】

肾肿瘤的鉴别诊断见表 20 – 13。

表 20 – 13　肾肿瘤的鉴别诊断

肾囊肿	是肾脏的良性占位病变，B 超、CT 均可提示肿块为囊性，而肾癌的肿块为实性
肾血管平滑肌脂肪瘤（错构瘤）	由于影像学发展，本病的检出率已提升。属良性肿瘤，肿瘤组织由血管、平滑肌和脂肪组成，CT、MRI 检查可与肾癌鉴别

【治疗】

一、治疗原则

肾癌以手术治疗为主。由于肾癌对化疗、放疗均不敏感，故而疗效不好。生物治疗主要用于晚期有扩散和转移的肾癌，但疗效有限，尚待提高。而中医中药对肾癌的治疗经验有限，现阶段大多用于手术前或手术后复发转移者以改善患者的整体情况并提高机体的免疫力，也能减轻患者的痛苦症状，延长生命。

二、中医治疗

（一）辨证论治

1. 湿热蕴结证

症候：尿血鲜红，腰部疼痛或坠胀不适，腰腹部肿块，质地坚硬、固定；伴发热，纳呆食少，形体消瘦；舌暗红，苔黄腻，脉滑数。

治法：清热解毒，利湿化瘀。

主方：八正散。

加减：纳呆加陈皮、砂仁、炒山楂；恶心、呕吐加法夏、竹茹；血尿不止者加侧柏叶、小蓟、仙鹤草。

2. 气血瘀结证

症候：腰痛加剧，呈刺痛或钝痛，痛处固定，腰腹部肿块，质地坚硬、固定，血尿或有条状状血块，面色晦暗；舌紫暗或有瘀斑，苔薄，脉弦或涩。

治法：活血化瘀，软坚散结。

主方：桃红四物汤。

加减：痛剧加乳香、没药；瘀毒重加山慈姑、白花蛇舌草、丹参、莪术；尿血量多者加炒蒲黄（布包煎）、阿胶（烊化兑服）。

3. 脾肾两虚证

症候：腰痛，血尿，腰部肿块；纳差食少，恶心呕吐，消瘦，面色无华，倦怠乏力；舌淡，苔薄白，脉沉细无力。

治法：健脾益肾，软坚散结。

主方：右归丸。

加减：加黄芪、党参、白术、茯苓健脾益气；疼痛明显者加白芍、延胡索；恶心、呕吐甚者加法夏、竹茹。

4. 气血两亏证

症候：腰部肿块日渐增大，疼痛难忍，血尿伴条形血块；面色苍白，形体消瘦明显，疲乏无力，心悸气短，潮热盗汗；舌质淡，苔薄白，脉沉细弱。

治法：补气养血，解毒散结。

主方：八珍汤。

加减：瘀毒重加山慈姑、白花蛇舌草、丹参、莪术 ；兼肾阴虚加山茱萸、龟板；兼肾阳虚者加菟丝子、鹿角胶。

（二）其他疗法

1. 冰香止痛液

药物组成：朱砂、乳香、没药、冰片，加500ml米醋，瓶装密封2天。

用法：取上液，外涂痛处，稍干后再涂几遍。

2. 中药热熨

药物组成：肉桂30g，吴茱萸90g，生姜120g，葱头30g，花椒60g。

用法：上药共炒热，以布包熨腰痛处。

三、西医治疗

（一）非手术治疗

适用于失去手术机会的病人。常用的有：细胞因子治疗、靶向药物治疗、放疗、化疗、免疫治疗、内分泌治疗、支持治疗等。临床获益不理想，但有一定的姑息治疗效果。

（二）手术治疗

1. 肾癌根治术　适用于无扩散的$T_{1\sim2}N_0M_0$期肾癌。手术范围包括肾周筋膜在内的肾周脂肪、患肾、同侧肾上腺、肾门周围淋巴组织和上段输尿管。手术入路可根据肿瘤情况采用经腹部或经腰部途经。近年来开展的经腹腔镜肾癌根治术，具有创伤小、术后恢复快等优点，为肾癌的手术治疗开创了一个新的领域。

2. 保留肾单位手术　适用于T_{1a}期（肿瘤最大径≤4cm），手术后局部复发率低于3%、死亡率1% ~2%。

膀胱肿瘤

膀胱肿瘤（tumor of bladder）发病率在我国泌尿系统肿瘤中占第一位；而在西方国家膀胱癌位于前列腺肿瘤之后，居第二位。本病绝大多数是恶性肿瘤，属于中医学“尿血”“血淋”的范畴。

【病因病理】

一、中医病因病机

中医学认为本病为癌毒蕴于膀胱，气化失司，血脉瘀滞所致（表20-14）。

表20-14　膀胱肿瘤的分型及病因病机

湿热毒蕴	癌毒蕴结于膀胱，水湿不利，日久则化热。毒瘀、热互结，可见尿频、尿急、尿痛等症
脾肾两虚	癌毒蕴结于膀胱，癌毒与瘀血交阻，日久则可导致脾肾两伤，脾失健运，肾气衰微
气血两虚	癌毒与瘀血交阻，血络损伤，血从内溢为血尿。血尿日久，则气血两虚，可见面色无华、消瘦等恶病质征象

二、西医病因病理

（一）病因

尚不完全清楚。目前公认发病与下列危险因素有关。

1. 长期接触工业化学产品 长期接触联苯胺类化学物质的职业人员，如化工、皮革、印刷等行业，其发生膀胱癌的危险性显著增加。

2. 吸烟 是最常见与最重要的致癌因素，香烟中含有芳香胺的衍生物，为致癌物质，如α－萘胺、β－萘胺从吸烟者体内通过尿液排出，由于其与膀胱接触，故是吸烟者患膀胱癌的重要因素。

3. 膀胱慢性感染与异物长期刺激 会增加发生膀胱癌的风险。

4. 其他 长期大量服用镇痛药非那西丁，体内某些物质（如色氨酸、烟酸）代谢异常，膀胱的非肿瘤性且非感染性病变，遗传因素等与本病发生有关。

（二）病理

与肿瘤的组织类型、细胞分化程度、生长方式和浸润深度有关，其中以细胞分化程度和浸润深度最为重要。

1. 组织类型 根据组织来源分为上皮性和非上皮性两类，95%以上为上皮性肿瘤，其中绝大多数为移行细胞乳头状癌，而腺癌、鳞癌各占2%～3%。非上皮性肿瘤极少见，多为横纹肌肉瘤，好发于婴幼儿。

2. 分化程度 分为三级。

Ⅰ级：高分化（细胞分化程度良好），属低度恶性。

Ⅱ级：中分化（细胞分化程度已有明显异型性），属中度恶性。

Ⅲ级：低分化（细胞分化程度极差），属高度恶性。

3. 生长方式 分为原位肿瘤、乳头状肿瘤、浸润性肿瘤，通常是一个疾病在不同阶段的连续发展。

（1）原位肿瘤：局限在黏膜内。

（2）乳头状肿瘤：向膀胱腔内生长。

（3）浸润性肿瘤：在上皮内呈浸润性生长。

4. 浸润深度 是原发肿瘤（T）临床（c）和病理（p）分期的依据（图20－2）。可分为：T_{is}原位癌；T_a无浸润性乳头状癌；T_1肿瘤侵入上皮下结缔组织；T_2肿瘤浸润肌层，又分为T_{2a}侵入浅肌层，T_{2b}侵入深肌层；T_3肿瘤浸润膀胱周围组织；T_4肿瘤侵犯前列腺或子宫等邻近器官。

临床上习惯将T_{is}、T_a、T_1期肿瘤称为浅表性膀胱癌。

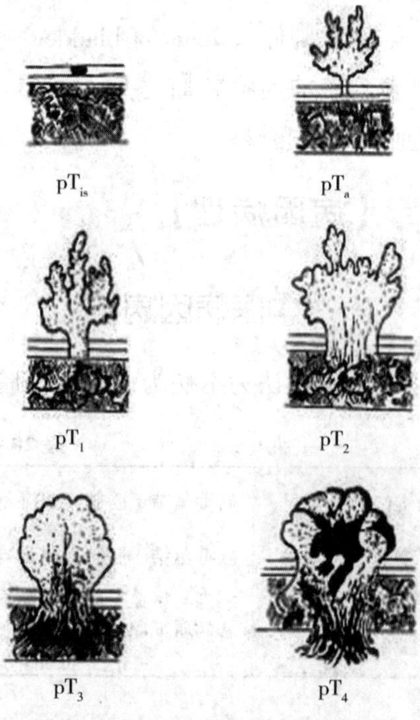

图20－2 膀胱肿瘤图

5. 转移途径

（1）局部浸润：主要向深部浸润，直至膀胱外组织。

（2）淋巴转移：最主要转移途径，较常见转移至闭孔及髂血管等处盆腔淋巴结。

（3）血行转移：多在晚期，主要转移至肺、肝、肾等。

【诊断】

一、临床表现

膀胱肿瘤高发年龄50～70岁，发病率男性高于女性，男女比例约为4∶1。

（一）症状

1. 血尿　是膀胱肿瘤最主要和最早出现的症状。为无症状性全程肉眼血尿，常表现为间歇性发作，可自行减轻或停止。

2. 膀胱刺激症状　为膀胱肿瘤的晚期表现，是由于肿瘤坏死、溃疡或合并感染所致。

3. 排尿困难　当肿瘤阻塞膀胱颈或有较大的血块时发生，甚至出现尿潴留。

（二）体征

多数病人无明显体征。当肿瘤增大到一定程度，下腹部膀胱区可触及到肿块。当发生尿潴留时，下腹部可触及到膨隆的膀胱。

二、实验室及其他检查

（一）实验室检查

1. 尿常规检查　反复尿沉渣中红细胞>5个/高倍视野应警惕膀胱癌，有血尿时可见满视野的红细胞。

2. 尿细胞学检查　可发现脱落的肿瘤细胞。

（二）影像学检查

1. B超检查　简便易行，能发现直径0.5cm以上的肿瘤，该项检查可作为病人的最初筛选。在膀胱充盈的情况下，可以看到肿瘤的位置、大小、数目及浸润深度。

2. CT、MRI检查　除能观察到肿瘤的大小、位置外，还能发现肿瘤浸润膀胱壁深度以及局部转移淋巴结与邻近器官侵犯情况。

3. 膀胱镜检查　是诊断膀胱癌最直接、最可靠的方法。可以直接观察到肿瘤所在的部位、大小、数目、形态、有蒂还是广基，初步估计肿瘤基底部浸润程度等以及其与输尿管管口的关系。在观察到肿瘤后应获取组织做病理检查。

【鉴别诊断】

膀胱肿瘤的鉴别诊断见表20－15。

表 20－15　膀胱肿瘤的鉴别诊断

肾、输尿管肿瘤	二者均为间歇性无痛性肉眼血尿。但本病排出的血块为条索状，一般无坏死组织排出；而膀胱肿瘤排出的血块为不规则形状，多有坏死组织排出。B 超、CT 等均可区别
膀胱结核	有无痛性肉眼血尿，但多伴有长时间的尿频、潮热、盗汗等症状，膀胱镜和病理检查可区别

【治疗】

一、治疗原则

膀胱肿瘤以手术治疗为主，术后予以化疗。中医中药对膀胱肿瘤的治疗主要是根据该病本虚标实的特点，进行辨证论治。同时运用中医中药来改善患者的整体情况并提高机体的免疫力，也能减轻患者的痛苦症状，延长生命。

二、中医治疗

（一）辨证论治

1. 湿热毒蕴证

症候：尿血，小腹不适或胀痛，尿频、尿急、尿痛；舌质红，苔黄腻，脉滑数。

治法：清热利湿，解毒化瘀。

主方：八正散。

加减：瘀毒重者加山慈姑、白花蛇舌草、山豆根、半枝莲；血尿不止者加侧柏叶、大小蓟、仙鹤草。

2. 脾肾两虚证

症候：尿血，面色无华，纳差食少，小腹坠胀，腰膝酸软，头昏耳鸣，四肢不温，大便溏薄；舌质淡，苔白，脉沉细。

治法：温肾助阳，健脾益气。

主方：金匮肾气丸。

加减：气虚甚者加红参、黄芪；瘀毒重者加白花蛇舌草、半枝莲；血尿不止者加侧柏叶、大小蓟、仙鹤草、白茅根。

3. 气血两虚证

症候：尿血日久，尿中有腐肉、恶臭，面色苍白，神疲乏力，形体消瘦；舌质淡，苔白，脉沉细无力。

治法：益气补血，解毒散结。

主方：八珍汤。

加减：瘀毒重加山慈姑、白花蛇舌草、半枝莲；血尿不止者加侧柏叶、大小蓟、仙鹤草、白茅根。兼肾阴虚加山茱萸、龟板；兼肾阳虚者加菟丝子、鹿角胶。

（二）中医外治

1. 冰香止痛液

药物组成：朱砂、乳香、没药、冰片，加 500ml 米醋，瓶装密封 2 天。

用法：取上液，外涂痛处，稍干后再涂几遍。

2. 中药热熨

药物组成：肉桂 30g，吴茱萸 90g，生姜 120g，葱头 30g，花椒 60g。

用法：上药共炒热，以布包熨下腹部痛处。

三、西医治疗

以手术治疗为主，其他疗法如化学疗法、放射疗法、免疫疗法等均属于辅助治疗。

（一）手术治疗

1. 经尿道膀胱肿瘤切除术　包括电切、电灼、激光切除术等，适用于表浅肿瘤（T_{is}、T_a、T_1 及部分分化良好、肿瘤局限 T_2 期）的治疗。

2. 膀胱部分切除术、膀胱全切术　包括开放手术、腹腔镜手术等，适用于浸润性肿瘤（T_2、T_3、T_4）的治疗。

（二）膀胱灌注治疗

适用于任何保留膀胱术后的辅助治疗，以消除残留的癌细胞和预防复发。

保留膀胱的各种手术，约 50% 在 2 年内可能复发，部位不定，有少部分复发的肿瘤恶性程度有所增加，对复发肿瘤及时治疗仍有可能治愈。因此，该类患者都应密切随诊，每 3 个月做 1 次膀胱镜检查；2 年无复发者，改为每半年 1 次。

1. 抗肿瘤药　吡柔比星、羟基喜树碱。

2. 免疫药物　卡介苗（BCG），针对膀胱癌存在的免疫缺陷而采取治疗。

3. 灌注方法　排空膀胱尿液，插入导尿管，将药液注入膀胱，然后按平卧位、俯卧位、左右侧位，每 15 分钟转换体位 1 次，共 2 小时。

4. 灌注疗程　①术后即刻膀胱灌注化疗：应在术后 24 小时内完成。②术后早期和维持膀胱灌注化疗：一般每周 1 次，根据药物的不同，4～8 次为一疗程；然后每个月 1 次，灌注 1 年；第二年后每 3 个月 1 次。

（三）放射治疗

1. 在浸润性膀胱癌根治手术困难或患者拒绝手术时，可采用放疗。

2. 对有浸润的膀胱癌于术中、术后放疗可提高疗效。

扫码“练一练”

（范　凯　肖友平）

扫码“学一学”

第二十一章　周围血管疾病

要点导航

1. 掌握　单纯性下肢静脉曲张的诊断及治疗。

2. 熟悉　血栓闭塞性脉管炎的临床表现和治疗；下肢深静脉血栓形成的诊断及治疗；单纯性下肢静脉曲张与下肢深静脉血栓形成的鉴别。

3. 了解　血栓闭塞性脉管炎的定义。

第一节　概　述

发生于四肢动、静脉血管的疾病，称为周围血管疾病。包括血管的狭窄、闭塞、扩张、损伤、畸形等。本病相当于中医学的“脱疽”“血瘤”“脉痹”“筋瘤”。

一、周围血管疾病的临床表现

（一）症状

1. 疼痛　肢体疼痛是常见的症状，通常分为间歇性和持续性两类，可表现为沉重、乏力、胀痛、钝痛、痉挛痛或锐痛。间歇性疼痛与肢体活动、体位及温度变化等因素有关；慢性动脉阻塞或静脉功能不全时，步行时可出现小腿疼痛，迫使病人止步，休息片刻后疼痛缓解，因此又称为“间歇性跛行”。持续性疼痛，主要发生在严重的血管病变时，在静息状态下仍有持续性疼痛，又称“静息痛”。中医学认为肢体疼痛的发生，是由于寒凝血脉、瘀血阻络，或是火热毒邪侵袭所致。

2. 感觉异常　动脉缺血影响神经干时，可有麻木、麻痹、针刺、蚁行感；严重的动脉狭窄和闭塞时，肢体远端浅感觉可减退或丧失。慢性静脉功能不全者，皮肤感觉往往减退。

（二）体征

1. 浮肿　常见于下肢静脉回流障碍或有逆流性病变。特点：浮肿呈可凹陷性，以小腿和踝部明显，但不累及足；抬高患肢休息后，浮肿可消。

2. 皮温改变　皮温与抬高肢体的血流量相关，动脉阻塞的皮温低，静脉阻塞的皮温高。

3. 色泽改变

（1）异常色泽：皮肤苍白或发绀，伴有皮温降低，提示动脉供血不足。皮色暗红，伴皮温轻度升高，是静脉淤血的征象。中医学认为肢体动脉闭塞性疾病，由于瘀血闭阻四肢血脉，常可见肢端发绀，呈紫红色或青紫色，或出现趾（指）端、肢体皮肤瘀点、瘀斑，说明肢体缺血严重。

（2）指压性色泽改变：以手指重压皮肤数秒钟后骤然放开，正常人在受压时皮肤呈苍白色，放开后迅速复原。动脉缺血时，复原时间延缓。在发绀区指压不出现皮色改变，则提示局部组织发生不可逆的坏死。

（3）运动性色泽改变：静息时正常，运动后远端皮色苍白者，提示动脉供血不足。

（4）体位性色泽改变：抬高下肢80°左右，或上肢抬高（垂直）1分钟，如远端皮色苍白，提示动脉供血不足；再将下肢下垂于床沿或上肢下垂于身旁，超过45秒后皮色如不恢复正常，进一步提示动脉供血不足。肢体继续下垂，如出现明显的潮红或发绀，提示静脉逆流或回流障碍性疾病。

4. 肿块　由血管引起的肿块有搏动性和无搏动性两类。

（1）搏动性肿块：为动脉瘤或假性动脉瘤，可伴震颤和血管杂音。

（2）无搏动性肿块：为静脉性的海绵状血管瘤；静脉性的肿块具有质地柔软、压迫后可缩小的特点。

5. 肢体营养障碍

（1）皮肤营养障碍性改变：动脉缺血引起的营养障碍主要表现为皮肤松弛，汗毛脱落，指（趾）甲生长缓慢、干厚、脆脱，足部或手部软组织萎缩等。下肢静脉疾病，由于慢性静脉血淤滞，常出现皮肤色素沉着呈暗红色，皮肤干燥、粗糙、脱屑或呈纤维性硬化；后期呈典型的"象皮腿"

（2）溃疡、坏疽：动脉性溃疡好发于肢体远侧、趾（指）端或足跟，溃疡底部为灰白色肉芽组织，挤压时不易出血，常伴剧烈疼痛。静脉性溃疡好发于足靴区，尤以内侧多见。溃疡底部肉芽组织常较湿润，易出血，周围有皮炎、水肿、色素沉着等。肢体出现坏疽时，提示动脉供血已不能满足静息时组织代谢需要，初为干性坏疽，继发感染后可转变为湿性坏疽。

二、常用检查方法

（一）下肢静脉功能试验

1. 大隐静脉瓣膜功能（Trendelenburg）试验　即屈氏试验，用来测定大、小隐静脉瓣膜功能，单纯性下肢静脉曲张者的大隐静脉瓣膜功能丧失。测定方法：患者平卧，抬高患肢（大于45°）使静脉排空，在大腿根部扎止血带，阻断大隐静脉，然后让患者站立，10秒内释放止血带，如出现自上而下的静脉逆向充盈，提示大隐静脉瓣膜功能不全。同理，在腘窝部扎止血带，可以检测小隐静脉瓣膜的功能。

2. 深静脉通畅功能（Perthes）试验　即伯氏试验，用来测定深静脉回流的情况。测定方法：嘱患者站立，使曲张的静脉充盈，在股部近段束一橡皮止血带，阻断浅静脉血液回流，然后令患者用力踢腿或做下蹲运动连续10次，如曲张的静脉团缩小或消失，说明深静脉通畅；若曲张的静脉不但不减轻，反而加重，患者感患肢酸胀不适，说明深静脉不通畅。

3. 交通静脉瓣膜功能（Pratt）试验　令患者仰卧，抬高患肢，于股部近端束扎一止血带，再从足趾至腘窝部缚缠第一根弹力绷带，然后再自止血带处向下捆绑第二根弹力绷带；让患者站立，一边向下解开第一根弹力绷带，一边向下继续缚缠第二根弹力绷带；

如果在两根弹力绷带之间的间隙内出现曲张静脉，即说明该处有瓣膜功能不全的交通静脉。

（二）肢体位置试验

患者平卧于检查床上，双下肢伸直抬高45°，持续3～5分钟，如足部皮肤出现苍白，提示肢体动脉供血不足。然后患者坐起，双足下垂，观察足部颜色恢复时间，若超过10秒，则为阳性；若下垂后双足出现发绀，提示肢体动脉严重缺血。

（三）泛红试验

检查者以手压迫患者手、足1分钟，将末梢血驱空，使皮肤苍白。正常情况，停止压迫1～3秒皮肤颜色恢复；若超过4秒，提示肢体动脉缺血。此试验主要判断指、趾动脉是否闭塞。

（四）冷水试验

将手指（足趾）放入4℃左右冷水中1分钟，可诱发雷诺现象。

三、周围血管疾病的治疗

对周围血管疾病的发病机制，中医学认为，“脉者，血之府也”，“脉道不通，气不往来”。强调“脉之所病，责之于血”，特别重视气血在血管病中的作用，血脉瘀阻是贯穿整个周围血管疾病病程的关键，因此活血化瘀是治疗周围血管疾病的重要原则。

在周围血管疾病的治疗方法中，手术治疗也是一个主要的手段，并占有重要的地位，约有30%的患者需要施行手术治疗。血管外科手术有其自身的特殊性和特别的要求，而严格选择手术适应证，熟练掌握血管手术的基本原则和基本技术是手术成功的保证。是否能够及时施行有效的手术治疗，往往决定着疾病的进程和转归，甚至决定着患者的生命。

第二节　血栓闭塞性脉管炎

血栓闭塞性脉管炎（thromboangitis obliterans，TAO）是一种累及血管的炎症性、节段性、周期发作的慢性闭塞性疾病，主要侵袭四肢中小动、静脉，以下肢血管为主。临床特点：肢体先有发凉、怕冷、麻木、间歇性跛行、皮肤营养障碍，严重时肢端剧痛，形成溃疡、坏疽。本病属中医学的“脱疽”“脉痹”范畴。本病好发于青壮年男性，我国各地均有发病，北方较南方多见，是临床上较为常见的周围血管疾病。

【病因病理】

一、中医病因病机

中医学认为本病与脏腑、经络和营卫气血关系密切。脏腑功能失调，经络气血功能紊乱，血脉痹阻，是发病的内因，起主导作用；外感淫邪（吸烟、寒冻、潮湿、外伤等）亦可使正气受损，邪盛正衰，诱发本病（表21－1）。

表 21－1　血栓闭塞性脉管炎的分型及病因病机

阴寒内盛证	素体阳气亏虚，外感寒湿之邪；或因严寒涉水，久居湿地，寒邪客于经脉，寒凝血瘀，气血不行，壅遏不通。此型多属血栓闭塞性脉管炎早期阶段
瘀血阻滞证	情志内伤，饮食失节，虚损劳伤以致脏腑功能失调，心阳不足，心血耗伤，血脉运行不畅；肾水亏损，心火偏亢，则心肾失调，致元气大亏，气血运行不畅，气滞血瘀，经脉瘀阻，气血不达四末而为病。此型多属血栓闭塞性脉管炎Ⅱ期
湿热下注证	饮食不节，酿生湿热，或水湿内停，郁而化热，湿热下注。此型多属血栓闭塞性脉管炎Ⅲ期或病变活动期
热毒炽盛证	本气血瘀滞，再感火热毒邪，火毒之邪结聚炽盛，热盛肉腐。本型多属血管闭塞性脉管炎严重坏疽感染期
气血两虚证	疾病日久，气血受损，不荣于四末，皮肤发凉怕冷，爪甲不长；或气血不足，新肉不生。此型多属血栓闭塞性脉管炎恢复阶段

二、西医病因病理

（一）病因

本病的病因尚未明确，可能与多种因素相关，可归纳为以下两个方面。

1. 外在因素　主要有吸烟、寒冷与潮湿的生活环境、慢性损伤和感染、营养不良。

2. 内在因素　自身免疫功能紊乱、血液高凝状态、性激素和前列腺素失调、遗传因素、血管－神经调节障碍等。

在上述因素中，目前公认吸烟是参与本病发生和发展的重要环节，大多数患者有吸烟史，烟碱能促使血管痉挛和内皮细胞损伤。吸烟可使症状发作、病情加剧，戒烟后病情可以缓解，再度吸烟后又能加剧。现代医学认为，吸烟是自身免疫功能紊乱的重要启动因素，烟草可导致易感者体内自身抗原的产生，激发机体体液免疫和细胞免疫反应。

（二）病理

病变常起始于动脉，后累及静脉，由远端向近端发展；病变呈节段性，两端之间的血管比较正常；活动期为血管全层非化脓性炎症，有血管内皮细胞和成纤维细胞增生、淋巴细胞浸润、管腔狭窄和血栓形成；后期，炎症消退，血栓机化，新生毛细血管形成，动脉周围有广泛纤维组织形成，常包埋静脉和神经组织。虽有侧支循环逐渐建立，但不足以代偿，闭塞血管远端的组织可出现缺血性改变甚至坏死。静脉受累时的病理改变与病变动脉相似。

【诊断】

一、临床表现

（一）症状

1. 患肢发凉、怕冷，这是常见的早期症状。

2. 疼痛是最突出的症状，早期因血管壁炎症和末梢神经受到刺激引起，后因动脉阻塞造成缺血性疼痛，即间歇性跛行或静息痛。

3. 患肢末梢神经受缺血影响，可出现针刺感、奇痒感、麻木感、烧灼感等感觉异常。

（二）体征

1. 皮肤苍白、潮红或发绀。

2. 患者早期或整个病程中可反复出现游走性血栓性浅静脉炎。

3. 患肢足背动脉、胫后动脉、尺动脉、桡动脉搏动常减弱或消失。

4. 长期慢性缺血可导致组织营养障碍，严重缺血者最终发生溃疡和坏疽。

动脉狭窄的程度和范围不同，患肢缺血性疼痛和皮肤营养性改变的严重程度随之而异。我国目前多采用三期的临床分期方法。

Ⅰ期　局部缺血期：患肢发凉、怕冷、麻木、酸胀、沉重，耐寒能力降低，冬季症状加重。此后，常出现间歇性跛行。部分患者的小腿、足部和股部常反复发作游走性血栓性浅静脉炎。这些早期症状，对临床诊断具有重要意义。检查患肢皮肤温度稍低，色泽较苍白，泛红试验阳性，末梢动脉搏动减弱或消失，肢体抬高试验阳性。

Ⅱ期　营养障碍期：患肢发凉、怕冷、麻木、疼痛和间歇性跛行加重，有静息痛，夜间疼痛剧烈，患者常屈膝抱足而坐，彻夜难眠。足部皮肤营养障碍，表现为皮色苍白、潮红、紫红或青紫，趾甲生长缓慢、增厚、干燥、变形，皮肤干燥、脱屑、萎缩，汗毛脱落，可出现小腿肌肉萎缩。严重者可出现缺血性神经炎，有触电样或针刺样疼痛及感觉障碍。此时患肢动脉呈器质性改变，动脉搏动消失。

Ⅲ期　组织坏死期：患肢由于严重血液循环障碍，趾部或足部发生溃疡或坏疽，多首先发生在足踇趾和小趾，常由趾端开始，逐渐向上发展，可累及其余足趾，但大多数局限在足趾或跖部，蔓延累及踝关节、足跟、小腿者很少见。肢体溃烂后，疼痛剧烈难忍，可伴有发热，意识模糊、胃纳减退，病人身体日渐衰弱、消瘦无力，可发生严重贫血和低血钾，但发生败血症者很少见。坏疽的足趾脱落后，容易发生骨残端骨髓炎或坏死组织存留，常遗留溃疡面经久不易愈合。

根据肢体坏疽和溃疡的程度和范围，可分为三级：

一级坏疽　坏疽仅限于跖趾或掌指关节远端。

二级坏疽　坏疽扩延到跖趾或掌指关节近端。

三级坏疽　坏疽扩延至足背、踝或腕关节以上部位。

二、实验室及其他检查

（一）一般检查

1. 记录跛行距离和跛行时间。

2. 皮肤温度测定。双侧对应部位皮肤温度相差2℃以上，提示皮温降低侧有动脉血流减少。

3. 患肢远侧动脉搏动减弱或不能扪及。

4. 肢体抬高试验，阳性者提示患肢有严重供血不足。

（二）特殊检查

1. 肢体血流图　利用容积描记仪测定并记录搏动血流量，若峰值降低，提示血流量减少；降支下降速度减慢，说明流出道阻力增加，其改变与病变严重程度成正比。

2. 超声多普勒　根据多普勒听诊器所得到动脉音的高低，判断动脉血流的强弱。应用超声多普勒血流仪可以记录动脉血流波形，若波形幅度降低或呈直线状，表示动脉血流减少或动脉闭塞。同时还能做踝肱指数和节段动脉压测定。

3. 动脉造影　患肢中、小动脉多节段狭窄或闭塞是血栓闭塞性脉管炎的典型征象。

4. 血液检查　血液流变学检查可有血液黏度、血小板黏附和聚集性、纤维蛋白原值等异常；血液凝固学检查可有纤溶酶原活性、AT－Ⅲ、6－酮－$PGF_{1\alpha}/TXB_2$ 比值异常。

【鉴别诊断】

血栓闭塞性脉管炎的鉴别诊断见表 21－2。

表 21－2　血栓闭塞性脉管炎的鉴别诊断

动脉栓塞性坏疽	多见于 45 岁以上患者，有严重高血压、冠心病、动脉硬化等病史。临床特点为下肢厥冷、麻木、活动障碍、皮色苍白等
糖尿病性坏疽	老年肥胖者最为多见，有糖尿病病史，常伴动脉硬化病史。起病缓慢，临床以肢体凉冷、间歇性跛行、麻木、疼痛和皮色改变为特点。尿糖阳性，血糖增高

【治疗】

一、治疗原则

中医治疗以活血化瘀为原则。西医治疗主要是应用药物疗法和手术疗法改善肢体血液供应。

二、中医治疗

（一）辨证论治

1. 阴寒内盛证

症候：患肢发凉、怕冷；肢端皮肤苍白或潮红；或恢复阶段创口已愈合，患肢仍发凉怕冷；舌淡苔薄白，脉沉细或迟。

治法：温经散寒，活血通脉。

主方：阳和汤加减。

加减：腰膝酸软、遗精加仙茅、巴戟天、杜仲温肾；小腿胀痛、间歇性跛行严重加葛根、海桐皮舒经通络。

2. 瘀血阻滞证

症候：患肢持续性固定性疼痛，局部皮肤呈紫红、暗红或青紫色，肢端皮肤有瘀斑、瘀点；舌质紫暗或有瘀斑，苔薄白，脉沉细涩。

治法：活血化瘀，通络止痛。

主方：桃红四物汤加减。

加减：疼痛剧烈加乳香、没药活血止痛；伴游走性血栓性浅静脉炎加血竭化瘀软坚。

3. 湿热下注证

症候：患肢喜凉，潮红、肿胀、疼痛，肢端溃疡或坏疽，或患肢发生游走性血栓性浅静脉炎；舌质红，苔黄厚或黄腻，脉滑数。

治法：清热除湿，活血化瘀。

主方：四妙勇安汤加减。

加减：热盛加夏枯草、蒲公英、黄柏清热解毒；湿盛加薏苡仁、萆薢、赤小豆清热利湿。

4. 热毒炽盛证

症候：患肢坏疽、溃疡继发严重感染，红肿热痛，脓液多，恶臭味，疼痛剧烈，抱足而坐，彻夜难眠，伴全身发热或高热、恶寒，烦渴引饮，便秘溲赤；舌质红绛，苔黄燥或黑苔，脉洪数或弦数。

治法：清热解毒，养阴活血。

主方：四妙活血汤加减。

加减：热盛，合五味消毒饮清热解毒。

5. 气血两虚证

症候：患者久病虚弱无力，面色萎黄。患肢发凉、怕冷，肌肉消瘦，皮肤干燥，趾指甲干厚，生长缓慢，创口肉芽灰淡，久不愈合，脓液清稀；舌淡苔薄白，脉沉细。

治法：补气养血，调和营卫。

主方：顾步汤加减。

加减：脾虚纳差，伤口肉芽苍白加山药、炒扁豆、薏苡仁健脾化湿。

（二）中医外治

Ⅰ、Ⅱ期患者可用冲和膏、红灵丹油膏外敷；湿热溃烂，多脓味臭，可用除湿解毒洗药（桑枝、独活、威灵仙等煎水）外洗，洗后外搽生肌玉红膏；后期创面久不愈合，外敷生肌散。

（三）针灸治疗

发生于上肢，针刺曲池、内关、合谷、后溪、少海、外关；发于下肢，针刺足三里、三阴交、阳陵泉、太溪、血海。

三、西医治疗

1. 一般治疗　严格戒烟，防止受寒、受潮和外伤，但不应使用热疗，以免组织需氧量增高而加重症状。疼痛严重者，可用止痛剂及镇静剂，慎用易成瘾的药物。患肢应适度锻炼，促使侧支循环建立。

2. 药物治疗　可用扩张血管及抑制血小板聚集的药物，常用药物有前列腺素 E_1、硫酸镁溶液、低分子右旋糖酐、α 受体阻断剂和 β 受体激动剂等。并发溃疡感染者，应根据细菌培养及药物敏感试验，选用有效抗生素。

3. 手术疗法　重建血运改善，健康组织与坏死组织形成明显的分界线，坏疽已停止发展，感染已基本控制者应行单纯坏死组织切除术。坏疽局限，感染已控制，炎症消退者行趾（指）部分切除缝合术；全趾坏死者（干性），待炎症消退后，可行跖趾关节切除术。严重肢体坏疽继发感染且病灶范围较大的坏疽，肢体无法保留者；持续高热，脓毒血症者；剧烈疼痛，经保守治疗无效者行截肢术。血管重建术主要是静脉动脉化，利用高压的动脉血流来扩张静脉，将动脉血流沿静脉系统引向肢体远端，从而改善肢体的血液循环，缓解组织缺血，消除临床症状、体征。

第三节　动脉硬化性闭塞症

动脉硬化性闭塞症（arteriosclerosis obliterans，ASO）为全身大、中动脉硬化，内膜出现斑块，从而引发动脉狭窄、闭塞而导致下肢慢性缺血改变的周围血管常见疾病。临床特点：早期症状为间歇性跛行，远侧动脉搏动减弱或消失；后期可出现静息痛，皮肤温度明显减低、发绀，肢体远端坏疽和溃疡。本病多见于男性，发病年龄多在45岁以上，常合并冠心病、高血压、脑血管疾病和糖尿病。随着老年人口逐渐增多，本病发生率有增高趋势。本病属中医学的“脱疽”“脉痹”等范畴。

【病因病理】

一、中医病因病机

中医学认为本病发病原因与心、脾、肾关系密切。发病的总体病机是气滞血瘀（表21－3）。

表21－3　动脉硬化性闭塞症的分型及病因病机

阴寒内盛证	患者感受寒邪或久病阳虚，阳气失于温煦，寒邪闭阻于脉中，寒凝血瘀，气血运行失调，阳气不达四末
瘀血阻滞证	患者或因寒邪痹阻，或因气虚血运无力，或因素有痰湿，痰淤互结，使气血痹阻，血脉阻塞
湿热下注证	寒凝血瘀，瘀久化热，血脉不通，水湿不利，湿热互结，下注经脉
热毒炽盛证	寒凝血瘀，瘀久化热，热毒炽盛，肉腐成脓；或热邪蕴结，气血两番，出现寒战、高热
脾肾阳虚证	老年人多脾阳不振，或久病伤脾，脾失健运，痰湿内生，痰浊阻于脉道而发病。老年人多肾气不足，若房事不节，则相火妄动，消灼阴液，毒聚肢端，筋炼骨枯而成

二、西医病因病理

1. 病因　本病的病因和发病机制尚不完全清楚。高脂血症、高血压、吸烟、糖尿病、肥胖和高密度脂蛋白胆固醇低下等是高危因素。

2. 病理　本病的发病机制主要有以下几种学说。①内膜损伤学说：内膜损伤及平滑肌细胞增殖、细胞生长因子释放，导致内膜增厚及细胞外基质和脂质积聚。②脂质渗入学说：动脉壁脂质代谢紊乱，脂质浸润并在动脉壁积聚。③血栓形成学说：动脉内膜损伤后，局部血小板黏附聚集，随后发生纤维蛋白沉积，并与白细胞共同形成微血栓；血栓中的血小板和白细胞崩解后释出脂质，逐渐形成粥样硬化斑块。④平滑肌细胞增殖学说：平滑肌细胞间质的增多可引起血管内膜增厚，影响氧的弥散，从而阻碍动脉壁中的代谢进程，使脂质清除发生障碍。⑤机械损伤学说：血流冲击在动脉分叉部位造成的剪切力，或某些特殊的解剖部位（如股动脉的内收肌管裂口处），可对动脉壁造成慢性机械性损伤。主要病理表现为内膜出现粥样硬化斑块，中膜变性或钙化，管腔内有继发血栓形成，最终使管腔狭窄，甚至完全闭塞。

【诊断】

一、临床表现

症状的轻重与病变进展的速度、侧支循环形成的多少有密切关系。

1. 症状 早期患肢麻木、怕冷，之后出现间歇性跛行，行走时肌肉痉挛、疲乏无力，需停止活动或行走，休息后可缓解。后期肢体慢性缺血时，出现静息痛，患肢麻木、感觉异常，夜间疼痛更剧，需抱膝而坐，彻夜难眠。

2. 体征 早期足背动脉搏动减弱或消失。肢体慢性缺血时，皮肤萎缩变薄、发亮，骨质疏松、肌肉萎缩、毛发脱落、趾甲增厚和变形。后期皮肤温度明显减低、发绀，肢体远端坏疽和溃疡。

二、实验室及其他检查

1. 一般检查 血脂及脂蛋白测定可发现胆固醇、甘油三酯增高和低密度脂蛋白胆固醇增高而高密度脂蛋白胆固醇降低。血常规和尿常规检查时可发现糖尿病。

2. 无创性血管检查 超声多普勒血流检查及节段动脉压测定、电阻抗或光电容积脉搏波描记等检查可了解患肢的血流状况。

3. X 线平片 可见有不规则串珠状钙化斑点，足部坏疽、溃疡时，X 线平片可显示骨质疏松、骨髓炎、骨破坏。

4. 动脉血管造影 显示动脉闭塞的解剖部位和范围，特别是对手术适应证和手术方法的选择均具有决定意义。

5. 其他检查 如心功能、心电图及眼底检查，磁共振血管造影和数字减影血管造影等。

【鉴别诊断】

动脉硬化性闭塞症的鉴别诊断见表 21－4。

表 21－4　动脉硬化性闭塞症的鉴别诊断

动脉栓塞性坏疽	多见于45岁以上患者，有严重高血压、冠心病、心房颤动、心内膜炎和动脉硬化等病史。起病急，临床特点为肢体突然剧痛、厥冷、麻木、活动障碍、皮色苍白等
血栓闭塞性脉管炎	青壮年多见，常有吸烟史，病程长、发展慢，多局限于手足部。临床上肢体先有发凉、怕冷、麻木、间歇性跛行、皮肤营养障碍；严重时肢端剧痛，形成溃疡、坏疽。多见足背、胫后动脉搏动减弱或消失

【治疗】

一、治疗原则

中医治疗以活血化瘀为原则。西医治疗主要是对本病的易患因素加以控制和处理，具有积极的预防作用，症状明显影响生活和工作者，可考虑手术治疗。

二、中医治疗

（一）辨证论治

1. 阴寒内盛证

症候：肢体发凉、怕冷，肢体呈苍白色（尤以肢端为重），遇寒加重；或疾病恢复期，寒凝血瘀未消除，仍遗留阴寒证；舌淡苔白，脉沉迟、弦细。

治法：温经散寒，活血化瘀。

主方：阳和汤加减。

加减：腰膝酸软加续断、杜仲温肾；下肢浮肿加五加皮宣痹。

2. 瘀血阻滞证

症候：肢体发凉、怕冷、麻木、疼痛，肢体持续性固定性疼痛，或急性肢体缺血剧痛，肢端、小腿、股部出现瘀斑、瘀点，手部或足部呈紫红色、青紫色，瘀肿；舌有瘀点或瘀斑，或舌质绛红、紫暗，脉象弦涩或沉细。

治法：活血化瘀。

主方：桃红四物汤加减。

加减：高血压患者加夏枯草、菊花平肝；眼底动脉硬化加山楂消滞；冠心病患者加麦冬、五味子养阴通窍。

3. 湿热下注证

症候：轻度肢体坏疽感染，发红、肿胀、疼痛，伴有发热或低热；舌质红绛，舌苔白腻或黄腻，脉滑数或弦数。

治法：清热除湿，活血化瘀。

主方：四妙勇安汤加减。

加减：伴糖尿病者加白茅根、牡丹皮清热养阴；热盛者加蒲公英、紫花地丁清热解毒；血瘀明显、疼痛剧烈者加三七活血止痛。

4. 热毒炽盛证

症候：严重肢体坏疽感染，红肿热痛，或脓液多，有恶臭，伴高热、恶寒，神志模糊，谵语，口渴引饮，便秘溲赤等；舌绛红或紫暗，舌苔黄燥或黑苔，脉洪数或弦数。

治法：清热解毒，活血化瘀。

主方：四妙活血汤加减。

加减：热盛者加蒲公英、紫花地丁、白花蛇舌草清热解毒。

5. 脾肾阳虚证

症候：肢体发凉、萎缩、腰痛，腰膝酸软，全身畏寒怕冷，神疲乏力，或伴有阴冷，阳痿，性欲减退，或食少纳呆，腹部胀满；舌淡苔白，脉沉细。

治法：补肾健脾，活血化瘀。

主方：补肾活血汤加减。

加减：肌肉萎缩明显者加山药、党参、白术、五加皮健脾化湿。

（二）中医外治

肢体疼痛，皮色有发绀、瘀斑、瘀点等表现时，宜用活血消肿、活血止痛等中药煎剂熏洗患肢；发生肢体坏疽并发感染，局部红、肿、热、痛时宜用解毒消肿中药熏洗，创口脓液或坏死组织较多者，可撒布少许九一丹、五五丹等；肢体溃破后期，创面干净，脓液减少，或慢性溃疡经久不愈者，宜撒布少量生肌散、八宝丹等。

（三）针灸治疗

体针慎用，宜艾灸足三里、三阴交、肾俞。

三、西医治疗

1. 非手术治疗 主要目的为降低血脂和血压，改善血液高凝状态，促进侧支循环形成。处理方法：肥胖者减轻体重，严格禁烟并适当活动；常用药物有阿司匹林、双嘧达莫、烟酸肌醇酯、前列腺素 E_1 等。

2. 手术治疗 有经皮腔内血管成形术、内膜剥脱术、动脉旁路血管转流术、截肢术等；坏疽足趾切除术应在局部血运改善，健康组织与坏死组织分界清楚后进行。截肢术适用于：①严重肢体坏疽，坏疽扩展至踝关节或小腿，无法保留肢体者；②严重肢体缺血，肢体肌肉重度萎缩，坏疽扩展至跖趾关节和足背部，健康组织与坏死组织分界线不清楚，剧痛、发热，无法控制坏疽感染者；③小腿巨大溃疡，外露骨质，经中西医结合治疗无效者。

第四节　下肢深静脉血栓形成

下肢深静脉血栓形成（deeply venous thrombosis，DVT）是指各种原因引起血液在深静脉腔内不正常凝结，形成血栓，阻塞静脉腔，导致静脉回流障碍而发生的病变。好发于股静脉、腘静脉及小腿肌肉丛静脉。临床特点：下肢肿胀、沉重，小腿饱满、胀痛、紧硬，沿静脉走行压痛，局部温度增高等。本病好发于成年人，男女均可患病。本病属于中医学“股肿”“瘀血流注”“血瘀证”等范畴。

【病因病理】

一、中医病因病机

中医学认为本病由于久坐久卧等伤气，气伤则血失于推动，血行缓慢，以致瘀血阻塞脉络、水津外溢、流注下肢所致（表 21－5）。

表 21-5　下肢深静脉血栓形成的分型及病因病机

湿热下注证	平素饮食不节，素食膏粱厚味，湿热内生，流注入血脉，湿热与瘀血互结，阻于络道
血脉瘀阻证	各种原因如创伤、手术、分娩、恶性肿瘤及其他疾病长期卧床等因素，或长途乘车，以致气伤，气为血帅，气不畅则血行缓慢，以致瘀血阻于脉中；或脉络滞塞不通，不通则痛
气虚湿阻证	气虚，则血行不畅，营血回流受阻，水津外溢聚而为湿，停滞于肌肤

二、西医病因病理

1. 病因　关于深静脉血栓形成的病因，19 世纪 Virchow 提出血流缓慢、静脉壁损伤、血液高凝状态是导致静脉血栓的三大因素。

2. 病理　造成血流缓慢的原因有久病卧床、外伤或骨折、较大的手术中和术后、长途乘车、久坐不动或长久维持下蹲位等，此时静脉血流缓慢，在瓣窦内形成涡流，使瓣膜局部缺氧，引起白细胞黏附分子表达，导致白细胞黏附及迁移，促成血栓形成。静脉直接损伤时，内膜下层及胶原裸露，或创伤造成静脉内皮及其功能损害，均可引起多种具有生物活性的物质释放，启动内源性凝血系统，同时静脉壁电荷改变，导致血小板聚集、黏附，形成血栓。血液成分改变而处于高凝状态，是静脉血栓形成的重要因素。通常造成血液高凝状态的因素见于：创伤、手术后、大面积烧伤、妊娠及产后、长期服用避孕药、肿瘤组织裂解产物等；均可使血小板计数增高、凝血因子含量增加而抗凝血因子活性降低，导致血管内异常凝结形成血栓。

【诊断】

一、临床表现

下肢深静脉血栓形成主要是由于患者血液回流障碍引起的一系列临床症状和体征，以患肢粗肿、肿痛及浅静脉曲张和扩张为主症。血液回流障碍的程度和血栓发生的部位较为密切关系。不同部位的深静脉血栓形成，临床表现也各异。

1. 中央型　为发生于髂－股静脉部位的血栓形成。此型发病急骤，患侧髂窝、股三角区有疼痛和压痛，浅静脉扩张，下肢肿胀明显，皮色稍暗红，皮温及体温均升高。

2. 周围型　为发生在股－腘静脉以及小腿深静脉的血栓形成。其临床表现为突然出现小腿剧痛，行走时加重。发生于小腿静脉者患足不能着地平踏，小腿肿胀且有深压痛，踝关节过度背屈试验可致小腿剧痛（Homans 征阳性）。

3. 混合型　为整个下肢深静脉血栓形成。表现为全下肢明显肿胀、剧痛、苍白和压痛，活动时疼痛加重，常有体温升高、脉率加快（股白肿）。进一步发展，肢体极度肿胀而压迫下肢动脉并出现动脉痉挛，从而导致动脉供血障碍，足背动脉和胫后动脉搏动消失，进而足背和小腿出现水疱，皮温明显降低并呈青紫色（股青肿）；若处理不及时，可发生静脉性坏疽。

二、实验室及其他检查

1. 实验室检查　急性期白细胞增多、血沉增快，血液流变学检查血液黏度、纤维蛋白原均增高；体外血栓检查，湿重、干重、长度均异常；D－二聚体明显增高。

2. 超声多普勒检查 采用超声多普勒检测仪，利用压力袖阻断肢体静脉，放开后记录静脉最大流出率，可判断下肢主干静脉是否有阻塞。双功能多普勒彩色超声可显示静脉腔内强回声、静脉不能压缩，或无血流等血栓形成的征象。

3. 静脉造影 顺行静脉造影术可使静脉直接显像，并能准确地判断有无血栓及血栓的大小、位置、范围、形态，侧支循环情况。其缺点是对血管有一定损伤。

【鉴别诊断】

下肢深静脉血栓形成的鉴别诊断见表21－6。

表21－6 下肢深静脉血栓形成的鉴别诊断

下肢淋巴水肿	呈非凹陷性水肿，状似橡胶海绵，多自足背开始，逐渐向近心端蔓延；皮肤及皮下组织增生变厚；后期可发展成典型的“象皮肿”。色素沉着和溃疡罕见
原发性下肢深静脉瓣膜功能不全	下肢静脉迂曲、扩张；小腿沉重感，肿胀、胀痛明显，平卧休息后减轻。伯氏试验阴性或阳性。深静脉造影示浅静脉迂曲、扩张，深静脉交通支造影剂逆流现象；彩色多普勒显示相应静脉管壁较薄，清晰规整，管腔增粗，静脉瓣膜纤薄或显示困难，或静脉瓣膜在血流中形成窦道，呈“旗飘征”。

【治疗】

一、治疗原则

中医治疗以活血化瘀、清热利湿为主。西医主要以疏通静脉腔和防止静脉血栓脱落为原则，发病72小时以内，可手术取栓治疗，亦可采取溶栓疗法；发病超过72小时，可采用溶栓、抗凝、祛聚等疗法。本病发病急骤，若治疗不当或治疗不及时，易并发肺栓塞及遗留下肢静脉功能不全，因此需及时施行适当治疗。

二、中医治疗

（一）辨证论治

1. 湿热下注证

症候：患肢明显肿胀、疼痛，皮损暗红而热，浅静脉扩张，按之凹陷；伴发热，口渴不欲饮，小便短赤，大便秘结；舌红苔黄腻，脉滑数。

治法：清热利湿，活血通络。

主方：四妙勇安汤加减。

加减：肿胀甚者加五加皮、红泽兰活血行水；全身发热者加生石膏、知母清热。

2. 血脉瘀阻证

症候：下肢肿胀，皮色紫暗，有固定性压痛，肢体青筋怒张；舌质暗或有瘀斑，苔白，脉弦。

治法：活血化瘀，通络止痛。

主方：活血通脉饮加减。

加减：疼痛严重者加乳香、没药、水蛭、三棱、莪术等活血止痛。

3. 气虚湿阻证

症候：患肢肿胀日久，朝轻暮重，活动后加重，休息或抬高下肢后减轻，皮色略暗，青筋纡曲；倦怠乏力；舌质淡边有齿印，苔白，脉沉细。

治法：益气健脾，利湿通络。

主方：参苓白术散加减。

加减：疼痛者加三七、莪术、三棱等活血止痛。

（二）中医外治

急性期可用芒硝500g加冰片5g研末混合外敷。慢性期可用中药煎汤趁热外洗，可选用活血止痛散。

（三）针灸治疗

可选丹参注射液于足三里、三阴交穴位注射。

三、西医治疗

（一）一般治疗

急性期患者卧床休息、抬高患肢，避免过度活动、挤压、搬动患肢，防止血栓脱落并发肺栓塞。急性期过后应下地活动，并且应穿医用弹力袜或捆绑弹力绷带，促进患肢静脉血液回流，缓解临床症状，减少并发症。

（二）药物治疗

1. 溶栓疗法　常用药物为尿激酶：10万～15万U加入5%葡萄糖注射液或生理盐水250ml中，静脉滴注，每日1次，连续5～7天，总量在200万～300万U。

2. 抗凝疗法　肝素50mg，每8～12小时1次，皮下注射；或肝素2000～3000U/d，皮下注射，4～6天后改为口服抗凝剂。也可选用低分子肝素、华法林等。

3. 抗血小板聚集　阿司匹林每次100～300mg，每日3次口服；双嘧达莫每次15～50mg，每日3次口服；低分子右旋糖酐500ml静脉滴注，每日1次，连续10～15天。

（三）手术治疗

取栓术　适应证：发病后72小时内；深静脉内早期无粘连的血栓；主干静脉血栓较局限者。

第五节　单纯性下肢静脉曲张

单纯性下肢静脉曲张（simple lower extremity varicose veins）指下肢浅静脉处于伸长、迂曲呈曲张状态，静脉内血液淤滞。临床特点：浅静脉迂曲、扩张成团块状，患肢酸胀、乏力、沉重感，严重者出现皮肤营养障碍性改变，并发淤积性皮炎、血栓性浅静脉炎以及“足靴区”顽固性溃疡等。本病好发于中老年人，长期从事持久站立工作、体力活动强度高或久坐少动的人群尤为多见。本病属于中医学“筋瘤”“石瘤”等范畴。

【病因病理】

一、中医病因病机

中医学认为本病主因先天禀赋不足，久站久行，气血耗伤所致。或因涉水淋雨，遭受寒湿，或搔伤染毒，筋脉不和而成（表 21－7）。

表 21－7　单纯性下肢静脉曲张的分型及病因病机

气滞血瘀证	先天筋脉薄弱，后天久站久行，或骤寒骤湿，气血运行不畅，血壅于下，筋脉瘀滞而成
湿热下注证	因涉水淋雨，遭受寒湿，寒凝血脉；或搔伤染毒，虫咬等诱发，筋脉不和，致气血运行不畅，血壅于下，瘀血阻滞，脉络扩张，充盈盘曲而成。郁久化热，热盛肉腐，发为臁疮，日久难敛
气血两虚证	先天禀赋不足，静脉薄弱，加之后天久行久行，过度劳累，耗气伤血，或因久病不愈，气血耗伤，气虚津液不化，变生湿浊，湿性下趋，流注筋脉

二、西医病因病理

1. 病因　先天性静脉壁薄弱和瓣膜关闭不全以及浅静脉内压力升高。后天长期从事站立工作、重体力劳动、妊娠、冷水过激、慢性咳嗽等均与本病的发生密切相关。

2. 病理　以上因素导致下肢静脉回流障碍，静脉壁过度扩张，静脉瓣关闭不全，血液逆流，逐渐破坏远端静脉瓣膜，导致整个下肢静脉扩张，终致迂曲成团而发病。曲张静脉内血流缓慢、逆流、停滞，使局部血液中代谢产物蓄积而致缺氧，毛细血管壁通透性增加致组织水肿。蛋白质、红细胞外渗引起纤维增生和色素沉着。局部缺血、缺氧，营养障碍，易并发皮炎、溃疡等。

【诊断】

一、临床表现

单纯性下肢静脉曲张以大隐静脉曲张为多见，多发生于双下肢，亦可发生在单侧下肢。

1. 症状　早期多无明显不适感；随着静脉压力进一步增高，患者多有患肢酸胀或胀痛感、沉重感，易疲劳，多发于久站时，平卧或抬高患肢后症状可缓解或消失。如并发血栓性浅静脉炎时，患肢皮损烧灼、疼痛；并发淤积性皮炎，患肢皮肤瘙痒不适；如继发感染，患者可出现寒战、高热等全身症状。

2. 体征　患肢浅静脉迂曲、扩张、隆起，严重者扭曲成团块状，站立时更为明显，平卧或抬高患肢时曲张静脉瘪陷。本病常并发血栓性浅静脉炎、皮肤营养障碍、继发性感染、小腿溃疡（臁疮）等，下肢曲张静脉出现红肿、硬结，局部皮温升高，或患肢皮肤干燥、萎缩、脱屑、色素沉着，继发感染者常见丹毒、急性蜂窝织炎等。屈氏试验阳性。

二、实验室及其他检查

1. 实验室检查　本病早期一般无明显血液成分改变，当伴血栓性浅静脉炎、淤积性皮炎、小腿溃疡等并发症时，常有白细胞总数和中性粒细胞比例增高；血液流变学改变，如血清纤维蛋白原升高、血液黏度偏高、红细胞变形性降低和聚集性增加。

2. 超声多普勒检查　可显示下肢浅静脉迂曲、管径增粗。隐－股静脉瓣膜活动度增大，关闭不全。

3. 静脉造影　是目前诊断静脉系统疾病准确性较高的诊断方法。本病行静脉造影时，显示隐－股静脉瓣膜关闭不全及明显的浅静脉扩张、迂曲。

【鉴别诊断】

单纯性下肢静脉曲张的鉴别诊断见表21－8。

表21－8　单纯性下肢静脉曲张的鉴别诊断

原发性下肢深静脉瓣膜功能不全	下肢静脉迂曲、扩张；小腿沉重、肿胀、胀痛明显，平卧休息后减轻。伯氏试验阴性或阳性。深静脉造影示浅静脉迂曲、扩张，深静脉交通支造影剂逆流现象；彩色多普勒显示相应静脉管壁较薄，清晰规整，管腔增粗，静脉瓣膜纤薄或显示困难，或静脉瓣膜在血流中形成窦道，呈“旗飘征”
下肢深静脉血栓形成后综合征	突发性下肢粗肿、胀痛史；患肢肿胀明显，伴肢体沉重、胀痛不适，平卧休息不能完全缓解。伯氏试验阳性。深静脉造影示不同程度的造影剂中断或（和）充盈缺损图像。彩色多普勒显示患肢深静脉血液回流不通畅，血流方向紊乱，血流信号稀疏而散乱、加强信号减弱

【治疗】

一、治疗原则

本病常并发血栓性浅静脉炎、淤积性皮炎、小腿溃疡等。中医治疗根据不同的阶段，辨证论治；西医以手术治疗为根治方法。

二、中医治疗

（一）辨证论治

1. 气滞血瘀证

症候：患肢青筋迂曲呈团，酸胀、沉重感，久站久坐后加重；足靴区色素沉着，皮下硬结或索状硬条，压痛，或皮肤纤维性硬化；舌紫暗，或有瘀斑、瘀点，苔薄白，脉弦或涩。

治法：行气活血，祛瘀除滞。

主方：柴胡疏肝散加减。

加减：皮肤瘙痒加防风、刺蒺藜、全蝎祛风通络。

2. 湿热下注证

症候：患肢青筋隆起，患部红肿、疼痛，患肢有索状肿物或硬结、压痛；小腿溃疡、糜烂渗液，周围皮肤红肿热痛，或并发丹毒等；伴发热、口渴、便秘，溲赤；舌质暗红，苔黄腻，脉滑数。

治法：清热除湿，活血化瘀。

主方：四妙勇安汤加减。

加减：热盛加夏枯草、白花蛇舌草、连翘等清热解毒散结；糜烂、渗液加牡蛎、龙骨收敛。

3. 气血两虚证

症候：肢体疲乏无力，下肢沉重；下肢青筋纡曲，小腿轻度肿胀，皮肤色素沉着；小腿溃疡经久不愈，肉芽淡红或苍白，脓水清稀；舌质淡红，苔薄白，脉沉细弱。

治法：补气养血，活血利湿。

主方：顾步汤加减。

加减：瘀甚加莪术、蜈蚣通络活血；夹湿加茯苓、白术、薏苡仁健脾除湿。

（二）中医外治

下肢静脉曲张，下肢淤血、肿胀、疼痛者用活血止痛散熏洗患肢；并发淤积性皮炎、渗出、糜烂者用燥湿、解毒洗药熏洗，并发血栓性浅静脉炎用清热解毒洗药熏洗，后涂大青膏、芙蓉膏、金黄膏等；继发感染或小腿溃疡者，可外擦拔毒生肌膏。溃疡分泌物少者中药熏洗后，疮面撒生肌散、七星丹，外盖玉红膏油砂；溃疡经久不愈者，先以艾黄熏洗，后外敷生肌膏或长皮膏，以促进溃疡愈合。

（三）针灸治疗

针刺足三里、血海等。

三、西医治疗

（一）非手术治疗

1. 一般治疗 避免长期站立，防止任何使腹内压增加的活动；穿弹力袜或缚绑弹力绷带，以促进肢体血液回流，减轻患肢酸胀及预防小腿溃疡。

2. 注射硬化剂和压迫治疗 该法是利用硬化剂注射入曲张静脉后引起的炎症反应使之闭塞。适用于少量、局限的病变，或作为手术后的辅助疗法以处理残留的曲张静脉。但应避免硬化剂渗漏，造成组织炎症、坏死或进入深静脉并发血栓形成。

3. 处理并发症

（1）血栓性浅静脉炎：给予抗生素、局部热敷治疗。

（2）湿疹和溃疡：抬高患肢并给予创面治疗。

（3）曲张静脉破裂出血：加压包扎、抬高患肢。

（二）手术治疗

手术治疗是根本的治疗方法，凡有症状且无禁忌证者都应手术治疗。临床上常用的手术方式为大隐静脉高位结扎及主干与曲张静脉剥脱术。

扫码“练一练”

（林　伟）

第二十二章　肛门直肠疾病

扫码"学一学"

☞要点导航

1. 掌握　常用检查方法、辨证要点和外治疗法；常见病的中西医诊断、治疗方法。

2. 熟悉　解剖生理概要、病因病机、常用内治疗法。

3. 了解　常见病的鉴别诊断。

第一节　概　述

肛门直肠疾病是指发生在肛门直肠部位的疾病。常见的有痔、肛裂、肛隐窝炎、肛门直肠周围脓肿（肛痈）、肛瘘、直肠脱垂（脱肛）、直肠息肉（息肉痔）和肛管直肠癌（锁肛痔）等。在古代文献中统称为"痔""痔瘘"。

【解剖生理概要】

一、直肠

直肠全长12～15cm，上端约在第三骶椎平面与乙状结肠相接，下端在尾骨尖稍上方与肛管相连，其上、下两端狭小，中间部分膨大，膨大部分称为直肠壶腹。直肠沿骶尾骨弯曲前方下行，与肛管形成一近似90°夹角，称肛直角。因此，在做内镜检查时，应注意顺应这一角度，以避免损伤直肠。直肠前面的上2/3有腹膜覆盖，并向前反折形成直肠膀胱陷凹（男性）或直肠子宫陷凹（女性）。直肠两侧上1/3有腹膜覆盖，且向两侧形成腹膜反折。直肠后壁无腹膜覆盖。直肠壁分为浆膜层、肌层、黏膜下层和黏膜层，黏膜层丰富，黏膜下层疏松，因此易与肌层分离而造成直肠黏膜脱垂。直肠壶腹部有上、中、下三条半月形的直肠横襞，内含环形肌纤维，称为直肠瓣，其主要作用是防止粪便的逆行。

二、肛管

肛管是消化道的末端，上端与直肠相接，下端止于肛门缘，长度1.5～2cm，其周围有内、外括约肌环绕，平时呈环状收缩封闭肛门。肛管的表层为复层扁平上皮、下部为鳞状上皮，表面光滑，无汗腺、皮脂腺和毛囊。由于直肠下端与口径较小且呈闭缩状态的肛管相接，肠腔内黏膜被反折而形成8～10个隆起的纵形皱襞，称为肛柱或直肠柱。相邻的两个肛柱下端之间有半月形皱襞，称为肛瓣。肛瓣与肛柱之间的肠襞黏膜形成开口向上的袋状间隙，称肛隐窝或肛窦。隐窝底部有肛腺开口，由于该处常积存粪屑，易受感染而发生肛隐窝炎，进而导致肛门直肠周围脓肿、肛瘘等疾病。肛柱的基底部有2～6个乳头状突起，称为肛乳头。肛瓣边缘和肛柱的基底共同在直肠和肛管交界处形成一锯齿状的环形线，称齿状线或齿线。肛管有解剖学肛管与外科学肛管之分，解剖学肛管即齿线以下的部分；而外科学肛管全长 3 ~ 4cm，下自肛缘，上至直肠壶腹下方缩小部，表面上 2/5 系直肠黏膜、下 3/5 为肛管皮肤。

肛垫位于直肠 – 肛管结合处，亦称直肠肛管移行区（痔区）。该区为一环状、约 1.5cm 宽的海绵状组织带，富含血管、结缔组织及与平滑肌纤维相混合的纤维肌性组织（Treitz 肌）。Treitz 肌呈网格状结构缠绕直肠静脉丛，构成一个支持性框架，将肛垫固定于内括约肌上。肛垫似一胶垫协助括约肌封闭肛门。

三、齿线

齿线为肛管与直肠的交界线。胚胎时期齿线是内、外胚层的交界处，故齿线上、下的组织结构明显不同，在临床上是一个重要的解剖标志。其主要区别见表 22 – 1。

表 22 – 1　齿线上下解剖的比较

部位	齿线以上	齿线以下
组织来源	内胚层	外胚层
覆盖上皮	复层立方上皮（直肠黏膜）	复层扁平上皮（肛管皮肤）
动脉分布	直肠上、下动脉	肛门动脉（阴部内动脉分支）
静脉回流	直肠上静脉丛回流入门静脉	直肠下静脉丛回流入下腔静脉
神经支配	自主神经支配，无痛觉	阴部内躯体神经支配，疼痛敏感
淋巴回流	腹主动脉旁或髂内淋巴结	腹股沟淋巴结或髂外淋巴结

四、肛管直肠周围肌肉

1. 肛管括约肌　肛管括约肌分为内括约肌与外括约肌。①内括约肌是直肠环肌在下端增厚的部分，围绕肛管上部，是不随意肌，对肛门控制功能有重要作用。②外括约肌为随意肌，分为皮下部、浅部和深部。皮下部在肛门缘皮下，是环形肌束，围绕肛管下部，位于内括约肌的外下方，两者之间形成一环形的沟，称为括约肌间沟，恰是肛门白线的部位；外括约肌皮下部常在手术时切断，不会引起肛门失禁。浅部位于皮下部的外侧深层，其肌纤维起源于尾骨，向前延伸到肛管后缘附近，分为两束，于肛管内括约肌平面呈弧形绕过肛管两侧，至肛管前又合二为一，止于会阴中心腱。深部位于浅部的上外侧深面，是环形肌束，后半部与耻骨直肠肌相融合，前方肌纤维交叉附于对侧坐骨结节。皮下部收缩时将肛管向前下牵拉，浅部收缩时将肛管向后牵拉，深部收缩时将肛管向上提举；三者同时收缩将肛管向不同方向牵拉，加强肛管括约肌的功能，使肛管紧闭。

2. 肛提肌　肛提肌薄而阔，呈四边形的盆底肌肉，起于骨盆的前壁和侧壁，分耻骨直肠肌、耻骨尾骨肌和髂骨尾骨肌三部分。与尾骨及其筋膜一起构成盆膈，封闭骨盆下口。从肛管直肠部向外上方张开形成漏斗状。其主要作用是载托盆腔内脏器、启闭肛门、协助排便。

3. 肛管直肠环　肛管直肠环是由肛管外括约肌的深、浅二部围绕直肠壁纵肌及肛门内括约肌并联合肛提肌的耻骨直肠肌，环绕肛管 – 直肠连接处，组成一强大括约肌环，称为肛管直肠环。如手术时不慎完全切断此环，可引起肛门排便失禁。

直肠肛管解剖见图 22－1。

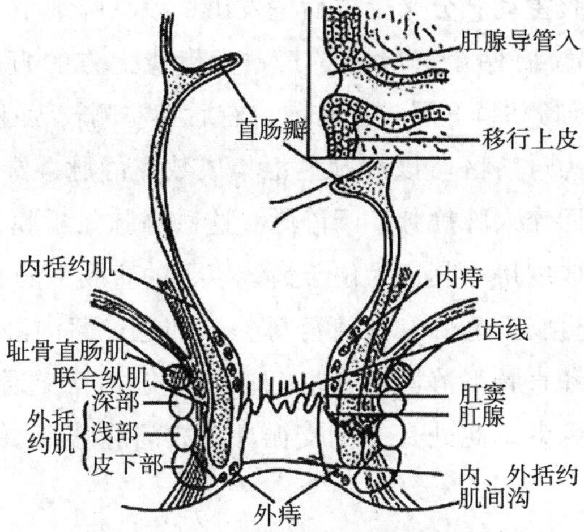

图 22－1　直肠肛管解剖

五、肛管直肠周围间隙

肛管和直肠周围有许多间隙（图 22－2），这些间隙内充满疏松结缔组织，容易感染发生脓肿。其中较大的间隙有三个：①骨盆直肠间隙，位于肛提肌之上，盆腔腹膜反折之下，直肠两侧，左右各一。②直肠后间隙，位于骶骨前面与直肠后方之间，与两侧骨盆直肠间隙以直肠侧韧带相隔但相通，间隙内有骶神经丛和交感神经支以及直肠下动脉及骶中动脉。③坐骨肛管间隙（亦称坐骨直肠间隙），位于肛提肌以下，坐骨、闭孔内肌的内侧，肛管两侧，左右各一，间隙内有肛门动脉及神经；在肛管的前方和后方，感染的脓液可以由一个坐骨直肠间隙流至对侧的坐骨直肠间隙，形成蹄铁型脓肿。

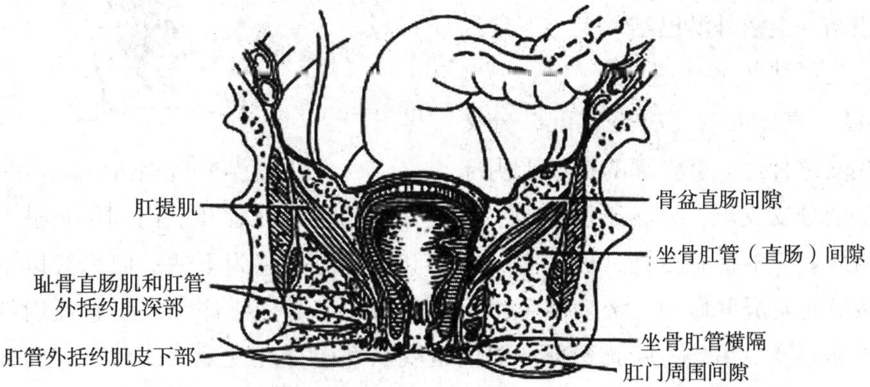

图 22－2　肛管直肠周围间隙

六、肛门直肠的血管、神经和淋巴

1. 动脉　肛门直肠的血液供应主要来自于四支动脉，即：直肠上动脉（痔上动脉）、直肠下动脉、肛管动脉和骶中动脉。直肠上动脉是肠系膜下动脉的终末支，在直肠上端第三骶椎处分为左、右两支，沿直肠两侧下行，在齿线以上分出许多小支与直肠下动脉、肛管动脉吻合。直肠下动脉为髂内动脉前干的一个分支，主要供应直肠前壁肌层和直肠下部各层，其大小与分布没有一定的规律。肛管动脉由阴部内动脉分出，分数支至肛管括约肌及肛管末端。骶中动脉自腹主动脉分叉上方后壁发出，该动脉细小，分支不定。

2. 静脉 肛门直肠部位有两个静脉丛。其一为齿线上方的直肠上静脉丛（痔内静脉丛），分布于齿线上方的直肠黏膜下层，在右前、右后和左侧较为迂曲和丰富，上述3处为内痔的好发部位，所以称为母痔区。该静脉丛汇集成数支静脉，穿过直肠肌层汇成为直肠上静脉，经肠系膜下静脉回流入脾静脉、门静脉。这些静脉无瓣膜，穿过肌层时易受压迫，使直肠上静脉丛扩张而形成内痔。其二为位于齿线以下的直肠下静脉丛（痔外静脉丛），在直肠、肛管的外侧汇集成直肠下静脉和肛管静脉，分别通过髂内静脉和阴部内静脉回流到下腔静脉。直肠上静脉丛和直肠下静脉丛在肛门白线附近相互交通，使门静脉系统与体静脉系统相通。门静脉高压患者，此处是一侧支循环，故门静脉高压症患者引起的内痔不宜做手术结扎。

肛管直肠血管见图22－3。

3. 淋巴 肛门直肠的淋巴组织分为上、下两组。上组在齿线以上，包括直肠黏膜下层、肌层、浆膜下以及肠壁外淋巴网。这些淋巴网的淋巴液主要向三个方向汇流：向上至直肠后骶骨前淋巴结，再至乙状结肠系膜根部淋巴结，最后至腹主动脉根部淋巴结；向两旁至肛提肌上淋巴结，再经闭孔淋巴结，最后至髂内淋巴结；向下至两侧坐骨直肠间隙淋巴结，然后穿过肛提肌至髂内淋巴结。下组在齿线以下，包括肛管外括约肌、肛管及肛门周围皮下淋巴网，经会阴部流入腹股沟淋巴结，至髂外淋巴结。上、下组淋巴网经吻合支可彼此相通。

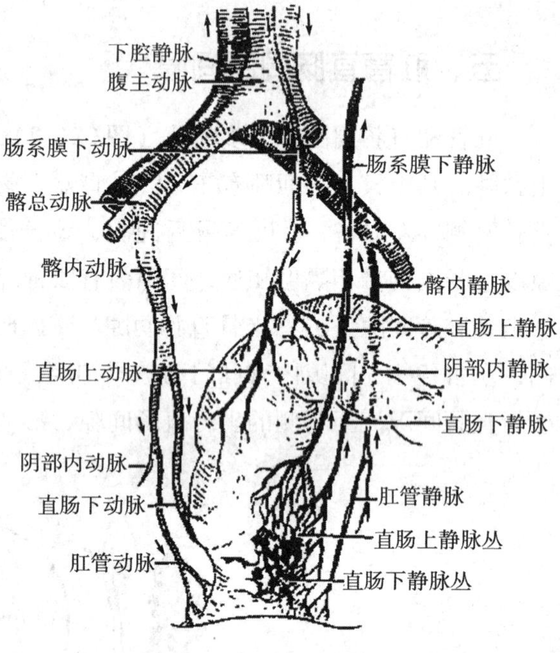

图22－3 肛管直肠血管

4. 神经 直肠受自主神经支配，分交感神经和副交感神经。肛管部的神经受阴部内躯体神经的分支支配，分布于肛提肌、肛管外括约肌、肛管及肛门周围皮肤。所以，齿线以上的直肠黏膜对痛感迟钝，但在直肠胀满和按压时可感到不适；而齿线以下的肛管及肛门周围皮肤感觉异常敏锐，炎症或手术后刺激可引起剧烈疼痛，并引起反射性肛提肌和肛管内括约肌痉挛。另外，膀胱颈部的肌肉也受阴部内神经支配，因此，肛门部疾病或手术可引起小便困难和尿潴留等。

七、生理功能

肛管直肠的主要生理功能有排泄粪便、分泌黏液、吸收水分和部分药物。排便过程是一个非常复杂的神经反射。正常情况下，肛管呈关闭状态，直肠腔内的压力高于乙状结肠，粪便储存在乙状结肠内，而直肠内基本无粪便。排便时，结肠运动将粪便推入直肠，使直肠壶腹膨胀，直肠壁内、外的感受器受到刺激，产生便意，于是，肛门内括约肌松弛，耻骨直肠肌和肛门外括约肌交替松弛、收缩，同时，腹肌收缩、膈肌下降，深呼吸屏气增加腹压，将粪便排出体外。

【检查方法】

一、检查注意事项

肛门直肠疾病的诊断在详细询问病史后，必须进行必要的肛门直肠检查，才能做出正确的诊断。检查前先向患者进行必要的解释工作，让患者做好各项准备（如排空大、小便），精神放松，消除恐惧和紧张心理，不要在患者毫无思想准备的情况下突然进行，以免患者不合作。进行检查时应根据病人的身体情况和检查目的，选择适当的体位，并嘱患者全身放松，做深呼吸或排便动作，在指套或肛门镜表面涂上润滑剂，先在肛门口轻按压，待肛门松弛后徐徐推入。

肛门视诊、直肠指检和肛门镜检查发现的病变部位，一般用时钟定位记录，并标明体位。如检查时取膝胸位，则以肛门后方中点为12点，前方中点为6点；截石位则记录方法相反。

二、常用检查和治疗体位

不同的肛门直肠疾病在检查和治疗时，需采取不同的体位，常见体位有以下几种。

1. 侧卧位　患者向左侧或右侧卧于检查床上，下腿略向前屈曲、上腿充分屈曲并贴近腹部，使臀部及肛门充分暴露（图22－4）。此体位患者比较舒适，是对年老、体弱者进行检查和治疗常用的体位。

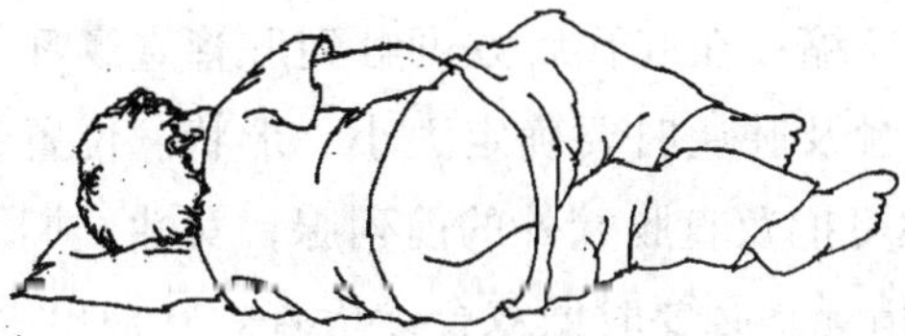

图22－4　侧卧位

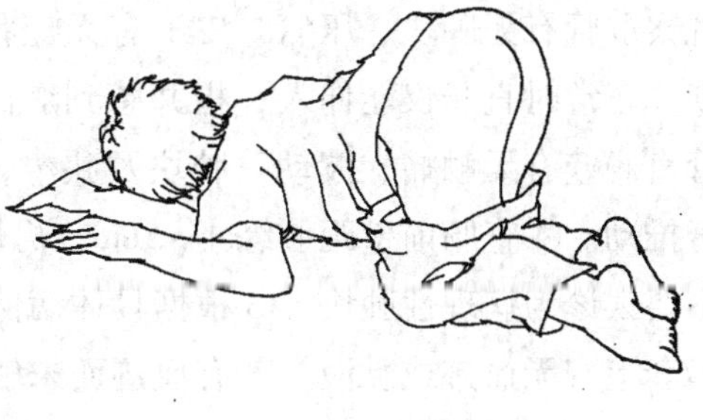

图22－5　膝胸位

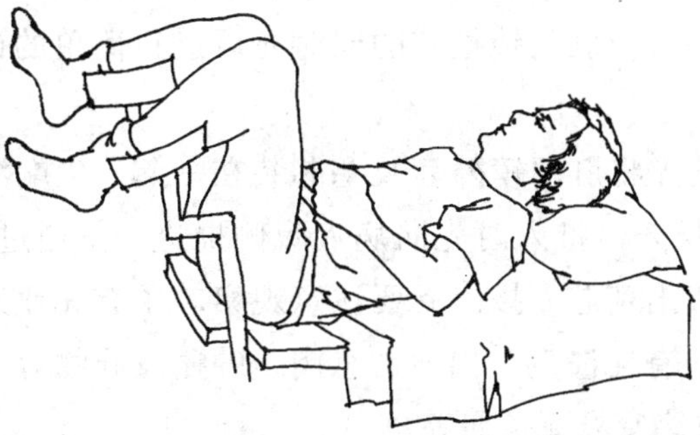

图22－6　截石位

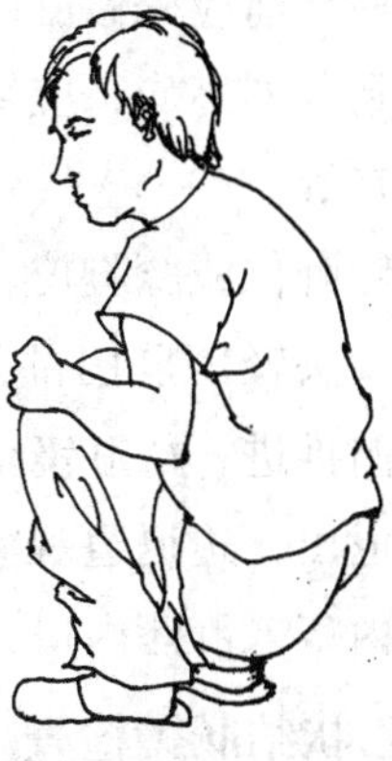

图22－7　蹲位

2. 膝胸位 患者跪伏在检查床上，胸部贴近床面，臀部抬高，使肛门充分露出（图22－5）。是肛门直肠检查常用的体位，适用于检查直肠下部、直肠前壁和身材矮小肥胖患者，也是硬式乙状结肠镜和前列腺检查的常规体位。

3. 截石位 患者仰卧于专用手术床上，双下肢抬高并外展，屈髋、屈膝，两腿屈曲放在腿架上，将臀部移至台边缘，使肛门暴露良好（图22－6）。是肛门直肠手术时常用的体位。

4. 蹲位 患者下蹲取排便姿势并向下用力增加腹压（图22－7）。是检查脱肛、内痔和直肠息肉等疾病的常用体位。

5. 弯腰扶椅位 病人双下肢略分开站立，身体前倾向前弯腰，双手扶椅，露出臀部。该方法是肛门视诊最常见体位，特别适用于团体检查。

三、常用检查方法

（一）肛门视诊

常用体位有侧卧位、膝胸位、截石位和弯腰扶椅位。检查者用双手将患者臀沟分开，观察肛门处有无痔、肿块、瘘管外口、脱垂物、皮肤损害等。如有异常情况，应观察清楚其位置、大小、形态、色泽以及是否出血等。

（二）直肠指检

是简单而重要的临床检查方法，患者取侧卧位或膝胸位，对及早发现肛管、直肠癌意义重大。绝大部分直肠癌可在直肠指检时被发现，而多数直肠癌延误诊断病例是由于未做直肠指检引起。

直肠指检时应注意几个步骤：①右手戴手套或指套涂以润滑液，首先进行肛门周围指检，观察肛管有无肿块、压痛，皮下有无疣状物，肛缘有无外痔等。②测试肛管括约肌的松紧度，正常时直肠仅能伸入一指并感到肛门环缩；在肛管后方可触到肛管直肠环。③检查肛管直肠壁有无触痛、波动、肿块及狭窄，触及肿块时要确定大小、形状、位置、硬度及能否推动。④直肠前壁距肛缘4～5cm，男性可扪及直肠壁外的前列腺，女性可扪及子宫颈，不要误诊为病理性肿块。⑤根据具体病例情况，必要时做双合诊检查。⑥抽出手指后，观察指套上有无血迹或黏液，若有血迹而未触及病变，应行乙状结肠镜检查。

（三）肛门镜检

肛门镜检之前应先做肛门视诊和直肠指检，如有局部炎症、肛裂、妇女月经期或指检时病人已感到剧烈疼痛，应暂缓肛门镜检查。肛门镜检查的同时还可进行简单的诊疗，如取活组织检查等。

患者取侧卧位或膝胸位，分开臀沟，先将肛门镜外套及塞芯装在一起，尖端涂上润滑剂。用肛门镜头轻压肛门部片刻再缓慢推入，推入时先向病人腹侧推进，待通过肛管后，再向尾骶方向推进，待肛镜全部推入后拔出塞芯。拔出后要注意观察芯子有无血迹。调好灯光，缓慢退出，边退边观察黏膜颜色，有无溃疡、出血、息肉、肿瘤及异物等。在齿线处注意有无内痔、肛瘘内口，肛乳头、肛隐窝有无炎症等。

（四）乙状结肠镜检查

适用于直肠和乙状结肠的各种病变，特别是对直肠和乙状结肠肿瘤的早期诊断有重要意义。临床对原因不明的血便、黏液便、脓血便、慢性腹泻、肛门直肠疼痛、粪便变形等病症，应用乙状结肠镜检查，可以明确诊断。但肛管狭窄、妇女月经期、精神病以及有严重的心、肺、肾病患者和高血压患者不宜做此项检查。

操作方法：检查前排空大便或清洁灌肠，取膝胸位，将涂上润滑剂的镜筒缓缓插入肛门，开始时向腹侧推进，当进入5cm深度时拿掉闭孔器，开亮电灯，装上接目镜和橡皮球，打入空气。一边察看，一边把镜缓缓地放入直肠壶腹，再将镜端指向骶尾部，距肛缘8cm可见直肠瓣。距肛缘15cm处可见肠腔缩窄，即直肠与乙状结肠交界部位。再调转方向，在直视下将镜放入乙状结肠，可达25～35cm深度。当推进镜筒时常需打入空气，使肠腔充盈。检查完毕，以螺旋式慢慢退出镜筒。检查时注意观察黏膜颜色以及有无瘢痕、炎症、出血点、分泌物、结节、息肉、溃疡、肿块等病理改变。对于肿块、息肉、溃疡可做活体组织检查，进一步明确诊断。取下组织后的创面，可用干棉球蘸上止血散、5%酚甘油或明胶海绵压迫止血。术后应休息数小时，并观察病人有无腹痛、便血。必要时测血压及脉搏变化，有出血及肠穿孔征象时，应及时处理。

（五）球头银质探针检查

以球头银质探针自肛瘘外口徐徐插入，沿硬条索方向轻轻探查；同时以左手示指插入肛内协助寻找内口，探针在肛管直肠内如能顺利通过的部位即为内口。以探针检查，可以探知肛瘘管道的方向、有无分支、内口与肛管直肠环的关系。操作时应轻柔有耐心，禁用暴力，以免人为引起新的内口。

（六）影像学检查

1. X线检查　复杂性肛瘘，瘘管管道不清、内口不明者可用碘剂从外口注入进行造影，显示瘘管窦道长短、分支、走行方向及其距体表的深度。

2. CT检查　CT不仅能显示肠管内病变，更重要的是可直接观察到肠壁及其附近的组织和器官，对直肠癌的分期、有无淋巴转移以及腹外侵犯的判断有重要意义，对手术治疗有指导作用。

3. MRI检查　MRI可清晰地显示肛门括约肌及盆腔脏器的结构，在肛瘘的诊断及分型、直肠癌术前分期以及术后复发的鉴别诊断方面与疗效评估很有价值，较CT优越。

4. 超声检查　直肠腔内超声检查可以清楚地显示肛门括约肌及直肠壁的各个层次。适用于肛管直肠肿瘤的术前分期，可以明确肿瘤浸润深度和有无淋巴结转移，也适用于复杂性肛瘘、肛门直肠周围脓肿等检查，亦可指导手术治疗。

（七）实验室及其他检查

根据患者的具体情况，可进行必要的化验检查。若需要手术治疗，需做血常规、出血与凝血时间、尿常规、便常规、心电图、传染病免疫学、X线胸片及肝功能等检查。

【中医病因病机】

肛门直肠疾病的致病因素很多，但常见的主要有风、湿、热、燥、气虚、血虚等。现将其致病特点分述如下。

一、风

《证治要诀》曰："血清而色鲜者为肠风……"，说明风邪可引起下血。风性善行而数变，且多挟热，损伤肠络，血不循经，下溢而便血，其色泽较鲜红，下血较急或呈喷射状，多见于内痔实证。

二、湿

湿有内外之分，外湿多因久居雾露潮湿之处所致；内湿多因饮食不节，损伤脾胃，运化失司，湿自内生所致。湿性重浊，常先伤于下，故肛门病中因湿邪而发病者较多。湿与热结，致肛门部气血纵横、筋脉交错而发内痔；湿热蕴阻肛门，经络阻塞，气血凝滞，热盛肉腐而成脓，易形成肛周脓肿；湿热注于大肠，肠道气机不利，经络阻滞，瘀血凝聚，发为直肠息肉。

三、热

热为阳邪，易伤津动血，凡热积肠道，耗伤津液而致热结肠燥，则大便秘结不通。大便秘结，排便努挣，则肛门撕裂，导致肛裂。便秘日久，可导致局部气血不畅，瘀滞不散，结而为痔；热盛迫血妄行，血不循经，则发生便血。热与湿结，蕴于肛门，腐蚀血肉而发肛周脓肿。

四、燥

燥有内外之分，导致肛门直肠疾病者多为内燥，常因过食不节，恣饮醇酒，过食辛辣厚味，以致燥热内生，耗伤津液，无以下润大肠，则大便秘结；或素有血虚，血虚津乏，肠道失于濡润，可致大便干燥，临厕努挣，常使肛门裂伤或擦伤痔核而致便血等。

五、气虚

气虚是肛门直肠疾病的常见病因，以脾胃失运、中气不足为主。禀赋不足素体气虚、脾失健运中气不足、妇女生育过多耗伤气血、慢性病人气血亏虚、年老体弱气血衰退及小儿久泻久痢等，都能导致中气不足，气虚下陷，无以摄纳而引起直肠脱垂不收、内痔脱出不纳；气虚，正不胜邪，不能托毒外出，故肛门直肠周围发生脓肿时，初起症状不明显，难消难溃，溃后脓水稀薄。

六、血虚

血虚常因失血过多或脾虚生血乏源所致。在肛门直肠疾病中，常因长期便血而致血虚，血虚则气虚，气虚则无以摄血而致下血，更导致血虚，如此往复，形成恶性循环。血虚则生燥，无以润滑肠道，则大便燥结，损伤肛门而致肛裂，或擦伤痔核而致便血；创口愈合需赖血的濡养，血虚失濡，则新肉难生，故可致陈旧性肛裂难以愈合，或术后伤口新肉生长缓慢。

总之，以上致病因素既可单独致病，亦可合并致病，或互为因果，使病情复杂化。在病程中，有的是实证，有的是虚证，有的则是虚中夹实。因此在审证求因时，要进行全面分析。

【辨证要点】

一、辨症状

肛门直肠疾病常见的症状有便血、肿痛、脱垂、流脓、便秘、分泌物等。由于病因不同，表现的症状及轻重程度也有区别。

1. 便血　便血是肛门直肠疾病最常见的症状，可见内痔、肛裂、直肠息肉、直肠癌等多种疾病。由于疾病不同，病因各异，其表现特点也不一样。血不与大便相混，附于大便表面，或便时点滴而下，或一线如箭，出血较多且无疼痛者多为内痔；便血少，血附大便表面，或便纸印血，且肛门部有撕裂样疼痛者，多为肛裂；儿童大便带血，色鲜红，大便次数和性质无明显改变者，多为直肠息肉；血与黏液相混，其色晦暗，肛门有重坠感者，应考虑有直肠癌的可能。若便血鲜红，血出如箭，并伴有口渴、便秘、尿赤、舌红、脉数等症者，多属风热肠燥；便血色淡，日久而量多，伴有面色无华、头晕心悸、神疲乏力、舌淡、脉沉细等症者，多属血虚肠燥；便血色晦暗挟黏液，常伴有口干不欲饮、大便溏薄、小便短赤、舌红苔黄腻、脉濡数者，多为大肠湿热。

2. 肿痛　常见于肛门直肠周围脓肿、痔核嵌顿、外痔水肿、血栓性外痔等病变。肿势高突，疼痛剧烈，多为湿热阻滞，可伴有胸闷腹胀、体倦身重、食欲不振、发热、苔黄腻、脉濡数等症状，常见于肛旁脓肿、外痔水肿等；微肿微痛者，每因气血、气阴不足又兼湿热下注之虚中夹实证，可伴发热不高、神疲乏力、头晕心悸、盗汗、便溏或便秘、舌淡或红、苔黄或腻、脉濡细等症状，常为肛旁脓肿症状不明显者或结核性肛周感染。

3. 脱垂　是Ⅱ、Ⅲ、Ⅳ度内痔以及直肠息肉、直肠脱垂的常见症状。内痔脱出时，脱出物多呈颗粒状，如枣形，其色暗红，或紫暗；直肠息肉脱出时，脱出物头圆而带长蒂；直肠脱垂时，脱出物呈管状、环形。肛门松弛易脱出，不能自行回纳，伴有面色无华、头晕眼花、心悸气短、自汗盗汗、舌质淡、脉沉细弱等，多因气血亏虚、中气下陷所致；内痔脱出，嵌于肛外，红肿疼痛，不易复位者，多为湿热下迫所致；若复因染毒，热毒熏灼则局部糜烂坏死，可伴有寒热烦渴、便干溲赤、舌红苔黄或腻、脉弦数等症状。

4. 流脓　常见于肛周脓肿或肛瘘。脓出黄稠带粪臭者，多为湿热蕴阻肛门，热盛肉腐而成脓，伴有发热等症状。脓出稀薄不臭，或微带粪臭，淋漓不尽，疮口凹陷，周围有空腔，不易敛合者，多为气阴两亏兼湿热下注之证，可伴有低热盗汗、面色萎黄、神疲纳呆、舌淡红、脉濡细或细数等。

5. 便秘　是肛裂、痔、肛周脓肿等许多肛门直肠疾病的常见症状。临床需结合其他症状进行辨证，如便秘时大便带血者多为肛裂，便秘并肛周红肿热痛者多为肛周脓肿，便秘且便时滴较多鲜血者多为内痔。腹满胀痛拒按，大便秘结，伴口臭、心烦、身热、溲赤、舌红苔黄燥、脉数等，多为燥热内结，热结肠燥；腹满作胀，喜按而大便燥结，伴有面色皖白、头晕心悸、神疲乏力、舌质淡、脉细无力等，多为血虚肠燥。

6. 分泌物　是指肛内或肛门周围有液体溢出。常见于内痔脱出、直肠脱垂、肛瘘等。多为湿热下注或热毒蕴结所致，多伴有局部肿痛、口干、食欲不振、胸闷不舒、便溏或干结、溲赤、舌红、苔黄腻、脉弦细等，内痔、直肠脱垂嵌顿及实证肛瘘多见。分泌物清稀不臭，多为气虚脱肛、内痔脱垂或虚证肛瘘。

二、辨部位

不同的肛肠疾病各有其好发部位，了解这些情况有助于正确诊断和治疗肛肠疾病。肛门病的部位常用膀胱截石位表示，以时钟面的十二等分标记法，将肛门分成 12 个部位。会阴部正中称 12 点，骶尾部正中称 6 点，左侧中点称 3 点，右侧中点称 9 点，其余依次类推。内痔好发于肛门齿线以上 3、7、11 点处；赘皮外痔多发生于 6、12 点处；环形的结缔组织性外痔多见于经产妇；血栓性外痔好发于肛缘 3、9 点处；肛裂好发于 6、12 点处。通过 3、9 点做一连线，肛瘘瘘管外口发生于连线上方者，其管道多为直行；发生于连线下方者，其管道往往弯曲，其内口多在 6 点附近。凡肛瘘外口距肛缘近者，其管道亦短（直通向肛内）；凡肛瘘外口距肛缘较远者，则其管道亦长。环肛而生的马蹄状肛瘘，其内口往往在 6 点附近。通过辨部位，对各病的发生情况可直接用示意图表示，作为记录之用。同时对肛门直肠疾病的好发部位以及瘘管管道的发展规律需要具备一个初步的概念，便于在诊查时有的放矢，更迅捷地找到病变部位。

【治疗方法】

肛门直肠疾病的治疗以外治为主，内治为辅，但宜内外结合，尽量达到彻底根治、防止复发的目的。

一、内治

一般用于肛门直肠疾病的初期或不需要手术治疗者，或伴有严重的心、肝、肾脏疾病及年老体衰不宜手术者。

1. 清热凉血　适用于风热肠燥便血，血栓性外痔初期等。方用凉血地黄汤或槐角丸加减。

2. 清热利湿　适用于肛周脓肿实证、肛隐窝炎、外痔肿痛等偏湿盛者。方用萆薢渗湿汤或龙胆泻肝汤加减。

3. 清热解毒　适用于肛周脓肿实证、外痔肿痛、直肠脱垂嵌顿等。方用黄连解毒汤或仙方活命饮加减。

4. 清热通腑　适用于热结肠燥便秘者。方用大承气汤或脾约麻仁丸加减。

5. 生津润燥　适用于血虚津亏便秘者。方用润肠汤或五仁汤加减。

6. 补中益气　适用于少儿或年老体衰者、经产妇气虚下陷之直肠脱垂、痔核脱出等。方用补中益气汤加减。

7. 补益气血　适用于素体气血不足或久病气血虚弱者。方用八珍汤或十全大补汤加减。

8. 活血化瘀　适用于气滞血瘀或瘀血凝结之外痔。方用活血散瘀汤加减。

二、外治

外治适用于痔核脱出，Ⅱ、Ⅲ、Ⅳ度内痔，外痔，肛瘘，肛周脓肿，陈旧性肛裂等。

1. 熏洗法　以药物加水煮沸或散剂用开水冲泡先熏后洗，具有清热解毒、消肿止痛、收敛止血、祛风除湿、杀虫止痒等作用。适用于内痔脱垂、嵌顿、术后水肿、外痔肿痛、直肠脱垂、肛周湿疹等。常用五倍子汤或苦参汤加减。西医术后常用淡盐水或 1：5000 高锰酸钾溶液熏洗坐浴。

2. 敷药法　即将药物敷于患处。一般于每日大便后，先熏洗再敷药，每日1~2次，常用药物有九华膏、五倍子散、黄连膏、消痔膏等。具有消炎、止痛、生肌、收敛、止血等作用。此外，尚有清热解毒消肿的金黄膏，生肌收口的生肌散和白玉膏等。

3. 塞药法　是将药物制成栓剂，塞入肛内，可以溶化、吸收，药物直接作用于局部病灶起到治疗作用，此种方法比口服药物疗效更好。一般用于内痔、肛肠疾病术后、肛裂、肛周脓肿等。常用的栓剂有痔疮栓、九华栓、消炎痛栓等。

4. 手术　是肛门直肠疾病的主要治疗方法，如外痔的切除术，肛裂的切除术、扩肛术，内痔、直肠息肉的结扎疗法，肛瘘的切除、挂线疗法，直肠脱垂的注射疗法等。各种治疗方法操作详见本章后述有关疾病。

第二节　痔

痔（hemorrhoid）是直肠末端黏膜下和肛管皮肤下的静脉丛发生扩张、曲张所形成的柔软静脉团，又称痔疮、痔核。是由于人类直立而特有的疾病，女性多于男性，可发生于任何年龄，但以成人居多。痔的发病与解剖学因素、饮食因素、妊娠与分娩、职业和年龄等密切相关。根据痔发生部位不同，临床可以分为内痔、外痔和混合痔。

【病因病理】

一、中医病因病机

痔的发生多与风、湿、瘀及气虚有关，常因饮食不节，大便失调，久坐久立，负重远行，妊娠多产等诸种因素，致燥热内生，下迫大肠，经络阻滞，血液回流受阻，邪热与血瘀结滞，郁积而成痔（表22－2）。

表22－2　痔的分型及病因病机

风伤肠络证	风善行而数变，又多夹热，热迫血溢，血不循经而下溢出血，所下之血色泽鲜红，下血暴急呈喷射状。大便不爽异物感，若内痔脱出肛外，不能复回，则疼痛
湿热下注证	多因饮食不节，恣食生冷、肥甘，伤及脾胃而滋生内湿。湿与热结，下注肛门，局部气血纵横、经络交错而生内痔；热盛则迫血妄行，血不循经，则血下溢而便血；湿热下注大肠，气机不畅，经络阻滞，则肛门内有块物脱出
气滞血瘀证	气为血之帅，气行血行，气滞则血瘀。肛门内有块物脱出，坠胀疼痛；气机不畅，统摄无力，则血不循经而导致血栓形成
脾虚气陷证	老年人、多产妇、小儿久泻久痢致脾胃功能失常，脾虚气陷，无力摄纳，而出现痔核脱出不能回纳，气虚则不摄血，导致气血两虚，故可见下血量多而色淡

二、西医病因病理

痔主要与排便困难、腹泻、低膳食纤维饮食、怀孕、肛管内括约肌功能紊乱、遗传、年龄、解剖学等因素有关。痔的发生是多因素的综合结果，主要有以下学说。

1. 静脉曲张学说 根据门静脉及其属支无静脉瓣的解剖特点，指出静脉曲张与人的直立体位受液体静力压的作用有关，超限的腹内压增高，使得这些静脉扩张、迂曲成痔。关于原发性内痔为何好发于肛门的特定部位，目前研究认为，与直肠上动脉分支类型有关，直肠上动脉分左、右两支，右支又分右前、右后两分支；这三条分支及其伴行静脉分布于右前、右后、左外侧的肛管内，故内痔亦多出现在上述特定部位。

2. 肛垫下移学说 研究发现直肠末端黏膜下确实有动－静脉交通支，Treitz 肌是存在的，其纵行肌束分散至肛管黏膜下形成间隔，其中充斥血管丛，构成环绕肛管不均匀的增厚组织块，称之为肛垫，是人人皆有的正常结构。一般左外侧有 1 个，右前、右后各有 1 个。肛垫是痔发生的解剖基础，肛垫向下移位是痔的发病机制。

3. 肛垫循环障碍学说 肛垫黏膜下存在窦状静脉，血液可不经毛细血管而从动脉直接流向静脉，因此肛垫区的供血量可远远超过该区相应组织的正常代谢需要，以使肛垫具有勃起组织特性，参与维持肛门括约与自制。一旦其微循环调节的某个环节出现故障，则局部血流障碍，痔静脉丛充血扩张，痔体肿胀；毛细血管关闭，物质交换停滞，肛垫组织缺氧，因缺氧刺激局部组胺分泌增加，使吻合管持续开放，导致静脉更扩张、血流更缓慢、肛垫更充血肿胀，形成恶性循环。最后导致肛垫组织不可逆性损害。

4. 盆底疾病学说 长期或反复腹内压升高，超过盆底肌负荷生理极限的情况下，可能导致肛提肌下降→肌纤维和神经相应拉长→神经纤维直径变小→兴奋传导速度减慢→肌肉出现反常收缩→肛垫充血性肥大而成痔。

内　痔

内痔（internal hemorrhoid）发生在肛门齿线以上，是直肠末端黏膜下的痔内静脉丛发生扩大、曲张而形成的柔软静脉团，好发于膀胱截石位 3、7、11 点。由于痔疮的病因、症状不同，历代文献立痔的名称很多。早在公元前 476 年前《五十二病方》最早记载了有关痔的分类和证候，将痔分为牡痔、牝痔、脉痔、血痔、朐痒（肛门痒）、巢者（肛门瘘管）、人州出（脱肛）等多种肛肠病，并最早应用结扎术和切开术治疗痔瘘。隋唐时期《巢氏病源》总结了前人对痔的临证知识，将痔分成五类：牡痔、牝痔、脉痔、肠痔、血痔，进行辨证施治，后来在《千金方》《外台秘要》中增加了酒痔、气痔、内外痔、燥湿痔等。至明清时期，痔的命名已有二十四种之多，多以形状和性质来分类。

【诊断】

一、临床表现

1. 便血 是内痔常见症状之一。大便时或大便后流出，血量多少不等，有时只在粪便上有几条血丝或染红便纸，或在排便过程中血液由肛门流出，甚或喷射而出。出血有发作期与间歇静止期，饮酒、过劳、便秘、腹泻、内热，往往加重发作，出血较多；而静止期时出血极少或不出血。血色呈鲜红色，系痔静脉丛中有毛细血管和中心小动脉，因排便用力擦破血管、黏膜所致。初起痔核小如樱桃样，柔软而娇嫩，容易擦破出血；以后痔的表面黏膜逐渐增厚形成纤维化，因而出血减少，但往往继发Ⅰ、Ⅱ度内痔，出血仍然可以是大量的。由于出血日久，引起面色萎黄无华、虚浮黄胖、头晕眼花、心悸、气急、乏力、纳呆、舌质淡白、脉细数等贫血症状。严重者血红蛋白降低明显。

2. 脱出　内痔生长日久，痔核渐大，因受粪便压迫，遂与直肠肌层分离，向下延伸，腹压增高或大便时可脱出肛外，初起尚能自然回复；若屡屡脱出，渐至不能自行回纳，需用手推回，或平卧数小时后方可回纳；再发展严重，在咳嗽、打喷嚏或行走时也可以脱出，且多伴直肠黏膜脱垂。有时因脱出的内痔并发炎症水肿，被痉挛收缩的肛门括约肌嵌顿于肛门外，形成血栓或绞窄坏死而变为青紫色痔块。可伴有剧烈疼痛、坐卧不安、发热、大便秘结等症状，并可继发肛周脓肿。

3. 疼痛　单纯内痔，一般仅有肛门沉重坠胀感或排便异物感；若内痔脱出肛外而不能回复，则疼痛加重；内痔形成血栓、水肿、炎症、嵌顿、坏死，则疼痛剧烈、坐卧不安。

4. 瘙痒与黏液　内痔脱出常使直肠黏膜受到刺激，因而分泌物增多，刺激肛周皮肤引起瘙痒，并可引发肛周湿疹。

5. 大便秘结　内痔患者多有习惯性便秘病史；此外，患者因顾虑便时出血、脱垂而不愿按时排便，粪便久贮，干燥硬结，引起大便秘结，又助长了痔疮的发展，造成恶性循环。

二、临床分度

Ⅰ度　便时带血、滴血，便后出血可自行停止；无痔脱出。

Ⅱ度　常有便血；排便时有痔脱出，便后可自行还纳。

Ⅲ度　可有便血；排便或久站及咳嗽、劳累或负重时有痔脱出，需用手还纳。

Ⅳ度　偶有便血；痔持续脱出或还纳后易脱出。

三、实验室及其他检查

1. 直肠指检　可在齿线上方摸到纵行皱褶和隆起的痔结节。

2. 肛门镜检查　在齿线上方可见直肠黏膜隆起、充血，且以截石位 3、7、11 点尤为明显，甚者可见黏膜表面糜烂及活动性出血点。

3. 电子结肠镜检查　以排除结肠与直肠良、恶性肿瘤及炎性肠病。

四、辨证要点

1. 内痔的中医辨证要点见表 22－3。

表 22－3　内痔的中医辨证要点

风伤肠络证	大便带血、滴血或喷射状出血，血色鲜红，或有肛门瘙痒；舌红，苔薄白或薄黄；脉浮数
湿热下注证	便血色鲜红，量较多，肛内肿物脱出，可自行回纳，肛门灼热；舌红，苔薄而黄腻；脉滑数
气滞血瘀证	肛内肿物脱出，甚或嵌顿，肛管紧缩，坠胀疼痛，甚则肛缘有血栓、水肿，触痛明显；舌质暗红，苔白或黄；脉弦细涩
脾虚气陷证	肛门坠胀，肛内肿物外脱，需手法复位，便血色鲜红或淡红；可出现贫血，面色少华，头晕神疲，少气懒言，纳少便溏；舌淡胖，边有齿痕，苔薄白；脉弱

2. 内痔需与下列疾病鉴别，见表 22－4。

表 22－4　内痔的鉴别诊断

肠息肉	位置较低的直肠息肉便后常可脱出于肛门外，脱出的息肉一般为单个，有长蒂，头端圆钝，表面光滑，质地较痔核硬，可活动，容易出血，但多无便时射血、滴血现象。本病多见于儿童
结、直肠癌	多见于40岁以上的中老年人，可有腹泻和便秘交替的里急后重征象，大便形状变细，肛内肿物不能脱出于肛外，指检可触到质地坚硬而凹凸不平的菜花样肿块或肿物，指套上有臭秽的分泌物。血便中常混有糜烂坏死组织
脱肛	脱出物呈环状或螺旋状，色淡红，质地中等，表面光滑，无静脉曲张，一般不出血，肛周黏液等分泌物较多

【治疗】

一、治疗原则

无症状的痔无需治疗，有症状的痔无需根治。治疗目的重在消除、减轻痔的症状。治疗时须遵循“先保守，后手术”和重视“微创”的原则。

二、中医治疗

（一）辨证论治

1. 风伤肠络证

症候：大便带血、滴血或喷射状出血，血色鲜红，或有肛门瘙痒；舌红，苔薄白或薄黄，脉浮数。

治法：祛风润燥，清热凉血。

主方：凉血地黄汤加减。

加减：大便秘结者加润肠汤。

2. 湿热下注证

症候：便血色鲜红，量较多，肛内肿物脱出，可自行回纳，肛门灼热；舌红，苔薄黄，脉滑数。

治法：清热利湿止血。

主方：脏连丸加减。

加减：出血多者加地榆炭、仙鹤草。

3. 气滞血瘀证

症候：肛内肿物脱出，甚或嵌顿，肛管紧缩，坠胀疼痛，甚则肛缘有血栓、水肿，触痛明显；舌质暗红，苔白或黄，脉弦细涩。

治法：理气活血化瘀。

主方：活血散瘀汤加减。

加减：伴有便血，去当归尾、赤芍，加地榆、仙鹤草；便秘甚加生大黄。

4. 脾虚气陷证

症候：肛门坠胀，肛内肿物外脱，需手法复位，便血色鲜红或淡红；可出现贫血，面色少华，头晕神疲，少气懒言，纳少便溏；舌淡胖，边有齿痕，苔薄白，脉弱。

治法：健脾益气摄血。

主方：补中益气汤加减。

加减：血虚者加四物汤。

（二）中医外治

1. 熏洗法　常用的有五倍子汤、苦参汤熏洗。或用：朴硝 30g 置于盆内，开水冲淡，先熏后洗；或用毛巾蘸药汁，乘热敷患处，每日 1～2 次。

2. 外敷法　有五倍子散、枯矾粉、消痔膏或痔疮消肿止痛膏等，直接敷于患处，每日 1～2 次，配合熏洗法效果更佳。

3. 塞药法　古代以药物作丸塞入肛内，如水银枣子（《疡科选粹》）具有轻度腐蚀作用，能使痔核缩小。近年来国内用凉血止血的中药制成的各类栓剂塞于肛门，国外采用角菜酸酯等黏膜保护剂制成的栓剂外用。

4. 挑治法　该方法在民间流传已久，主要用于内痔出血，近期疗效可观。其机制主要为疏通经络，调节气血运行，促使肿消痛减。一般挑 1 次即可见效，若未愈可隔 10 日再挑 1 次。常用穴位有肾俞、大肠俞、长强、上髎、中髎、次髎、下髎等。

（三）针灸治疗

《针灸甲乙经》："痔痛攒竹主之"，《千金翼方》："五痔，刺长强三分"，《备急千金要方》："下血不止及肠风脏毒灸命门"，《类经图翼》："五痔便血灸长强"，《古今医统》："五种痔瘘灸命门七壮，在脊中与脐对，下血脉虚涩灸百劳二三十壮，断根不发。"常用取穴：白环俞、长强、承山治痔，有镇痛、抗炎、止血的功效。

三、西医治疗

（一）内治

保守治疗：对于以便血为主的内痔可予以口服具有降低毛细血管通透性、促进受损毛细血管回缩或促使血小板释放凝血活性物质的药物，如草木犀流浸膏片、地奥司明片、卡巴克洛等改善症状；如肿胀明显者也可口服抗炎、止痛药物。

（二）手术疗法

1. 注射疗法　内痔注射疗法可分为硬化萎缩和坏死脱落两种方法。前者以内痔产生无菌性炎症，通过纤维化、萎缩达到治愈；后者以内痔坏死脱落，疮面经组织修复后达到治疗目的。由于萎缩与坏死组织脱落，可产生便血、感染并遗留瘢痕等缺点，已为多数学者弃用。近年来注射疗法不断改进，尤其采用中西医结合注射药物，扩大了注射疗法的适应证，对各分度内痔都有较好疗效。由中国中医科学院广安门医院史兆岐教授研制的低浓度大剂量五倍子明矾液（消痔灵注射液）治疗Ⅲ度、Ⅳ度内痔，取得良效。

（1）适应证：包括各分度内痔或兼有体弱、贫血及较严重疾患者；对于出血患者，止血效果显著。

（2）禁忌证：内痔感染、嵌顿坏疽、炎性水肿及外痔。

（3）常用药物：消痔灵注射液、5% 鱼肝油酸钠、5% 苯酚甘油、6% 明矾液等。

（4）具体操作方法：患者取侧卧位，可予局麻或不用麻醉，在肛门镜直视下或将内痔暴露于肛门外，用0.1%苯扎溴铵液做局部消毒。通常采用四步注射法：第一步注射（直肠上动脉右前、右后和左侧分支注射）：先自右前主痔核上极（相当直肠上动脉右前分支进入痔核搏动点处）进针到黏膜下层深部后，注药3ml然后在退针过程中注药1ml；同时左侧、右后主痔上极各注药4ml。上述三处共注药量12ml。

第二、第三步注射（痔的黏膜下层和黏膜固有层注射，即一次进针，深自黏膜下层最深部、浅至黏膜固有层注药）：先在右前主痔核中心处进针，依次进入黏膜、黏膜固有层、黏膜肌层、黏膜下层最深部位；针尖一经接触肌层（针尖有肌性抵抗感，针不刺入肌层），即稍抬起针尖，开始注药（药量稍大于内痔核体积），即完成第二步黏膜下层最深部位注药；然后，缓慢退针到黏膜固有层过程中再注药（药量是第二步注药量的1/3），即完成第三步黏膜固有层部位注药，再缓慢将针退回肠腔，一般右前主痔核注药量4～5ml。同法，左侧、右后主痔核中心处各注药4～5ml。上述三处共注药量12～15ml。副痔核注射（副痔核常见于截石位2、5、9点，6、12点亦继发）：分别按顺时针顺序逐个于副痔核中心处注药（注射法同第二、第三步注射），每个副痔核注药量是该痔核体积的1/3～1/2；一般副痔核注药量各为2～3ml，总量为6～15ml。

第四步注射（右前、右后和左侧主痔核下极的窦状静脉）：先在右前主痔核下极的齿线上方0.1cm处进针，针尖进入黏膜下层最深部位，注药3～4ml，再边退针边注药1ml；同法，右侧、右后主痔核下极各注药3～4ml。上述三处共注药9～12ml。注射完毕后，用手指反复揉压已注药的部位，使药液均匀散开。

（5）注意事项：注射过浅，易引起黏膜溃烂；过深易引起肌层发生硬化，并发化学性炎症、水肿，甚至坏死。误注入静脉内，可引起头晕、恶心反应；进针接近齿线，药液易渗漏至齿线之下，引起外痔肿胀、坏死。且进针针头勿向各方向乱刺，以免过多损伤痔内血管；注毕退针时，再注射一些药液，以防针孔处出血。注射时先注小痔，以利操作。

2. 胶圈套扎疗法　利用小橡胶圈套扎于痔核的根部，阻止血循环，促使痔核缺血、坏死、脱落而达到治愈内痔的目的。由于胶圈套扎器不断改进完善，现已得到较普遍推广。其适应证以Ⅱ度、Ⅲ度内痔为主。套扎的方式有：①血管钳胶圈套扎法；②负压吸入胶圈套扎法；③器械（以手枪式套扎器为主）胶圈套扎法。胶圈套扎疗法的优点是操作简便，往往在局麻下单人便可以完成；但是其缺点主要为术后痔核坏死、脱落时继发出血，应引起重视。

3. 结扎疗法　利用线的结扎和药物作用，促使患部血运阻断，病变组织坏死、脱落，再经创面组织之修复而达到治疗目的。结扎疗法又可以分为：单纯结扎法、贯穿结扎法、结扎加注射法、胶圈套扎法以及内痔原位缝扎法等。

（1）单纯结扎法：对头大蒂小的内痔或息肉，可用双套结结扎法，用7号丝线，做成瓶口结扣住痔核根部，渐抽渐紧，可见痔核逐渐变成深紫色；将线头绞紧并留在肛外，以胶布粘贴在肛缘，将已扎住的痔核推进肛门复位，外盖纱布。

（2）贯穿结扎法：适用于蒂大头小的Ⅱ度、Ⅲ度内痔核，对纤维型者更为适宜。操作时，用血管钳钳夹痔核基底部，以带双股缝线的缝针，贯穿痔核的根部，将双股线交叉，做“8”字形结扎，亦可采用“回”字形结扎法；用剪刀修除一部分（一般不超过痔核的1/2）已结扎的痔核，然后将结扎的痔核推回肛内复位。

注意事项：缝针穿过痔核基底部时，不可穿入肌层，否则结扎后可引起肌层坏死，发生肛周脓肿。结扎时宜扎紧，否则将延迟痔核脱落日期，一般在术后7天左右脱线，此期间宜减少活动，防止出血。术后当天最好不要排便，如便后痔核脱出，应立即将痔核送回肛门，以免发生水肿而增加疼痛。结扎后存留在肛外的线端不宜过长，并嘱患者不可牵动，以免引起疼痛或出血。

(3) 结扎加注射法　在已结扎的痔核中注射高渗葡萄糖溶液、鱼肝油酸钠、苯酚甘油等注射液，既可加速痔核坏死，又可使已结扎的痔核发生凝固，而且当痔核脱落时可减少出血的机会。

(4) 内痔原位缝扎法：为1977年周锡庚教授首创，其方法是在骶麻或鞍麻下，6指扩肛5分钟，用"0号"慕丝线与无损伤中弯圆针，缝扎3、7、11点痔上动脉终末支（术前用示指触摸，发现有搏动处）；再以连续锁边法缝闭3、7、11点痔内静脉丛和痔上动脉分支，每针间距0.3cm，深度可接近肛管内括约肌，一直缝到齿线上0.4cm处打结固定，每痔核约缝5针。适用于Ⅱ度、Ⅲ度内痔或伴有肛门紧缩、肛裂的患者。此法优点是手术比较彻底，估计远期复发率低，对直肠黏膜损伤少，术后反应轻、并发症少；缺点是手术操作较为复杂。

4. 痔环切术　Whitehead于1882年报道，此法适用于严重的环形内痔伴有直肠黏膜脱垂患者。其特点是可将环形的痔核完整地切除，黏膜断端对位缝合。但该手术创面较大，失血量多，易引起感染、肛门渗液、黏膜外翻、肛门狭窄等并发症，故目前已极少使用。

5. 吻合器痔上黏膜环切术　简称PPH（procedure for prolapse and hemorrhoids），1998年意大利学者Longo首次提出。该术式通过切除直肠壶腹与肛管之间的环状直肠黏膜脱垂带，上提肛垫，同时阻断黏膜下动－静脉吻合的终末支、减少黏膜下的血流，从而恢复肛管直肠的正常局部解剖结构，降低肛管内压，达到有效控制内痔主要症状（脱垂及出血）的目的。本术式具有手术时间短以及术后疼痛轻、恢复快等优点。但应重视术后尿潴留、吻合口感染、小腹坠胀等后遗症。对女性患者如术中操作不当还会造成直肠－阴道瘘等严重并发症。

6. 多普勒超声引导下痔动脉结扎术　1995年Morinaga首次报道了这种方法。通过特制多普勒探头定位痔上动脉后以缝线结扎该动脉，直至多普勒信号消失。该方法主要适用于Ⅱ~Ⅳ度内痔，具有无痛、有效且并发症发生率低的优点，缺点是对较大痔核或以脱垂为主的痔核效果欠佳。近年来有学者对该方法进行改良，当痔上动脉结扎后其远端痔核暴露明显时可用该结扎线连续贯穿缝合固定此痔核，既可以阻断痔核的血供又有固定痔核、防止脱出的作用。

外　痔

外痔（external hemorrhoid）发生于肛门齿线以下，是痔外静脉丛扩大、曲张或痔外静脉发生破裂或反复炎症感染致纤维增生而形成。由于其表面被皮肤覆盖，故不易破碎出血。外痔形状、大小、症状各异，有结缔组织性外痔、静脉曲张性外痔、血栓性外痔、炎性外痔等不同类别。中医学文献对此亦早有记载，《外科十三方考》："菱角形可怪，珊瑚形可恶"；《秘传外科方》："鼠尾痔，俱无疼痛，遇辛劳即发，不治无害""鼠奶痔，形如鼠奶"。近代认为，鸡冠痔、蚬肉痔、重叠痔、菱角痔、珊瑚痔等结缔组织性外痔；鼠奶痔指哨兵痔；莲子痔，鸡心痔、羊奶痔、牛奶痔似指静脉曲张性外痔；葡萄痔指血栓性外痔。

【诊断】

一、临床表现

1. 症状 本病以肛门部坠胀感、异物感为主，伴有肛周潮湿、瘙痒；急性发作时肛门局部可见肿胀、疼痛，排便等刺激后症状加重。如肛门边缘赘生皮瓣，质地柔软，无触压痛；急性发作时可见皮瓣明显肿大，疼痛剧烈，甚至血栓形成，破损渗出而致分泌物味臭等。本病的病程可长可短，一般仅有肛门部坠胀感、异物感等，当病情进一步发展时可出现不同症状。

2. 体征 视诊：肛缘可见痔隆起或皮赘；指诊：血栓性外痔在痔核中心可触及卵圆形血栓，质硬，有压痛。

二、临床分型

1. 炎性外痔 肛缘皮肤破损或感染，局部红肿、渗出或破溃，疼痛明显。

2. 静脉曲张性外痔 肛门周围皮下静脉曲张，呈椭圆形或长条形，触之柔软，平时不明显。在排便时或增加腹压后肿物体积增大且呈暗紫色，可伴坠胀感，疼痛不明显，经按揉后肿物可缩小变软，如引起水肿时则有疼痛。

3. 血栓性外痔 多因便秘用力或劳累过度后肛门部突发剧烈疼痛，并在肛缘皮下出现一肿块，初期尚质软，逐渐变硬，分界清晰，触痛明显，好发于截石位3、9点处，通常经5~7日自行吸收消退；有的虽疼痛减轻，但肿块仍然不消退，触之有一小结节。

4. 结缔组织性外痔 肛门边缘处赘皮增生，逐渐增大，质地柔软，一般无疼痛，不出血，仅有异物感。往往表现为肛门部不能保持清洁，常有少量粪便及分泌物积存，刺激肛周瘙痒不适。发生在肛门前、后正中部的皮瓣，多伴有肛裂；若呈环状或花冠状，多为经产妇。

三、辨证要点

1. 外痔的中医辨证要点见表22-5。

表22-5 外痔的中医辨证要点

气滞血瘀证	肛缘肿物突起，排便时可增大，有异物感，可有胀痛或坠痛，局部可触及硬性结节
湿热下注证	肛缘肿物隆起，灼热、疼痛或局部有分泌物，大便秘结或便溏
脾虚气陷证	肛缘肿物隆起，肛门坠胀，似有便意，神疲乏力，纳少便溏

2. 外痔的鉴别诊断见表22-6。

表22-6 外痔的鉴别诊断

肛门周围脓肿	肛门周围肿块，色红，皮温较高，疼痛剧烈，3~5日后有波动感，伴发热，自溃或切开引流后肿退痛减，体温下降，易形成肛瘘
肛门周围囊肿	肛门周围局限性肿块，质地中等，按之有囊性感，边界清楚，表面光滑，与皮肤粘连，皮色如常，无疼痛；感染时红肿、疼痛明显，并有豆渣样坏死物
直肠癌	肿块质地坚硬，不能推动，且表面高低不平，溃烂时可有脓血、黏液、腐臭的分泌物，病至后期常见肛管狭窄，大便变细或排便困难，多见于中老年患者

一、治疗原则

外痔在治疗时需遵循“先保守，后手术”原则。手术时，应尽可能保留肛缘皮肤，创面稍作延长，避免损伤过多而致大面积的瘢痕形成，以防止术后肛门狭窄等后遗症的发生。

二、中医治疗

（一）辨证论治

1. 气滞血瘀证

症候：肛缘肿物突起，排便时可增大，有异物感，可有胀痛或坠痛，局部可触及硬性结节。

治法：理气活血化瘀。

主方：活血散瘀汤加减。

加减：出血多者加地榆炭、仙鹤草。

2. 湿热下注证

症候：肛缘肿物隆起，灼热疼痛或局部有分泌物，便干或溏。

治法：清热利湿止血。

主方：脏连丸加减。

加减：伴有便血，去当归尾、赤芍，加地榆、仙鹤草；便秘甚加生大黄。

3. 脾虚气陷证

症候：肛缘肿物隆起，肛门坠胀，似有便意，神疲乏力，纳少便溏。

治法：健脾益气摄血。

主方：补中益气汤加减。

加减：血虚者加四物汤。

（二）中医外治

1. 炎性外痔　可用苦参汤熏洗，或外敷消痔膏、黄连膏。

2. 静脉曲张性外痔　可用苦参汤熏洗，或外敷黄连膏。

3. 血栓性外痔　可用苦参汤熏洗，或外敷消痔膏。

4. 结缔组织性外痔　可用苦参汤熏洗。

三、西医治疗

1. 单纯切除法　用组织钳提起外痔组织，以剪刀环绕其痔根四周做一梭形切口，切口上端必须指向肛门中心而呈放射状，再用剪刀分离皮下曲张的静脉团及增生的结缔组织，将皮肤连同皮下组织一并切除，创面开放或对位缝合。术后用红油膏纱条填塞创面。

2. 静脉丛剥离法　将痔外静脉丛剥离至齿线附近，结扎或直接切除，修剪外痔创缘呈梭形，使其边缘整齐。在相邻手术区域间，应尽可能保留皮肤桥，并适当延长切口，保持引流通畅，以免形成环形瘢痕，导致术后肛门狭窄。

3. 血栓性外痔剥离　在肿块中央做放射状或梭形切口，用止血钳将血栓分离并摘除，然后修剪伤口两侧皮瓣，使创口敞开，或仅缝合1~2针。如伴有静脉曲张者可合并采用静脉丛剥离法以防止术后复发。

混合痔

混合痔（mixed hemorrhoid）是直肠上、下静脉丛同时扩大、曲张并相互沟通吻合，因此同一部位齿线上、下方均有痔核，上方表面为直肠黏膜、下方为肛管皮肤覆盖，实际上是内痔部分和外痔部分形成一整体者为混合痔。其亦具有内、外痔两方面的症状，而且内痔部分和外痔部分相连，因此多发于膀胱截石位3、7、11点。由于痔常突出于肛外，黏膜经常受到刺激，黏液分泌大量增加，使肛周潮湿不洁、瘙痒不适。

【诊断】

一、临床表现

本病患者病程往往较长，可达数年甚至几十年，常反复发作。同时兼有内痔、外痔的症状和体征：便血及肛门部肿物（皮赘、静脉团、血栓、水肿等）、肛门坠胀、异物感或疼痛，伴有局部分泌物、瘙痒等。在齿线上、下同一方位出现团块肿物，内痔与外痔相连并吻合为一体，无明显分界，括约肌间沟消失。

二、中医辩证要点

参见本节“内痔”相关内容。

【鉴别诊断】

参见本节“内痔”“外痔”相关内容。

【治疗】

一、治疗原则

治疗时需遵循“先保守，后手术”原则。

二、中医治疗

参见本节“内痔”“外痔”相关内容。

三、西医治疗

1. 外痔剥离、内痔结扎术 将混合痔充分暴露，在其外痔部分做“V”字形皮肤切口，用血管钳钝性剥离外痔皮下静脉丛，至齿线稍上方；然后用弯血管钳夹住内痔基底部，在内痔基底正中用圆针带粗丝线贯穿做“8”字形结扎，在结扎线下方切除痔核，修剪创缘，使其在肛门部呈一放射状切口。同法处理其他痔核，创面外覆桃花散、红油膏纱布覆盖。术后当天控制排便，以后每次便后用1∶5000高锰酸钾溶液或温水坐浴，常规换药。

若混合痔的痔外静脉丛明显，可在外痔中间做一放射状切口，然后用止血钳剥除静脉从，修剪两侧皮瓣，使其呈一小“V”字形切口。外痔剥离时要选好切口，考虑外痔部分的整体关系，手术中注意保留适当的黏膜和皮肤，以防术后肛管直肠狭窄。术后处理参见本节“内痔贯穿结扎法”。

2. 分段外剥内扎术　主要适用于环状混合痔的患者。基本的操作方法见“外痔剥离、内痔结扎术”，同时手术时应结合环状混合痔的自然形状划分为若干个区域，分区域分别施行“外痔剥离、内痔结扎术”，区域之间尽可能保留正常皮肤和黏膜组织，结扎的痔核应尽可能避免处于同一平面上。适当延长其外围的创面，以减少张力，保持引流通畅。如肛周创面皮肤完好，较为松弛者可予以部分对位缝合，3～5日后拆线，可减少疼痛，加速愈合。术后排便控制在每日1～2次，并调整为成形软便，既可缓解疼痛，又可进行早期的扩肛康复。

第三节　肛　裂

肛裂（anal fissure）是齿线以下肛管皮肤破裂形成的溃疡，其方向与肛管纵轴平行，长度0.5～1.0cm，呈梭形或椭圆形。肛裂是一种常见的肛管疾患，也是中青年人发生肛管处剧痛的常见原因。肛裂常发于肛门后、前正中，即膀胱截石位6、12点，以肛门后部居多，两侧者较少见。一般女性多见于前侧，男性多见于后侧。

【病因病理】

一、中医病因病机

《医宗金鉴·外科心法要诀》云：“肛门围绕，折纹破裂，便结者，火燥也。”扼要阐述了因热结肠燥，或因阴虚津亏而致大便秘结，排便用力，使肛门皮肤裂伤，随后又继发感染，逐渐形成慢性、梭形溃疡。肛裂的中医分型及病因病机见表22－7。

表22－7　肛裂的中医分型及病因病机

燥火便结证	感受风火燥热邪气，燥火结于胃肠，灼伤津液，粪便坚硬干结，难以排出，强努损伤肛门造成裂口，因便秘而反复加深，久不愈合，导致肛裂
湿热蕴结证	外感湿热邪气，内积醇酒肥甘，以致湿热蕴结胃肠，下注肛门生痈，痈溃不愈而成肛裂
血虚肠燥证	老年人、产后及贫血病人，血虚肠燥而为便秘，排便怒责，发生肛裂

二、西医病因病理

（一）病因

1. 解剖学因素　肛管外括约肌浅部从尾骨起，向前至肛门后正中，分成左、右两条肌束，围绕肛门两侧至肛门正前方汇合，在肛管前、后方形成两个三角形空隙，而且肛提肌大部分附着在肛管两侧而前、后肌束较少。因此，肛管前、后方所能承受的压力不及两侧，容易损伤；肛管向下、向后与直肠壁形成一近似90°的角度，故肛门后部受粪便压迫较重，又因肛管后部血液循环不良而致弹性较差，易损伤。

2. 外伤因素　干硬的粪便或异物，加上排便用力或手术中扩肛方法不当，容易引起肛管皮肤的损伤。

3. 感染因素 肛门后部的肛隐窝感染，炎症向肛管皮下部蔓延，致使皮下脓肿破溃而成肛裂。

4. 肛门内括约肌痉挛因素 由于肛管部位损伤或反复的慢性炎症刺激，造成肛门内括约肌处于痉挛状态，黏膜肌层和肛管皮肤弹性减弱，致使肛管张力增强，易损伤形成肛裂。

5. 肛门狭小因素 肛管皮肤在发育中迟缓，生成肛管狭小，易损伤形成肛裂。

（二）病理

肛裂病理组织变化可分为四个阶段。

1. 初发期 由以上各种因素引起的肛裂，初起肛管皮肤浅表损伤或呈表浅性溃疡，创口周围组织基本正常。

2. 溃疡形成期 创口有肉芽组织增生，创面底部见有环状纤维，创缘皮肤增生。

3. 慢性溃疡期 创口陈旧性溃疡，创面底部可见肛管内括约肌。

4. 慢性溃疡合并其他病理改变期 在慢性溃疡基础上有潜行性肛瘘等，慢性肛裂常合并以下病理改变。①肛乳头炎：溃疡上端与齿线相连，炎症扩散，常引起肛窦炎，最后形成肛乳头肥大。②肛窦炎：由肛窦感染扩散，肛管皮下形成小脓肿，破溃生成溃疡；先有肛裂，后引起肛窦炎。③梭形溃疡：肛管皮肤裂伤，经过感染，形成溃疡。④肛门梳状硬结：即栉膜（齿线与括约肌间沟之间的上皮）增厚和变硬，形成梳状硬结，暴露在溃疡基底，妨碍括约肌舒张，影响溃疡愈合。⑤潜行性瘘管：肛窦基底常见有瘘管与溃疡相通，是因为肛窦感染化脓，形成小脓肿破溃所致。⑥裂痔：裂口下端皮肤因炎症改变，浅部静脉及淋巴回流受阻，引起水肿、组织增生，形成结缔组织性外痔，又称为哨兵痔。临床上，因肛裂、哨兵痔、肛乳头肥大常同时存在，称肛裂三联征（图 22－8）。

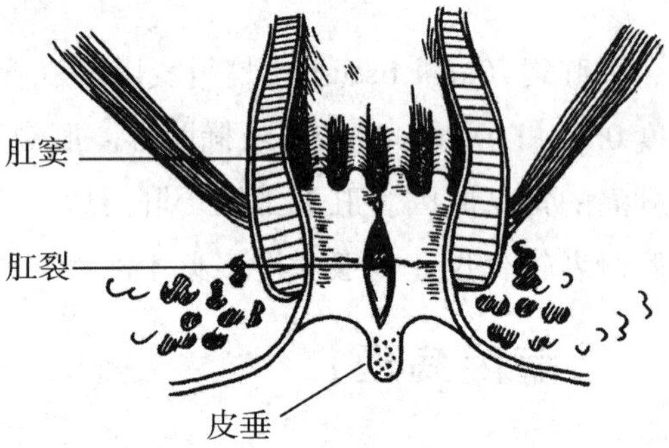

图 22－8 肛裂示意图

【诊断】

一、临床表现

典型症状是疼痛、便秘、出血。疼痛多剧烈，以肛门周期性疼痛为特征，即排便时裂口内神经末梢受刺激，引起肛管内阵发性刀割样或烧灼样疼痛，称为排便时疼痛；便后数分钟缓解，称为间歇期；随后又持续剧烈疼痛，可达数小时，称括约肌挛缩痛；直至括约肌疲劳，松弛后疼痛缓解，但再次排便又发生疼痛。病人常因害怕疼痛而不敢排便，日久引起便秘，粪便更为干硬，又加重肛裂，如此出现“怕痛—忍便—便干—更痛”的恶性循环现象（肛裂疼痛周期）。多伴有习惯性便秘，肛裂出血在粪便表面或便后滴血，色鲜红，量不多。

二、实验室检查及其他检查

1. 视诊　急性肛裂，肛门部可见分泌物，分开臀沟可见肛裂下端，如用探针轻触裂口的下端，可引起疼痛；慢性肛裂，常见有结缔组织性外痔。

2. 指检　临床上的肛周指检和肛门镜检，不宜用于肛裂诊断，因为这些检查会引起病人剧烈疼痛。可采用局麻扩肛指检。

3. 窥器检查　可见卵圆形溃疡，或见细小裂口。急性肛裂的裂口边缘整齐，底浅呈红色；慢性肛裂的裂口边缘不整齐，底深呈灰白色，有的严重肛裂患者还可看到括约肌纤维增生。

三、辨证要点

肛裂的中医辨证要点见表 22－8。

表 22－8　肛裂的中医辨证要点

燥火便结证	大便燥结而不敢正常进食，伴有心烦意乱、口苦咽干，舌苔黄燥，脉数
湿热蕴结证	便时腹痛不适，排便不爽，肛门坠胀，大便时有黏液鲜血或可带有脓血，舌苔黄厚腻，脉滑
血虚肠燥证	便时肛门疼痛、流血，大便秘结，皮肤干涩，口干舌燥，心烦失眠，午后潮热，舌红少苔，脉细数

【鉴别诊断】

肛裂的诊断：有肛裂三联征，不难诊断。可有一个或几个裂口存在，但多数肛裂发生在正中线上，正前或正后，即截石位 6 点、12 点。由于粪便干结，通过肛门时擦伤肛管皮肤，一般不能称之为肛裂。由于粪便干硬，强行通过肛管时，把肛管撕裂而成的伤口，才称之为肛裂。其损伤的深度各不相同。肛裂浅则只裂伤肛管皮肤；深则可损伤皮下组织至肌肉组织，甚至损伤肌肉组织。

临床上，肛裂需与其他疾病如结核性溃疡、梅毒性溃疡和上皮癌等溃疡相鉴别。肛裂的鉴别诊断见表 22－9。

表 22－9　肛裂的鉴别诊断

肛门皲裂	是易与肛裂相混淆的一种疾病，皲裂是发生在肛腺和肛管处皮肤的浅表开裂，裂口可发生在肛管的任何部位，多呈浅表，局限于皮下，不涉及到肌层，且裂口几处同时存在，不用牵开肛门即可见到
肛门结核	溃疡形态不规则，边缘潜行，疼痛轻，无裂痔，在做病理检查时可见结核结节和干酪样坏死病灶
肛管皮肤癌	溃疡形态不规则，表面凹凸不平，边缘隆起、质硬，并有奇臭味和持续疼痛，病理切片可见癌细胞
克罗恩病	为并发于肛门周围脓肿、肛瘘、肛裂、肛门溃疡和皮赘等肛门周围的疾患，而以并发肛裂的概率最高。病检确证
梅毒性溃疡	病人多有性传播疾病史，溃疡不痛，位于肛门侧面，对触诊不敏感。溃疡呈圆形或梭形，微微凸起，质地较硬，有少量分泌物。双侧腹股沟淋巴结肿大

【治疗】

一、治疗原则

急性或初发的肛裂可用坐浴或药物外敷方法治疗；慢性肛裂可用坐浴、润便、药物外敷、扩肛等治疗，久治不愈、保守无效者行手术治疗。

二、中医治疗

1. 燥火便结证

症候：大便燥结，而不敢正常进食，伴有心烦意乱，口苦咽干；舌苔黄燥，脉数。

治法：宜清热泻火，润肠通便。

主方：栀子金花丸。

加减：麻子仁、杏仁、厚朴、桃仁、当归及枳壳。

2. 湿热蕴结证

症候：便时腹痛不适，排便不爽，肛门坠胀，时有黏液鲜血，或可带有脓血；舌苔黄厚腻，脉滑。

治法：清化湿热，润肠通便。

主方：黄连汤。

加减：茯苓、泽泻、知母及牡丹皮。

3. 血虚肠燥证

症候：便时肛门疼痛、流血，大便秘结，皮肤干涩，口干舌燥，心烦失眠，午后潮热；舌红少苔，脉细数。

治法：凉血养血，润燥通便。

主方：麻仁润肠丸或济川煎。

加减：厚朴、熟地黄、白芍及白术。

三、西医治疗

（一）外治法

1. 坐浴 排便前温水坐浴，使肛管括约肌松弛，能减轻粪便对肛裂的冲击；便后坐浴可洗净粪便残渣，减少异物刺激，减轻肛管括约肌痉挛和肛门疼痛。可选用中草药做熏洗坐浴或用 1∶5000 高锰酸钾溶液坐浴。

2. 外敷药物 采用中西药物配制抗炎止痛软膏，直接涂于裂口处，能减轻疼痛和缓解肛管括约肌痉挛，也可用止痛栓剂。通常，新鲜肛裂用生肌散、九华膏；陈旧性肛裂用红升丹化腐，再用生肌膏或白及膏治疗。

3. 封闭疗法 适用于早期单纯性肛裂，采用亚甲蓝普鲁卡因注射液作为长效麻醉药，对肛裂行局部注射，药液注入肛裂基底部和周围组织内，手指轻轻按摩。

4. 扩肛疗法 要求在局麻下，以手指撕裂紧束的栉膜带，使痉挛的肛管括约肌松弛，改善肛门局部的血液循环，达到治愈肛裂的目的。适用于急性或慢性肛裂且未并发肛乳头肥大及前哨痔者。在局麻或骶管麻醉下用手指扩张肛管，可解除肛管括约肌痉挛，达到止痛目的。

（二）手术治疗

对经久不愈、非手术治疗无效的慢性肛裂，可采用手术治疗。将肛裂及其周围病变组织全部切除，使其成为新鲜创面，再行愈合。手术治疗有以下几种方法。

1. 后位肛管内括约肌切断术 适用于陈旧性肛裂、伴有肛管痉挛性疼痛的患者。操作方法：在局麻或腰俞穴麻醉下，病人取截石位或侧卧位，在肛门后侧距肛缘约2cm处做一人工切口，右手用弯钳从切口入，术者左手示指行肛管内引导，弯钳穿过肛管内括约肌并从齿线处穿出，切开肛管外括约肌皮下部、肛管内括约肌，至引流通畅（容二指轻松出入）。修剪裂口创缘，一并切除肛乳头肥大、哨兵痔。外敷凡士林或玉红油纱条，并用塔形纱布加压包扎、宽胶布固定。也有侧方肛管内括约肌切断术，选择3点或9点位切断内括约肌，手术基本同前。

2. 纵切横缝术　操作方法：在腰俞穴麻醉下，病人取截石位或侧卧位，沿肛裂正中做一纵行切口，上至齿线上0.5cm，下至肛缘外0.5cm，切断部分肛管内括约肌纤维，同时将哨兵痔、肛乳头、炎性肛窦、瘘道一并切除。修剪裂口创缘，再游离切口下端的皮肤，减少张力，彻底止血；然后用三角针将黏膜与皮肤做横行缝合3~5针，但缝合张力不能过紧，缝合时从切口上端进针，稍带基底组织，再从切口下端皮肤穿出，使后纵切口变成横缝合切口，从而扩大肛管直径。如切除组织过多、张力太大时，可在切口下方1~1.5cm处做一与缝合口平行的减张口。外敷凡士林或玉红油纱条，并用塔形纱布加压包扎、宽胶布固定。术后病人进流质饮食或软食2天，控制排便1~3天，便后温水坐浴，肛内注入痔疮膏，换药5~7天后拆线。

第四节　肛隐窝炎

肛隐窝炎又称肛窦炎（anal cryptitis）、肛腺炎，是指肛门齿线部的肛隐窝炎症性病变。常引起肛周脓肿，中医学称为“脏毒”。为肛门感染的常见病症，常并发肛乳头炎，使乳头肥大。

【病因病理】

一、中医病因病机

多因饮食不节，过食醇酒厚味、辛辣刺激之品损伤脾胃，脾失运化，湿邪不化，郁而化热，湿热下注；或因虫积骚扰，湿热内生，下注肛门；或肠燥便秘，破损染毒而致。

二、西医病因病理

肛窦位于齿线处，相邻肛柱之基底间，形如半月，开口向上，凹如口袋，深度3~5mm。其底部有肛腺的开口，肛腺导管长度3~10cm，深达坐骨直肠陷凹和骨盆直肠陷凹。肛腺属内分泌腺，分泌黏液由括约肌收缩而被排出，有润滑大便和保护肛门直肠的作用。由于肛窦是一个开口向上的瘘斗状凹陷小窝，粪便和其他脏物很容易积存，同时也容易被干硬粪便擦破。细菌侵入之后就会引起肛窦内感染，并沿着肛门腺导管和肛门腺蔓延，所以肛窦炎常是肛管直肠部位感染性疾病的发源病灶。

【诊断】

一、临床表现

病人感觉肛门不适，偶有刺痛，排便时因粪便压迫肛窦，疼痛加重；但疼痛数分钟即止；如肛管括约肌受刺激而痉挛，则疼痛加剧，并可波及臀部及股后侧。发病时若便秘，粪便常带少许黏液，此种黏液常在粪便前流出，有时混有血丝；若并发肛乳头肥大，并从肛门脱出，会使肛周潮湿瘙痒。

二、实验室检查及其他检查

1. 肛门指诊检查 肛管括约肌紧张，肛窦及肛乳头压痛。

2. 肛门镜检查 肛窦、肛乳头充血和红肿。

三、中医辨证要点

1. 湿热下注证 肛门潮湿不适，偶有刺痛，便时加重，黏液量多，且大便次数增多；或腹痛即泻，肛门灼热，粪色黄褐；或心烦口渴，小便短赤；舌红，苔黄腻，脉濡滑。

2. 阴虚内热证 肛门不适，似痛非痛，似胀非胀，便时痛胀加重，黏液混有血丝，或手足潮热、盗汗、口干；或大便秘结；舌红，苔黄或少苔，脉细数。

【鉴别诊断】

肛隐窝炎的鉴别诊断见表22－10。

表22－10 肛隐窝炎的鉴别诊断

肛裂	肛门周期性疼痛、便秘、大便带血为主症。其疼痛程度较肛隐窝炎重，疼痛时间亦较长
肛周脓肿	是肛隐窝炎进一步发展的结果：肛周疼痛逐渐加重，脓肿形成时呈鸡啄样痛，伴畏寒、发热等症。血常规检查白细胞明显增多，中性粒细胞亦升高
肛乳头炎	是由肛隐窝炎而引起的疾病。因肛窦两旁是肛乳头，肛隐窝炎首先侵及肛乳头，引起肛乳头炎，使之肿胀、肥大

【治疗】

一、治疗原则

以祛除症状为主，处理有症状的肛隐窝炎以保守治疗为主，必要时手术治疗。

二、中医治疗

1. 湿热下注证

症候：肛门潮湿不适，偶有刺痛，便时加重，黏液量多，且大便次数增多；或腹痛即泻，肛门灼热，粪色黄褐；或心烦口渴，小便短赤；舌红苔黄腻，脉濡滑。

治法：清热利湿。

主方：止痛如神汤加减。

加减：疼痛重者加羌活、郁李仁、元胡；有瘙痒症状加黄芪、藁本、麻黄、甘草。

2. 阴虚内热证

症候：肛门不适，似痛非痛，似胀非胀，便时痛胀加重，黏液混有血丝，或手足潮热、盗汗、口干，或大便秘结；舌红苔黄或少苔，脉细数。

治法：滋阴清热。

主方：青蒿鳖甲汤加减。

加减：大黄、槐花、当归、泽泻。

三、西医治疗

（一）保守治疗

温盐水或中药苦参汤坐浴，每日1次；使用各种痔疮栓和痔疮膏；可口服抗生素，治疗引起该病的腹泻等肠道感染；使用缓泻剂，使粪便排泄正常，如麻仁润肠丸等。

（二）手术治疗

经药物治疗无效，或肛窦内已形成脓肿，或并发肛乳头肥大和隐性瘘管时，宜采用手术治疗。

1. 切开引流法　适用于单纯肛隐窝炎，或已形成脓肿，或有隐性瘘管者。操作方法：取截石位或侧卧位，消毒，铺巾，局麻或腰俞穴麻醉，在双叶肛门镜下，暴露病灶，沿肛窦做纵行切口，使引流通畅。创口用凡士林纱条或生肌玉红膏油纱条进行压迫止血。病人术后每日便后坐浴，按肛门开放伤口换药。

2. 切除法　适用于肛隐窝炎伴有乳头肥大者。操作方法：准备同“切开引流法”，暴露病灶，将肛窦、肛门瓣做纵行切口，长约1cm，并剥离至肛乳头根部，用止血钳夹住肛乳头基底部，贯穿结扎切除，然后用生肌玉红膏油纱条加压包扎。术后每日便后坐浴，按肛门开放伤口换药。

第五节　肛门直肠周围脓肿

肛管、直肠周围软组织内或其周围间隙内发生急性化脓性感染，并形成脓肿，称为肛门直肠周围脓肿（perianorectal abscess），是肛门直肠周围软组织的急性化脓性感染。其临床特点是发病急骤、肛周剧痛，伴全身高热，成脓破溃后易形成瘘管。由于发生的部位各异，可有不同的名称，如生于肛周皮下者，名肛周皮下脓肿；生于坐骨直肠窝（陷凹或间隙）者，名坐骨直肠窝脓肿；生于骨盆直肠（陷凹或间隙）者，名骨盆直肠窝脓肿；生于直肠后间隙者，名直肠后间隙脓肿（图22－9）。

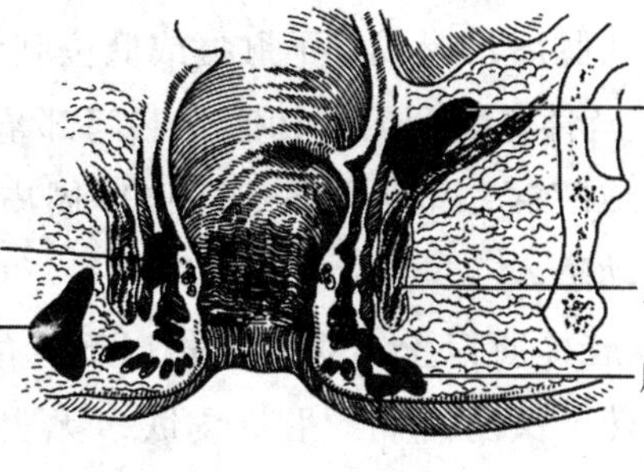

图22－9　肛门直肠周围脓肿

【病因病理】

一、中医病因病机

肛门直肠周围脓肿的中医分型及病因病机见表22－11。

表22－11　肛门直肠周围脓肿的中医分型及病因病机

热毒蕴结证	湿热内生，下注大肠，蕴阻肛门，蕴久化热，热胜肉腐，发为痈疽
火毒炽盛证	火热之毒蕴蒸，以致气血凝滞，火毒结聚，热盛肉腐而成
阴虚毒恋证	肺肾阴虚，湿热痰浊凝聚肛门，郁久热胜肉腐，发为本病

二、西医病因病理

大多数肛门直肠周围脓肿是由肛腺感染引起。肛腺开口于肛窦，因肛窦开口朝上，腹泻、便秘时容易引发肛隐窝炎，感染延及肛腺后可向四周蔓延，向上形成骨盆直肠窝脓肿、向下形成肛门周围脓肿、向外形成坐骨直肠窝脓肿、向后形成直肠后间隙脓肿。

【诊断】

一、临床表现

（一）硬结肿块

初期，肛门周围突起一硬结肿块，并逐渐增大，随病情进展可自行破溃。

（二）疼痛

疼痛为肛周脓肿最常见的症状，为逐渐加重的持续性肿痛或跳痛。患者行走不便，端坐受限。

（三）发热

肛周脓肿患者，局部会出现红肿并伴有发热现象，常为低热，有时可出现高热，患者体温可在37℃～40℃。此外，患者还会有全身倦怠不适、食欲不振、睡眠欠佳等。

（四）脓肿表现

1. 肛周皮下脓肿　位于肛门周围的皮下组织内，局部红、肿、热、痛明显，成脓后按之有波动感，全身症状较轻。溃脓后易形成皮下肛瘘或低位肛瘘。

2. 坐骨直肠窝脓肿　位于坐骨直肠窝内，初起觉肛门部坠胀微痛，逐渐全身畏寒、发热，头身疼痛，肛门胀痛加剧或跳痛，坐卧不安，患侧肛周皮肤微红肿；肛门指检患侧直肠壁饱满，压痛明显，可有波动感。

3. 骨盆直肠窝脓肿　位于肛提肌以上、腹膜反折以下，位置较深，局部症状不典型，仅觉肛门胀痛，全身畏寒、发热，头身疼痛。肛周皮肤多无明显红肿，肛门指检患侧直肠壁饱满、压痛及波动感。溃脓后多形成高位肛瘘。

4. 直肠后间隙脓肿　部位较深，表现为直肠内坠胀痛，逐渐加重，全身畏寒、发热，头身疼痛，肛周皮肤无明显改变；肛门指检直肠后壁饱满、压痛及波动感。

二、实验室及其他检查

1. 血常规　白细胞总数在 10×10^9/L 以上，中性粒细胞百分比大于 70%。

2. B 超　可测及脓腔。

3. 寻找内口的方法　①挤压法：即采用分叶状肛门镜扩张并暴露脓肿部位的隐窝，然后压迫脓肿，以观察脓液排出之所在，即可确定内口。②双合诊：把示指插入肛管，拇指在皮肤触摸，脓肿波动源明显的皮肤及黏膜最薄区，即是内口的位置。③肛门镜检查：可见肛隐窝局部充血，可有脓性分泌物。④探针检查：在肛门窥器下，用探针（钩）探查隐窝，较易进入且有溢脓者，即为内口；也可在术中切开引流时探及内口。操作时切忌暴力，以免造成人为的假性内口，致使手术失败。

三、中医辨证要点

1. 热毒蕴结证　肛周肿痛，伴发热、恶寒，便秘；舌红、苔黄、脉数。

2. 火毒炽盛证　肛周肿痛剧烈、持续数日，伴恶寒、发热，口干、便秘；舌红、苔黄、脉弦滑。

3. 阴虚毒恋证　肛周肿痛、皮色暗红，成脓时间长，疮口难敛；伴午后潮热；舌红、苔少、脉细数。

【鉴别诊断】

肛周毛囊炎、疖肿病变在肛周皮肤或皮下，多由局部皮肤破损继发感染所致，与肛隐窝炎无直接联系，局部红、肿、热、痛，肛门指检无异常发现，破溃后不形成肛瘘。

【治疗】

一、治疗原则

肛门直肠周围脓肿初期，炎症浸润，尚未化脓时，局部以清热解毒、消肿止痛为主；如已化脓，要及时切开排脓。

二、中医治疗

1. 热毒蕴结证

症候：肛周肿痛，伴发热、恶寒、便秘；舌红苔黄，脉数。

治法：清热解毒。

主方：仙方活命饮。

加减：热重者加石膏、黄连；便秘者加大黄、麻仁。

2. 火毒炽盛证

症候：肛周肿痛剧烈，持续数日，伴恶寒发热，口干便秘；舌红苔黄，脉弦滑。

治法：清热解毒透脓。

主方：透脓散。

加减：口干者加麦冬、沙参等。

3. 阴虚毒恋证

症候：肛周肿痛、皮色暗红，成脓时间长，疮口难敛，伴午后潮热；舌红苔少，脉细数。

治法：养阴清热，祛湿解毒。

主方：青蒿鳖甲汤。

加减：肺虚者加沙参、麦冬；脾虚者加白术、山药；肾虚者加龟板。

三、西医治疗

（一）非手术疗法

虽然肛门直肠周围脓肿属于感染化脓性疾病，但在感染初期，脓肿尚未形成时最好还是采取保守治疗。少数肛门直肠周围脓肿用抗生素、热水坐浴及局部理疗等可以消散。

（二）手术疗法

1. 单纯性脓肿的治疗 可在截石位或侧卧位，用局麻或腰麻，在脓肿部位做放射状切口，放出脓液后，伸入示指探查脓腔大小，分开其间隔。必要时将切口边缘皮肤切开少许，以利引流，最后用凡士林纱条放入脓腔做引流。这是治疗单纯性脓肿最基本也是最佳的方法（图 22－10）。

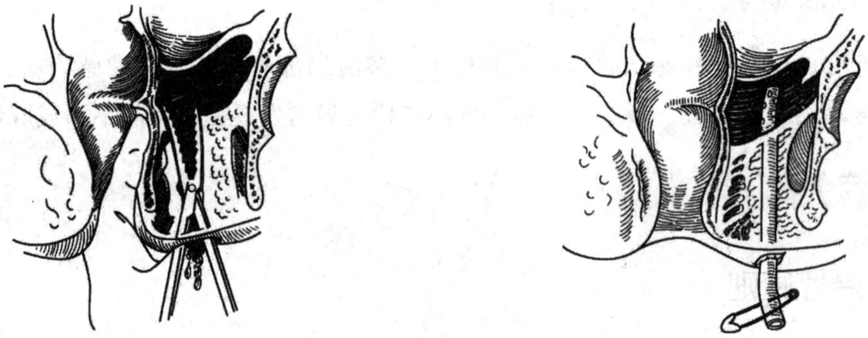

图 22－10 脓肿切开引流术

2. 脓腔与肛瘘相通脓肿的治疗 可在切开脓肿后，用探针仔细检查内口，然后切开瘘管，适当切除皮肤和皮下组织，内口周围组织也稍加切除，使引流通畅。如内口较深，瘘管通过肛管括约肌，可采用挂线疗法，这是治疗脓腔与肛瘘相通脓肿较佳的治疗方法。以上手术优点是脓肿一期治愈，不再形成肛瘘。但在急性炎症中，探查内口有困难时，不应盲目寻找，以免炎症蔓延或形成假道，仅做切开排脓；待形成肛瘘后，再做肛瘘手术。二期手术优点是效果准确，治愈率高。

第六节 肛 瘘

肛瘘（anal fistula）又称肛管直肠瘘，是指肛管直肠与会阴部皮肤相通的经久不愈的肉芽肿性管道，多发生于肛管直肠周围脓肿自行破溃或手术切开引流之后。本病发病率高，在肛门直肠疾病中仅次于痔，居第二位。肛瘘多由原发性内口、瘘管和继发性外口三部分组成，也有仅存在内口或外口者。内口为原发性，绝大多数在肛管齿线处的肛窦内。其临床特点为肛周反复流脓、疼痛、瘙痒，并可从流脓外口触及或探及管道通向肛内。

【病因病理】

一、中医病因病机

肛瘘的中医分型及病因病机见表 22－12。

表 22－12　肛瘘的中医分型及病因病机

湿热下注证	肛痈溃脓后，脓出不畅，余毒未尽，蕴结内阻，气血不畅，创口久不愈合，日久成瘘
正虚邪恋证	虚劳久咳，肺、脾、肾亏损，邪乘于下，郁久肉腐成脓，溃后成瘘
阴液亏损证	劳损久病或五志过极，热病之后，过服温燥之品而致阴液内耗，日久成瘘

二、西医病因病理

肛瘘一般是肛门直肠周围脓肿的后遗症，当肛门直肠周围脓肿切开引流或自行破溃后，脓腔逐渐缩小，但肠内容物经原发感染灶形成的肛瘘内口不断流入脓液，加上脓腔在愈合缩小过程中，腔道迂曲、引流不畅而不易愈合，周围有许多瘢痕组织，形成慢性炎性管道，即为肛瘘。

【诊断】

一、临床表现

肛瘘患者多有肛门直肠周围感染或脓肿病史，急性感染的症状消退后，自外口反复流出脓性分泌物或粪水，污染内裤，分泌物或多或少，由于分泌物的刺激，可引起局部皮肤瘙痒，严重者皮肤发生湿疹。有时外口可暂时封闭，局部又逐渐发生红肿、发热、压痛，甚至全身性低热和乏力，再次形成脓肿，封闭的外口亦可再穿破或在其他处破溃，形成另一外口，直至脓液排出后，症状才消失。如此反复发作是肛瘘临床表现的特点。

二、辅助检查

1. 直肠指检　常在肛管后侧、齿线附近可摸到中心凹陷的小硬结，有轻微压痛，即是原发性内口。

2. 探针检查　用探针从瘘外口伸入瘘管，将示指伸入肛管，多数探针可在齿线处的内口穿出。对瘘道弯曲者，探针多不能顺利穿过，切忌用力过猛，使探针穿破瘘管壁，造成新的感染。

3. 亚甲蓝标记　将一块适中的纱布放置于肛门内，而后将 5% 亚甲蓝水溶液由外口注入瘘管，然后轻轻将纱布拉出，观察内口的位置。之后，用窥器扩开肛门，在齿线附近、着色最显著处，以肛窦钩或探针探查，多数可发现内口。

4. 三维肛肠超声检查　三维肛肠超声拓展了常规二维腔内超声的应用，操作医生可对其所见影像自由旋转、任意割切；图像数据采集结束后，可进行从前至后或从后至前的冠状面观察以及左－右或右－左的纵切面观察。这些观察切面提供了令人难以置信的病例资料信息。三维肛肠超声检查能更有效地指导医生的诊疗方案，它可清晰地显示肛瘘的分型以及肛门结构的损伤程度。所有这些都可有效地指导病人的外科手术方案，而诊断已不再依靠操作医生本人，可由数位专家通过数据回放进行远程离线诊断。

5. 肛瘘诊断的金标准——磁共振（MRI） 由于需要借助腔内螺旋器，它虽精确但十分耗时，且MRI是一项十分昂贵的检查手段；但其自身有其他检查方法无可比拟的优点，在许多领域几乎是无法替代的。

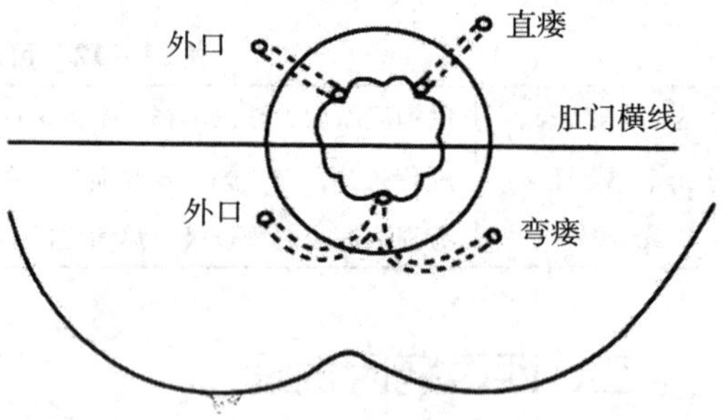

图22－11 Goodsall规律示意图

内口、瘘管走行与外口位置的关系有一定规律。Goodsall提出肛瘘内口位置、瘘管走行与外口位置的关系规律（图22－11）：患者取截石位，在肛门的中点划一横线，若肛瘘外口在横线的前方，瘘管常是直型，内口位于外口相对应的齿线处；如外口位于该横线的后方，瘘管常自外口弯曲走行至位于肛管后正中的内口。临床研究显示，绝大多数肛瘘的内口、瘘管和外口分布符合Goodsall规律。但有两种情况除外：一种虽然外口位于横线后方，但位置靠近肛缘，即为表浅的肛瘘，瘘管多为直型；另一种是位于横线前方的蹄铁型肛瘘，临床极少见。

三、中医辩证要点

1. 湿热下注证 肛周流脓，脓质稠厚，肛门胀痛；肛周有溃口，按之有条索状物通向肛内；舌红，苔黄，脉弦或滑。

2. 正虚邪恋证 肛周流脓，质地稀薄，瘘口时溃时愈；肛周有溃口，按之有条索状物通向肛内；伴神疲乏力；舌淡，苔薄，脉濡。

3. 阴液亏损证 肛周溃口，外口凹陷，瘘管潜行，局部常无条索状物，脓出稀薄；可伴有潮热盗汗，心烦口干；舌红，少苔，脉细数。

【鉴别诊断】

肛门部汗腺炎、毛囊炎 肛门周围皮肤的汗腺、毛囊发生炎症，常可在肛周皮下形成窦道和外口，流脓，并不断向周围蔓延，但肛管内绝无内口。

【治疗】

一、治疗原则

肛瘘以手术治疗为主，手术成功的关键在于准确地找到内口，并将内口切除。

二、中医治疗

1. 湿热下注证

症候：肛周流脓，脓液稠厚，肛门胀痛，肛周有溃口，按之有条索状物通向肛内；舌红苔黄，脉弦或滑。

治法：清热利湿。

主方：二妙丸或萆薢渗湿汤。

加减：痛甚者加乳香、没药。

2. 正虚邪恋证

症候：肛周流脓，脓液稀薄，瘘口时溃时愈，肛周有溃口，按之有条索状物通向肛内，伴神疲乏力；舌淡苔薄，脉濡。

治法：托里透毒。

主方：托里消毒散。

加减：阴虚者加青蒿、地骨皮。

3. 阴液亏损证

症候：肛周溃口，外口凹陷，瘘管潜行，局部常无条索状，脓液稀薄；可伴有潮热盗汗、心烦口干；舌红少苔，脉细数。

治法：养阴清热。

主方：青蒿鳖甲汤。

加减：肺虚者加沙参、麦冬；脾虚者加白术、山药。

三、西医治疗

肛瘘不能自愈，必须手术治疗。治疗原则是将瘘管切开，形成敞开的创面，促使其愈合。根据瘘管位置的高低及复杂程度，其手术方式可分为切除疗法、切开加挂线疗法两种。手术成功的关键在于准确地找到内口，并将内口切除。

（一）切除疗法

1. 适应证　低位肛瘘。

2. 禁忌证　瘘管病史少于 3 个月；瘘管有成脓现象；有严重的肺结核及其他全身性疾病者。

3. 操作方法　取截石位或侧卧位，常规消毒，腰俞穴麻醉或局部浸润麻醉下，先在肛门内塞入一块生理盐水纱布，再用注射器从瘘管外口注入 1% 亚甲蓝，如纱布染有颜色，则有助于寻找内口。用球头探针从外口探入，同时用另一手示指伸入肛内做引导，小心将探针从内口探出，提起探针两头，用剪刀剪除瘘管管壁及周围瘢痕组织，形成一口宽底窄的创面，伤口填塞凡士林纱条。

4. 注意事项　术前应仔细检查瘘管走行方向，确定为低位肛瘘方可行一次性切除疗法。手术时应仔细探查原发内口，以免用力过猛，形成假性内口，导致手术后瘘管复发。术后每天换药一次，让肉芽组织从基底逐渐生长，防止桥形假愈。

（二）切开加挂线疗法

切开加挂线疗法是高位肛瘘的一种常用手术方法。此法具有简便、经济、不影响肛门功能、瘢痕小等优点。其机制是切开部分瘘管周围组织后利用结扎线的机械作用，通过紧缚所产生的压力或收缩力，使局部组织血运受阻，发生缺血性坏死；缓慢切开，使断端有与周围组织产生非炎症性粘连的机会，防止肛管直肠环突然断裂回缩而引起肛门失禁（图

22－12）。目前多以橡皮筋代替丝线，可缩短疗程，减轻术后疼痛。

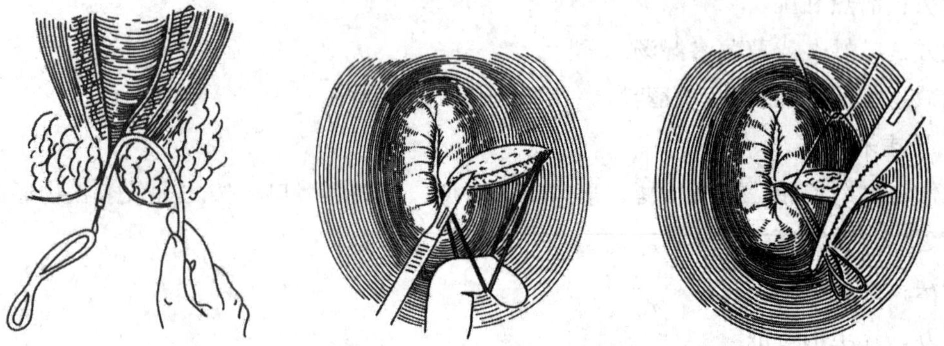

图 22－12　切开加挂线疗法

1. 适应证　高位肛瘘。

2. 禁忌证　同“切除疗法”。

3. 操作方法　患者取侧卧位，局部消毒，腰俞穴麻醉或局部麻醉，先在球头银质探针尾端缚扎一橡皮筋，再将探针头从瘘管外口轻轻探入，同时用另一手示指伸入肛内摸查并接应探针头后从内口探出，提起探针两头，在内、外口之间切开皮肤及皮下组织，切口上至齿线稍下方、下至外口。再将探针从瘘管内完全拉出，使橡皮筋穿过瘘管，再提起橡皮筋两头并拉紧，紧贴切口创缘用丝线结扎橡皮筋两端，再在结扎线外 2cm 处剪除多余的橡皮筋，用凡士林纱条填塞伤口，外盖敷料。

4. 注意事项　术后保持大便通畅，每天便后用 1∶5000 高锰酸钾溶液坐浴后再换药。术后每隔 2～3 天拉紧橡皮筋重新结扎一次，一般 7～10 天左右瘘管即被挂断。术后换药应仔细、认真，务必使伤口从基底部开始生长，防止桥形假愈。

第七节　直肠脱垂

直肠脱垂（prolapse of rectum）是指肛管、直肠黏膜或直肠全层甚至部分乙状结肠向下移位，脱出肛门外的一种疾病，又称肛管直肠脱垂。主要表现为便时或增加腹压、负重、劳累后肛管、直肠等组织、器官脱出肛外。各种年龄层均可发病，但多见于 5 岁以下的小儿和老年人，也见于多次分娩的妇女。

我国是世界上最早记述直肠脱垂的国家。现存最早医书《五十二病方》中就有“人州出不可入者”一病，指的就是脱出不能自行还纳的直肠脱垂。而“脱肛”病名最早见于秦汉时期的《神农本草经·下经》，它首次记载了药物治疗脱肛的方法。晋·皇甫谧《针灸甲乙经》亦有“脱肛者，肛门脱出也。”

【病因病理】

一、中医病因病机

直肠脱垂的分型及病因病机见表 22－13。

表 22-13　直肠脱垂的分型及病因病机

气虚下陷证	因久泻久痢，脾肾气陷而脱
肾气不固证	因肾气本虚关门不固而脱，或中气虚寒，不能收摄而脱
气血两虚证	因劳役吐泻，伤肝脾而脱，或因酒湿伤脾，色欲伤肾而脱
湿热下注证	湿热下注而脱，或过用寒凉，降多之阳而脱者

二、西医病因病理

（一）病因

现代医学认为，全身功能状况尤其是神经系统功能减退对直肠脱垂的发生有重大影响。但局部因素如解剖结构缺陷和功能不全、肠源性疾病、腹压增高等亦是造成脱垂的重要条件。

1. 发育不全　小儿盆腔支持组织发育不全，不能对直肠承担支持作用；或骶骨弯曲发育不完善，直肠呈垂直状态。

2. 体质虚弱　因年老或多次分娩，以致骨盆底肌肉等支持组织松弛无力，对直肠无法产生支持作用，而致脱出。

3. 腹压增高　长期便秘、腹泻，前列腺肥大、排尿困难，慢性咳嗽等，使腹压持续升高。可以使直肠黏膜与肌层分离，或者直肠与周围支持固定的组织分离，形成直肠脱垂。

4. 盆底肌群损伤　肛门直肠手术损伤局部正常的生理结构及骶尾部神经，均可使直肠脱出。直肠癌及骶前囊肿等手术，易导致骶尾神经损伤，而致肛提肌麻痹。

5. 肿物的牵引　Ⅲ度内痔、直肠息肉、直肠肿瘤等疾病，肿物组织经常脱出，使肛门括约肌松弛，并将直肠黏膜向下牵引，可导致直肠黏膜与肌层分离而脱垂。

6. 其他因素　其他如精神因素、直肠膀胱（子宫）陷凹过深等均可使直肠脱出。

（二）发病学说

1. 滑动性疝学说　Moschcowitz 于 1912 年提出，直肠脱垂是疝的发生过程。在腹腔内脏的压力下，直肠膀胱陷凹或直肠子宫陷凹的皱襞逐渐下垂，将其下方的直肠前壁压入直肠壶腹内，形成疝囊，并随直肠下降，脱出肛外（图 22-13）。

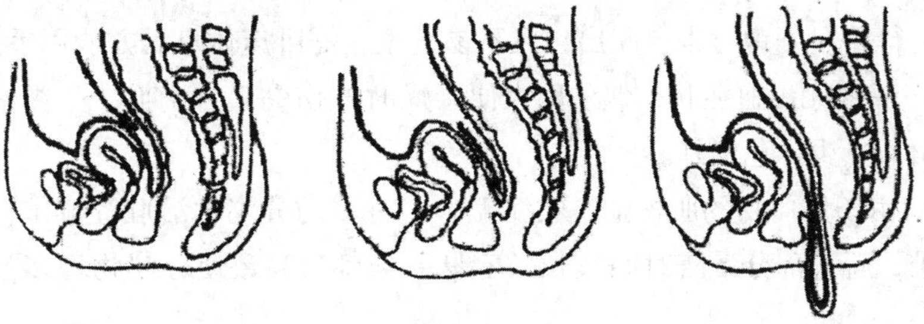

（1）直肠膀胱陷凹或直肠子宫陷凹加深　（2）直肠前壁突入直肠壶腹　（3）直肠前壁脱出肛门外

图 22-13　滑动性疝学说

2. 肠套叠学说　Broden 和 Snellman 于 1968 年提出，直肠脱垂是在直肠、乙状结肠连接处发生肠套叠。这种套叠与一般肠套叠不同，套叠起点无固定部位，因反复松脱，逐渐向下移位；如乙状结肠末段下脱，然后直肠末段外翻（图 22－14）。临床上常见的直肠脱垂与套叠的形式较多。

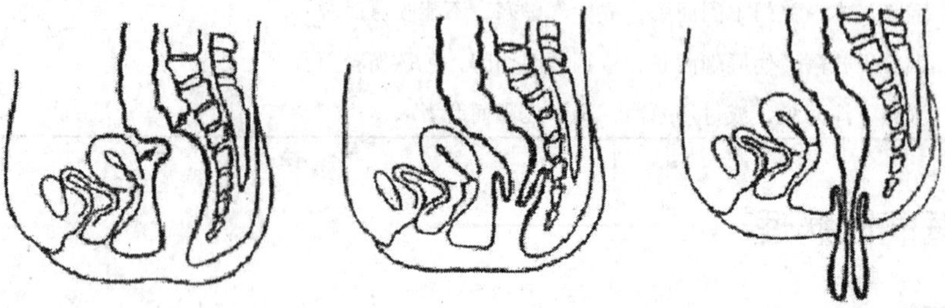

(1)直肠、乙状结肠固定点松脱　(2)直肠套叠于直肠壶腹　(3)直肠、乙状结肠全层脱出

图 22－14　肠套叠学说

（三）病理

直肠黏膜脱垂的病理变化是直肠下段的黏膜下层松弛，直肠黏膜与直肠肌层发生分离。当排便时，直肠黏膜随粪便被推挤出肛外；增加腹压，也可使其脱出肛外。初期，脱出的黏膜多呈紫红色，表面光滑、柔软而有光泽。以后因反复脱出，黏膜不断受到刺激而发炎、充血、水肿，严重时可见糜烂、浅表溃疡及点状出血等。

直肠全层脱垂是由于盆底肌群及支撑组织损伤而致功能减退、收缩无力，引起会阴下降，失去对直肠的上托、支持、固定作用，直肠侧韧带松弛；直肠位置下移、套叠，与骶骨分离，最终脱出肛外。严重者可合并部分乙状结肠脱出。由于肠管反复脱出，摩擦刺激，黏膜多并发慢性发炎、充血、水肿，或有糜烂、溃疡、出血。

【诊断】

一、临床表现

（一）症状

1. 脱出　这是直肠脱垂的主要症状，早期排便时直肠黏膜脱出，便后自行复位；随着病情的发展，逐渐不能复位，需用手辅助复位；久之直肠全层或部分乙状结肠脱出，甚至咳嗽、负重、行路、下蹲时也会脱出，且不易复位，需卧床休息后方能用手推回或复位。

2. 出血　一般无出血症状，偶尔因大便干燥时擦伤黏膜有滴血，呈粪便带血或手纸擦拭时有血，出血量少，色鲜红。

3. 潮湿　由于肛门括约肌松弛，收缩无力，过多的分泌物沿肛管流出；或由于反复脱出，复位困难，脱垂部分暴露时间较长，容易受到刺激，致使分泌物增多；均造成肛门周围皮肤潮湿。

4. 瘙痒　由于直肠黏膜经常脱出在外，以致直肠黏膜充血、水肿或糜烂，渗出液刺激肛周皮肤，甚至造成皮肤发炎而出现瘙痒。

5. 坠胀和疼痛　由于黏膜下垂、反复脱出，脱垂的长度和宽度逐渐增加，致使直肠或结肠套叠，压迫刺激肛门部，出现坠胀感，或有里急后重感。严重者可有腹部或下腹部钝痛并多向下肢放射，引起尿频。部分病人有一侧或双侧髋部疼痛，可向下延伸至小腿。

（二）体征

1. 肿物脱出　患者下蹲用力排便，或增加腹压，或用负压吸肛器吸引，脱垂组织可脱出肛外。直肠黏膜脱垂呈半球形，长度2～4cm，但一般不超过3cm；有放射状皱襞由脱出物四周汇入中心肠腔，一般容易回纳。直肠全层脱垂呈圆锥形，长度5～8cm，有多层塔形环状黏膜皱襞堆积于肛门口，常需用手辅助复位。如合并部分乙状结肠脱垂则呈圆柱形，长度超过8cm，黏膜平滑、皱襞较少，回纳很困难。脱出组织的黏膜多有慢性炎性改变，分泌物较多，常有糜烂、溃疡、增生性结节形成。

2. 会阴下降　直肠脱垂患者盆底会阴肌群松弛，会阴下降，臀沟较浅。增加腹压时更为明显，肛门、会阴与两侧臀部呈平坦状。严重者肛门、会阴下凸且低于两侧臀部，呈漏斗状。

3. 肛门松弛　直肠脱垂或伴有乙状结肠脱垂的患者，由于肠管反复脱出，肛管括约肌长期被动扩张而薄弱松弛，收缩无力，最终导致肛门松弛。直肠指检时手指能轻松插入肛管，无紧缩感；退出手指时，肛门闭合缓慢。严重者牵开两侧臀部，肛门即开放或肛门自然开放呈孔洞状。肛门松弛也进一步加重了直肠脱垂，形成恶性循环。

4. 其他器官下垂　由于全身营养障碍所致的直肠脱垂常常并发胃下垂、肾下垂。女性患者尤其因生产造成会阴三度撕伤的患者可并发子宫脱垂。

（三）分度标准

Ⅰ度　为直肠黏膜脱出，脱出物呈淡红色，长3～5cm，触之柔软，无弹性，不易出血，便后可自然回复（图22－15）。

Ⅱ度　为直肠全层脱出，长5～10cm，呈圆锥形，淡红色，表面为环状而有层次的黏膜皱襞，触之较厚，有弹性，肛门松弛，便后有时需用手回复（图22－16）。

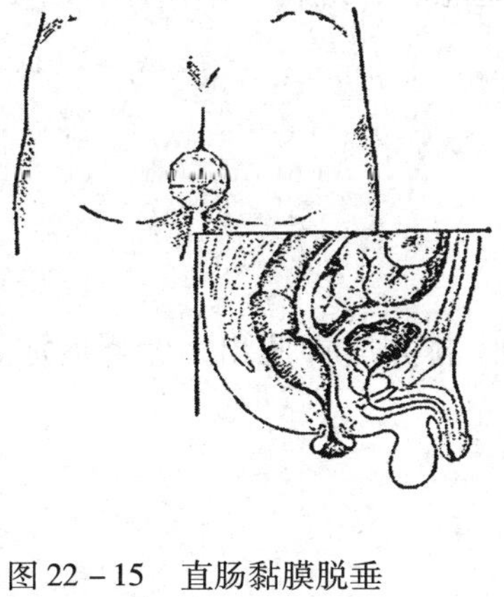

图22－15　直肠黏膜脱垂

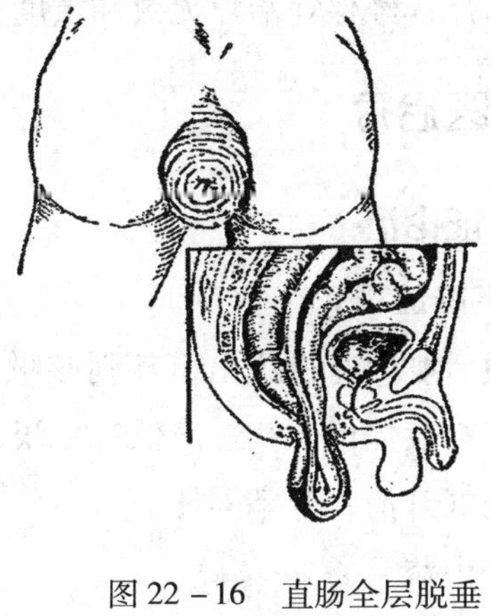

图22－16　直肠全层脱垂

Ⅲ度　直肠及部分乙状结肠脱出，长达10cm以上，呈圆锥形，触之很厚，肛门松弛无力。

二、实验室及其他检查

1. 便常规　可见黏液便、红细胞、白细胞。

2. 肛管直肠测压　肛管静息压及收缩压均明显低于正常水平。

3. X线排粪造影 用力排便时可见到直肠脱垂发生的全过程，从而了解脱垂组织、脱垂肠管起点及长度，还可见会阴下降、骶直分离、肛直角变钝等征象。

【鉴别诊断】

直肠脱垂的鉴别诊断见表22－14。

表22－14 直肠脱垂的鉴别诊断

肛管外翻	均为排便后肛门部有肿物脱出。肛管外翻时肛门部突起一圈，突起物表面是皮肤，而直肠全层脱垂时表面为鲜红的黏膜，此为主要鉴别要点；两者脱出的长度亦不同，肛管外翻一般突起1cm左右，而直肠全层脱垂常在3cm以上
直肠息肉	所谓直肠息肉，是指发生在直肠黏膜上的新生物。直肠息肉多数是带蒂的圆形或椭圆形肿物，可突入肠腔上下移动
内痔	内痔脱出物为充血、肥大的痔核，呈梅花状或环状，可伴有出血，痔核之间有凹陷的正常黏膜。而直肠黏膜脱垂，脱出物是直肠，有明显的放射状和环状直肠皱襞，色淡白或淡红，无出血，指检时可有肛管括约肌松弛

【治疗】

一、治疗原则

中医学认为，本病为气机升降失常，大肠失于固托。故去其有余，补其不足，升提固托是其治疗的基本原则。但在治疗时，应注意攻、补适宜，根据本虚标实的具体情况，灵活立法。滋补不宜过腻，攻邪不宜过度，以防损伤正气。西医学认为，要治疗直肠脱垂的诱因，如营养不良、长期腹泻、膀胱或尿道结石、包茎等；对于轻度脱垂和幼儿患者，一般采用保守治疗；经保守治疗无效和重度直肠脱垂患者，应行手术治疗，以便早日康复。

二、中医治疗

（一）辨证论治

1. 气虚下陷证

症候：便后肛门有物脱出，甚则咳嗽、行走、排尿时即脱出，劳累后加重；伴有脘腹重坠，纳少，神疲体倦，气短声低；舌淡，脉弱。

治法：补气升清，升举固托。

主方：补中益气汤。

加减：脘腹胀满、泄泻水肿者，加苍术。

2. 肾气不固证

症候：直肠滑脱不收，伴有肛门下坠，腰膝酸软，面白神疲，听力减退，小便频数或夜尿多，久泻久痢；舌淡苔白，脉沉弱。

治法：补肾气，助固摄。

主方：金匮肾气丸。

加减：腰膝酸痛、下肢痿软者，加牛膝、杜仲。

3. 气血两虚证

症候：直肠脱出无华，伴有面色皖白或萎黄，少气懒言，头晕眼花，心悸健忘或失眠；舌质淡白，脉细弱或沉细。

治法：益气养血，温润大肠。

主方：八珍汤。

加减：血虚有寒者，可加肉桂、炮姜。

4. 湿热下注证

症候：直肠脱出，嵌顿不能还纳，口渴或渴不欲饮，小便短赤，热泻，便秘；舌红苔黄腻，脉弦数。

治法：清热泻火，行气利湿。

主方：葛根芩连汤。

加减：小便不利、水肿胀满者，加车前子。

（二）中医外治

收敛固涩药剂消痔灵注射液，采用注射法治疗。

（三）针灸治疗

针刺长强、承山、大肠俞、气海俞、百会、次髎等穴。

三、西医治疗

（一）注射法

将药液注入直肠黏膜下层或直肠周围，使分离的直肠黏膜与肌层粘连、固定，或使直肠与周围组织粘连、固定（表22－15，图22－17至22－20）。

表22－15　注射法治疗直肠脱垂的方法及适应证

注射法	适应证	常用药
直肠黏膜下注射（点状注射、柱状注射）	Ⅰ度脱垂	消痔灵注射液、6%明矾溶液
直肠周围间隙注射	Ⅱ、Ⅲ度脱垂	消痔灵注射液、6%明矾溶液
双层注射	Ⅱ、Ⅲ度脱垂	消痔灵注射液、6%明矾溶液

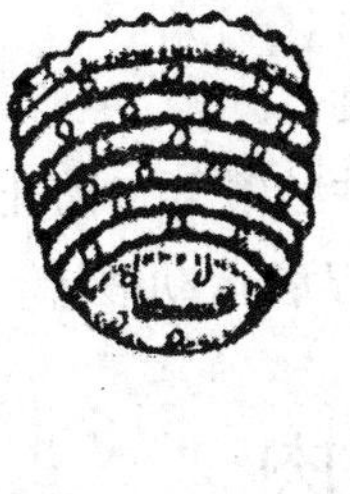

图22－17　黏膜下点状注射

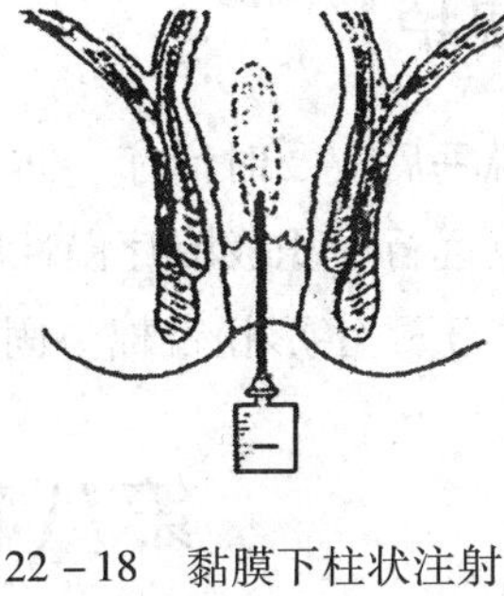

图22－18　黏膜下柱状注射

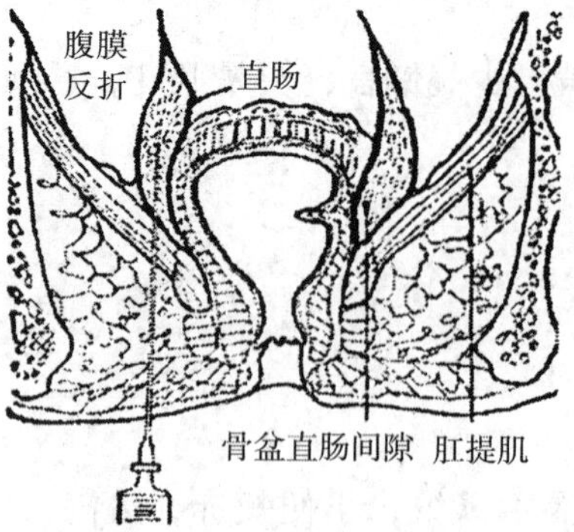

图 22－19　坐骨直肠间隙注射

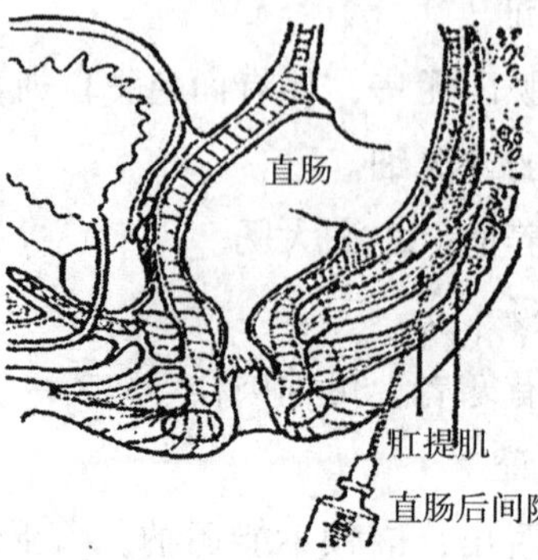

图 22－20　直肠后间隙注射

（二）手术治疗

1. PPH 术　该手术是用一种名叫痔上黏膜环切吻合器的特殊手术器械，通过对直肠黏膜及黏膜下层组织进行环形切除，有效治疗直肠脱垂。与传统手术相比，PPH 手术具有手术时间短（整个手术过程仅需 20～30 分钟）、术后疼痛少、恢复时间快、住院时间短（术后只需要住院 2～3 天）、术后并发症少（如肛门狭窄、大便失禁等）及复发率低等优点。因损伤少，特别适合中老年人、注重效率的白领人群及经传统治疗复发者、伴有轻度脱肛与直肠黏膜内脱垂的患者。

2. 肛门圈缩术　将宽 1.5cm 筋膜式尼龙网带或硅橡胶网带置于肛管周围，使肛门缩小以制止直肠脱垂。仅适用于老年和身体衰弱者。方法：在肛门前、后各切一小口，用弯血管钳在皮下缘经肛门潜行分离，使二切口相通；由切口将尼龙网带环绕肛管上部周围，结成环状使肛门仅可容一示指通过。术后易发生感染和粪便嵌塞，复发率较高。

3. 瘢痕支持固定术　适用于Ⅰ、Ⅱ度直肠脱垂并伴有肛门松弛者，但对肠炎、痢疾、腹泻和肛门直肠急性炎症的病人不宜使用。操作方法：在腰俞穴麻醉下，病人取截石位，于齿线上 1.5cm 处，直肠壁左、右两侧，用长止血钳，沿直肠纵轴纵行垂直夹住直肠黏膜 5～6cm；然后用圆针带 1 号丝线，于止血钳下，按每段 1cm，分段贯穿结扎；再用 1∶1 的消痔灵注射液（消痔灵和利多卡因各为 1 份）于黏膜下注射，注射量 5～10ml。以同样方法操作于对侧。术毕于肛内放吲哚美辛栓一枚。

4. Ripstein 手术　经腹切开直肠两侧腹膜，将直肠后壁游离到尾骨尖，提高直肠。用宽 5cm 的 Teflon 网悬带围绕上部直肠，并固定于骶骨隆凸下的骶前筋膜和骨膜，将悬带边缘缝于直肠前壁及其侧壁，不修补盆底。最后缝合直肠两侧腹膜切口及腹壁各层。该手术要点是提高盆腔陷凹，手术简单，不需切除肠管，复发率及死亡率均较低。

【预防与调护】

一、患直肠脱垂后应及时治疗，防止发展到严重程度。

二、避免负重远行，积极治疗慢性腹泻、便秘、慢性咳嗽等，防止腹压过度增高。

三、可采用“丁”字形托带棉垫固定，或每天进行提肛运动锻炼。

第八节　直肠息肉

直肠息肉（rectal polyp）是指从直肠黏膜表面凸向肠腔内的隆起物。直肠息肉形态各异，数目不等，有的无蒂、有的带蒂，带蒂者可脱出肛外。息肉呈红色或暗红色，质地软；也有的较硬呈肉瘤样肿物。

中医学称直肠息肉为息肉痔。中医学对直肠息肉很早就有记载，比如《疮疡经验全书》中“樱桃痔”似单发息肉，“珊瑚痔”似多发息肉。《五十二病方》中记载的：“牡痔有赢肉出，或如鼠乳状，末大本小，有孔其中”，描述了息肉痔的症状。《外科大成》中云：“悬胆痔，生于脏内，悬于肛外”，这里的“肠覃”“悬胆痔”均是对息肉痔的描述。

【病因病理】

一、中医病因病机

本病多由湿热下注大肠，以致肠道气机不利，经络阻滞，瘀血浊气凝聚而成；或因燥粪损伤血络，或因虫积骚扰所致。《灵枢·水胀》曰：“恶气乃起，息肉乃生”。丹波氏在《灵枢识》中谓“肠中垢滓，凝聚生息肉，犹湿气蒸郁，生覃于木，故谓肠覃”。张介宾提出病因与寒邪有关，所谓：“寒气与卫气相搏，则蓄积不行，留于肠外，有所系着，故癖积起，息肉生，病日以成矣”。

二、西医病因病理

（一）病因

1. 基因突变和遗传因素　正常人的大肠黏膜上皮细胞新生、增生、死亡、更新很快。而当某种刺激改变了局部上皮细胞的特性而导致基因突变，使局部的黏膜上皮细胞不受限制地增生而成为息肉。多发性息肉与遗传有关。部分小儿肠息肉发源于胚胎。

2. 炎症刺激　许多炎症性肠病如慢性结肠炎或直肠炎、溃疡性结肠炎、克罗恩病等将刺激肠黏膜上皮增生和黏膜下肉芽组织形成而生成息肉。

3. 饮食　由于少渣食物致使大便秘结、粪石和含粗糙物质的粪便可在直肠内壁产生经常性摩擦和宿便刺激，这种非炎症性刺激，可引起黏膜表皮及腺上皮和黏膜下层局限性增生，初起时形成小的隆起，逐渐增大，以后因肠蠕动及肠内容物的牵拉逐渐形成息肉柄、蒂。

4. 病毒感染　在小儿和成人单个息肉及多发性息肉中，可找到含有脱氧核糖核苷酸包涵体，而这种包涵体在病毒所引起的传染性软疣中就存在，从而推论病毒感染与息肉发生有一定关系。

5. 其他　肠腺扩张、分泌物潴留、结缔组织增生等原因均可造成息肉。

（二）病理

大肠腺瘤从黏膜轻度隆起开始，可长大到阻塞肠腔的分叶状肿物。微小的腺瘤呈带蒂的半圆形隆起；大的腺瘤有蒂、呈蕈状，表面暗红呈结节状，可有糜烂。腺瘤多有蒂，是正常黏膜的延伸，由于腺瘤体不断受到肠蠕动的推动，其基底部组织被牵拉而使蒂发生变化。幼年性息肉呈球形或卵圆形，表面光滑，呈粉红色，直径一般不超过1cm，有的可达5cm，一般均有蒂；息肉内缺乏黏膜肌层，蒂与体连接处常有坏死，因此容易自行脱落或退化。炎性息肉一般都较小，直径1～2cm，形态不规则，呈指状或芽状；显微镜下黏膜呈炎症表现，腺体增生，增生黏膜下有炎性细胞聚集，多是淋巴细胞。

【诊断】

一、临床表现

（一）症状

1. 便血 无痛性间断性便血是直肠息肉的主要临床表现。息肉的便血出血量较少；如果由于排粪时挤压而使息肉脱落，或息肉体积大、位置低，可发生较多量的出血。便血的特点为粪中带血，而不发生滴血。

2. 脱垂 息肉较大或数量较多时，由于重力的关系牵拉肠黏膜，使其逐渐与肌层分离而向下脱垂。病人排便动作牵拉及肠蠕动刺激，可使息肉蒂基周围的黏膜层松弛，可并发直肠脱垂。

（二）体征

1. 肠道刺激症状 当肠蠕动牵拉息肉时，可出现肠道刺激症状，如腹部不适、腹痛、腹泻、脓血便、里急后重等。

2. 直肠指检 位于距肛门 10cm 以内的直肠息肉指检可扪及光滑、活动的肿块，质软有弹性，一般无触压痛。

二、实验室及其他检查

1. 大便隐血试验 大便隐血试验多呈阳性，主要用于有症状及高危人群的筛选检查。

2. X 线气钡双重对比造影 该检查有助于发现息肉。X 线钡餐灌肠虽能通过钡剂的充盈缺损敏感地发现大肠息肉，但对病变常常不能正确分类和定性。X 线气钡双重对比造影对直径小于 1.0cm 的息肉诊断准确率为 10% ~30%。

3. 纤维结肠镜 可触及单个或多个带蒂息肉或广基息肉，前者活动度大、后者较固定，息肉呈圆形、柔软；若息肉变硬，表面高低不平，固定肠壁，可能有癌变。内镜检查不仅可直视下观察大肠黏膜的微细病变，而且可通过组织活检和细胞学刷片检查而确定病变的性质，因此是发现和确诊大肠息肉的最重要手段。可检查整个大肠，有助于息肉诊断。

4. 活组织病理检查 内镜下对凸向肠腔的息肉样病变均应行息肉切除或钳取组织送病理检查，以确定病变性质、类型及有无癌变等。

【鉴别诊断】

直肠息肉的鉴别诊断见表 22 – 16。

表 22 – 16 直肠息肉的鉴别诊断

肛乳头肥大	肛乳头位于肛门齿线，因慢性炎症而肥大，常呈圆锥形，无蒂，表面为皮肤，不易出血
肛管直肠癌	直肠癌早期为大便带血，血色暗红或与黏液相混，继则排便习惯改变、便意频繁、大便变形。直肠指检或镜检可发现凹凸不平的肿块，质地坚硬，早期多有活动性，以后因和黏膜下层粘连，比较固定，有时可摸到边缘向外翻的溃疡，退出指套血染或染有黏液。病理检查可确诊

【治疗】

一、治疗原则

中医学认为本病的发生是湿热下迫大肠，以致肠道气机不利，经络阻滞，瘀血浊气凝聚而成。治疗多以外治为主，伴出血或其他兼症者，或多发性息肉者可应用内治法治疗。西医学认为直径小于1cm的良性息肉，可在结肠镜下直接切除；若直径大于1cm的良性息肉，距肛门10cm以内，可采取经肛门直接切除；距肛门10cm以上，可采取经腹腔镜下切除。若息肉为恶性，需按恶性肿瘤原则进行处理，如经腹腔镜下手术或开腹手术。由于肠息肉癌变率比较高，因此应早发现，及早进行结肠息肉、直肠息肉的治疗。

二、中医治疗

（一）辨证论治

1. 热积血瘀证

症候：大便带血或滴血，色鲜红，息肉表面糜烂充血或有渗血，大便时脱出或不脱出肛外；舌红苔黄，脉数。

治法：清热凉血。

主方：凉血地黄汤。

加减：热盛者，大便干结，咽干口臭，身热汗出，可加生大黄、黄柏、栀子。

2. 大肠湿热证

症候：湿热下注大便带血，血与黏液相混，大便时肿物脱出，肛门坠胀或腹痛；舌红苔黄腻，脉滑或弦数。

治法：清利湿热。

主方：萆薢渗湿汤。

加减：湿重者，加苦参，柴胡；阴痒剧者，加白鲜皮、鹤虱。

3. 脾虚下陷证

症候：腹痛绵绵，大便稀薄，常伴有泡沫和黏液，息肉脱出不易还纳，面色萎黄，纳差，消瘦；舌淡苔薄白，脉弱。

治法：补益脾胃。

主方：参苓白术散。

加减：气虚重者，加黄芪；小便不利，水肿胀满者，加泽泻。

4. 风伤肠络证

症候：便血鲜红，滴血，带血，息肉表面充血明显，脱出或不脱出肛外；舌红苔薄白或薄黄，脉浮数。

治法：清热凉血，祛风止血。

主方：槐角丸。

加减：血热妄行、肝热目赤者，加槐花。

5. 气滞血瘀证

症候：肿物脱出肛外，不能回纳，疼痛甚，息肉表面紫暗；舌紫，脉涩。

治法：活血化瘀，软坚散结。

主方：少腹逐瘀汤。

加减：肾阳虚加制附子、巴戟天、淫羊藿、菟丝子、仙茅；肾阴虚加生地黄、山茱萸、枸杞子、黄精。

（二）中医外治

1. 6%明矾液50ml，保留灌肠，每日1次。

2. 乌梅12g，五倍子6g，五味子6g，牡蛎30g，夏枯草30g，海浮石12g，紫草15g，贯众15g。浓煎为150～200ml，每次50ml，保留灌肠，每日1次。

（三）针灸治疗

针刺承山和长强。

三、西医治疗

（一）注射法

1. 适应证　适用于小儿无蒂息肉。

2. 药物　6%～8%明矾液，或5%鱼肝油酸钠。

3. 操作　患者取侧卧位，局部消毒、麻醉，在肛镜下找到息肉，再消毒，将药液注入息肉基底部，一般用药0.3～0.5ml。术后控制排便2天，常规使用抗生素2～3天。

（二）结扎法

1. 适应证　适用于低位带蒂息肉。

2. 操作　术前用1‰肥皂水洗肠1～2次，患者取侧卧位或截石位，局部消毒，局麻下扩肛后，用示指将息肉轻轻拉出肛外，或在肛镜下用组织钳夹住息肉并轻轻拉出肛外，用4号丝线在息肉基底贯穿结扎，然后切除息肉（图22－21）。对于广基息肉，应切除包括息肉四周的部分黏膜，缝合创面；若属绒毛状腺瘤，切缘范围距腺瘤不少于1cm。术后使用抗生素2～3天以预防感染。

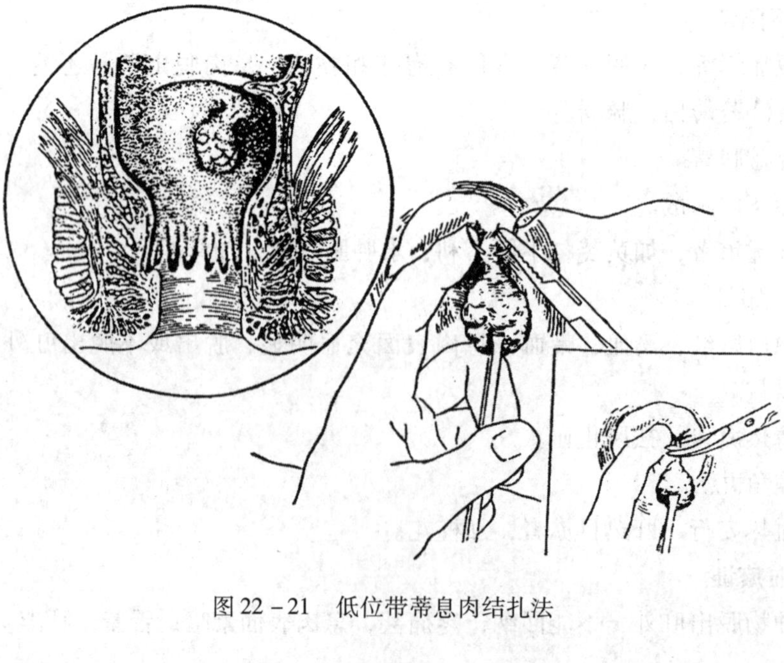

图22－21　低位带蒂息肉结扎法

（三）电烙法

1. 适应证　较高位的息肉。

2. 操作　患者取膝胸位或侧卧位，在肛镜或乙状结肠下找到息肉，局部消毒后用电灼器烧灼息肉根部，无蒂息肉可烧灼中央部，烧灼不宜过深，防止损伤深部组织。术后控制排便3天，常规使用抗生素预防感染。广基息肉电灼不安全，不宜采用此法治疗。

（四）肠切除术

适用于高位多发性腺瘤。必要时可考虑做肠段切除术。

【预防与调护】

一、参加体育锻炼，增强体质。

二、保持心情舒畅，注意饮食宜忌，不宜过食辛辣厚味，多食富含纤维素的食物，保持大便通畅。

三、积极治疗肠道的慢性炎症，避免对肠道的过度刺激。

四、对于已患息肉者，注意经常复查，防止恶化、癌变。

第九节　直肠癌

直肠癌（carcinoma of rectum）系指直肠齿线以上至直肠和乙状结肠交界部之间的恶性肿瘤。表现为肿块表面高低不平，质地坚硬，宛如岩石，由黏膜和黏膜下层发生，生长迅速，容易转移，术后容易复发，是消化道常见的恶性肿瘤。

中医学称之为“锁肛痔”，指肛门岩肿而致肛门狭窄的一种病症。《外科大成》中说：“锁肛痔，肛门内外如竹节锁紧，形如海蜇，里急后重，便粪细而带扁，时流臭水”，对本病的症状做了详细的描述。本病的发病年龄多在40岁以上，但目前青年人发病率逐渐增高。其早期特点是便血、大便习惯改变。

【病因病理】

一、中医病因病机

湿热痰浊、气血瘀结成肿块是本病之标，而正气不足、脾肾亏虚乃本病之本（表22－17）。

表22－17　直肠癌的分型及病因病机

湿热蕴结证	忧思抑郁，脾胃不和，湿热蕴结，日久化毒，乘虚下注，浸淫肠道，气滞血瘀，湿毒瘀滞凝结而成肿瘤
脾胃亏虚证	饮食不洁，久痢久泻，息肉虫积，损伤脾胃，运化失司，湿热内生，热毒蕴结，流注大肠，蕴毒积聚，结而为肿

二、西医病因病理

（一）病因

直肠癌的发生与很多因素有关，主要有以下两点。

1. 高脂饮食 长期进食高脂肪、高蛋白食物，这些食物在大肠停留的时间较长，容易形成致癌物质。

2. 遗传因素 25%的直肠癌发生在有大肠癌病史的家族里。有些家族的绝大多数成员易长肠息肉，如果任其发展，大肠癌的发病率极高。此外，直肠癌的发生与低纤维饮食、缺乏体力运动等有关。

（二）病理

1. 早期直肠癌 早期直肠癌系指癌灶局限于直肠黏膜层和黏膜下层内的病变，一般无淋巴结转移；但癌肿侵至黏膜下层者，有5%～10%可发生局部淋巴结转移。

2. 中晚期直肠癌 中晚期直肠癌系指癌组织浸润超过黏膜下层而达肌层及浆膜者，常伴有局部淋巴结转移。

3. 浸润型直肠癌 浸润生长为本型的特点，临床上可分成两种亚型，即：浸润溃疡型和弥漫浸润型。前者肿瘤向肠壁深层浸润，与周围组织分界不清；后者主要在肠壁内浸润生长，有明显的纤维组织增生反应，易引起肠管环状狭窄。本型恶性程度较高，较早出现淋巴结转移，预后较差。

【诊断】

一、临床病理分期

国际抗癌联盟（UICC）结、直肠癌2017年第八版TNM分期法：

T代表原发肿瘤，T_X为无法估计原发肿瘤，无原发肿瘤证据为T_0，原位癌为T_{is}，肿瘤侵及黏膜肌层与黏膜下层为T_1，侵及固有肌层为T_2，穿透肌层至浆膜下为T_3，穿透脏层腹膜或侵及其他脏器或组织为T_4。

N为区域淋巴结转移，N_X无法估计淋巴结转移，无淋巴结转移为N_0，转移区域淋巴结1～3个为N_1，4个及4个以上区域淋巴结受累为N_2。

M为远处转移，无法估计远处转移为M_X，无远处转移为M_0，凡有远处转移为M_1。

结肠癌的转移方式主要为淋巴转移，首先转移到结肠壁和结肠旁淋巴结，然后到肠系膜血管周围和肠系膜根部淋巴结。血行转移多见于肝，其次为肺、骨等，也可直接浸润邻近器官，如乙状结肠癌常侵犯膀胱、输尿管、子宫等；横结肠癌可侵犯胃壁，甚至形成内瘘。脱落的癌细胞也可在腹膜种植转移。

TNM分期与结、直肠癌预后的关系：TNM分期基本能够客观反映其预后，二者呈正相关。

二、临床表现

（一）症状

1. 初期表现　常于体检中发现直肠黏膜或肛门皮肤一突起小硬结，无明显症状；病情进一步发展可出现一系列改变。

2. 便血　是直肠癌最常见的早期症状。大便带血，血为鲜红色或暗红色，量不多，常同时伴有黏液，呈持续性。病情进一步发展，可出现大便次数增多，有里急后重、排便不尽感等直肠刺激症状，粪便中有血液、脓液、黏液，并有特殊的臭味。

3. 排便习惯改变　也是直肠癌最常见的早期症状。表现为排便次数增多，便意频繁，有排便不尽感等。有时为便秘，同时肛门内有不适或下坠感。

4. 大便性状改变　病程后期因肠腔狭窄，粪便减少，大便形状变细、变扁，并出现腹胀、腹痛、肠鸣音亢进等肠梗阻征象。

（二）体征

1. 查体　早期肿块较小，可活动，呈现疣状。进一步发展，在肛门部可看到突起肿块或溃疡，基底不平，质硬，并可能有卫星转移结节和腹股沟淋巴结转移。

2. 直肠指检　是诊断直肠癌最重要的方法。70% ~80% 的直肠癌，尤其是直肠下段癌仅靠指检即可发现。这种诊断方法简单易行，经过直肠指检还可判断扪及肿块的大小和浸润程度，是否固定，有无肠壁外、盆腔内种植性转移肿块等。退指后可见指套上染有血液、脓液和黏液。是直肠癌手术前一系列检查中最基本和最重要的检查方法。

三、实验室及其他检查

1. 直肠镜检　直肠指检后应再做直肠镜检查，在直视下协助诊断，观察肿块的形态、上 - 下缘以及距肛门缘的距离，并钳取肿块组织做病理切片检查，以确定肿块性质及其分化程度。位于直肠中、上段癌肿，手指无法触到，采用乙状结肠镜检是一种较好的方法；凡有便血或大便习惯改变、经直肠指检无异常发现者，应常规进行乙状结肠镜或纤维结肠镜检查。

2. 钡剂灌肠、纤维结肠镜检　钡剂灌肠对直肠癌的诊断帮助不大，故不列为常规检查，仅为排除结肠、直肠多发性肿瘤时应用。纤维结肠镜检查就目前而言是对大肠内病变诊断最有效、最安全、最可靠的检查方法，绝大部分早期大肠癌可由内镜检查发现。

3. X 线气钡双重对比造影　传统的钡剂灌肠 X 线检查对早期大肠癌和小腺瘤显示常有困难，而 X 线气钡双重对比造影技术已大幅提高了早期大肠癌和小腺瘤的发现率和诊断准确率，目前已成为肛肠放射科常规检查。

4. CT 检查　CT 不能作为早期诊断的方法。但 CT 对结肠癌的分期有重要意义；尤其对于估计不能直接手术，而在应用外放射或局部腔内放疗后有可能被手术切除的病人更有价值。

5. 直肠内超声显像　直肠内超声显像检查是以探测直肠癌外侵和肿瘤对直肠壁的浸润程度为目的的一种新型诊断方法，于 1983 年起开始应用于临床。直肠内超声显像检查能正确地诊断出肿瘤所侵犯的部位及大小。

6. 磁共振检查 有研究者认为对直肠癌的外侵，磁共振检查（MRI）较CT更有意义。但目前磁共振还有不少技术问题尚待完善，对磁共振所提供的图像认识也需进一步深化；同时与腔内超声显像相比，磁共振检查费用昂贵也是其广泛应用的障碍。

7. 实验室检查 ①大便隐血试验；②血红蛋白检查：凡原因不明的贫血，血红蛋白低于100g/L并伴排便失常者应建议做钡剂灌肠检查或纤维结肠镜检查；③血清癌胚抗原（CEA）检查：CEA检查不具有特异性的诊断价值，因此不适合作为普查或早期诊断，但对估计预后、监察疗效和复发方面具有一定帮助。

【鉴别诊断】

直肠癌的鉴别诊断见表22-18。

表22-18 直肠癌的鉴别诊断

痔疮	便血、流脓、便秘等，分为内痔和外痔，肛门瘙痒感，坠胀不适，可以发生于任何年龄
肛裂	肛周疼痛，便秘，便中带血，和痔一样都是在排便时出现反应，先期疼痛，痛如刀割，偶有便血，可以发生于任何年龄

【治疗】

一、治疗原则

中医学以“扶正抑癌”思想为核心，先攻后补、先补后攻或攻补兼施，扶正以祛邪，祛邪以安正的治疗原则。治疗上重视脾胃功能的恢复和重建，早期以邪实为主，治当攻邪为主，偏重于清热利湿、化瘀解毒、利湿化瘀；中期以邪正相争为主，治以攻补兼施，扶正与祛邪并重；晚期以正虚为主，治宜扶正祛邪，以益气健脾、健脾补肾、补益气血、滋补肝脾为主。西医学认为目前直肠癌还是主张以手术为主配合放疗、化疗和中医药等进行辅助治疗效果较好，方法主要是手术。

二、中医治疗

（一）辨证论治

1. 脾虚湿毒证

症候：腹胀痛，神疲乏力，食少面黄，便血或带黏液血便，或有肛门坠胀；舌淡苔白腻，脉缓或滑数。

治法：健脾益气，解毒除湿。

主方：四君子汤合槐角地榆汤。

加减：湿热盛者，加苦参、生薏仁；热毒炽盛者，加败酱草、黄柏。

2. 脾肾两虚证

症候：面色苍白，神疲乏力，纳呆，口干不欲饮，腹胀肢肿，肠鸣而泻，泻后稍安；舌淡苔薄，脉沉细。

治法：健脾益肾。

主方：参苓白术散。

加减：脘腹胀痛，食少呕吐，加肉豆蔻、吴茱萸。

3. 肝肾阴虚证

症候：形体消瘦，五心烦热，头昏耳鸣，腰酸盗汗，口苦咽干；舌质红少苔，脉弦细。

治法：滋补肝肾，养阴清热。

主方：知柏地黄丸。

加减：口苦咽干、胁肋胀痛者，加柴胡。

4. 气血亏虚证

症候：心悸气短，面色不华，形体消瘦，少气乏力，脱肛下坠，四肢虚肿；舌质淡，苔薄白，脉沉细。

治法：益气补血，健脾益肾。

主方：八珍汤。

加减：肝肾阴亏、腰膝酸软者，加枸杞。

5. 湿热瘀毒证

症候：腹胀腹痛，痛有定处，拒按，便下脓血，便溏不爽，里急后重，纳呆，口苦口干；舌红或见瘀斑、瘀点，苔黄腻，脉弦数或滑数。

治法：清热利湿，活血解毒。

主方：桃红四物汤。

加减：血瘀痛甚者，加三棱、莪术、乌药。

（二）中医外治

1. 熏洗法　于便后及每晚睡前水煎熏洗肛门，每次 10min 左右。

2. 外敷法　将中药加工为细粉，用麻油及凡士林调匀后，取适量外敷患处。

3. 灌肠法　将中药浓煎后取 30ml，用灌肠袋将药汁灌入肛内做保留灌肠，每晚 1 次。

（三）针灸治疗

针刺大椎、膈俞（双侧）、脾俞（双侧）、胃俞（双侧）、肾俞（双侧）等穴。

三、西医治疗

（一）根治性手术

1. 经腹会阴联合切除术（Miles 手术）　原则上适用于腹膜反折以下的直肠癌，切除范围包括乙状结肠远端、全部直肠、肠系膜下动脉及其区域淋巴结、全部直肠系膜、肛提肌、坐骨直肠窝内组织、肛管及肛门周围 3～5cm 的皮肤、皮下组织及全部肛管括约肌，于左下腹行永久性乙状结肠单腔造口。Miles 手术也有利用股薄肌或臀大肌代替括约肌行原位肛门成形术，但疗效尚待定。

2. 经腹低位切除和腹膜外一期吻合术　也称经腹直肠癌前侧切除术（Dixon 手术）。适用于距齿线 5cm 以上的直肠癌，原则上是以根治性切除为前提，要求远端切缘距癌肿下缘须在 2cm 以上。

3. 保留肛管括约肌的直肠癌切除术　适用于距肛缘 7～11cm 的早期直肠癌。

4. Hartmann 手术　经腹直肠癌切除、近端造口、远端封闭手术。适用于因年老、体弱等全身一般情况很差，不能耐受 Miles 手术或因急性梗阻不宜行 Dixon 手术的直肠癌病人。

5. 全直肠系膜切除术（TME 手术） 主要适用于无远处转移的直肠中、下部 $T_{1\sim3}$期直肠癌，并且癌肿未侵出筋膜脏层，大多数适合 Dixon 手术者基本均适用于 TME 手术。

（二）姑息性手术

如癌肿局部浸润严重或转移广泛而无法根治时，为了解除梗阻和减少病人痛苦，可行姑息性切除，将有癌肿的肠段做有限的切除，缝闭直肠远切端，并做乙状结肠造口。如不可能，则仅做乙状结肠造口术，尤在已伴有肠梗阻的患者。

（三）各种辅助治疗

1. 放射治疗 放射疗效与所存在的肿瘤量有关。如残留量大，不管任何大剂量照射，局部复发率仍高。

2. 化学治疗 化疗的效果尚未完全肯定，各项研究报道的结果不一。直肠癌患者在术前行直线加速器适型放疗 2Gy/次，5 次/周，总剂量 46Gy；同时辅以 FOLFOX 6 方案或 MAYO 方案化疗 2～4 个疗程。术后再辅以化疗。术前放、化疗能缩小直肠癌病灶体积，达到降期作用，从而提高手术切除率及降低局部复发率。Ⅰ期结、直肠癌的患者不建议使用辅助化疗，推荐在Ⅲ、Ⅳ期结、直肠癌病人中应用辅助化疗、新辅助化疗；中、晚期的中、低位直肠癌建议新辅助放、化疗。

3. 免疫疗法 常用卡介苗和短小棒状杆菌进行非特殊性主动免疫，另一种是用癌瘤疫苗进行特异性主动免疫。

扫码“练一练”

【预防与调护】

40 岁以上，出现排便习惯改变及便血者，即应早期就诊，警惕直肠癌的发生。

（赵党生　张小元）

第二十三章　皮肤病及性传播疾病

要点导航

1. 掌握　原发性、继发性皮损的形态特征和辨证规律；皮肤病的常用内治法和代表方药；外用药物的使用原则和剂型；常见皮肤病的中西医诊断、治疗方法。

2. 熟悉　皮肤的解剖结构和功能。

3. 了解　皮肤病的病因病机、常见病的鉴别诊断。

第一节　概　述

扫码“学一学”

皮肤病是指发生于人体皮肤、黏膜及皮肤附属器的疾病。性传播疾病是指通过性接触而传染的疾病。皮肤病及性传播疾病是中医外科学的重要内容之一，现代已发展成为独立的皮肤性病学，其包括的内容十分广泛，本章仅介绍部分常见病。

一、皮肤的结构和功能

皮肤是人体最大的器官，覆盖于全身表面。皮肤在腔孔部位移行为黏膜。成人皮肤面积为1.5～2.0m^2，厚度（不包括皮下组织）为0.5～4.0mm。皮肤的颜色因种族、年龄、性别、部位的不同而异。皮肤表面有许多肉眼可见的细小沟纹（称皮沟），皮沟将皮面划分成许多三角形、菱形或多角形的皮嵴，皮嵴上有许多小凹点（为小汗腺开口）。指（趾）末端屈面平行排列的细嵴与浅沟亦称指（趾）纹，由遗传因素决定，各人不同，终生不变。

皮肤由表皮、真皮、皮下组织和皮肤附属器（即毛发、甲、皮脂腺、顶泌汗腺、小汗腺）构成，并含有丰富的神经、血管、淋巴管及肌肉。

皮肤的功能：保护、吸收、调节体温、分泌和排泄、感觉、代谢和免疫等作用。

（一）表皮

表皮来源于外胚层，是人体最外面的一层组织，属于复层鳞状上皮，主要含角质形成细胞和四种类型的树枝状细胞。

1. 角质形成细胞　约占表皮细胞的95%以上，代谢活跃，连续不断地进行细胞分化和更新。细胞间靠桥粒连接。根据角质形成细胞各发展阶段的特点，由深至浅分为基底层、棘层、颗粒层、透明层和角质层五层。

（1）基底层：是表皮最底层。仅为一层柱状或立方状的基底细胞呈栅栏状排列，胞质少而胞核浓染。基底层细胞底部借半桥粒与基底膜带相附着。基底层与真皮交界处呈波浪状，由表皮伸入真皮的表皮脚与真皮突向表皮的乳头相嵌组成。

（2）棘层：位于基底层之上，由4～8层多角形细胞组成。细胞间连接主要靠桥粒。非桥粒处细胞膜回缩使桥粒处呈棘突状。

（3）颗粒层：一般为2～4层梭形细胞。胞核固缩，胞浆内含强嗜碱性透明角质颗粒。这些颗粒由核糖核蛋白聚合而成，使邻近细胞间连接不易分离，并成为防水屏障。

（4）透明层：由2～3层无胞核的扁平细胞组成，仅见于掌跖部。是防止水、电解质与化学物质通过的屏障。

（5）角质层：是体表的最外层，由角质细胞和角层脂质组成。角质细胞扁平无核，在多数部位是5～15层，而掌跖部可达40～50层。角质层细胞的桥粒逐渐消失，因而细胞不断脱落，并有新的角质细胞相继补充，这种新陈代谢使表皮厚度保持相对稳定状态。

2. 树枝状细胞

（1）黑色素细胞：是合成与分泌黑色素颗粒的树枝状细胞，来源于神经嵴，位于表皮基底层与毛基质等处，约占基底细胞的4%～10%。每个细胞借助自身胞浆突形成的树枝状突与大约36个角质形成细胞相连接，形成表皮黑色素单位；黑色素细胞就是通过树枝状突将黑色素颗粒输送到基底细胞与毛基质细胞中。黑色素颗粒可吸收或阻挡紫外线，保护基底细胞核和朗格汉斯细胞免遭紫外线损伤。

（2）朗格汉斯细胞：来源于中胚叶的骨髓，位于棘层，约占上皮细胞的3%～8%。具有吞噬功能，并识别、处理与传递抗原，是一种对机体具有重要防御功能的免疫活性细胞。

（3）麦克尔细胞：来源于神经嵴，有绒毛状胞浆突，单个散在于基底层，多位于手部、毛囊、口腔、外生殖器等处。该细胞是一种皮肤神经内分泌细胞，能产生神经介质，与感觉神经纤维构成细胞轴突复合体，是一种触觉感受器。

（4）未定型细胞：常位于表皮下层，其特点是没有黑色素颗粒及朗格汉斯颗粒。此种细胞可能分化为朗格汉斯细胞，也可能是黑色素细胞的前身。

（二）真皮

来源于中胚层，属于不规则致密结缔组织。由纤维、细胞和基质组成，还有血管、淋巴管、神经、肌肉、皮肤附属器等。胶原纤维、网状纤维、弹力纤维共同维持皮肤的韧性和弹性。细胞成分主要包括成纤维细胞、肥大细胞、巨噬细胞、淋巴细胞等。基质充填于纤维和细胞之间，形成有许多微孔隙的分子筛立体构型，有利于进行物质交换和细菌的局限、吞噬。真皮分浅在的乳头层及深部网状层，前者较薄，纤维细密，含有丰富的毛细血管和淋巴管，还有游离神经末梢和触觉小体；后者较厚，粗大的胶原纤维交织成网，并有许多弹力纤维，含有较大的血管、淋巴管和神经及环层小体。

（三）皮下组织

来源于中胚层，由疏松结缔组织和脂肪小叶构成，又称皮下脂肪层。其厚度随性别、年龄、营养及所在部位而异，并受内分泌调节。主要功能是热的绝缘体、能量储备、缓冲外力冲击，并参与体内脂肪代谢。

（四）皮肤附属器

来源于外胚层，包括皮脂腺、小汗腺、顶泌汗腺、毛发、毛囊、指（趾）甲。

1. 皮脂腺　是全浆分泌腺，合成和分泌皮脂。除掌跖与足背外遍布全身，但以头面部、胸背部较密集，称脂溢区。

2. 汗腺　分大、小汗腺两种，大汗腺又称顶泌汗腺，通常开口于毛囊的皮脂腺入口上方，能合成与分泌乳样液，主要分布于腋窝、乳晕、脐窝、肛门及外阴等处。小汗腺开口于皮肤表面，合成和分泌汗液，人体约有 300 万 ~ 500 万个小汗腺，除唇红、鼓膜、甲床、乳头、龟头、包皮内板、阴蒂和小阴唇外，其他部位均有小汗腺，而以掌跖、腋窝、前额等处较多，其次为头皮、躯干和四肢。

3. 毛发与毛囊　人体除唇红、掌跖、指（趾）末节伸侧、乳头、龟头、包皮内板、阴蒂及阴唇内侧无毛外，其余均为有毛皮肤。毛发分为胎毛、终毛、毳毛三种。毛发露出于皮肤以外的部分称毛干；在皮内部分称毛根；包裹毛根的上皮和结缔组织称毛囊；毛根和毛囊的下部融合膨大部分称毛球；毛球底部向内突入的真皮组织称毛乳头，内含有神经、血管与结缔组织，为毛发与毛囊提供营养物质。毛发的生长呈周期性，包括生长期、退行期、休止期。不同部位的毛发由于生长期长短的不同，其长短也不同。毛囊分为三部分：毛囊口至皮脂腺开口处称毛囊漏斗部，皮脂腺开口处至立毛肌附着处称毛囊峡部，这两部分亦称毛囊的上段；以下为毛囊的下段，包括毛囊茎部与球部。毛囊由内毛根鞘、外毛根鞘和结缔组织鞘构成。

4. 甲　甲由多层紧密的角化细胞构成。外露部分称甲板，伸入皮肤中的部分为甲根。甲根近端可见新月状淡色区，称甲半月。甲板之下的皮肤为甲床。甲根背侧与腹侧组织是甲基质，是甲的生长区。甲的生长呈持续性，成人指甲每日生长 0.1mm，趾甲生长速度为其 1/3 ~ 1/2。

二、中医病因病机

皮肤病的病因有内因、外因之分。外因包括风、寒、暑、湿、燥、火、虫、毒；内因包括七情内伤、饮食劳倦及脏腑损伤。其病机主要为气血不和，脏腑失调，而生风、生湿、化燥、致虚、致瘀，现分述如下。

1. 风　许多皮肤病与风邪有着密切关系。凡人体腠理不密，卫气不固，风邪乘虚入侵，阻于皮肤，内不得通，外不得泄，致营卫不和，气血运行失常，肌肤失于濡润，则可致皮肤病。风邪引起的皮肤病具有以下特点：风善行而数变，故其致病多发无定处，时起时消，变幻无常；风为阳邪，风性燥烈，易耗阴血，故常表现为皮肤干燥、瘙痒、鳞屑；风为阳邪，其性上行，故伤于风者，每多上先受之；风为百病之长，风邪常与他邪相兼为病。

2. 湿　湿有内湿、外湿之分，内湿多因脾虚失运，水谷津液运化转输功能障碍，以致蓄积停滞肌肤而成。皮肤病以外湿为多，如久居湿地、涉水淋雨等。湿邪引起的皮肤病具有以下特点：湿为阴邪，侵入肌肤，郁结不散，局部多呈湿性，易致皮肤出现水疱、糜烂、渗出等皮损；湿性黏腻，留着难去，所致皮肤病病程迁延，缠绵难愈；湿性重浊、趋下，故其发病多在下部。

3. 热　外感热邪，或脏腑实热，蕴郁肌肤，不得外泄，薰蒸为患。热邪所致的皮肤病具有以下特点：热为阳邪，性喜炎上，其性鸱张，故热邪致病，病情多重，变化多端；热蕴肌肤，灼伤脉络，故皮肤焮红、肿胀，常伴皮肤发斑；热烁肌肤，热微则痒，热甚则痛，热盛肉腐，故有痒痛、糜烂、脓疱。

4. 虫　由虫致病，一为虫体直接伤害；一为虫的毒素侵入或过敏而生发。由虫引起的皮肤病具有以下特点：虫蚀肌肤，湿热蕴阻，糜烂流滋，瘙痒剧烈；多通过接触感染，具有传染性；由肠道寄生虫引起者可伴脘腹疼痛、纳呆、便溏、便秘等肠胃湿热症状。

5. 毒　常见的有药物毒、食物毒、漆毒、虫毒等，或有某种物质接触史。可分为中毒和过敏两类情况。毒邪致病多具有以下特点：发病前有内服某种药物食物史，或有与某种物品接触史，或有毒虫叮咬史；具有一定的潜伏期；表现为局部或全身皮肤潮红、肿胀、丘疹、风团、水疱、大疱、糜烂、坏死等多形性损害，严重者可危及生命；再次接触可复发。

6. 血瘀　凡外感或内伤，均可致气机不畅，气滞血瘀而为病。由血瘀所致的皮肤病具有以下特点：瘀血阻滞，血行不畅，血溢脉外，故皮损暗红或青紫、瘀点或瘀斑；瘀血积聚成块，气血不通而致皮损肥厚、结节、肿硬、疼痛；瘀血阻滞，肌肤失养，见肌肤甲错、脱屑及色素沉着、毛发脱落，伴舌质暗红或有瘀点，脉弦涩等。

7. 血虚风燥　多因久病或脾胃虚弱，以致血虚不能濡润肌肤；或因湿热化火耗伤阴血，致血虚风燥而发皮肤病，是慢性皮肤病的重要病机。由血虚风燥所致的皮肤病具有以下特点：其病程较长；皮肤干燥、粗糙、肥厚、皲裂、脱屑、瘙痒等，常伴有头晕目眩、面色苍白、苔薄，脉细；若血虚肝旺者，则头痛面赤，急躁易怒，口苦咽干，舌红苔黄，脉弦数等症状随情绪波动而增减。

8. 肝肾不足　肝肾不足包括先天之精不足及后天精血不足。肝肾不足所致的皮肤病具有以下特点：与患者的生长、发育、妊娠、月经有关；病程迁延，病势缠绵；全身以虚损性症状群为主；皮损以干燥、肥厚、粗糙、脱屑、脱发、色素沉着、指甲肥厚干枯等为特征。

三、辨皮肤病的常见症状

（一）主观症状

又称自觉症状，即患者主观的感觉。最常见的有瘙痒、疼痛、麻木、灼热。

1. 瘙痒　为多数皮肤病常有的症状之一。多由风、湿、热、虫客于肌肤所致，也可因血虚所引起。

2. 疼痛　疼痛发生的主要病机是邪客经络，阻塞不通，气血凝滞。

3. 麻木　血不运则麻，气不通则木。麻木是由于气血不运或毒邪炽盛，以致经脉阻塞而成。

4. 灼热　皮损处有灼热感，提示病属热毒或火毒，多属于急性疾患。

（二）客观症状

又称他觉症状，为皮肤病的客观体征。通常称为皮损或皮疹。由皮肤病理变化直接产生的皮损称为原发性皮损，如斑疹、丘疹、疱疹、脓疱、风团、结节等。由原发性皮损转化而来或由于治疗或搔抓引起者称为继发性皮损，如鳞屑、糜烂、溃疡、结痂、抓痕、皲裂、苔癣样变、瘢痕、色素沉着等。

1. 原发性皮损

（1）斑疹：为皮肤颜色的改变，既不突出表面，亦不凹陷。若大而成片者，称斑片。斑疹常分为红斑、紫斑、白斑及黑斑等。红斑属热，压之褪色属血分之热，压之不褪色多为血热或血瘀，红而带紫为热毒炽盛。红斑稀疏为热轻，密集为热重；紫斑为瘀血凝滞；白斑多因气滞或气血虚弱而引起；黑斑则由肝气郁结，血液瘀滞或脾阴不足，气血不能润泽，或肾水不足，水亏火旺所致。

（2）丘疹：为局限性高出皮面的坚实隆起。斑疹、丘疹同时并见称斑丘疹。急性者其色红，多属风热或血热；慢性者呈正常皮色或深暗色，为气滞或血瘀。

（3）疱疹：为高出皮面的含有液体的局限性、腔隙性损害。小如针头，大的直径不超过1cm，可因水肿发生或由丘疹转变而成。如转变尚未完全成疱，则称为丘疱疹。如直径大于1cm，则称为大疱。腔内含有澄清水样液者为水疱，内含血样液体者称血疱。水疱为水湿成患，若水疱周围有红晕或呈大疱则为湿热相搏；血疱多为血热所引起。

（4）脓疱：疱内含有黄色浑浊脓液，周围常有红晕，破后形成糜烂，表面有脓液或脓痂。多为湿热或热毒炽盛所致。

（5）风团：为暂时性、局限性、水肿性隆起，骤起骤退，常由风邪所致。色红为风热，色白为风寒。

（6）结节：为大小不一、境界清楚的实质性损害，质较硬，深在皮下或高出皮面。色紫红，按之疼痛者属气血凝滞；若皮色不变，质地柔软者为痰湿结聚。

2. 继发性皮损

（1）鳞屑：为表皮角质层的脱落。大小、厚薄不一，小如糠秕、大若片状。急性病后见之多为余热未清；慢性病见之由血虚生风化燥，或肝肾不足、肌肤失养所致。

（2）糜烂：为局限性的表皮缺损。多是疱疹破裂、痂皮脱落等露出的红色湿润创面。常为湿热所致。糜烂因损害较浅，愈合较快，不留瘢痕。

（3）溃疡：为真皮或皮下组织破坏后所致的组织缺损。溃疡边缘色红，疮面深陷，脓汁稠厚者为热毒；溃疡边缘苍白，疮面浅平，脓汁稀薄者为寒湿；若溃疡经久不敛，肉色灰暗则属气血两虚。愈后留有瘢痕。

（4）结痂：为浆液、脓液、血液或脱落组织等干燥后的凝结物。滋痂为湿热，脓痂为热毒未清，血痂为血热所致。

（5）抓痕：因搔抓、擦伤而形成的点状或线状损害。多为风盛或血虚风燥所致。

（6）皲裂：为皮肤上线形裂缝，多由血虚、风燥或风寒外侵所致。

（7）苔癣样变：为皮嵴隆起、皮沟加深、皮纹增宽、干燥粗糙的肥厚性损害。多由血虚风燥或气滞血瘀、肌肤失养所致。

（8）瘢痕：是溃疡愈合后所形成的新生结缔组织。可分为两类：一类为增生性的质硬隆起，表面呈红色（如瘢痕疙瘩）；一类为表面光薄柔软的萎缩性损害，呈白色。多由气血凝滞不散或气血不足所致。

（9）色素沉着：为皮肤中色素增加，多呈棕褐色、暗褐色或黑褐色。常由肝火、肾虚或气血不和所致。

四、治疗

（一）中医内治

1. 祛风法

（1）疏风散寒：用于风寒证。皮损以风团为主，色泽较淡，因寒加重，得热则减，可伴恶寒、发热等表证，苔薄白，脉浮。代表方剂：麻黄桂枝各半汤、荆防败毒散等。

（2）疏风清热：用于风热证。皮损以红斑、丘疹、风团、瘙痒为主症，可伴有发热、微恶寒、口干微渴等风热表证，苔薄黄，脉浮数。代表方剂：桑菊饮、银翘散等。

（3）祛风胜湿：用于风湿证。皮损以风团、丘疱疹为主，可伴头昏、胸闷、小便不利等症，苔薄腻，脉浮缓。代表方剂：消风散、独活寄生汤。

（4）搜风潜镇：用于顽风、顽癣类皮肤病。症见风团，瘙痒反复不愈。也可用于血虚肝旺证或疣类皮肤病，或由皮肤病引起的神经痛。代表方剂：天麻钩藤饮。

2. 清热法

（1）清热解毒：用于实热证。皮损以脓疱为主，可伴见发热、口渴、便秘、尿赤等症，舌质红，苔黄，脉数。代表方剂：五味消毒饮、黄连解毒汤等。

（2）清热凉血：用于血热证。皮损以红斑、紫癜、灼热、肿胀为主症，常伴恶寒发热、口渴饮冷、高热神昏、小便红赤、大便秘结等症，舌红绛，脉洪数。代表方剂：犀角地黄汤、化斑解毒汤等。

3. 祛湿法

（1）清热利湿：用于湿热证和暑湿证。皮损以红斑、水疱、糜烂、渗液为主，伴头昏、胸闷口苦、纳呆、小便短赤等症，舌苔黄腻，脉弦数。代表方剂：茵陈蒿汤、萆薢渗湿汤、龙胆泻肝汤等。

（2）健脾化湿：用于湿蕴中焦证。皮损以水疱、糜烂、流滋为主，常伴胸闷、腹胀、纳呆、口中甜腻等症，舌苔白腻，脉缓。代表方剂：除湿胃苓汤。

4. 润燥法

（1）养血润燥：用于血虚风燥证。皮损表现为干燥、脱屑、肥厚、苔藓样变，伴头晕、目眩、面色萎黄等症，苔白，脉弦细。代表方剂：四物汤、当归饮子等。

（2）凉血润燥：用于血热风燥证。皮损表现以红斑、灼热、肿胀为主症，常伴发热、口渴饮冷、尿赤便秘，舌红绛，脉数。代表方剂：凉血消风散等。

5. 活血法

（1）理气活血：用于气滞血瘀证。皮损多表现为瘀斑，自觉疼痛，舌暗，苔白，脉细涩。代表方剂：桃红四物汤。

（2）活血化瘀：用于瘀血凝结证。皮损以结节、瘢痕为主，舌有瘀斑，苔白，脉涩。代表方剂：血府逐瘀汤、通窍活血汤等。

6. 温通法

（1）温阳通络：用于寒湿阻络证。皮损颜色苍白或青紫，患处酸痛麻木，温度偏低，苔白腻，脉迟紧。代表方剂：当归四逆汤、独活寄生汤等。

（2）温经通阳：用于寒凝皮痹证。患处隐隐作痛，不红不热，漫肿不显，形体畏寒，舌淡苔白，脉沉迟。代表方剂：阳和汤。

7. 软坚法

（1）化痰软坚：用于痰核证。皮损主要是皮下有结节，或硬或软，不易破溃。代表方剂：二陈汤、海藻玉壶汤等。

（2）活血软坚：用于瘀阻结块证。皮损主要为结节、瘢痕，一般不化脓、不破溃。代表方剂：活血散瘀汤。

8. 补肾法

（1）滋阴降火：用于肝肾阴虚火旺证。皮损表现呈黧黑或水肿性红斑，伴咽干唇燥、骨蒸潮热、腰酸遗精等症，舌红苔少，脉细数。代表方剂：知柏地黄丸、大补阴丸等。

（2）温补肾阳：用于脾肾阳虚证。皮肤病变呈黑色或棕褐色，皮温降低，常伴形寒畏冷、精神不振、腰酸耳鸣、小便清长等症，舌淡，苔白，脉沉细。代表方剂：右归丸、桂附八味丸等。

（二）西医内治

1. 抗组胺药

（1）H_1 受体拮抗剂：该类药物与组胺具有相同的乙基胺结构，能与组胺争夺受体，从而拮抗组胺引起的毛细血管扩张、血管通透性增高、平滑肌收缩、呼吸道分泌增加、血压下降等作用。此外，还有不同程度的抗胆碱及抗 5－羟色胺作用。根据其对中枢神经系统镇静作用的不同可分为第一代和第二代药物。常用的第一代 H_1 受体拮抗剂（如氯苯那敏、苯海拉明、多塞平、赛庚啶、异丙嗪、酮替芬等）易透过血－脑屏障引起嗜睡、头晕等不良反应，故高空作业、精细工作者和驾驶员需禁用或慎用；部分还有抗胆碱作用，青光眼和前列腺肥大者也需慎用。常用的第二代 H_1 受体拮抗剂（如特非那定、氯雷他定、西替利嗪等）不易透过血－脑屏障，几乎无嗜睡作用，同时抗胆碱能作用较小。本组药物吸收快、作用时间较长，因此在临床上应用较广。

（2）H_2 受体拮抗剂：与 H_2 受体有较强亲和力，可拮抗组胺引起的血管扩张、血压下降及胃液分泌增加等作用，如西咪替丁、雷尼替丁。

2. 糖皮质激素　该类药物具有抗炎、免疫抑制、抗细胞毒、抗休克和抗增生等多种作用。包括低效（氢化可的松）、中效（泼尼松、泼尼松龙、甲泼尼龙、曲安奈德）、高效（地塞米松、倍他米松）三类。长期大量使用可出现不良反应，因此要严格掌握该药物的适应证，根据病情分别选用短程、中程、长程及冲击疗法。

3. 抗生素　用于原发性或继发性皮肤细菌感染及性传播疾病。选用原则主要根据致病菌及其对药物的敏感性而定。青霉素类主要用于革兰阳性球菌感染和梅毒螺旋体感染；头孢菌素类主要用于耐青霉素的金黄色葡萄球菌和某些革兰阴性杆菌感染；氨基糖苷类主要用于杆菌感染；四环素类主要用于痤疮丙酸杆菌、衣原体和淋球菌感染；大环内酯类主要用于淋球菌和衣原体感染；喹诺酮类为抗菌谱广、抗菌活力强、不良反应较少的新型抗菌药，主要用于细菌性皮肤病、衣原体或支原体感染；磺胺类常用于革兰阳性和阴性球菌所致的皮肤病。此外还有万古霉素、克林霉素、磷霉素、多黏菌素等均可根据病情选用。

4. 抗病毒药物

（1）核苷类抗病毒药：主要有阿昔洛韦、更昔洛韦、泛昔洛韦等。是一类高效、广谱的抗病毒药物。主要用于皮肤、黏膜疱疹及带状疱疹等。

（2）利巴韦林：主要用于疱疹性口炎、带状疱疹的治疗。

5. 抗真菌药物

（1）灰黄霉素：是一种窄谱抗真菌药物，对皮肤癣菌有较好的抑制作用。主要用于治疗头癣。

（2）多烯类：与真菌胞膜上的麦角固醇结合，改变细胞膜通透性从而产生抑菌和杀菌作用。

1）制霉菌素：主要用于消化道念珠菌感染。

2）两性霉素 B：对多种深部真菌有较强抑制作用，但对皮肤癣菌抑制作用较差。

（3）唑类：是人工合成的广谱抗真菌药，其抑菌作用机制可能与抑制真菌细胞膜麦角固醇的生物合成有关，临床上常用的有以下几种药物。

1）氟康唑：抗真菌谱较广泛，血清药物浓度高，用药后 2 小时血内浓度达到高峰。多用于治疗念珠菌病。

2）伊曲康唑：抗菌谱广，对皮肤癣菌、酵母菌、霉菌有较强的抑制作用。口服吸收后，皮肤及甲中药物浓度迅速超过血浆浓度，且皮肤浓度可持续数周，甲中药物浓度可持续 6～9 个月。成人口服剂量为每日 100～400mg，可治疗浅部真菌病。与食物同服效果好。

（4）丙烯胺类：主要为特比萘芬，对皮肤癣菌杀菌力强，具亲脂性，口服吸收入血后很快弥散于角质层内。临床主要用于治疗皮肤癣菌病。

（5）其他：碘化钾为治疗孢子丝菌病的首选药物。5－氟胞嘧啶（5－FC）是人工合成的抗真菌药物，用于隐球菌病、念珠菌病和着色真菌病。

6. 维 A 酸类药物 是一组与天然维生素 A 结构相似的化合物，对上皮细胞增殖及分化有双向调节作用，具有抑制皮脂分泌、调节免疫功能及抗炎、抗肿瘤等作用。常用药物有异维 A 酸、阿维 A 酸、芳香维 A 酸乙酯。

7. 免疫抑制剂 非特异性抑制作用，能抑制体液免疫和细胞免疫，阻止细胞的增殖，还有非特异性抗炎作用。常用有：甲氨蝶呤、硫唑嘌呤、环磷酰胺、环孢素等。

8. 免疫调节剂 能增强机体的非特异性和特异性免疫反应，或具有双向调节作用，使过高或过低的免疫功能趋于正常。常用的有：转移因子、左旋咪唑、干扰素、胸腺素等。

9. 维生素类

（1）维生素 C：是较强的抗氧化剂，可减少色素合成，对已形成的色素沉着有促进其消退功能，并能降低血管通透性。常用于变态反应性皮肤病和出血性疾病等。

（2）维生素 A：纠正表皮不正常角化，维持上皮细胞功能，主要用于毛周角化症、鱼鳞病、掌跖角化症等的治疗。

（3）维生素 E：维持血管通透性，抗氧化、抗衰老，大剂量可抑制胶原酶活性。主要用于血管性皮肤病、色素性皮肤病的治疗。

（4）其他维生素：维生素 K、维生素 B_6、维生素 B_{12}、烟酸和烟酰胺等可依据病情选用。

10. 其他

（1）氯喹和羟氯喹：有抑制细胞免疫、降低皮肤对紫外线的敏感性、抗炎、抗组胺、抗 5－羟色胺和抗前列腺素的作用。可用于红斑狼疮、多形性日光疹、扁平苔癣等。

（2）钙剂：有降低血管通透性、抗过敏、抗炎作用。用于湿疹、荨麻疹和药疹等。

（3）雷公藤多苷：具有抗炎、抗过敏和免疫抑制等作用。主要用于痒疹、红斑狼疮、皮肌炎、变应性皮肤血管炎、天疱疮等。

（三）外治

皮肤病的病变部位多在皮肤或黏膜，故正确使用各种外治疗法，可以缓解自觉症状，迅速消退皮损。现将外用药的剂型及使用原则分述如下。

1. 剂型

（1）溶液：将单味药或复方加水煎熬，滤渣取汁而成。有清洁止痒、收敛消肿、清热解毒的作用。多用于急性渗出性皮肤病和慢性瘙痒性皮肤病，可湿敷和熏洗。湿敷时将5～6层消毒纱布置于药液中浸泡，稍加拧挤至不滴水为度敷于患处，半小时换一次，每日2～3次。熏洗剂的温度一般以40℃～50℃为宜，太热则烫伤皮肤，太凉则疗效不好。

（2）粉剂（散剂）：为单味或复方中药研成极细粉末的制剂。有保护、吸收、蒸发、干燥、止痒的作用，适用于无渗液的急性或亚急性皮炎。常用方药有青黛散、六一散、枯矾粉、止痒扑粉等。药粉可直接扑在皮损处，亦可在涂擦药膏后加扑粉剂。一般每天3～5次即可。有渗液的毛发部位忌用。

（3）洗剂（混悬剂、悬垂剂）：用水和不溶性粉剂混合而成，一般含粉量30%～50%，用时需振荡摇匀。有清凉止痒、保护干燥、消斑解毒作用。适用于急性和亚急性表浅性无渗液的皮肤病。常用方药有炉甘石洗剂、三黄洗剂、颠倒散洗剂等。

（4）酊剂：以生药用白酒或50%乙醇浸泡后滤去其渣而成。具有杀虫止痒、收敛消肿、活血散风作用。适用于慢性瘙痒性皮肤病、色素脱失性皮肤病、脱发、手足癣等。常用药物有百部酊、补骨脂酊、土槿皮酊等。皮肤薄嫩或破损处禁用。

（5）油剂：为粉剂与植物油调成糊状而成，或以药物浸在植物油中煎后滤去药渣而成。具有润泽保护、解毒收敛、止痒生肌作用。主要适用于有少量渗出、鳞屑、痂皮的亚急性皮肤病，或用于湿敷间歇期保护。常用药物如青黛油、紫草油、三石散油、蛋黄油等。

（6）软膏：将药物研成细粉与动、植物油或凡士林调制而成的一种均匀、细腻、半固体状的外用制剂。也可将蜂蜡等赋形剂加入油剂中而成。具有保护润滑、杀菌止痒、软化痂皮的作用。适用于慢性皮肤病。常用药物如黄连膏、疯油膏、生肌膏等。因软膏不利于水分的蒸发，凡糜烂、渗出及分泌物较多的皮损忌用。

2. 使用原则　皮肤病外用药物选择的适当与否，与疗效有直接关系，必须正确掌握以下原则。

（1）根据疾病的阶段选择剂型：皮肤炎症在急性阶段，如仅有红斑、丘疹、水疱而无渗液，可用洗剂、粉剂；若有大量渗液或明显红肿，则以溶液湿敷为宜。在亚急性阶段，渗液和糜烂很少，红肿减轻，有鳞屑和结痂，则用油剂为宜；伴少许渗液，用糊剂。在慢性阶段，有浸润肥厚、苔癣样变、角化过度，则用软膏为主。

（2）根据病因选择不同的药物：感染性疾病，选择抗菌药物；真菌性皮肤病，选择抗真菌药物；变态反应性皮肤病，选择止痒剂、糖皮质激素；角化不全性皮肤病，选用角质促成剂；角化过度性皮肤病，选用角质松解剂等。

（3）用药宜先温和后强烈：先选用性质温和的药物，后选用刺激性较强的药物。对于儿童和育龄期女性，不宜采用刺激性强、浓度高的药物。面部、会阴部皮肤娇嫩处慎用刺激性强的药物。

（4）用药浓度宜先低后高：用药宜先用低浓度制剂，然后再根据病情逐渐提高浓度。

（5）随时注意药敏反应：一旦出现瘙痒、灼痛、红斑、水疱等过敏现象，应立即停药，并给予抗过敏处理。

扫码“学一学”

第二节 单纯疱疹

单纯疱疹（herpes simplex）是由单纯疱疹病毒（herpes simplex virus，HSV）引起的急性疱疹性皮肤病。临床以皮肤－黏膜交界处的簇集性水疱为特征，有自限性，但易复发。本病相当于中医学的“热疮”。

【病因病理】

一、中医病因病机

热疮，顾名思义，其病因病机离不开一个“热”字。其发病多是由于肺胃热盛、湿热下注和阴虚内热所致。《圣济总录》中有云：“热疮本于热盛，风气因而乘之，故特谓之热疮”。另外，发热、日晒、受凉、月经来潮、妊娠、胃肠功能障碍等因素常诱发而生（表23－1）。

表23－1 单纯疱疹的中医分型及病因病机

肺胃热盛	外感风温热毒，邪气阻于肺胃二经，蕴蒸皮肤而发
湿热下注	肝经湿热下注，阻于阴部而成疮
阴虚内热	疱疹反复发作，热邪伤津，阴虚内热所致

二、西医病因病理

（一）病因

HSV为双链DNA病毒，呈球形，外周有核衣壳及病毒包膜组成，有HSV－Ⅰ和HSV－Ⅱ两种亚型，可存在于被感染者的疱液、口鼻和生殖器分泌物中。HSV－Ⅰ型初发感染主要发生在儿童，通过公用餐具或接吻传播，主要引起儿童生殖器以外的皮肤、黏膜以及脑部感染；HSV－Ⅱ型初发感染主要见于成人或新生儿围产期在宫内或产道感染，通过密切性接触传播，主要引起生殖器部位或新生儿疱疹。

（二）病理

HSV侵入皮肤、黏膜后，可先在局部增殖，形成初发感染，以后沿神经末梢上行至支配病损区域神经的神经节内并长期潜伏；当受到某种因素应激后（如抵抗力下降），病毒可被激活并经神经轴索移行至神经末梢分布的上皮，表现为疱疹复发。两型之间存在部分交叉免疫，但血液中存在的特异性抗体不能阻止本病复发。

【诊断】

一、临床表现

原发感染潜伏期为2～12天，平均6天，部分复发患者可无原发感染症状。由于临床对于首发病症无法判断是原发还是复发感染，故分为初发型和复发型。前者相对皮损范围广泛，自觉症状明显，病程稍长。

（一）初发型

1. 疱疹性龈口炎　本型较为常见，多见于1～5岁儿童，好发于口腔、牙龈、舌、硬腭、咽等部位。皮损表现为迅速发生的群集性小水疱，很快破溃形成表浅溃疡，也可开始即表现为红斑、浅溃疡。疼痛较明显，可伴有发热、咽痛及局部淋巴结肿痛。自然病程1～2周。

2. 新生儿单纯疱疹　70%患者由HSV－Ⅱ型所致，多经产道感染。一般出生后5～7天发病，表现为皮肤（尤其是头皮）、口腔黏膜、结膜出现水疱、糜烂，严重者可伴有发热、呼吸困难、黄疸、肝脾肿大、意识障碍等。

3. 疱疹性湿疹　又名Kaposi水痘样疹，常发生于患湿疹或特应性皮炎的婴幼儿，多由HSV－Ⅰ型所致。多见于躯干上部、颈部和头部。皮损表现为原皮损处红肿并出现散在密集水疱或脓疱，融合成片，水疱中央有脐凹，周围有红晕。病情严重者可在1周内泛发全身，并伴发热等全身症状。

4. 接种性疱疹　皮损为限于接触部位的群集性水疱。发生于手指者表现为位置较深的疼痛性水疱，称疱疹性瘭疽。

5. 疱疹性角膜－结膜炎　角膜可形成树枝状或深在圆盘状溃疡，严重者可发生角膜穿孔导致失明，可伴有结膜充血和水肿。

（二）复发型

指部分患者原发感染消退后，在诱发因素刺激下，于同一部位反复发作，多见于成人。好发于口周、鼻腔开口周围、外阴，也可见于口腔黏膜等部位。发作早期局部常自觉灼热，随后出现红斑、簇集状小丘疹和水疱，可相互融合，数天后水疱破溃形成糜烂、结痂继而愈合。病程1～2周。

（三）生殖器疱疹

好发于生殖器及会阴部。男性多见于包皮、龟头、冠状沟和阴茎等处；女性多见于大－小阴唇、阴阜、阴蒂、子宫等处；男性同性恋者常见于肛门、直肠。皮损为簇集性小水疱，2～4天后破溃形成糜烂或溃疡，后结痂自愈。自觉疼痛。常伴腹股沟淋巴结肿痛、发热、头痛、乏力等全身症状。病程一般为2～3周。

二、实验室及其他检查

皮损处刮片做细胞学检查（Tzanck涂片），可见多核巨细胞和核内嗜酸性包涵体；用免疫荧光法和PCR分别检测疱液中病毒抗原和HSV－DNA有助于明确诊断；病毒培养鉴定是诊断HSV感染的金标准。血清HSV－IgM型抗体检测有辅助诊断价值，尤其是新生儿HSV感染；而IgG型抗体对诊断价值不大，常用于流行病学回顾调查。

【鉴别诊断】

本病应与带状疱疹、脓疱疮和手－足－口病等进行鉴别（表23－2）。

表 23－2　单纯疱疹的鉴别诊断

单纯疱疹	好发于皮肤－黏膜交界处、阴部，皮损特点为红斑上有簇集性水疱，自觉瘙痒或灼热感明显，易复发。病因有 HSV－Ⅰ型、HSV－Ⅱ型
带状疱疹	皮损特点为某一感觉神经支配区域的红斑上有成群但不相融合的水疱，呈带状分布，神经痛明显。病因是水痘－带状疱疹病毒
脓疱疮	体表暴露处有脓疱形成，破溃后结黄痂，瘙痒感明显，血常规检查和脓液细菌培养为其辅助检查。病因是金黄色葡萄球菌或（和）乙型溶血性链球菌感染
手－足－口病	发病部位在手、足及口腔黏膜，皮损特点为水疱形成，无自觉症状，辅助检查是病毒分离及血清学检查。柯萨奇病毒 A_{16} 和肠道病毒 EV_{71} 为其病因

【治疗】

一、治疗原则

中医治疗本病以清热、解毒、养阴为主要治法。初发以清热解毒治之；反复发作者，以扶正祛邪并治。西医治疗原则为缩短病程、防止继发感染和全身播散、减少复发和传播机会。

二、中医治疗

（一）辨证论治

1. 肺胃热盛证

症候：群集水疱，灼热刺痒；轻度周身不适，心烦郁闷，大便干，小便黄；舌红苔黄，脉弦数。

治法：疏风清热解毒。

主方：辛夷清肺饮合竹叶石膏汤。

加减：风热者加金银花、板蓝根；挟湿热者加滑石、石斛、生地黄；津液伤者加玄参、知母、石斛；阴盛火旺者本方中人参易党参，加生大黄、肉桂、细辛、牛膝。

2. 湿热下注证

症候：疱疹发于外阴，灼热痛痒，水疱易破糜烂，可伴有发热，尿赤、尿频、尿痛；舌红，苔黄腻，脉滑数。

治法：清热利湿解毒。

主方：龙胆泻肝汤加板蓝根、紫草、延胡索。

加减：若肝胆实火较盛，可去木通、车前子，加黄连以助泻火之力；若湿盛热轻者，可去黄芩、生地黄，加滑石、薏苡仁以增强利湿之功。

3. 阴虚内热证

症候：间歇发作，反复不愈；口干唇燥，午后微热；舌红，苔薄，脉细数。

治法：养阴清热解毒。

主方：增液汤加板蓝根、马齿苋、紫草、石斛、生薏苡仁。

加减：湿重明显者加黄芩、蒲公英；大便溏泻者加白扁豆。

（二）中医外治

1. 初起者局部酒精消毒，用三棱针或一次性注射针头浅刺放出疱液。

2. 局部外用药以清热、解毒、燥湿、收敛为主。可用紫金锭磨水外搽，或用金黄散蜂蜜调敷，或用青吹口散油膏、黄连膏外涂，每天2～3次。

三、西医治疗

（一）内用药物

1. 初发型　阿昔洛韦每次200mg，每日5次，或每次400mg，每日3次口服；或伐昔洛韦每次1000mg，每日2次，或每次250mg，每日3次口服。疗程均为7～10天。

2. 复发型　采用间歇疗法，最好在出现前驱症状或皮损出现24小时内开始治疗。阿昔洛韦每次200mg，每日5次，或每次400mg，每日3次口服；或伐昔洛韦每次500mg，每日1～2次，或每次125mg，每日2次口服。疗程一般为5天。

3. 频繁复发型（1年复发6次以上）　为减少复发次数，可采用每日抑制疗法，即阿昔洛韦每次400mg，每日3次口服；或伐昔洛韦每次500mg，每日4次，或每次250mg，每日2次口服。一般需连续口服6～12个月。

4. 原发感染症状严重或皮损广泛者　阿昔洛韦5～10mg/（kg·d），分3次静脉滴注。疗程一般为5～7天。

（二）外用药物

以收敛、干燥和防止继发感染为主，可选用3%阿昔洛韦软膏、1%喷昔洛韦乳膏或硫黄炉甘石洗剂。继发感染时可用0.5%新霉素乳膏、莫匹罗星软膏。对疱疹性龈口炎应保持口腔清洁，并用1∶1000苯扎溴铵（新洁尔灭）溶液含漱。

第三节　带状疱疹

带状疱疹（herpes zoster）是由水痘－带状疱疹病毒（varicella－zoster virus，VZV）引起的急性疱疹性皮肤病。临床以沿单侧周围神经分布的簇集性小水疱为特征，常伴明显的神经痛。本病相当于中医学的“蛇串疮”。

【病因病理】

一、中医病因病机

本病的发生多因肝经郁热、脾虚湿蕴、气滞血瘀而起。临床上，本病初期以湿热火毒为主，后期则是因正虚血瘀兼夹湿邪为患（表23－3）。

表23－3　带状疱疹的中医分型及病因病机

肝经郁热	情志内伤，肝气郁结，久郁化火，肝经火毒蕴积而发
脾虚湿蕴	脾虚不运，夹湿邪下注，多发于阴部和下肢
气滞血瘀	年老体弱者，常因正虚致气血凝滞，经络阻塞不通，以致疼痛剧烈，病程迁延不愈

二、西医病因病理

（一）病因

VZV 现已命名为人疱疹病毒 3 型（human herpes virus 3，HHV－3）。病毒呈砖形，有立体对称的衣壳，内含双链 DNA 分子，只有一种血清型。

（二）病理

人是 VZV 的唯一宿主。病毒经呼吸道黏膜进入血液形成病毒血症，发生水痘或呈隐性感染，随后病毒潜伏于脊髓后根神经节或脑神经感觉神经节内；当机体受到某种刺激（如创伤、疲劳、病后虚弱或恶性肿瘤等）导致抵抗力下降时，潜伏病毒被激活，沿感觉神经轴索下行，到达该神经所支配区域的皮肤内复制，产生水疱，同时受累神经发生炎症、坏死，产生神经疼痛。本病愈后可获得较持久的免疫，故一般不会再发。

【诊断】

一、临床表现

本病好发于成人，发病率随年龄增大而呈显著上升趋势。

（一）典型表现

发疹前可有轻度乏力、低热、纳差等全身症状，患处皮肤自觉灼热或灼痛，触之有明显痛觉敏感，持续 1～5 天，亦可无前驱症状即发疹。好发部位依次为肋间神经、颈神经、三叉神经和腰骶神经支配区域。患处常先出现潮红斑，很快出现粟粒至黄豆大小丘疹，簇状分布而不融合，继之迅速变成水疱，疱壁紧张发亮，疱液澄清，外周绕以红晕，各簇水疱群间皮肤正常；皮损沿某一周围神经呈带状排列，多发生在身体一侧，一般不超过正中线。神经痛为本病特征之一。可在发病前或伴随皮损出现，常后遗神经痛。老年、体弱患者疼痛较为剧烈，儿童患者几乎不痛。病程一般 2～3 周，老年人为 3～4 周，水疱干涸、结痂脱落后留有暂时性淡红斑或色素沉着。

（二）特殊表现

1. 眼带状疱疹 系病毒侵犯三叉神经，多见于老年人，疼痛剧烈，可累及角膜形成溃疡性角膜炎。

2. 耳带状疱疹 系病毒侵犯面神经及听神经所致，表现为耳道或鼓膜疱疹。膝状神经节受累同时侵犯面神经的运动和感觉神经纤维时，可出现面瘫、耳痛及外耳道疱疹三联征，称为 Ramsay－Hunt 综合征。

3. 带状疱疹后遗神经痛 带状疱疹在发疹前、发疹时以及皮损痊愈后均可伴有神经痛，统称带状疱疹相关性疼痛；如果皮损消退后（通常 4 周后）神经痛持续存在，则称为带状疱疹后遗神经痛（post herpetic neuralgia，PHN）。

4. 其他 与患者机体抵抗力差异有关，可表现为顿挫型（不出现皮损仅有神经痛）、不全型（仅出现红斑、丘疹而不发生水疱即消退）、大疱型、出血型、坏疽型和泛发型（同时累及 2 个以上神经节而致产生对侧或同侧多个区域皮损）；病毒偶可经血液播散产生广泛性水痘样疹并侵犯肺和脑等器官，称为播散型带状疱疹。

二、实验室及其他检查

疱液刮取物涂片找到多核巨细胞和核内病毒包涵体有助于诊断。PCR 检测 VZV－DNA 和病毒培养可作为确诊依据。

【鉴别诊断】

本病需与单纯疱疹鉴别（表 23－4）。

表 23－4　带状疱疹的鉴别诊断

单纯疱疹	病因是单纯疱疹病毒（HSV），分为 HSV－Ⅰ型和 HSV－Ⅱ型，好发于皮肤－黏膜交界处，为针头大小到绿豆大小的水疱，常为一群，一般无全身不适感，病程 1～2 周，愈后易复发
带状疱疹	由水痘－带状疱疹病毒（VZV）感染所致，多沿周围神经走向排列成带状，为多个成群水疱，疱群间有正常皮肤间隔，神经痛明显，愈后多不再复发

【治疗】

一、治疗原则

中医治疗本病以清热利湿、行气止痛为主要治法。初期以清热利湿为主，后期以活血通络为主，体虚者以扶正祛邪与通络止痛并用。西医治疗原则为抗病毒、止痛、抗炎、防治并发症。

二、中医治疗

（一）辨证论治

1. 肝经郁热证

症候：病皮鲜红，灼热刺痛，疱壁紧张；口苦咽干，心烦易怒，大便干燥或小便黄；舌质红，苔薄黄或黄厚，脉弦滑数。

治法：清泻肝火，解毒止痛。

主方：龙胆泻肝汤加紫草、板蓝根、延胡索。

加减：伴有发热者加柴胡、金银花、连翘；疱疹发于头面者加野菊花、薄荷；疼痛明显者加川楝子；水疱明显者加茯苓、生薏苡仁；郁热较甚者加黄连、生石膏。

2. 脾虚湿蕴证

症候：皮损色淡，疼痛不显，疱壁松弛；口不渴，食少腹胀，大便时溏；舌淡或正常，苔白或白腻，脉沉缓或滑。

治法：健脾利湿，解毒止痛。

主方：除湿胃苓汤。

加减：瘙痒明显者加白鲜皮、地肤子、苦参；发于下肢者加川牛膝、黄柏。

3. 气滞血瘀证

症候：皮疹减轻或消退后局部疼痛不止，放射到附近部位，痛不可忍，坐卧不安，重者可持续数月或更长时间；舌黯，苔白，脉弦细。

治法：理气活血，通络止痛。

主方：柴胡疏肝散合桃红四物汤。

加减：疼痛甚者加延胡索、郁金、细辛；热重者加黄芩、大青叶、板蓝根；痰湿盛者加竹茹、泽泻、大黄；倦怠乏力者加黄芪、白术；肝胆热盛者加龙胆草；血瘀明显者加重蒲黄、五灵脂用量。

（二）中医外治

1. 初起用二味拔毒散调浓茶水外涂，或外敷玉露膏，或外搽双柏散、三黄洗剂、清凉乳剂（麻油加饱和石灰水上清液充分搅拌成乳状），每天 3 次；或鲜马齿苋、野菊花叶、玉簪花叶捣烂外敷。

2. 水疱破溃后，用黄连膏、四黄膏或青黛膏外涂；有坏死者，用九一丹或海浮散换药。

3. 若水疱不破或水疱较大者，可用三棱针或消毒空针刺破，吸尽疱液或使疱液流出，以减轻胀痛不适感。

三、西医治疗

（一）内用药物

1. 抗病毒药物　早期、足量抗病毒治疗，特别是 50 岁以上患者，有利于减轻神经痛、缩短病程。通常在发疹后 48～72 小时内开始抗病毒治疗。阿昔洛韦每次 800mg，每日 5 次口服；或伐昔洛韦每次 1000mg，每日 3 次口服；或泛昔洛韦每次 250mg，每日 3 次口服。疗程均为 7 天。

2. 止痛　可酌情选用索米痛片、吲哚美辛等。同时可应用营养神经的药物，如口服或肌内注射维生素 B_1、维生素 B_{12}。

3. 糖皮质激素　应用有争议。主要应用于病程 7 天以内，口服泼尼松 30～40mg/d。疗程 7～10 天。

（二）外用药物

1. 外用药　以干燥、消炎为主。疱液未破时可外用炉甘石洗剂、阿昔洛韦乳膏或喷昔洛韦乳膏；疱液破溃后可酌情用 3% 硼酸溶液或 1∶5000 呋喃西林溶液湿敷，或外用 0.5% 新霉素软膏或莫匹罗星软膏。

2. 眼部处理　如合并眼部损害需请眼科医生协同处理。可外用 3% 阿昔洛韦眼膏、碘苷（疱疹净）滴眼液，局部禁用糖皮质激素外用制剂。

（三）物理治疗

如紫外线、窄谱治疗仪、红外线等局部照射，可缓解疼痛，促进水疱干涸和结痂。

第四节　疣

疣（verruca，wart）是由人乳头瘤病毒（human papilloma virus，HPV）感染皮肤、黏膜所引起的良性赘生物。临床上常见的有寻常疣、扁平疣、掌跖疣和尖锐湿疣等，分别相当于中医学所称的“疣目”“扁瘊”“跖疣”和“瘙瘊”等。“尖锐湿疣”详见本章第二十三节。

【病因病理】

一、中医病因病机

本病多由风热毒邪搏于肌肤，或肝旺血燥、筋气不荣所致（表23－5）。

表23－5　疣的中医分型及病因病机

疣目	风热血燥：风热蕴肤，怒动肝火，肝旺血燥，肝失荣养
	湿热血瘀：情志不遂，湿热蕴结，气滞血瘀，筋气失荣
扁瘊	风热蕴结：风热毒邪，搏于肌肤，气血失和，筋气不荣
	热瘀互结：气血瘀滞，郁而化热，热瘀蕴结，肌肤不润

二、西医病因病理

（一）病因

HPV属乳头瘤空泡病毒，为小DNA病毒，有100余种，其中近80多种HPV亚型与人类疾病相关。其中寻常疣多由HPV－2所致，扁平疣多由HPV－3所致，掌跖疣多由HPV－1所致。

（二）病理

人是HPV唯一的自然宿主。本病的传染源为患者和未发病的病毒携带者，传播途径主要是通过直接或间接传播，主要见于16～30岁人群、免疫功能低下及有外伤病史者。HPV通过皮肤、黏膜的微小破损进入细胞内并复制、增殖，致上皮细胞异常分化和增生，引起上皮良性赘生物。

【诊断】

一、临床表现

1. 寻常疣（verruca vulgaris）　中医学称为“疣目”，俗称“刺瘊”“瘊子”。好发于手指、手背、足缘等部位。典型皮损为针头大小的角质丘疹，经过数周或数月后，丘疹渐渐增大为圆形或椭圆形乳头状突起，表面粗糙，色白或污黄，有的可大如豌豆或更大，也有的蓬松如花蕊，触之硬韧，一般无自觉症状，碰撞易出血。这种赘生物初起多为一个，称“母疣”。此后由于自身接种，逐渐增多至数十个。病程缓慢，约65%的患者可在2年内自然消退。当原发“母疣”治愈后，周围继发的子疣有时能自行消退或脱落。寻常疣消退时，常有下列临床表现：患处突然瘙痒，疣基底部红肿，皮损突然增大，趋于不稳定状态，或个别疣有消退或有细小新疣的发生。寻常疣尚可表现为下列三种类型：①丝状疣，皮疹呈单个细软的丝状突起，长度1cm左右，皮色为正常或淡褐色，一般无自觉症状。皮疹可自行脱落，不久又可长出新的皮损。该病好发于成年人的眼睑、颈和额部。②指状疣，皮损为参差不齐的多个指状突起，其尖端为角质样物质。常发生在头皮和趾间，通常为多个，经久不消，常因搔抓而致出血。③甲周（下）疣，皮损发生在甲周（下）者，常可使指（趾）甲甲床破坏、指（趾）甲变形。如皮损发生于甲周围者，称甲周疣；若皮损向甲下蔓延使甲掀起，影响甲的生长，易使甲裂开而致剧烈疼痛，称甲下疣。

2. 扁平疣（verruca plana） 中医学称为“扁瘊”，多发生在青少年的颜面和手背，故又称为青年扁平疣。典型皮损为米粒至豌豆大小的浅褐色扁平丘疹，其表面光滑，数目多少不定，呈圆形或多角形，比皮面略高，密集或散在分布。一般无自觉症状，偶可微痒。患者常因皮疹有碍美观而反复搔抓，致疣体扩散，沿抓痕排列成串。病程呈慢性，可于数周或数月后突然消失，不久又可复发，但亦可持续多年不愈，且愈后不留瘢痕。

3. 掌跖疣（verruca plantaris） 中医学称为“跖疣”，主要发生在手掌、足底或指（趾）间。皮损初为中央稍凹，外周有稍带黄色高起的角质环角化性丘疹，后渐增大，表面粗糙不平，呈灰褐或灰黄色，境界清楚。若用刀刮削除去表面角质后，或见疏松的白色乳头状角质物。挑破角质物后，皮损处易出血，系真皮乳头血管破裂，微量血液外渗凝固，故形成小黑点。数目多时可融合成片。患处有明显的压痛，用手挤压后疼痛加剧。常在外伤部位发生，足部多汗者易生本病。

二、实验室及其他检查

不同类型疣的组织病理学表现有差异，但均有颗粒层、棘层上部细胞空泡化和电镜下核内病毒颗粒等共同特征。可伴有角化过度、角化不全、棘层肥厚和乳头瘤样增生等。其病理组织中可检测出 HPV – DNA。

【鉴别诊断】

跖疣应与鸡眼、胼胝进行鉴别（表 23 –6）。

表 23 –6　跖疣与鸡眼、胼胝的鉴别诊断

跖疣	病因为 HPV 感染，好发于足跖，皮损表现为圆形灰黄色角化斑块，中央凹陷，质地较软，表面粗糙无皮纹，外周角化环，易见出血点，数目可较多，挤捏时疼痛明显
鸡眼	挤压为其病因，好发于足跖、趾或足缘，有单发或几个圆锥形的角质栓，外围有透明黄色环，压痛明显
胼胝	长期摩擦、压迫所致，足跖前部、足跟为其好发部位，皮损为 1 ~2 片蜡黄色角质斑片，中央略增厚，皮纹清楚，边缘不清楚，无或有轻微压痛

【治疗】

一、治疗原则

中医以清热解毒散结为主要治法，扁平疣、寻常疣宜内外合治，其余疣多采用外治为主；西医主要采用外用药物和物理治疗，皮损较多或久治不愈者可用内服药物治疗。

二、中医治疗

（一）辨证论治

寻常疣

1. 风热血燥证

症候：疣目结节如豆，坚硬粗糙，大小不一，高出皮肤，色黄或紫黯；舌红苔薄，脉弦数。

治法：养血活血，清热解毒。

主方：治瘊方。

加减：热甚者加板蓝根、夏枯草、马齿苋；湿甚者加薏苡仁、冬瓜仁。

2. 湿热血瘀证

症候：疣目结节疏松，色灰或褐，大小不一，高出皮肤；舌暗红，苔薄，脉细。

治法：清化湿热，活血化瘀。

主方：马齿苋合剂。

加减：湿热偏重者，加白鲜皮、大黄、五倍子；神疲倦息，面色萎黄，舌苔白，脉缓虚者，加山药、补骨脂、鸡内金。

扁平疣

1. 风热蕴结证

症候：皮疹淡红，数目较多，或微痒或不痒，病程短，伴口干不欲饮；舌红，苔薄白或薄黄，脉浮数或弦。

治法：疏风清热，解毒散结。

主方：马齿苋合剂。

加减：湿热偏重者，加白鲜皮、大黄、五倍子；寒湿较明显者，加石榴皮、吴茱萸。

2. 热瘀互结证

症候：病程较长，皮疹较硬，大小不一，其色黄褐或暗红，不痒不痛；舌红或暗红，苔薄白，脉沉弦。

治法：活血化瘀，清热散结。

主方：桃红四物汤。

加减：胸胁胀闷者，加郁金、延胡索、柴胡、陈皮；在下肢者，加川牛膝；在颜面者，加桑叶、菊花。

（二）中医外治

寻常疣

1. 中药外洗　木贼草、板蓝根、马齿苋、香附、苦参、白鲜皮、薏苡仁等中药，煎汤趁热洗涤患处，每天 2 ~ 3 次，可使部分皮疹脱落。

2. 推疣法　用于治疗头大蒂小、明显高出皮面的疣。在疣的根部用刮匙或棉花棒与皮肤平行或呈 30°向前推进，推除后创面压迫止血；或掺上云南白药少许，并用纱布盖贴，胶布固定。

3. 鸦胆子散敷贴法　先用热水浸洗患部，用刀刮去表面的角质层，然后将鸦胆子仁 5 粒捣烂敷贴，用玻璃纸及胶布固定，3 天换药 1 次。

4. 荸荠或菱蒂摩擦法　荸荠削去皮，用白色果肉摩擦疣体，每天 3 ~ 4 次，每次磨洗至疣体角质层软化、脱掉、微有痛感及点状出血为止，一般数天可愈。或取菱蒂长约 3cm，洗去污垢，在患处不断擦涂，每次 2 ~ 3 分钟，每天 6 ~ 8 次。

扁平疣

1. 中药外洗　木贼草、板蓝根、马齿苋、香附、紫草、白鲜皮等中药，煎汤趁热洗涤患处，每天2~3次，可使部分皮疹脱落。

2. 洗涤法 用内服方的第二煎汁外洗至疣体微红为度，每天2~3次。

3. 涂法 鸦胆子仁油外涂患处，每天1次。

跖疣

1. 外敷法 用千金散局部外敷；亦可用盐乌梅肉（将乌梅用盐水浸泡1天，混为泥状）每次少许敷贴患处。

2. 电灼法 在局部消毒麻醉下进行电灼，但不宜过深，以免影响愈后，或形成过大的瘢痕。

3. 手术 常规消毒，局麻下先以刀尖在疣与正常组织交界处修割，然后用止血钳钳住疣体中央，向外拉出，可以见到一个疏松的软蕊，但软蕊周围不易挖净，故易复发。挖后可敷腐蚀药，如千金散或鸡眼膏；敷药时间不宜过长，一般5~7天即可，否则腐蚀过深会影响愈合。

三、西医治疗

（一）寻常疣

1. 在局麻下用刮匙刮除疣体，丝状疣可采用细丝线结扎法。
2. CO_2激光或高频电力，将疣烧灼掉。
3. 化学剥脱剂如五妙水仙膏外用。

（二）扁平疣

1. 内服病毒灵0.2g，一日3次。
2. 左旋咪唑，50mg，一日3次，每周连服3次，隔11天再进行1次。
3. 聚肌胞注射液，2ml，肌内注射，一日3次；或维生素B_{12}，100~500μg肌内注射，一日3次。
4. 0.05%~0.1%维A酸软膏，每天1~2次外用。
5. 擦皮术：用药物涂患处，再用擦皮机在皮损处磨擦，一日3次，5次为一疗程。

（三）跖疣

1. CO_2激光破坏疣体。
2. 外用鸡眼膏、5-氟尿嘧啶软膏、五妙水仙膏。

第五节 脓疱疮

脓疱疮（impetigo）是由金黄色葡萄球菌和（或）乙型溶血性链球菌引起的一种急性皮肤化脓性炎症。临床特征主要表现为浅在性坚积性脓疱，可形成蜜黄色脓痂，多发于夏秋季节，传染性强。主要通过接触传染或自身接种反应，常在幼儿园或家庭中流行。本病属中医学的“黄水疮”“滴脓疮”范畴。

【病因病理】

一、中医病因病机

本病总由暑湿热蕴或脾虚湿滞所致（表23－7）。

表23－7　脓疱疮的中医分型及病因病机

暑湿热蕴	夏秋季节，气候炎热，湿热交蒸，暑湿热邪袭于肌表，以致气机不畅，疏泄失常，熏蒸皮肤而成
脾虚湿滞	小儿机体虚弱，肌肤娇嫩，腠理不固，汗多湿重，暑邪湿毒侵袭。反复发作者，邪毒久羁，造成脾气虚弱

二、西医病因病理

1. 病因　脓疱疮的病原菌以金黄色葡萄球菌为主（占50%～70%），其次是乙型溶血性链球菌，或两者混合感染。温度较高、出汗较多和皮肤浸渍时有利于细菌在局部的繁殖。当患者患有瘙痒性皮肤病时，反复搔抓可破坏皮肤的保护屏障，有利于细菌的侵入。长期应用糖皮质激素，可导致机体抵抗力下降而易引起脓疱疮的发生。

2. 病理　该病具有极强的传染性，与病原菌直接接触是其主要的传播途径，患者不仅可通过接触传染，亦有自体接种的特性，脓疱疮的病原菌非常容易通过感染区的表皮脱落导致自身接种及传播。婴幼儿皮肤稚嫩，细菌更易于侵入。

【诊断】

一、临床表现

1. 接触传染性脓疱病　又称寻常型脓疱疮。本病传染性强，常在幼儿园流行。以颜面部等暴露部位为主，皮损初起为红色斑点或小丘疹，迅即转为脓疱，疱壁薄，易破溃、糜烂，脓液较黏稠，周围炎性红晕明显，干燥后结有蜜黄色厚痂，常因搔抓使脓疱向周围扩散融合。自然病程约1周，痂脱而愈，不留瘢痕。

2. 大疱性脓疱疮　多发生于2～8岁儿童，好发于暴露部位，如头面、四肢，也可波及全身。初为红斑或水疱，迅即变为脓疱，为米粒至黄豆大，周围有红晕。疱壁松弛，疱内脓液沉积于疱底，上部为透明液体，形成半月形，疱膜破裂后露出糜烂面，干燥后形成蜜黄色脓痂。自觉瘙痒，故而搔抓后易自身接种向周围蔓延。

3. 新生儿脓疱病　多发生于出生后4～10天的新生儿。在暴露部位出现红斑、水疱或大疱，2～3天后形成脓疱，疱壁薄，易破呈红色糜烂面，可蔓延至全身，水疱干涸形成薄痂或脱屑，如侵及口腔黏膜，影响吮奶。病情轻时，可无全身症状，严重时伴发热、精神萎靡、腹泻、呕吐、排绿色泡沫状粪便，易并发肾炎、肺炎、败血症、脑膜炎等，甚至死亡。

4. 深脓疱病　在红斑基础上出现水疱和脓疱，周围红晕明显。炎症渐向深部发展，中央坏死，上结暗褐色污秽痂，有的厚如蛎壳状，不易剥离，痂下呈火山口样溃疡，附有灰绿色脓性分泌物，愈后形成瘢痕。好发于下肢、臀部，损害数目不定，常为数个至数十个。

附近淋巴结肿大，自觉局部有疼痛，可伴发热、全身不适等症状。可并发急性肾炎、毒血症等。

5. 葡萄球菌性烫伤样皮肤综合征 多发生于出生后3个月内的婴儿。起病前常有上呼吸道感染或咽、鼻、耳等处的化脓性感染。皮损常由口周和眼周开始，迅速波及躯干和四肢。特征性表现是在大片红斑基础上出现松弛性水疱，尼氏征阳性。皮肤大面积剥脱后留有潮红的糜烂面，似烫伤样外观。手-足皮肤可呈手套、袜套样剥脱。口角周围可见放射状裂纹，但无口腔黏膜损害。皮损有明显疼痛和触痛。病情轻者1~2周后痊愈，重者可因并发败血症、肺炎而危及生命。

二、实验室及其他检查

患者白细胞总数及中性粒细胞百分比可增高，脓液中可分离培养出金黄色葡萄球菌或链球菌，必要时可做菌型鉴定和药敏试验。

【鉴别诊断】

寻常型脓疱疮需与水痘进行鉴别（表23-8）。

表23-8 寻常型脓疱疮与水痘的鉴别诊断

寻常型脓疱疮	多发于夏秋季节，儿童多见，有传染性，好发于暴露部位，皮损初起为红斑或为水疱，经1~2天，水疱变为脓疱，界限分明，四周有轻度红晕。疱大者可形成半月状坠积性脓疱，疱壁破溃、干燥后结成蜜黄色脓痂，愈后不留瘢痕。多无全身症状
水痘	潜伏期约2周，出疹前先有发热等前驱症状。皮损特征为同时存在丘疹、水疱、结痂。典型水疱约绿豆大小，周围绕有红晕，结痂脱落后一般不留瘢痕。在面部、躯干的皮疹呈向心性分布。自觉微痒，黏膜可发疹，病程为2~3周

【治疗】

一、治疗原则

中医以清暑利湿为主要治法，实证以祛邪为主，虚证以健脾为主；西医治疗以外用药物为主，病情较重者及时使用抗生素。

二、中医治疗

（一）辨证论治

1. 暑湿热蕴证

症候：皮疹多而脓疱密集，色黄，四周有红晕，破后糜烂面鲜红，附近淋巴结肿大；或有发热，多有口干、便干、小便黄等；舌红苔黄腻，脉濡数或滑数。

治法：清暑化湿解毒。

主方：清暑汤。

加减：体虚者加党参、麦冬；发热者加金银花、射干；干咳者加川贝母、紫菀。

2. 脾虚湿滞证

症候：皮疹少而脓疱稀疏，色淡黄或淡白，四周红晕不显，破后糜烂面淡红；多伴食少、面白无华、大便溏薄；舌淡苔薄微腻，脉濡细。

治法：健脾渗湿。

主方：参苓白术散。

加减：伴腹部胀痛者加木香；伴食滞内停者加山楂；伴表热明显者加连翘；伴呕吐甚者加半夏。

（二）中医外治

1. 脓液多及糜烂者，可选用马齿苋、蒲公英、野菊花等适量煎水湿敷或外洗。

2. 脓液少者外搽三黄洗剂，每天3～4次；或用麻油调青黛散外搽，每天2～3次。

3. 痂皮多者用5%硫黄软膏或红油膏掺九一丹外敷。

三、西医治疗

（一）内用药物

1. 抗生素　首选青霉素类，过敏者用大环内酯类抗生素。必要时依据药敏试验选择用药。

2. 支持治疗　注意水、电解质平衡，必要时可输注血浆或丙种球蛋白。

（二）外用药物

以杀菌、抗炎、收敛、干燥为原则。

根据皮损的情况选择外用药物。脓疱未破者可外用10%硫黄炉甘石洗剂，脓疱较大时应抽取疱液，脓疱破溃者可用1∶5000高锰酸钾溶液或0.5%新霉素溶液清洗湿敷，再外用莫匹罗星软膏或夫西地酸软膏等。葡萄球菌性烫伤样皮肤综合征治疗应加强眼、口腔、外阴的护理，注意保持创面干燥。

【预防与调护】

一、病变处禁止水洗，如欲清除脓痂，可用10%黄柏溶液搽洗；

二、炎夏季节每天洗澡1～2次，浴后扑痱子粉，保持皮肤清洁、干燥；

三、病变部位应避免搔抓，以免病情加重及传播；

四、流行期间，可服清凉饮料，如五花茶、金银花露等；

五、幼儿园、托儿所在夏季应对儿童做定期检查，发现患儿应立即隔离治疗，患儿接触过的衣服物品要进行消毒处理。

第六节　癣

癣（tinea）是发生在表皮、毛发、指（趾）甲的浅部真菌性皮肤病。本病因发生部位不同，名称各异。常见的癣病有发于头部的黄癣、白癣；发于手部的手癣；发于足部的足癣；发于面、颈、躯干、四肢的体癣等。分别属于中医学的“肥疮”“白秃疮”“鹅掌风”“脚湿气”“圆癣”范畴。

【病因病理】

一、中医病因病机

癣总由生活、起居不慎，感染真菌而发，因风湿毒聚、郁于腠理，或湿热下注、淫于皮肤所致（表23－9）。

表23－9　癣的中医分型及病因病机

风湿毒聚	生活起居不当，感染真菌，因风湿热邪，郁于肌肤腠理之间，发于皮肤之表
湿热下注	久居湿地，外感湿邪，郁而生热，湿热阻于下焦，发于皮肤

二、西医病因病理

1. 病因　黄癣由许兰毛癣菌感染所致；白癣主要由小孢子菌属真菌感染所致；黑点癣为毛癣菌属感染所致；脓癣多由白癣或黑点癣发展而成，是亲动物性皮肤癣菌所致的头皮强烈感染性超敏反应；体癣和股癣主要由红色毛癣菌、须癣毛癣菌、疣状毛癣菌等感染引起；手足癣主要由红色毛癣菌、石膏样小孢子菌和絮状表皮癣菌等感染引起。

2. 病理　浅部真菌主要指皮肤癣菌属，其共同特点是亲角质蛋白，侵犯人和动物的皮肤、毛发、甲板，引起的感染统称为皮肤癣菌病，简称“癣”。感染人类的真菌主要来自外界环境，感染途径可为接触、吸入和食入等。少数真菌可直接致病；而多数真菌则在一定条件下致病，称为条件致病菌。

【诊断】

一、临床表现

（一）头癣（tinea capitis）

头癣多累及少年儿童，成人较少见。根据致病菌和临床表现的不同，可将头癣分为黄癣、白癣、黑点癣和脓癣四种类型。

1. 黄癣　俗称“瘌痢头”“秃疮”。中医学称“肥疮”。皮损初起为针尖大小的淡黄红色斑点，覆薄片状鳞屑，以后形成黄豆大小的淡黄色痂，周边翘起，中央紧附头皮呈碟状（黄癣痂），除去痂后，见潮红糜烂面。黄癣痂可扩大融合形成大片，严重者可覆盖整个头皮。病区毛发脱落，并形成大片永久性秃发。患者一般无明显自觉症状或伴轻度瘙痒，皮损处散发特殊的鼠尿臭味。

2. 白癣　中医学称“白秃疮”。皮损初起为红色小丘疹，向四周扩大成圆形或椭圆形斑，上覆灰白色鳞屑，而后附近出现数片较小的相同皮损，常被称为“子母斑”。病发于高出头皮2～4mm处即折断，残根部包绕灰白色套状鳞屑，称为菌鞘。白癣一般无炎症反应，至青春期可自愈。

3. 黑点癣　较少见。皮损初起为散在的灰白色鳞屑斑，后逐渐扩大。病发刚出头皮即折断，残根在毛囊口处呈现黑点状，故名。

4. 脓癣　皮损初起为成群的炎性毛囊丘疹，渐融合成隆起的炎性肿块，毛囊口处形成脓疱并排脓，如同蜂窝状。皮损处毛发松动，易拔出。常伴耳后、颈、枕部淋巴结肿大、轻度疼痛和压痛。

（二）体癣（tinea corporis）

中医学称“圆癣”。皮损初起为红色丘疹、丘疱疹或小水疱，继之形成有鳞屑的红色斑片，境界清楚，皮损边缘不断向外扩展，中央趋于消退，形成境界清楚的环状或多环状，边缘常分布丘疹、丘疱疹和水疱，中央色素沉着。亲动物性皮肤癣菌引起的皮损炎症反应明显。自觉瘙痒，可因长期搔抓刺激引起局部湿疹样或苔癣样改变。

（三）股癣（tinea cruris）

好发于腹股沟部位，亦常见于臀部，单侧或双侧发生。基本皮损与“体癣”相同。由于患处透气性差、潮湿、易摩擦，常使皮损炎症反应明显，瘙痒显著。

（四）手癣（tinea manus）和足癣（tinea pedis）

手癣中医学称“鹅掌风”，足癣中医学称“脚湿气”。手足癣（特别是足癣）是最常见的浅部真菌病。夏、秋季发病率高，常表现为夏重冬轻或夏发冬愈。多累及成年人，男女比例无明显差别。皮损多由一侧传播至对侧，足癣多累及双脚，手癣常见于单侧。根据临床特点不同，手足癣可分为以下三型。

1. 水疱型　好发于指（趾）间、掌心、足趾及足侧。皮损初起为针尖大小的深在水疱，疱液清，壁厚而发亮，不易破溃。水疱散在或群集，撕去疱壁露出蜂窝状基底及鲜红的糜烂面。水疱经数天后干涸，呈现领圈状脱屑。皮损可不断向周围蔓延，病情稳定时以脱屑为主。瘙痒明显。

2. 鳞屑角化型　好发于掌趾部及足跟。皮损呈弥漫性皮肤粗糙、增厚、脱屑、干燥，冬季易发生皲裂甚至出血，可伴有疼痛。一般无明显瘙痒。

3. 浸渍糜烂型　也称间擦型。好发于指（趾）缝，足癣以第3～4和4～5趾间多见。表现为皮肤浸渍发白，表面松软易剥脱，露出潮红糜烂面并有渗液，常伴裂隙。有不同程度的瘙痒，继发细菌感染时有臭味。

二、实验室及其他检查

1. 真菌直接镜检　皮损或鳞屑、病发直接镜检可查到真菌的菌丝或孢子。

2. 滤过紫外线灯（Wood 灯）检查　黄癣病发呈暗绿色荧光；白癣病发呈亮绿色荧光；黑点癣病发无荧光。

【鉴别诊断】

头癣应与脂溢性皮炎、头皮银屑病相鉴别；体癣应与神经性皮炎、玫瑰糠疹相鉴别；手足癣应与手足部湿疹、慢性接触性皮炎和掌跖脓疱病相鉴别（表23－10）。

表23－10　癣病的鉴别诊断

脂溢性皮炎	皮损为在黄红色斑上覆有油腻性白色鳞屑堆叠，脱发而不断发，组织病理学显示毛囊漏斗部有灶性海绵水肿、毛囊“唇缘”可见鳞屑及结痂，毛囊口及两侧表皮角化不全。患者自觉有不同程度的瘙痒感，无传染性

续表

头皮银屑病	发病部位呈现出浸润性红斑，头发呈束状改变而无脱发和断发，且发际部皮损境界清楚呈带状分布，亦称为冠状损害
神经性皮炎	好发于颈项、肘膝、腰骶、眼睑、外阴、小腿、前臂等部位，表面覆有糠秕状鳞屑，局部阵发性瘙痒，经搔抓后出现成群粟米大小且呈肤色或淡褐色或淡红色的扁平丘疹，质硬并有光泽，病程长者可呈苔藓化斑块，直径可达2～6cm或更大，中央无明显的退行性变。该病轻重无明显季节变化，且皮损处取材后经真菌镜检和培养呈阴性
玫瑰糠疹	起病急，好发于躯干和四肢近端，常先有母斑，皮损为圆形或椭圆形淡红色斑疹，境界清楚，对称发生，长轴与皮纹走向一致，表面附有糠秕状鳞屑，伴轻度瘙痒。真菌镜检和培养均为阴性
手足部湿疹	多在手足部对称发病，皮疹为多形性损害，边界不清，反复发作，与季节无明显关系，真菌检查为阴性，皮质类固醇激素治疗有效
慢性接触性皮炎	有长期接触诸如塑料拖鞋、橡胶、化学刺激性制品的病史，皮损局限于手足部的接触部位，表现为红斑、脱屑，病程久者可有角化、皲裂，一旦脱离这些物品后，皮损减轻甚至消退，再接触后又发生，无传染性，真菌检查呈阴性
掌跖脓疱病	包括脓疱性细菌疹和掌跖脓疱型银屑病，好发于手掌的鱼际和足底中央，表现为在红斑基底发生成簇无菌性表皮内脓疱，可逐渐延至掌跖各处及其侧面，但不累及指（趾）间，常反复发作，可有瘙痒或疼痛、肿胀感。掌跖脓疱型银屑病还可有银屑病家族史及身体其他部位银屑病病史，脓液常规细菌及真菌检查均阴性

【治疗】

一、治疗原则

中医治疗本病以杀虫止痒为主要治法。以外治为主，若皮损广泛，自觉症状较重，或抓破感染者，则以内治、外治相结合为宜。西医治疗原则：早发现、早治疗，做好消毒隔离工作；以外用药物治疗为主，皮损广泛或外用药疗效不佳时可考虑内用药物治疗。

二、中医治疗

（一）辨证论治

1. 风湿毒聚证

症候：肥疮、鹅掌风、脚湿气，症见皮损泛发，蔓延浸淫，或大部分头皮毛发受累，黄痂堆积，毛发脱而头秃；或手如鹅掌，皮肤粗糙，或皮下水疱；或趾丫糜烂、浸渍剧痒；苔薄白，脉濡。

治法：祛风除湿，杀虫止痒。

主方：消风散加地肤子、白鲜皮、威灵仙，或苦参汤加白鲜皮、威灵仙。

加减：风热偏盛而身热、口渴者，加金银花、连翘疏风清热解毒；湿热偏盛，胸脘痞满，身重乏力，舌苔黄厚而腻者，加地肤子、车前子、栀子清热利湿；血分热甚，五心烦热，舌红或绛者，加赤芍、牡丹皮、紫草清热凉血。

2. 湿热下注证

症候：脚湿气伴抓破染毒，症见足趾糜烂，渗流臭水或化脓，肿连足背，或见红丝上窜；甚或形寒高热；舌红，苔黄腻，脉滑数。

治法：清热化湿，解毒消肿。

主方：湿重于热者，用萆薢渗湿汤；湿热兼瘀者，用五神汤；湿热并重者，用龙胆泻肝汤。

（二）中医外治

1. 白秃疮、肥疮　采用拔发疗法。其方法为剪发后每天以0.5%明矾水或热肥皂水洗头，然后在病灶处敷药（敷药宜厚），可用5%硫黄软膏或雄黄膏，用薄膜盖上，包扎或戴帽固定。每天如上法换药1次。敷药1周病发比较松动时，用镊子将病发连根拔除（争取在3天内拔完）。拔发后继续薄涂原用药膏，每天1次，连续2~3周。

2. 鹅掌风、脚湿气　水疱型可用1号癣药水、2号癣药水、复方土槿皮酊外搽，或二矾汤熏洗；糜烂型可选1∶5000高锰酸钾溶液煎汤待温热时浸泡，后以皮脂膏或雄黄膏外搽；脱屑型可外搽以上软膏，如角化较厚，可用10%水杨酸软膏厚涂，外用油纸包扎，待角质层剥脱后，外用抗真菌药物。

3. 圆癣　可选用1号癣药水、2号癣药水、复方土槿皮酊等外搽。股癣由于患部皮肤薄嫩，不宜选用刺激性强的外用药物，若皮损有糜烂痒痛者，宜选用青黛膏外涂。

三、西医治疗

（一）头癣

采取综合治疗方案，服药、剪发、洗头、搽药、消毒五条措施联合。

1. 服药　伊曲康唑，成人200mg/d，儿童3~5mg/（kg·d），餐后即服，疗程4~8周；或口服特比奈芬，成人250mg/d，儿童酌减，疗程4~6周。既往灰黄霉素为首选药物，目前临床已较少使用。治疗过程中定期检查肝、肾功能，如有异常应及时停药。

2. 剪发　每周理发1次，及时剪除病发，连续8周。

3. 洗头　用硫黄皂或2%酮康唑洗剂洗头，每天1次，连续8周。

4. 搽药　2%碘酊、1%联苯苄唑溶液或软膏、5%~10%硫黄软膏、1%特比萘芬软膏等外用于头癣部位，每天2次，连续8周。

5. 消毒　患者使用过的毛巾、帽子、枕巾、梳子等生活用品及理发工具要煮沸消毒。

（二）体癣和股癣

1. 外用药物　克霉唑软膏、酮康唑软膏、联苯苄唑软膏、特比萘芬软膏、复方苯甲酸搽剂、复方雷琐辛（间苯二酚）搽剂等，应强调坚持用药2周以上，或皮损消退后继续用药1~2周，以免复发。腹股沟部分皮肤薄嫩，应选择刺激性小、浓度较低的外用药，并保持局部清洁、干燥。

2. 内用药物　伊曲康唑100~200mg/d，餐后即服，疗程2周；或口服特比萘芬250mg/d，疗程2~4周。与外用药物联合治疗可增加疗效。

（三）手足癣

1. 外用药物　根据不同类型选择不同剂型的抗真菌药物，如水疱型应选择刺激性小的软膏剂和水剂；浸渍糜烂型者有渗液时给予3%硼酸溶液等湿敷，待渗出减少时给予粉剂，皮损干燥后再外涂刺激性小的软膏剂等；鳞屑角化型无皲裂时可选择剥脱作用较强的制剂（如复方苯甲酸软膏），必要时可采用封包疗法。手足癣湿疹化时，可先按“湿疹”治疗，好转后再用抗真菌药物治疗。

2. 内用药物　口服伊曲康唑100~200mg/d，餐后即服，疗程2~4周；或特比萘芬口服250mg/d，疗程2~4周。足癣继发细菌感染时应联合抗生素，引发癣菌疹时应给予抗过敏药物治疗。

第七节 疥 疮

疥疮（scabies）是由疥螨寄生皮肤引起的一种接触传染性皮肤病。本病特点：夜间剧痒，皮损处有隧道，可找到疥虫。中医古代文献称为“虫疥”“癞疥”“干疤疥”。

【病因病理】

一、中医病因病机

疥疮的病因病机是由内因湿热郁结，外受虫毒之邪，郁于肌肤而致。

二、西医病因病理

疥螨又称疥虫，分为人型疥螨和动物型疥螨。本病主要是通过人型疥螨接触传染而发，在家庭或集体宿舍等人口密度较大的地方容易发生相互传染而引起流行；直接接触疥疮患者或间接接触患者的衣被、用具，甚至握手等密切接触患者的行为均可使健康人受到疥虫感染而得病。动物型疥螨可通过疥虫寄生的动物间接传染于人，但因人的皮肤不是其适合的栖息地，人感染后症状较轻，有一定的自限性。

【诊断】

一、临床表现

常在集体生活的人群和家庭中流行。其皮损多见于皮肤薄嫩和皱褶处，如手指侧、指缝、前臂、肘窝、腋窝、乳晕、脐周、小腹、外阴、腹股沟、臀部及大腿内侧等处，成人很少累及头皮和面部，但在免疫受损者和婴幼儿可累及所有皮肤。皮疹初起为针头大小丘疹、丘疱疹、小水疱，并可见到隧道；隧道多出现在指缝和腕屈面，为一灰白色，浅黑色或普通皮色的细浅纹，长约0.5cm，稍弯微隆起，末端可有丘疹和小水疱，为疥虫停留处。在阴囊、阴茎、龟头等处发生直径3~5mm的暗红色结节，称为疥疮结节，为疥螨死亡后引起的异物反应。本病如不及时治疗，迁延日久，可有湿疹样、苔癣样变，继发细菌感染而发生脓疱疮、毛囊炎、疖、淋巴结炎及肾炎等。自觉奇痒，遇热或夜间更甚，常常影响睡眠。

二、实验室及其他检查

阳性标本可找到疥螨或椭圆形、淡黄色的薄壳虫卵。用皮肤镜观察可看到匍行性隧道，远端可看到圆形疥虫，顶端呈三角翼样结构；紫外线皮肤镜观察到隧道呈现间断亮白色荧光。

【鉴别诊断】

疥疮应与虱病、丘疹性荨麻疹、成人痒疹和皮肤瘙痒症相鉴别（表23-11）。

表 23－11　疥疮的鉴别诊断

虱病	主要表现为躯干或会阴部位的皮肤瘙痒及血痂，指缝处没有皮疹，在衣缝中或毛发多的部位可找到虱子或其虫卵，病程短
丘疹性荨麻疹	皮损好发于躯干与四肢，主要为红斑和梭形小风团，顶部有小水疱，好发于春、夏季。丘疹 1～2 周后逐渐消退，可反复发生。
成人痒疹	又称暂时性或一过性痒疹。多见于中青年女性。好发于躯干及四肢伸侧，基本皮损为小米粒至绿豆大小、淡红色或肤色、多发性坚实圆形或顶部略扁平的丘疹，散在分布或聚集成簇，不融合。瘙痒剧烈。2～3 个月可自愈，有时可复发。
皮肤瘙痒症	皮损好发于四肢，重者可延及全身，皮损主要为抓痕、血痂和脱屑，病程较长

【治疗】

一、治疗原则

本病必须隔离治疗。中医外治以杀虫止痒为主要治法，若抓破感染，需内外合治；西医治疗以外用药为主，对瘙痒明显者辅以镇静止痒药睡前内服，继发感染时应同时局部或系统应用抗生素。

二、中医治疗

（一）辨证论治

湿热蕴结证

症候：皮损继发感染，或湿疹化，浸淫糜烂，或脓疱叠起，或起红丝，臖核肿痛，舌红、苔黄腻，脉数。

治法：清热化湿解毒。

主方：黄连解毒汤合五味消毒饮。

加减：红肿甚者加赤芍、生地黄、牡丹皮；大便燥结者加大黄。

（二）中医外治

应以杀虫为主，小儿以 5% 硫黄软膏、成人以 10% 硫黄软膏外涂，或用“一扫光”药膏、雄黄膏外涂，亦可用中药煎剂（花椒 9g、地肤子 30g、百部 30g、苦参 30g，煎汤）外洗后涂硫黄软膏。每天 2 次，连续 3 天，期间不洗澡；第 4 天洗澡，换洗衣被；此为一个疗程。一般用 1～2 个疗程。

三、西医治疗

（一）外用药物

应从颈部（婴儿包括头面）到足涂擦遍全身，不要遗漏皮肤皱襞处、肛门周围和指甲的边缘及甲襞。用药期间不洗澡、不更衣以保持药效。一次治疗未愈者，需间隔 1～2 周后重复使用。可选用下列药物之一。

1. 10%硫黄软膏（婴幼儿用 5%）　先用热水和肥皂洗澡，然后搽药，自颈以下，遍搽全身，每日 1～2 次，连续 3～4 日为一疗程。

2. 5%三氯苯醚菊酯软膏（Permethrin，扑灭司林，苄氯菊酯） 是合成除虫菊酯，可杀死疥螨，但对人毒性极低。保留8～10小时后洗去。

3. 25%苯甲酸苄酯乳剂 杀虫力强，刺激性低，可每日搽药1～2次，共2～3日。

4. 1%Y－666软膏 有较高效杀螨作用，无臭味，但有毒性，成人用量不超过30g，24小时后用温水洗澡。皮肤破损面积大者不宜使用。儿童及孕妇禁用。

阴囊、外阴处的疥疮结节难以消退，可外用糖皮质激素软膏，或结节内注射醋酸氢化可的松混悬液，也可液氮冷冻或手术切除结节。

（二）内服治疗

伊维菌素（Ivermectin）是一种口服的半合成大环内酯类药物，广谱、高效、低毒的抗生素类抗寄生虫药，国外报道治疗疥疮安全有效；国内报道使用伊维菌素，体重<60kg者按每千克体重200mg单次口服，间隔3天再服同等剂量1次，共2次，痊愈率达100%。主要适于治疗常规外用药物无效的疥疮、结痂性疥疮、大范围流行或重复感染的疥疮。

第八节　虫咬皮炎

虫咬皮炎（insect bite dermatitis）是指被致病虫类叮咬，接触其毒液或虫体的毒毛而引起的炎性皮肤病。其临床特征是皮肤呈风团样丘疹，上有针尖大的瘀点、丘疹或水疱，呈散在性分布。较常见的致病害虫有蠓、螨、蚊、隐翅虫、刺毛虫、跳蚤、虱类、臭虫、飞蛾、蜂等。虫咬皮炎属于中医学“恶虫叮咬”“虫毒病”“虫咬伤”的范畴。

【病因病理】

一、中医病因病机

本病总因禀赋不耐，为昆虫叮咬，邪毒侵入肌肤所致（表23－12）。

表23－12　虫咬皮炎的中医分型及病因病机

湿热毒蕴	多因夏秋之季，诸虫繁生，刺咬人体皮肤，虫毒乘隙侵入，郁而化热生湿，蕴滞腠理、肌肤而发病
热入心营	严重者，湿火虫毒入于营血，客于脏腑而成危重之证

二、西医病因病理

蠓、螨、蚊、隐翅虫、刺毛虫、跳蚤、虱类、臭虫、飞蛾、蜂等昆虫的唾液或毒腺中含有多种抗原成分，通过口器刺伤皮肤吸吮血液时，其唾液或毒液进入皮内，可引起毒性反应和（或）过敏反应而发生皮炎。

【诊断】

一、临床表现

多见于夏、秋季节，好发于暴露部位。皮损以丘疹、风团或瘀点为多见，亦可出现红斑、丘疱疹或水疱，皮损中央常有刺吮点，散在分布或数个成群。常由于搔抓而致水疱破裂，引起糜烂，有的可继发感染或局部淋巴结肿大。自觉奇痒或疼痛，灼热、红肿。一般无全身不适，严重者可有畏寒、发热、头痛、恶心、胸闷、呼吸困难等全身中毒症状。不同虫类叮咬的皮损有各异表现。

1. 蠓虫皮炎　叮咬后局部出现瘀点、水肿性红斑和风团样丘疹，奇痒，个别发生水疱，甚至引起全身性过敏反应。

2. 螨虫皮炎　皮损主要为红斑、水肿性风团样丘疹、丘疱疹及瘀斑，可成批发生、散在分布，偶尔出现张力性大疱，有时中央为出血性红斑。自觉奇痒难忍。严重者可出现头痛、关节痛、发热、乏力、恶心等全身症状。

3. 蚊虫皮炎　蚊虫叮咬引起的表现因人而异，有的人毫无反应，有的仅在皮肤上出现一红色瘀点；而有的则出现局部风团、丘疹，剧痒，迅速消退；也可出现瘀斑，一般无全身表现。婴幼儿被叮咬后可发生血管性水肿。有免疫缺陷的儿童被蚊叮咬后可发生高热，被叮处出现溃疡和进行性坏死，可因继发感染而死亡。

4. 隐翅虫皮炎　皮损呈条状、片状或点簇状水肿性红斑，其上有密集丘疹、水疱及脓疱，部分皮损中心脓疱融合成片，表面可继发糜烂、结痂，少数皮损中央可呈稍下陷的灰褐色表皮坏死。自觉瘙痒、灼痛，甚至可伴发热、头晕、局部淋巴结肿大。病程约 1 周，愈后可遗留暂时性色素沉着。

5. 刺毛虫皮炎　一般先有剧痒，随后出现绿豆至黄豆大小的水肿性红斑、斑丘疹，呈淡红或红色，中央常有一针头大的黑色或深红色刺痕。部分患者可表现为丘疱疹、风团样丘疹性皮损，皮损可数个、数十个至数百个不等，常成批出现。有时出现恶心、呕吐及关节炎。个别情况下毒毛进入眼内可引起结膜炎、角膜炎，如不及时处理可致失明。

6. 蜂蜇皮炎　蜂蜇后局部立即出现明显疼痛、烧灼感或痛痒感，很快出现红肿，中央有一瘀点，甚至形成水疱、大疱样损害，偶可引起组织坏死。严重者可出现过敏性休克。

二、实验室及其他检查

皮肤镜观察到被叮咬后的咬痕或靶形损害，是确定诊断的直接证据。

【鉴别诊断】

丘疹性荨麻疹　为节肢动物叮咬后发生的局部皮肤过敏和炎症反应，从病因学上亦应属于虫咬皮炎。好发于儿童及青少年，夏、秋温暖季节多见。典型皮损为红色风团样丘疹，直径 1 ~ 2cm，圆形或椭圆形，中央常有水疱，多群集或条状分布，很少融合，因瘙痒而致反复搔抓可继发感染。红斑和水疱可在短期内消退；丘疹消退慢，1 ~ 2 周后逐渐消退。可反复发生。

【治疗】

一、治疗原则

治疗原则是止痒、抗炎和防治继发感染。中医治疗以清热解毒止痒为主要治法。病情轻者，单用外治即可收效；病情重者可中西医结合治疗。

二、中医治疗

（一）辨证论治

1. 湿热毒蕴证

症候：皮损以小出血点、丘疹、疱疹、风团及肿胀为主，叮咬处有瘀点、破损，有不同程度的瘙痒、灼热、疼痛；可伴发热，口渴，小便短赤，大便干燥；舌红苔黄，脉滑数。

治法：清热解毒，除湿消肿。

主方：黄连解毒汤。

加减：糜烂流滋者，加茵陈蒿、萆薢；红肿灼热者，加白花蛇舌草、牡丹皮。

2. 热入心营证

症候：叮咬处大片灼红肿胀，有斑丘疹、疱疹、风团等皮损，局部疼痛剧烈，瘙痒麻木；伴恶寒、发热、头痛、心烦、夜寐不安，甚则神昏谵语、恶心、呕吐、抽搐痉挛；舌质红绛，苔黄燥，脉洪数。

治法：凉血解毒，清心开窍。

主方：清营汤。

加减：壮热神昏者，加安宫牛黄丸；颈项强直者，加葛根、钩藤。

（二）中医外治

1. 初起红斑、丘疹、风团等皮损，可用1%薄荷三黄洗剂外搽。生于毛发处者，剃毛后外搽50%百部酊杀虫止痒。

2. 继发感染，可用马齿苋煎汤湿敷，然后搽青黛散油膏，或外搽颠倒散洗剂。

3. 松毛虫、桑虫皮炎可用橡皮膏粘去患处刺毛，外涂2%碘酊消毒。

（三）针灸治疗

1. 体针　取内关、合谷、曲池、风池、大椎、三阴交、足三里、太溪等穴。每次选2~4穴，平补平泻，留针20~30分钟。每日1次，5次为一疗程。

2. 耳针　取肺、肝、肾、交感、神门等穴。针刺后留针30分钟，其间捻转3~5次。每日1次，5次为一疗程。

三、西医治疗

1. 内用药物　可用第二代H_1受体拮抗剂等抗组胺药，如盐酸西替利嗪、氯雷他定、咪唑斯汀等，10mg/d。个别皮疹广泛、水肿明显、全身症状重者，可短期服用糖皮质激素，如泼尼松，每日15~20mg，共3~5日。有时在叮咬部位出现淋巴管炎，大多是由过敏反应所引起，无需特殊处理。但伴明显压痛，并有邻近淋巴结肿大者则应酌情给予抗生素口服。

2. 外用药物　可选用炉甘石洗剂和各种糖皮质激素软膏剂。局部反应严重者，可在患处放置冰块或者冷湿敷。蜂螫皮炎应立即将毒刺拔除并挤出毒液，再用水冲洗，局部冷湿敷；中毒严重并有全身过敏性休克症状者应积极抢救。

第九节　接触性皮炎

接触性皮炎（contact dermatitis）是指因皮肤或黏膜接触某些外源性物质后所引起的皮肤急性或慢性炎症反应。临床特征是发病前有明显的接触史及有一定的潜伏期，皮损限于接触部位，自觉瘙痒。中医学根据接触物质的不同而有不同的名称，如“漆疮”“膏药风”“马桶癣”等。

【病因病理】

一、中医病因病机

本病多由于禀赋不耐，皮肤腠理不密，感受湿热毒邪，毒热蕴于肌肤而发病（表23－13）。

表23－13　接触性皮炎的中医分型及病因病机

热毒湿蕴	毒热外袭，与气血相搏，发于肌肤则皮损潮红、肿胀，热盛肉腐则见糜烂渗出。毒热内盛，热灼津液则口干、溲赤、便干
血虚风燥	病情反复发作，久病阴血虚耗，血虚无以濡养肌肤

二、西医病因病理

按接触性皮炎的发生原因，可分为刺激性接触性皮炎和变应性接触性皮炎两种。

1. 刺激性接触性皮炎　接触物本身有强烈刺激性（如强酸、强碱），任何人接触均可在短时间内发生急性皮炎，甚至坏死。还有一种是刺激物较弱，由较长时间接触后发病，如肥皂、有机溶剂等引起的皮炎。发病的决定因素是接触物刺激性的强弱、浓度和接触时间。不同个体和部位间的差异不显著。

本类接触性皮炎的共同特点是：①任何人接触后均可发病；②无潜伏期；③皮损多限于直接接触部位，边界清楚；④停止接触后皮损可消退。

2. 变应性接触性皮炎　接触物本身无刺激性或毒性，多数人接触后不发病，仅有少数人接触后经过一定时间的潜伏期，在接触部位的皮肤、黏膜发生超敏反应性炎症。

能引起接触性皮炎的物质很多，主要有动物性、植物性、化学性三种。①动物性者包括动物的毒素，昆虫的毒毛，如斑蝥、毛虫等。②植物性者包括某些植物的叶、茎、花、果等，常见者有漆树、荨麻、橡树、豕草、银杏、补骨脂、猫眼草、某些菊科和报春花属、少数瓜果、蔬菜、花粉等。③化学性物质品种繁多，主要有金属及其制品如镍、铬等；日常用品如肥皂、洗衣粉、光亮剂、洗涤剂、清洁养护品、皮革、塑料及橡胶制品等；化妆品如化妆油彩、染发水、香膏等；外用药物如汞剂、磺胺剂、抗生素软膏、清凉油等；杀虫剂及除臭剂；各种化工原料如汽油、油漆、机油、染料等。

本类接触性皮炎的共同特点是：①有一定潜伏期，首次接触后不发生反应，经过1～2周后如再次接触同样致敏物才发病；②皮损往往呈广泛性、对称性分布；③易反复发作；④皮肤斑贴试验阳性。

【诊断】

一、临床表现

发病前有明确的致敏物接触史。除强酸、强碱等一些强烈的刺激物，立即引起皮损而无潜伏期外，大多需经过一定的潜伏期才发病。第一次接触某种物质，潜伏期在4～5天以上；再次接触发病时间则缩短，一般起病较急。皮损主要表现为红斑、丘疹、丘疱疹、水疱，甚至大疱，破溃后糜烂、渗液；严重者则可有表皮松解，甚至坏死、溃疡。发生于口唇、眼睑、包皮、阴囊等皮肤组织疏松部位者，皮肤肿胀明显，呈局限性水肿而无明显边缘，皮肤光亮，皮纹消失。

皮损的形态、范围、严重程度取决于接触物质种类、性质、浓度，接触时间的长短，接触部位和面积大小以及机体对刺激物的反应程度。皮损大多边界清楚，形状与接触物轮廓大抵一致，一般仅局限于接触部位，尤以面颈、四肢等暴露部位为多；但亦可因搔抓或其他原因（如空气源性致敏物）而将接触物带至身体其他部位而使皮损播散，甚至泛发全身。

自觉灼热、瘙痒，严重者感觉难以忍受的灼痒和疼痛，少数患者伴畏寒、发热、恶心、呕吐、头晕、头痛。

病程有自限性，一般祛除病因后处理得当，1～2周内痊愈。若反复接触刺激物或处理不当，病情迁延而转变为亚急性或慢性，表现为轻度红斑、丘疹，境界不清，甚或发生皮肤轻度增厚及苔癣样变。

二、实验室及其他检查

皮肤斑贴试验　是诊断本病最简单、可靠的方法，但不宜在急性期进行。

【鉴别诊断】

接触性皮炎的鉴别诊断见表23－14。

表23－14　接触性皮炎的鉴别诊断

急性湿疹	湿疹病因不明，致敏原不易查出，无接触致敏物病史，皮疹呈多形性，边缘不清楚，常泛发全身，病程较长，反复发作，易转变成慢性
丹毒	为乙型溶血性链球菌导致的皮肤淋巴管感染。皮损好发于面部、小腿及足背等处，多为单侧性。典型皮损为水肿性红斑，界限清楚，表面紧张发亮，迅速向周围扩大。可出现淋巴结肿大及不同程度全身感染中毒症状，如畏寒、发热、头痛、恶心等，血白细胞总数升高，以中性粒细胞为主。无接触致敏物病史

【治疗】

一、治疗原则

首先要追查病因，祛除刺激物，避免再接触。外治用药宜简单、温和，忌用刺激性药物。

二、中医治疗

（一）辨证论治

1. 热毒湿蕴证

症候：起病急骤，皮损鲜红肿胀，其上有水疱或大疱，水疱破后则糜烂、渗液，自觉灼热，瘙痒；伴发热，口渴，大便干结，小便黄赤；舌红苔微黄，脉弦滑数。

治法：清热祛湿，凉血解毒。

主方：化斑解毒汤合龙胆泻肝汤。

加减：恶寒发热者，加荆芥、防风；高热汗出者，加生石膏、知母。

2. 血虚风燥证

症候：病情反复发作，皮损肥厚干燥，有鳞屑，或呈苔藓样变，瘙痒剧烈，有抓痕及结痂；舌淡红，苔薄，脉弦细数。

治法：清热祛风，养血润燥。

主方：消风散合当归饮子。

加减：睡眠差者，加酸枣仁、龙骨；反复发作者，加生黄芪、生白术。

（二）中医外治

1. 皮损以潮红、丘疹为主者，选用三黄洗剂或炉甘石洗剂外搽，或青黛散冷开水调涂，每天 5 ~6 次。

2. 皮损以糜烂、渗液为主者，选用绿茶、马齿苋、黄柏、羊蹄草、石韦、蒲公英、桑叶等，煎水湿敷，或 3% 硼酸溶液、10% 黄柏溶液湿敷。

3. 皮损以糜烂、结痂为主者，选用青黛膏、清凉油乳剂等外搽。

4. 皮损以肥厚、粗糙为主者，或有鳞屑，或呈苔癣样变者，选用软膏剂外涂，如 3% 黑豆馏油或糖皮质激素类软膏。

三、西医治疗

（一）内用药物

一般用抗组胺药，有止痒、抗炎作用。对重症泛发性病例可短期口服糖皮质激素。如伴有继发感染应加用相应的敏感抗生素。

1. 抗组胺药　口服抗组胺药种类较多，可酌情选择 1 ~2 种联合应用。氯雷他定、西替利嗪、咪唑斯汀；剂量均为 10mg，每日 1 次。

2. 糖皮质激素　用于皮损面积较大、症状较重者，仅限于短期小剂量使用，以控制急性炎症为目的。常用泼尼松口服，每次 10mg，每日 3 ~4 次。

3. 抗生素　用于预防和治疗继发性感染。

（二）外用药物

可按急性、亚急性和慢性皮炎的治疗原则处理。无论损害表现如何，均应首先设法除去附着于皮肤或衣物上的致敏物质。

1. 急性期　红肿明显、无渗出时可选用炉甘石洗剂外搽，有明显渗出时可用 3% 硼酸溶液、0.1%乳酸依沙吖啶溶液或1：（5000～10000）高锰酸钾溶液冷湿敷；红肿伴水疱、渗出不多时可外用氧化锌糊剂或糖皮质激素软膏剂。

2. 亚急性期 可用糖皮质激素软膏剂或糊剂，为防止和控制继发性感染，可加用抗生素。

3. 慢性期 可选用软膏、硬膏、涂膜剂；顽固性局限性皮损可用糖皮质激素局部封包。

第十节 湿 疹

湿疹（eczema）是一种由多种内、外源性因素引起的过敏性炎症性皮肤病。以多形性皮损、对称分布、易于渗出、自觉瘙痒、反复发作和慢性化病程为临床特征。本病男女老幼皆可患病，而以先天禀赋不耐者为多。中医学称本病为“湿疮”。

【病因病理】

一、中医病因病机

本病是由于禀赋不耐，风、湿、热阻于肌肤所致（表23－15）。

表23－15 湿疹的中医分型及病因病机

湿热浸淫	急性者以湿热为主，常因饮食失节，嗜酒或过食辛辣腥发动风之品，伤及脾胃，脾失健运，致使湿热内蕴，又外感风湿热邪，内外两邪相搏，充于腠理，浸淫肌肤发为本病
脾虚湿蕴	亚急性者多与素体虚弱，脾虚不运，湿邪留恋，肌肤失养有关
血虚风燥	慢性者因湿热蕴久，病久伤血，血虚生风生燥，肌肤失去濡养而成

二、西医病因病理

1. 病因 湿疹的病因复杂，不易确定。发病的相关因素可能是内在因子或是外在因子，在临床上往往不易明确。外在因子如生活环境、气候条件等均可影响湿疹的发生；外界刺激如日光、紫外线、寒冷、炎热、干燥、多汗、搔抓、摩擦以及各种动物皮毛、植物、化学物质等，有些日常生活用品如香脂等化妆品、肥皂、人造纤维等均可诱发湿疹；某些不良事件应激也可使某些病人湿疹加重。内在因子包括慢性感染病灶，消化系统功能障碍，内分泌及代谢改变，血液循环障碍与周围血管疾病如下肢静脉曲张以及精神紧张、情绪激动、精神抑郁和过度疲劳等。湿疹不是遗传性疾病，但往往有一定的家族倾向，这可能与遗传易感的过敏体质有关。

2. 病理 湿疹发病机理复杂，确切机制不明确，与各种外因和内因相互作用有关，某些患者可能由迟发型变态反应介导。患者可能具有一定的过敏体质，这种体质受遗传因素支配，故在特定的人群中发生，但又受健康情况及环境因素等条件的影响。患者的敏感性很强，皮肤斑贴试验时可对许多物质发生阳性反应；除去某些致敏因子，湿疹病变不会很快消失；但也有的患者通过加强锻炼、改善环境等使机体的免疫反应性发生变化，再接受以往诱发湿疹的各种刺激，可不再发生湿疹。这些都说明湿疹发病机制的复杂性。

【诊断】

一、临床表现

根据病程和皮损特点，一般分为急性、亚急性、慢性三类。

（一）急性湿疹

起病较快，常对称发生，可见于身体的任何部位，亦可泛发于全身，但以面部的前额、眼睑、颊部、耳部、口唇周围等处多见。初起皮肤潮红、肿胀、瘙痒，继而在潮红、肿胀或其周围的皮肤表面出现丘疹、丘疱疹、水疱。皮损群集或密集成片，形态、大小不一，边界不清。常因搔抓而致水疱破裂，形成糜烂、渗出、结痂。自觉瘙痒，轻者微痒，重者剧烈瘙痒，呈间歇性或阵发性发作，常在夜间加剧，影响睡眠。皮损广泛者，可有发热、大便秘结、小便短赤等全身症状。饮酒、搔抓、肥皂洗、热水烫等均可使皮损加重，痒感加重。

（二）亚急性湿疹

当急性湿疹炎症减轻之后又复发，或急性期未及时、适当处理，拖延时间较久而发生亚急性湿疹。皮损以小丘疹、鳞屑和结痂为主，仅有少数丘疱疹或小水疱及糜烂，亦可有轻度浸润，自觉仍有剧烈瘙痒。

（三）慢性湿疹

多由急性、亚急性湿疹反复发作而来，也可起病即为慢性湿疹。其表现为患部皮肤增厚，表面粗糙，皮纹显著或有苔藓样变，触之较硬，暗红或紫褐色，常伴有少量抓痕、血痂、鳞屑及色素沉着，间有糜烂、渗出。自觉瘙痒剧烈，尤以夜间、情绪紧张、食辛辣鱼腥动风之品时为甚。在掌跖、关节部者易发生皲裂，引起疼痛。慢性湿疹可发生于身体任何部位，常见于小腿、手、足、肘窝、腘窝、外阴、肛门等处。病程较长，数月至数年不等，常伴有头晕乏力、腰酸肢软等全身症状。

（四）常见特定部位湿疹

1. 手部湿疹　皮损呈亚急性或慢性湿疹表现，多发生于指背及指端掌面，可蔓延至手背和手腕部，境界不清或呈小片状皮损；至慢性期时有浸润肥厚，因手指活动而有皲裂。甲周皮肤肿胀，指甲可变厚不规则。手部湿疹亦可发生于掌侧，具局限性，但边缘可不甚鲜明，多粗糙，有小丘疱疹、疱疹及浸润肥厚，冬季常发生皲裂。因两手经常接触外界物质，故手部湿疹不论其病因如何，常受继发因素影响而使病情变化，一般比较顽固难治。

2. 肘部湿疹　常见于肘关节下端内侧，比拇指略大，边缘出现局限性的小片状皮损，分布常对称。皮损干燥、变厚，覆以少许鳞屑或薄痂，有或多或少的苔藓样变，边缘可呈斜坡形，如遇刺激，可急性发作。慢性病程。

3. 乳房湿疹　主要见于哺乳期妇女，皮损分布于单侧或双侧乳头、乳晕和乳房下。表现为暗红斑、丘疹、丘脓疱疹，边界不清楚，可伴有糜烂和渗出，重者有裂隙，但一般不化脓。

4. 外阴、阴囊和肛门湿疹　阴部湿疹颇常见，主要局限于阴囊，有潮湿型和干燥型两种。潮湿型整个阴囊肿胀突出，有轻度糜烂、溢液、结痂和显著浸润、肥厚，皮纹深阔，稍发亮和色素加深，阴囊比正常显著增大，间有累累抓痕。干燥型水肿、肥厚不如前者突出，有薄痂和鳞屑，呈灰色，间有裂隙；因经常搔抓，间有不规则色素消失小片。患者奇痒难忍，常可影响睡眠和工作。病程长，可数年不愈。常因过度搔抓、热水烫洗而红肿、渗出和糜烂。病情迁延者呈苔癣样变。

5. 小腿湿疹 也是一种比较常见的湿疹。多发生于胫前或小腿侧面，常对称分布，呈亚急性或慢性湿疹表现。位于小腿内侧下部的慢性湿疹常继发于下肢静脉曲张。初起为暗红斑，边界不清楚；继而出现小丘疹、丘疱疹，易渗出，产生糜烂和溃疡。久之，皮肤明显增厚、硬化，伴有色素沉着。

（五）常见特殊类型湿疹

1. 钱币状湿疹（nummular eczema） 病因不明，常于冬季与皮肤干燥同时发生。精神因素、饮酒及长期用肥皂洗、热水烫或药物刺激均可加重本病。也有研究认为本病是特应性皮炎的一种。皮损由密集的小丘疹和丘疱疹组成圆形或类圆形钱币状斑块，境界清楚，直径1～3cm。急性期时皮损潮红并有渗出，周围有散在丘疱疹。转为慢性后，皮损肥厚，色素增加，表面覆有鳞屑，自觉瘙痒。多发生于手足背、四肢伸侧、臀、肩、乳房及乳头等处。

2. 裂纹性湿疹（craquele eczema） 也称乏脂性湿疹（asteatotic eczema），是由于皮肤长期在温热、干燥的环境中或经常用热水烫洗，使皮肤脱水、干燥而引起的一种皮炎。其临床表现为红斑、干燥鳞屑、表皮或角质层细小的裂纹，裂纹处露出线状红斑。其可发生于身体某一部位，但好发于下肢胫前，多见于冬季。老年人多发。

3. 婴儿湿疹（infantile eczema） 中医学称为“奶癣”。它是发生于婴儿头面部的一种急性或慢性湿疹，轻者面颊、额部有轻度红斑及小丘疹，群集或散在；重者可发展为大片红斑、丘疹、丘疱疹。有明显渗出，抓破后见多数小糜烂皮损面，其表面覆厚痂，可侵及整个面部并可延及头、颈部。有人认为本病即是遗传过敏性皮炎的婴儿型。

二、实验室及其他检查

组织病理检查 急性湿疹表皮内可有海绵形成和水疱，真皮浅层毛细血管扩张，周围有淋巴细胞，少数中性及嗜酸性粒细胞浸润。慢性期表皮棘层肥厚明显，有角化亢进或角化不全，真皮浅层毛细血管壁增厚，胶原纤维可轻度变粗。用单克隆抗体检测，表皮内朗格汉斯细胞数和真皮内T细胞数明显增加，后者主要为辅助性T细胞，提示本病可能与细胞免疫反应有关。

【鉴别诊断】

湿疹的鉴别诊断见表23－16。

表23－16 湿疹的鉴别诊断

接触性皮炎	急性湿疹需与接触性皮炎相鉴别。接触性皮炎有明显致敏物接触史，病变局限于接触部位，皮疹多呈单一形态，易起大疱，境界清楚，病程短，祛除病因后多易治愈
神经性皮炎	慢性湿疹需与神经性皮炎相鉴别。神经性皮炎多见于项、肘、骶尾部，有典型苔癣样变，无多形性皮疹，无渗出表现
手足癣	手足湿疹易与手足癣相混淆。后者常单侧起病，进展缓慢，可有小疱和干燥脱屑，当蔓延至手、足背而出现边缘清楚的损害时，有很大诊断价值，真菌检查阳性可确诊

【治疗】

一、治疗原则

尽可能寻找湿疹的发病原因，以除去可能的致病因素；避免各种外界不良刺激；本病的治疗难点在于控制慢性湿疹的反复发作。

二、中医治疗

（一）辨证论治

1. 湿热浸淫证

症候：发病急，皮损潮红灼热，瘙痒无休，渗液流滋；伴身热，心烦，口渴，大便干，尿短赤；舌红，苔薄白或黄，脉滑或数。

治法：清热利湿。

主方：龙胆泻肝汤合萆薢渗湿汤。

加减：口渴咽干者，加知母；大便秘结者，加白鲜皮；身热者，加青蒿。

2. 脾虚湿蕴证

症候：发病较缓，皮损潮红，瘙痒，抓后糜烂流滋，可见鳞屑；伴纳少神疲，腹胀便溏；舌淡胖，苔白或腻，脉弦缓。

治法：健脾利湿。

主方：除湿胃苓汤或参苓白术散。

加减：脘腹闷胀者，加草豆蔻、厚朴；倦怠乏力者，加党参；皮损色暗者，加当归、川芎。

3. 血虚风燥证

症候：病久皮损色暗或色素沉着，剧痒，或皮损粗糙肥厚；伴口干不欲饮，纳差腹胀；舌淡苔白，脉细弦。

治法：养血润燥，祛风止痒。

主方：当归饮子或四物消风饮。

加减：瘙痒严重者，加蜈蚣；苔藓样变严重者，加牡蛎、玄参、浙贝母。

（二）中医外治

1. 急性湿疹　初起仅有皮肤潮红而无流滋者，可用10%黄柏溶液；若糜烂、水疱、流滋较多者，可选用马齿苋水洗剂、黄柏溶液外搽或冷湿敷；滋水减少、结痂时，可选用黄连软膏、青黛膏外搽。

2. 亚急性湿疹　有少量渗出者，选用苦参汤、三黄洗剂湿敷外搽；无流滋者，可选用青黛散、祛湿散、新三妙散等油调外敷或黄柏软膏外搽。

3. 慢性湿疹　可选用各种软膏、乳剂，根据瘙痒及皮肤肥厚程度加入不同浓度的止痒剂、角质促成和溶解剂，如青黛膏、5%硫黄软膏。

三、西医治疗

（一）内用药物

1. 选用抗组胺类药物以止痒，必要时可两种配合或交替使用，或配服镇静药。因湿疹多在晚间痒剧，故最好于晚餐后及睡前各服一次。

2. 急性或亚急性泛发性湿疹，可静脉注射5%溴化钙、10%葡萄糖酸钙或10%硫代硫酸钠溶液，每日1次，每次10ml，10次为一疗程。

3. 对有广泛继发感染者配合应用有效的抗生素治疗。此外，B族维生素、维生素C以及神经功能调节药物亦有帮助。

4. 皮质类固醇的口服或注射一般不宜使用，因此药虽抗炎、止痒及减少渗出的作用较快，但停用后很快复发，长期应用易引起许多不良反应。老年湿疹患者滥用皮质类固醇后，易发展成继发性红皮病。

（二）外用药物

1. 对红肿、糜烂、渗出性皮损，可选用3%硼酸溶液或0.02%呋喃西林溶液冷湿敷。

2. 当皮损炎症减轻、渗液减少时，可把湿敷改为外涂油剂（如氧化锌油、黄连素油）或糊剂（氧化锌糊剂、糠油糊剂）。

3. 对红斑、丘疹和小水疱，可用洗剂或粉剂，如炉甘石洗剂（含2%樟脑、1%薄荷脑）、扑粉。

4. 对慢性湿疹苔癣化明显者，可用50%松馏油软膏或20%黑豆馏油软膏，也可局部外用加有抗菌药物的复方皮质类固醇制剂。

第十一节　药物性皮炎

药物性皮炎（dermatitis medicamentosa）又称药疹（drug eruption），是指药物通过口服、注射、皮肤、黏膜用药等途径进入人体所引起的皮肤、黏膜急性炎症反应。本病随着药物的广泛应用，正日趋增多，目前在皮肤科初诊病例中有不断升高趋势。中医学称之为“中药毒”。

【病因病理】

一、中医病因病机

本病的发生主要是由于患者禀赋不耐，因感受药物特殊之毒，导致风、湿、热毒之邪蕴阻于肌肤为患（表23－17）。

表23－17　药物性皮炎的中医分型及病因病机

湿毒蕴肤	患者禀赋不耐，因感受药物特殊之毒，导致风、湿、热毒之邪蕴阻于肌肤而发病
热毒入营	病情严重者可热毒化火，灼伤阴液，毒入营血，内攻脏腑
气阴两伤	病久导致耗伤阴液，阳无所附，浮越于外，病重而危殆

二、西医病因病理

（一）病因

随着新药的不断增加，引起本病的药物种类也不断增多。任何一种药物在一定条件下，都有引起本病的可能。但临床上常见的药品种类如下。①抗生素类：以青霉素、链霉素最多，其次为氨苄西林、氯霉素、土霉素等；②磺胺类：如磺胺噻唑、长效磺胺等；③解热镇痛类：其成分大多是阿司匹林、氨基比林和非那西丁等，其中以吡唑酮类和水杨酸类的发病率最高；④催眠药、镇静药与抗癫痫药：如苯巴比妥、甲丙氨酯、氯普噻吨、苯妥英钠等，以苯巴比妥引起者最多；⑤异种血清制剂及疫苗等：如破伤风抗毒素、抗蛇毒血清、狂犬病疫苗等；⑥中草药：文献中报道的单味药物有葛根、天花粉、板蓝根、大青叶、穿心莲、丹参、毛冬青、益母草、槐花、紫草、青蒿、防风、白蒺藜、大黄等，成药中有六神丸、云南白药、安宫牛黄丸、牛黄解毒片、银翘解毒片等。近年来，中草药引起本病的报道亦日渐增多。

（二）病理

药疹的发病机制较为复杂，一般分为变态反应与非变态反应两大类，其中变态反应是引起药疹的主要原因。

1. 变态反应　药物的种类可由复杂的蛋白质制品到简单的低分子量化学品，多数属于后者。低分子量的药物属于半抗原，必须首先与某些大分子物质如蛋白质等作为载体相结合，形成半抗原－载体结合物才能引起机体对该种药物的特异性免疫反应。具有免疫原性的结合物，一般通过共价键相结合，多是不可逆的，在体内代谢过程中不易被裂解，故易发生抗原作用。某些药物过敏反应只局限于一定的组织，可能是由于该组织的某种特殊成分发挥载体作用。药物本身固然可以与蛋白质载体结合成完全抗原，但也有的药物是其降解产物或其在体内的代谢产物与蛋白质载体结合成完全抗原。由于各种药物所致过敏反应的抗原决定簇结构较复杂，大多数目前还不清楚。药物过敏反应的症状多种多样，它们属于变态反应的哪一型，目前还不完全了解，而且临床上不是单一型的表现。Ⅰ型变态反应多见于过敏性休克、荨麻疹、血管性水肿、哮喘；Ⅱ型变态反应多见于溶血性贫血、血小板减少性紫癜、粒细胞减少症；Ⅲ型变态反应多见于血清病样综合征、迟发型荨麻疹、血管炎等；Ⅳ型变态反应多见于剥脱性皮炎、麻疹型药疹、接触性皮炎及湿疹型药疹等；未确定型变态反应多见于光敏感型药疹、固定型药疹、淋巴结肿大等。

2. 非变态反应　包括效应途径的药物非免疫性活化、蓄积反应、过量反应、副作用及菌群失调、药物相互作用、药物使已存在的皮肤病激发等。

3. 光敏反应　有些药物仅在同时有紫外线的照射下才引发过敏反应和皮疹。光线引起的光敏反应有两种：一种为光毒性反应，另一种为光变态反应。有光敏作用的药物包括：①磺胺及其衍化物；②吩噻嗪类；③四环素族；④补骨脂素类；⑤其他，包括灰黄霉素、抗组胺制剂等。

总之，药疹的发病机制十分复杂，目前有许多学说，但均尚未得到足够的证明，还必须进行深入的研究。

【诊断】

一、临床表现

本病症状多样，表现复杂。但基本都具有以下特点：①发病前有用药史，原因除去易于治愈；②有一定的潜伏期，第一次发病多在用药后5～20天内，重复用药常在24小时内发生，短者甚至在用药后瞬间或数分钟内发生；③发病突然，常伴有程度不同的瘙痒，部分病人可有发热等全身症状，严重病例可导致心、肝、肾及造血系统等内脏损害；④皮损分布除固定型药疹外，多呈全身性、对称性；⑤病程有自限性，一般在1个月以内，若再次用该药或与其化学结构相类似的药物，可再次发病；⑥皮损的表现复杂多样，缺乏特异性。

1. 固定型药疹 可发生于身体各部位，但好发于皮肤－黏膜交界处，如口唇、包皮等处。皮损常为圆形或椭圆形水肿性红斑，愈后常遗留深褐色色素沉着，常由磺胺药或解热镇痛药所致。

2. 荨麻疹型药疹 皮损表现为大小不等、形状不规则的风团，多泛发全身，数目多，色泽红，且持续时间较普通荨麻疹长，部分病人伴有关节痛、腹痛、腹泻等症状，严重者可引起过敏性休克，多由抗生素及血清制品所致。

3. 麻疹或猩红热型药疹 发病突然，常伴有畏寒、发热等症，皮损表现为麻疹样（散在或密集的红色针头至米粒大小的丘疹或斑丘疹，对称分布）或猩红热样（片状红斑，很快泛发全身，以皮肤皱褶部尤甚，片状脱屑），一般无内脏损害。

4. 多形性红斑型药疹 皮损多分布于四肢远端，常累及口、眼、外阴等处黏膜，对称发生，伴有瘙痒、低热、全身不适等症状，甚至有肝、肾受累表现。皮损表现为黄豆至蚕豆大小的圆形或椭圆形水肿性红斑，边缘色淡，中心色较深或有水疱，状似虹膜。

5. 紫癜型药疹 皮损为针头至黄豆大小的紫红色瘀点、瘀斑，散在或密集分布，可融合成片。常见于双下肢，对称分布，常由奎宁、阿司匹林等所致。

6. 大疱性表皮松解型药疹 发病率低，但预后险恶。临床特点：起病急，全身中毒症状严重，常有黏膜和内脏损害。皮损起初可表现为麻疹样、猩红热样或多形性红斑样，但很快出现松弛性大疱，相互融合，直至破裂、糜烂，病情严重者可致全身衰竭、死亡。

7. 剥脱性皮炎型药疹 是药疹中的重型，首次用药其潜伏期长达1个月以上，起初皮损表现为湿疹样或麻疹样，其后迅速发展至弥漫成片，全身皮肤呈现潮红、肿胀，约2周后出现大片脱屑。常并发内脏损害，若治疗不及时，可导致死亡。

除上述类型外，本病还可出现湿疹型药疹、痤疮型药疹、系统性红斑狼疮样皮损、天疱疮样皮损及光感型药疹等。

二、实验室及其他检查

（一）实验室检查

部分病例白细胞计数及嗜酸性粒细胞比例可明显增高，也有白细胞、红细胞及血小板减少者。若多脏器受累者，可出现肝、肾功能异常以及心电图异常等。

（二）皮肤激发试验

1. 皮肤划痕试验　灵敏性不高，但比较安全。一般在药疹消退后半个月才能进行，做回顾性诊断有意义。

2. 皮内试验　一般在皮肤划痕试验阳性时再做皮内试验，有一定危险性，可诱发严重反应，可用作回顾性诊断和预测皮肤即刻过敏反应。对有高度药物敏感史者禁用，试验前应做好过敏性休克的抢救措施。

3. 激发试验　应在药疹消退一段时间后进行，给予可疑致敏药物1/8～1/4量口服，观察其反应。只适用于轻型药疹患者，有即刻过敏反应和重型药疹患者禁用，试验前必须做好急救措施。

【鉴别诊断】

药物性皮炎的鉴别诊断见表23－18。

表23－18　药物性皮炎的鉴别诊断

麻疹	发病前有上呼吸道症状以及畏寒、发热等表现，2～3天后在颊黏膜上可见到Koplik斑
猩红热	皮疹出现前全身症状明显，出现怕冷、高热、头痛、咽干、喉痛等。典型者有杨梅舌、口周苍白圈等

【治疗】

一、治疗原则

首先停用一切可疑药物，多饮水或静脉输液以促使体内药物排泄，同时尽快缓解症状。中医治疗重在辨证论治。

二、中医治疗

（一）辨证论治

1. 湿毒蕴肤证

症候：皮肤上出现红斑、水疱，甚则糜烂、渗液、表皮剥脱；伴剧痒，烦躁，口干，大便燥结，小便黄赤，或有发热；舌红，苔薄白或黄，脉滑或数。

治法：清热利湿解毒。

主方：萆薢渗湿汤。

加减：瘙痒严重者，加苦参、蛇床子；口渴者，加天花粉、麦门冬。

2. 热毒入营证

症候：皮损鲜红或紫红，甚则紫斑、血疱；伴高热，神志不清，口唇焦燥，口渴不欲饮，大便秘结，小便短赤；舌绛，苔少，或镜面舌，脉洪数。

治法：清营凉血解毒。

主方：清营汤。

加减：神昏谵语者，加紫雪颗粒；尿血者，加大蓟、小蓟、侧柏叶。

3. 气阴两伤证

症候：疾病后期耗气伤阴，表现为片状脱屑；伴神疲乏力，纳呆便溏，口干欲饮；舌红有裂纹，少苔，脉细数。

治法：益气养阴清热。

主方：竹叶石膏汤。

加减：大便干燥者，加太子参、瓜蒌仁；口渴甚者，去半夏，加玄参、石斛。

（二）中医外治

局部红斑、风团、瘙痒甚者，用炉甘石洗剂、三黄洗剂外搽。糜烂、渗液多者，以黄柏、地榆各15g，水煎湿敷，渗出减少后，用青黛散外扑。局部干燥结痂者，可外涂黄连膏；结痂较厚，可先予地榆油外涂轻揩，待痂去，再涂黄连膏。大量表皮脱落者，用紫草油外搽。

（三）针灸治疗

内关、曲池、血海、足三里配合合谷、尺泽、曲泽、三阴交、委中。急性期均用泻法，留针20~30分钟，期间运针2次。

三、西医治疗

（一）内用药物

病症轻且皮损少者可给予停用可疑药物或外搽治疗药物并观察；皮损较多者可给予抗组胺类药，如氯苯那敏、特非那定等口服，并配合维生素C、钙剂等。严重者，如剥脱性皮炎型、大疱性表皮松解型，除用中药治疗外，应积极使用皮质类固醇激素，如氢化可的松每日200~400mg或地塞米松每日10~20mg；或维生素C每日1~3g，加入5%~10%葡萄糖注射液1000~2000ml中，静脉滴注，至病情缓解，再改泼尼松或地塞米松口服。同时应根据病情需要，配合使用抗生素、丙种球蛋白或血浆置换，维持水、电解质与酸碱平衡。

（二）外用药物

主要根据皮炎的一般原则处理。通常情况下用粉剂或混合振荡洗剂以保持干燥、散热并促进炎症消退。肿胀明显时可湿敷及用油剂。对剥脱性皮炎型及大疱性表皮松解型药疹则以暴露疗法为好。

（三）过敏性休克的治疗

必须争取时间，就地抢救，待病情稳定后方能转院，一般抢救措施如下。

1. 立即皮下或肌内注射1∶1000肾上腺素0.5~1.0ml，病情严重者可考虑静脉给药。

2. 有呼吸困难者给氧，静脉注射氨茶碱，缓慢注入。如有呼吸道梗阻症状则可考虑气管插管，必要时做气管切开。

3. 注意血压情况，如血压持久偏低（收缩压低于80mmHg）时，除予输液外，可给予去甲肾上腺素或升压药物静脉滴注。

4. 及时应用皮质类固醇，如氢化可的松100mg加入25%葡萄糖注射液40ml静脉推注，或地塞米松5mg肌内注射或静脉注射。

第十二节　荨麻疹

荨麻疹（urticaria）俗称“风疹块”，是由多种因素引起皮肤、黏膜小血管扩张及通透性增高而出现的局限性水肿反应，是十分常见的皮肤系统或全身多系统、多器官过敏性疾患。特点是皮肤或黏膜出现暂时性、水肿性皮疹，伴剧痒；重症者出现喉头水肿、气促、胸闷、恶心、腹痛等，亦可伴有发热、寒战等全身症状。一年四季均可发病，老幼都可罹患。15%～20%的人一生中至少发作过一次荨麻疹。中医学称本病为“瘾疹”。

【病因病理】

一、中医病因病机

本病皆因禀赋不耐，复感外邪而发病（表23－19）。

表23－19　荨麻疹的中医分型及病因病机

风热犯表	外感风热之邪，郁于肌肤，致使营卫失调而发病
风寒束表	外感风寒之邪，客于肌表，致使营卫失调而发病
肠胃湿热	服食鱼虾、荤腥等发物或饮食失宜致湿热内生，加之复感风寒风热之邪，肠胃湿热，内不疏泄，外不透达，邪气郁于腠理而发病
血虚风燥	平素体弱气血虚，气虚卫外不固，血虚则易生风，致使病情反复。情志不畅，冲任不调，肝气郁结，郁而化火，灼伤阴血，肝肾不足，肌肤失养，生风生燥所致

二、西医病因病理

（一）病因

本病病因复杂，约3/4的患者不能找到原因，尤其是慢性荨麻疹。

1. 食物及食物添加剂　主要为动物蛋白，如鱼虾、蛋奶、蟹贝等；植物性食物如茄子、竹笋、菠菜、苹果及李子等蔬菜和水果。其次，食物中的颜料、防腐剂、调味品等也可引起。有的食物使机体发生变态反应而发病，而有的食物分解后的碱性多肽是组胺释放剂；有的蛋白质食入后未完全消化，使机体吸收了胨和多肽而发病，特别是儿童因消化功能较差及肠道黏膜通透性较成人不同而常见荨麻疹罹患。

2. 药物　常见的抗生素有青霉素、呋喃唑酮、磺胺类及血清制品、疫苗等抗原性药物，使机体产生变态反应而发病。有的药物如哌替啶、筒箭毒碱、可待因、多黏菌素、维生素B_1等本身就是组胺释放剂。

3. 吸入物　如花粉、动物皮屑、羽毛、真菌孢子、灰尘、甲醛、蓖麻粉、化妆品、除虫菊酯、气体等吸入均可发生荨麻疹，且这些患者常伴呼吸道症状。

4. 感染　各种感染因素均可引起本病。包括：细菌感染如咽炎、扁桃体炎、副鼻窦炎、胆囊炎、阑尾炎、脓疱疮、疖等，病毒感染如肝炎病毒、柯萨奇病毒，寄生虫感染如蛔虫、钩虫、蛲虫等，念珠菌及浅部真菌感染等。

5. 理化因素　常见有冷风、冷水、冷物、热力、日光、压迫、摩擦及机械刺激，以及某些化学挥发性物质等。

6. 昆虫叮咬 蜜蜂、黄蜂等虫咬所致变态反应中，风团是一突出症状。刺毛虫、甲虫及飞蛾等的毛鳞刺入皮肤亦可发生风团。

7. 精神因素及内科疾病 如情绪激动、精神紧张、肿瘤、系统性红斑狼疮、传染性单核细胞增多症、风湿病、肝脏病、肾病、内分泌紊乱及代谢障碍等。

8. 遗传因素 有些与遗传过敏体质有关，如家族性寒冷性荨麻疹、遗传性血管性水肿等。

（二）病理

西医学认为荨麻疹的发病机制分为变态反应与非变态反应两种。

1. 变态反应 最常见的是Ⅰ型变态反应。上述变应原进入体内产生 IgE 抗体，附着在肥大细胞表面；当相同抗原再次进入与 IgE 结合，使肥大细胞等释放组胺、激肽、慢反应物质等化学介质引起皮肤、黏膜毛细血管扩张，通透性增高，局部组织水肿，平滑肌痉挛，腺体分泌增多而导致临床上出现一系列皮肤、黏膜症状。少数为Ⅱ型及Ⅲ型变态反应：输血引起的荨麻疹属于Ⅱ型变态反应；有的患者 IgA 缺乏时接受 A 型输血而产生 IgA，当再次输入 A 型血后即形成免疫复合物，激活补体，产生过敏毒素及各种炎症介质，引起红细胞破碎溶血及过敏性休克和荨麻疹。Ⅲ型变态反应是由于抗原（如血清制品、呋喃唑酮、某些病毒）-抗体反应激活补体，使肥大细胞释放组胺等而发生荨麻疹。

2. 非变态反应 某些药物（阿托品、阿司匹林、多黏菌素、奎宁、罂粟碱、可待因）、毒素（蛇毒、昆虫毒素、细菌毒素）、龙虾、蘑菇、草莓、贝壳类等进入体内使补体 C3 及 C5 分解产生过敏毒素 C3α、C5α，直接刺激肥大细胞产生组胺、激肽而引起荨麻疹。饮酒、运动、情绪激动可使乙酰胆碱释放增多而出现胆碱能性荨麻疹。某些特发性荨麻疹或先天性血管性水肿，可能与补体、C1 酯酶抑制物或过敏毒素灭活剂的缺陷有关。

【诊断】

一、临床表现

（一）急性荨麻疹（acute urticaria）

发病较急，先感皮肤瘙痒，很快在瘙痒处出现水肿性红斑、风团，呈鲜红色、肤色或苍白色。大小不等，小至针头，大如手掌。形态不一，有圆形、椭圆形或不规则形。全身泛发，也可局限于某 1～2 个部位。初起单个散在，逐渐扩大，有的融合成片。持续数分钟至数小时逐渐消退，风团变为环形红斑而消失，消退后不留痕迹；但新的皮疹又不断出现，此起彼伏，一日数次不等。风团出现时自觉剧痒或灼热。病情重者可出现头晕、心慌、脉搏细速、血压降低等过敏性休克表现。如系感染引起者，常伴有畏寒、发热、心悸、全身不适等中毒症状，注意有无败血症。呼吸道受累者可出现咽喉部梗噎感、气促、胸闷、呼吸困难、面唇发绀，甚至窒息而致死亡。消化道受累者可有恶心、呕吐、腹痛、腹泻等。皮肤划痕试验可呈阳性。

（二）慢性荨麻疹（chronic urticaria）

风团反复发作超过 6 周以上，且每周发作至少 2 次，称为慢性荨麻疹。患者除瘙痒外，全身症状较轻，风团时轻时重，反复发生，常在睡前或晨起较重，部分患者病程常达数月至数年之久。

根据 Champion 统计 554 例报告，单独发生荨麻疹者病程平均为 6 个月，单独发生血管性水肿者病程约为 1 年，荨麻疹合并血管性水肿者病程约为 5 年。

（三）特殊类型荨麻疹

1. 人工性荨麻疹（factitious urticaria） 又称皮肤划痕征，亦名“皮肤写字”，系因机体对外界机械刺激敏感性增高，稍受刺激，如搔抓、摩擦、钝器划过皮肤后，受刺激处即出现与划痕一致的条形风团，自觉瘙痒，与荨麻疹同时发生或单独出现。皮肤划痕试验阳性。

2. 寒冷性荨麻疹（cold urticaria） 冷刺激后或复温时出现风团或水肿，分为获得性与家族性两种。①获得性寒冷性荨麻疹多见于女性，青年居多；当接触冷风、冷水、冷物或气温突然降低时，于接触部位或暴露部位出现风团或水肿，自觉瘙痒，持续半小时或数小时消退；有的进冷饮后出现口腔和喉头水肿；少数可出现胸闷、气促、心悸、腹痛、腹泻，口唇及手足发麻甚至晕厥、休克等；寒冷性休克常是冷水中游泳的死因之一；冰块或冷水试验阳性，被动转移试验可阳性；本病大多数为原发，少数可继发于冷球蛋白血症、冷纤维蛋白原血症、冷溶血症、阵发性冷性血红蛋白尿症。②家族性寒冷性荨麻疹较罕见，为常染色体显性遗传性疾病；自幼发病，反复发作，持续终身；遇冷后出现风团、红斑、丘疹，自觉灼热或灼痛，不痒；可伴有畏寒、发热、头痛、关节痛、白细胞增多等；被动转移试验阴性，冰块试验阴性；其发病机制未明。

3. 胆碱能性荨麻疹（cholinergic urticaria） 多见于年轻人，常在饮酒、喝热饮、运动受热或情绪激动时使胆碱能神经发生冲动，释放乙酰胆碱，作用于肥大细胞并引发后者释放组胺等而出现风团。皮疹为直径 1～3mm 的圆形丘疹性风团，散在或密集分布，但不互相融合。持续半小时至 1 小时消退。累及躯干及四肢近端，面部及掌跖很少发生。自觉剧痒，偶有出汗、流涎、头痛、头晕、恶心、腹痛、腹泻等。慢性病程，数年后逐渐好转。用 1∶5000 乙酰胆碱做皮试或皮肤划痕试验阳性，被动转移试验可为阳性。

4. 日光性荨麻疹（solar urticaria） 较少见，皮肤经日光、紫外线、红外线照射后，在暴露部位出现红斑、风团，持续数分钟至 1 小时消退。自觉瘙痒及针刺感。重者伴畏寒、乏力、痉挛性腹痛、晕厥等全身症状。一般认为，紫外线波长 300nm 左右敏感性最高，属光变态反应。有的可能为光毒性反应致组胺释放而发病。光感试验阳性，被动转移试验阳性。

5. 压力性荨麻疹（pressure urticaria） 又称迟发型压力性荨麻疹。皮肤受压后 4～6 小时出现真皮及皮下组织弥漫性水肿，持续 8～12 小时消退。常累及行走、站立后的足底，久坐后的臀部，手提重物或穿紧身衣等受压处。自觉瘙痒、紧绷感、灼痛等。可出现流感样症状（如疲乏、畏寒、发热、头痛、关节痛等）。慢性病程，常持续 1～40 年（平均 9 年）。重物压迫试验阳性。发病机制不明，可能与“皮肤划痕征”相似。

6. 接触性荨麻疹（contact urticaria） 皮肤接触某些物质后局部出现风团及皮肤潮红。自觉瘙痒、灼热感。本病可分为免疫性和非免疫性两类。后者常在接触二甲亚砜（DMSO）、苯甲酸、荨麻、昆虫及水母毒素后数分钟局部出现风团及血管性水肿。其确切发病机制未明。免疫原性者直接或间接接触抗原后，大多数系 IgE 介导的过敏反应，出现风团或血管性水肿。皮肤斑贴试验阳性。

7. 血清病性荨麻疹（serum sickness urticaria） 因注射异体血清、动物源性疫苗后8～13天，躯干或全身出现风团、瘙痒，伴发热、全身不适、关节痛、恶心、呕吐、淋巴结肿大等。病程多数为自限性，无后遗症。属Ⅲ型变态反应。血中补体降低。

二、实验室及其他检查

急性细菌感染者血中白细胞总数及中性粒细胞比例增高，可出现核左移及中毒颗粒，有的血培养阳性。病毒感染者血中淋巴细胞可增多。变态反应者血中嗜酸性粒细胞增多或降低，有的浆细胞增高。有的血中补体降低，酌情做真菌、寄生虫检查及病理活检。

组织病理学改变主要表现为真皮水肿，乳头及真皮上部有浆液性渗出，小血管及毛细血管、淋巴管扩张，血管周围轻度炎性细胞浸润。变应原检测可协助查找致敏原。

【鉴别诊断】

丘疹性荨麻疹 好发于儿童，多发于四肢、躯干，红色梭形或圆形风团样丘疹，中心可有水疱，病程3～7天，消退后留有色素沉着斑。

【治疗】

一、治疗原则

中医治疗的原则是辨证论治，根据不同证型选方用药，辨治当抓住一个“风”字。西医治疗原则为积极寻找和祛除病因，避免各种诱发因素，以内用药治疗为主。

二、中医治疗

（一）辨证论治

1. 风热犯表证

症候：多发于夏季，起病急，风团鲜红，灼热剧痒，遇热则皮损加重；伴发热恶寒，咽喉肿痛；舌质红，苔薄白或薄黄，脉浮数。

治法：辛凉解表，疏风清热。

主方：消风散。

加减：风团鲜红灼热者，加牡丹皮、赤芍；口渴者加芦根；瘙痒重者加钩藤。

2. 风寒束表证

症候：多发于冬季，风团色白或淡，遇风寒加重，得暖则减，口不渴；舌质淡，苔白，脉浮紧。

治法：辛温解表，疏风散寒。

主方：桂枝汤或麻黄桂枝各半汤。

加减：舌苔薄白腻、恶寒者加羌活；恶心欲呕者加半夏；恶寒怕冷者加炙黄芪、炒白术、防风。

3. 肠胃湿热证

症候：风团大片、色红、瘙痒剧烈；兼见腹痛不适，大便或溏或秘，小便色黄；舌质红，苔黄或腻，脉滑或濡数。

治法：清热利湿，祛风止痒。

主方：防风通圣散。

加减：大便溏者去大黄，加薏苡仁；恶心、呕吐者加半夏、茯苓。

4. 血虚风燥证

症候：风团反复发作，迁延日久，午后或夜间加剧；伴心烦易怒，口干，手足心热；舌红少津，脉沉细。

治法：养血祛风，润燥止痒。

主方：当归饮子。

加减：口渴者加石斛、麦门冬；心烦失眠者加炒枣仁、首乌藤；瘙痒较甚者加首乌藤、刺蒺藜。

（二）中医外治

1. 熏洗法　用香樟木、蚕砂各 30～60g，或苍耳草、凌霄花、冬瓜皮适量，任选 1～2 味煎汤熏洗。三黄洗剂外搽患处。

2. 放血疗法　①耳背静脉放血：用消毒三棱针刺之出血，每 3 天 1 次，10 次为一疗程；②分别在双耳轮、双中指尖、双足趾尖消毒后用三棱针刺之放血，每 3 天 1 次，5 次为一疗程。

（三）针灸治疗

可用于慢性荨麻疹。

1. 体针　风团泛发于全身者，选风市、风池、大椎、大肠俞。风团发于下半身，者取血海、足三里、三阴交。

2. 耳针　取脾、肺、皮质下、肾上腺、内分泌、神门、荨麻疹穴等。

三、西医治疗

（一）内用药物

1. 急性荨麻疹　常用抗组胺药如氯苯那敏、赛庚啶、酮替芬、异丙嗪、苯海拉明、去氯羟嗪、羟嗪等，任选 1～2 种；非镇静类抗组胺药，如氯雷他定、特非那定、西替利嗪、美喹他嗪等任选一种联合应用，症状都能得到控制。症状缓解后逐渐减量。皮疹广泛者加用钙剂。如喉头水肿、呼吸困难或过敏性休克应立即注射 1∶1000 肾上腺素 0.5～1ml（心脏病患者慎用）。静脉注射氢化可的松 100～200mg 或地塞米松 10～20mg，酌情给予氨茶碱 0.25g，给予吸氧。必要时气管切开，心电监护。如感染引起者要用有效的抗生素或抗病毒药，及时处理感染病灶。腹痛者加用阿托品、山莨菪碱等。

2. 慢性荨麻疹　选用上述 2～3 种抗组胺药联用。可加用 H_2 受体拮抗剂，如西咪替丁、雷尼替丁等。酌情加用氟桂利嗪、氨茶碱、硝苯地平、氯喹等。也可选用非特异性免疫疗法如组胺、丙种免疫球蛋白、静脉封闭治疗、自血疗法、胎盘组织液等。

3. 特殊类型荨麻疹

（1）皮肤划痕征：选用 H_1、H_2 受体拮抗剂，如羟嗪、雷尼替丁等，严重者加用皮质类固醇激素。

（2）寒冷性荨麻疹：注意保暖。首选赛庚啶，酌情加用羟嗪、酮替芬、氨基己酸。可行冷脱敏治疗。

（3）胆碱能性荨麻疹：应避免过热、情绪激动。除用抗组胺药外，可加用抗胆碱药，如山莨菪碱、阿托品等。也可选用达那唑 0.6g/d，渐减为 0.2～0.3g/d 或美喹他嗪 5mg bid。

（4）压力性荨麻疹：用抗组胺药无效，可用皮质类固醇激素。

（5）日光性荨麻疹：除用抗组胺药外可合并用氯喹。

（二）外用药物

局部外用安抚止痒药，可予1%薄荷或樟脑炉甘石洗剂外用。局部使用遮光剂对日光性荨麻疹有一定效果。

第十三节　神经性皮炎

神经性皮炎（neurodermatitis）又名慢性单纯性苔癣（lichen simplex chronicus），是一种以阵发性瘙痒和皮肤苔癣样变为特点的慢性皮肤病。好发于青壮年。时轻时重，多在夏季加剧、冬季缓解。中医学的“牛皮癣”“摄领疮”与本病相类似。

【病因病理】

一、中医病因病机

情志内伤、风邪侵扰是本病发病的诱发因素，营血失和、经脉失疏、气血凝滞则为其病机（表23－20）。

表23－20　神经性皮炎的中医分型及病因病机

肝郁化火	血虚肝旺、情志不遂、郁闷不舒，或紧张劳累、心火上炎，以致气血运行失职，凝滞肌肤，容易诱发，常易致病情反复发作
风湿蕴肤	风湿热蕴阻肌肤，或颈项多汗，衣着硬领摩擦刺激而致本病
血虚风燥	病久阴津暗耗，营血不足，血虚生风生燥，皮肤失去濡养而成

二、西医病因病理

本病的病因尚不十分清楚，一般认为与神经系统功能障碍、大脑皮质兴奋或痒觉兴奋过度有关。根据临床观察，多数病人有头晕、失眠、烦躁易怒、焦虑不安等神经衰弱症状。如神经衰弱的症状得到改善，神经性皮炎的症状也可能有所好转。搔抓、摩擦、日光照射、多汗或机械性刺激均可促发本病。

【诊断】

一、临床表现

本病多见于青年和成人，老年人较少见，儿童一般不发病。好发于颈后及两侧、肘部、股内侧、骶部及小腿伸侧等处。常呈对称性分布，亦可沿皮神经分布呈线状排列。

皮损初起为有聚集倾向的多角形扁平丘疹，皮色正常或略潮红，表面光泽或覆有菲薄的糠秕状鳞屑。由于不断地搔抓或摩擦，丘疹逐渐扩大，互相融合成片；继之局部皮肤增厚，纹理加深，互相交错，表面干燥粗糙，并有少许灰白色鳞屑而呈苔癣样变。皮肤损害可呈圆形或不规则形斑片，边界清楚，触之粗硬。由于搔抓，患部及其周围可伴有抓痕、出血点或血痂，其附近可有新的扁平小丘疹出现。自觉阵发性奇痒，衣被摩擦与汗渍时更剧，入夜尤甚，搔之不知痛楚。情绪波动时，瘙痒也随之加剧。因瘙痒可影响工作和休息，患者常伴有失眠、头晕、烦躁症状。

本病病程缓慢，常数年不愈，反复发作。临床上按其发病部位、皮损多少分为泛发型和局限型两种。局限型，皮损仅见于颈项等局部，为少数境界清楚的苔癣样肥厚斑片；泛发型，分布较广泛，好发于头颈、四肢、肩腰部等处，甚至泛发全身各处，皮损特点与局限型相同。

二、实验室及其他检查

病理变化表现为表皮角化过度，棘层肥厚，表皮嵴延长，也可伴有轻度海绵形成。真皮部毛细血管增生，管壁增厚，血管周围有淋巴细胞浸润。此外，尚可见真皮成纤维细胞增生，呈纤维化。

【鉴别诊断】

神经性皮炎的鉴别诊断见表23－21。

表23－21　神经性皮炎的鉴别诊断

慢性湿疹	多由糜烂、渗出等急性或亚急性湿疹演变而来，浸润肥厚明显，边界不清楚，无一定好发部位，病程中皮损倾向湿润
原发性皮肤淀粉样变	好发于两小腿伸侧及上背部，皮损为粟粒至绿豆大小、呈圆形或不规则圆形的褐色丘疹，成群或密集分布，有的呈串珠状排列；组织病理切片用结晶紫染色，有高度诊断价值

【治疗】

一、治疗原则

首先祛除不良因素刺激后，根据病情及皮肤受累范围的大小选择相应的治疗方案。中医治疗初期重点在清肝泻火、祛风止痒；后期及反复发作者重点在养血活血、润肤止痒。

二、中医治疗

（一）辨证论治

1. 肝郁化火证

症候：皮损色红；伴心烦易怒，失眠多梦，眩晕心悸，口苦咽干；舌边尖红，脉弦数。多见于泛发型患者。

治法：清肝泻火。

主方：龙胆泻肝汤。

加减：烦躁失眠者，加珍珠母、合欢皮；口干渴者，加玄参、石斛。

2. 风湿蕴肤证

症候：皮损呈淡褐色片状，粗糙肥厚，剧痒时作，夜间尤甚；苔薄白或白腻，脉濡而缓。多见于局限型患者。

治法：疏风利湿。

主方：消风散。

加减：糜烂湿润者，加牡丹皮、土茯苓；灼痒甚者，加紫草、槐花、乌梢蛇。

3. 血虚风燥证

症候：皮损灰白，抓如枯木，肥厚粗糙似牛皮；伴心悸怔忡，失眠健忘，女子月经不调；舌淡，脉沉细。多见于老年人及体质虚弱患者。

治法：养血祛风润燥。

主方：四物消风饮或当归饮子。

加减：月经不调者，加川芎、益母草；皮损肥厚者，加桃仁、红花。

（二）中医外治

皮损较薄者，外涂 2 号癣药水、斑蝥醋、百部酊、川槿皮酊等，每天 3 ~4 次。皮损较厚者外涂润肤膏、黑油膏、藜芦膏等，每天 3 ~4 次。

（三）针灸治疗

常取穴曲池、血海；备用穴为合谷、三阴交。中强刺激，每天 1 次，留针 15 ~30 分钟。

三、西医治疗

（一）内用药物

1. 对症治疗　有神经衰弱症状及瘙痒剧烈者，可应用镇静剂及抗组胺类药物。

2. 封闭疗法　较常应用，疗效较好。

（1）苯海拉明局部封闭：苯海拉明 25mg，0.5% 普鲁卡因溶液加至 25ml，皮疹处皮下浸润注射，隔日 1 次。

（2）皮质类固醇局部封闭：可选用地塞米松或泼尼松，并加入适量盐酸普鲁卡因，做局部皮下封闭。以泼尼松为例，每次用量一般不超过 25mg，每周 2 次。

（3）静脉封闭：泛发型神经性皮炎局部封闭有困难者，可行静脉封闭。

（二）外用药物

各类皮质类固醇激素软膏、二甲亚砜制剂、焦油类制剂等均有明显疗效。焦油类制剂中常用者有5% ~10%黑豆馏油、糠馏油、松馏油、煤焦油等，涂药后以塑料薄膜封包则效果更佳。若皮损比较肥厚者，可选择皮炎灵硬膏或慢性皮炎膏敷贴。亦可用地塞米松或泼尼松龙0.5 ~1.0ml 加等量1%普鲁卡因皮损内注射，每周1次。

此外，局限型神经性皮炎还可以选用物理及放射疗法，外涂液氮或二氧化碳雪。皮损少且顽固者可选用 ^{90}Sr、^{32}P 敷贴或浅层 X 线放射治疗。

第十四节　玫瑰糠疹

玫瑰糠疹（pityriasis rosea）是一种以覆有糠状鳞屑的玫瑰色斑疹、斑丘疹为典型皮损的炎症性、自限性皮肤病。多见于成年人，春、秋季好发。临床特征是初起见一指甲大小的圆形玫瑰红色“母斑”且上覆鳞屑，继而分批出现形态相似而较小的“子斑”，自觉有不同程度的痒感，可自然消退。本病属中医学“风热疮”“风癣”范畴。

【病因病理】

一、中医病因病机

本病因饮食不节，过食辛辣炙煿，或情志抑郁化火，致血分蕴热，热伤阴液，阴虚化燥生风，复感风热外邪，内外合邪，郁闭肌肤，闭塞腠理而成（表23－22）。

表23－22　玫瑰糠疹的中医分型及病因病机

风热蕴肤	过食辛辣或情志抑郁化火，血分蕴热，热伤阴液，化燥生风，复感风热外邪，郁闭肌肤，闭塞腠理
风热血燥	患病日久，风热之邪耗伤阴血，血不养肤，化燥生风

二、西医病因病理

1. 病因　本病病因尚不明确。可能与病毒感染（如柯萨奇 B 组病毒）、细菌感染、真菌感染、寄生虫感染或过敏反应等相关，或认为是胃肠中毒的皮肤表现，但均未获充分证据证实。

2. 病理　细胞免疫反应可能参与本病的发生。

【诊断】

一、临床表现

初起损害往往发生于躯干或四肢近端，为指甲大小或稍大的圆形或椭圆形玫瑰色或黄红色斑疹，表面覆有细薄的糠秕样鳞屑，称为母斑或先驱斑、原发斑；母斑出现1 ~2 周后，躯干、四肢、颈部等处迅速地分批出现形态相似而较小的皮疹，称为子斑或继发斑。皮疹边界清楚，椭圆形皮损长轴的方向和皮纹走行一致，中心略有细微皱纹。皮疹大小不一，对称分布，多数孤立不融合。子斑出现后，母斑颜色可变暗淡。颜面及小腿一般不发生皮损，偶有累及黏膜。

自觉皮损处有不同程度的痒感。有的患者可伴有全身不适、关节酸痛、低热、颈部或腋下淋巴结肿大。

本病预后良好，一般4～8周可自然消退，但也有延至2～3个月或更长时间者。痊愈后皮肤恢复正常，愈后一般不复发。

二、实验室及其他检查

实验室检查多无异常。

【鉴别诊断】

玫瑰糠疹的鉴别诊断见表23－23。

表23－23　玫瑰糠疹的鉴别诊断

花斑癣	多发于胸背、颈侧、腋窝、肩胛等多脂与多汗部位，皮损为黄豆到蚕豆大小斑片，微微发亮；初起为淡红或赤紫色，将愈时呈灰白色斑片。真菌检查阳性
银屑病	皮损为红斑上堆集较厚的银白色鳞屑，刮去鳞屑后其下可见薄膜，搔抓后可见点状出血，病程较长，反复发作
脂溢性皮炎	发生于皮脂溢出部位，开始为轻度潮红斑片，上覆灰白色或灰黄色糠状鳞屑，伴轻度瘙痒，皮疹扩展，可见油腻性鳞屑性斑片；严重者伴有渗出、厚痂并有臭味

【治疗】

一、治疗原则

中医治疗以清热、凉血、祛风、止痒为主，西医治疗以减轻症状和缩短病程为主。以中医辨证论治结合西医对症治疗可明显缩短病程，疗效显著。

二、中医治疗

（一）辨证论治

1. 风热蕴肤证

症候：发病急骤，皮损呈圆形或椭圆形淡红斑片，中心见细微皱纹，表面少量糠秕状鳞屑；伴心烦口渴，大便干结，小便黄；舌红，苔薄白或薄黄，脉浮数。

治法：清热疏风止痒。

主方：消风散。

加减：瘙痒明显者加白鲜皮、地肤子以清热疏风止痒，热甚者酌加板蓝根、鱼腥草、蚤休清热解毒、除湿止痒。

2. 风热血燥证

症候：发病时间稍长，斑片紫红或鲜红，鳞屑较多，瘙痒较剧，伴抓痕、血痂；烦热，口渴欲饮；舌红，苔少，脉细数。

治法：清热凉血，养血润燥。

主方：凉血消风汤。

加减：血热甚者加水牛角、牡丹皮清热凉血解毒。

（二）中医外治

1. 三黄洗剂或青黛膏或5%～10%硫黄软膏外涂，每日2次。

2. 苦参30g，蛇床子15g，明矾15g，地肤子15g，白鲜皮15g，煎水熏洗，每日2～3次。

三、西医治疗

治疗方案的选择见表23－24。

表23－24　玫瑰糠疹的治疗方案选择

方法	药物及剂量
抗组胺治疗	马来酸氯苯那敏片4mg口服，每日3次。或盐酸左西替利嗪片10mg口服，每日1次；儿童初始剂量为2.5mg，每日1次
静脉封闭治疗	0.25%普鲁卡因注射液20ml静脉注射，每日1次
皮质类固醇激素治疗	适用于病情较重者
	泼尼松20～40mg/d口服，每日1次，早晨顿服
紫外线照射	用于炎症减轻时或顽固发作者
	Ⅰ～Ⅱ度红斑量，每间隔2～3日照射1次，10次为一疗程
外治	酌情选用炉甘石洗剂或糠酸莫米松软膏外用，每日2次

第十五节　银屑病

银屑病（psoriasis）是一种常见的慢性复发性炎症性皮肤病。临床皮损特征是红斑、丘疹、斑块，上覆多层银白色鳞屑，刮除鳞屑可见半透明薄膜，刮开薄膜可见筛点状出血。本病有一定遗传倾向，大多数冬季发病或加重，易反复发作，不易根治。本病属于中医学“白疕”“松皮癣”“干癣”“白壳疮”“蛇虱”等范畴。

【病因病理】

一、中医病因病机

本病多因素体营血亏损，血热内蕴，化燥生风，肌肤失养而成；外因风、湿、热、火毒侵袭肌肤，以致营卫不和、气血失调，郁于腠理而发（表23－25）。

表23－25　银屑病的分型及病因病机

血热内蕴	机体蕴热偏盛，或性情急躁，心火内生，或外邪入里化热，或恣食辛辣肥甘及荤腥发物，伤及脾胃，郁而化热，内外之邪相合，蕴于血分，血热生风而发
血虚风燥	素体虚弱，气血不足，或病久耗伤营血，阴血亏虚，生风化燥，肌肤失养而成；热蕴日久，生风化燥，肌肤失养气血运行不畅，以致经脉阻塞，气血瘀结，肌肤失养而反复不愈
风寒湿痹	久病气血耗伤，卫外不固，风寒湿之邪乘虚外袭，客于肌肤腠理，流于经络，阻于关节，经脉痹阻，关节屈伸不利
湿毒蕴阻	恣食辛辣肥甘及荤腥发物，伤及脾胃，运化失常，湿浊内生，郁久化热成毒，湿毒之邪蕴于肌肤
火毒炽盛	疾病日久，药食不节，热蕴成毒，火毒炽盛，气血两燔而发

二、西医病因病理

1. 病因 目前银屑病的确切病因尚未明确，遗传因素、免疫因素、感染因素、精神因素、外伤、妊娠、手术、吸烟、某些药物作用等对银屑病的发生都有一定影响。

2. 病理 目前多认为，银屑病由多因素引起，通过免疫介导的共同通路，最后引起角质形成细胞发生增殖。寻常型银屑病皮损处淋巴细胞、单核细胞浸润明显，尤其是“T淋巴细胞真皮浸润”为银屑病的重要病理特征。目前免疫系统研究推测皮损中活化的T淋巴细胞释放细胞因子刺激角质形成细胞增殖，促发并参与银屑病的发生与发展。

【诊断】

一、临床表现

根据银屑病的临床特征，可以分为寻常型、脓疱型、关节型、红皮病型四种类型，可合并发生或相互转化。

（一）寻常型

是临床最常见的类型。皮损好发于头皮和四肢伸侧，对称分布。皮损形态多样，呈点滴状、钱币状、斑块状、地图状、蛎壳状、混合状等。初起为针头大小的丘疹，逐渐扩大为绿豆、黄豆大小的淡红色或鲜红色丘疹或斑丘疹，可融合成斑块，表面覆盖多层干燥银白色鳞屑，刮除鳞屑可见淡红色发亮的半透明薄膜，称为薄膜现象。再刮除薄膜则见多个筛状出血点，称点状出血现象（Auspitz 征）。银白色鳞屑、薄膜现象、点状出血现象是本病的特征性表现，具有诊断价值。发生在头部者，其发呈束状；发生在指（趾）者，甲板失去光泽并增厚，有顶针状凹陷；发生在黏膜者，口腔表现为灰白色斑片伴四周红晕且基底浸润，累及龟头者则为边界清楚的干燥性红斑、刮之有白色鳞屑。病程分为三期。

1. 进行期 新皮损不断出现，原皮损不断扩大，颜色鲜红，鳞屑较多；针刺、摩擦、外伤处可出现皮疹，称为同形反应（Koebner 现象）。

2. 静止期 病情稳定，基本无新发皮损，原皮损颜色暗红，无明显变化。

3. 退行期 皮损颜色变淡，鳞屑减少，逐渐从中心开始消退，遗留有暂时性色素减退斑或色素沉着斑。一般下肢、头皮的皮损消退相对缓慢。

（二）脓疱型

可分为泛发性和掌跖性两种。

1. 泛发性脓疱型 常在寻常型银屑病的皮损上出现密集分布、针尖至粟粒大小的黄白色脓疱，约2周消退；再发新脓疱。严重者可急性发病，全身出现密集脓疱，并融合成脓湖，常伴有发热、关节肿痛等全身不适。

2. 掌跖性脓疱型 皮损局限于手足部，掌跖出现对称性红斑，其上密集针尖至粟粒大小的脓疱，不易破溃；约2周干涸、结痂、脱落，脓疱反复发生，顽固难愈。

（三）关节型

除有寻常型银屑病的基本皮损，还有关节酸痛、肿胀、活动受限甚至变形。多侵犯指（趾）末端关节，严重时累及大关节。关节红、肿、热、痛，可见骨质破坏，可伴有发热等全身症状。

(四) 红皮病型

常在寻常型银屑病的基础上，由于外用刺激性很强的药物，或长期大剂量应用激素后突然停药等治疗不当而引起。表现为全身皮肤弥漫性潮红、肿胀、浸润，大量脱屑，掌跖角化，指（趾）甲增厚脱落。伴有畏寒、发热、浅表淋巴结肿大等全身症状。

二、实验室及其他检查

1. 实验室常规检查　常见外周血白细胞增多，血沉加快，脓疱型银屑病细菌培养阴性。

2. 组织病理检查　寻常型银屑病表现为角化不全为主，伴角化过度，颗粒层变薄或消失，棘层增厚，表皮突延伸，真皮乳头呈杵状向上延长，乳头上方表皮变薄，角质层内或其下方可见 Munro 微脓肿。脓疱型银屑病表皮变化与寻常型相似，但海绵状脓疱较大，角化不全和表皮突延伸较轻，真皮炎症浸润较重。红皮病型银屑病除有上述特征外，其变化与湿疹相似。

【鉴别诊断】

寻常型银屑病应与玫瑰糠疹、脂溢性皮炎相鉴别（表 23 – 26）。

表 23 – 26　寻常型银屑病的鉴别诊断

玫瑰糠疹	皮疹好发于躯干、四肢近端，表现为椭圆形红斑，上覆细薄鳞屑，皮损长轴与皮纹走向一致，无薄膜及点状出血现象
脂溢性皮炎	皮疹好发于头皮及颜面皮脂溢出部位，表现为红斑边界不清，鳞屑多呈油腻性，头发不呈束状，病久有脱发现象

【治疗】

一、治疗原则

寻常型以中医辨证论治为主要方法，常治以凉血消斑、养阴润燥为重点；脓疱型、关节型、红皮病型应中西医结合治疗。西医治疗以抑制角质形成细胞的分裂、增殖为主。

二、中医治疗

(一) 辨证论治

1. 血热内蕴证

症候：常见于寻常型银屑病进行期，皮疹多呈点滴状，发展迅速，颜色鲜红，层层银屑，瘙痒剧烈，抓之有点状出血；伴口干舌燥，咽喉疼痛，心烦易怒，大便干燥，小便黄赤；舌质红，苔薄黄，脉弦滑或数。

治法：清热凉血，解毒消斑。

主方：犀角地黄汤（犀角改用水牛角）。

加减：红斑明显者加夏枯草、郁金清热散结，凉血散血；阴伤者加北沙参、麦冬养阴；血热盛者加大青叶、白茅根凉血。

2. 血虚风燥证

症候：病程较久，多为寻常型银屑病退行期。皮疹多呈斑片状，颜色淡红，鳞屑减少，干燥皲裂，自觉瘙痒；伴口咽干燥；舌质淡红，苔少，脉沉细。

治法：养血滋阴，润肤息风。

主方：当归饮子。

加减：风盛瘙痒者加白鲜皮、蒺藜祛风止痒。

3. 风寒湿痹证

症候：多见于关节病型银屑病。皮疹红斑不鲜，鳞屑色白而厚；伴关节肿痛、活动受限，甚至僵硬畸形；舌淡，苔白腻，脉濡滑。

治法：祛风除湿，活血通络。

主方：独活寄生汤。

加减：关节肿痛明显者加秦艽、威灵仙、忍冬藤、土茯苓、萆薢、黄柏除湿利关节。

4. 湿毒蕴阻证

症候：多见于脓疱型银屑病。皮损多发生在腋窝、腹股沟等皱褶部位，红斑糜烂，鳞屑黏厚，瘙痒剧烈；或掌跖红斑、脓疱、脱皮；或伴关节酸痛、肿胀、下肢沉重；舌质红，苔黄腻，脉滑。

治法：清热利湿，解毒通络。

主方：萆薢渗湿汤。

加减：病重糜烂成片者加苦参、土茯苓、蜂房、白花蛇舌草等除湿解毒。

5. 火毒炽盛证

症候：多见于红皮病型银屑病。全身皮肤潮红、肿胀、脱屑、灼热痒痛，或有密集小脓疱；伴壮热、口渴、头痛、畏寒、大便干燥、小便黄赤；舌红绛，苔黄腻，脉弦滑数。

治法：清热解毒，凉血养阴。

主方：清瘟败毒饮。

加减：寒战、高热者加石膏、玳瑁等清热；脱屑较多者加北沙参、石斛养阴。

（二）中医外治

进行期宜用温和之剂，常用清热解毒凉血中药如土茯苓、黄柏、冰片、牡丹皮、大青叶等煎汤冷敷，后用黄连软膏外擦；静止期和退行期可用中药药浴，再外搽黄连膏，并以塑料薄膜封包治疗。

三、西医治疗

（一）内用药物

1. 维A酸类 本类药具有促进表皮细胞分化作用，可使表皮细胞恢复正常角化及增殖。常用药有异维A酸和阿维A酸。

2. 免疫抑制剂 用于红皮病型、泛发性脓疱型、关节型及其他疗法效果不佳的重症寻常型银屑病。甲氨蝶呤（MTX）每周10～25mg口服，每周剂量不超过50mg；单剂量顿服使用或每12小时服用2.5mg，连服3次，以后每周重复给药。环孢素每日5～12mg/kg。雷公藤多苷每次10～20mg，每日3次。

3. 维生素　维生素 A、维生素 D_2 及维生素 C。

4. 抗生素　急性点滴状银屑病可用青霉素、头孢噻啶等，脓疱型银屑病可用甲砜霉素。

5. 免疫调节剂　转移因子及胸腺素。

6. 皮质类固醇激素　目前一般不主张内用皮质类固醇激素。仅用于红皮病型、关节型和泛发性脓疱型银屑病经其他疗法无效时。

（二）外用药物

1. 焦油制剂　5% ~10% 松馏油、黑豆馏油。

2. 糖皮质激素制剂　中、长效制剂，如糠酸莫米松、卤米松等。

3. 维生素类　维生素 D_3 衍生物，如卡泊三醇。

4. 维 A 酸类　常用浓度 0.025% ~0.1%，如 0.1% 他扎罗汀。

5. 其他　10% ~15% 尿素软膏，5% ~10% 硫黄软膏等。

（三）物理疗法

1. 紫外线　采用 UVB 和窄谱 UVB 照射治疗，适用于静止期和冬季发病的患者。

2. 光化学疗法（PUVA）　口服光敏药 8 - 甲氧沙林（8 - MOP）后照射长波紫外线（UVA），适用于其他疗法不能控制的顽固性银屑病。

第十六节　脂溢性皮炎

脂溢性皮炎（seborrheic dermatitis）是多发于皮脂溢出部位的一种慢性炎症性皮肤病。临床特征是淡红色或淡黄色斑片，上覆糠秕状鳞屑，伴有不同程度的瘙痒。本病以青壮年多见，新生儿也有发生。病程缓慢，反复发生。本病属中医学“白屑风”“面游风”的范畴。

【病因病理】

一、中医病因病机

本病主要因素体湿热内蕴、感受风邪所致（表 23 - 27）。

表 23 - 27　脂溢性皮炎的中医分型及病因病机

风热血燥	风热外袭，郁久耗伤阴血，阴伤血燥，或平素血燥之体，血虚生风，复感风热之邪，风热燥邪蕴阻肌肤，肌肤失于濡养而致
胃肠湿热	恣食肥甘油腻、辛辣之品，以致脾胃运化失常，化湿生热，湿热蕴阻肌肤而成

二、西医病因病理

1. 病因　本病病因不明，可能与免疫、遗传、激素、神经和环境等有关。此外，精神因素、饮食习惯、嗜酒、维生素 B 缺乏对本病的发生、发展也有一定影响。

2. 病理　本病是在皮脂溢出的基础上引起的继发炎症。研究发现糠秕马拉色菌与本病的发病密切相关，糠秕马拉色菌在皮脂分泌旺盛阶段的青春期前、后及新生儿时期较活跃，它可使脂溢性皮炎患者致敏，诱导机体产生抗糠秕马拉色菌的特异性抗体，从而引起特异

性抗原-抗体反应。另外，大量增多的皮脂，在痤疮丙酸杆菌等致病微生物的作用下分解为游离脂肪酸，刺激皮肤引起炎症。

【诊断】

一、临床表现

本病往往局限或开始于头皮，症状加重时可向面部、耳后、腋窝、上胸部、肩胛部、脐窝、耻骨联合区及腹股沟等部位蔓延。

1. 鳞屑型 皮损为大小不一的淡红色斑片，上覆白色糠秕状鳞屑，在头皮部可较厚，伴头皮剧痒，梳头或搔抓时头屑易于脱落，毛发干枯，常有脱发。

2. 结痂型 皮损为黄红色红斑，上覆油腻性痂屑，可有糜烂、渗出，常伴臭味。头部皮损早期油脂分泌多或头屑多，伴不同程度瘙痒，逐渐出现头发细软、脱落致秃顶。前额、耳后皮损可有糜烂或黄痂，基底潮红。鼻唇沟、鼻翼出现黄红色或淡红色油腻性斑片。严重者皮损自头部开始向下蔓延，甚至泛发全身，表现为湿疹样皮损或红皮病。

二、实验室及其他检查

实验室检查无特异性，真菌涂片镜检未见孢子、菌丝。病理检查：表皮棘化，鳞屑中央与毛囊口粘连，常可见海绵形成，血管周围炎性细胞浸润。

【鉴别诊断】

脂溢性皮炎应与白癣、寻常型银屑病相鉴别（表23-28）。

表23-28 脂溢性皮炎的鉴别诊断

白癣	好发于儿童，表现为头部有灰白色鳞屑斑片，其上有长短不齐的断发，发根有白色菌鞘；真菌检查阳性
寻常型银屑病	皮损颜色鲜红，多层银白色鳞屑，无油腻感，刮除鳞屑后有薄膜现象、点状出血，头发呈束状但不脱落

【治疗】

一、治疗原则

中西医结合治疗，中医以祛风清热、健脾除湿为主，西医以祛脂、抗炎、杀菌、止痒为主。

二、中医治疗

（一）辨证论治

1. 风热血燥证

症候：多发于头面部，表现为淡红色斑片，上覆灰白色鳞屑，红色油痂，头皮瘙痒，头屑多，毛发干枯脱落；伴口干口渴，大便干燥；舌质偏红，苔薄白，脉细数。

治法：祛风清热，养血润燥。

主方：消风散合当归饮子。

加减：红斑色鲜者加连翘、栀子、桑白皮、地骨皮清虚热；阴亏者加北沙参、麦冬养阴。

2. 肠胃湿热证

症候：皮损为潮红斑片，上覆油腻性痂屑，正常头皮亦较油腻；伴口苦口黏，脘腹痞满，小便短赤，大便臭秽；舌质红，苔黄腻，脉滑数。

治法：清热除湿，祛风止痒。

方药：萆薢渗湿汤。

加减：舌苔厚者加苦参、土茯苓、防风、刺蒺藜；热盛者加桑白皮、地骨皮、夏枯草、白花蛇舌草清热解毒。

（二）中医外治

1. 鳞屑型　发生于头皮者可用白屑风酊外搽，位于面部者可用痤疮洗剂外搽。

2. 结痂型　渗出较少者可用清热解毒中药制剂，如颠倒散洗剂外洗或冷湿敷，湿敷后外搽青黛膏。

（三）针灸治疗

针刺曲池、肺俞、合谷、大椎等穴位。

三、西医治疗

1. 内用药物　口服维生素 B_2、维生素 B_6 等，瘙痒剧烈时可用抗组胺药、镇静剂，炎症明显者可短期使用雷公藤多苷或小剂量泼尼松。

2. 外用药物　以祛脂、抗炎、杀菌、止痒为主。常用药物有皮质类固醇激素、复方益康唑或咪康唑软膏。

第十七节　痤　疮

痤疮（acne）是一种多因素导致的毛囊皮脂腺慢性炎症性皮肤病。临床以粉刺、丘疹、脓疱、结节、囊肿等皮损为特征，好发于颜面、前胸、后背等部位。本病常发生于青春期男女，属于中医学“粉刺”的范畴。

【病因病理】

一、中医病因病机

本病基础病机为素体阳热偏盛，肺经蕴热、湿热上蒸颜面或湿热痰瘀凝滞肌肤（表23－29）。

表23－29　痤疮的中医分型及病因病机

肺经风热	素体阳热偏盛，肺经蕴热，复受风邪，熏蒸面部而发
肠胃湿热	过食辛辣肥甘厚味，助湿化热，湿热互结；脾胃运化失常，湿浊内停，郁久化热，湿热上蒸颜面而发
痰湿瘀滞	肺经蕴热或湿热内生，热灼津液，煎炼成痰，湿热痰瘀凝滞肌肤而发

二、西医病因病理

1. 病因 本病发病主要与雄激素及皮脂分泌增加、毛囊皮脂腺开口处角化、痤疮丙酸杆菌感染及继发炎症等四大原因相关。另外，饮食、情绪、遗传因素及某些化学因子等也影响痤疮的发生与发展。

2. 病理 痤疮的发生与体内雄激素水平及其代谢密切相关。皮脂腺的发育和分泌功能直接受雄激素的支配，睾酮代谢产物双氢睾酮可提供合成皮脂腺所需能量的糖酵解通路，从而引起皮脂腺分泌增多。

同时，在雄激素作用下毛囊皮脂腺上皮中缺乏必需脂肪酸，使患者皮脂腺中亚油酸含量降低，造成皮脂腺导管角化过度，导管的口径变小。当毛囊壁脱落的上皮细胞与皮脂混合后易栓塞在毛囊口内，从而形成粉刺。

当皮脂受微生物（主要是痤疮丙酸杆菌，其次是椭圆形糠秕孢子菌和白色葡萄球菌）酯酶的作用，水解甘油三酯，产生较多游离脂肪酸时，使毛囊及其周围发生非特异性炎症反应，加上细菌感染引起炎症，从而产生丘疹、脓疱、结节和脓肿。

目前认为，患者体液免疫中血清 IgG 水平增高，痤疮丙酸杆菌介导的细胞免疫及激活补体也参与了痤疮的炎症反应。

【诊断】

一、临床表现

多发于青春发育期男女，好发于颜面、颈部、胸背部、臀部等皮脂腺丰富的部位。皮损易反复发作，常在饮食不节、月经期前后加重。

皮损初起为针头大小的毛囊性丘疹，或为白头粉刺、黑头粉刺，可挤出白色脂栓。炎症较重时表现为红色小丘疹、结节，顶端可出现小脓疱。自觉轻度瘙痒或无自觉症状，炎症明显时自觉疼痛。严重者出现紫红色囊肿，甚至破溃形成窦道和瘢痕。愈合可留下暂时性色素沉着或轻度凹陷性瘢痕。

二、实验室及其他检查

病理检查 示毛囊皮脂腺周围有显著的淋巴细胞浸润，部分毛囊壁破裂，并在毛囊内形成脓疱，主要含中性粒细胞。毛囊周围的浸润可发展成囊肿，除大量中性粒细胞外，尚有单核细胞、浆细胞和异物巨细胞。黑头粉刺内含角化细胞、皮脂和某些微生物。

【鉴别诊断】

痤疮应与酒渣鼻、颜面播散性粟粒型狼疮相鉴别（表 23－30）。

表 23－30 痤疮的鉴别诊断

酒渣鼻	多见于青壮年，皮损分布于鼻准、鼻翼或两颊与前额，不累及其他部位，患部潮红、充血，常伴毛细血管扩张
颜面播散性粟粒型狼疮	多见于成年人，表现为颜面粟粒大小淡红色或暗红色结节，对称性分布，以玻片压之可见苹果酱色

【治疗】

一、治疗原则

中医治疗以调节气血为治则；西医治疗以纠正毛囊异常角化，降低皮脂腺活性，减少毛囊内菌群、抗炎及预防继发感染为主。

二、中医治疗

（一）辨证论治

1. 肺经风热证

症候：丘疹色红，或有痒痛，或有脓疱；伴口渴喜饮，大便秘结，小便短赤；舌质红，苔薄黄，脉弦滑。

治法：疏风清肺。

主方：枇杷清肺饮。

加减：唇红面赤者加连翘、栀子、白花蛇舌草清热解毒；皮疹颜色红者加生地黄、牡丹皮凉血；舌红少苔加北沙参、麦冬养阴。

2. 肠胃湿热证

症候：颜面、胸背部皮肤油腻，皮疹红肿疼痛，或有脓疱；伴口臭、便秘、溲黄；舌红，苔黄腻，脉滑数。

治法：清热除湿解毒。

主方：茵陈蒿汤。

加减：脘胀满者加厚朴、苍术运中焦以除湿；脓疱较多者加皂角刺透脓。

3. 痰湿瘀滞证

症候：皮疹颜色暗红，以结节、脓疱、囊肿、瘢痕为主，或见窦道，经久难愈；伴纳呆腹胀；舌质暗红，苔黄腻，脉弦滑。

治法：除湿化痰，活血散结。

主方：二陈汤合桃红四物汤。

加减：皮损以囊肿、瘢痕为主者加三棱、莪术化瘀散结；以红色结节为主者加夏枯草、连翘清热散结。

（二）中医外治

丘疹粉刺为主者，可用颠倒散洗剂或炉甘石薄荷脑洗剂涂搽。脓疱、囊肿、结节较甚者可用金黄膏外搽。

（三）针灸治疗

火针治疗对结节、脓疱、囊肿型痤疮疗效较好。耳穴压豆可取穴：肺、内分泌、交感、面颊、额区；皮脂溢出者加脾，便秘者加大肠，月经不调者加子宫、肝。

三、西医治疗

（一）内用药物

1. 抗生素 红霉素0.25g，每日4次，连服10天；以后改为0.25g，每日3次，连用1个月。米诺环素0.1g，每日1次，连服1个月。

2. 维生素类 维生素B_2 10mg，每日3次；维生素B_6 20mg，每日3次。连服2个月。

3. 13-顺式维A酸 异维A酸每日0.5～1mg/kg，连用4～8周。多用于较重的痤疮患者。

4. 抗雄激素药 包括达英-35（炔雌醇环丙孕酮）、螺内酯、西咪替丁等。达英-35适用于患有痤疮而月经不正常的女性患者，其用法为：月经来潮第一天开始，每日1粒，连服21天，停药7天为一疗程；月经来潮，再继续上法服用，3～4个疗程后有较明显疗效。螺内酯每日40～60mg，连服1个月。

（二）外用药物

常选用抗生素、维A酸类及过氧化苯甲酰等的凝胶剂或乳膏剂。

第十八节　多形性红斑

多形性红斑（erythema multiforme）是一种以靶形或虹膜状红斑为典型皮损的急性炎症性皮肤病，常伴黏膜损害，严重者出现全身症状，易复发。本病属中医学“猫眼疮”“雁疮”“寒疮”的范畴。

【病因病理】

一、中医病因病机

本病多因禀赋不耐，风寒或风热外袭，与湿邪交织，蕴结肌肤而致（表23-31）。

表23-31　多形性红斑的中医分型及病因病机

湿热蕴结	外感风热，风湿热邪蕴结，毒火炽盛，气血燔灼，蕴结肌肤而致
寒湿阻络	禀赋不耐，风寒外袭，以致营卫不和，寒湿凝结，寒凝血滞而成

二、西医病因病理

1. 病因 感染、药物、食物及物理因素（如寒冷、日光等）均可引起本病，也可为某些疾病（如风湿热、结缔组织病、恶性肿瘤等）的临床表现之一。

2. 病理 既往认为多形性红斑是由于一种或多种因素引起的Ⅲ型变态反应。近年研究则认为T细胞介导的免疫反应在多形性红斑的发病中起重要作用，而重症型多形性红斑可能与药物异常代谢相关。

【诊断】

一、临床表现

好发于儿童、青年女性。春、秋季节易发病，起病较急，可有畏寒、发热、关节肌肉酸痛等前驱症状。皮损呈多形性，可见红斑、丘疹、斑丘疹、水疱、大疱、紫癜等。病程有自限性，但常复发。可分为红斑－丘疹型、水疱－大疱型及重症型。

（一）症状

红斑－丘疹型、水疱－大疱型有瘙痒或轻度疼痛和灼热感，全身症状轻。重症型全身症状严重，皮损处可出现明显疼痛。

（二）体征

1. 红斑－丘疹型　此型常见，好发于面颈部和四肢远端伸侧皮肤，可累及口腔、眼睑等处黏膜。皮损初为0.5～1.0 cm大小圆形或椭圆形水肿性红斑，颜色鲜红，境界清楚，向周围渐扩大。典型皮损为暗红色水肿性红斑，中央有青紫色紫癜或水疱，称靶形皮损或虹膜样皮损。皮损可相互融合，2～4周可自行消退，可遗留有暂时性色素沉着。

2. 水疱－大疱型　常由红斑－丘疹型发展而来。红斑中央出现浆液性水疱、大疱或血疱，周围有暗红色红晕，可向心性扩散至全身，累及口腔及外生殖器黏膜，出现糜烂。常伴全身症状。皮损可在2～3周内干涸、脱屑，手足可出现手套和袜套状脱落而渐恢复。

3. 重症型　又称Stevens－Johnson综合征。发病急骤，死亡率高达5%～15%。皮损初起为鲜红色或暗红色水肿性红斑或瘀斑，常迅速扩大，相互融合，其上出现水疱、大疱或血疱，可见靶形皮损或虹膜样皮损，尼氏征阳性。皮损可迅速泛发全身。口鼻、外阴、肛门黏膜可红肿、糜烂；眼结膜充血、渗出，重者可出现角膜炎、角膜溃疡甚至失明。可并发支气管肺炎、消化道出血、坏死型胰腺炎、肝肾功能损害、败血症而导致死亡。本型病程较长，可持续3～6周或更久。

二、实验室及其他检查

1. 一般检查　红细胞沉降率增快，抗链“O”滴度增高，C－反应蛋白阳性，血白细胞计数及嗜酸性粒细胞百分比增高。若肾脏受累，可出现蛋白尿、血尿素氮增高。

2. 组织病理　组织病理表现因临床类型不同而有所差异。基本改变为角质形成细胞坏死，基底细胞液化、变性，表皮下水疱形成；真皮上部血管扩张，红细胞外渗，血管周围淋巴细胞及少数嗜酸性粒细胞浸润。

【鉴别诊断】

多形性红斑的鉴别诊断见表23－32。

表23－32　多形性红斑的鉴别诊断

玫瑰糠疹	椭圆形红斑，淡红色，长轴与皮纹方向一致，有细小鳞屑，好发于躯干及四肢近端，无黏膜损害
冻疮	局限性暗红色肿胀，严重者出现水疱、糜烂，但无虹膜样损害，好发于肢体末端的突出部位、耳廓及面颊，无黏膜损害，瘙痒、灼痛，遇热尤甚，冬季发病
疱疹样皮炎	皮疹呈多形性，以簇集性的成群小水疱为主，常排列成环状，剧烈瘙痒，碘过敏，碘化钾试验多数呈阳性反应

【治疗】

一、治疗原则

中医以清热除湿或祛寒化湿为主要治则。西医以抗过敏、抗炎为主要治则。积极寻找病因，疑为药物引起者应停用可疑致敏药物，感染引起者应积极控制感染。

二、中医治疗

（一）辨证论治

1. 湿热蕴结证

症候：发病急，皮损鲜红，中心水疱明显；伴发热，咽痛，口干，关节痛，便干，尿黄；舌质红，苔黄腻，脉弦滑或微数。

治法：清热解毒利湿。

主方：凉血五根汤。

加减：舌苔厚者加防己、车前草清热利湿；唇舌干红者加生地黄、牡丹皮凉血；热盛口干者加石膏、竹叶；便秘者加大黄；关节痛者加秦艽、桑枝、鸡血藤；重症高热者加羚羊角或犀牛角粉。

2. 寒湿阻络证

症候：皮疹暗红，遇寒加重；伴下肢沉重，关节痛，小便清长；舌质淡，苔白，脉沉细或缓。

治法：和营祛寒化湿。

主方：当归四逆汤。

加减：气虚者加黄芪、党参；关节痛者加秦艽、老鹳草；发于上肢者加姜黄；发于下肢者加木瓜。

（二）中医外治

1. 皮损以红斑、丘疹为主者，用三黄洗剂外搽。

2. 糜烂、渗出明显者，先用三黄洗剂、马齿苋水剂湿敷，然后用青黛膏外涂，每日 4～5 次。

3. 口腔黏膜糜烂者，可选用3% 硼酸溶液或用以上内服中药煎汤含漱，并用青吹口散外吹，每日 4～5 次。

三、西医治疗

1. 外用药物 有渗出、糜烂时可用3% 硼酸溶液或生理盐水湿敷，无糜烂处可外用炉甘石洗剂或糖皮质激素软膏，局部感染者可外用0.5% 新霉素软膏、莫匹罗星乳膏等；口腔黏膜损害者，漱口后点涂制霉菌素甘油制剂，防止真菌感染；眼部黏膜损害者应进行眼科护理，防止眼睑粘连和失明。

2. 内用药物 轻症患者口服抗组胺药即可。重症患者应尽早给予足量糖皮质激素，如泼尼松 1.5～2.5mg/（kg·d）口服，或氢化可的松 200～300mg/d 静脉滴注，或甲泼尼龙 40～80mg/d 静脉滴注，病情控制后逐渐减量。同时给予对症支持疗法，合并感染时给予抗感染治疗。

第十九节　结节性红斑

结节性红斑（erythema nodosum）是一种真皮血管和脂膜炎症所引起的结节性皮肤病。临床上以散在的皮下结节，鲜红到紫红色，大小不等，按之疼痛，好发于小腿伸侧为特征。常见于中青年女性，以春、秋季发病者为多。本病属于中医学“瓜藤缠”的范畴。

【病因病理】

一、中医病因病机

中医学认为本病为湿热或寒湿之邪侵犯肌肤腠理，气滞血瘀、经络阻塞而发（表 23-33）。

表 23-33　结节性红斑的中医分型及病因病机

湿热瘀阻	素体血分有热，外感湿邪，湿与热结，或脾虚失运，水湿内生，湿郁化热，湿热下注，气滞血瘀，瘀阻经络
寒湿入络	体虚之人，气血不足，卫外不固，寒湿之邪乘虚外袭，客于肌肤腠理，流于经络，气血瘀滞，寒湿凝结

二、西医病因病理

1. 病因　病因不清。一般认为系由于细菌、病毒、真菌感染或药物等所致的血管迟发性过敏反应，尤其与链球菌感染密切相关。亦可见于某些免疫异常性疾病（如结节病、溃疡性结肠炎及白塞病等）。还有报道与溴剂、碘剂、磺胺、口服避孕药的使用有关。

2. 病理　发病机制不清。可能是对各种诱因所产生特异性反应形成的免疫复合物性血管炎。

【诊断】

一、临床表现

好发于青年或中年女性，发病年龄多在 20～30 岁，好发于春、秋季节。

1. 症状　初始可有发热、肌痛和关节酸痛等类似上呼吸道感染症状，50% 患者可有轻微关节痛，以膝关节受累常见。结节性皮损常伴自发性疼痛或压痛。

2. 体征　多发生于小腿伸侧，少数可发生于大腿及上肢伸侧甚至面部。皮损突然发生，对称出现疼痛性结节，直径 1～5cm 大小，有压痛，结节可逐渐增多至每侧数个至数十个不等。皮损初起为鲜红色，可逐渐转为青紫色、黄色。一般数天至数周可自行消退，不破溃，消退后不留痕迹。在缓解期，常残存数个小结节，且新发损害可再次出现。

二、实验室及其他检查

1. 一般检查　白细胞计数正常或稍高，红细胞沉降率增快，抗链“O”滴度及血清丙种免疫球蛋白可增高。

2. 组织病理 真皮深层血管周围呈慢性炎症浸润，脂肪小叶间隔内的中、小血管（动脉或静脉）内膜增生，管壁有淋巴细胞及中性粒细胞浸润。常见红细胞外渗到组织间隙，但无管腔完全堵塞或血栓形成。慢性者血管周围除了上述损害外，尚可有多核巨细胞浸润。免疫病理可见血管壁上有免疫球蛋白及补体沉积。

【鉴别诊断】

结节性红斑的鉴别诊断见表23－34。

表23－34 结节性红斑的鉴别诊断

变应性皮肤血管炎	皮损为多形性，可有红斑、丘疹、斑丘疹、瘀斑、结节、溃疡、瘢痕等，疼痛较轻。病程较长，反复发作
硬红斑	好发于小腿屈侧，数目较少，位于皮下较深在处，大小不等，呈暗红色，触之较硬，易破溃而发生溃疡，结节消退后可留有瘢痕，疼痛较轻。与结核感染相关者，结核菌素试验可呈强阳性
结节性血管炎	多见于30～60岁女性，好发于小腿屈侧，常不对称，呈皮下浸润结节，多不发生溃疡，2～4周消退，可遗留纤维性结节，自发痛及压痛明显，常反复发作

【治疗】

一、治疗原则

中医学认为本病结节与湿热或寒湿聚集有关，疼痛与气滞血瘀有关，故以清热利湿或温通除湿、活血化瘀为主要治则。西医学认为，寻找并祛除病因是治疗与防止复发的关键，如有链球菌等感染者应选用敏感抗生素。急性期应卧床休息。本病西医无特效疗法，应发挥中医中药优势，中西医结合治疗。

二、中医治疗

（一）辨证论治

1. 湿热瘀阻证

症候：发病急骤，皮下结节，略高出皮面，灼热红肿；伴头痛，咽痛，关节痛，发热，口渴，大便干，小便黄；舌微红，苔白或腻，脉滑数。

治法：清热利湿，活血化瘀。

主方：凉血五根汤加减。

加减：发热者加生石膏；关节痛者加秦艽、豨莶草；结节坚硬不退者加夏枯草、土贝母；热盛伤阴者加沙参、石斛。

2. 寒湿入络证

症候：皮损暗红，反复缠绵不愈；伴有关节痛，遇寒加重，肢冷，口不渴，大便不干；舌淡，苔白或白腻，脉沉缓或迟。

治法：温散寒湿，通络健脾。

主方：当归四逆汤加减。

加减：面色㿠白，苔白厚腻者加淫羊藿、苍术；气短无力者加黄芪、党参；畏寒肢冷者加炮附子、干姜；关节痛者加羌活、独活、威灵仙、木瓜；下肢肿胀者加防己、赤小豆、冬瓜皮。

（二）中医外治

以散结、消肿、止痛为原则。皮下结节较大、红肿疼痛者，外敷金黄膏、四黄膏或玉露膏；皮下结节色暗红、红肿不明显者，外敷冲和膏，每天 1 次。蒲公英、丹参、紫草各 30g，荆芥、牡丹皮、当归各 20g，煎水外洗亦可。

（三）针刺疗法

针刺主穴取足三里、三阴交、昆仑、阳陵泉，实证用泻法，虚证用补法，针刺得气后留针 30 分钟，隔日 1 次。

（四）TDP 灯照射法

用纱布浸透金粟兰酊后敷于结节处，然后用 TDP 灯照射 20 分钟，每日 1 次。

三、西医治疗

急性发作时应减少活动，抬高下肢以减轻局部水肿。积极寻找病因，有明显感染者可选用适当抗生素治疗。可选用羟氯喹 100～200mg/d，分 2 次口服；或沙利度胺 50～75mg/d，分 2～3 次口服。疼痛明显者可用非甾体类抗炎药，如吲哚美辛、阿司匹林等。重症患者可口服泼尼松 20～30mg/d，症状缓解后逐渐减量至停药。局部皮损处可外涂糖皮质激素软膏。

第二十节 红斑狼疮

红斑狼疮（lupus erythematosus，LE）是一种自身免疫性结缔组织病，可仅累及皮肤、黏膜，也可累及全身多脏器甚或多系统。目前认为红斑狼疮是一种疾病谱性疾病，疾病谱一端为盘状红斑狼疮（discoid lupus erythematosus，DLE），另一端为系统性红斑狼疮（systemic lupus erythematosus，SLE）。本病属于中医学"红蝴蝶疮"的范畴。

【病因病理】

一、中医病因病机

本病多有先天禀赋不足，肝肾亏虚，精血不足，虚火上炎，兼因腠理不密，日光暴晒，外热入里，瘀阻脉络，外伤于肌肤，内伤于脏腑而发病。热毒蕴结肌肤，上泛头面则面生盘状红蝴蝶疮；热毒内传脏腑，瘀阻于肌肉、关节，则发系统性红蝴蝶疮。分型及病因病机见表 23－35。

表 23－35 红斑狼疮的中医分型及病因病机

热毒炽盛	肝肾不足、虚火上炎，日光暴晒，外热入侵，热毒炽盛，燔灼营血，阻隔经络
阴虚火旺	先天禀赋不足，肝肾亏虚，或邪热渐退，阴液受损，阴虚火旺
脾肾阳虚	病程后期多阴损及阳，累及于脾，以致脾肾阳虚，水湿泛滥，膀胱气化失权
气滞血瘀	肝气郁结，久而化火，气血凝滞于肌肤

二、西医病因病理

（一）病因

尚未完全明了，目前认为与下列因素有关。

1. 遗传因素 可能为多基因疾病，已发现与SLE有关的基因位点有50余个。

2. 性激素 育龄期女性多发，妊娠可诱发或加重SLE，终止妊娠常可缓解。

3. 环境因素 紫外线、某些感染（如链球菌、EB病毒等）、寒冷、外伤、精神创伤等可诱发或加重本病。

（二）病理

本病发病机制可能是具有遗传体质的个体在各种因素的作用下免疫功能发生紊乱，导致T细胞调节功能障碍、B细胞功能亢进，产生多种自身抗体而引起免疫损伤，造成相应组织或脏器的功能异常。

【诊断】

一、临床表现

（一）盘状红斑狼疮

DLE主要累及皮肤和黏膜，一般无系统受累。男女患病率之比约为1∶3。其发生与紫外线照射密切相关，病程长，预后较好。皮损超出头面部范围时称为播散型DLE，约5%的播散型DLE可转变为SLE。

1. 症状 自觉无症状或仅有轻微痒灼感。全身症状不明显，少数患者可有低热、乏力或关节痛等。

2. 体征 皮损好发于日常易暴露在日光下的头面部位，可呈蝶形分布。皮损特点：边界清楚的持久性萎缩性红斑或斑块，形如盘状，其上覆有黏着性鳞屑，鳞屑底部有钉状角质栓，揭去鳞屑可见扩大的毛囊口。萎缩的红斑上可见毛细血管扩张。此外，盘状损害周围可见色素脱失或色素沉着带。黏膜损害多累及口唇，表现为红斑、糜烂和溃疡；耳廓有时可发生冻疮样皮损和萎缩；头皮损害可导致永久性秃发。经久不愈的皮损（特别是黏膜损害）可继发癌变，多为鳞状细胞癌。

（二）系统性红斑狼疮

SLE是LE中最严重的类型，可累及全身多系统器官，常见于育龄期妇女，男女患病率之比约为1∶9。患者常有关节痛、发热和面部蝶形红斑等表现。

1. 一般表现 可伴发热、关节痛，血管炎性皮损可有轻重不等的疼痛。累及各个脏器可出现相应功能异常表现。

2. 各系统脏器受累表现

（1）皮肤、黏膜损害：发生率为70%～80%，部分患者为首发症状。常见皮损类型如下。①面部蝶形红斑：是SLE的特征性皮损，为分布于面颊和鼻梁部的蝶形水肿性红斑，日晒后常加重；②DLE皮损：男性较多见；③皮肤血管炎：多见于手足，常表现为紫癜样皮损；④脱发：病情活动时患者常有弥漫性休止期脱发，部分患者前额发际毛发细碎易断，形成毛刷样外观（“狼疮发”）；⑤口腔、鼻腔黏膜溃疡；⑥其他：可有雷诺现象、大疱性皮损、荨麻疹样血管炎、网状青斑等。

（2）关节、肌肉损害：90%以上患者出现不同程度的关节痛，可伴关节红肿，但关节畸形少见。常见肌痛，但肌无力不明显。

（3）肾脏损害：发生率约为75%，其严重程度与疾病预后关系密切。其表现类似肾炎和肾病综合征，是SLE的主要死因之一。

（4）心血管系统损害：以心包炎最为多见，也可出现心肌炎、心内膜炎、动脉炎、静脉炎，部分患者可有周围血管病变。

（5）呼吸系统损害：双侧干性胸膜炎、间质性肺炎或肺间质纤维化。

（6）神经系统损害：常见于急性期或终末期，可见精神异常、偏头痛、脑膜炎、脑炎、偏瘫、失语及癫痫样抽搐等。癫痫样抽搐是狼疮性脑病的典型表现。

（7）消化系统损害：可见恶心、呕吐、腹泻、肝肿大与肝功能异常等。

（8）血液系统损害：白细胞减少最常见，其次为血小板及红细胞减少。

（9）其他：还可出现淋巴结肿大、口干、眼干等。

SLE患者死亡的主要原因是肾衰竭、狼疮性脑病和继发严重感染等。

二、实验室及其他检查

（一）一般检查及免疫学检查

1. DLE患者　血、尿常规和免疫学检查一般无明显异常，少数患者ANA可阳性，但滴度较低。

2. SLE患者　血常规检查可有贫血、白细胞和血小板减少，淋巴细胞绝对值常降低。红细胞沉降率增快常提示疾病活动。患者常出现血清蛋白异常，如β_2和γ-球蛋白升高，IgG、IgM或IgA升高，补体水平下降，循环免疫复合物水平升高、类风湿因子阳性等。尿常规检查可见蛋白尿、血尿和管型尿。肾脏受累时可有血肌酐水平上升。SLE患者血清中可检测到多种自身抗体，其中ANA为SLE的筛选抗体，特异性低；抗dsDNA抗体、抗Sm抗体（属于抗ENA抗体谱，诊断SLE的标志性抗体）对SLE的特异性较高，有重要诊断意义；其他还有抗心磷脂抗体、其他抗ENA抗体（包括抗RNP抗体、抗Ro/SSA抗体、抗La/SSB抗体等）。

（二）组织病理和免疫病理

DLE可见角化过度、毛囊角化栓、表皮萎缩、基底细胞液化变性等，持久性皮损可见基底膜增厚。真皮血管和附属器周围有较致密的淋巴细胞浸润，胶原纤维间可有黏蛋白沉积。SLE的组织病理改变与DLE基本相同，但基底细胞液化变性和真皮浅层水肿较明显，可有黏蛋白沉积。

直接免疫荧光检查，即狼疮带试验（lupus band test，LBT）可见皮损表皮-真皮交界处IgG、IgM和C3沉积，呈颗粒状荧光带，阳性率为70%～90%。DLE患者正常皮肤LBT阴性，SLE患者外观正常皮肤LBT阳性率则为60%～70%。

三、诊断标准

目前 SLE 的诊断仍主要依据 1997 年修订的美国风湿病学会 SLE 的分类标准（表 23－36）。

表 23－36　SLE 诊断标准

1. 蝶形红斑
2. 盘状红斑
3. 光敏感
4. 口腔溃疡
5. 关节炎
6. 浆膜炎（胸膜炎或心包炎）
7. 肾病表现：尿蛋白 >0.5g/d［或尿蛋白 >（＋＋＋）］或有细胞管型
8. 神经病变：癫痫发作或精神症状（除外由药物、已知的代谢紊乱引起者）
9. 血液病变：溶血性贫血，白细胞或血小板减少
10. 免疫学异常：抗 ds DNA 抗体（＋），或抗 Sm 抗体（＋），或抗磷脂抗体（＋）（包括抗心磷脂抗体或狼疮抗凝物或持续至少 6 个月的梅毒血清试验假阳性反应，三者中具备一项）
11. ANA 阳性：除外药物性狼疮所致者

注：11 项中至少具备四项即可诊断 SLE。

【鉴别诊断】

红斑狼疮的鉴别诊断见表 23－37。

表 23－37　红斑狼疮的鉴别诊断

风湿性关节炎	关节肿痛明显，可出现风湿结节，无红斑狼疮特有的皮损改变，对光线不敏感。抗链“O”滴度增高，狼疮细胞及类风湿因子、抗核抗体检查阴性
类风湿关节炎	关节疼痛，可有关节畸形，无红斑狼疮特有的皮损改变。类风湿因子大多阳性，查不到狼疮细胞
皮肌炎	多于面部开始，皮损为以双眼睑为中心的紫蓝色水肿性红斑，四肢近端肌痛、肌无力。肌酶异常，肌电图显示肌源性损害

【治疗】

一、治疗原则

中医以补益肝肾、滋阴降火为基本治则。西医认为盘状红斑狼疮以外用药配合降光敏、抗炎药为主；系统性红斑狼疮以系统用药为主，根据患者情况选择糖皮质激素和（或）免疫抑制剂治疗。

二、中医治疗

（一）辨证论治

1. 热毒炽盛证

症候：相当于系统性红蝴蝶疮急性活动期，面部蝶形红斑，色鲜艳，皮肤紫斑；伴高热，烦躁口渴，神昏谵语，抽搐，关节肌肉疼痛，大便干结，小便短赤；舌红绛，苔黄腻，脉洪数或细数。

治法：清热凉血，化斑解毒。

主方：犀角地黄汤合黄连解毒汤。

加减：热毒内陷神昏者加安宫牛黄丸；热盛动风痉厥者加羚角、钩藤。

2. 阴虚火旺证

症候：斑疹暗红；伴有不规则发热或持续性低热，手足心热，心烦无力，自汗盗汗，面浮红，关节痛，足跟痛，月经量少或闭经；舌红，苔薄，脉细数。

治法：滋阴降火。

主方：六味地黄丸合大补阴丸、清骨散。

加减：夜寐不安者加首乌藤、酸枣仁；盗汗者加黄芪、牡蛎。

3. 脾肾阳虚证

症候：面色无华，眼睑、下肢浮肿，胸胁胀满，腰膝酸软，面热肢冷，口干不渴，尿少或尿闭；舌淡胖，苔少，脉沉细。

治法：温肾壮阳，健脾利水。

主方：金匮肾气丸合真武汤。

加减：腹水者加大腹皮、防己；胸水者加葶苈子、白芥子。

4. 气滞血瘀证

症候：多见于盘状局限型及亚急性皮肤型红蝴蝶疮。红斑暗滞，角栓形成及皮肤萎缩；伴倦怠乏力；舌黯红，苔白或光面舌，脉沉细。

治法：疏肝理气，活血化瘀。

主方：逍遥散合血府逐瘀汤加减。

加减：瘀斑者加白花蛇舌草、鸡冠花、丹参。

（二）中医外治

皮损处涂白玉膏或黄柏膏，每天1～2次。

三、西医治疗

（一）DLE 的治疗

患者应避免日晒。

1. 外用药物　可外用糖皮质激素，顽固皮损可用糖皮质激素行皮损内注射。

2. 内用药物　用于皮损较广泛或伴有全身症状者。

（1）抗疟药：有降光敏及抗炎、免疫抑制作用。常用羟氯喹200mg/d，分2次口服，一般连用3～4周。

（2）沙利度胺：50～75mg/d，分2～3次口服。

（3）糖皮质激素：用于病情严重或单用抗疟药疗效不理想的患者，一般用小剂量泼尼松15～30mg/d治疗，病情好转后缓慢逐渐减量。

（二）SLE 的治疗

应向患者解释病情，使其对疾病有正确认识，避免暴晒和劳累，女性患者应避免妊娠。治疗以内用药物为主，常用药物如下。

1. 糖皮质激素　是治疗SLE的主要药物。普通患者可用泼尼松0.5～1mg/（kg·d）；狼疮性肾炎和狼疮性脑病患者常用泼尼松100～200mg/d，或甲泼尼龙冲击疗法（0.5～1.0g/d静脉滴注，连续3天），病情控制后缓慢逐渐减量以免病情反跳，一般需维持数年甚至更长时间。

2. 免疫抑制剂 用于重症或不宜用大剂量糖皮质激素者，特别是狼疮性肾炎患者。常用环磷酰胺、硫唑嘌呤、环孢素、他克莫司、吗替麦考酚酯等，雷公藤多苷也有一定疗效。

3. 其他 静脉滴注免疫球蛋白可用于重症SLE，氯喹和羟氯喹可用于治疗光敏感者，非甾体类抗炎药可用于关节炎的治疗。

第二十一节　淋　病

淋病（gonorrhea）为淋病奈瑟菌（简称淋球菌）感染引起的以泌尿生殖系统化脓性感染为主要表现的性传播疾病。可发生于任何年龄，多见于性活跃的中青年，发病率占我国目前性病发病率的首位。临床表现主要为泌尿生殖系统的化脓性感染，也可导致眼、咽、直肠感染和播散性淋球菌感染。依据临床症状，本病属中医学“淋证”“淋浊”的范畴。

【病因病理】

一、中医病因病机

中医学认为淋病是由不洁性交或接触污秽之器具染毒而发。久病入肾，肾元受损，肾虚阴亏，瘀结于内，则虚实夹杂（表23－38）。

表23－38　淋病的中医分型及病因病机

湿热毒蕴	病初起，湿热秽浊之气由下焦前阴窍口入侵，阻滞膀胱及肝经，使局部气血运行不畅，湿热熏蒸，精败肉腐，气化失司，发为淋浊
正虚毒恋	邪毒内蕴，日久正气虚损，肾虚阴亏，瘀结于内，则成虚实夹杂之证
毒邪流窜	邪毒壅盛，阻滞肝经，沿肝经循行流窜至少腹及二阴
热毒入络	湿热秽浊之气瘀滞于膀胱，郁而化热，邪热壅盛，热入营血，与正气相搏，正邪交争，气血两燔

二、西医病因病理

1. 病因 由淋病奈瑟菌（*neisseria gonorrhoeae*，简称淋球菌）感染引起。淋球菌为革兰阴性双球菌，对理化因子的抵抗力较弱，煮沸、干燥、日光、肥皂水和普通消毒剂均可迅速将其杀灭。人是淋球菌的唯一天然宿主，所以患者是淋病的主要传染源。其传播途径分为性接触传染和非性接触传染。后者因接触含淋球菌的分泌物或被污染的用具（如衣裤、被褥、毛巾、浴盆、坐便器等）而受到传染。妊娠期女性患者可累及羊膜腔导致胎儿感染。新生儿淋菌性眼炎多在通过患病母体产道时感染。医源性感染也是传播途径之一，如通过被污染的手套、手术器械等感染。

2. 病理 淋球菌主要侵犯黏膜。淋球菌感染后通过其表面菌毛含有的黏附因子黏附到柱状上皮细胞的表面进行繁殖，并沿泌尿生殖道上行，经柱状上皮细胞吞噬作用进入细胞内繁殖，导致细胞溶解、破裂；从黏膜细胞间隙进入黏膜下层使之坏死，淋球菌内毒素及外膜脂多糖与补体结合后产生化学毒素，诱导中性粒细胞聚集和吞噬，引起局部急性炎症，出现充血、水肿、化脓和疼痛。如治疗不及时，淋球菌可进入尿道腺体和隐窝，成为慢性病灶。近年研究表明，淋球菌的菌毛和外膜蛋白具有抑制中性粒细胞、巨噬细胞杀伤的作用。

【诊断】

一、临床表现

淋病潜伏期为2～10天，潜伏期患者具有传染性。急性期为2周，2周后转为慢性且病情复杂。女性症状较男性轻。

（一）无并发症淋病

1. 男性急性淋病　先有尿频、尿急、尿痛，很快出现尿道口红肿，有稀薄黏液流出，24小时后病情加重，分泌物变为黄色脓性，且量增多。可有尿道刺激症状，有时可伴发腹股沟淋巴结炎。包皮过长者可引起包皮炎、包皮－龟头炎或并发嵌顿性包茎。后尿道受累时可出现终末血尿、血精、会阴部轻度坠胀等，夜间常有阴茎痛性勃起。全身症状较轻。

2. 女性急性淋病　60%女性感染后无症状或症状轻微，容易漏诊而导致疾病传播。好发于宫颈、尿道。淋菌性宫颈炎的分泌物初为黏液性，后转为脓性，体检可见宫颈口红肿、触痛、脓性分泌物。淋菌性尿道炎、尿道旁腺炎表现为尿道口红肿，有压痛及脓性分泌物，主要症状有尿频、尿急、尿痛；体检可见尿道口潮红，黏膜水肿，尿道口脓性分泌物，挤压尿道旁腺可有脓液渗出。淋菌性前庭大腺炎表现为单侧前庭大腺红肿、疼痛，严重时形成脓肿，可有全身中毒症状和发热等。

女童淋病多为接触或共用被污染用具等间接途径而感染，少数因性虐待所致。常见弥漫性阴道炎继发外阴炎，有时累及肛门和直肠。

3. 淋菌性肛门直肠炎　多见于男性同性恋者。轻者仅有肛门瘙痒、烧灼感，排出黏液和脓性分泌物；重者有里急后重，可排出大量脓性和血性分泌物。

4. 淋菌性咽炎　主要发生于有口－生殖器接触者。可见急性咽炎或急性扁桃体炎，偶伴发热和颈淋巴结肿大，有咽干、咽痛和吞咽痛等表现。

5. 淋菌性结膜炎　成人多为单侧；新生儿由产道传染，多为双侧。可见眼结膜充血、水肿伴多量脓性分泌物，角膜呈云雾状，严重时发生角膜溃疡、穿孔，甚至引起失明。

（二）淋病并发症

男性淋菌性尿道炎患者因治疗不当或酗酒、性交等影响，导致感染进一步发展并蔓延至后尿道，引起后尿道炎、前列腺炎、精囊炎、附睾炎等；炎症反复发作，形成瘢痕引起尿道狭窄，部分发生输精管狭窄或梗阻，继发不育。

1. 淋菌性前列腺炎　急性者有发热、尿频及会阴部疼痛。直肠指检示前列腺肿大、压痛明显。分泌物检查可发现上皮细胞、少数脓细胞和淋球菌，如不及时治疗可形成脓肿。慢性患者一般无明显自觉表现，起床后第一次排尿时尿道口有“封口”现象。

2. 淋菌性精囊炎　急性者有发热、尿频、尿痛、终末尿浑浊带血，直肠指检可触及肿大的精囊，伴剧烈触痛。慢性者无自觉表现，直肠检查触及精囊质硬。

3. 淋菌性附睾炎　多为单侧，可有发热与阴囊红肿、疼痛，同侧腹股沟区和下腹部有反射性抽痛，尿液常浑浊。

女性淋病的主要并发症为淋菌性盆腔炎（包括急性输卵管炎、子宫内膜炎、继发性输卵管－卵巢脓肿及破裂后所致的盆腔脓肿、腹膜炎等），误诊、误治者易发展为盆腔及附件感染，反复发作可造成输卵管狭窄或闭塞，引起异位妊娠、不孕或慢性下腹痛等。

（三）播散性淋球菌感染

该型少见，常见于月经期妇女。淋球菌通过血管、淋巴管播散全身，引发菌血症，病情严重，若不及时治疗可危及生命。临床表现有发热、寒战、全身不适，四肢关节附近出现皮损，由开始的红斑发展为脓疱、血疱或中心坏死；可伴关节炎、腱鞘炎、心内膜炎、心包炎、胸膜炎、脑膜炎、肝炎及肺炎等。

二、实验室及其他检查

实验室检查主要是涂片镜检和细菌培养，结果显示淋球菌（+）。其中细菌培养是目前世界卫生组织推荐的诊断淋病患者的主要方法。

本病主要根据病史（性接触史、配偶感染史、与淋病患者共用物品史或新生儿的母亲有淋病史等）、典型临床表现和实验室检查血液、关节液、皮损等处淋球菌培养为阳性结果进行诊断。

【鉴别诊断】

淋病的鉴别诊断见表 23－39。

表 23－39　淋病的鉴别诊断

非淋菌性尿道炎	潜伏期 1～3 周。临床表现与淋病类似但程度较轻。男性常见尿道刺痒、刺痛或烧灼感，少数有尿频、尿痛；尿道口轻度红肿，尿道分泌物多呈浆液性，量少，可有封口现象。女性主要累及宫颈，表现为白带增多，体检时可见宫颈水肿、糜烂等。尿道口分泌物或尿道无菌拭子显示衣原体和（或）支原体检测（+）
念珠菌性尿道炎	病史较长，反复发作。无尿频、尿急、尿痛症状，阴茎、尿道痒感，排尿灼热感。尿道分泌物很少，呈水样或黏液样。可见包皮内有黏液样或脓样分泌物，阴茎龟头和冠状沟红肿，龟头表面有糜烂、斑丘疹，甚至可见薄壁脓疱。尿道分泌物涂片或培养显示念珠菌（+）

【治疗】

一、治疗原则

中医治疗急性淋病原则为清热利湿、解毒化浊，以祛除疫毒为主；慢性淋病以滋阴降火、利湿祛浊为原则，采用滋阴为主或攻补兼施的方法。西医以抗生素治疗为主，按规范方案及时、足量用药。

二、中医治疗

（一）辨证论治

1. 湿热毒蕴证

症候：多见于急性淋病患者。尿道口红肿，尿急、尿频、尿痛，淋沥不止，尿液浑浊，尿道口溢脓。近位淋巴结肿痛。女性宫颈充血、触痛，有脓性分泌物，可有前庭大腺红肿热痛等。可伴发热等全身症状。舌红，苔黄腻，脉滑数。

治法：清热利湿，解毒化浊。

主方：龙胆泻肝汤。

加减：尿道灼痛甚者加土茯苓、萆薢；热入营血者加用清营汤。

2. 正虚毒恋证

症候：多见于慢性淋病患者。小便不畅，短涩，淋沥不尽，腰酸腿软，五心烦热。酒后或疲劳后易发。食少纳差，女性带下多。舌淡或边有齿痕，苔白腻，脉沉细。

治法：滋阴降火，利湿祛浊。

主方：知柏地黄丸。

加减：舌苔厚且口苦者加土茯苓、萆薢。

3. 毒邪流窜证

症候：多见于伴合并症者。前列腺肿痛、拒按，小便溢浊或点滴淋沥，腰酸有下坠感。女性有下腹部隐痛、压痛，外阴瘙痒，白带多。或有低热等全身不适感。舌暗红或者瘀点，苔薄黄，脉滑数。

治法：清热利湿，解毒化浊。

主方：龙胆泻肝汤。

加减：舌红苔腻者加土茯苓、红藤、鹿衔草；小便赤涩者加琥珀米、海金砂。

4. 热毒入络证

症候：多见于淋病性败血症。小便灼热刺痛，尿液赤涩，下腹疼痛，头痛高热；或寒热往来，神情淡漠，面目浮肿，四肢关节酸痛，心悸烦闷。舌红绛，苔黄燥，脉滑数。

治法：清热解毒，凉血化浊。

主方：清营汤。

加减：高热口干者加石膏、知母；尿不尽者加萆薢、白花蛇舌草。

（二）中医外治

可选用土茯苓、地肤子、苦参、蛇床子、千里光各30g，煎水外洗或浸泡坐浴，每日3次。洁尔阴、肤阴洁等中成药洗剂也可选用。

三、西医治疗

诊断必须及早明确。进行早期足量、连续规则治疗。判愈标准为治疗结束后2周内，在无性接触史情况下符合如下标准为治愈：①症状和体征全部消失；②在治疗结束后4～7天做淋球菌复查阴性。治疗方案的选择见表23－40。

表23－40　淋病的治疗方案选择

淋病类型	治法
淋菌性尿道炎、宫颈炎、直肠炎	头孢曲松250mg一次肌注，或大观霉素2.0g（宫颈炎4.0g）一次肌注；或环丙沙星500mg一次口服，或氧氟沙星400mg一次口服
淋菌性咽炎	头孢曲松250mg一次肌注；或环丙沙星500mg一次口服，或氧氟沙星400mg一次口服

续表

淋病类型	治法
淋菌性眼炎	新生儿：头孢曲松25~50mg/（kg·d）（单剂不超过125mg）静脉或肌注，连续7天；或大观霉素40mg/（kg·d）肌注，连续7天 成人：头孢曲松1.0g/d肌注，连续7天；或大观霉素2.0g/d肌注，连续7天。同时应用生理盐水冲洗眼部，每小时1次
妊娠期淋病	头孢曲松250mg一次肌注，或大观霉素4.0g一次肌注。禁用氟喹诺酮类和四环素类药物
儿童淋病	头孢曲松125mg一次肌注，或大观霉素40mg/kg一次肌注；体重大于45kg者按成人方案治疗
淋菌性附睾炎	头孢曲松250~500mg/d肌注，连续10天；或大观霉素2.0g/d肌注，连续10天
淋菌性盆腔炎	头孢曲松500mg/d肌注，连续10天；或大观霉素2.0g/d肌注，连续10天。应加用甲硝唑800mg/d，分2次口服；或多西环素200mg/d，分2次口服；连续10天
播散性淋病	头孢曲松1.0g/d肌注或静脉注射，连续10天以上；或大观霉素4.0g/d，分2次肌注，连续10天以上。淋菌性脑膜炎疗程约2周，心内膜炎疗程4周以上
同时有衣原体或支原体感染时	加用多西环素200mg/d，分2次口服；或阿奇霉素1.0g/d，一次口服。连服7天以上
预防新生儿眼病	1%硝酸银滴眼

第二十二节　梅　毒

梅毒（syphilis）是由梅毒螺旋体感染引起的一种全身性、慢性性传播疾病。临床表现较为复杂，几乎可侵犯全身各个器官，造成多系统器官的损害，危害性极大，主要通过性接触和血液传播，且可通过胎盘传染至下一代。依据临床症状，本病属中医学“广疮”“霉疮”“杨梅疮”的范畴。

【病因病理】

一、中医病因病机

中医学认为本病为淫秽疫毒与湿热、风邪杂合所致。梅毒的传染主要通过以下途径：精化传染；气化传染；胎传染毒。邪之初染，疫毒结于阴器及肛门等处，发为疳疮；流于经脉，则生横痃（腹股沟淋巴结肿大）。后期疫毒内侵，伤及骨髓、关窍、脏腑，变化多端，证候复杂。胎中染毒可遗害后人（表23-41）。

表23-41　梅毒的中医分型及病因病机

肝经湿热	多见于精化染毒者。淫秽疫毒杂合风邪、湿热之邪侵染肌表，结于下阴，邪毒壅阻，气血不行，闭阻经络，血瘀肉腐，发为疳疮
血热蕴毒	疫毒内蕴，郁而化热化火，热邪深入营分，劫灼营阴，窜及血络，热盛肉腐，发为杨梅疮
毒结筋骨	患病日久，正气虚弱，毒邪留恋，脉络瘀滞，气血不行，水湿内停，痰湿与瘀血相合，结于筋骨，伤及骨髓
肝肾亏虚	患病日久，毒邪灼耗肝肾阴精，筋骨失养，肌肤失荣，发为本病
心肾亏虚	毒邪羁留心脉，损伤心阳，气血推动乏力，病久及肾，灼耗肾阴，阴损及阳，致肾阳亏虚

二、西医病因病理

1. 病因　由梅毒螺旋体（*treponema pallidum*，TP）感染引起。梅毒螺旋体又称苍白螺旋体，系厌氧微生物，离开人体不易生存，煮沸、干燥、日光、肥皂水和普通消毒剂均可迅速将其杀灭，但耐寒力强。梅毒患者是梅毒的唯一传染源，患者的皮损、血液、精液、乳汁和唾液中均有TP存在。其常见传播途径有性接触传染（约占95%）、母婴垂直传播、输血等。少数患者通过医源性途径、接吻、握手、哺乳或接触污染衣物、用具而感染。

2. 病理　TP表面存在黏多糖酶，对皮肤、主动脉、眼、胎盘、脐带等富含黏多糖的组织有较高的亲和力，可借助其黏多糖酶吸附到上述组织、细胞表面，分解黏多糖，造成组织与血管塌陷、血供受阻，继而导致管腔闭塞性动脉内膜炎、动脉周围炎，出现坏死、溃疡等病变。

【诊断】

一、临床分型与分期

根据传播途径的不同可分为获得性（后天）梅毒和胎传性（先天）梅毒，根据病程的不同又可分为早期梅毒和晚期梅毒（表23-42）。

表23-42　梅毒分型和分期

获得性梅毒（后天梅毒）	早期梅毒（病程<2年）	一期梅毒 二期梅毒 早期潜伏梅毒
	晚期梅毒（病程>2年）	三期梅毒（皮肤、黏膜、骨骼） 心血管梅毒 神经梅毒 晚期潜伏梅毒
胎传性梅毒（先天梅毒）	早期胎传（先天）梅毒（<2岁）	
	晚期胎传（先天）梅毒（>2岁）	皮肤、黏膜、骨骼梅毒 心血管梅毒 神经梅毒 先天潜伏梅毒

二、临床表现

（一）获得性梅毒

1. 一期梅毒（primary syphilis）　主要表现为硬下疳（疳疮）和硬化性淋巴结炎，一般无全身症状。

（1）硬下疳（chancre）：好发于外生殖器。典型皮损为无痛性炎性丘疹，数天内扩大形成硬结，表面坏死形成溃疡，境界清楚，周边水肿并隆起，触之具有软骨样硬度，表面有浆液性分泌物，内含大量的TP，传染性极强。持续3~4周后消退，遗留暗红色表浅性瘢痕或色素沉着。

（2）硬化性淋巴结炎（sclerolymphadenitis syphilitica）：硬下疳出现1~2周后发生单侧腹股沟或疳疮患处附近淋巴结质硬、肿大、无痛性隆起，表面无红肿、破溃。数月后消退。

淋巴结穿刺检查可见大量TP。

2. 二期梅毒（secondary syphilis） 指一期梅毒未经治疗或治疗不彻底，TP由淋巴系统进入血液循环形成菌血症播散全身，引起皮肤、黏膜及系统性损害。常发生于硬下疳消退3~4周后（感染9~12周后），少数可与硬下疳同时出现。

（1）皮肤、黏膜损害

1）梅毒疹：为泛发性对称分布的多形性皮疹，内含有大量TP，传染性强，一般持续数周可自行消退。典型皮损有斑疹性梅毒疹（玫瑰疹）、丘疹性梅毒疹、脓疱性梅毒疹和掌跖部位梅毒疹。

2）扁平湿疣：好发于外阴附近，内含大量TP，传染性强。初起为表面湿润的扁平丘疹，随后扩大或融合成扁平斑块，边缘整齐或呈分叶状，基底宽而无蒂，周围暗红色浸润，表面糜烂，少量渗液。

3）梅毒性秃发：由TP侵犯毛囊，毛发区血供不足所致。呈虫蚀状的局限性或弥漫性脱发，头发稀疏，长短不齐，可累及长毛和短毛；及时治疗后毛发可再生。

4）黏膜损害：多见于口腔、咽喉或生殖器黏膜。表现为境界清楚的红斑、水肿、糜烂，表面可有灰白色膜状物覆盖。

（2）骨与关节损害：可引起骨膜炎、关节炎、骨炎、骨髓炎、腱鞘炎或滑囊炎，以骨膜炎常见。骨膜炎多发生于长骨，表现为骨膜轻度增厚，压痛明显，夜间加重；关节炎常见于肩、肘、膝、髋及踝等处，多为对称性，表现为症状昼轻夜重的关节肿胀、压痛、酸痛，检查可发现关节腔积液。

（3）眼损害：可出现虹膜炎、虹膜-睫状体炎、脉络膜炎、视网膜炎、视神经炎、角膜炎、间质性角膜炎及葡萄膜炎，均可引起视力损害。

（4）神经损害：分为无症状神经梅毒、梅毒性脑膜炎、脑血管梅毒。无症状神经梅毒仅有脑脊液异常；梅毒性脑膜炎可引起颅压升高、脑神经麻痹等；脑血管梅毒常与梅毒性脑膜炎并见，主要引起脑动脉管壁增厚、狭窄，导致供血不足而引发脑卒中。

（5）多发性硬化性淋巴结炎：表现为全身淋巴结无痛性肿大。

（6）内脏梅毒：少见，可致肝炎、胆管周围炎、肾病和胃肠道病变等。

二期早发梅毒未经治疗或治疗不当，经2~3个月诸症可自行消退。免疫力低者可致二期复发梅毒，皮损大，数目少，破坏性大。

3. 三期梅毒（tertiary syphilis） 早期梅毒未经治疗或治疗不充分，经过3~4年（最早2年，最晚20年），40%患者发生三期梅毒。属于中医所称“杨梅结毒”。

（1）皮肤、黏膜损害：主要有结节性梅毒疹和梅毒性树胶肿，但结节很少于关节附近出现。

1）结节性梅毒疹：头面部、肩部、背部及四肢伸侧均可见。无自觉症状。皮损为直径0.2~1cm并呈簇集排列的铜红色浸润性结节，表面光滑，可被覆黏着性鳞屑或顶端坏死形成溃疡。新旧皮损此起彼伏，迁延数年，形成簇集状、环状、匍行奇异状分布或融合成凹凸不平的大结节。

2）梅毒性树胶肿：又称为梅毒瘤，为三期梅毒的标志，也是破坏性最强的一种皮损，好发于小腿。皮损初起常为单发的无痛性皮下结节，逐渐增大，中央软化，破溃形成直径2~10cm穿凿状溃疡，境界清楚，基底有黏稠树胶状分泌物渗出，愈后形成萎缩性瘢痕。

黏膜也出现坏死、溃疡，在不同部位出现相应临床表现（如口腔黏膜损害导致发音及进食困难，眼部黏膜损害导致眼痛、视力障碍、阿－罗瞳孔甚至失明等）。

（2）骨梅毒：最常见的是长骨骨膜炎，表现为骨骼疼痛、骨膜增生，胫骨受累后形成“佩刀胫”；骨髓炎、骨炎及关节炎可致病理性骨折、骨穿孔、关节畸形等。

（3）眼梅毒：表现类似“二期梅毒”的“眼损害”。

（4）心血管梅毒：多在感染 10～30 年后发生。可见单纯性主动脉炎、主动脉瓣关闭不全、冠状动脉狭窄或阻塞、主动脉瘤及心肌树胶肿等。

（5）神经梅毒：多在感染 3～20 年后发生。主要类型有无症状神经梅毒、脊髓痨、麻痹性痴呆、脑（脊髓）膜血管型神经梅毒等。

（二）先天性梅毒

先天性梅毒分为早期先天梅毒、晚期先天梅毒和先天潜伏梅毒。临床特点是不发生硬下疳，早期病变重，骨骼及感觉器官受累多而心血管受累少。

1. 早期先天梅毒（early congenital syphilis） 患儿常早产，发育营养差、消瘦、脱水、皮肤松弛呈老人貌，哭声低弱嘶哑，躁动不安。

（1）皮肤、黏膜损害：出生 3 周后出现，少数出生时即有，皮损与二期获得性梅毒相似。口周及肛周常形成皲裂，愈后遗留放射状瘢痕，为特征性皮损。

（2）梅毒性鼻炎：多在出生后 1～2 个月内发生。初期为鼻黏膜卡他症状，继而出现溃疡，排出血性黏稠分泌物，堵塞鼻孔造成呼吸、吸吮困难。严重者致鼻中隔穿孔、鼻梁塌陷，形成“鞍鼻”。

（3）骨梅毒：可见骨软骨炎、骨髓炎、骨膜炎及梅毒性指头炎等，引起肢体疼痛、活动受限，状如肢体瘫痪，称梅毒性假瘫。

此外，可有全身淋巴结肿大、肝脾肿大、肾病综合征、脑膜炎、血液系统损害等。

2. 晚期先天梅毒（late congenital syphilis） 以角膜炎、骨损害和神经系统损害常见，心血管梅毒罕见。

（1）皮肤、黏膜梅毒：发病率低，以树胶肿多见，好发于硬腭、鼻中隔黏膜，可引起上腭、鼻中隔穿孔和“鞍鼻”。

（2）眼梅毒：常见间质性角膜炎，初起为角膜周围炎，继之出现特征性弥漫性角膜浑浊，反复发作可导致永久性病变，引起失明。

（3）骨梅毒：骨膜炎多见，可形成“佩刀胫”和“Clutton 关节”（表现为双侧膝关节无痛性肿胀、轻度强直及关节腔积液）。

（4）神经梅毒：约半数患者可无症状，常延至青春期发病，以脑神经尤其是听神经、视神经损害为主，少数出现幼年麻痹性痴呆、幼年脊髓痨等。

（5）标志性损害：哈钦森齿（Hutchinson teeth）、桑葚齿（mulberry molars）、胸锁关节增厚、角膜基质炎、神经性耳聋等。哈钦森齿、神经性耳聋和间质性角膜炎合称哈钦森三联征。

（三）潜伏梅毒

潜伏梅毒（latent syphilis）指有梅毒感染史，无临床症状或临床症状已消失，除梅毒血清学实验室检查阳性外无任何阳性体征，并且脑脊液检查正常者。其发生与机体免疫力较强或经过治疗暂时抑制TP有关。

二、实验室及其他检查

实验室检查包括TP直接检查、梅毒血清试验和脑脊液检查。梅毒血清试验包括快速血浆反应素环状卡片试验（rapid plasma reagin test，RPR）、性病研究实验室试验（venereal disease research laboratory test，VDRL）、不加热血清反应素试验（unheated serum reagin test，USR）和梅毒螺旋体颗粒凝集试验（treponema pallidum particle agglutination test，TPPA）。

脑脊液检查主要用于神经梅毒的诊断。脑脊液白细胞计数和总蛋白量的增加属非特异性变化，脑脊液VDRL试验是神经梅毒的可靠诊断依据。病情活动时脑脊液白细胞计数常增高，因此常作为判断疗效的敏感指标。

由于梅毒的临床表现复杂多样，因此必须仔细询问病史、认真体格检查和反复进行实验室检查方可及早明确诊断。

1. 一期梅毒的诊断 主要根据接触史、潜伏期、典型临床表现，同时结合实验室检查（暗视野显微镜、镀银染色、Giemsa染色或直接免疫荧光检查发现TP；梅毒血清试验早期阴性，后期阳性），应注意不可仅凭借一次梅毒血清试验阴性结果即轻率地排除梅毒。

2. 二期梅毒的诊断 主要根据接触史、典型临床表现（特别是皮肤、黏膜损害），同时结合实验室检查（黏膜损害处发现TP；梅毒血清试验强阳性）。

3. 晚期梅毒的诊断 主要根据接触史、典型临床表现同时结合实验室检查（非TP抗原血清试验大多阳性，TP抗原血清试验阳性，典型组织病理学表现等）；神经梅毒脑脊液检查可见淋巴细胞$\geq 10 \times 10^6$/L，蛋白量>50mg/dl；VDRL试验阳性。

4. 先天性梅毒的诊断 根据患儿母亲有梅毒病史，结合典型临床表现和实验室检查（发现TP或梅毒血清试验阳性）可诊断。

【鉴别诊断】

硬下疳应与软下疳、生殖器疱疹、白塞病、固定型药疹等进行鉴别；二期梅毒应与玫瑰糠疹、寻常型银屑病、病毒疹、股癣等进行鉴别（表23－43）。

表23－43 梅毒的鉴别诊断

软下疳	由杜克雷嗜血杆菌感染所致，潜伏期2～3天。典型皮疹为圆形或椭圆形边缘不整的穿凿样溃疡，基底覆以黄白色脂样苔，触之柔软而疼痛。常合并腹股沟淋巴结化脓性病变
生殖器疱疹	由单纯疱疹病毒（HSV）引起，皮损以水疱、糜烂、溃疡为主，可自愈，病程2～3周
白塞病	以反复性口腔溃疡、复发性生殖器溃疡、眼炎及皮肤损害为突出表现，可累及神经系统、消化道、肺、肾以及附睾，针刺反应阳性
固定型药疹	有应用致敏药物史，皮损好发于外生殖器、口唇和手背等处，先有局部瘙痒，继而出现水肿性红斑，愈后遗留色素沉着
玫瑰糠疹	典型皮损为椭圆形或圆形玫瑰色斑疹，表面覆有糠状鳞屑，伴瘙痒，呈向心性分布，可伴上呼吸道感染症状
寻常型银屑病	为红色丘疹或斑疹，境界清楚，表面覆有干燥的多层银白色鳞屑，周围绕以红晕，有蜡滴现象、薄膜现象和点状出血
病毒疹	有相关疾病流行史，起病前有上呼吸道感染症状，皮损以皮疹为主，分泌物病原学检查可明确
股癣	皮损初为小丘疹或水疱，继而向周围形成半环形损害，边缘清楚、隆起，炎症减退后呈红棕色，伴有鳞屑，局部瘙痒明显。鳞屑直接镜检可查到菌丝或孢子

【治疗】

一、治疗原则

由于抗生素特别是青霉素类药物疗效确切，西药驱梅方案较为成熟，为首选。中医药治疗一般仅作为驱梅治疗的辅助疗法。

二、中医治疗

（一）辨证论治

1. 肝经湿热证

症候：多见于一期梅毒。外生殖器疳疮质硬而润，或伴有横痃，杨梅疮多发于下肢、腹部、阴部；伴口苦口干，小便黄赤，大便秘结；舌质红，苔黄腻，脉弦滑。

治法：清热利湿，解毒驱梅。

主方：龙胆泻肝汤。

加减：加土茯苓、虎杖以清热解毒，兼以驱梅。

2. 血热蕴毒证

症候：多见于二期梅毒。周身起杨梅疮，色如玫瑰，不痛不痒，或见丘疹、脓疱、鳞屑；伴见口干咽燥，口舌生疮，大便秘结；舌质红绛，苔薄黄或少苔，脉细滑或细数。

治法：凉血解毒，泻热散瘀。

主方：清营汤加桃红四物汤。

3. 毒结筋骨证

症候：多见于杨梅结毒。患病日久，在四肢、头面、鼻咽部出现树胶肿，伴关节、骨骼作痛，行走不便，肌肉消瘦，夜间痛甚；舌质暗，苔薄白或灰或黄，脉沉细涩。

治法：活血解毒，通络止痛。

主方：五虎汤。

4. 肝肾亏虚证

症候：见于三期梅毒顽者。患病可达数十年之久，逐渐两足瘫痪或痿弱不行，肌肤麻木或虫行作痒，筋骨窜痛；腰膝酸软，小便困难；舌质淡，苔薄白，脉沉细弱。

治法：滋补肝肾，填髓息风。

主方：地黄饮子。

5. 心肾亏虚证

症候：见于心血管梅毒。症见心慌气短，神疲乏力，下肢浮肿，唇甲青紫，腰膝酸软，动则气喘；舌质淡有齿痕，苔薄白而润，脉沉弱或结代。

治法：养心补肾，祛瘀通阳。

主方：天王补心丹合金匮肾气丸。

（二）中医外治

1. 疳疮　鹅黄散或珍珠散外敷患处，每天 3 次。

2. 横痃、杨梅结毒 未溃时选用冲和膏，醋、酒各半调成糊状外敷。破溃时先用五五丹掺疮面上，外盖玉红膏，每日1次。腐脓除尽时选用生肌散掺疮面，外盖玉红膏，每日1次。

3. 杨梅疮 土茯苓、蛇床子、花椒、蒲公英、莱菔子、白鲜皮各20g，煎汤外洗，每日1次。

三、西医治疗

诊断必须明确；早期、足量、连续、规则治疗；治疗后要经过足够时间追踪观察（3个月、6个月、1年、2年及以上）；传染源及其性伴侣需接受检查或治疗；复发患者应予加倍剂量复治。治疗期间禁止性交。青霉素类为首选药物，常用苄星青霉素G、普鲁卡因水剂青霉素G、水剂青霉素G，心血管梅毒不用苄星青霉素G。青霉素过敏者替代治疗优先选择头孢曲松钠，其次可选四环素类和红霉素类。治疗期间因患者体内TP被杀灭而释放出大量异体蛋白，可发生吉－海反应（Jarisch－Heyxheimer reaction），即用药后数小时发生寒战、发热、头痛、呼吸加快、心动过速、全身不适及原发皮损加重，严重时心血管梅毒患者可发生主动脉破裂。预防首选泼尼松口服；心血管梅毒的驱梅治疗应从小剂量开始逐渐增加，治疗过程中一旦出现胸痛、心力衰竭及心电图ST－T变化较治疗前明显则需暂停治疗。治疗方案的选择见表23－44。

表23－44 梅毒的治疗方案选择

分型与分期	治疗方案
早期梅毒	苄星青霉素G 240万U，分两侧臀部肌注，1次/周，连续2～3次；或普鲁卡因青霉素G 80万U/d，肌注，连续10～15天。青霉素过敏者可选用头孢曲松钠1.0g/d，静滴，连续10～14天；或连续口服四环素类药物（四环素2.0g/d；多西环素200mg/d；米诺环素200mg/d）15天；或连续口服红霉素类药物（红霉素2.0g/d）15天
晚期梅毒	苄星青霉素G 240万U，分两侧臀部肌注，1次/周，连续3～4次；或普鲁卡因青霉素G 80万U/d，肌注，连续20天。青霉素过敏者连续口服四环素类药物（四环素2.0g/d；多西环素200mg/d；米诺环素200mg/d）30天；或连续口服红霉素类药物（红霉素2.0g/d）30天
心血管梅毒	住院治疗。并发心衰者控制后再进行驱梅治疗。为避免吉－海反应，驱梅治疗前1天口服泼尼松（20mg/d，分2次），连续3天。水剂青霉素G肌注，剂量第1天10万U，第2天20万U（分2次），第3天40万U（分2次）；第4天起肌注普鲁卡因青霉素G 80万U/d，连续15天为一疗程，共2个疗程，疗程间间歇2周。青霉素过敏者处理同“晚期梅毒”
神经梅毒	住院治疗。驱梅治疗前1天口服泼尼松（20mg/d，分2次），连续3天。水剂青霉素G 1200万～2400万U/d，分4～6次静滴，连续10～14天；继以苄星青霉素G 240万U肌注，1次/周，连续3次。青霉素过敏者处理同“晚期梅毒”
妊娠梅毒	根据分期不同采用相应方案，用法、用量与同期其他梅毒患者相同，在妊娠初3个月及妊娠末3个月各进行1个疗程的治疗。青霉素过敏者选用红霉素类药物口服
早期先天梅毒	脑脊液异常者：水剂青霉素G 10万～15万U/（kg·d），分2～3次静滴，连续10～14天；或普鲁卡因青霉素G 5万U/（kg·d）肌注，连续10～14天。脑脊液正常者：苄星青霉素G 5万U/（kg·d）肌注。无条件检查脑脊液者按脑脊液异常者的方案进行治疗
晚期先天梅毒	水剂青霉素G 20万～30万U/（kg·d），分4～6次静滴，连续10～14日；或普鲁卡因青霉素G 5万U/（kg·d）肌注，连续10～14日为1个疗程。可用1～2个疗程。较大儿童的青霉素剂量不应超过成人同期患者剂量。青霉素过敏者选用红霉素10～15mg/（kg·d），分4次口服，连续30天

第二十三节　尖锐湿疣

尖锐湿疣（condyloma acuminatum，CA）是由人乳头瘤病毒感染所致的以肛门生殖器部位皮肤与黏膜增生性损害为主要表现的性传播疾病。主要通过性行为接触传染，也可通过自身接种及非性接触途径感染。发病率占性病的第二位，仍有不断增加趋势（第一位为淋病）。依据临床症状，本病属中医学“瘙瘊”“臊瘊”“疣疮”的范畴。

【病因病理】

一、中医病因病机

中医认为秽浊之毒多系湿热之邪所酿生，湿热下注皮肤、黏膜而生赘疣（表23-45）。

表23-45　尖锐湿疣的中医分型及病因病机

湿毒下注证	房事不洁，感受秽浊之毒，毒邪蕴聚于下阴，湿热下注皮肤、黏膜而生赘疣
湿热毒蕴证	湿热毒邪蕴聚于下阴，发为赘疣，毒邪郁而化热，湿热交蒸，热盛肉腐，脓水淋漓而下，并伴恶臭
正虚毒恋证	湿热毒邪久客机体，正气亏耗，邪气蕴于下阴，正虚无力托毒外出

二、西医病因病理

1. 病因　由人乳头瘤病毒（human papilloma virus，HPV）感染引起。HPV有100多种亚型，引起尖锐湿疣的病毒主要是HPV-6、11、16、18等型别。传染源为患者和健康带病毒者，主要经直接或间接接触传播。当人体免疫功能降低或身体衰弱时易感染HPV而发病。10%~15%的患者可因自身免疫功能低下引起自身接种。HPV在肛门生殖器癌发生中的致病作用已被大量基础与临床研究所充分肯定。HPV-16、18、45、56型为最常见的致宫颈癌高危型。

2. 病理　HPV主要感染上皮组织，通过皮肤、黏膜微小破损进入细胞内并复制、增殖，致上皮细胞异常分化和增生，引起上皮赘生物。

【诊断】

一、临床表现

潜伏期一般为1~8个月，平均3个月。好发于外生殖器及肛门周围的皮肤-黏膜交界处湿润区。男性多见于龟头、冠状沟、包皮系带、尿道口、阴茎体、会阴；同性恋者多见于肛门及直肠内；女性多见于大-小阴唇、阴道口、阴蒂、阴道、宫颈、会阴及肛周；少数患者可见于肛门生殖器以外部位（如口腔、腋窝、乳房、趾间等）。皮损初起为单个或多个散在的淡红色小丘疹，质地柔软，顶端尖锐，后渐增多、增大。依据疣体形态可分为无柄型（即丘疹样皮损）和有柄型，后者可呈乳头状、菜花状、鸡冠状及蕈伞状；疣体常呈白色、粉红色或污灰色，表面易发生糜烂，有渗液、浸渍及破溃，可合并出血与感染。多数患者无明显自觉症状，少数可有异物感、灼痛、刺痒或性交不适。宫颈部位疣体通常较小，界限清，表面光滑或呈颗粒状、沟回状，妊娠时可明显增大、增多。少数患者疣体过度增生成为巨大型尖锐湿疣（Buschke－Lwenstein 瘤），常与 HPV－6 型感染有关，部分可发生恶变。

少数患者表现为潜伏感染或亚临床感染。前者局部皮肤、黏膜外观正常且醋酸白试验阴性，但通过分子生物学方法可检测到 HPV 的存在；后者表现为肉眼不能辨认的皮损，醋酸白试验阳性或具有典型组织病理学表现。潜伏感染和亚临床感染都是导致临床漏诊与尖锐湿疣复发的主要原因。

二、实验室及其他检查

1. 醋酸白试验 用5%冰醋酸溶液外涂或湿敷可疑患处2～5分钟之后，皮损变为白色并稍隆起、周围正常组织不变色为阳性。若局部慢性炎症致上皮增厚者，可出现假阳性。

2. 组织病理切片检查 可以确诊。表皮上、中部出现特征性的空泡细胞：细胞核周明显空晕，形成空泡，界限明显。

本病主要根据病史（性接触史、配偶感染史或间接接触史等）、典型临床表现和实验室检查结果（醋酸白试验、组织病理切片检查）进行诊断。

【鉴别诊断】

尖锐湿疣的鉴别诊断见表 23－46。

表 23－46　尖锐湿疣的鉴别诊断

假性湿疣	多发生于女性外阴，皮疹局限分布于两侧小阴唇内侧和阴道前庭，皮损为直径 1～2mm 大小的淡红色或白色小丘疹，触之有颗粒感，表面光滑如鱼子状，群集分布，偶有瘙痒，一般无自觉症状。醋酸白试验阴性或假阳性
扁平湿疣	是二期梅毒的表现之一。疣体较大，为湿润的扁平片状浸润隆起。显微镜暗视野检查可见大量的梅毒螺旋体，梅毒血清试验阳性
阴茎珍珠状丘疹	多见于青壮年；为沿冠状沟排列、粟粒大小、皮色或粉红色珍珠样半透明小丘疹，无自觉症状。属生理现象

【治疗】

一、治疗原则

中西医均以外治为主，内治为辅。外治以祛除疣体为主，内治目的为避免复发。

二、中医治疗

（一）辨证论治

1. 湿毒下注证

症候：外生殖器或肛门等处出现菜花状赘生物，色灰或褐或淡红，质软，表面秽浊潮湿，触之易出血，恶臭；伴小便黄或不畅；舌红苔黄，脉弦数。

治法：清热利湿化浊，解毒散结。

主方：萆薢化毒汤。

加减：局部分泌物多者加黄柏、土茯苓、白花蛇舌草。

2. 湿热毒蕴证

症候：菜花状赘生物色淡红，易出血，表面有脓性秽浊分泌物，色淡黄，恶臭，瘙痒，疼痛；伴身热烦渴，小便色黄量少，大便干燥；舌红，苔黄腻，脉滑数。

治法：清火解毒，化浊利湿。

主方：黄连解毒汤。

加减：出血者加地榆、仙鹤草；身热者加苦参、石膏、大青叶、马齿苋。

3. 正虚毒恋证

症候：多见于久病或反复发作者。外生殖器或肛门等处出现疣状赘生物，色淡红，易出血；表面有分泌物，质地清稀，色淡黄，臭味不重；伴乏力、神少纳差；舌质淡，苔腻，脉细数。

治法：扶正祛邪，化浊利湿。

主方：参苓白术散。

加减：加土茯苓、萆薢、大青叶、马齿苋。

（二）中医外治

选用腐蚀性强的药物，如五妙水仙膏，每天 2 次外用，连用 3 天、停药 4 天为一疗程。术后用土茯苓、大青叶、百部、苦参、明矾各 30g，煎水熏洗、浸浴或坐浴，每日 2 次，每次 15～20 分钟；擦干局部后，外扑六一散或青黛散，保持局部干燥。

三、西医治疗

（一）外用药物

1. 0.5%足叶草酯毒素酊（鬼臼毒素酊） 为抗病毒有丝分裂药物。每天 2 次外用，连用 3 天、停药 4 天为一疗程。可根据病变程度连续用 1～3 个疗程，治愈率较高。适用于任何部位的皮损（包括男性尿道内及女性阴道内皮损）；但应注意其致畸作用，孕妇禁用。

2. 10%～25%足叶草酯酊 每周 1～2 次局部外用，涂药 1～4 小时后洗去。因刺激性较大，故应注意保护皮损周围正常组织。本药有致畸作用，孕妇禁用。

3. 50%三氯醋酸或二氯醋酸溶液 可通过对蛋白质的凝固作用破坏疣体，使疣组织坏死脱落。有腐蚀性，使用时注意保护正常组织。每周或隔周使用 1 次，连续用药不宜超过 6 周。

4. 其他 5%氟尿嘧啶每周外用 1 次；或 5%咪喹莫特乳膏每周外用 2～3 次，睡前外用，6～10 小时后洗掉，可用药 16 周，局部可出现轻至中度刺激症状。

（二）物理治疗

如激光、冷冻、电灼、微波等，可酌情选用。巨大疣体可手术切除。

（三）内用药物

选用免疫调节剂，如干扰素、胸腺素、转移因子，每天 3 次口服或每天 1 次肌内注射，连用 10 天。还可选用左旋咪唑，每次 50mg，每日 3 次，连服 3 天、停药 11 天为一疗程。

第二十四节　非淋菌性尿道炎

非淋菌性尿道炎（non－gonococcal urethritis，NGU）是指经性接触传染且表现为明显尿道炎症，但尿道分泌物中检查不到淋球菌的一组感染性疾病。临床表现与淋病相近但症状较轻。有20%～50%患者无明显症状。主要通过性接触传播，以性活跃期的中青年多见，潜伏期比淋病长。非淋菌性尿道炎有时可与淋菌性尿道炎同时发生。本病属中医学“淋证”“淋浊”的范畴。

【病因病理】

一、中医病因病机

下焦湿热、肝郁气滞、肝肾亏损，导致膀胱功能失调，三焦水道通调不利，感受秽浊邪毒发病，为本病的主要病因病机（表23－47）。

表23－47　非淋菌性尿道炎的中医分型及病因病机

湿热阻滞	房事不洁或误用污染器具，湿热秽浊之气由下焦前阴窍口入侵，阻滞膀胱，局部气血运行不畅，湿热熏蒸，精败肉腐，气化失司
肝郁气滞	湿热秽浊之气阻于肝经，气机郁滞，气滞血瘀，膀胱气化不利，水湿积聚
阴虚湿热	湿热之邪久客肝经，肝气郁滞化火，耗损阴液，久病及肾，肝肾阴虚，而成虚实夹杂之证

二、西医病因病理

1. 病因　沙眼衣原体（*chlamydia trachomatis*，CT）是非淋菌性尿道炎最常见的病原体，其次是生殖支原体（*mycoplasma genitalium*，MG）。沙眼衣原体D～K血清型与非淋菌性尿道炎的发病有关。可导致非淋菌性尿道炎的还有解脲脲原体（*ureaplasma urealyticum*，UU）、微小脲原体（*ureaplasma parvum*，UP）、人型支原体（*mycoplasma hominis*，MH）、腺病毒、阴道毛滴虫（trichomonas vaginalis，TV）、单纯疱疹病毒（herpes simplex virus，HSV）、白色念珠菌等。衣原体对热敏感，常用消毒剂可将其杀死。支原体的抵抗力与细菌相似，但在低温或冷冻、干燥条件下可长时间存活。非淋菌性尿道炎多发生在性活跃人群，主要经性接触感染，亦可由误用被污染的物品感染。男性和女性均可发生，新生儿可经产道分娩时感染。

2. 病理　沙眼衣原体呈球形或椭圆形，对柱状上皮细胞有明显的侵袭倾向，在胞浆内有特殊的生长、繁殖周期，引起细胞严重损伤和死亡，导致上皮细胞下的结缔组织出现明显炎症反应。某些支原体的细胞膜外有一种多聚糖形成的荚膜，呈现毒性，是支原体的致病因素之一。

【诊断】

一、临床表现

本病潜伏期一般1～3周。

1. 男性非淋菌性尿道炎　临床表现与淋病类似但程度较轻。常见尿道刺痒、刺痛或烧灼感，少数有尿频、尿痛。体检可见尿道口轻度红肿，尿道分泌物多呈浆液性，稀薄而量少。有些患者晨起时会发现尿道口有少量分泌物结成的脓膜封住了尿道口（“封口”现象）或内裤被污染。部分患者可无任何症状或症状不典型，故近半数患者初诊时可被忽略或误诊。有10%～20%患者同时合并淋球菌感染。

未经治疗的非淋菌性尿道炎常伴并发症有：①附睾炎：多为急性，单侧发生，常与尿道炎并存；②前列腺炎：多为亚急性，慢性者可表现为无症状或会阴部钝痛、阴茎痛；③Reiter综合征：表现为尿道炎、结膜炎和关节炎三联征；④其他：如直肠炎、眼虹膜炎、强直性脊柱炎等。

2. 女性非淋菌性泌尿生殖道炎　主要累及宫颈，体检时可见宫颈水肿、糜烂。近半数患者无症状，有症状者亦缺乏特异性，仅表现为白带增多。尿道炎可表现为尿道口充血、尿频，甚至排尿困难等泌尿系统症状；沙眼衣原体可由口－生殖器接触导致咽部感染。还可引起前庭大腺炎、输卵管炎、子宫内膜炎、异位妊娠、不孕症，甚至肝周围炎。

3. 新生儿感染　新生儿经母亲产道分娩时可感染沙眼衣原体或解脲脲原体，引起结膜炎或肺炎。

二、实验室及其他检查

实验室检查主要是指沙眼衣原体和解脲脲原体的病原学和血清学检查。检测衣原体的病原学方法包括直接免疫荧光法（DIFA）和酶联免疫测定法（ELISA）。酶联免疫测定法检测患者泌尿生殖道标本中的衣原体抗原，判断结果比较客观；其敏感性较直接免疫荧光法低，但特异性较高。

细胞培养是诊断和鉴定沙眼衣原体的“金标准”方法，敏感性和特异性均高。但需一定的条件，且操作比较复杂、费时，故难以作为常规检查和流行病学筛查。解脲脲原体的分离培养采用含有尿素的人工培养基。检查时用低倍镜观察见到呈“油煎蛋”样集落，则标本为阳性。

DNA检测技术主要包括聚合酶链式反应（PCR）与连接酶链式反应（LCR），二者敏感性及特异性均较高，但有一定的假阳性率。

【鉴别诊断】

非淋菌性尿道炎的鉴别诊断见表23－48。

表23－48　非淋菌性尿道炎的鉴别诊断

淋球菌性尿道炎	潜伏期为2～10天，出现尿频、尿急、尿痛，伴尿道口大量脓性分泌物，涂片镜检和细菌培养示淋球菌（+）
念珠菌性尿道炎	多由白色念珠菌引起。症状为尿道痒感，排尿时有烧灼感，检查尿道口有少量分泌物溢出，呈水样或黏液样。实验室检查取尿沉渣、尿道分泌物或尿道拭子筛查真菌或培养检出念珠菌
滴虫性尿道炎	为毛滴虫所引起的尿道炎症改变。有尿道痒感、排尿不适。有多量稀薄黏液性尿道分泌物，继发感染时可为脓性。取尿道分泌物镜检，可找到滴虫

【治疗】

一、治疗原则

中医治疗根据病程长短及症状表现辨证论治。西医治疗原则为早期诊断、早期治疗、规则用药、治疗方案个体化。

二、中医治疗

（一）辨证论治

1. 湿热阻滞证

症候：尿频、尿急、尿痛，尿道口溢脓色黄质稀，量较多，晨起可有糊口现象，排尿时尿道灼热；伴见口苦口干，小便黄赤，大便秘结；舌质红，苔黄腻，脉滑数。

治法：清热利湿，化浊通淋。

主方：萆薢分清饮或八正散。

加减：苔厚者加土茯苓、苦参、泽泻。

2. 肝郁气滞证

症候：尿频、尿急、尿痛，尿道口溢脓质稀，排尿不畅；伴见睾丸胀痛，牵扯少腹；舌质红，苔薄黄或少苔，脉弦数。

治法：疏肝解郁，理气通淋。

主方：橘核丸。

加减：阴囊红肿痒痛者酌加黄柏、土茯苓、车前子。

3. 阴虚湿热证

症候：患病日久，尿频、尿急、尿痛不明显，尿道口溢液量不多，排尿干涩疼痛；伴见腰膝酸软，口苦口干；舌质红，苔薄黄，脉细数。

治法：滋阴补肾，清热利湿。

主方：知柏地黄丸。

加减：尿不畅者加金钱草、泽兰。

（二）中医外治

蚤休、贯众、败酱草、蒲公英各30g，煎水外洗，每日1～2次。

三、西医治疗

治疗方案的选择见表23－49。治愈标准是患者的自觉症状消失，无尿道分泌物，尿沉渣无白细胞，细胞涂片也未见衣原体。在判断治愈时，一般可不做病原微生物培养。

表23－49　非淋菌性尿道炎的治疗方案选择

症型	治法
普通患者治疗方案 （任选其一）	多西环素200mg/d，分2次口服，连服7～10天 阿奇霉素1.0g/d，饭前1h或饭后2h一次性顿服，连服7～10天 米诺环素200mg/d，分2次口服，连服10天 红霉素2.0g/d，分4次口服，连服7天

续表

症型	治法
妊娠期非淋菌性尿道炎（任选其一）	红霉素2.0g/d，分4次口服，连服7天 红霉素1.0g/d，分4次口服，连服14天 阿奇霉素1.0g/d，一次性顿服，连服14天 不宜用四环素类药物
新生儿衣原体眼结膜炎	红霉素干糖浆粉剂50mg/（kg·d），分4次口服，连服2周，如有效再延长1～2周 衣原体感染预防：0.5%红霉素眼膏或1%四环素眼膏于出生后立即滴眼

第二十五节　生殖器疱疹

生殖器疱疹（genital herpes，GH）是单纯疱疹病毒（HSV）感染泌尿生殖道及肛周皮肤、黏膜而引起的一种慢性、复发性的性传播疾病。临床特征是生殖器部位发生群集的丘疱疹或疱疹，有轻重不一的疼痛和烧灼感。可发生于任何年龄，男女感染机会相等。本病常发生于感冒、疟疾等热性病后期，无获得免疫性，在人体抵抗力低下及疲劳时易反复发作。多由性交传染。本病属中医学“阴部热疮”“阴疮”“热疮”的范畴。

【病因病理】

一、中医病因病机

本病总由不洁性交，肾阴亏损，相火内炽，秽浊毒邪乘隙入侵，与体内蕴热相结，下迫前阴后窍，发而为疮。湿毒内蕴，化热生火，壅阻气血，遂致阴疮遇热即发。反复发作，病程日久，导致肝肾阴亏，虚火上炽，形成本虚标实之证（表23－50）。

表23－50　生殖器疱疹的中医分型及病因病机

湿热下迫	纵欲好色，肾阴亏损，相火内炽，淫浊毒邪乘隙入侵，与体内蕴热相结，下迫前阴后窍，发而为疮
湿火内蕴	湿毒内蕴，化热生火，壅阻气血，热盛肉腐，遇热即发
阴虚邪恋	患病日久，正气虚弱，毒邪留恋，耗竭阴液，致肝肾阴亏，虚火上炽，形成本虚标实之证

二、西医病因病理

1. 病因　HSV可分为Ⅰ型（HSV－Ⅰ）和Ⅱ型（HSV－Ⅱ），生殖器疱疹主要由HSV－Ⅱ引起，也可由HSV－Ⅰ或两型混合感染所致；近年来口－生殖器性行为方式导致HSV－Ⅰ感染的比例明显增加。生殖器疱疹患者、亚临床或无排毒表现者及不典型生殖器疱疹患者是主要传染源，有皮损表现者传染性强。单纯疱疹病毒（HSV）存在于皮损渗液、精液、前列腺液、宫颈及阴道的分泌物中，主要通过皮肤、黏膜的直接接触传染，其他方式感染的可能性极小，因此不安全性行为是本病发生的高危因素。

生殖器疱疹患者人群中，合并HIV感染的风险明显提高，可能与前者导致皮肤－黏膜屏障破坏或两种病毒之间存在复杂相互作用（如二者相同的感染途径）有关。

2. 病理　HSV侵入机体后，首先在表皮角质层形成细胞内复制，引起表皮局灶性炎症和坏死，出现原发性感染的临床表现或轻微的亚临床感染表现。当原发性生殖器疱疹的皮损消退后，残留的病毒长期潜伏于骶神经节，机体抵抗力下降或某些诱发因素作用下病毒激活而致疾病复发。

【诊断】

一、临床表现

好发于15～45岁性活跃男女，好发部位为生殖器及外阴部。生殖器疱疹可分为初发性、复发性、亚临床HSV激活等类型，此外还存在一些特殊类型。临床表现具有各自特点，病情轻重及复发频次受病毒型别和宿主免疫状态的影响。

（一）初发性生殖器疱疹（first episode of genital herpes）

首次出现临床表现者，包括原发性生殖器疱疹（HSV首次感染）和非原发性初发性生殖器疱疹（既往有HSV感染）。潜伏期为2～14天，患者一般病程较长，可持续5～20天，病情较严重，可合并全身症状（如发热、头痛、全身不适和肌肉酸痛等）。患处早期表现为红斑，并迅速发展为水疱、糜烂和溃疡，局部多有明显疼痛。女性患者因可累及宫颈而引起阴道分泌物增多。部分患者皮损分布较广泛，可发生于生殖器外。

（二）复发性生殖器疱疹（recurrent genital herpes）

大多数病例可发展为复发性生殖器疱疹。全身症状少见，皮损局限，病程较短，一般持续6～10天。复发频率个体差异较大，平均3～4次/年，发作频繁者每年可超过10次。

1. 典型表现 多在发疹前数小时至5天有前驱症状，如局部瘙痒、烧灼、刺痛、隐痛、麻木和会阴坠胀等。随后发生簇集性小水疱，很快破溃形成糜烂或浅表溃疡，自觉症状较初发者轻，持续6～10天后愈合。

2. 不典型表现 可出现非特异性局限性红斑、点状糜烂、裂隙、溃疡、渗出、硬结（或疖肿）和毛囊炎等。

（三）亚临床HSV激活（subclinical reactivation of HSV）

HSV在体内被激活，无临床表现，但可间歇排毒。病毒激活可同时发生在多个解剖部位（如阴道、子宫颈和直肠等）。本型患者可从外观正常的受累部位分离出病毒。亚临床HSV激活患者的最大危害是传染性伴侣。研究显示，本病70%以上的传染发生在与亚临床HSV激活患者性接触后，且女性更容易被传染。

（四）特殊类型的生殖器疱疹

1. 新生儿疱疹 可分为局限型、中枢神经系统型和播散型，为本病严重类型，几乎均由分娩时经产道接触感染，可危及患儿生命。

2. 疱疹性宫颈炎 表现为黏液脓性宫颈炎，可出现宫颈充血、黏膜脆性增加、水疱、黏膜糜烂甚至坏死。

3. 疱疹性直肠炎 多见于男－男同性性行为者，可表现为肛周水疱、溃疡，自觉疼痛，还可表现为里急后重、便秘和直肠黏液血性分泌物，常伴发热、全身不适、肌痛等。

4. HIV感染并发生殖器疱疹 病情严重，病程长，可表现为泛发性慢性持续性溃疡及坏死，复发更频繁，排毒时间长，并发症多且严重，治疗困难。

二、实验室及其他检查

实验室检查包括病毒培养、抗原检测、核酸检测和血清抗体检测。

1. HSV 细胞培养　阳性是病原学诊断的金标准，其敏感性与皮损形态有关，水疱的病毒培养成功率相对较高。初发性生殖器疱疹病毒培养成功率较高。

2. 抗原检测　可检测 HSV 抗原，但不能区分病毒型别。疑似 HSV 感染但又无皮损或皮损不典型时，可借助抗原检测鉴别亚临床 HSV 激活或不典型生殖器疱疹。

3. 核酸检测　可检测 HSV－DNA，其意义与抗原检测相似，但敏感性更高。

4. 血清抗体检测　ELISA 或 Western 免疫印迹试验可检测血清中特异性抗体，并可用于区分病毒型别。但抗体检测仅作为生殖器疱疹的临床辅助诊断证据，不能单独作为确诊或排除依据，多用于流行病学调查和回顾性临床病例分析。

【鉴别诊断】

生殖器疱疹的鉴别诊断见表 23－51。

表 23－51　生殖器疱疹的鉴别诊断

固定型药疹	可在生殖器部位出现水疱、糜烂、溃疡，但其水疱较大，一般为单发性，病前有服药史而无不洁性交史
软下疳	潜伏期为 2～3 天。感染后 1～2 周腹股沟淋巴结肿大、疼痛。涂片检查发现杜克雷嗜血杆菌。典型皮疹为圆形或椭圆形、边缘不整、呈穿凿样溃疡，基底覆以黄白色脂样苔，触之柔软而疼痛
白塞病	与性接触无直接关系，主要累及口腔、生殖器、眼和皮肤并出现相应表现。外生殖器处可见多发性小溃疡，疼痛明显，常伴口腔溃疡、结节性红斑样皮损、眼病变如虹膜－睫状体炎及皮肤同形反应等

【治疗】

一、治疗原则

中医治疗早期以清热利湿为主，湿郁化火者以清热解毒为主，后期以滋阴降火化湿为主。西医治疗目标为缓解症状、减少复发及降低排毒。妊娠期生殖器疱疹如在分娩前出现病情活动，应行剖宫产。

二、中医治疗

（一）辨证论治

1. 湿热下迫证

症候：起病急骤，阴部灼热，疱疹红亮，痒痛交作，黄浆汁出，肿胀糜烂。口苦咽干，溲赤便秘。舌质红，苔黄腻，脉弦数。

治法：清热除湿，化浊解毒。

主方：龙胆泻肝汤加减。

加减：口舌生疮、大便干燥者，加知母、黄柏、连翘、大黄；刺痒灼热甚者，加紫草、钩藤、石决明。

2. 湿火内蕴证

症候：阴部溃破糜烂，脓液腥臭，男子睾丸肿痛，女子带下黄臭，少腹胀痛，月经失调。发热，烦躁，口干，纳呆。舌质红绛，苔黄腻，脉洪数或滑数。

治法：清热除湿，凉血解毒。

主方：黄连解毒汤合犀角地黄汤加减。

加减：口苦苔腻者，加茵陈蒿、地肤子；创面糜烂者，加皂角刺、牛膝。

3. 阴虚邪恋证

症候：病程迁延，阴部疱疹反复发作，微有灼热感。伴腰膝酸软，神情抑郁，心烦寐少，头昏目眩，食少纳呆。舌质淡，苔少或花剥，脉沉细。

治法：滋阴降火，健脾化湿。

主方：知柏地黄丸合参苓白术散加减。

加减：失眠梦多者，加酸枣仁、莲子心、合欢皮；病久不愈者，加生晒参、白薇、白蔹、绿豆衣。

（二）中医外治

1. 青黛散以麻油调成糊状外搽，每日 3 次。

2. 肤阴洁洗液浸泡无菌纱布行患处冷湿敷，每日 3 次，每次 10 ~ 15min。

3. 肿胀、灼热而渗出较多者，可用苦参 30g、蛇床子 10g、千里光 10g、白芷 15g、金银花 30g、野菊花 30g、黄柏 10g、地肤子 15g、石菖蒲 10g，煎汤熏洗，每日 2 ~ 3 次。

4. 肿胀、糜烂而渗出不多，皮肤干燥结痂者，以金黄散油膏、紫草油膏、玉露膏其中一种外涂，每日 3 ~ 6 次。有少量渗出者改用冰硼散或西瓜霜喷剂。

三、西医治疗

目前认为核苷类药物是抗 HSV 有效的药物，系统治疗分为间歇疗法和长期抑制疗法。具体治疗方案的选择见表 23 – 52。

表 23 – 52　生殖器疱疹治疗方案选择

症型	治法
初发性	阿昔洛韦 1000mg/d，分 5 次口服，疗程 10 天 或伐昔洛韦 1000mg/d，分 2 次口服，疗程 10 天 或泛昔洛韦 750mg/d，分 3 次口服，疗程 10 天
复发性	在出现前驱症状或皮损出现 24h 内开始治疗 阿昔洛韦 1000mg/d，分 5 次口服，疗程 5 天 或伐昔洛韦 1000mg/d，分 2 次口服，疗程 5 天 或泛昔洛韦 750mg/d，分 2 次口服，疗程 5 天
频繁复发者（1 年复发 6 次以上）	应用病毒抑制疗法以减少复发次数 阿昔洛韦 400mg，每日 2 次口服；或伐昔洛韦 500mg，每日 1 次口服 疗程 6 ~ 12 个月
原发感染症状严重或皮损广泛者	阿昔洛韦 15mg/（kg · d），分 3 次静滴，疗程一般为 5 天
新生儿疱疹	早期静脉给予抗病毒治疗 阿昔洛韦每次 5mg/kg，每 8h 1 次 症状控制后考虑口服治疗维持，用量每次 5mg/kg，每 8h 1 次

续表

症型	治法
妊娠期生殖器疱疹	抗病毒治疗应权衡利弊，需患者知情同意 初发者口服阿昔洛韦400mg，每天3次，疗程5天 有严重并发症可能危及生命者，静脉滴注阿昔洛韦 频繁复发或新近感染者，可在妊娠最后4周给予连续口服阿昔洛韦600mg/d，分3次口服，以减少活动性损害，降低局部病毒载量，从而降低剖宫产率
外治	保持患处清洁、干燥 有明显渗出者采用氯化钠溶液、3%硼酸溶液等清洗或湿敷，每天3～4次 无明显渗出者外用3%阿昔洛韦软膏、1%喷昔洛韦乳膏和酞丁安软膏等，每天3～4次

第二十六节　艾滋病

艾滋病即获得性免疫缺陷综合征（acquired immunodeficiency syndrome，AIDS），是由人类免疫缺陷病毒（human immunodeficiency virus，HIV）感染引起的以 $CD4^+T$ 淋巴细胞减少为特征的进行性免疫功能缺陷，疾病后期可继发各种机会性感染、恶性肿瘤和中枢神经系统病变的综合性疾病。病死率高，目前尚无有效的治愈方法。本病在中医学病症中归属于“瘟毒”“疫病”“虚劳”“伏气温病”等范畴。

【病因病理】

一、中医病因病机

中医学认为本病的发病内因为恣情纵欲，耗伤肾精，肾失封藏，下元空虚，卫外失司；外因为感受瘟邪疫毒；正虚邪实，瘟毒侵犯脏腑，导致脏腑阴阳气血的虚衰（表23－53）。

表23－53　艾滋病的中医分型及病因病机

肺胃阴虚	瘟毒犯肺，毒热内蕴，耗伤津液，肺络受损
脾胃虚损	瘟毒犯脾，脾气亏虚，脾失健运，故见腹泻、纳差等症
脾肾两亏	瘟毒缠绵，久病阴阳俱损，阳虚则五更泄泻，神倦肢冷；阴亏则形消骨立，低热盗汗。见于晚期患者，预后极差
热盛痰蒙	瘟毒热盛，煎熬津液，化湿为痰，上蒙清窍，见神昏谵语，项强惊厥。预后极差

二、西医病因病理

1. 病因　本病为HIV感染引起的免疫系统缺陷。HIV属逆转录病毒科中的慢病毒亚科，可分为Ⅰ型（HIV－Ⅰ）和Ⅱ型（HIV－Ⅱ），其中HIV－Ⅰ是艾滋病的主要流行型。HIV对热敏感（60℃以上就可被杀死），也可被一般消毒剂杀死，但对紫外线不敏感。

艾滋病患者与HIV感染者是本病的传染源，其传播途径包括：性接触传播、血液传播、母婴传播。日常生活接触不会传播HIV。

2. 病理　艾滋病的发病机制详见图23－1。

【诊断】

一、临床表现

（一）临床分期及系统表现

从感染 HIV 到发展为艾滋病，一般可分为急性 HIV 感染、无症状 HIV 感染和艾滋病三个分期阶段。

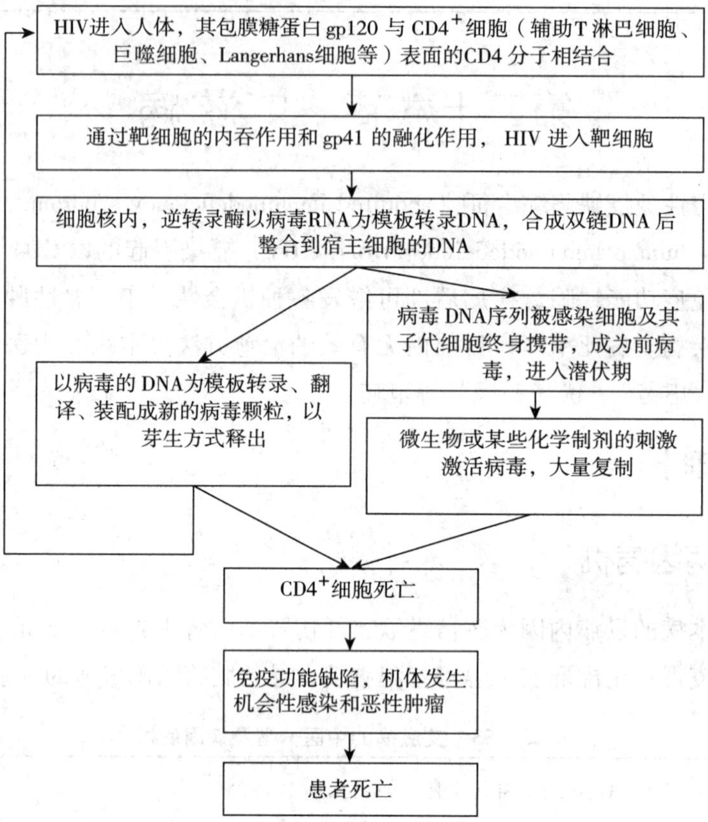

图 23－1　艾滋病的发病机制

1. 急性 HIV 感染期　通常发生在 HIV 感染后 1～2 周左右。主要表现为发热、乏力、咽痛、全身不适等类似于上呼吸道感染症状，可伴淋巴结肿大及肝、脾肿大。上述症状在 1 个月内通常可自行消失。感染后血清抗－HIV 抗体可持续阴性达 2～3 个月，称“窗口期”。

2. 无症状 HIV 感染期　可由急性感染期延伸而来，也可在初发 HIV 感染后直接进入此期。本期短至数月，长至 20 年，平均 8～10 年，一般无任何临床表现，部分患者可出现持续性无痛性淋巴结肿大。本期患者血清中可检出 HIV 抗体，具有传染性。

3. 艾滋病期　此期患者出现发热、腹泻、体重下降、全身浅表淋巴结肿大，可发生各种机会性感染（如肺孢子菌肺炎、口腔念珠菌感染、隐球菌性脑膜炎等）和恶性肿瘤（如卡波西肉瘤、淋巴瘤等）。肺孢子菌肺炎或中枢神经系统的感染是多数艾滋病患者死亡的直接原因。未经治疗者在进入此期后的平均生存期为 12～18 个月。

（二）HIV 感染的皮肤表现

90% 的 HIV 感染者或艾滋病患者在病程中可出现皮肤、黏膜病变，可分为非感染性皮损、感染性皮损和皮肤肿瘤。

1. 非感染性皮肤损害　皮损呈多形性，可类似于银屑病、脂溢性皮炎、玫瑰糠疹、荨麻疹、多形性红斑、痤疮样皮损等，但通常症状较严重。

2. 感染性皮肤损害　表现为病毒感染（带状疱疹、单纯疱疹、各种疣及水痘等）、细菌感染、真菌感染（其中鹅口疮常是免疫缺陷最早出现的症状），但病情较一般患者严重。

3. 皮肤肿瘤　卡波西肉瘤（Kaposi sarcoma，KS）是艾滋病患者较常见的伴发肿瘤。可发生于鼻尖、口腔黏膜、躯干、四肢等处。初期为粉红色斑疹，皮损长轴与皮纹方向一致，以后变为淡紫色或棕色的斑疹或斑块，最后形成出血性皮损和结节。此外，艾滋病患者还可发生淋巴瘤和其他恶性皮肤肿瘤等。

二、实验室及其他检查

（一）HIV 检测

我国现阶段主要是 HIV 抗体检测。在 HIV 抗体初筛试验阳性后需进行 HIV 补充确证试验，HIV 补充确证试验阳性者方可诊断为 HIV 感染。

（二）免疫缺陷的实验室检查

1. 外周血淋巴细胞计数　作为 HIV 感染病情进展的衡量标志之一，结果可分为三组：$\geqslant 2\times10^9/L$；$(1\sim2)\times10^9/L$；$<1\times10^9/L$。

2. $CD4^+$ T 淋巴细胞计数　$\geqslant 0.500\times10^9/L$，提示无免疫缺陷；$(0.350\sim0.499)\times10^9/L$，提示轻度免疫缺陷；$(0.200\sim0.349)\times10^9/L$，提示中度免疫缺陷；$<0.200\times10^9/L$，提示重度免疫缺陷。

3. $CD4^+/CD8^+$ T 淋巴细胞比值　<1.0（正常比值 $1.2\sim1.5$），主要由 $CD4^+$ T 淋巴细胞减少所致。

4. β_2－微球蛋白测定　艾滋病患者明显增高。

（三）病原微生物检查

相应细菌、真菌、病毒的病原学检查。

三、诊断标准

根据 WS 293－2019 诊断标准（自 2019 年 7 月 1 日起施行）。

（一）HIV 感染

1. 成人、青少年及 18 个月龄以上儿童　符合下列一项者即可诊断：

（1）HIV 抗体筛查试验有反应和 HIV 抗体确证试验阳性。

（2）HIV 抗体筛查试验有反应和核酸定性试验阳性。

（3）HIV 抗体筛查试验有反应和核酸定性试验 >5000 cps/ml。

（4）有流行病学史或艾滋病相关临床表现，两次 HIV 核酸检测均为阳性。

（5）HIV 分离试验阳性。

2. 18个月龄及以下儿童 符合下列一项者即可诊断：

（1）为HIV感染母亲所分娩和两次HIV核酸检测均为阳性（第二次检测需要在出生4周后采样进行）。

（2）有医源性暴露史，HIV分离试验结果阳性或两次HIV核酸检测均为阳性。

（3）为HIV感染母亲所分娩和HIV分离试验阳性。

（二）艾滋病

1. 成人及15岁（含15岁）以上青少年 符合下列一项者即可诊断：

（1）HIV感染和 $CD4^+$ T淋巴细胞计数 $<0.200\times10^9/L$。

（2）HIV感染，且具有下述任何一项：①HIV感染者或AIDS患者在半年内出现体重减少超过10%，伴有持续发热超过1个月，或者持续腹泻、食欲差、体虚无力等症状和体征超过1个月；②肺孢子菌肺炎；③食管念珠菌感染；④反复发生的细菌性肺炎，频次在近6个月内≥2次；⑤巨细胞病毒感染性疾病；⑥反复发生的非伤寒沙门菌败血症；⑦卡波西肉瘤；⑧B细胞非霍奇金淋巴瘤；⑨浸润性宫颈癌；⑩明显的真菌或其他机会性致病菌感染。

2. 15岁以下儿童 符合下列一项者即可诊断：

（1）HIV感染和 $CD4^+$ T淋巴细胞百分比 <25%（<12月龄），或 <20%（12~36月龄），或 <15%（37~60月龄）；或 $CD4^+$ T淋巴细胞计数 $<0.200\times10^9/L$（5~14岁）。

（2）HIV感染，且具有下述任何一项：①不明原因的严重消瘦，发育或营养不良；②肺孢子菌感染；③慢性单纯疱疹病毒感染；④慢性隐孢子虫病（伴腹泻）；⑤有症状的HIV相关性心肌病或肾病；⑥卡波西肉瘤；⑦B细胞非霍奇金淋巴瘤；⑧进行性多灶性脑白质病；⑨HIV相关神经认知障碍；⑩明显的真菌或其他机会性致病菌感染。

【鉴别诊断】

艾滋病的鉴别诊断见表23－54。

表23－54 艾滋病的鉴别诊断

原发性免疫缺陷病	有免疫抑制表现，无抗－HIV抗体阳性
继发性免疫缺陷病	有免疫抑制表现，有糖皮质激素治疗、化疗、放疗等诱因，无抗－HIV抗体阳性
特发性 $CD4^+$ T细胞减少症	有类似艾滋病的机会性感染、肿瘤发生，血液 $CD4^+$ T淋巴细胞减少，无抗－HIV抗体阳性

【治疗】

一、治疗原则

中医认为本病是本虚标实之证，总体治疗原则为补虚扶正祛邪。西医治疗以抗病毒和免疫调节为主。中西医结合治疗，有助于抑制病毒增殖，提高机体免疫力，缓解临床症状，改善生存质量，延长生存时间。

二、中医治疗

（一）肺胃阴虚证

症候：多见于早、中期患者。症见发热、干咳无痰或痰少而黏或痰中带血，胸痛气短，消瘦，口干，咽干，盗汗，皮疹瘙痒，舌红，苔薄黄、花剥或黄腻，脉细数。

治法：益气养阴，清热化痰。

主方：百合固金汤合参苓白术散。

加减：阴伤甚者，加北沙参、玉竹。

（二）脾胃虚损证

症候：症见腹泻呈稀水样，可夹有脓血或黏液，常伴腹痛，但里急后重不明显，常伴吞咽困难，口腔、舌部疼痛，口腔黏膜白斑，或白色膜状物（鹅口疮），可见发热，乏力，消瘦，食欲不振，恶心呕吐；舌质淡，苔白腻或黄腻，脉濡细。

治法：健脾益气，和胃止泻。

主方：补中益气汤合小柴胡汤。

加减：饮食不化、食积停滞者，加建曲、麦芽、鸡内金。

（三）脾肾两亏证

症候：多见于晚期患者，预后极差。症见反复发热或低热缠绵，形体极度消瘦，神情倦怠，头晕目眩，心悸气促，食欲不振，恶心或呃逆频作，腹泻剧烈或五更泄泻，腰膝酸痛，腹痛肢冷，口干，自汗，毛发枯槁易脱，爪甲苍白，皮肤瘙痒，可伴鹅口疮，舌红无苔，或舌淡苔薄白，脉沉细无力或细数。

治法：益气健脾，温肾止泻。

主方：四君子汤合四神丸。

加减：腹痛甚者，加高良姜、制香附；食后呕逆腹胀者，加砂仁、半夏、陈皮。

（四）热盛痰蒙证

症候：此证多见于中枢神经系统受累的晚期患者，常迅速死亡。症见发热，头痛，恶心呕吐，神志不清；或神昏谵语，四肢抽搐，项强肢厥；或伴癫痫，或呈痴呆状；或伴肢体疼痛，行动困难等，舌红苔黄腻，脉细数或滑数。

治法：清热化痰，息风开窍。

主方：安宫牛黄丸合羚角钩藤汤。

加减：抽搐者，加全蝎、蜈蚣、僵蚕；痰多者，加竹沥、胆南星。

三、西医治疗

（一）抗 HIV 治疗

1. 核苷类逆转录酶抑制剂（NRTI） 包括拉米夫定、替诺福韦、阿巴卡韦、齐多夫定等。

2. 蛋白酶抑制剂（PI） 如洛匹那韦、利托那韦等。

3. 非核苷类逆转录酶抑制剂（NNRTI） 如依非韦伦、奈韦拉平。

（二）免疫调节治疗

可用α－干扰素、白细胞介素－2、丙种免疫球蛋白、粒细胞－巨噬细胞集落刺激因子及粒细胞集落刺激因子等。

（三）机会性感染的治疗

针对病原微生物采用相应敏感药物进行抗感染治疗。

（四）卡波西肉瘤的治疗

皮损内注射长春花碱、放射治疗并联合化疗。

【预防与调护】

艾滋病目前还不能治愈，疫苗研究尚未成功，因此加强预防措施尤为重要。

一、普及艾滋病的预防知识。

二、确保安全的血液供应，防止经血液制品传播 HIV。

三、禁止静脉药瘾者共用注射器、针头。

四、HIV 感染的女性避免妊娠，所分娩婴儿避免母乳喂养。

五、提倡安全性行为，推广使用避孕套，避免肛交。

六、防止医源性感染，严格消毒制度与无菌技术。

扫码“练一练”

（赵党生　郭　静　杨莉莉　杨登科　李春霄　邓永琼　李星婵　左小红）

附录　外科常用方剂

（按笔画排序）

一画

一贯煎《续名医类案》 北沙参　麦冬　生地黄　当归　枸杞子　川楝子

二画

二仙汤（经验方） 仙茅　仙灵脾　当归　巴戟肉（如无可用菟丝子代） 黄柏　知母

二陈汤《太平惠民和剂局方》 半夏　橘红　白茯苓　炙甘草　生姜　乌梅

二妙丸《丹溪心法》 苍术　黄柏

十灰散《十药神书》 大蓟　小蓟　侧柏叶　荷叶　茜草根　山栀子　白茅根　大黄　牡丹皮　棕榈皮

七厘散《续名医类案》 朱砂　麝香　冰片　乳香　红花　没药　血竭　儿茶

八正散《太平惠民和剂局方》 瞿麦　萹蓄　滑石　木通　大黄　车前子　山栀子　炙甘草

八珍汤《正体类要》人参　白术　茯苓　甘草　当归　白芍　熟地黄　川芎

人参四逆汤《伤寒论》人参 附子 甘草 干姜

人参败毒散《太平惠民和剂局方》柴胡　甘草　桔梗　人参　川芎　茯苓　枳壳　前胡　羌活　独活

人参养荣汤《太平惠民和剂局方》人参　白术　炙黄芪　炙甘草　陈皮　肉桂　当归　熟地黄　五味子　茯苓　远志　白芍　大枣　生姜

三画

三甲复脉汤《温病条辨》 炙甘草　干地黄　白芍　阿胶　火麻仁　麦冬　生牡蛎　生鳖甲　生龟板

大补阴丸《丹溪心法》 熟地黄　知母　黄柏　龟甲（制） 猪脊髓

大承气汤《伤寒论》 大黄　厚朴　枳实　芒硝

大黄䗪虫丸《金匮要略》 熟大黄　土鳖虫（炒） 水蛭（制） 虻虫（去翅足，炒） 蛴螬　干漆　桃仁（制） 苦杏仁（炒） 黄芩　干地黄　白芍　甘草

大黄牡丹汤《金匮要略》 熟大黄　牡丹皮　桃仁　冬瓜仁　芒硝

大柴胡汤《伤寒论》 柴胡　黄芩　芍药　半夏　生姜　枳实　大枣　大黄

大陷胸汤《伤寒论》 大黄　芒硝　甘遂

小柴胡汤《伤寒论》 柴胡　黄芩　人参　炙甘草　生姜　大枣　半夏

马齿苋合剂（经验方） 马齿苋 蒲公英 大青叶

四画

五汁安中饮《新增汤头歌诀》 牛乳 韭汁 生姜汁 藕汁 梨汁

五苓散《伤寒论》 桂枝 茯苓 猪苓 白术 泽泻

五味消毒饮《医宗金鉴》 金银花 野菊花 蒲公英 紫花地丁 紫背天葵子

五虎汤《霉疮秘录》 全蝎 僵蚕 炮山甲 蜈蚣 斑蝥（去头足，糯米拌炒） 生大黄

五虎追风散《晋南史全恩家传方》 天麻 全蝎 天南星 僵蚕 蝉蜕

五神汤《外科真诠》 茯苓 车前子 金银花 牛膝 紫花地丁

开郁散《外科秘录》柴胡 当归 白芍 白芥子 白术 全蝎 郁金 茯苓 香附 天葵子 炙甘草

天台乌药散《医学发明》 天台乌药 木香 小茴香 青皮 高良姜 槟榔 川楝子 巴豆

甘遂通结汤《中西医结合治疗急腹症》 甘遂末 桃仁 木香 生牛膝 川厚朴 赤芍 大黄

止痛如神汤《外科启玄》 秦艽 桃仁 皂角子 苍术 防风 黄柏 当归尾 泽泻 槟榔 熟大黄

少腹逐瘀汤《医林改错》 小茴香 干姜 延胡索 当归 川芎 官桂 赤芍 蒲黄 五灵脂 没药

化斑解毒汤《医宗金鉴》 升麻 石膏 连翘（去心） 牛蒡子（研炒） 人中黄 黄连 知母 玄参

丹栀逍遥散（经验方） 柴胡 当归 白芍 白术 牡丹皮 栀子 薄荷 生姜 茯苓 甘草

牛蒡解肌汤《疡科心得集》牛蒡子 薄荷 荆芥 连翘 山栀子 牡丹皮 石斛 玄参 夏枯草

六君子汤《医学正传》 人参 白术 茯苓 半夏 陈皮 炙甘草

六味地黄丸《小儿药证直诀》 熟地黄 山茱萸肉 山药 牡丹皮 白茯苓 泽泻

乌梅汤《肘后方》 黄连 阿胶（炙） 栀子 乌梅 黄柏

双柏散《中医伤科学讲义》 大黄 侧柏叶 黄柏 泽兰 薄荷

五画

四生丸《妇人大全良方》 生荷叶 生艾叶 生柏叶 生地黄

四君子汤《太平惠民和剂局方》人参 甘草 茯苓 白术

四妙活血汤（吉林医科大学） 银花 蒲公英 紫花地丁 玄参 当归 黄芪 生地黄 丹参 牛膝 连翘 漏芦 防己 黄芩 黄柏 贯众 红花 乳香 没药

四妙勇安汤《验方新编》 金银花 玄参 当归 甘草

四物消风饮《医宗金鉴》 生地黄 当归 荆芥 防风 赤芍 川芎 白鲜皮 蝉蜕 薄荷 独活 柴胡 红枣

四物汤《太平惠民和剂局方》 熟地黄　当归　川芎　白芍

四神丸《内科摘要》 补骨脂　吴茱萸　肉豆蔻　五味子

四逆汤《伤寒论》 炙甘草　干姜　附子

四海舒郁丸《疡医大全》 青木香　陈皮　海蛤粉　海带　海藻　昆布　海螵蛸

玉女煎《景岳全书》 石膏　熟地黄　麦冬　知母　牛膝

玉真散《外科正宗》 天南星　白芷　防风　羌活　天麻　白附子

玉露散（经验方）芙蓉叶研成极细末（玉露油膏：凡士林十分之八、玉露散十分之二调匀成膏）

生肌散（经验方） 制炉甘石　滴乳石　滑石　血珀　朱砂　冰片

生脉散《医学启源》 人参　麦门冬　五味子

左归丸《景岳全书》 熟地黄　淮山药　山萸肉　枸杞子　菟丝子　鹿角胶　龟板胶　牛膝

右归丸《景岳全书》 熟地黄　山药　山茱萸　枸杞子　鹿角胶　当归　杜仲　肉桂　制附子

龙胆泻肝汤《医方集解》引《局方》 龙胆草　黄芩　栀子　泽泻　木通　车前子　当归　生地黄　柴胡　甘草

石韦散《普济方》 石韦　木通　车前子　瞿麦　滑石　榆白皮　甘草　冬葵子　赤茯苓　赤芍

归脾汤《济生方》 白术　当归　人参　黄芪　酸枣仁　木香　远志　炙甘草　龙眼肉　茯苓

丹参饮《时方歌括》 丹参　檀香　砂仁

仙方活命饮《医宗金鉴》 穿山甲　生甘草　防风　没药　赤芍药　白芷　当归尾　乳香　浙贝母　天花粉　皂角刺　金银花　陈皮

兰豆枫楮汤（经验方） 泽兰　黑料豆　路路通　楮实子

白虎汤《伤寒论》 知母　石膏　甘草　粳米

失笑散《苏沈良方》五灵脂　蒲黄

瓜蒌牛蒡汤《医宗金鉴》 瓜蒌仁　牛蒡子　天花粉　黄芩　陈皮　生栀子　连翘　皂角刺　银花　生甘草　青皮　柴胡

六画

百合固金汤《慎斋遗书》熟地黄　生地黄　当归　白芍　甘草　桔梗　玄参　贝母　麦冬　百合

托里消毒散《医宗金鉴》人参　川芎　当归　白术　白芍　银花　茯苓　白芷　甘草　皂角刺　桔梗　黄芪

至宝丹《太平惠民和剂局方》生乌犀屑　朱砂　雄黄　生玳瑁屑　琥珀　麝香　龙脑　金箔　银箔　牛黄　安息香

地黄饮子《宣明论方》 熟地黄　巴戟天　山茱萸　石斛　肉苁蓉　附子（炮）　五味子　官桂　白茯苓　麦门冬　石菖蒲　远志

当归四逆汤《伤寒论》 当归　白芍　桂枝　细辛　甘草　通草　大枣

当归补血汤《内外伤辨惑论》 当归 黄芪

当归饮子《济生方》 当归 白芍 川芎 生地黄 白蒺藜 防风 荆芥穗 何首乌 黄芪 甘草

冲和膏《外科正宗》 紫荆皮 独活 赤芍 白芷 石菖蒲

竹叶石膏汤《伤寒论》 竹叶 石膏 麦冬 人参（党参） 半夏 粳米 甘草

血府逐瘀汤《医林改错》 当归 生地黄 桃仁 红花 枳壳 赤芍 柴胡 甘草 桔梗 川芎 怀牛膝

阳和汤《外科证治全生集》 麻黄 熟地黄 白芥子 炮姜炭 甘草 肉桂 鹿角胶

阳和解凝膏《外科全生集》 鲜牛蒡子梗 鲜白凤仙梗 川芎 川附 桂枝 大黄 当归 肉桂 草乌 地龙 僵蚕 赤芍 白芷 白蔹 白芨 乳香 没药 续断 防风 荆芥 五灵脂 木香 香橼 陈皮 苏合油 麝香 菜油

安宫牛黄丸《温病条辨》牛黄 郁金 犀角 黄连 黄芩 朱砂 梅片 麝香 珠粉 山栀 雄黄

红油膏（经验方）凡士林 九一丹 铅丹

红藤煎《中医方剂临床手册》红藤 银花 紫花地丁 连翘 乳香 没药 牡丹皮 元胡 甘草 大黄

防风通圣散《宣明论方》 防风 荆芥 连翘 麻黄 薄荷 川芎 当归 白芍 白术 山栀子 酒大黄 黄硝 石膏 黄芩 桔梗 甘草

七画

苏合香丸《太平惠民和剂局方》 白术 青木香 乌犀屑 香附子 朱砂 诃黎勒 白檀香 安息香 沉香 麝香 丁香 荜茇 苏合香 薰陆香 龙脑香

理中汤《伤寒论》 人参 干姜 炙甘草 白术

杞菊地黄丸《中国药典》 枸杞 菊花 熟地黄 山药 山萸肉 茯苓 泽泻 牡丹皮

补中益气汤《脾胃论》 人参 黄芪 白术 甘草 当归 陈皮 升麻 柴胡

补阳还五汤《医林改错》 生黄芪 归尾 赤芍 地龙 川芎 桃仁 红花

补肾活血汤（经验方） 熟地黄 续断 淮牛膝 桑寄生 鸡血藤 山药 仙灵脾 补骨脂 茯苓 当归 川芎 威灵仙 丹参 赤芍 白术

沉香散《三因极一病证方论》 沉香 石韦 滑石 王不留行 当归 冬葵子 白芍 甘草 橘皮

沙参麦冬汤《温病条辨》沙参 玉竹 生甘草 冬桑叶 麦冬 生扁豆 花粉

辛夷清肺饮《外科正宗》辛夷 生甘草 煅石膏 知母 栀子 黄芩 枇杷叶 升麻 百合 麦冬

启膈散《医学心悟》 沙参 丹参 茯苓 川贝母 郁金 砂仁壳 荷叶 杵头糠

附子理中汤《三因方》附子 人参 干姜 白术 炙甘草

驱蛔承气汤《新急腹症学》 大黄 元明粉 槟榔 川楝子 乌梅 木香 苦参 川椒

八画

苦参汤《疡科心得集》 苦参 蛇床子 白芷 银花 菊花 黄柏 地肤子 大菖蒲

枇杷清肺饮《医宗金鉴》人参　枇杷叶　生甘草　黄连　桑白皮　黄柏

苓桂术甘汤《伤寒论》 茯苓　桂枝　白术　炙甘草

青蒿鳖甲汤《温病条辨》 青蒿　鳖甲　细生地　知母　牡丹皮

肾气丸《金匮要略》 桂枝　附子　熟地黄　山萸肉　山药　茯苓　牡丹皮　泽泻

金铃子散《素问病机气宜保命集》 金铃子　玄胡

金黄散《医宗金鉴》天花粉　黄柏　大黄　姜黄　白芷　厚朴　陈皮　甘草　苍术　天南星（金黄膏《经验方》金黄散二份，凡士林八份，调匀成膏）

金匮肾气丸《金匮要略》 制附子　熟地黄　山茱萸　泽泻　肉桂　牡丹皮　山药　茯苓

知柏地黄丸《医宗金鉴》熟地黄　山萸肉　泽泻　山药　牡丹皮　茯苓　知母　黄柏

和营止痛汤《伤科补要》当归　川芎　苏木　赤芍　陈皮　桃仁　续断　乌药　乳香　没药　木通　甘草

定志丸《备急千金要方》 党参　茯苓　石菖蒲　远志　甘草

实脾饮《济生方》 厚朴　白术　木瓜　草果仁　大腹子　附子　白茯苓　干姜　甘草

治瘊方（经验方） 何首乌　杜仲　赤芍　白芍　牛膝　桃仁　红花　白术　穿山甲

附子理中丸《太平惠民和剂局方》 炮附子　人参　白术　炮姜　炙甘草

参附汤《圣济总录》 人参　炮附子　青黛

参附龙骨牡蛎汤《中医内科学》 人参　附子　煅龙骨　煅牡蛎　生姜　大枣

参苓白术散《太平惠民和剂局方》 白扁豆　人参　白术　茯苓　炙甘草　山药　莲子肉　桔梗　薏苡仁　砂仁

九画

栀子金花丸《中国药典》 栀子　金银花　黄芩　黄柏　大黄　黄连　知母　天花粉

茵陈蒿汤《伤寒论》 茵陈蒿　栀子　大黄

枳实导滞丸《内外伤辨惑论》 枳实　大黄　黄连　黄芩　六神曲　白术　茯苓　泽泻

复元活血汤《医学发明》 柴胡　瓜蒌根　当归　红花　甘草　穿山甲　大黄　桃仁

复方大承气汤《中西医结合治疗急腹症》 厚朴　炒莱菔子　枳壳　桃仁　赤芍　大黄　芒硝

香贝养荣汤《医宗金鉴》 白术　人参　茯苓　陈皮　熟地黄　川芎　当归　浙贝母　香附　白芍　桔梗　甘草　生姜　大枣

独活寄生汤《备急千金要方》独活　桑寄生　人参　茯苓　川芎　防风　肉桂心　杜仲　牛膝　秦艽　当归　白芍　细辛　干地黄　甘草

独参汤《景岳全书》 人参

泻心汤《金匮要略》 大黄　黄连　黄芩

济川煎《景岳全书》 当归　牛膝　肉苁蓉　泽泻　升麻　枳壳

济生肾气丸《济生方》 熟地黄　山药　山萸肉　泽泻　茯苓　牡丹皮　附子　肉桂　车前子　川牛膝

活血止痛散《中国药典》 当归　三七　乳香（制）　冰片　土鳖虫　自然铜（煅）

活血驱风解毒汤《中医外科学》当归　蝉衣　荆芥　防风　羌活　白芷　葛根　柴胡

生地黄　赤芍　桃仁　红花　黄连　黄芩　银花　连翘　生甘草

活血通脉饮（经验方）丹参　鸡血藤　生黄芪　蒲公英　赤芍　天葵子　花粉　紫花地丁　乳香　没药

活血散瘀汤《医宗金鉴》川芎　归尾　赤芍　苏木　牡丹皮　枳壳　瓜蒌仁　桃仁　槟榔　大黄

养阴清肺汤《重楼玉钥》生地黄　玄参　麦冬　川贝母　牡丹皮　白芍　甘草　薄荷

神效瓜蒌散《外科大成》瓜蒌　当归　甘草　乳香　没药

除湿胃苓汤《医宗金鉴》苍术（炒）厚朴（姜炒）陈皮　猪苓　泽泻　赤茯苓　白术（土炒）滑石　防风　山栀子（生研）木通　肉桂　甘草（生）灯心草

十画

桂枝汤《伤寒论》桂枝　白芍　炙甘草　生姜　大枣

桂附地黄汤《医宗金鉴》熟地黄　山萸肉　山药　牡丹皮　泽泻　茯苓　附子　肉桂

真武汤《伤寒论》茯苓　芍药　生姜　白术　制附子

桃仁承气汤《奇效良方》桃仁　甘草　芒硝　大黄

桃红四物汤《医宗金鉴》当归　赤芍　川芎　熟地黄　桃仁　红花

桃核承气汤《伤寒论》桃仁　大黄　桂枝　芒硝　甘草

顾步汤《外科真诠》黄芪　石斛　当归　牛膝　紫花地丁　人参　甘草　金银花　蒲公英　菊花

增液汤《温病条辨》玄参　麦冬　细生地

柴胡清肝饮《症因脉治》柴胡　山栀　牡丹皮　青皮　苏梗　白芍药　钩藤

柴胡清肝汤《医宗金鉴》川芎　当归　白芍　生地黄　柴胡　黄芩　山栀　天花粉　防风　牛蒡子　甘草　连翘

柴胡疏肝散《证治准绳》陈皮　柴胡　川芎　枳壳　芍药　甘草　香附

逍遥贝蒌散（经验方）柴胡　当归　白芍　茯苓　白术　瓜蒌　贝母　半夏　南星　生牡蛎　山慈菇

逍遥散《太平惠民和剂局方》柴胡　当归　白芍　白术　茯苓　生姜　薄荷　炙甘草

脏连丸《中药制剂手册》黄连　黄芩　赤芍　当归　阿胶珠　荆芥穗　炒槐花　地榆　槐角　生地黄　猪大肠

透脓散《外科正宗》黄芪　穿山甲　川芎　当归　皂角刺

凉血五根汤《赵炳南临床经验集》白茅根　瓜蒌根　茜草根　紫草根　板蓝根

凉血地黄汤《脾胃论》黄柏　知母　青皮　槐子　熟地黄　当归

消风散《医宗金鉴》荆芥　防风　当归　生地黄　苦参　苍术（炒）蝉蜕　胡麻仁　牛蒡子（炒研）知母（生）石膏（煅）甘草（生）木通

消炎散《中西医结合治疗急腹症》芙蓉叶　大黄　黄芩　黄连　黄柏　泽兰叶　冰片

海藻玉壶汤《外科正宗》海藻　贝母　陈皮　昆布　青皮　川芎　当归　连翘　半夏　甘草节　独活　海带

益气摄血汤《中医内科学》黄芪　山药　白术　茯苓　山茱萸　杜仲　川续断　仙鹤草　乌贼骨　芥穗炭

益胃汤《温病条辨》 沙参 麦冬 生地黄 玉竹 冰糖

通络活血方《朱仁康临床经验集》 当归尾 赤芍 桃仁 红花 香附 青皮 王不留行 茜草 泽兰 牛膝

通幽汤《兰室秘藏》 炙甘草 红花 生地黄 熟地黄 升麻 桃仁 当归

通窍活血汤《医林改错》 赤芍 川芎 桃仁 老葱 生姜 红枣 麝香 红花 黄酒

通腑泻热灌肠合剂《中国中西医结合外科杂志》 大黄 龙胆草 山栀子 芒硝 莱菔子 忍冬藤 虎杖

十一画

理中汤《伤寒论》人参 干姜 白术 甘草

黄土汤《金匮要略》甘草 干地黄 白术 炮附子 阿胶 黄芩 灶心黄土

黄芪健中汤《金匮要略》 桂枝 甘草 大枣 芍药 黄芪 生姜 胶饴

黄连汤《伤寒论》 黄连 炙甘草 干姜 桂枝 人参 半夏 大枣

黄连解毒汤《外台秘要》 黄连 黄芩 黄柏 栀子

萆薢化毒汤《疡科心得集》萆薢 归尾 牡丹皮 牛膝 防己 木瓜 薏苡仁 秦艽

萆薢分清饮《医学心悟》川萆薢 石菖蒲 黄柏 茯苓 车前子 莲子心 白术 丹参

萆薢渗湿汤《疡科心得集》萆薢 薏苡仁 黄柏 赤茯苓 牡丹皮 泽泻 滑石 通草

猪苓汤《伤寒论》猪苓 茯苓 泽泻 阿胶 滑石

麻仁润肠丸《中国药典》 火麻仁 苦杏仁 大黄 木香 陈皮 白芍

麻黄桂枝各半汤《伤寒论》 桂枝 白芍 生姜 大枣 甘草 麻黄 杏仁

羚角钩藤汤《通俗伤寒论》羚羊角片 钩藤 桑叶 菊花 生地黄 生白芍 川贝母 鲜竹茹 茯神 生甘草

排石汤《广东医药资料》虎杖 木香 枳壳 大黄 金钱草 栀子 玄胡

清胰汤Ⅰ号《新急腹症学》 柴胡 黄芩 胡黄连 白芍 木香 元胡 大黄 芒硝

清胰汤Ⅱ号《新急腹症学》 柴胡 黄芩 连翘 木香 槟榔 使君子 苦楝皮 细辛 芒硝

清胰合剂《现代中西医结合杂志》 大黄 芒硝 枳实 广木香 柴胡 黄连 延胡索 生山楂 败酱草 白芍

清骨散《证治准绳》银柴胡 胡黄连 秦艽 鳖甲 地骨皮 青蒿 知母 甘草

清营汤《温病条辨》 犀角 生地黄 玄参 竹叶心 麦冬 丹参 黄连 银花 连翘

清暑汤《外科全生集》 连翘 花粉 赤芍 银花 甘草 滑石 车前子 泽泻

清瘟败毒饮《疫疹一得》 生石膏 生地黄 乌犀角 生栀子 桔梗 黄芩 知母 赤芍 玄参 连翘 竹叶 甘草 牡丹皮

旋覆代赭汤《伤寒论》旋覆花 代赭石 生姜 半夏 人参 炙甘草 大枣

十二画

葛根芩连汤《伤寒论》 葛根 炙甘草 黄芩 黄连

紫雪丹《太平惠民和剂局方》黄金　犀角　羚羊角　青木香　沉香　寒水石　石膏　磁石　飞滑石　玄参　升麻　辰砂　甘草　丁香　麝香　朴硝　硝石

犀角地黄汤《备急千金要方》　芍药　地黄　牡丹皮　犀角屑（用代用品）

滋水清肝饮《医宗己任编》　熟地黄　当归身　白芍　枣仁　山萸肉　茯苓　山药　柴胡　山栀子　牡丹皮　泽泻

普济消毒饮《东垣十书》　连翘　黄连　黄芩　玄参　薄荷　牛蒡子　甘草　桔梗　柴胡　陈皮　板蓝根　马勃　僵蚕　升麻　桔梗

温脾汤《备急千金要方》　大黄　当归　干姜　附子　人参　芒硝　甘草

十三画

槐角丸《中国药典》　槐角　地榆　黄芩　枳壳　当归　防风

槐角地榆汤《证治准绳·类方》　地榆　槐角　白芍药　栀子　枳壳　黄芩　荆芥

暖肝煎《景岳全书》　当归　枸杞　小茴香　肉桂　乌药　沉香　茯苓

锦红汤《中医外科学》　大黄　红藤　蒲公英　川厚

十四画

膈下逐瘀汤《医林改错》当归　川芎　赤芍　桃仁　枳壳　延胡索　五灵脂　牡丹皮　乌药　香附　甘草　红花

十五画

增生平片《中国药典》山豆根　拳参　北败酱　夏枯草　白鲜皮　黄药子

增液汤《温病条辨》　玄参　生地黄　麦冬

十六画

橘核丸《济生方》橘核（炒）　海藻（洗）　昆布（洗）　海带（洗）　川楝子（打炒）　桃仁　厚朴（去皮，姜汁炒）　木通　枳实（麸炒）　延胡索（炒）　桂心　木香

十九画

鳖甲煎丸《金匮要略》鳖甲　乌扇　黄芩　柴胡　鼠妇　干姜　大黄　芍药　桂枝　葶苈子　石韦　厚朴　牡丹皮　瞿麦　紫葳　半夏　人参　䗪虫　阿胶　蜂窠　赤硝　蜣螂　桃仁

（左小红）